NCSF-CPT

공식 교재

운동처방과 퍼스널 트레이닝

Advanced Concepts of Personal Training

【저 자】

Brian D. Biagioli

【역 자】

이 재 구 (삼육대학교 생활체육학과)
김 훈 (대구대학교 건강증진학과)
황 종 문 (상명대학교 사회체육과)
권 만 근 (한국체육대학교 체육학과)
김 민 정 (한국외국어대학교 교육대학원 체육교육학과)
권 정 현 (경희대학교 교양학부)
이 한 (관동대학교 스포츠레저학부)
이 삼 준 (동명대학교 체육학과)
이 청 무 (숙명여자대학교 체육교육학과)
최 승 욱 (성신여자대학교 스포츠레저학과)
이 한 경 (용인대학교 스포츠미디어학과)
이 상 호 (경운대학교 경호학부)
강 형 숙 (동아대학교 생활체육학과)
이 강 구 (상지대학교 체육학부)
유 상 철 (용인대학교)
여 정 연 (미국 KBCrossfitt 대표)

dh 대한나래출판사

DaehanNarae Publishing, Inc.

Deokwon Bldg. #202
102-65 Yongdu-dong
Dongdaemun-gu
SEOUL 130-820, KOREA
TEL: +82-2-922-0840
FAX: +82-2-922-0841
E-mail: dhpub@chol.com
Website: www.dhpub.com

Translation of Advanced Concepts of Personal Training
by Brian D. Biagioli

Translated into Korean by DaehanNarae Publishing, Inc.

ISBN 978-89-5741-217-6

Printed in Korea

역자 서문

오늘날 우리는 메가트렌드 또는 글로벌트렌드라고 하는 사회에 살고 있습니다. 이 메가트렌드 중의 하나가 바로 개인 건강과 체력에 대한 분야입니다. 누구나 경제가 좋아지고 여유가 생기면 자신의 건강을 돌보는 데 신경을 쓰게 됩니다. 최근에는 체력과 체형 관리가 신체적인 건강뿐만 아니라 자존감과 자기 효능감, 우울증 등의 정신 건강에도 매우 큰 영향을 미치는 것이 과학적으로 입증되었기 때문에 생애 주기, 어느 세대를 막론하고 운동과 스포츠 활동은 삶의 질을 높이며, 건강을 향유하는 데 필수적인 생활 패턴이 되고 있습니다.

운동과 스포츠는 분명 과학입니다. 질병은 전문 의료인에 의하여 진단받고 의료 처방을 받듯이, 내 몸과 내 체형의 상태에 맞게 운동과 스포츠를 실행하여 자기 자신의 건강을 자기 스스로 생산하고 그 건강을 자신의 삶 즉, 생산 활동과 건전한 소비로 연결해서 건강 수명을 늘리기 위해서는 반드시 운동 전문가들을 통하여 체형과 체력 및 건강 상태를 과학적으로 진단 평가받고, 운동 프로그램을 개인 상태에 맞게 처방받아서 트레이닝을 해야 합니다. 또한 그 처방된 운동 프로그램을 상당 기간 지속하기 위해서는 고정된 운동 프로그램이 아닌 창의적인 운동 프로그램으로 운동실행자의 참여 의지와 흥미를 끊임없이 불러일으킬 수 있어야 합니다.

개인의 건강과 체력 증진을 위한 운동 프로그램은 분명 과학적 지식을 바탕으로 한 창의적인 운동 프로그램이 되어야 운동 효과를 충분히 얻을 수 있는 특정의 기간 내지 평생 운동을 지속할 수 있는 바탕이 될 수 있습니다. 그런 측면에서 미국의 저명한 퍼스널 트레이너 양성 교육기관인 NCSF(National Council on Strength & Fitness)의 공식 퍼스널 트레이너 자격 취득을 위한 교재를 번역하여 우리나라의 이 분야에서 최고의 전문인이 되고자 하는 여러분에게 소개하게 됨을 매우 기쁘게 생각합니다. 본 서는 미국 마이애미대학교 교수이며 NCSF협회장인 Brian D. Biagioli와 그의 연구진들에 의하여 가장 최근의 운동 과학 분야의 연구 결과들을 기초로 하여 현장의 트레이너들이 충실하게 운동처방과 운동 프로그램을 구성할 수 있도록 하였으며, 또한 그 운동 프로그램을 통하여 퍼스널 또는 펑셔널 트레이닝을 탁월하게 지도할 수 있도록 아주 체계적인 운동 실기들을 소개하고 있습니다.

아무쪼록 본 서가 미래의 건강 및 체력 분야에 있어 최고의 전문가가 되고자 하는 독자 여러분께 조금이나마 도움이 되시기를 간절히 소망합니다. 다만 염려되는 바는, 방대한 원저 내용을 우리 역자들이 충분히 소화해서 옮기려 노력하였으나 역시 부족함이 많으리라 생각합니다. 그 점 독자 여러분께서 부디 양해해 주시기를 소원합니다.

끝으로 본 역서가 나오기까지 세심한 교정을 해준 김종호 박사와 정정욱 박사에게 감사를 드리며, 아울러 본 역서의 출판을 맡아 주신 대한나래출판사 임직원들께도 진심으로 감사드립니다.

역자 대표 이 재 구

목차

제 1 장

기능해부학

Functional Anatomy

- 뼈
- 관절
- 골격근
- 공간적 · 방향적 용어
- 척추와 골반
- 근육 위치

퍼스널 트레이너가 기능해부학(functional anatomy)을 숙지하는 것은 매우 중요하다. 근골격계의 구조와 기능에 대하여 확실히 알아야 일반 사람들이 하고 있는 운동을 잘 이해할 수 있다. 왜냐하면 수의적 운동들은 모두 뼈에 붙어 있는 근육에서 생성되는 힘으로부터 나오기 때문이다. 인체의 구조와 근육이 함께 작용하는 방법을 이해하고 적용하는 것은 퍼스널 트레이너들이 개인별 운동처방을 수행하면서 적절한 결정을 내리는 데 필수적이다.

뼈의 구성 Composition of Bones

인간의 골격은 특이하게도 스트레스에 저항할 수 있도록 구성되어 있어 신체를 지지하고 조절할 수 있다. 뼈의 미네랄 성분은 골격을 견고하게 해주고, 뼈의 단백질 성분은 뼈가 장력을 이겨낼 수 있도록 해준다. 주로 유기화합물들과 교원질 섬유로 이루어진 단백질은 뼈 구성의 33%를 차지하고 있으며, 나머지 67%는 미네랄 성분이 차지하고 있다(1). 뼈조직의 탄력성은 인체가 힘을 조절할 수 있게 하고 결합조직은 힘을 생성할 수 있도록 한다. 이 모든 조직들은 체계적으로 운동기능을 발휘하고 억제하는 작용을 한다.

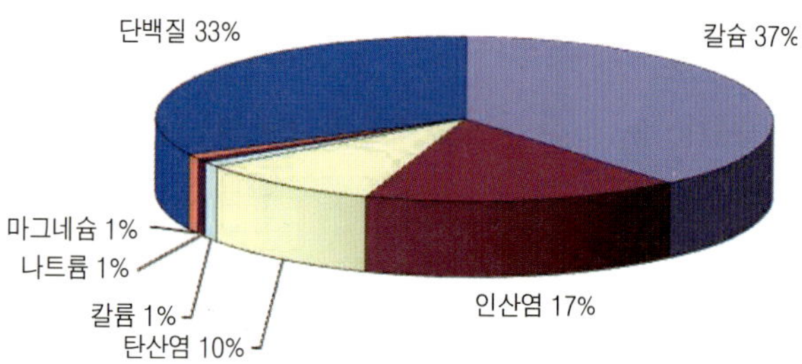

뼈조직은 칼슘염에 의해 견고해지며 이러한 칼슘염은 체내 칼슘 저장량의 약 98%를 차지한다. 뼈조직은 체내에 저장된 칼슘의 가장 중요한 부분을 차지하지만, 그런 이유에서 뼈가 단순히 미네랄 합성물이라고 할 수는 없다. 뼈는 실제로 상당히 기능적이며 복잡한 혈관조직들을 가지고 있다. 복잡한 혈관조직은 세포 밖에 농축되어 있는 칼슘을 관리하는 칼슘 저장소로서의 기능을 한다. 세포 외액의 칼슘 농도가 급격히 저하될 경우에는 뼈에 저장되어 있던 칼슘들이 방출됨으로써 인체 내부 환경의 요구에 맞게 생리적 목적에 따라 이동을 한다. 이러한 과정은 몸의 항상성(homeostasis)을 유지하기 위한 정상적인 교환 작용(change affect)이다. 만일 1일 칼슘 섭취량이 장기간 결핍될 경우, 미네랄 밀도가 감소하고 뼈에 저장되어 있던 칼슘들이 손실된다. 뼈의 미네랄 밀도가 급격하게 감소하게 되면 **골다공증**(osteoporosis)의 진행 전 단계인 **골감소증**(osteopenia)의 전조 증상이 나타날 수도 있다.

골격은 사실상 인체 구조를 지지하는 지레나 버팀목과 같은 하나의 계통이다. 뼈는 몸이 직립 평형 자세를 유지할 수 있도록 하고, 인체를 움직이게 하며, 주요 내부 기관들을 안전하게 보호하는 역할을 하기 때문이다. 뼈는 두 부위로 구분할 수 있다. 그 중 하나는 축 골격(axial skeleton)으로 두개골, 설골, 척추로 구성되어 있고, 다른 하나는 부속 골격(appendicular skeleton)으로 팔다리를 이루는 각각의 뼈를 말한다.

뼈의 형태는 뼈의 용도에 따라 다양한 형태를 보인다. 뼈는 여러 가지의 모양과 크기가 있으며, 다양한 뼈의 형태가 뼈를 분류하는 기준이 된다. 팔과 다리는 장골, 손과 발은 단골, 그리고 특이한 형태를 가진 척추는 불규칙 골이라고 나뉘어 일컬어진다. 또한 견갑골과 같은 넓은 결합 표면을 가진 뼈들을 편평골이라고 분류한다. 앞에 설명된 것처럼 뼈의 형태는 각각의 뼈의 용도에 따라 독특한 특징을 보인다. 예를 들어 장골은 두 발로 걷게 하는 지렛대의 역할을 한다. 또한 장골은 초당 250만 개의 적혈구를 형성할 수 있는 긴 모

뼈의 정중시상면
Sagittal Cross-Section of Bone

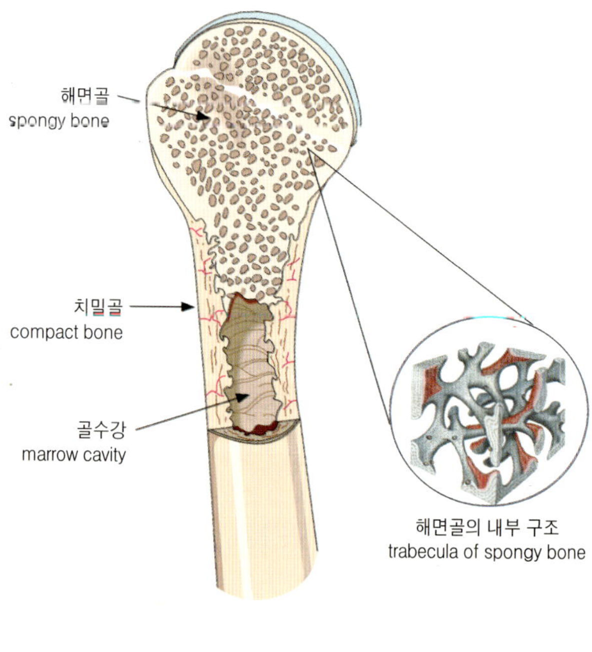

Key Terms

골감소증(osteopenia): 뼈의 미네랄 밀도(BMD)가 정상 수치보다 낮은 상태를 뜻한다. 하지만 골다공증(osteoporosis)으로 분류될 만큼 낮은 수치는 아님

골다공증(osteoporosis): 미네랄화된 뼈조직의 불가역적 감소

양의 골간부(diaphysis)인 골수강(marrow cavity)을 지니고 있다. 단골은 손(섬세하고 다양하게 움직일 수 있는 기능 제공)과 발(자세의 균형을 유지하기 위한 기능)의 복잡한 구성 형태를 만들어 준다.

견갑골에 있는 능형근(rhomboids)의 기시부위나 흉골의 대흉근(pectoralis major)에서 알 수 있듯이 편평골은 큰 힘을 필요로 할 때 사용되는 근육들이 부착될 수 있도록 넓은 접착면을 제공한다. 척추의 극돌기와 같은 불규칙한 뼈는 독특한 근육들을 배치시키는 데 적합한 형태를 이루고 있다. 이러한 뼈들은 척추에 많은 근육들이 결합할 수 있도록 하고, 또한 인체의 움직임을 잘 조절할 수 있는 기능을 한다.

뼈의 성장 Bone Growth

뼈는 연골 구조로 처음 생성되었다가 골화 작용(ossification)이라는 분열 과정을 통해 일반적인 뼈의 형태로 바뀐다. 골질량(bone mass, 넓이 또는 직경)의 증가는 **부착생장(appositional growth)**되어 뼈조직의 표면에 새로운 조직들이 첨가되면서 발생한다. 정상적인 분열 과정을 통하여 뼈의 크기가 증가되며, 소멸과 생성의 과정을 통하여 뼈가 재구성된다. 뼈의 길이는 **연골 내 성장(endochondral growth)**으로 이루어지며, 이러한 성장 과정에서의 연골은 장골의 **골단판(epiphyseal plates)**에서 골화되어 생성된다. 신생아가 성장하면서 새로운 연골이 뼈의 성장을 촉진하기 위해 형성된다. 뼈의 길이 성장은 더 이상 연골이 형성되지 않고 현재 있는 연골이 골화될 때 멈추게 된다. 대부분의 경우 골질량의 90%가 18세쯤에 모두 형성된다(2). 뼈는 질량과 밀도로 측정된다. **골질량(bone mass)**은 뼈의 표면적을 나타내며, **골밀도(bone mineral density)**는 뼈 내부의 미네랄 농도를 반영한다.

뼈의 발육을 촉진하기 위해서 아이들은 적절한 양의 비타민D와 칼슘을 섭취하는 것과 규칙적인 운동을 하는 것이 중요하다. 일단 골질량은 성숙기에 접어들게 되면, 섭취하는 음식물과 활동의 다양성이 미네랄 밀도에 영향을 끼친다. 미네랄 밀도의 증가는 대체로 30세까지 가능하며 그 시기의 유전적 특성, 활동, 습관 및 생활양식이 골밀도(BMD) 감소율에 영향을 미치는 주요 요소이다(2). 건강한 뼈를 유지하는 중요한 요인은 꾸준한 운동이다. 뼈의 미네랄 밀도와 근

Quick Insight

인체의 기능장애를 막기 위하여 칼슘이온 농도는 우리 몸에서 정밀한 조절을 필요로 한다. 심지어 칼슘 농도에서 일어나는 작은 변화가 인체기능을 분열시킬 수도 있다. 예를 들어, 저칼슘혈증(hypocalcemia)은 신경근의 흥분성과 근육경련, 근강직성(tetany)을 초래할 수 있으며, 고칼슘혈증(hypercalcemia)은 조직 내에 칼슘인산염이라는 침착물을 비정상적으로 유발하여 장기 기능장애와 감퇴로 이어질 수 있다. 칼슘은 운동근육의 신경활동에 큰 역할을 하기 때문에, 인체 내의 칼슘이 부족하면 근육의 정상적인 기능을 잃게 되어 둔감해질 수 있다. 심근활동이 변하게 되면 생명에 지장을 초래할 수 있다. 다행히도 내분비조직은 세포 밖의 칼슘 수준을 세밀히 조절한다. 저칼슘혈증을 앓고 있는 중에는 부갑상선호르몬이 비타민D를 활성화하고, 신장으로부터 칼슘을 재흡수하며, 뼈조직으로부터 칼슘과 인산염을 방출하는 과정을 통하여 소화계에서의 칼슘 흡수작용을 증가시킨다. 이와 반대로 고칼슘혈증은 부갑상선호르몬 작용을 억제하여 칼시토닌 분비를 유발한다. 이것은 칼슘이 소변으로 배출되는 것을 줄이고, 뼈에서 칼슘이 손실되는 것을 막는다. 따라서 지속적인 음식물을 통한 칼슘 제공의 결핍은 칼슘이 뼈에 있는 칼슘 저장소로 가는 것도 억제시키고 뼈의 미네랄 밀도도 줄이게 된다. 이와 같은 작용이 30세 이후에 발생하는 골질량(bone mass)의 자연적인 손실과 같이 이루어진다면 뼈질환이 발병할 확률이 급격하게 높아지는 것이다. 노화 과정에서 여성은 약 10년간 8%의 골질량 손실(남성들은 3%)을 겪게 될 것이다(2). 미네랄 밀도를 유지하는 데 있어서 성호르몬은 중요한 내분비 요소이다. 순환 에스트로겐 수치가 낮으면 골다공증(osteoporosis)의 발병 위험을 증가시키고, 이것은 특히 폐경기 여성들에게 위험성이 높다. 남성은 노년에 상대적으로 많은 양의 안드로겐이 분비되기 때문에 뼈 손실이 여성에 비해 적다(2). 골다공증이라는 뼈질환은 뼈의 큰 손실로 인해 뼈가 제 기능을 하지 못할 때 발생한다. 일반적으로 장골의 골단(뼈의 끝 부위), 척추, 둔부, 턱 부위에서 많은 손실이 생긴다. 따라서 이런 부위들은 골절 위험이 큰 인체 부위이다. 골다공증은 특히 신체활동을 제한하여 기능성 저하를 초래하고 조기사망의 원인이 되고 있다. 50세 이후 여성은 2명 중 1명, 남성은 4명 중 1명이 골다공증성 골절을 경험한다(4). 대체적으로 골절 환자들 4명 중 1명이 급격한 운동량 감소로 인해 발생한 폐혈전증(pulmonary thrombosis)으로 발병 후 1년 안에 사망한다. 연간 골다공증 관련 공공의료비는 170억 달러 이상으로 추산되며, 여성의 90%와 남성의 50%가 사망 전 골다공증을 경험하는 것으로 추정된다(5).

육조직의 강도 사이에는 꾸준한 운동이 건강한 뼈를 유지하는 중요한 요소임을 의미하는 상관관계가 있다(3).

이것은 모든 연령대에 해당되는 사실이다. 심지어 노인에서부터 어린이들까지 각 연령에 적합한 강도의 꾸준한 운동은 뼈에 아주 좋은 활동이다(2).

어린이들이나 성장기 청소년들이 저항성 트레이닝을 하는 것에 대해서 장골의 골단이 일찍 **골화 작용**(ossification)을 하거나 손상을 입을 수 있다는 잠재적인 위험성 때문에 논란이 되어 왔다(6). 저항성 트레이닝을 하는 어린이들의 골단 골절 위험성은 정확하지 않은 논리에 의한 것이다. 어떠한 임상 결과도 저항성 트레이닝의 역효과를 입증하지 못했기 때문이다. 그러나 뼈의 성장 과정과 저항성 트레이닝으로 인한 스트레스 때문에 위험성이 있을 것이라고 생각하는 사람들이 있다. 골단은 사춘기를 거치면서 생성되는 성호르몬의 수치가 높아지면서 자연스럽게 닫힌다. 몇몇 사람들은 강한 저항성 트레이닝으로 증가된 안드로겐 호르몬이 급격하게 골화 작용을 촉진하고 자연적인 뼈 성장을 감소시킬 것이라는 내용을 이론화했다. 그럼에도 불구하고 이러한 개념을 뒷받침할 만한 명확한 증거는 없다. 사실 대부분의 내과의사들은 유능한 전문가가 지도와 감독을 해준다면 어린이에게도 적절한 저항성 트레이닝을 장려한다. 현재까지 어느 임상 결과도 적절하게 적용된 저항성 트레이닝이 장골의 골단에 손

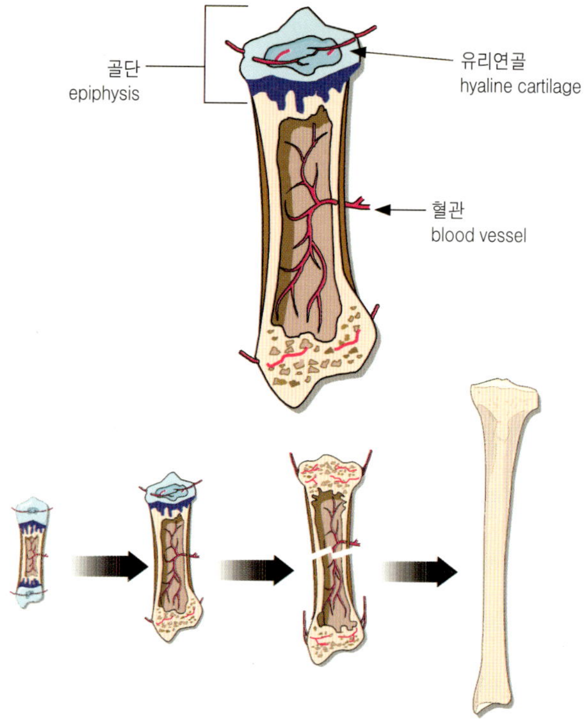

뼈 성장의 변화
Illustraion of Bone Growth

상을 준다는 점을 입증하지 못했다. 점핑과 착지 등의 활동이 포함된 놀이 중에 뼈가 받는 스트레스를 분석해 본 결과, 일상생활 중에서 겪는 뼈의 스트레스가 오히려 10RM의 스

Quick Insight

사람들의 생각과는 달리 뼈는 정적이거나 활동력이 없는 게 아니다. 실제로 뼈는 아주 활동적이며, 계속해서 순환하고 새로운 유기물과 미네랄 성분을 재형성한다. 뼈에 무리를 주지 않고 뼈의 기질을 재형성하기 위해서는 뼈세포, 골아세포, 파골세포와 같은 뼈세포들 사이에서 상호작용이 잘 이루어져야 한다. 성인의 뼈의 경우 골세포들이 끊임없이 없어지고 칼슘염으로 대체된다. 반면 골아세포와 파골세포는 새로운 뼈 생성의 균형을 유지하지만, 기존의 뼈는 피괴시킨다. 젊은 성인의 경우, 1년에 교체되는 뼈의 비율은 약 20%이다(1). 뼈를 재형성하는 것은 뼈 형성 활동을 위한 부분과 뼈 교체가 억제되는 부위를 식별해서 뼈 내의 특정한 곳에서 이루어진다.

뼈를 교체하고 구성 염을 관리하는 기능은 인체 골격이 새로운 스트레스에 적응하는 것을 도와준다. 뼈가 스트레스를 구별할 수 있는 능력을 가지고 있다는 이론에 따르면 골아세포가 전기적인 변화에 민감하기 때문이라고 한다. 뼈가 스트레스를 받으면 전기장(electrical fields)이 더 많은 골세포를 생성하기 위해 골아세포와 소통한다. 이 이론은 웨이트 트레이닝을 하고 있는 사람이 근비대와 근력 강화를 이루고자 하는 접합부위에서 뼈의 증가가 나타나는 현상을 설명해 줄 것이다. 큰 스트레스를 겪은 뼈는 더 두꺼워지고 강해지는 반면, 스트레스를 겪지 않은 뼈는 약해지고 부서지기 쉽다. 낮은 수준의 빈번한 뼈의 자극이 소주골(trabecular bone)의 양과 질을 증가시킨다는 것뿐만 아니라 뼈의 강도를 현저하게 높여 준다는 것이 최근 연구 자료들에서 입증되었다(9,10). 이 문헌 자료는 신체활동과 뼈세포 활동 간의 관련성을 뒷받침하고 있으며 더욱이 진동 자극은 후에 골다공증(osteoporosis)을 치료하거나 폐경기 이후 여성의 뼈 손실을 개선하는 데도 도움이 된다(10).

몸이 활동하지 않는 동안 인체는 비교적 빠른 시간 내에 퇴화되어 큰 변화를 겪게 된다. 실제로 인간은 1년간의 골질량 손실을 침대에 가만히 누워 있는 단 1주일 만에 손실시킨다(11). 그러나 뼈는 손실 후라도 즉시 체중을 견디거나, 저항에 대한 움직임 또는 육체적인 운동을 통하여 다시 복구된다. 이것은 일상의 신체활동과 근력운동(strength training exercise)이 필요하다는 것을 다시 한 번 강조하는 내용이다.

Key Terms

부착생장(appositional growth): 기존의 인체조직에 또 다른 새로운 계층이 첨부되어 형성되는 성장. 딱딱한 물질로 형성되는 조직

연골 내 성장(endochondral growth): 뼈의 생성 과정으로 인해 연골이 뼈로 대체되는 것

골단판(epiphyseal plates): 횡행 연골판으로 어린이들의 골단 부위에 위치해 있으며 뼈의 길이에 영향을 미침

골질량(bone mass): 체내의 뼈를 미네랄 함유량으로 측정한 무게

골밀도(bone mineral density): 특정 뼈의 무게 내 미네랄 함유량을 뜻하며 뼈의 건강과 골다공증(osteoporosis)을 진단하는 척도로 사용

쿼트나 프레스 동작의 근력운동에서 뼈가 받는 스트레스보다 더 크다는 것을 알게 되었다. 유년기와 청소년 시기의 영양실조, 질병, 정신적 외상이 뼈의 건강에 훨씬 더 큰 위험 요소가 된다.

관절의 분류 Joint Classifications

두 개의 뼈가 만나는 지점을 **접합부위(articulation)** 또는 **관절(joint)**이라고 부른다. 관절의 역할에 따른 움직임은 어깨에 있는 상완관절(glenoid joint)처럼 넓을 수도 있고,

인체 골격 구조
Human Skeletal Structure

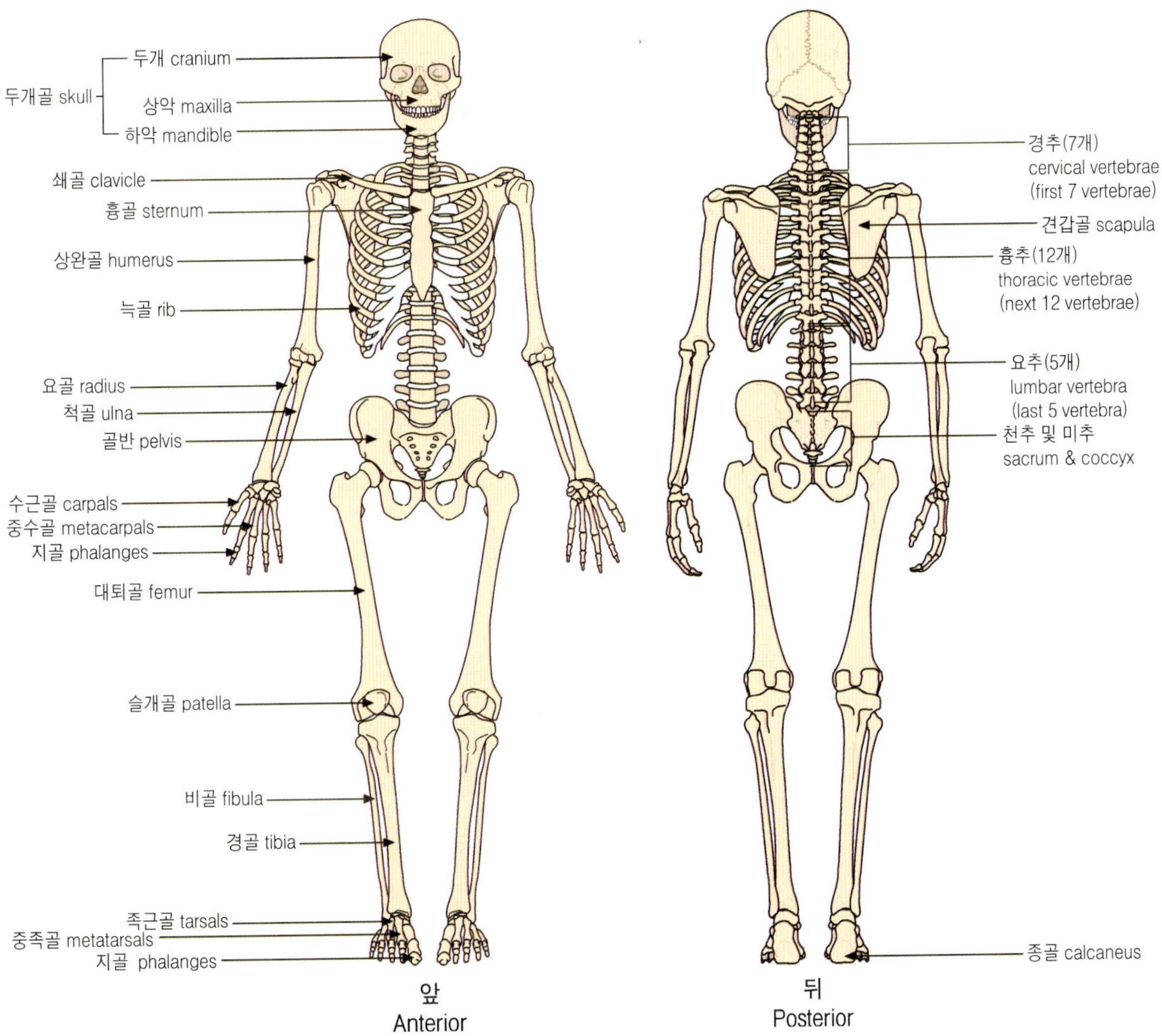

견쇄관절(acromioclavical joint)처럼 관절의 구조적인 목적에 따라 움직임이 제한될 수도 있다. 관절 구조는 관절의 운동 가동성과 관련이 있다. 가동범위가 큰 관절일수록 더 많은 마찰을 줄일 수 있도록 이루어져 있다.

관절은 크게 **섬유성 관절**(fibrous joint), **연골성 관절**(cartilaginous joint), **윤활성 관절**(synovial joint)로 분류할 수 있다. 섬유성 관절은 동작성이 없고, 매우 미비한 움직임만을 나타내므로 섬유성 조직들로 치밀하게 결합되어 있으며 관절강(articular cavity)을 갖고 있지 않다. 연골성 관절은 관절 표면을 유리연골 또는 섬유질 연골과 결합하게 한다. **유리연골**은 아주 약간 움직일 수 있고, **섬유연골**은 섬유질조직의 유연함 때문에 유리연골보다는 조금 더 크게 움직일 수 있다. 앞서 말한 연골들의 가장 큰 역할은 뼈조직을 구조적으로 결합시키는 것을 돕거나 성장을 하는 연결고리로서의 역할을 하는 것이다. 반면에 윤활성 관절은 움직임을 조절한다. 움직임이 가능한 이유는 윤활성 관절이 해부학적으로 섬유성 관절이나 연골성 관절에 비해 복잡한 구조를 지니기 때문이다.

윤활성 관절 Synovial Joints

부속 골(appendicular bones)의 관절은 대부분이 윤활성 관절의 형태이다. 윤활성 관절이 이동이나 일상생활을 하는데 필요한 움직임을 조절하는 것을 관장하기 때문이다. 윤활성 관절은 마찰을 줄이고, 힘이 가해졌을 때 관절들의 통합성을 유지하기 위하여 소수 조직들에 의존하게 된다. 우선 관절의 표면은 뼈와 뼈가 만나는 지점에 부드러운 표면을 제공하는 유리연골로 덮여 있다. 압박이나 충격이 자주 일어나는 부위의 표면은 추가적으로 섬유관절과 지방패드(fat pad)로 보충된다. 섬유관절은 **관절원판**(articular discs)을 형성하는데, 반월연골이 무릎에 있는 것처럼 관절원판은 부가적인 힘을 제공하고 관절을 지지하는 역할을 한다. 지방패드는 주로 관절의 가장자리 부위에 위치하며 연골을 보호하는 역할을 한다. 각각의 관절은 두 개의 **관절낭**(joint capsule)으로 에워싸여 있다. 관절낭은 뼈를 둘러싸는 골막(periosteum)으로부터 뻗어 나온 섬유조직으로 구성되어 있다. 섬유낭은 아마도 관절을 지탱하기 위해 인대가 있는 부위를 두껍게 할 것이다. 게다가 **인대**(ligament)와 **건**(tendon)은 관절을 강화하기 위해 구조적인 도움을 준다. **윤활막**(synovial membrane)은 관절낭을 채우고 광택제 역할을 하는 얇은 막

윤활성 관절 Synovial Joint

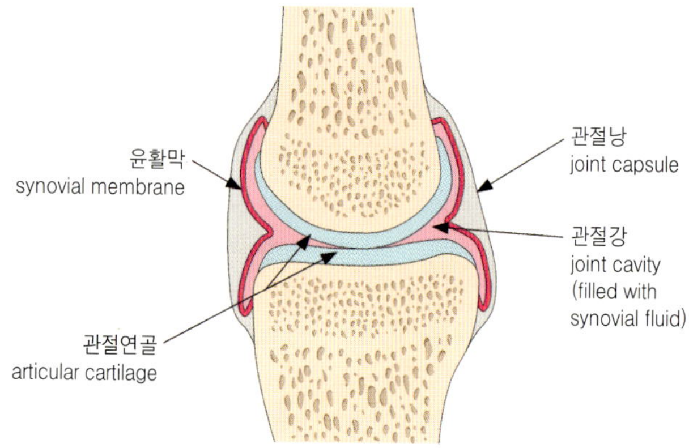

을 만들기 위해 윤활액을 분비한다. 움직임으로 인한 마찰을 줄이기 위해 이 얇은 막은 관절 표면을 덮고 있다. 몇 개의 윤활성 관절의 관절 속 내용물은 **점액낭**(bursa)이라고 불리는 주머니를 형성한다. 점액낭은 접촉이나 움직임 도중에 발생하는 연결조직들의 마찰을 막기 위해 표면마다 완충제로 채워진 액체의 역할을 한다.

Key Terms

관절(joint): 2개 또는 그 이상의 뼈가 움직일 수 있는 구조로 맞닿아 있는 결합 방식

섬유성 관절(fibrous joints): 두 뼈 사이의 두 관절면을 섬유조직이 강하게 이어주고 있으며 따라서 뼈 사이의 움직임은 거의 불가능

연골성 관절(cartilaginous joints): 두 뼈 사이에 들어 있는 구조물이 섬유조직 대신에 연골인 형태의 관절

윤활성 관절(synovial joints): 윤활액이 함유되어 있고 관절 사이에 움직임이 가능

유리연골(hyaline cartilage): 우리 몸에 가장 많이 있는 연골 종류로서 질기고 탄력 있는 섬유성 결합조직으로 관절, 외이, 후두에서 볼 수 있음

섬유성 연골(fibrocartilage): 교원질 성분이 풍부하여 큰 움직임을 가능하게 하는 연골

관절원판(articular discs): 연골이 판 또는 링 모양으로 되어 관절 공간을 분리하는 연골조직

관절낭(joint capsule): 바깥쪽은 섬유막으로 덮여 있고 안쪽은 윤활막(synovial membrane)으로 구성된 관절주머니

골막(periosteum): 관절을 제외한 뼈의 표면에 위치. 신경섬유가 다량으로 분포되어 있으며 근육과 건을 보호하는 작용

윤활성 관절의 유형
Types of Synovial Joints

윤활성 관절(synovial joint)은 관절 표면의 연결 형태에 따라서 여섯 가지 유형으로 나눌 수 있다.

① 구상관절(ball & socket joints): 한쪽은 둥근 모양, 다른 한쪽은 절구 모양으로 되어 서로 맞물리도록 구조화되어 자유롭게 움직일 수 있는 관절(어깨관절, 고관절)

② 평면관절(plane or gliding joints: 원주관절): 대응되는 두 관절면이 거의 평면이며 면의 크기도 같아 서로 약간 미끄러지는 정도의 움직임만 가능한 관절(척추)

③ 경첩관절(hinge joints): 관절의 한쪽 면은 볼록하게 나와 있고 다른 한쪽 면은 오목하게 들어가 있으며 한 방향으로만 움직일 수 있는 관절(팔꿈치, 무릎)

④ 차축관절(pivot joints): 제한된 원의 둘레 속에 회전하는 관절(요골, 척골)

⑤ 안장관절(saddle joints): 두 관절면이 모두 말안장처럼 생겨 서로 꼭 들어맞으며 운동이 가능한 관절(엄지손가락)

⑥ 과상관절(condyloid joints): 한쪽은 두 개의 공처럼 솟은 관절융기이고 다른 한쪽은 얕게 패인 평면이며 경첩관절과 비슷하게 약간의 운동이 가능한 관절(손목)

관절의 유형 Types of Joint

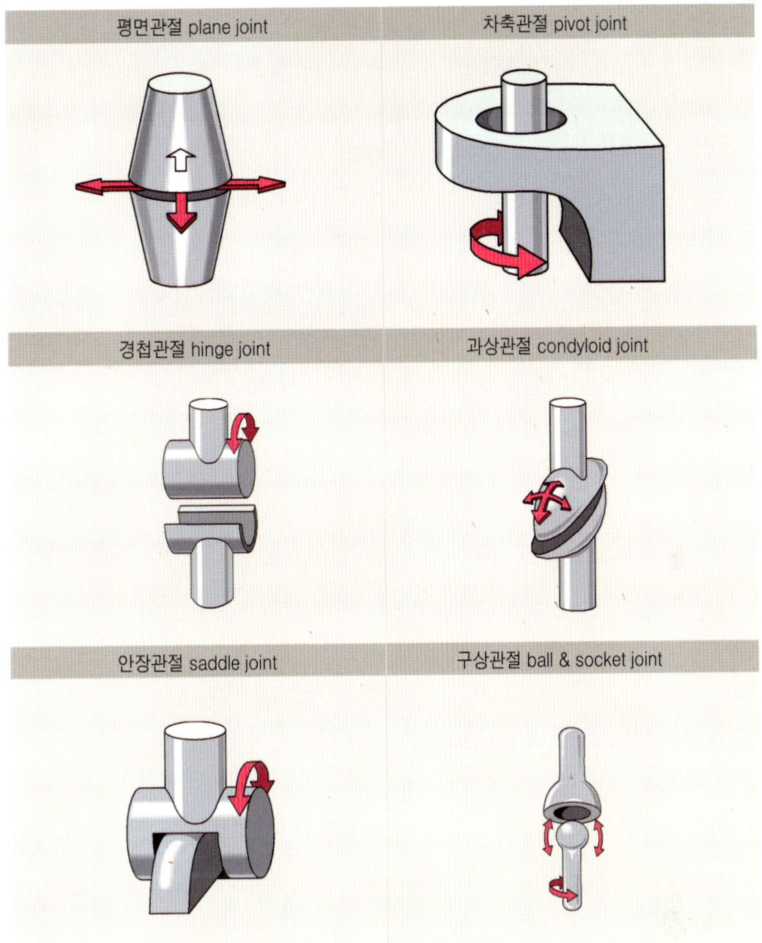

관절의 가동 능력은 근육의 기시점과 관절의 유형, 관절면의 모양에 따라 다르다. 움직임이 자유롭지만 관절의 안정성과 운동에 제한이 있는 윤활성 관절은 움직임이 없는 섬유성 관절(fibrous joint) 또는 연골성 관절(cartilaginous joint)에 비하여 약한 구조적 특성을 가진다. 어깨의 견관절을 예로 들 수 있다. 어깨관절은 움직임이 자유로운 반면, 강하게 외전시키거나, 구부리거나, 회전시키게 되면 안정성을 잃어버린다. 그렇기 때문에 그것을 보완하기 위하여 관절 주위의 여러 구조물들이 연결되어 있어서 그 관절이 지나치게 자유로이 움직이지 않고 일정한 각도로만 움직이면서 안정감을 가지도록 돕는다. 관절주머니 주변과 그 안에 있는 섬유성 인대는 관절의 안정성을 유지하는 데 기여한다. 관절주머니는 관절면에 위치하고 있으며, 근육이 뼈에 닿는 부위와 디스크, 지방패드(fat pad)를 포함한 기타 조직들 및 근육과 건의 수축을 조절하는 자기수용기의 작용과 관련이 있다. 이 조직들은 외부의 힘을 견디지 못하면 관절이 탈구되고 관절면이 찢어지게 된다. 이는 관절주머니, 관절연골, 인대에 손상을 가하게 될 것이다. 아주 유연한 관절을 가진 사람들에게 흔한

Key Terms

인대(ligaments): 관절을 고정시키고 내부 장기를 지탱하는 강력한 섬유조직

건(tendons): 근육과 뼈를 연결해 주는 단단한 섬유조직

활액막(synovial membrane): 관절낭의 안쪽을 둘러싸고 있는 세포들을 말하며 윤활액을 분비함

점액낭(bursa): 점액으로 가득 찬 작은 낭으로 인체조직 사이의 마찰을 줄여 주고 쿠션과 같은 역할을 함

과운동성(hypermobility): 움직임의 범위가 과도한 관절을 일컬음

관절이완증(joint laxity) 혹은 **과운동성**(hypermobility)의 경우, 관절의 안정감을 높이기 위해서 둘러싸고 있는 조직체들을 강화하고 강도 높은 신체활동 중에는 주의해야 한다(8).

관절의 움직임 How Joints Work

관절은 내부 또는 외부의 힘이 뼈로 적용되었을 때 움직인다. 수의적인 움직임은 내부에서 뼈에 힘을 적용하는 방식으로 근육이 수축해야 한다. 근육은 건을 통해서 뼈와 연결되며, 이 건은 근육 말단 부위의 근육-건 이행부(musculo-tendinous junction)에서 골막(periosteum)까지 뻗어 있다. 골막은 뼈의 표면을 구성하는 결합조직으로 뼈와는 구분되는 개념이며, 뼈의 표면을 둘러싸고 있는 강력한 조직이다. 또한 골막은 뼈를 재생산하고 영양분을 공급하는 신경세포와 혈관 조직망을 둘러싸고 있다. 관절 주변에서 골막은 뼈들을 고정시키고 관절낭(articular capsule)을 형성하는 결합조직과 관련이 있다. 골막의 섬유는 뼈에 맞닿아 있는 건과 결합되어 있다. 결합조직들은 아주 강력한 접착력을 제공하는 콜라겐 섬유들에 의해서 더욱더 뼈에 부착된다. 조직이 감당할 수 없을 정도의 큰 힘을 발휘하게 되면 뼈 표면에 붙어 있는 콜라겐 섬유들을 파손시키게 되고 그 전에 대부분의 뼈가 골절된다. 이러한 근수축 상태는 반사성 신호를 척수로 보내는 뉴런세포(골지건기관, golgi tendon organs)를 통해 감지될 수 있다. 뼈에 가해지는 수축 상태가 손상을 일으키기 바로 전인 심각한 수준에 이르게 되면 근육 이완 · 억제를 포함한 신호들이 보호 메커니즘의 한 부분으로 작용하게 된다.

건의 또 다른 말단 부위는 결합조직이 힘을 생성하고 조절할 수 있도록 하는 구조를 이루고 있다. 운동기능을 하는 근육조직은 여러 가지 역할을 한다. 골격근의 가장 분명한 기능은 운동을 일으키기 위해서 뼈에 붙어 있는 건을 움직이는 것이다. 또한 골격근은 자세를 유지하거나 인체를 지탱하기 위해 근육수축을 유발하기도 한다. 게다가 골격근은 열을 방출함으로써 체온 유지를 도울 뿐만 아니라 연조직(soft tissues)들을 지지하는 역할을 한다. 그러한 연조직들은 내장기관 등으로 소화계, 호흡계, 배변 및 배뇨를 하기 위한 비뇨계가 포함된다.

골격근 구조 Skeletal Muscle Architecture

골격근은 여러 개의 층으로 이루어져 있다. 가장 바깥쪽에 있는 것을 **근막**(muscle fascia)이라 하여 개개의 근육 또는

근섬유 해부
Muscle Fiber Anatomy

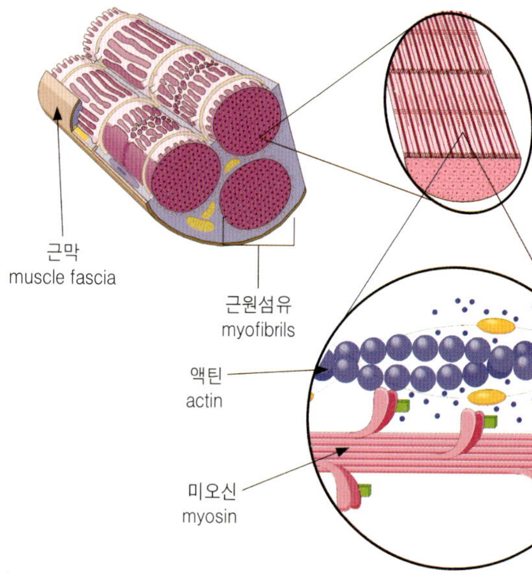

하나의 근육군을 분리할 수 있는 섬유성 결합조직으로 근육들이 가지고 있는 형태를 나타내며 또한 근육 내에서의 수축 상태를 유지할 수 있도록 해준다. 근막 바로 아래에는 근외막(epimysium)이 위치한다. 근외막은 전체 근육 표면을 덮고 있는 콜라겐 섬유의 집합체로 수많은 근주막(perimysium)들을 내포하고 있다. 각각의 근주막은 **근원섬유(myofibrils)**라고 불리는 다량의 근섬유(muscle fiber)를 포함하고 있다.

근원섬유는 실린더처럼 생긴 긴 근섬유로 이루어져 있다. 각각의 근섬유는 근내막(endomysium)에 둘러싸여 있다. 또한 근섬유는 근초(sarcolemma)에 둘러싸여 있고 근원섬유라고 불리는 성분으로 나누어진다. **근원섬유(myofibrils)**는 근육이 운동할 수 있도록 하는 **단백질 세사(근세사, myofilaments)**로 구성되어 있다. 굵은 세사(thick filaments)를 **미오신(myosin)**이라고 하며, 가는 세사(thin filaments)를 **액틴(actin)**이라고 한다. 액틴과 미오신 모두 근원섬유에 기능적 순서로 배열되어 근육을 수축해 장력을 발생시키는 역할을 한다.

근육조직의 각 부위들은 근육세포들의 작업을 자극 및 실행시킴으로써 신경계와 순환계의 시스템을 유지시킨다. 이것은 근조직이 효율적으로 신경계 정보를 조절하는 것을 가능하게 하며, 조직이 작용하는 데 필요한 에너지와 산소를 충족시켜 준다. 조직이 적응하게 되면 세포 수가 증가하게 되고 이것은 또다시 인체가 스트레스의 영향에 적응하는 것

Key Terms

근막(muscle fascia): 근육이나 근육조직을 감싸는 두꺼운 결합조직

근원섬유(myofibrils): 근섬유의 수축성을 일으킴. 실처럼 가늚

단백질 세사(근세사, myofilament): 액틴과 미오신으로 구성된 미세섬유. 근원섬유의 구조 단위임

미오신(myosin): 근육세포 안에 있는 단백질 세사. 근육을 탄력 있게 수축시키는 역할을 함. '두꺼운 단백질 세사'로도 잘 알려져 있음

액틴(actin): 근육세포 안에 있는 단백질로 미오신처럼 근육을 수축시키는 역할을 함. 액틴은 '얇은 단백질 세사'로 잘 알려져 있음

을 도와준다. 최근의 연구 결과들을 살펴보아도 근조직들과 앞의 시스템들 간에 밀접한 관계가 있다고 알려져 있다.

공간적 · 방향적 용어 Spatial & Directional Terminology

근골격계의 움직임은 매우 역동적이다. 근원섬유에서 생성된 수축력이 근육세포를 통해 근육의 근외막(epimysium)과 근막까지 뻗어나가 힘줄을 잡아당기는데, 이를 통해 뼈는 관절을 움직이게 한다. 관절의 수의적 운동이 일어날 때 그 움직임은 근수축의 위치, 관절의 형태 및 관절의 주변 구조에 따라 달라진다. 해부학적인 움직임은 대부분 인체 분절을 몸으로부터 멀어지게 하거나 원래대로 돌아오게 하는 것이다. 기본적인 **해부학적 자세(anatomical position)**를 살펴보면 이해가 쉽지만, 예외인 경우도 적지 않다.

윤활성 관절(synovial joint)의 운동을 설명할 경우에는 해부학적 용어가 필요하다. 예를 들어, 팔을 위로 올렸을 때 외전(abduction), 굴곡(flexion), 신전(extension), 회전(rotation) 등의 용어가 적용될 수 있는데, 이러한 용어들은 운동의 시작점과 정도에 따라서 달라진다. 이와 같은 방향적 용어들은 해부학적 구조와 기능을 설명하는 데 사용된다.

인체의 운동을 해부학적으로 설명할 때는 운동의 시작점, 관절의 회전축, 운동이 일어나는 인체의 면을 모두 알아야 한다. 해부학적 자세는 팔다리 및 해부학적 구조들의 위치, 자세와 운동을 설명하는 데 있어 표준적인 자세를 제시한다. 해부학적 자세는 몸이 바로 선 자세에서 발을 약간 벌어지게 하고 발가락이 앞을 향하며 팔과 손은 양 옆 어깨 밑에 있으면서 팔꿈치와 손가락이 펼쳐진 상태로 손바닥은 앞을 향하도록 하는 것을 말한다. 이러한 기준점을 바탕으로 공간적 · 방향적 용어들이 적용된다.

동작의 면 Positional Lines and Movement Planes

해부학적 자세(anatomical position)와 더불어 인체를 나누는 면(plane)과 선(line)을 이해하면 공간적 용어를 더 쉽고 정확하게 인지할 수 있다. 인체를 나누는 선들은 인체의 면과 상응한다. 인체의 정중앙을 기준으로 몸을 좌우로 나누는 선이 **정중선(midline)**이며, 이 정중선은 **시상면(sagittal plane)**에서 볼 수 있다. **앞겨드랑선(anterior axillary line)**은 늘어뜨린 팔과 일직선으로 위치한 선을 일컫는다. 따라서 **중앙겨드랑선(midaxillary line)**은 몸을 앞뒤로 나누는 선으로 **관상면(frontal or coronal plane)**이라고 한다. 한편 **횡단면(transverse plane)**은 몸을 위와 아래 부위로 나눈다. 때때로 기본점(cardinal) 또는 교차점(cross)과 같은 용어들이 인체의 중심을 확인하기 위하여 인체의 면에 붙여지기도 한다.

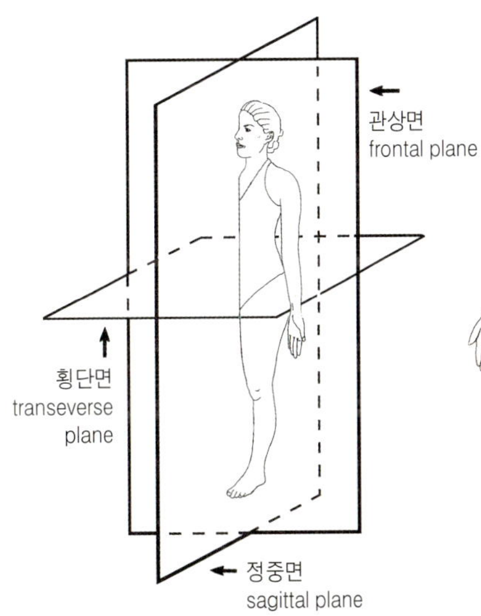

동작면
Movement Planes

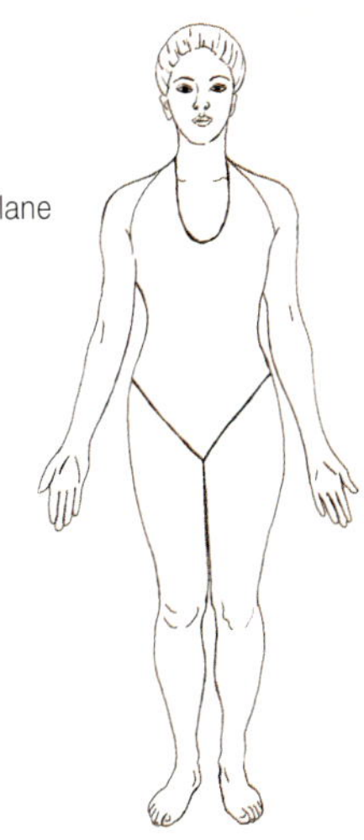
해부학적 자세
Anatomical Position

공간 용어 Spatial Terms

공간 용어는 주로 위치 또는 방향을 설명할 때 사용된다. 이 용어들은 해부학적 자세에 따른 상대적인 공간 위치를 설명한다. 예를 들어, 인체의 앞에 어떠한 물체가 있거나 인체가 전방을 향해 움직였다면, 이때의 움직임 또는 위치를 설명하는 용어는 **앞(anterior)**이라 한다. 또한 인체의 뒤에 공간이 있거나 인체가 후방을 향해 움직였다면, 공간의 위치는 **뒤(posterior)**가 되는 것이다. 경우에 따라서 같은 공간에 대해서도 여러 가지 용어들이 사용될 수 있다. 예를 들어, **배측(ventral)**은 앞(anterior)이라는 용어로 쓰이고, 뒤(posterior)는 **등측(dorsal)**이라고 동의적으로 사용된다. 이러한 경우는 공간 용어들이 방향적 운동을 가리키는 용어들로 쓰일 때에도 나타나는데, **내측(medial)**, **내부(internal)**, **내회전(inward rotation)**, **외측(lateral)**, **외부(external)**, **외회전(outward rotation)**이 그렇다. 회전(rotation)이란 용어와 같이 사용하게 되면, 이 용어들은 모두 동의적인 관계를 나타낸다. **내측(medial)**은 중앙선(midline)을 향한 방향 또는 위치를 가리키고, **외측(lateral)**은 인체의 중앙선에서 멀어지는 운동이나 방향을 가리킨다.

사지에 어떠한 지점 또는 방향을 나타낼 때는 **근위(proximal)** 또는 **원위(distal)**와 같은 용어들이 쓰인다. 근위는 팔다리에서 인체의 중심에 가까운 방향 또는 위치를 가리킨다. 반면 원위는 팔다리의 말단 부위 또는 팔다리의 위치에서 상대적으로 더 먼 지점을 가리킨다. 사지의 어느 한 부분을 기준으로 할 때 좌(left) 또는 우(right)와 같은 용어들보다는 **동측(같은 측, ipsilateral)** 또는 **대측(반대측, contralateral)**이라는 용어들이 흔히 사용된다.

표면(superficial)과 **심부(deep)**라는 용어들도 인체의 위치를 가리키는 용어들이다. 이와 같은 위치를 나타내는 용어들은 보통 인체의 외부 표면에 대하여 상대적인 위치들을 말하는 것이다. 예를 들어 조직의 표층막(superficial layers)은 피부 바로 밑에 위치하고 있는 반면, 심부막(deep layers)은 피부에서 더 깊은 곳에 위치하는 것을 의미한다. 척추의 심부근육이라는 말이나 승모근(trapezius)은 능형근(rhomboids)의 표면에 위치하고 있다는 말에서도 확인할 수 있고 얕은 상처(superficial or surface wound)와 깊은 상처(deep wound)라는 말로도 비교할 수 있다.

이러한 용어들이 인체의 동작 설명에 이용될 때, 운동의 면과 축은 어떠한 동작을 더 정확하게 묘사하기 위하여 해부학적 자세(anatomical position)와 기준적인 공간 설명어에 흔히 부가된다. 세 가지 면은 인체를 나누며 각각의 상응하는 축은 다른 면을 수직으로 지나게 된다. 시상면(sagittal plane)이 가장 많이 언급되는데, 그것은 시상면에서 이루어지는 운동과 동작이 가장 많기 때문이다. 이 시상면과 대응하는 축은 **가로축(transverse axis)**이다. 또한 관상면(frontal or coronal plane)은 인체를 앞뒤로 나눈다. 관상면에 대응하는 축은 **전후축(anteroposterior axis)**이라고 한다. 횡단면(transverse plane)은 시상면과 수직으로 만나는

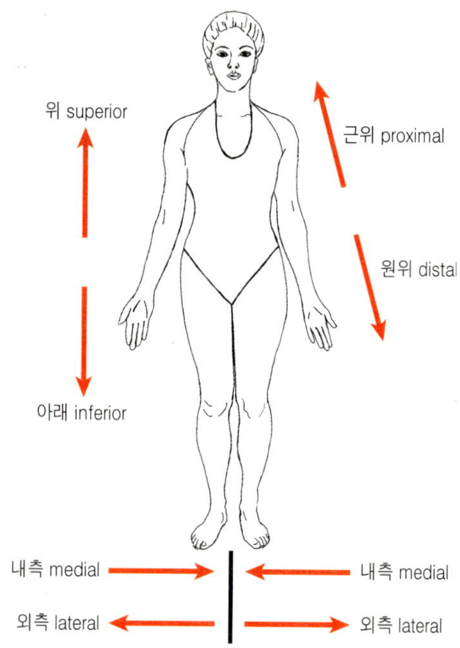

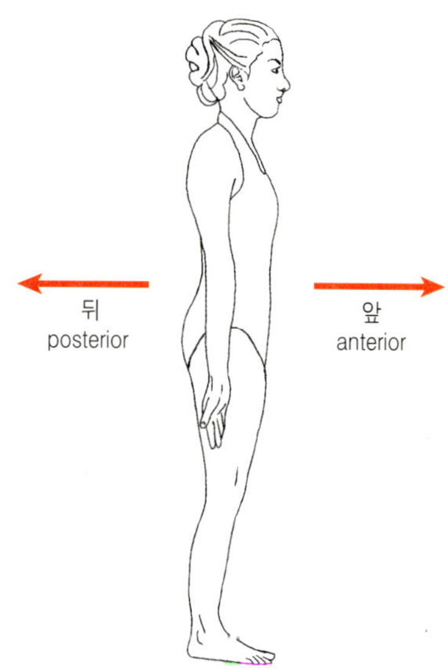

자세와 관련된 용어들 Positional Terms	운동과 관련된 용어들 Movement Definitions
해부학적 자세(anatomical position): 해부학적으로 설명되는 인체의 기준적인 자세. 몸이 바로 선 자세에서 양 발끝이 약간 벌어지고 팔은 늘어뜨리며 손바닥은 전방을 향함	**굴곡(flexion):** 구부리는 동작, 경첩관절(hinge joints)에서 뼈가 서로 가까이 움직이는 동작, 구상관절(ball and socket joints)의 경우, 팔다리가 중앙겨드랑선(midaxillary line)보다 앞쪽으로 움직임
정중선(midline): 인체의 중앙선	**신전(extension):** 똑바로 펴거나 뻗는 동작, 경첩관철(hinge joints)에서 뼈가 서로 반대편으로 운동, 구상관절에서 팔다리가 중앙겨드랑선보다 뒤쪽으로 움직임
앞겨드랑선(전액와선, anterior axillary line): 겨드랑이의 수직선	**외측굴곡(lateral flexion):** 척추의 운동이 목과 몸통의 좌우에서 발생
중앙겨드랑선(정중액와선, midaxillary line): 겨드랑이 시작점에서 밑으로 향하는 수직선	**전인(이완, protraction):** 수평 상태에서 일직선 전방으로 움직임
앞(anterior): 앞쪽 또는 전방에 위치함	**후인(수축, retraction):** 해부학적인 자세로 되돌아가려는 운동 또는 기능적 운동 범위보다 후방으로 움직임
뒤(posterior): 인체의 뒤 또는 후방에 위치함	**배측굴곡(dorsi flexion):** 정강이 쪽을 향해 발을 당김
근위(proximal): 기시점이나 정지점에서 상대적으로 더 가까운 곳에 위치함	**저측굴곡(plantar flexion):** 발바닥 쪽을 향하여 발등을 펴 줌
원위(distal): 기시점이나 정지점에서 상대적으로 더 먼 곳에 위치함	**회내(pronation):** 요골(radius)과 척골(ulna)을 교차시키는 전완의 회전. 손바닥이 바닥을 향함
내측(medial): 중앙 또는 중앙에 가까워지는 방향. 인체를 좌우로 나눔	**회외(supination):** 요골과 척골이 교차된 것을 풀어 주는 전완의 회전. 손바닥이 위를 향함
외측(lateral): 인체의 정중선에서 멀어지는 방향	**내번(inversion):** 발바닥이 안쪽을 향하도록 발목이 돌아가는 운동
동측(같은 측, ipsilateral): 인체의 같은 쪽에 있거나, 같은 면에 대응하는 방향	**외번(eversion):** 발바닥이 바깥쪽을 향하도록 발목이 돌아가는 운동
대측(반대 측, contralateral): 인체의 반대쪽에 있거나, 반대편에 대응하는 방향	**외전(abduction):** 정중선(midline)에서 멀어지는 운동
표면(superficial): 피부와 대응했을 때 얕은 곳에 위치함	**내전(adduction):** 정중선을 향한 운동
심부(deep): 표면과 대응했을 때 깊은 곳에 위치함	

면으로 인체를 위아래로 나눈다. 횡단면의 회전축은 **세로축**(longitudinal axis)이라고 한다.

정의된 회전축과 면을 인체의 동작에 적용하면 더욱 정확하게 설명되고 인체의 동작은 발생되는 면에 따라 더 명확하게 분류될 수 있다. 가로축(시상면) 주위의 운동으로는 **굴곡**(flexion), **신전**(extension), **과신전**(hyperextension), **저측굴곡**(plantar felxion, **발바닥쪽 굴곡**), **배측굴곡**(dorsi felxion, **발등쪽 굴곡**)이 있고, 전후축(관상면) 주위에서 발생하는 관절의 운동으로는 **외전**(abduction), **내전**(adduction), **측면굴곡**(lateral flexion), **내번**(inversion), **외번**(eversion), **요측편위**(radial deviation), **척측편위**(ulnar deviation)가 있다. 한편 세로축(횡단면) 주위에서 발생하는 운동은 **내외회전**(internal and external rotation), **회외**(supination), **회내**(pronation), **수평외전**(horizontal abduction), **수평내전**(horizontal adduction)이 있다.

해부학적 동작(Anatomical Movements)

몸통과 목 Trunk & Neck

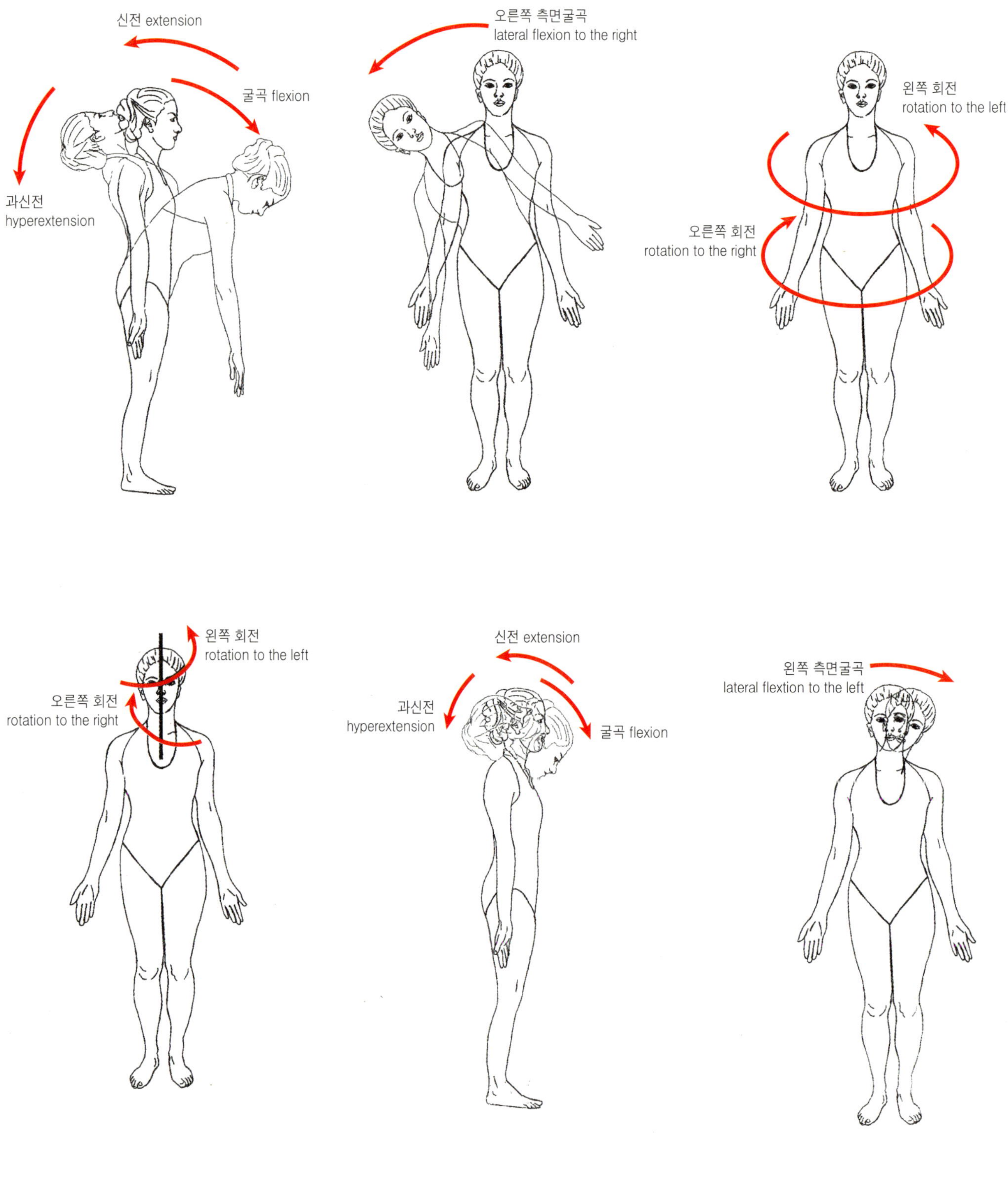

어깨 Shoulder

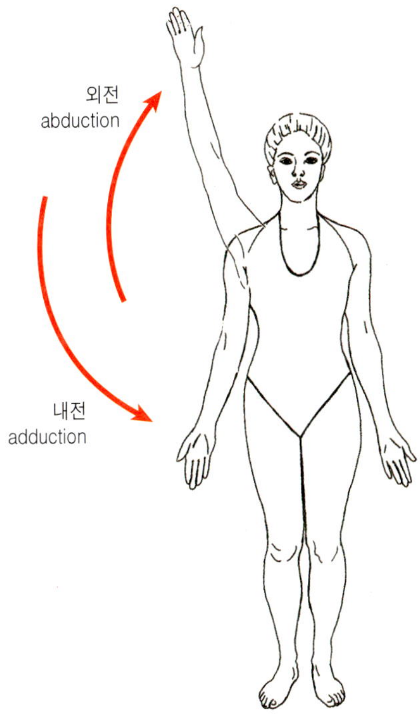
외전
abduction
내전
adduction

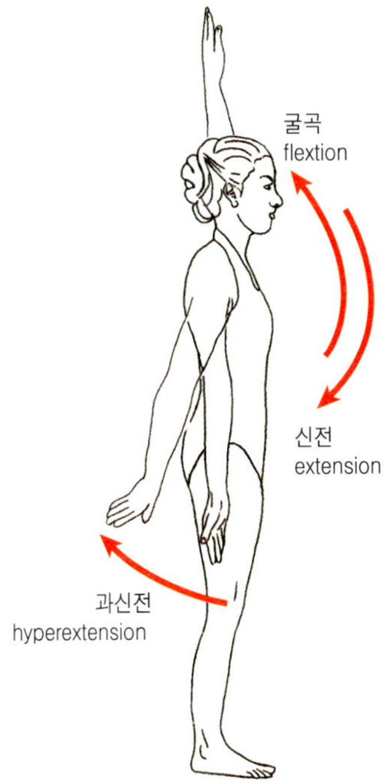
굴곡
flextion
신전
extension
과신전
hyperextension

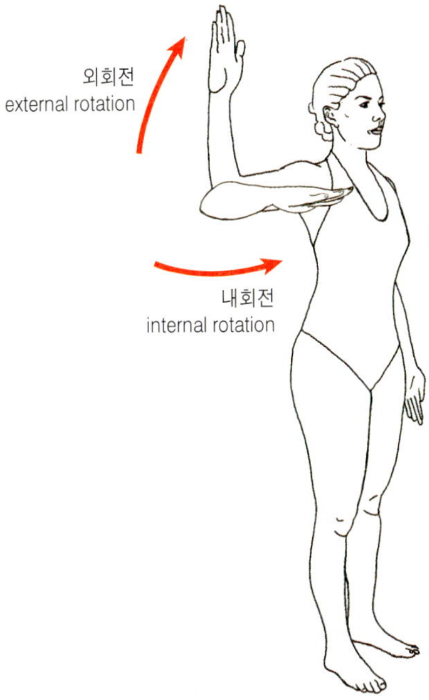
외회전
external rotation
내회전
internal rotation

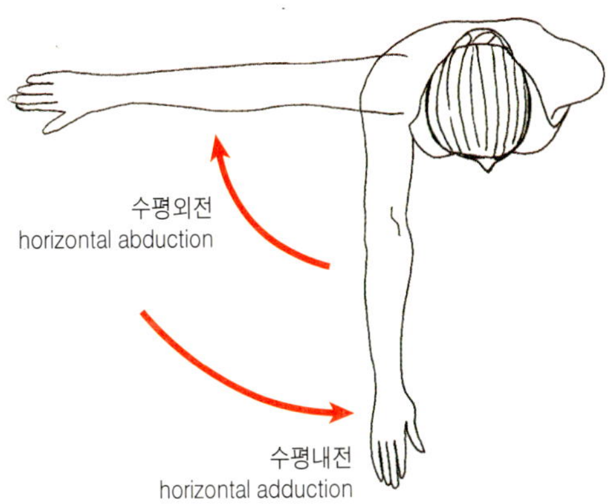
수평외전
horizontal abduction
수평내전
horizontal adduction

팔꿈치와 손목 Elbow & Wrist

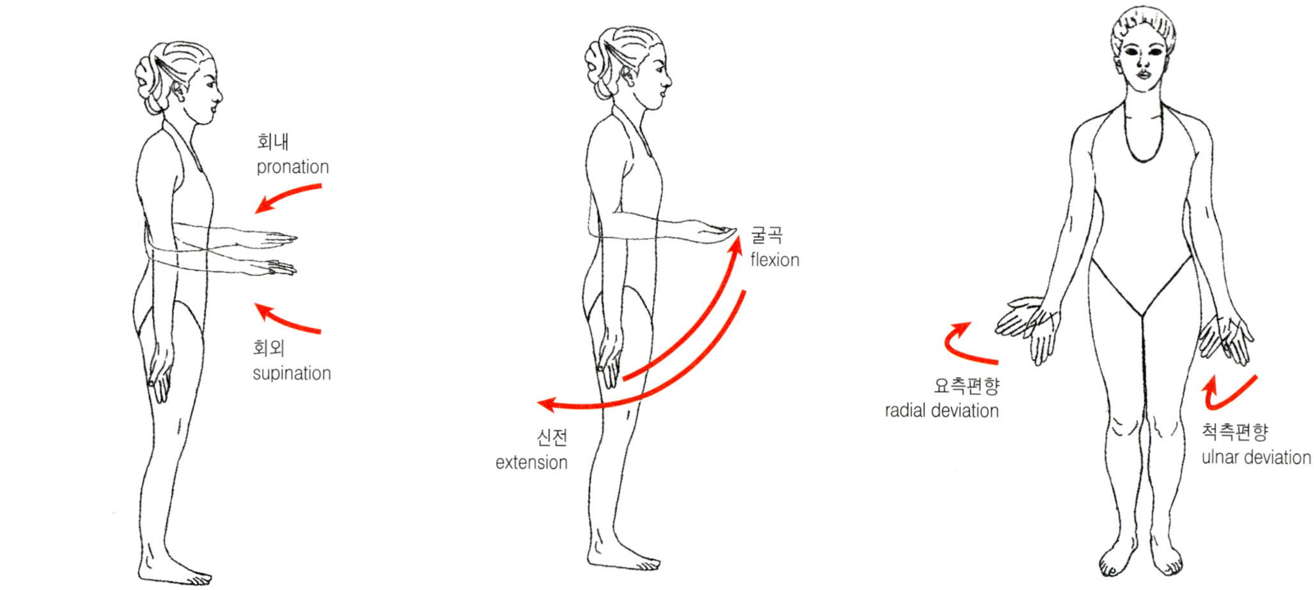

엉덩이(고관절) Hip

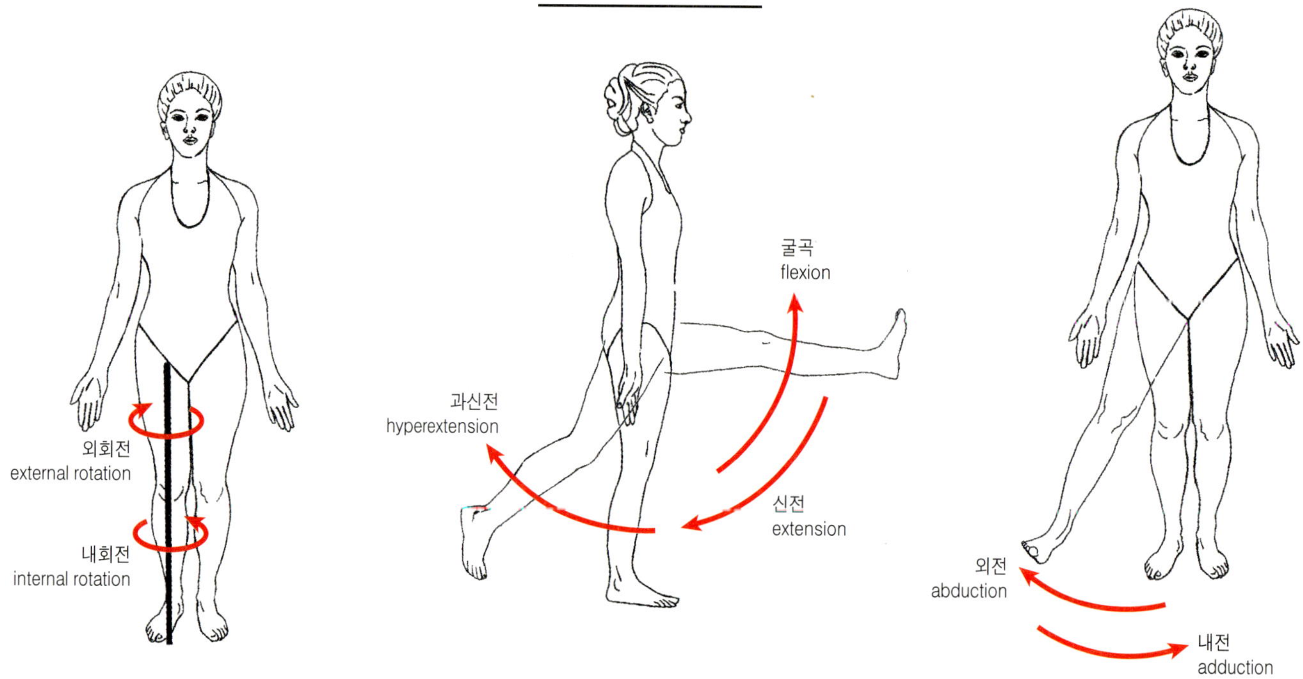

무릎과 발목 Knee & Ankle

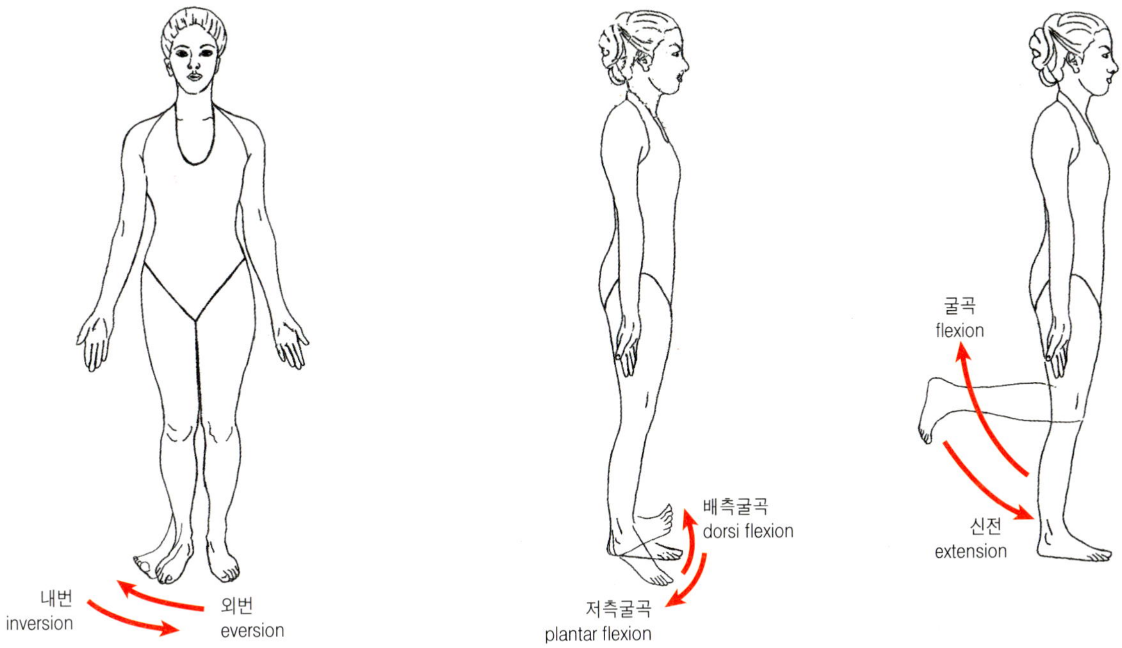

앞서 설명했듯이, 관절의 기능은 관절의 구조와 주변의 결합조직들에 의해 좌우된다. 또한 관절의 움직임은 관절면의 방향이나 범위에 따라서 크게 달라진다. 예를 들어 구상관절(ball & socket joints)은 폭넓은 움직임을 허용하지만 경첩관절(hinge joints)은 움직이는 방향이나 측면에서 동작 범위가 많이 제한받는데, 이는 결합조직이 손상되는 것을 방지하기 위해서이다. 관절의 가동범위는 인대의 부착 지점, 탄력성 및 뼈의 충돌(impingement)에 의해 주로 영향을 받는다. 오히려 근육조직과 건조직은 이차적인 요인들이다. 관절의 가동범위는 관절이 사용되는 정도와 범위에 의해서도 영향을 받는다. 근육과 근막은 점탄성적인 성질(viscoelastic properties)을 갖고 있다(12). 즉, 근조직이 신전되어 늘어나더라도 원상태로 되돌아갈 수 있다는 것이다. 하지만 근육의 길이가 빠르게 변할 수 있을 정도의 탄력이 있는 것은 아니며 서서히 변하는 끈적끈적한 특성의 탄력성을 지닌다. 마치 케첩과 같은 걸쭉한 액체가 점차적으로 천천히 길이를 바꾸는 것과 같다.

사지의 골격근(appendicular skeletal muscles)은 저항성 트레이닝에 있어서 가장 흔한 운동 부위이다. 예를 들어, 견관절(shoulder joint) 및 견갑대(shoulder girdle), 팔꿈치(elbow), 손목(wrist), 골반(pelvis), 엉덩이(hip), 무릎(knee), 발목(ankle)의 근육들은 서킷 웨이트 트레이닝(circuit weight training)을 할 때 국소적으로 선택되는 주요 근육들이다. 한편, 체간골격 관절(axial skeletal joint)의 운

움직임의 정의 Movement Definitions

척측편향(ulnar deviation): 해부학적 자세에서 새끼손가락을 향해 손이 안쪽으로 움직이는 손목의 운동

요측편향(radial deviation): 해부학적 자세의 관상면에서 엄지손가락을 향해 손이 좌우로 움직이는 손목의 운동

회전(rotation): 긴 축(long axis)을 중심으로 움직이는 운동

외회전(external rotation): 해부학적 자세에서 뼈가 인체의 바깥 방향으로 회전하는 어깨와 고관절의 운동

내회전(internation rotation): 해부학적 자세에서 뼈가 인체의 안쪽 방향으로 회전하는 어깨와 고관절의 운동

회선(circumduction): 굴곡과 외전 그리고 내전 또는 신전과 과신전이 외전과 내전으로 연결되는 다축 관절운동

거상(elevation): 위를 향한 뼈의 운동

하강(depression): 아래를 향한 뼈의 운동

수평외전(horizontal abduction): 횡단면에서 정중선과 멀어지는 운동

수평내전(horizontal adduction): 횡단면에서 정중선을 향한 운동

동은 거의 척추로부터 비롯된다. 척추의 자세에 따라 부속 관절들이 움직이는 범위가 크게 달라지기 때문에 이 내용을 우선적으로 다루도록 하겠다.

척추와 목 Spine and Neck

척추는 여러 가지 기능을 제공하는 5부위로 구성되며 인체에서 다양한 역할을 한다. 예를 들면 머리와 몸통을 지탱하여 움직일 수 있게 하고 척수를 보호하며, 척수에서 신경이 이동할 수 있게 한다. 또한 여러 근육들이 부착할 수 있는 부위를 제공한다. 척주의 다섯 부위는 다음과 같다: 경추(cervical vertebrae) 7개, 흉추(thoraic vertebrae) 12개, 요추(lumbar vertebrae) 5개, 그리고 천추과 미추(coccygeal bone)가 1개씩 갖추어져 있다. 또한 척주에는 4곳의 만곡 부위가 있으며, 이는 척주의 충격을 흡수하면서 움직일 수 있도록 도와준다. 목과 허리 부위는 **전만굴곡(lordotic curvature)**을 나타내며 이는 자연스런 오목한 형태로 보인다. 이러한 만곡이 정상 이상으로 심해지는 증상을 **척추전만증(lordosis)**이라 한다. 흉추와 천추(thoracic and sacral spine)의 굴곡은 뒤로 볼록하게 굽혀져 있다. 흉추가 심하게 굽혀진 상태는 **척추후만증(kyphosis)**이라 하는데, 이 증상은 주로 고령자들에게 나타나는 증상이다. 이와 같이 과도한 만곡은 척추가 제 기능을 하는 데 방해가 되고, 척추에 의존하는 내부 장기 및 부속 기관에도 매우 위험하다. 예를 들어, 척추후만증이 있는 사람은 어깨와 어깨관절을 정상적으로 움직일 수 없으며, 등이 둥글게 굽어지고 양팔이 바깥쪽으로 벌어지게 되는 체형이 된다. 따라서 어깨의 가동범위는 매우 감소하게 된다. 척추의 **중립자세(neutral spine)**는 똑바로 선 자세에서 나타나는 기능적인 척추의 만곡 상태를 말한다.

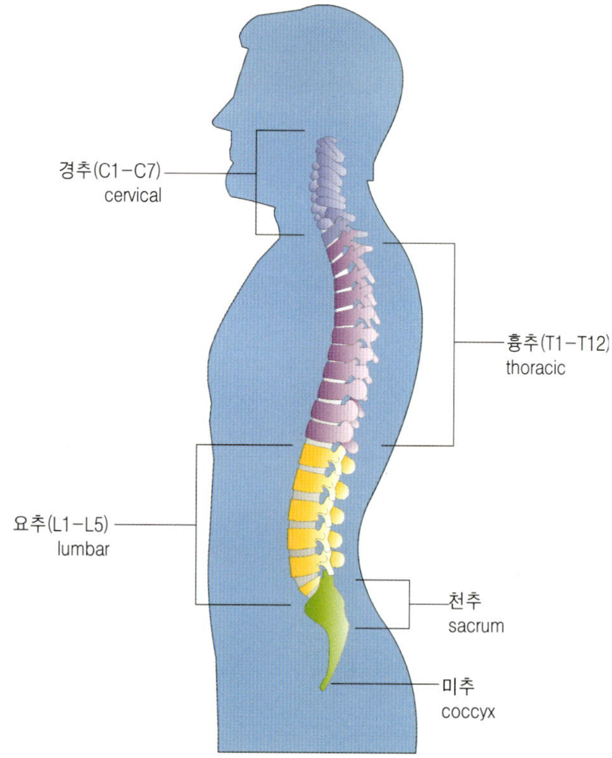

척추 굴곡 Spinal Curves

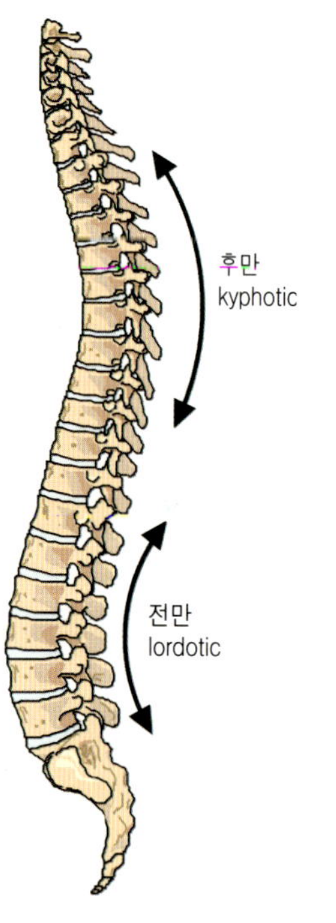

척추의 관절들은 **추간판(intervertebral disc)**이라는 섬유연골의 완충 작용에 의해 보호되고 있다. 이는 척추의 운동을 지탱해 주고 뼈가 서로 부딪치는 것을 막아 준다. 이러한 추간판들은 아교 형태의 수핵(gelatinous disc nucleus pulposus)을 둘러싸고 있는 섬유륜(annulus)으로 이루어져 있다. 그 모양은 마치 달걀노른자와 같다. 사람이 나이가 들수록 이 추간판들은 계속 압박되어 수액을 잃어 가는데, 이것이 관절의 충격을 흡수하는 능력을 점차 떨어뜨릴 뿐만 아니라 나이가 들면서 신장이 점차 작아지는 현상의 주요 요인이 된다(13). 척추관절의 추간판이 반복적인 미세손상을 받거나 타박외상(blunt trauma)으로 인해 압박을 받으면, 추간판의 수핵이 돌출(bulge)되거나 이탈(herniate)될 수도 있다. 수핵의 탈장은 부분적 또는 전체적으로 일어날 수 있으며 돌출되거

움직임 분절 Motion Segment

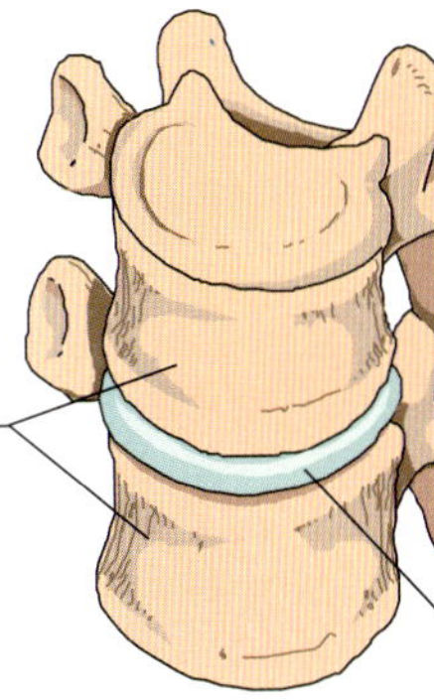

Key Terms

척추전만증(lordosis): 척추의 앞쪽으로의 구부러짐을 말함. 굽은 등의 형상을 나타냄

척추후만증(kyphosis): 척추 위 부위의 비정상적인 바깥쪽으로의 굴곡 형태로 곱사등이 또는 꼽추라고도 불림

척추중립자세(neutral spine): 척추자세는 세 가지 자연적 굴곡으로 유지. 목의 기초에서 작은전만굴곡, 등 중간에서 작은후만굴곡, 등 아래에서 작은전만굴곡

추간원판(intervertebral disc): 척주의 척추 뼈와 뼈 사이에 원판 모양으로 끼여 있는 섬유성 연결

나 탈장된 부위는 척수신경을 압박하게 되어 신경이 제 기능을 못하게 하면서 통증을 유발한다. 척추가 다양한 동작이 가능한 것은 척추의 분절마다 움직임이 가능하도록 형성되어 있기 때문이다. 따라서 척추는 굴곡(flexion)과 신전(extension) 또는 과신전(hyperextension)이 가능하다. 또한 목과 몸통에서 측면굴곡(lateral flexion)이 가능하며 목과 머리를 회전시킬 수도 있다. 대부분의 경우 척추의 움직임은 일상동작의 수행뿐만 아니라 스포츠 또는 기타 신체활동과 관련되어 사지의 골격 움직임과 연결되어 발생된다. 이들 각 부위의 관절들이 정상적으로 움직이지 않는다면 그 기능들은 조기에 쇠퇴할 것이다(13). 나이가 들면서 척추를 신전시키거나 회전시키는 능력이 급격히 감소하게 되는데, 이는 그 사용 빈도가 부족해서 유발되는 현상이다.

골반의 자세 Pelvic Positioning

골반은 척추와 관계가 있으며 주로 요천추관절(lumbosacral joint)에서 발생되는 동작들이 기반이 된다. 이 요천추관절은 요추와 골반에 의하여 형성된다. 골반의 장골극

Quick Insight

디스크의 손상과 부상은 인체의 기능을 저하시킨다. 디스크는 항상 과도한 압력에 의해 손상을 받는 것이 아니다. 사실상 대부분의 디스크가 반복적인 가벼운 외상으로 손상을 받는다(13,14). 예를 들어 어떤 물체가 공중에서 두꺼운 밧줄에 매달려 있을 때 그 밧줄을 칼로 한 번 친다 할지라도 밧줄의 두께 때문에 단번에는 끊어지지 않고 물체는 한동안 밧줄에 매달려 있을 것이다. 그러나 물체가 오랫동안 지속적으로 매달려 있다면 결국에는 물체의 무게를 견디지 못하고 손상된 밧줄은 끊어지게 된다. 이것은 요통과 디스크 문제를 경험했던 사람들에게 일어나는 현상과 아주 유사하다. 역학적으로 좋지 않은 동작들과 불량한 자세, 약한 근력과 유연성 부족 그리고 어떤 물체를 들어 올릴 때 적절한 기술의 부족에 따라 받게 되는 스트레스가 결국에는 인대를 손상시키게 된다. 또한 어느 한쪽으로 편중되어 강한 힘을 내는 것도 디스크에 손상을 입히는 요인 중 하나이다.

대부분의 경우 디스크의 위험성은 척추전만증(lordotic curvature)에 있고, 특히 C5–C6, L4–L5 사이, L5–S1 사이에서 가장 많이 발생한다. 이 부위에 부상이 흔하게 발생되는 이유는 큰 동작을 담당하는 척추 분절이기 때문이다(2,4). 즉, 이 부위는 앞과 뒤 그리고 양 측면에서 앞서 언급한 요소들에 의해 압박을 받게 되는 것이다. 디스크가 손상을 입고 수핵(nucleus pulposus)이 섬유륜(annulus fibrosus)을 밀고 나왔을 때, 그 수핵이 척추의 신경관을 압박하게 되어 감각신경을 누르게 되며 압박받는 신경에 의해 지배받고 있는 부위는 통증이 발생되고 무기력함을 느끼게 된다. 더구나 돌출되어 나온 부분이 기존에 자리하고 있던 신경을 압박하면서 심한 통증과 비정상적인 자세를 유발시킨다. 또한 허리 부위와 사지를 따라 통증이 뻗어 나간다. 어떤 경우에는 압박받는 신경이 지배하던 근섬유의 자극 전달 능력마저 소실시켜 이후 근육을 조절하는 능력까지 부분적으로 소실된다(15).

방사통(the radiating sensations)은 종종 손상부위에서 확인할 수 있다. L5–S1 사이의 헤르니아(탈출증, herniation)는 대부분 엉덩이, 윗다리, 종아리, 발의 부위에서 통증을 느낄 수 있다(15). L4–L5 헤르니아의 경우에는 엉덩이의 측면 그리고 다리의 외측 후면, 종아리의 측면, 발등을 포함하여 주로 인체의 측면 부위에서 통증을 유발한다. 의학적 통증을 가지고 있는 요추 디스크 헤르니아(추간판 탈출증, disc herniations)의 치료 방법은 휴식, 보조기구 및 물리치료요법 등이 있다. 이러한 디스크 헤르니아는 약 10%만 손상된 부위의 수술치료가 가능하다(15).

척추와 몸통 근육조직
Spinal & Trunk Musculature

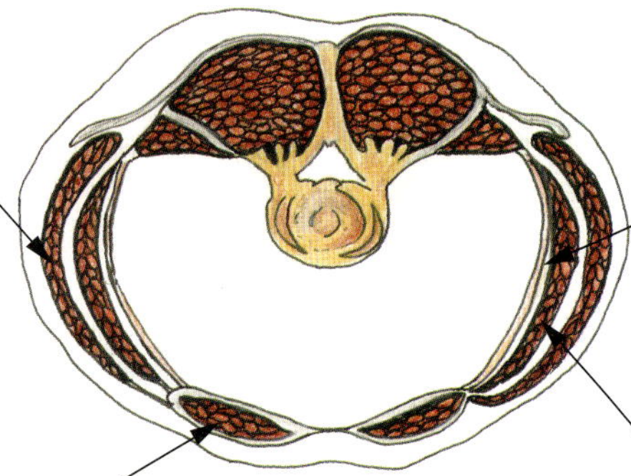

단면
Cross Sectional View

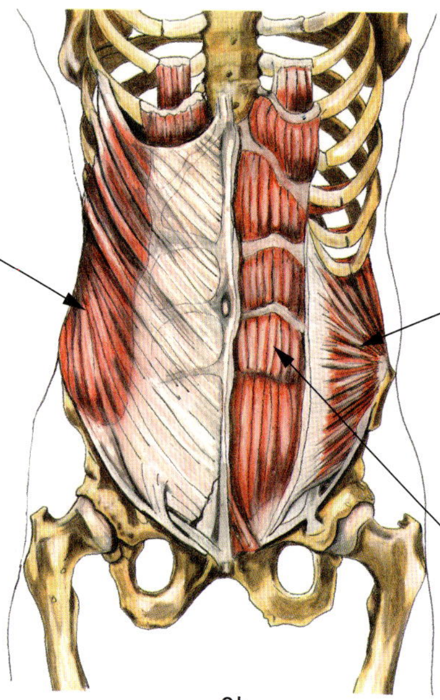

앞
Anterior View

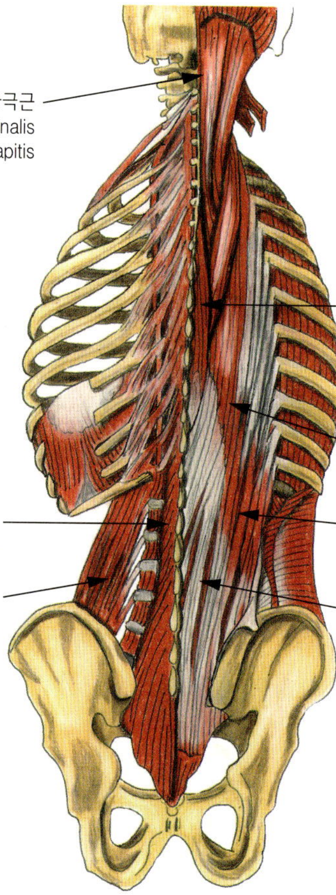

뒤
Posterior View

체간 근육 Trunk Muscles	운동의 기능 Movement Function	예시 운동 Example Exercise
복직근(rectus abdominis)	체전굴(윗몸 굽히기)	Ab curl-up
외복사근(external oblique)	척추 굴곡 및 회전	Diagonal chop
내복사근(Internal oblique)	척추 굴곡 및 회전	Cable torso twist
복횡근(transverse abdominis)	복부의 안정화	Draw in
척추기립근(erector spinae group)	척추 신전	Good morning
요방형근(quadratus lumborum)	척추 외전	Lateral flexion

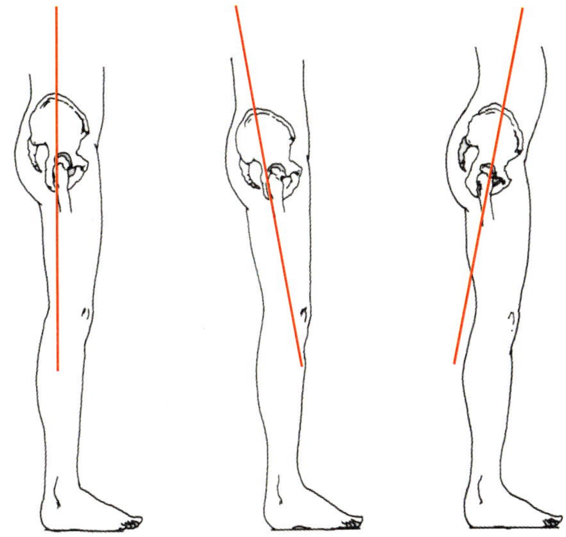

중립 골반 위치
neutral pelvic position

후방 골반경사
posterior pelvic tilt

전방 골반경사
anterior pelvic tilt

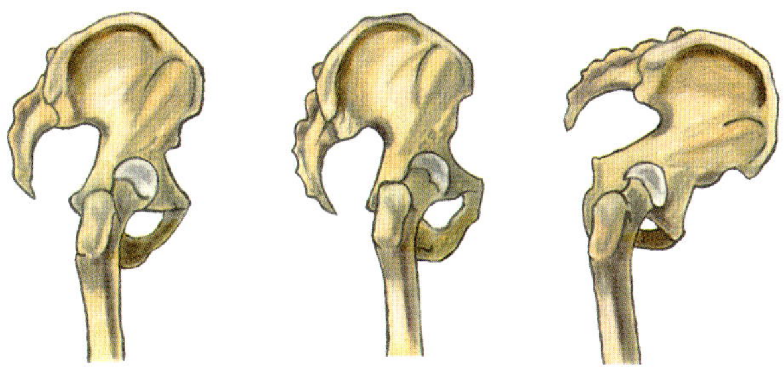

후방 골반경사
posterior pelvic tilt

중립 골반 위치
neutral pelvic position

전방 골반경사
anterior pelvic tilt

(spine of the ilium)이 앞쪽으로 회전되었을 때의 움직임을 **전방 골반경사(anterior pelvic tilt)**라고 하며 이와 반대로, 뒤쪽으로 회전될 경우의 움직임을 **후방 골반경사(posterior pelvic tilt)**라고 한다. 이러한 움직임은 척추 만곡의 변형을 유발한다. 골반이 전방으로 기울게 되면 **요추전만(척추전만증, lordosis)**을 증가시키면서 주로 요추의 추간판 뒷부분에 스트레스를 집중적으로 가하게 된다. 반면에 골반이 후방으로 기울 때에는 요추의 만곡을 감소시키고 편평하게 만들어 주어 요추의 추간판에 대한 스트레스가 경감된다. 이와 같이 골반과 척추의 상호작용은 중량을 들어 올리거나 오랫동안 동일한 자세를 지속적으로 취할 때 골반을 적절하게 움직여서 조절하는 것이 필요하다는 점을 시사한다. 척추와 골반에 있는 근육들이 약해지거나 강직되는 것은 골반의 불안정성을 야기할 수 있고 종종 요통으로 이어지기도 한다.

Quick Insight

골반은 관리가 중요한 만큼 관절의 주변 근육들 또한 건강하게 유지하는 것이 필요하다. 고관절 굴근(장요근군, iliopsoas muscle group)의 강한 긴장은 골반을 전방으로 기울게 하고 대요근(psoas)과 장골근(iliacus)의 정지점인 대퇴골 소전자 부위로 인해 요추 만곡을 더 증가시킨다. 고관절의 굴곡과 관련하여 특히 대둔근이 강하게 긴장되면 골반을 후방으로 당기게 된다. 만일 이 근육이 약해진다면 골반이 전방 경사가 유발되도록 앞쪽으로 기울어진다. 마찬가지로 골반과 요추의 측면에 위치하고 있는 요방형근(quadratus lumborum)이 골반의 어느 한 쪽을 강하게 당기면 관상면에서의 안정성이 감소된다.

어깨 Shoulder

견관절(glenohumeral joint)은 구상관절로서 모든 인체 관절 중에서 가장 큰 가동범위를 지니고 있다. 앞서 언급했듯이, 견갑골의 얕은 관절와의 구조로 인해 상완골이 다양한 운동을 할 수 있다. 둔부 부위의 고관절 구조는 상완골보다 훨씬 많은 동작의 제한을 받고 있는데 오히려 그러한 구조 때문에 높은 안정성이 확보된다.

예를 들자면 견관절은 고관절에 비해 45° 이상의 큰 외전이 가능하다. 직립의 자세에서 팔은 어깨근육을 수축시키면 어깨보다 더 높이 올라갈 수 있다. 그리고 견관절은 굴곡과 신전, 과신전, 내외측 회전, 내전 동작들이 뒤섞인 회선 동작 등을 포함하여 다양한 운동들이 가능하다. 이러한 견관절의 큰 운동성은 접촉 부위들이 적기 때문이며 이로 인하여 관절의 안정성은 감소하게 된다. 안정성 부족 요인을 줄이기 위하여 3개의 인대들과 4개의 근육들로 구성된 회전근개(rotator cuff)가 있다. 회전근개는 극상근(supraspinatus), 극하근(infraspinatus), 소원근(teres minor), 견갑하근(subscapularis)으로 구성되어 있으며 어깨운동을 보조하는 역할을 한다. 극하근과 소원근은 상완골을 신전시키며 외측

Key Terms

전방 골반경사(anterior pelvic tilt): 앞쪽으로의 골반 이동을 말하며, 요천추관절로부터 시작되며 척추 굴곡에 영향을 끼침

후방 골반경사(posterior pelvic tilt): 후방으로의 골반 이동을 말하며, 요천추관절로부터 시작되며 역시 척추의 만곡에 영향을 끼침

어깨 근육조직
Shoulder Musculature

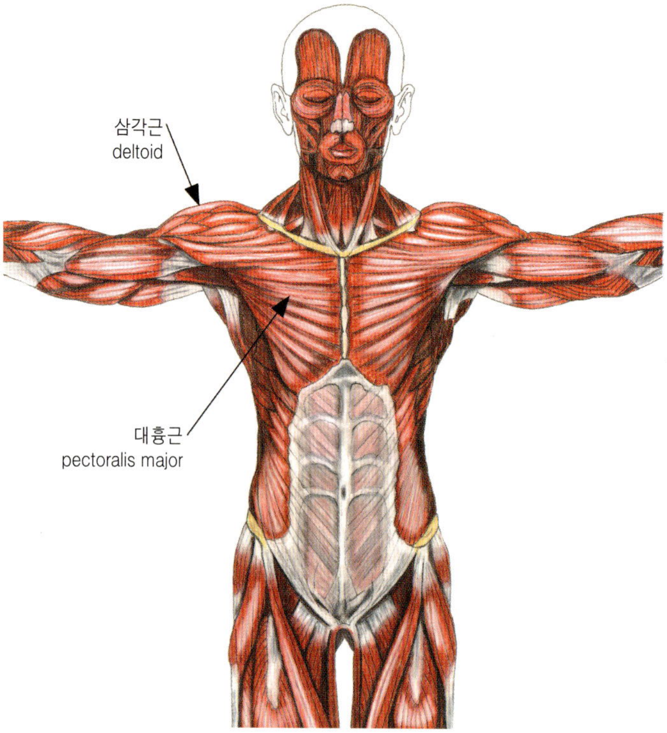

앞
Anterior View

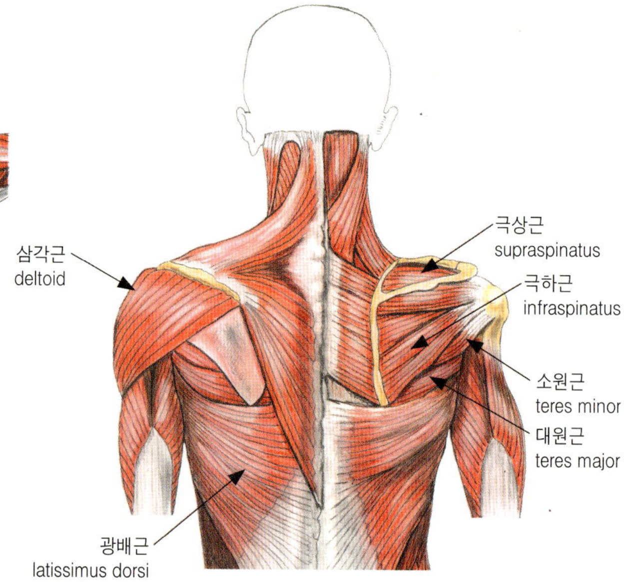

뒤
Posterior View

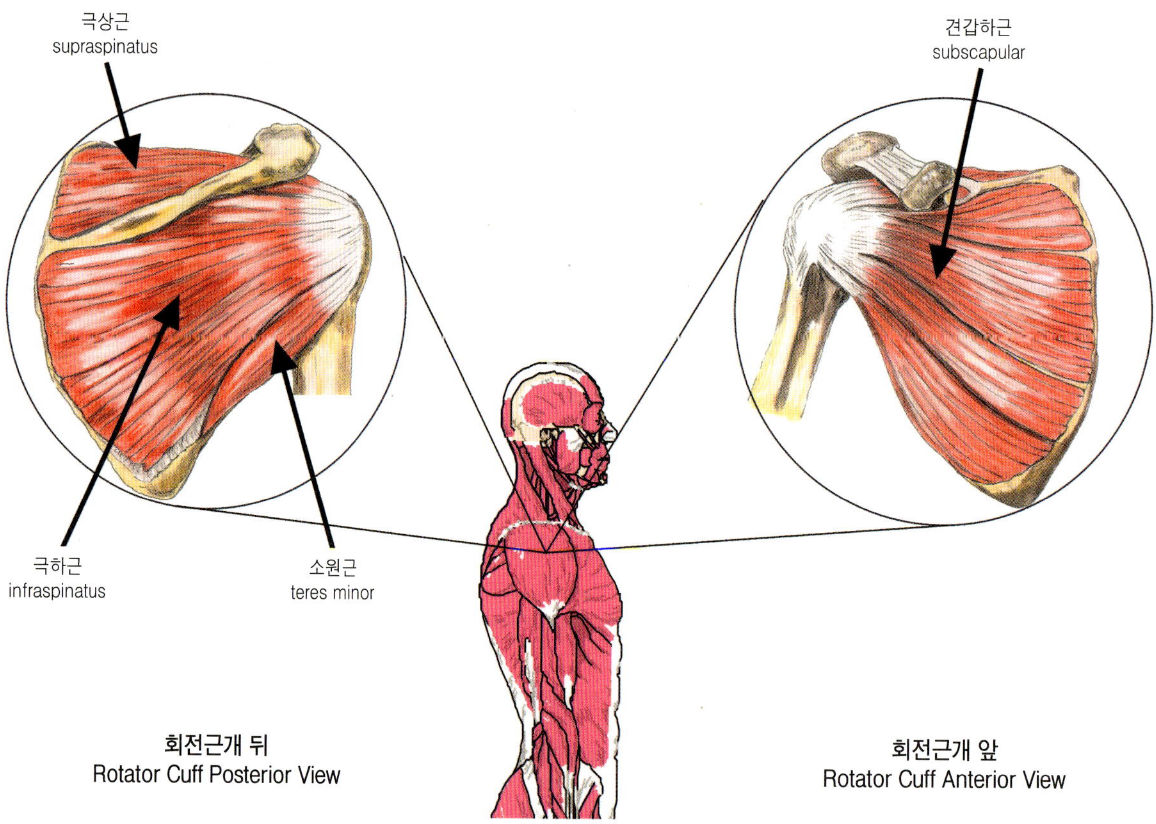

회전근개 뒤
Rotator Cuff Posterior View

회전근개 앞
Rotator Cuff Anterior View

어깨근육 Shoulder Muscles	운동의 기능 Movement Function	예시 운동 Example Exercise
삼각근(deltoids)	상완 수평 외전, 굴곡, 신전 및 회전	Side raise
광배근(latissimus dorsi)	상완 내전, 내회전 및 신전	Pull up
대흉근(pectoralis major)	상완 수평 내전, 굴곡, 신전 및 내회전	Bench press
대원근(teres major)	상완 내전, 신전 및 내회전	Single arm row
오훼상완근(coracobrachialis)	상완 내전 및 굴곡	Front raise
극하근(infraspinatus)	상완 신전 및 외회전	External band rotation
견갑하근(subscapularis)	상완 신전 및 내회전	Internal band rotation
극상근(supraspinatus)	상완 외전	Empty can raise
소원근(teres minor)	상완 내전 및 외회전	External band rotation

Quick Insight

회전근개(rotator cuff)는 어깨관절의 안정과 통합(integrity)에 매우 중요하다. 회전근개 손상은 좌업생활자나 활동적인 사람 모두가 경험할 수 있는 흔한 문제이며, 이 부위의 조직이 약화되었을 때 나타난다. 외측의 가속근육과 감속근육 간의 불균형이 있거나 관절의 안정화 근육과 주동근 간의 근력 불균형이 부적절하게 증가될 경우 또 다른 문제점들이 나타난다. 이러한 불균형 상태와 통증, 불안정성 및 손상을 막기 위해서는 운동 프로그램에 반드시 회전근개를 단련시키는 운동 동작들이 포함되어야 한다.

으로 회전시키는 작용을 한다. 극상근은 상완골을 30° 정도까지 외전시키는 작용을 한다. 반면에 견갑하근(subscapularis)은 상완골을 신전시키면서 내회전을 하게 한다.

견갑대 Shoulder Girdle

견갑대의 움직임은 상완관절(glenohumeral joint)과 동시에 일어난다. 견갑대는 하나의 관절이라기보다는 흉골과 쇄골 사이의 관절들과 쇄골과 견갑골 사이의 관절들로 구성된 관절 복합체이다. 견갑골운동은 견갑대의 운동을 일컫는 말이다. 이는 어깨관절의 작용 없이도 독자적으로 일어날 수 있지만, 대부분의 경우 어깨의 움직임을 증가시키기 위하여 함께 작용한다. 흉쇄관절(흉골과 쇄골)과 견쇄관절(견갑골과 쇄골)에서 활주의 움직임(gliding movement)이 일어난다 할지라도, 실제 동작에 대한 용어들은 견갑골의 작용으로 인한 동작에 적용시킨다. 견갑골은 상승(elevated)과 하강(depressed) 운동, 외전(abducted)과 내전 운동, 상하(upward and downword)로 회전하는 것이 가능하다. 앞서 설명했듯이 이러한 움직임

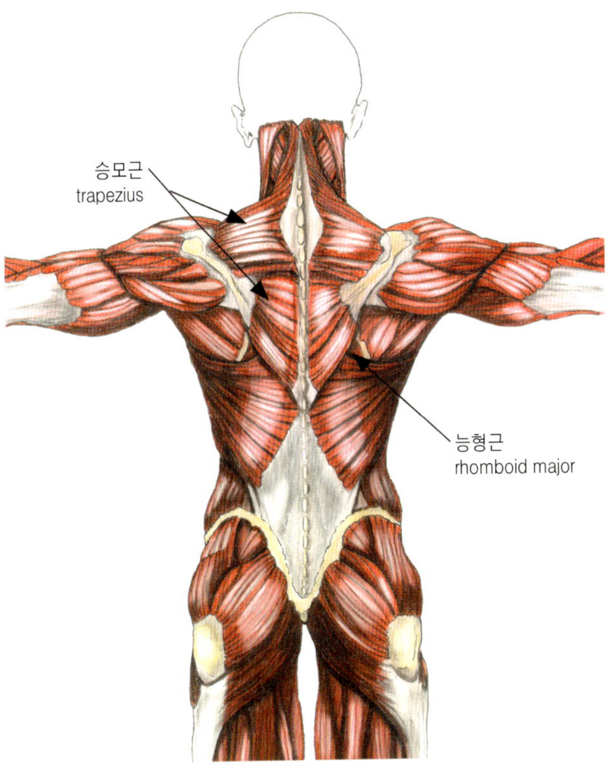

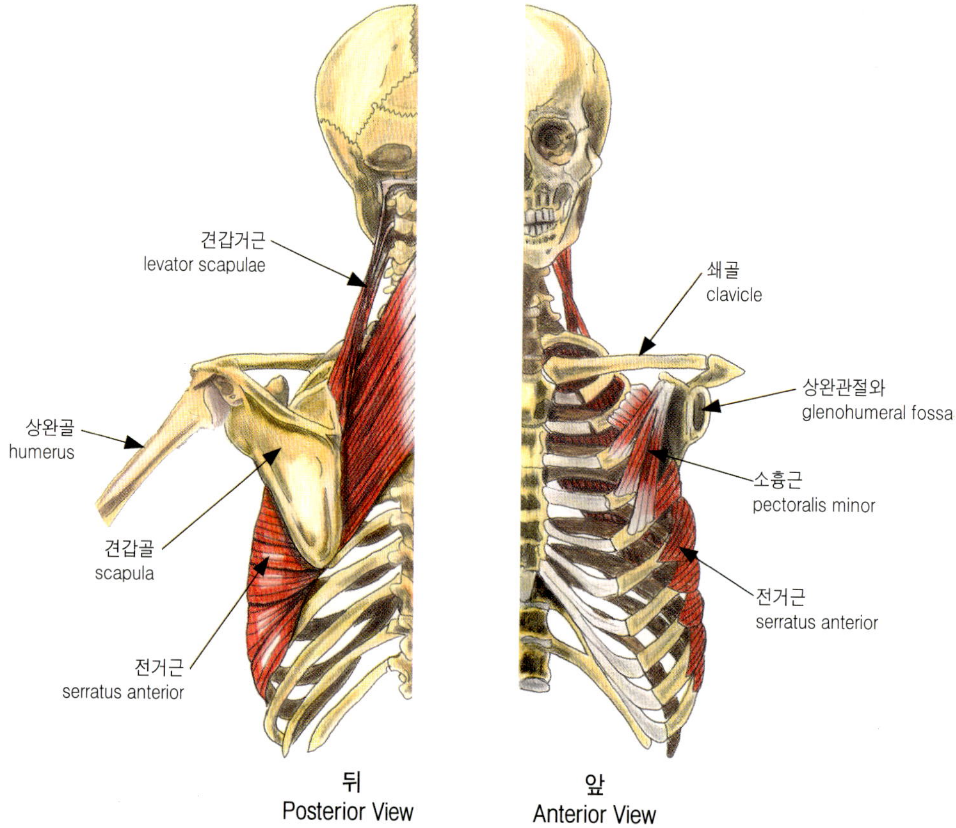

견갑대근육 Shoulder Girdle Muscles	운동의 기능 Movement Function	예시 운동 Exercise
승모근(trapezius)	견갑골의 상승, 하강, 회전, 고정; 목의 신전	Shoulder shrug
능형근(rhomboid major)	견갑골의 후방퇴각(수축), 회전, 고정	Seated row
소흉근(pectoralis minor)	견갑골의 하강	Chest fly
견갑거근(levator scapulae)	견갑골의 상승 및 후방퇴각(수축); 목의 외전	High row

들은 어깨 동작과 함께 일어난다. 예를 들어, 시티드 로우(seated row) 운동 동작을 할 때 상완골은 과신전되는 반면 견갑골은 내전될 것이다. 또한 렛 풀다운(lat pulldown) 운동 동작을 할 경우, 견갑골은 하강되거나 하강 회전운동을 하는 반면 팔은 내전될 것이다. 올바른 운동을 하기 위해서는 이러한 작용들이 지도되어야 한다.

팔꿈치 Elbow

무릎관절과 마찬가지로 팔꿈치관절은 팔의 굴곡과 신전 운동을 일으키는 경첩관절(hinge joint)이다. 팔의 굴곡을 일으킬 수 있도록 상완이두근은 팔꿈치를 지나서 요골(radius)에 정지된다. 상완삼두근은 팔꿈치를 지나서 척골(ulna)에 정지하게 되는데, 팔을 펴는 동작을 일으킨다. 팔꿈치는 상완골과 척골이 서로 맞물려 있기 때문에 매우 안정적이다. 만약 어떤 사람이 팔꿈치를 과신전시킬 수 있다면 그것은 관절 표면의 형태가 불규칙하기 때문에 가능한 것이다. 팔꿈치는 넘어지면서 충격을 버티기 위하여 팔을 사용할 때 치명적인 손상을 입을 수 있다.

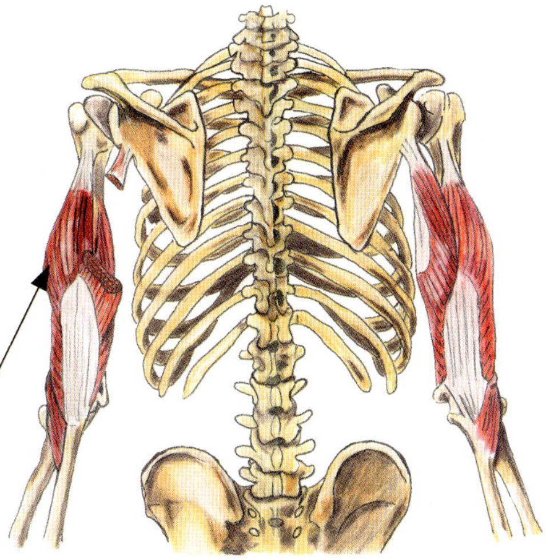

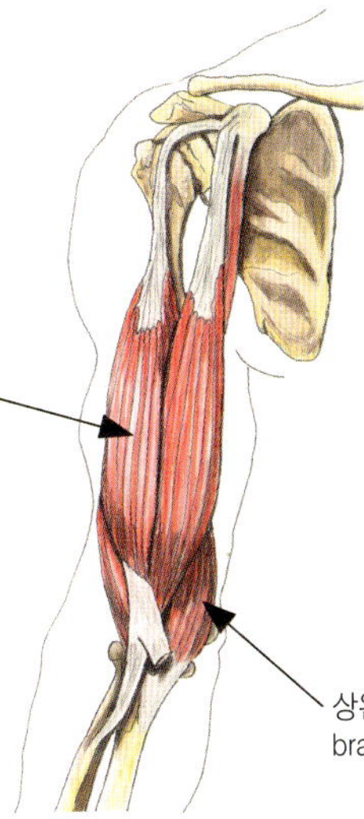

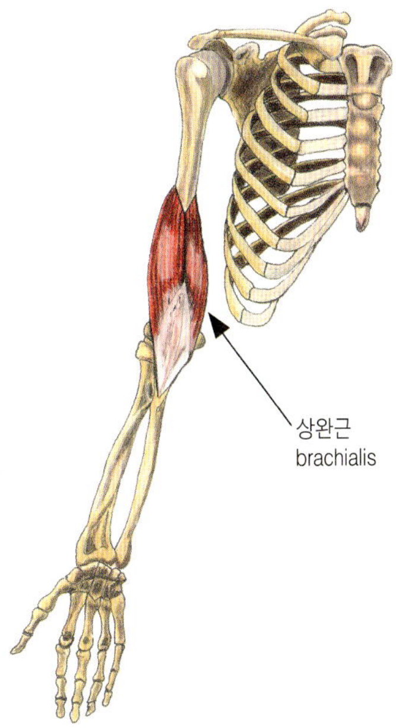

요척관절 Radioulnar Joint

전완의 요골(radius)과 척골(ulna)은 차축관절(pivot joint)을 형성하기 위하여 서로 붙어 있다. 차축관절은 뼈를 교차시키거나 교차시킨 것을 본래의 위치로 풀어 주는 작용을 하며, 이러한 작용은 손바닥을 회외(supination) 또는 회내(pronation)시키는 운동을 일으킨다. 손바닥이 회외되었을 때 요골과 척골은 서로 평행한 상태가 되고 손바닥이 회내되었을 때에는 요골이 척골 위에 위치하게 된다. 어떠한 물체를 들어 올릴 때 물체가 놓이는 손의 위치는 전완의 구조적 차이를 유발하기 때문에 발휘되는 장력도 달라질 수 있다. 예를 들어 팔이 굴곡되고 손이 회내된 상태라면 완요골근(brachioradialis)이 더 큰 힘을 발휘할 수 있다. 반대로 팔이 굴곡된 상태에서 손은 회외되었다면 상완이두근(biceps brachii)이 더 큰 힘을 발휘하게 될 것이다.

손목 Wrist

손목운동은 일반적으로 두 개의 면(plane)에서 일어난다. 그 이유는 요골과 척골의 편차 때문인데, 관상면(frontal plane)에서는 손목의 외전과 내전이 일어나고, 시상면(sagittal plane)에서는 굴곡과 신전이 일어난다. 손목은 과신전될 수 있는데, 그것은 손목의 중립 위치에서 거의 전완에 닿을 정도로 가능하다. 오랫동안 지나치게 손목을 신전시키게 되면 손목 신근의 염증을 일으킬 수 있다. 그것이 테니스엘보(tennis elbow)이다(16).

팔꿈치근 Elbow Joint Muscles	운동기능 Movement Function	예시 운동 Exercise
상완이두근(biceps brachii)	팔의 굴곡	Biceps curl
상완근(brachialis)	팔의 굴곡	Reverse grip curl
상완요골근(brachioradialis)	팔의 굴곡	Hammer curl
상완삼두근(triceps brachii)	팔의 신전	Cable pushdown

손목근 Wrist Muscles	운동기능 Movement Function	예시 운동 Exercise
요측수근굴근(flexor carpi radialis)	손목 굴곡과 외전	Wrist curls
척측수근굴근(flexor carpi ulnaris)	손목 굴곡과 내전	Wrist curls
요측수근신근(extensor carpi radialis)	손목 신전과 외전	Rev. wrist curls
척측수근신근(extensor carpi ulnaris)	손목 신전과 내전	Rev. wrist curls

요척관절근 Radioulnar Joint Muscles	운동기능 Movement Function	예시 운동 Exercise
사각회내근(pronator quadratus)	전완의 회내	Internal forearm rotation
원회내근(pronator teres)	전완의 회내	Internal forearm rotation
회외근(supinator)	전완의 회외	External forearm rotation

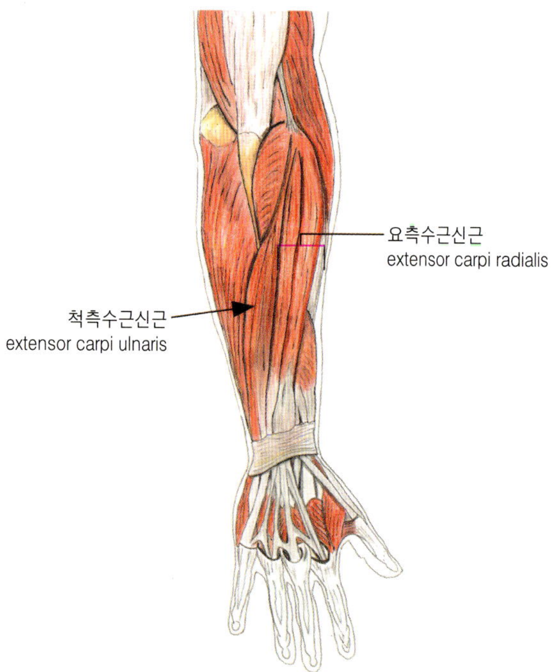

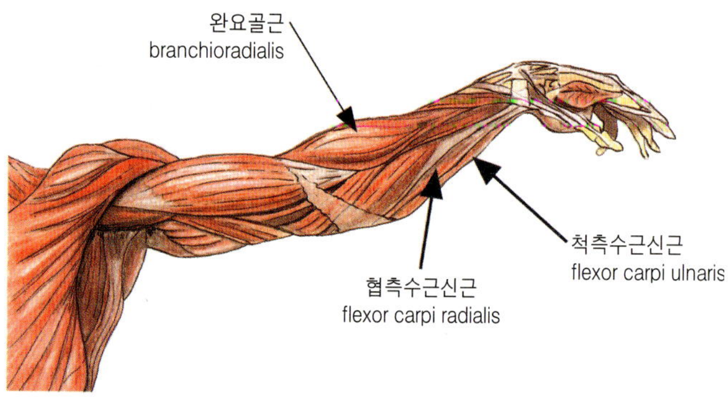

둔부 Hip

둔부의 운동은 관골구(acetabulum)와 대퇴골두의 관절면에서 발생한다. 관절면의 결합 구성 때문에 둔부의 관절낭(joint capsule)은 매우 견고하며, 그것이 둔부의 힘과 안정성을 제공한다. 관절낭의 구성, 관절의 형태와 관절에 붙어 있는 네 개의 큰 인대가 대퇴골두를 고관절 안에 안전하게 위치하도록 한다. 고관절은 어깨관절이 하는 운동과 비슷하며 고관절 굴곡, 신전, 과신전, 내전, 외전 및 내회전이 가능하다. 고관절은 대퇴골두가 깊숙이 박혀 있고 주위의 결합조직들 때문에 일부 운동은 제한된 범위 내에서만 가능하다. 예를 들면 대퇴골두와 골와 간의 구조적인 접촉면의 한계 때문에 45° 정도 이상의 둔부 외전은 불가능하며, 또한 둔부의 과신전은 어깨와 비교했을 때 매우 한정적이다. 젊은 성인의 경우, 둔부가 어깨에 비해 덜 손상되는데, 그 이유는 가동범위가 상대적으로 작아서 더 큰 안정성을 지니고 있기 때문이다(16).

무릎 Knee

어깨와 둔부 간의 관계처럼 무릎과 팔꿈치의 관계도 비슷하다. 무릎과 팔꿈치 관절은 둘 다 경첩관절(hinge joint)이며 접고 펴는 운동을 일으킨다. 그러나 무릎관절은 팔꿈치관절에 비해 훨씬 복잡하다. 대퇴골은 경골과 맞닿아 있어 운동 중에 일어나는 관절 변화에 대처할 수 있는 기능을 하며 슬개골-대퇴골 관절이 무릎관절 사이에서 나타나는 차이를 조정해 주기도 한다. 더구나 무릎에는 낭 또는 일반적인 윤활공간이 없다. 무릎은 반월연골(meniscus)이라고 불리는

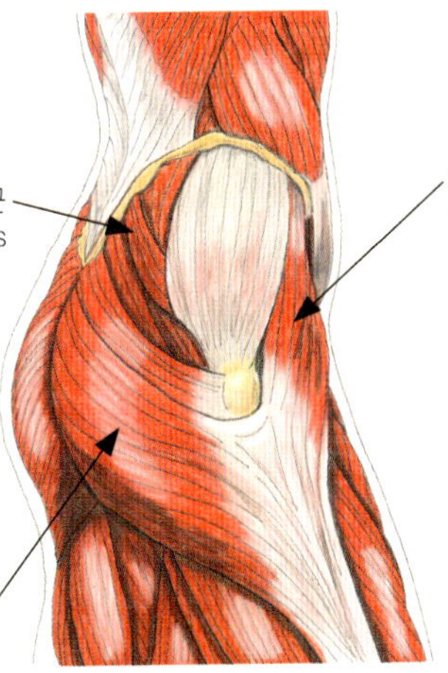

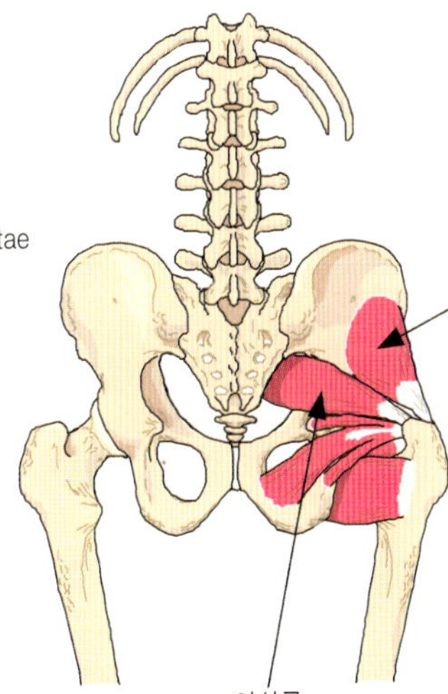

둔부근 Hip Muscles	운동기능 Movement Function	예시 운동 Example Exercise
대요근(psoas major)	대퇴(둔부) 굴곡	Knee raise
장골근(Iliacus)	대퇴(둔부) 굴곡 및 내측회전	Diagonal knee raise
대둔근(gluteus maximus)	대퇴의 신전, 내전, 외측회전	Squat
중둔근(gluteus medius)	대퇴의 외전, 내측회전	Lateral squat
소둔근(gluteus minimis)	대퇴의 외전, 내측회전	Lateral squat
대퇴근막장근(tensor fascia latae)	대퇴의 내전, 내측회전	Supine leg abduction
이상근(piriformis)	대퇴의 외전, 외측회전	Rotational step outs
대퇴사각근(quadratus femoris)	대퇴의 외전, 외측회전	Rotational step outs

섬유성 연골판뿐만 아니라 마찰을 줄여 주는 지방패드(fat fad)를 이용한다. 쿠션 기능으로 무릎의 형태를 보존하고 무릎 외측의 안정성을 복잡한 인대조직들이 도와준다. 신체적 활동 또는 급격한 운동으로 인하여 인대와 반월연골은 손상되기 쉽다. 저항성 트레이닝에서는 움직임이 느리고 제한되어 있기 때문에 경쟁 스포츠에 참가하는 것에 비해 인대의 손상 위험이 적다. 하지만 무릎이 역학적 원리를 따르지 않을 경우 부상의 위험성은 높아진다.

무릎을 굽힐 때 무릎이 발가락의 위치보다 더 앞으로 나가게 되는 하강 동작이 경골의 움직임에 부정적으로 작용하게 되어 경골의 변위를 일으키게 된다. 그것은 슬개골의 자연스런 움직임도 방해한다. 경골의 변위가 자주 발생하게 되면, 슬개골 인대에 염증이 생기게 된다. 이것을 슬개골의 연골연화증(chondromalacia)이라 하고 'jumper's knee'(점프를 많이 하는 사람들에게서 흔히 볼 수 있음) 또는 'runner's knee'(달리기를 많이 하는 사람에게서 흔히 볼 수 있음)라고 불리기도 한다. 무릎관절은 무릎신전근을 수축하지 않아도 장시간 서 있을 수 있도록 고정된 작용을 한다. 이러한 작용은 중량을 들어 올리는 운동(예: 역도) 중에는 위험하다. 인체는 자세를 유지하기 위해서 경골과 대퇴골 사이에 압박을 받을 때 반월판을 필요로 하기 때문이다. 부하 상태에서는 무부하 상태의 무릎 자세로 서 있을 때에 비해 손상의 위험도가 급격하게 상승한다(16).

발목 Ankle

발목관절은 두 가지 주요 운동, 즉 발바닥 쪽으로 굽힘(planter flex.)과 발목을 발등 쪽으로 굽힘(dorsi flex.)을 할 수 있는 경첩 관절(hinge joint)이다. 발은 발목뼈 사이의 관절들(윤활관절)을 통해 제한된 범위 내에서 내번(inversion)되거나 외번(eversion)될 수 있다. 발에 부하가 걸린 상태에서 내번되거나 외번될 때는 손상을 입을 수도 있다. 이것은 농구에서 리바운드를 하는 동작이나 트랙에서 달리기를 할 때 중심을 잃었거나 지면이 불규칙할 경우에 흔히 발생할 수 있다.

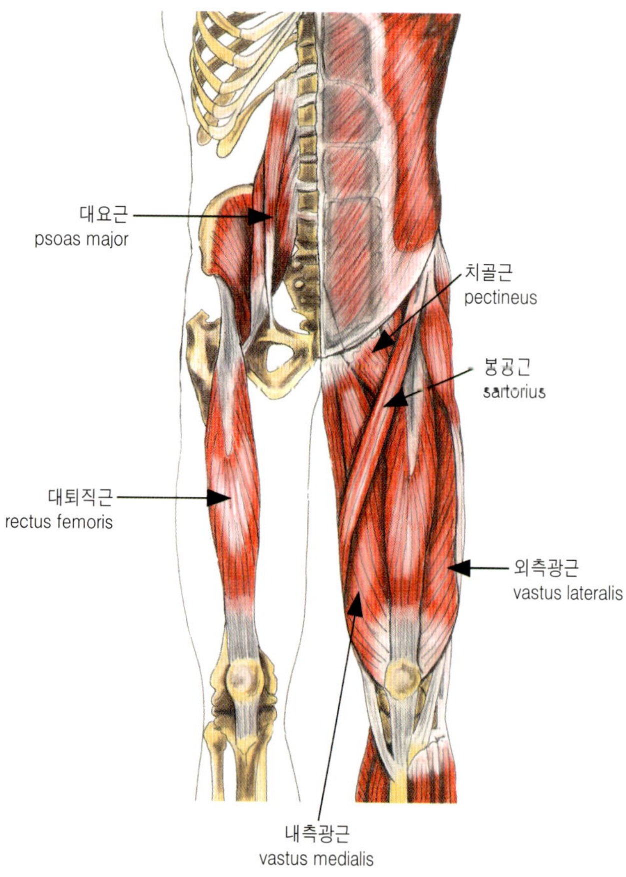

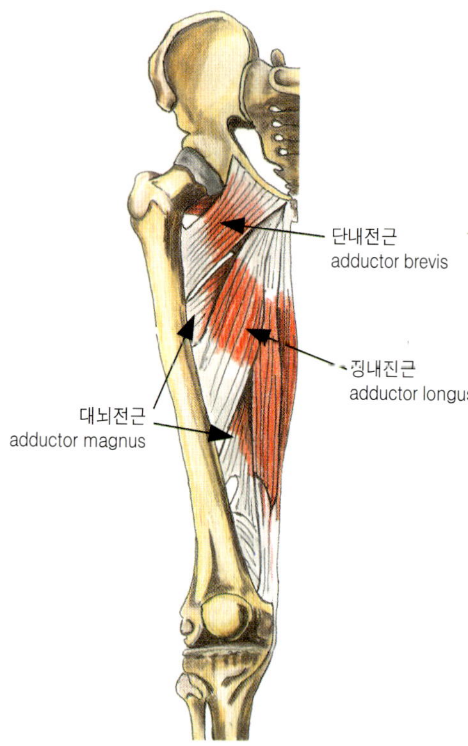

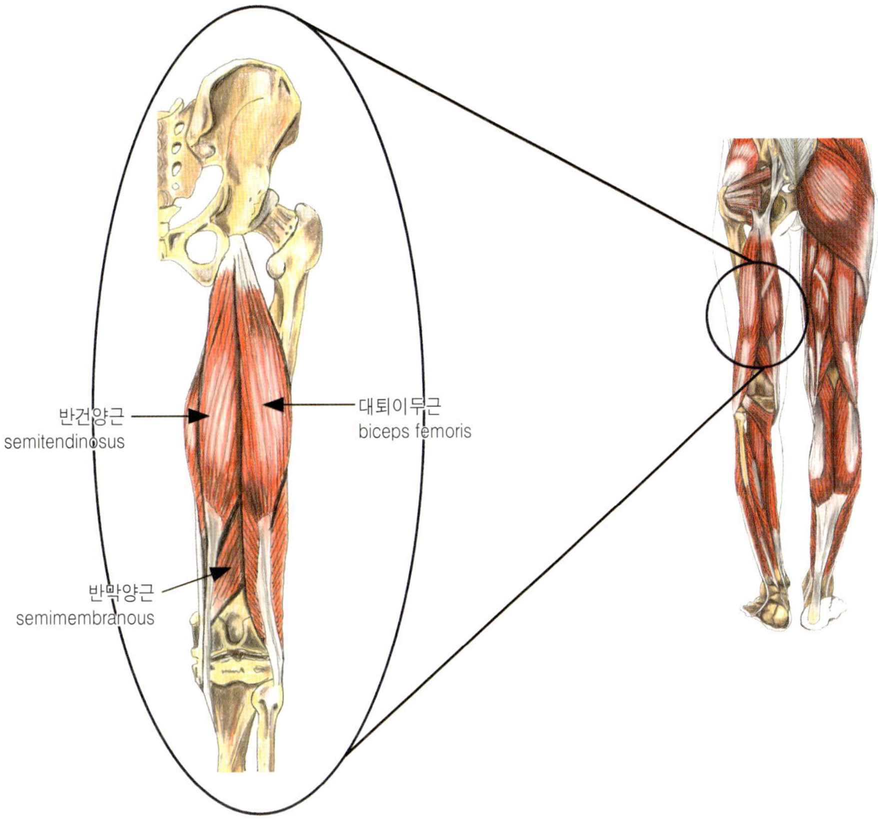

무릎근 Knee Muscles	운동기능 Movement Function	예시 운동 Example Exercise
대퇴직근(rectus femoris)	다리의 신전, 대퇴의 굴곡	Front squat
외측광근(vastus lateralis)	다리의 신전	Lunge
중간광근(vastus intermedius)	다리의 신전	Leg press
내측광근(vastus medialis)	다리의 신전	Leg extension
봉공근(sartorius)	고관절과 다리의 신전, 다리의 내회전, 고관절의 외회전	Lateral step up
대퇴이두근(biceps femoris)	고관절 신전, 다리 굴곡 및 외측회전	Romanian deadlift
반건양근(semitendinosus)	고관절 신전, 다리 굴곡 및 내측회전	Supine leg curl
반막양근(semimembranosus)	고관절 신전, 다리 굴곡 및 내측회전	Standing leg curl
단내전근(adductor brevis)	대퇴의 내전, 굴곡 및 외회전	Lateral lunge
장내전근(adductor longus)	대퇴의 내전, 굴곡 및 외회전	Side step ups
대내전근(adductor magnus)	대퇴의 내전, 신전 및 외회전	Seated adduction
치골근(pectineus)	대퇴의 내전 및 굴곡	Cable adduction

Quick Insight

달리기를 주로 하는 사람들은 대부분 경골 부위의 손상을 경험한다. 정강이 통증(shin splint)은 하퇴의 앞 부위에 통증을 느끼는 네 가지의 손상들에 사용되는 용어이다. 대부분의 경우 손상은 근육의 불균형, 운동강도에 대한 부적응, 근육의 과사용, 고르지 못한 바닥, 적절하지 못한 신발 또는 러닝 기술로 발생한다. 이것은 주로 경골 뒤쪽에 심한 스트레스, 경골막 염증(tibialis periosteum), 경골전방구획증후군(anterior compartment syndrome), 경골피로골절 등을 흔히 유발시킨다. 경골전방구획증후군은 정강이 부위에 있는 전경골근에 과도한 혈액을 유입시켜 신경과 혈관들을 압박하고 전경골근막의 경직감을 느끼게 하면서 통증을 일으킨다. 정강이 통증(shin splint)의 경우 신발을 교체하고 고른 지면에서 운동하는 것이 좋으며 휴식과 아이싱도 치료에 도움이 된다(16).

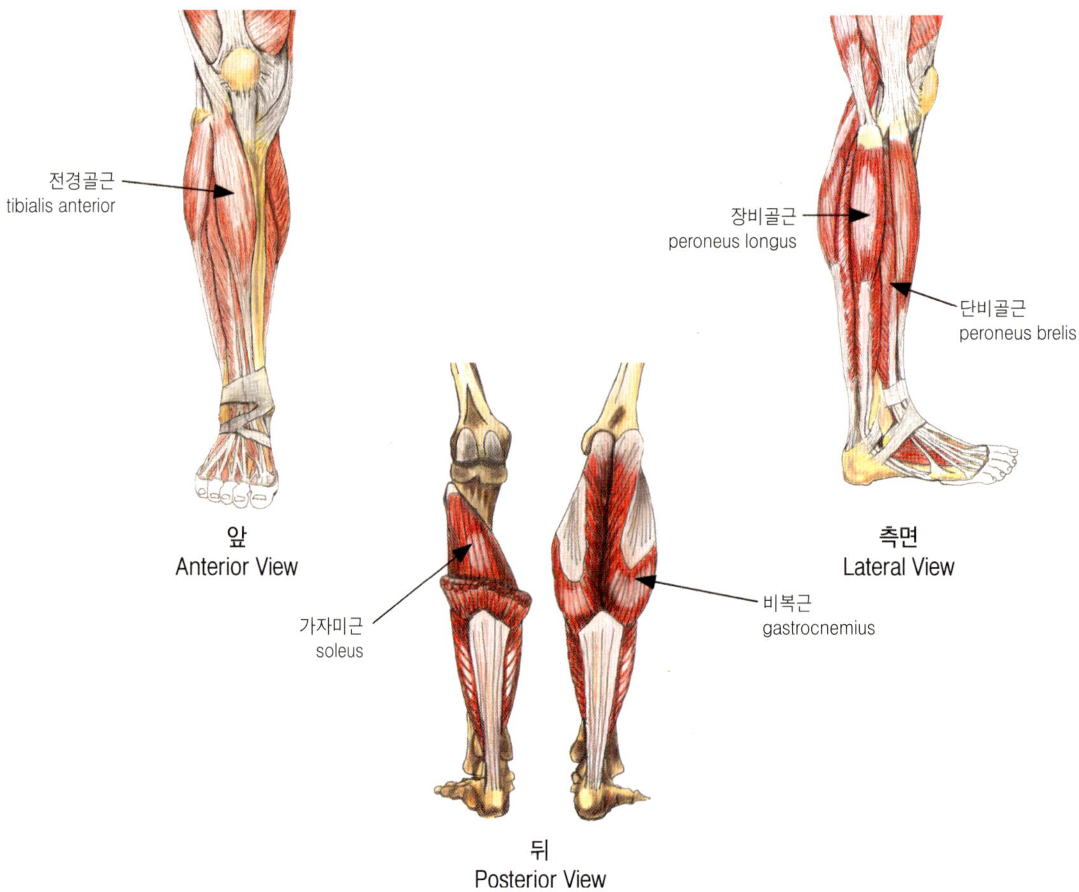

발목근 Ankle Muscles	운동기능 Movement Function	예시 운동 Example Exerxcise
비복근(gastrocnemius)	발바닥 쪽 굴곡, 다리 굴곡	Standing calf raise
가자미근(soleus)	발바닥 쪽 굴곡	Seated calf raise
전경골근(tibialis anterior)	발등 쪽 굴곡, 발의 내번	Toe raise
비골근(peroneus tertius)	발등 쪽 굴곡, 발의 외번	Toe raise
단비골근(peroneus brevis)	발바닥 쪽 굴곡, 발의 외번	Calf raise
장비골근(peroneus longus)	발바닥 쪽 굴곡, 발의 외번	Calf raise

References

1. **Seeley RR, Stephens TD, Tate, P.** *Anatomy and Physiology.* St. Louis, Mo: Times Mirror/Mosby College Publishing; 1989.
2. **Beck BR, Snow CM.** Bone health across the lifespan--exercising our options. *Exerc Sport Sci Rev* 2003; 31(3):117-22.
3. **Suominen H.** Muscle training for bone strength. *Aging Clin Exp Res.* 2006;18(2):85-93.
4. **Lane NE.** Epidemiology, etiology, and diagnosis of osteoporosis. *Am J Obstet Gynecol.* 2006; 194(2):S3-11.
5. **Siris ES, Miller PD, Barrett-Connor E, Faulkner KG, Wehren LE, Abbott TA, Berger ML, Santora AC, Sherwood LM.** Identification and fracture outcomes of undiagnosed low bone mineral density in postmenopausal women: results from the National Osteoporosis Risk Assessment. *JAMA.* 2001; 286(22):2815-22.
6. **Maffulli N, Bruns W.** Injuries in young athletes. *Eur J Pediatr.* 2000; 159(1-2):59-63.
7. **Micheli LJ.** Sports injuries in children and adolescents. Questions and controversies. *Clin Sports Med.*1995l;14(3): 727-45.
8. **Engelbert RH, van Bergen M, Henneken T, Helders PJ, Takken T.** Exercise tolerance in children and adolescents with musculoskeletal pain in joint hypermobility and joint hypomobility syndrome. *Pediatrics.* 2006; 118(3):e690-6.
9. **Rubin C, Turner AS, Bain S, Mallinckrodt C, McLeod K.** Anabolism. Low mechanical signals strengthen long bones. *Nature.* 2001; 412(6847):603-4.
10. **Rubin C, Turner AS, Mallinckrodt C, Jerome C, McLeod K,** Bain S. Mechanical strain, induced noninvasively in the high-frequency domain, is anabolic to cancellous bone, but not cortical bone. *Bone.* 2002 Mar;30(3):445-52.
11. **Ziambaras K, Civitelli R, Papavasiliou SS.** Weightlessness and skeleton homeostasis. *Hormones.* 2005;4(1):18-27.
12. **Wang K, McCarter R, Wright J, Beverly J, Ramirez-Mitchell R.** Viscoelasticity of the sarcomere matrix of skeletal muscles. The titin-myosin composite filament is a dual-stage molecular spring. *Biophys J.* 1993; 64(4):1161-77.
13. **Pfirrmann CW, Metzdorf A, Elfering A, Hodler J, Boos N.** Effect of aging and degeneration on disc volume and shape: A quantitative study in asymptomatic volunteers. *J Orthop Res.* 2006; 24(5):1086-94.
14. **Harris JH Jr.** Apophyseal joint and intervertebral disk injuries caused by hyperflexion and hyperextension. *Radiology.* 2002; 224(3):932
15. **McCall IW.** Lumbar herniated disks. *Radiol Clin North Am.* 2000; 38(6):1293-309
16. **Neviaser TJ.** Weight lifting. Risks and injuries to the shoulder. *Clin Sports Med.* 1991;10(3):615-21.

제 2 장

생체역학

Biomechanics

- 힘
- 에너지, 일, 파워
- 토크
- 유연성
- 운동량
- 움직임과 운동에서의 일반적 오류

서론 Introduction

생체역학은 인체해부학과 생리학에 운동물리학과 수학을 연계시킨 포괄적인 용어로서, 내적 및 외적인 힘이 인체에 어떻게 작용하는지를 입증하려는 학문이다. 동역학(dynamic mechanics)이나 운동 중인 물체는 운동학(kinematics)과 운동역학(kinetics)으로 나눌 수 있다. 운동학은 일어나고 있는 동작에 대해 연구를 하는 반면, 운동역학은 동작을 바꾸도록 유도하는 힘이나 동작을 일으키는 힘에 대하여 연구하는 학문이다. 다른 움직임에 관한 용어들(descriptors)처럼 힘(force) 또한 용어인데, 이것은 우리 몸에서 무엇이 일어나는지, 또한 상호작용하는 물체에서는 어떤 일을 일으키는지, 그리고 그 결과로 몸에 어떠한 형태로 영향을 미치는지를 정확히 입증할 수 있게 한다.

운동의 법칙 Laws of Motion

움직임을 설명하는 데 사용되는 일반적인 용어로는 운동량(momentum), 순발력(power), 힘(force), 관성(inertia), 질량(mass) 및 중량(weight)이 있다. 또한 길이(length)와 시간(time)은 움직임(movement)이나 운동(motion)에서 반드시 고려되어야 하며, 힘의 요인을 결정할 때도 그 요인들이 전제되어야 한다. 생체역학을 더 잘 이해하기 위하여 이 모든 용어가 실제로 적용되어 사용되고 있으며 움직임이나 신체활동들과 연계될 때 더욱 그렇다. 뉴턴의 운동법칙은 세 가지의 기본 법칙을 통해 운동을 더 잘 이해할 수 있도록 해준다. 첫 번째 법칙은 **관성의 법칙(law of inertia)**으로서 물체가 정적인 상태이거나 움직임이 없는 경우에 힘이 작용하지 않으면 그 상태를 계속 유지하게 된다는 것이다. 마찬가지로, 만약 물체가 운동하고 있다면 다른 어떤 것으로 방해되지 않는 한, 계속 그 운동 상태를 유지하게 된다는 것이다. 이 개념은 무중력 상태인 우주 공간에서 생각할 때 더 쉽게 이해할 수 있다. 즉 아무런 힘도 작용하지 않는다면 아무것도 움직이지 못하게 될 것이다. 따라서 움직이고 있는 물체의 속도는 그대로 일정 상태를 유지하며, 방향 또한 바뀌지 않게 된다. 이는 정적인 상태의 물체에도 마찬가지로 적용된다.

뉴턴의 두 번째 법칙은 **가속도의 법칙(law of acceleration)**으로서 물체에 외력이 가해졌을 경우, 그 물체는 순수한 외력에 비례하여 직접적으로 가속도가 붙을 것이고, 물체의 질량에는 반비례한다는 것이다. 이 법칙을 불도저에 적용해 보도록 하자. 만약 불도저가 쓰레기통을 치게 되면 그 쓰레기통은 불도저가 밀고 가는 방향으로 움직이게 될 뿐만 아니라, 밀리는 속도도 가속화될 것이다. 이는 야구공을 던질 때나 무거운 것을 들어 올릴 때에도 적용될 수 있다. 저항은 물체의 무게나 가해진 힘으로 발생한 속도로 힘의 방향에 따라 가속화될 것이다.

세 번째 법칙은 **작용 · 반작용의 법칙(law of action and reaction)**으로서 만약 물체가 다른 물체에 힘을 가하면, 그 다른 물체는 가해진 힘과 똑같은 양의 힘을 받고, 그와 정반대로 작용한다는 것이다. 이 법칙에서 두 물체에 똑같은 힘이 가해졌을 때, 두 물체는 모두 그러한 힘에 대해 같은 형태로 반응하게 된다는 것을 알 수 있다. 각 물체의 질량이 그 물체들에 가해진 힘의 가속력을 결정짓게 된다. 가령 시간당 30마일로 달리는 자동차가 쓰레기통을 쳤을 때, 그 쓰레기통은 차가 움직인 방향으로 날아갈 것이지만(뉴턴의 제2법

뉴턴의 세 가지 운동법칙

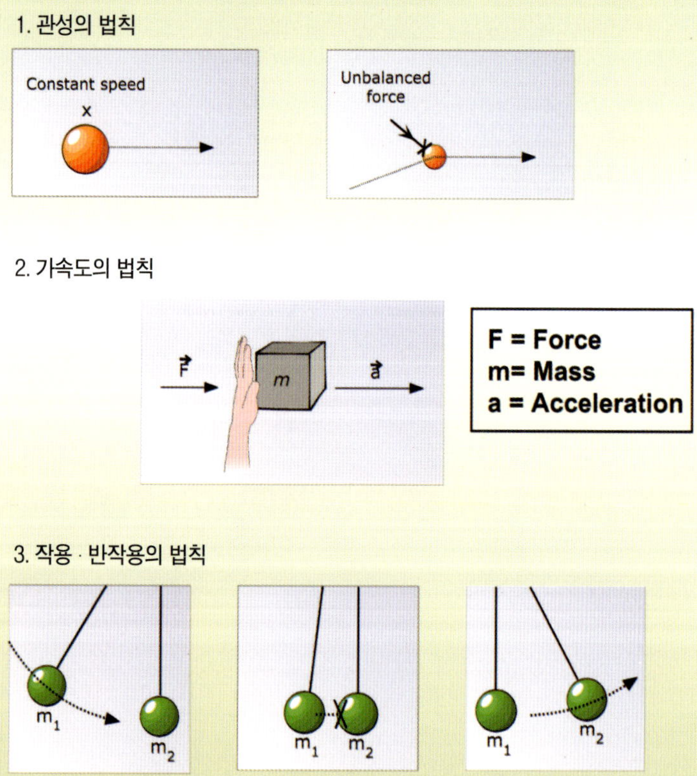

칙: 가속도의 법칙), 사실 자동차와 쓰레기통이 받은 힘은 똑같다. 그러나 움직임이라는 관점에서 볼 때 그 결과는 명백한 차이로 나타난다. 자동차의 질량은 차의 진행 방향으로 이동을 계속하도록 하는 데 비하여, 쓰레기통은 가벼운 질량 때문에 작용받은 자동차의 힘의 방향으로 움직이게 되는 것이다.

힘 Forces

중력을 포함하여 다양한 힘들이 매일같이 인체에 작용한다. 이러한 힘을 잘 조절하면 자발적인 움직임과 원하는 정적 자세를 유지할 수 있다. 만약 몸이 힘을 조절할 수 없다면, 효율적으로 움직일 수 없고, 심지어 똑바로 서거나 바른 자세로 앉는 동작도 못하게 될 것이다. 일반적으로 힘은 출발할 때, 더 빠르게 속도를 낼 때, 속도를 늦출 때, 멈출 때 또는 물체의 방향을 바꾸는 작용의 '밀기(push)' 또는 '당기기(pull)' 로 흔히 정의된다. 힘은 보편적으로 **뉴턴** 단위로 측정되지만, 더 흔히 쓰이는 단위는 '파운드' 이다.

힘은 일반적으로 **내력**(internal forces)과 **외력**(external forces)으로 분류된다. 내력은 물체나 어떤 계통 내에서 작용하는 반면, 외력은 어떤 상호작용을 통해서 물체에 가해지는 작용을 일컫는다. 몸 안의 내력은 여러 조직의 작용으로 형성되는데, 그들 각각의 조직들이 힘을 발휘할 수 있게 한다. 인체 내에서의 힘은 당기는 힘인 **장력**(tensile forces)과 미는 힘의 **압력**(compressive forces)으로 분류할 수 있다. 이 두 가지의 힘은 인체의 기능에 매일 같이 상호작용을 한다.

인체가 내력을 형성할 수 있다 하더라도 지면과 같은 외력이 없으면 질량의 중심이동을 바꿀 수 없다. 근육의 수축으로 생성된 장력은 팔 · 다리를 움직이게 할 수는 있지만, 몸이 다른 물체와 힘 또는 저항력의 관계에 의해 밀리거나 당겨지지 않는다면, 인체의 중심은 변하지 않고 그대로 있을 것이다. 자신이 우주 공간에 떠 있고 어디론가 달려가려 한다고 생각해 보자. 다리는 지구상에서 몸을 추진시키기 위해 취했던 동작을 할 수 있을지는 몰라도 우주 공간에서는 지면에서 밀어 주는 반작용의 힘이 없으므로 어느 곳으로도 이동할 수 없게 될 것이다. 이처럼 외력은 몸의 무게중심을 바꾸는 데 필요하고, 또한 생물체들이 달리고 수영하거나 뛸 수 있도록 해준다. 외력을 인체에 적용하기 위해서는 몸과 직접적인 접촉이 있어야 한다. 중력은 비접촉적인 힘으로서 작용하며 동작을 수행하고 있는 인체의 가속도를 결정하게 된다.

Key Terms

뉴턴(Newton): 1kg의 질량을 초당 1m 가속시키는 데 요구되는 힘의 단위

내력(internal forces): 인체 동일 계통 내에서 한 파트가 또 다른 파트에 의하여 발휘되는 힘

외력(external forces): 몸 밖의 어떤 요인에 의하여 인체 계통 또는 몸의 일부에 대해 작용되는 힘

장력(tensile forces): 어떤 구조나 성분의 양끝에서 잡아당겨 늘어나는 힘

압력(compressive force): 힘의 작용선을 따라 물체를 단축시키거나 밀어내는 힘

접촉력(contact force): 서로 접촉하고 있는 두 물체 사이의 힘

마찰력(frictional force): 몸은 움직이지 않으나 힘은 작용되고 있을 때 몸에 가해지는 힘

안정근(stabilizer): 어느 관절에서 토크가 동작을 일으키지 못하게 하는 근육

중립근(neutralizer): 오로지 바람직한 동작을 만들기 위하여 움직이는 관절의 또 다른 근육에 의해서 발휘되는 바람직하지 않은 토크의 영향을 없애거나 제거하는 역할을 하는 근육

주동근(primer mover): 동작을 일으키는 근육

비대칭 부하(asymmetrical load): 한쪽의 또는 비균형적인 부하 또는 체중 분포가 된 것

이것은 중력이 지구상에서의 중량을 결정하기 때문이다. 반면 **접촉력**(contact forces)은 두 물체가 서로 맞닿을 때 발생한다. 바람, 물, 지면 또는 몸에 접촉되는 어느 것이든지 이 정의에 포함될 수 있다. 접촉한다는 것은 어떤 의미로는 고체뿐만 아니라 힘과 힘 사이의 상호작용을 의미하기도 한다.

접촉력은 상호작용하는 물체에 똑같이 또는 정반대로 작용하는 일반적인 접촉력(normal contact force)과 물체의 두 면에 평행하게 작용하는 **마찰력**(frictional force)으로 나눌 수 있다. 달리기 선수가 지면의 반작용력을 이용하여 가속해 나갈 수 있는 것은 (1) 지면을 밑으로 미는 일반적인 접촉력과 (2) 신발의 밑바닥과 지면의 전방으로의 마찰력을 이용하는 것이다. 정상적인 힘은 수직성분(vertical component)으로 적용되기 때문에 발이 지면에서 떨어지게 하고, 마찰력은 수평성분(horizontal component)으로 작용하기 때문에 달리기 선수가 앞으로 나아갈 수 있게 한다. 내력과 외력이 시너지 효과를 일으킬 때는 움직이는 동안에도 안정적인 상태를 유지할 수 있다.

작용과 반작용력 Action and Reaction Forces

뉴턴의 세 번째 법칙에서 힘은 작용 · 반작용의 개념을 나타내는 데 연계성이 있다는 것을 입증한다. 즉, 이것은 왜 움직이는 동작이 복잡해질수록 이를 수행하기가 더 어려워지는지를 말해 준다. 50파운드의 기구를 이용한 벤치프레스의 경우 안정적인 자세에서는 비교적 쉽다. 이때 몸은 저항인 중량 이상으로 외력을 발휘할 수 있게 되는데, 그것은 운동 자세를 제어하기 위한 다른 어떤 작용도 필요치 않기 때문이다. 즉, 힘의 작용은 한 평면상에서 단순히 저항을 들어 올리기만 하면 되는 것이다. 그러나 같은 사람이 50파운드의 벤치프레스를 이번에는 짐볼(physioball) 위에서 한다면 부가적으로 더 많은 힘이 요구된다. 이것은 무게를 들어 올리기 위해 힘을 발휘하는 동안, 바(bar)를 고정하고 정확한 자세를 유지하기 위하여 추가적인 근력을 사용해야 하기 때문이다. 이 경우 바를 제어하는 **고정근**(stabilizer)과 **중립성 근육**(neutralizer)의 작용력은 총 근력에 추가되는 힘을 의미하며 주동근력(prime mover)에는 부담의 요소이다. 25파운드의 덤벨(dumbbell)을 이용하여 짐볼 위에서 들어 올리는 동작을 하면 더 어려움이 따른다. 이는 저항을 고정하고, 그 저항의 무게를 움직이기 위해 요구되는 힘을 생성하면서, 동시에 몸을 고정하기 위한 또 다른 힘이 추가적으로 요구되기 때문이다. 더구나 비대칭적으로 가해지는 저항 상태를 균형 있게 만드는 것은 더욱 어렵고 추가로 근력을 요구한다(5).

균형 Balance

신체에서 모든 외력을 조절할 수 있는 상태 즉, 힘이 전혀 들어가지 않은 신체는 **정적 평형**(static equilibrium) 상태에 있다. 정적 평형 상태는 인간의 능력이 균형을 잡을 수 있도록 한다. 힘을 조절하는 신체의 능력은 신체의 자발적인 수용력을 결정하며, 결과적으로 운동성이나 비운동성의 효율성은 운동실행자의 요구 정도에 따르게 된다.

동작 측정 Measuring Motion

몸이 움직이고 있을 때, 그 움직임을 공간적 또는 시간적으로 측정할 수 있다. 신체는 일정한 시간 동안 측정이 가능한 공간을 통해 움직일 것이다. 또한 이루어지는 운동은 **선**(linear) 또는 **각**(angular) 운동, 아니면 그 두 가지 모두가 될 것이다. 선운동은 신체 또는 신체 일부가 같은 거리, 같은 방향, 같은 시간에 움직일 때 일어난다. 각운동은 신체의 모든 부위가 고정된 축 주변으로 원을 이루며 움직일 때 일어난다. 이 두 운동은 **일반적인 동작**(general motion)을 발생시키기 위해 통합된다. 일반적인 동작은 신체적인 활동에서 쓰이는 가장 흔한 운동으로, 그 이유는 관절의 각운동이 사지의 끝 부분을 일직선으로 만들기 때문이다. 만약 시작 지점을 아는 경우 그 운동은 제한된 공간에서 **빠르기**(speed)와 **속도**(velocity)로 측정될 수 있다. 속도의 변화 비율은 **가속도**(acceleration)로 정의된다. 가속도는 사물이 왜 움직이는지를 설명해 준다.

중력과 운동 Gravity and Motion

뉴턴의 두 번째 운동법칙을 기억하고 있는가? 물체에 적용되는 외력에 비례하여 물체의 움직임은 변화된다. 만약 내력과 외력이 균형을 이루지 못한다면, 물체는 두 힘 중에 더욱 큰 힘의 방향으로 가속화될 것이다. 이는 왜 사람이 무거운 물체를 들 수 있는지를 설명해 준다. 어떤 사람이 박스 위로 올라갈 때 내력은 바닥에 적절한 힘을 부여해서 몸을 위쪽으로 들어 올리게 한다. 같은 사람이 중량을 가지고 스쿼트를 할 때에도 이와 같은 법칙이 적용된다. 생성된 힘(내력)은 질량 위의 중력이 가중된 것보다 더 커야 한다. 만약 내적 · 외적 가속도가 중력의 외력보다 크지 않다면, 그 사람은 박스 위로 올라갈 수 없거나 중량을 위로 들어 올릴 수 없을 것이다.

물체의 무게가 신체의 무게보다 더 무겁다면 어떻게 될까? 사람이 자신의 무게보다 더 무거운 것을 들 수 있는 이유는 반작용의 힘과 관련되어 있다. 체중 200파운드의 남성이 250파운드의 중량으로 벤치프레스를 할 때 인체의 내력은 중량을 들기 위해 충분한 힘을 발휘하는데, 그 이유는 내력이 벤치와 지면에 작용하는 외력과 결합하기 때문이다. 그 힘은 그 사람의 체중보다 더 큰 가속력과 중량에 대한 저항력을 발생시킨다. 그러나 우주 공간에서 이러한 가정은 불가능하다. 즉 뉴턴의 세 번째 법칙에 근거하면 중량의 무게가 몸무게보다 더 가벼워야만 우리의 몸이 물체를 밀어낼 수 있다고 볼 수 있다. 만약 중량이 250파운드였다면 그 남성이 중량을 드는 것이 아니고 중량의 더 큰 무게 때문에 남성을 밀어내는 것이 된다. 따라서 사실상 몸은 중량에 의해 생성된 힘의 방향으로 움직이게 된다는 것이다.

질량의 가속도가 신체에서 생성된 가속력보다 더 큰 경우

Key Terms

정적 평형성(static equilibrium): 몸에 작용되는 모든 힘과 토크(torque)의 합이 동일한 상태

밸런스(balance): 똑같은 반대의 힘에 의하여 작용된 모든 힘이 상쇄되는 안정 상태

선운동(linear motion): 물체의 모든 점이 동일 거리, 동일 방향으로 동시에 움직일 때 일어나는 위치의 변화

각운동(angular motion): 몸에 대한 모든 점이 고정된 축을 중심으로 원형으로 움직일 때 발생

복합운동(general motion): 물체에서 보이는 회전과 도약의 두 가지 움직임의 조합

스피드(speed): 방향에 관계없이 몸의 위치 변화에 대한 시간율

속도(velocity): 동작 또는 수행력의 비율

가속도(acceleration): 물체 속도의 변화

직선운동량(linear momentum): 물체의 질량×물체의 직선 속도

가 있다(과부하). 이러한 상황이 발생하는 경우, 물체는 가속되지 않고 감속될 것이다.

예를 들어, 최대 200파운드의 중량으로 벤치프레스를 할 수 있는 사람이 210파운드의 중량으로 벤치프레스를 할 경우, 정확한 자세로 바를 가슴까지 내릴 수는 있겠지만, 처음 자세로 다시 중량을 들어 올릴 수는 없을 것이다. 그것은 아래쪽으로 가속되는 힘이 위로 들어 올릴 때 가속되는 힘보다 더 크기 때문이다. 감속에 대한 개념은 물체가 던져질 때에도 고려되어야 한다. 가령 20파운드의 메디신볼(medicine ball)이 벤치에 앉아 있는 체중 150파운드의 사람에게 시속 10마일로 던져졌다고 가정해 보자. 그 공을 감속시키고 잡는 데 필요한 힘은 공의 **직선운동량(linear momentum)** 때문에 공의 무게인 20파운드보다 훨씬 더 커야 한다. 직선운동량은 질량과 직선 속도의 결과이다. 만약 신체에서 생성된 힘의 합이 메디신볼에 가해진 힘을 약화시킬 만큼 충분하지 않다면 체중 150파운드의 사람은 벤치에서 나가떨어질 것이다. 그러나 인체는 내력을 생성할 수 있고 자신의 체중보다 더 큰 힘의 합성을 얻을 수 있는 외력을 이용할 수 있기 때문에, 정상적으로 안정 자세를 무너뜨리는 힘으로 날아오는 물체를 조절할 수 있다. 이러한 사례는 운동을 수행하거나 설명할 때 힘과 동작을 이해하는 것이 얼마나 중요한지를 말해준다.

에너지 및 일 Energy and Work

인체는 여러 가지 목적에 따라 힘을 생성한다. 그렇게 하기 위해서는 역시 **에너지(energy)**가 필요하다. 물리적 에너지를 설명함에 앞서, 먼저 **일(work)**에 대한 정의를 내려야 하는데 그 이유는 이 용어가 에너지를 설명할 때 사용되기 때문이다. 수학적인 용어로서 웹스터 사전의 정의를 참고한 것을 따르면, 일은 힘과 그 힘의 방향에 대한 변위의 양을 곱한 것($W=F\times d$)이다. 일은 움직이고 있는 동안, 정적(positive)이거나 부적(negative)이 될 수 있다. 만약 중량이 머리 위로 들어 올려졌다면 이 동작은 정적인 것이다. 그리고 다시 아래로 내렸을 땐 부적인 일로 간주한다. 정적인 일은 변위가 힘의 방향과 동일한 반면, 부적인 일은 변위가 힘의 반대 방향으로 나타난다. 이는 중심성(concentric) 수축과 이심성(eccentric) 수축으로 이해할 수 있다. 인체는 실제로 중심성 수축보다는 이심성 수축이 더 큰 힘을 만들어 낸다. 앞서 벤치프레스의 예로 볼 때, 부적인(이심성) 근수축을 통해서 210파운드의 중량을 가슴까지 내리면서 감속시킬 수는 있다. 그러나 올릴 만한 중심성 수축력은 갖고 있지 못한 것이다. 중심성 수축이든 이심성 수축이든 모두 근력 향상에 기여하는 것이다.

일(work)

$$W = F(d)$$

*W = 일
*F = 물체에 적용된 힘
*d = 이동 거리

운동 및 위치 에너지 Kinetic and Potential Energy

일을 수행하기 위해서 인체는 에너지를 사용한다. 기계적인 의미에서 에너지는 여러 가지 의미를 가지고 있다 할지라도 에너지는 일을 할 수 있는 능력으로 정의된다. 인체는 열, 전기적, 화학적 및 기계적 에너지 모두를 사용하지만 이 장에서는 기계적 에너지에 대해서만 초점을 두고자 한다. 기계적 에너지는 두 가지 형태로 존재하는데 바로 **운동에너지(kinetic)**와 **위치에너지(potential)**가 그것이다. 운동에너지는 운동(motion)을 의미하는 반면에 위치에너지는 운동은 없지만 늘어난 고무줄이나 근육과 같이 그 상태의 위치 때문에 지니고 있는 함축된 에너지를 말한다. 운동에너지 또는 동작에너지는 철구(wrecking ball)에 의해 쉽게 설명할 수 있다.

크레인에 달린 무거운 철구가 흔들리고 있을 때의 에너지는 만일 그것이 건물을 친다면 확실히 알 수 있을 것이다. 즉, 그 철구는 건물을 쳐서 산산조각을 낼 수 있다. 물체의 운동에너지는 그 물체의 질량과 속도에 따라 달라진다. 예를 들어 철구가 크면 클수록 그리고 철구가 흔들릴 때의 속도가 커지면 커질수록 철구는 더 큰 파워를 가지게 되고 그 파워는 부딪치는 다른 물체에 그대로 충격을 가하게 되는 것이다.

에너지가 어떠한 위치에 놓여 있을 때 그 위치로 인하여 작업(일, work)을 할 수 있다. 가령, 건물의 지붕 위에 묶여 있는 어떤 물체는 위치에너지를 지니고 있다. 만약 그 물체가 풀리면 중력의 비율에 따라 가속화되어 떨어질 것이다. 중력에 따라 모든 물체의 위치가 그 물체의 위치에너지를 결정하게 된다. 만약 물체가 최대 속도에 이를 만큼 충분한 높이에 위치하고 있다면, 그때 그것의 위치에너지는 최대가 된다. 다른 한편, 지면에서 겨우 4피트 높이에 물체가 있다면 그 위치에너지는 상대적으로 더 작다. 운동에너지가 증가하면, 위치에너지도 비례적으로 증가한다. 고무 밴드로 예를 들어 보자. 고무 밴드가 많이 늘어날수록 그 고무 밴드를 놓았을 때에 발생하는 에너지는 커진다. 다시 말해서 밴드의 늘어나는 길이가 짧을수록 그 위치에너지도 작아지는 것이다. 그러나 밴드의 신전 길이가 짧아지면 그 위치에너지는 비례적으로 또는 그 이하의 비율로 작아진다. 인체는 고무 밴드와 아주 비슷한 현상이 발생하도록 체계를 갖추고 있다. 이 책에서 나중에 우리가 배우게 될 메커니즘으로 **신전-수축 과정(stretch-shortening cycle)**이라 불리는 것이 있다. 그것은 운동에너지를 위치에너지로 변환하고, 뒤에 다시 더 증가한 운동에너지로 되돌리는 과정이다. 생체조직은 어떤 신경적 특성에 따라 위치에너지를 갖게 되거나 잃게 되는 차이가 있다.

운동에너지가 생성될 때는 일(work)이 항상 수행되기 때문에 운동에너지와 일, 이 둘 사이의 관계는 명확하다. 반면 위치에너지가 적용되었을 때, 일은 일어나지 않지만 힘은 계속 적용될 수 있도록 에너지 보존이 유지된다. 기억해 둘 것은 에너지는 일할 수 있는 능력으로 정의된다는 것이다. 이것은 왜 인체가 정적인 상태를 유지할 때에도 칼로리를 소모하는지를 설명할 수 있다. 움직임이 없으면 어떠한 일도 기술적으로 수행될 수 없다. 그러나 정적인 자세에서 몸을 똑바로 세운 상태를 유지하는 데 필요한 장력과 압력을 만들어 내기 위해서도 역시 에너지는 계속 요구된다.

기계적으로 말하자면, 에너지는 작업 수행 정도에 따라 늘어나거나 줄어든다. 가령 활을 반 정도 뒤로 당긴 상태에서 화살을 쐈을 때는 활을 완전히 뒤로 당겨서 쐈을 때보다 더 적은 운동에너지를 갖게 될 것이다. 즉, 이 경우는 더 많은 작업 수행이 일어날수록 더 많은 운동에너지가 생산되는 것을 알 수 있다. 반면에 일은 에너지를 줄이면서 수행될 수도 있다. 메디신볼을 던질 때, 공을 던지는 사람은 중심성 수축 작업을 통하여 운동에너지를 얻게 된다. 그러나 메디신볼을 잡게 되는 사람은 공의 속도를 감속시키기 위하여 이심성 수축 작업을 통해서 잡게 되어 공의 에너지가 줄어들게 한다. 두 경우에서 언급된 에너지는 모두 물체를 가속시키는 에너지가 아니라 움직이는 물체의 에너지이다. 몸이 에너지를 조절하면서 일을 한다면, 부가적으로 에너지 사용량은 증가한다. 에너지는 분석되는 것에 따라 외부 또는 내부 에너지로 분류될 수 있다. 내부에너지는 제5장의 생체에너지학에서 다루어질 것이다.

파워 Power

일(work)은 힘(force)과 변위(distance)를 곱한 것이다. 따라서 일은 어떠한 시간 내에 이루어지게 된다. 예를 들어 25파운드의 물건을 4피트의 거리까지 이동시키는 작업의 경우, 그 거리를 이동시키는 데 시간이 얼마나 소요되었는지를 따지지 않는다면 항상 똑같은 작업량이 발생할 것이다. 그러나 이동 작업이 빠르게 이루어질수록 그 동작에 더 큰 파워(power)가 발생할 것이다. **파워(power)**는 일(work)을 시간(time)으로 나눈 것이다(P=FxD/T).

파워(power)

$$P = W/T$$

* p = 파워
* w = 일
* t = 일에 소요된 시간

이 파워는 동일한 질량의 두 자동차가 경주를 벌이는 장면으로 설명해 볼 수 있다. 만약 두 자동차의 무게가 같고 운전한 거리도 같다면 동일한 양의 일을 했다고 볼 수 있다. 그러나 그 경주에서 한 자동차가 이겼다면 그 자동차의 파워가 더 크다고 할 수 있다. 파워는 경기력과 관련한 체력 요소 중 가장 중요한 요소이다. 이는 운동량에 기여하는데 즉, 의자에서 일어나는 것과 같은 일상 동작들을 우리 인체가 수행할 수 있게끔 해주는 것이다. 파워는 **와트(W)**로 표현하는데 전구에서 쓰는 파워(watt)와 같다. 이것은 전기회사(electrical company)와 전력회사(power company)가 왜 동의어로 취급되는지를 알 수 있게 해준다. 인간은 파워 또는 와트(W)로 측정할 수 있는데, 다양한 유산소운동 기구들에서도 이 단위들을 볼 수 있다. 그 운동 기구들은 파워 출력(power output)을 와트로 표시하고, 에너지 산출량(energy output)을 킬로칼로리(kcal)로 표시한다.

근육이 파워를 생성하는 특성을 알면, 인체의 수행 능력을 어떻게 극대화할 수 있는지에 대한 더 깊은 지식을 가지게 될 것이다. 파워 산출량은 근육의 수축 속도에 달렸다. 흥미롭게도 어떤 근육의 수축 속도가 빨라질수록 그것의 최대 근력은 감소한다. 각각의 수축 속도에 최대 근력(force)을 곱하면, 최대 파워는 각각의 수축 속도에 따라 산출될 수 있다. 일반적으로 근육의 최대 파워는 근육의 최대 수축 속도의 50% 정도에서 발생한다. 이러한 정보를 이용하여 파워를 극대화시켜 일을 수행할 수 있는 최상의 방법을 산출할 수 있다. 투르 드 프랑스 사이클 경주(Tour de France) 준비에서 볼 수 있는 좋은 트레이닝 시설 환경에서 사이클 선수들이 최상의 경기력을 낼 수 있도록 하는 이상적인 기어와 안장 높이, 크래킹 속도를 찾는 데 이러한 파워의 정보들을 활용하고 있다.

앞서 언급했듯이 파워는 인간이 행동하는 데 있어서 가치 있는 도구의 하나이지만, 파워를 생성하는 에너지 시스템은 장시간 동안 그 파워를 지속할 만한 능력을 갖추고 있지 않다. 파워 산출량(power output)은 파워의 양과 그것이 지속된 시간에 따라 결정된다. 예를 들어, 단거리 선수가 짧은 시간 동안 최고의 스피드를 내기 위해 최대 파워를 사용하는데 흔히 이것을 폭발적인 파워(explosive power)라고 부르기도 한다. 그러나 불행하게도 이 파워는 오래 지속될 수 없다. 그러므로 파워의 최고점을 넘어서게 되면 단거리 선수의 스피드는 더 이상 증가되지 않고 오히려 느려지기 시작한다. 요구되는 파워가 지속적이어야 할 때 그 파워의 박출량은 반대로 감소되는 것이다. 즉, 파워를 오랫동안 유지하기 위해서는 그 파워의 양을 감소시켜야 한다. 이러한 한계성이 인체 에너지대사 시스템의 체계이다. 모든 인체의 시스템들이 최적의 상태일지라도 이 한계성은 여전히 존재하게 된다.

토크 Torques

인체는 지속적으로 각기 다른 종류의 힘과 그 힘의 작용을 이용하게 된다. 인체에 의해서 가장 흔히 일어나는 힘의 작용 중 하나가 힘의 모멘트(moment) 또는 각운동(angular motion)의 변화를 일으키는 토크이다. 간단히 말해서, **토크(torque)**는 회전을 일으킨다. 근육들이 만들어 내는 힘은 팔 · 다리가 그들 각각의 회전축 즉, 관절에서 움직이도록 한다. 그러나 토크는 움직임이 없어도 적용될 수 있다. 평형성, 안정성 및 균형성이 바로 토크의 도움으로 얻을 수 있는 요소들이다.

토크

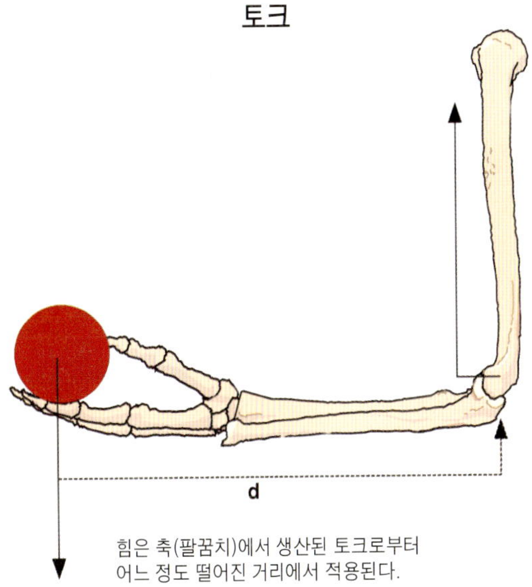

힘은 축(팔꿈치)에서 생산된 토크로부터 어느 정도 떨어진 거리에서 적용된다.

토크는 회전을 일으키기 때문에 전체적인 동작을 만들어 내기 위하여 선운동과 각운동을 변화시킬 수 있다. 만약 외부의 힘이 **중심성(concentric)**이라면, 그때의 힘은 중심을 따라 움직이게 된다는 의미이므로 회전을 일으키지 않고 직선운동으로 남는다. 그러나 만약 외부의 힘이 중심선이 아닌 다른 **편심력(eccentric force**: 편심성 수축[eccentric contraction]과 혼동하지 말 것)에 의해서 발생하는 경우 어느 정도의 회전이 일어날 것이며 그로 인하여 토크가 생성될 것이다. 예를 들어 이러한 힘은 편평한 탁자 위에서 연필을 회전시키는 경우와 비슷하다. 이때 회전되는 연필은 제자리에서 위치의 변화 없이 그냥 미끄러지면서 빙빙 돌게 될 것이다. 하지만 이와 다르게 연필의 머리나 끝 부분을 잡고 회전시키면 힘을 준 지점에서부터 멀리 벗어나며 회전하게 된다. 여기서 우리는 연필의 중심 부분에 힘을 주고 회전시킬수록 연필이 본래 있던 위치에서 그대로 회전하는 것을 볼 수 있다. 즉, 중심 쪽에 힘이 작용될수록 더 적은 토크가 발생하게 되는 것이다.

지레의 형태

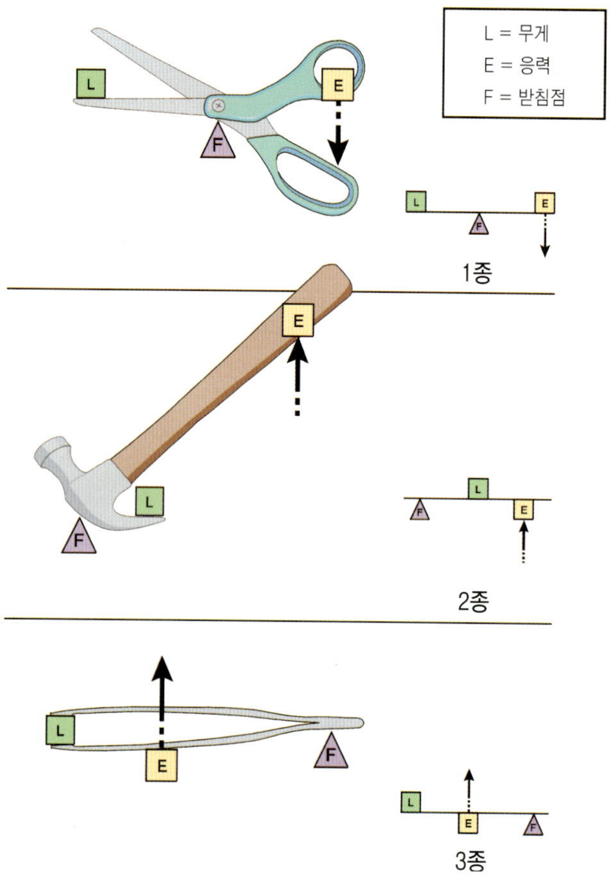

Key Terms

에너지(energy): 일하는 능력

작업(work): 어떤 물체를 변위시키는 데 작용하는 힘에 의하여 에너지를 전달하는 것. 작업은 힘×거리와 같다.

운동에너지(kinetic energy): 물체의 동작 때문에 그 물체가 지니게 되는 에너지

위치에너지(potential energy): 물체의 위치 때문에 그 물체가 저장하고 있는 에너지

파워(power): 한 일에 대한 시간율

와트(watt): 초당 1J(주울)을 나타내는 파워에 대한 국제단위

토크(torque): 축에 작용하는 힘에 의하여 회전하려는 힘

중심력(centric force): 작용선이 물체의 중심을 지나는 힘

편심력(eccentric force): 작용선이 물체의 중심을 지나지 않는 힘

저항팔(resistance arm): 받침대와 저항점 간의 거리

짝힘(force couples): 한 축에 대해서 정반대로 작용하는 힘에 의하여 발생되는 토크

반대로 작용점이 중심으로부터 멀리 떨어져 있을수록 그 토크는 더 커진다. 인체에서 이런 경우가 발생한다면, 토크가 커지면 커질수록 편심력을 바로 잡기 위하여 더 큰 내적인 힘을 필요로 하게 된다. 예를 들어, 어떤 사람이 가슴에 메디신볼을 올린 채로 윗몸일으키기를 할 경우를 저항(메디신볼) 없이 운동했을 때와 비교할 경우, 그 토크가 증가함을 느낄 수 있고 또한 운동의 동작이 매우 어려워졌음을 느끼게 될 것이다. 더구나 팔을 편 상태로 머리 위에서 같은 저항을 들었을 때, 인체의 중심으로부터 먼 거리에 위치하고 있는 무게로 인하여 토크는 더욱 증가한다. 이는 사이드 레이즈 운동(side raise exercise)에서도 같은 원리로 설명할 수 있다. 즉, 부하가 몸에서 더 멀리 떨어질수록, 그리고 **부하를 들고 있는 팔(저항팔, resistance arm)**이 길어질수록 결과적으로 토크는 더 커지게 되는 것이다. 운동 중에 발생하는 토크가 크면 클수록 운동 동작의 수행은 더욱더 어려워진다.

토크는 **짝힘**(force couples)이 물체에 가해질 때에도 훨씬 더 크게 증가한다. 연필 자루의 예시로 돌아가서, 만약 어떤 직선적인 힘이 한 방향의 연필 머리에 가해지고, 동시에 비슷한 힘이 연필 머리 반대쪽에서도 가해진다면, 연필 자루는 연결된(coupled) 토크를 얻게 되어 더 쉽게 회전할 수 있게 된다. 같은 전제하에 놀이터의 시소 작용을 살펴보자. 만약 같은 체중의 두 아이가 시소에 앉아 있다면 그들은 시소의 지렛대(fulcrum)를 기준으로 올라가고 내려가는 동작을 쉽게 할 수 있다. 한 아이가 위로 힘을 가하면 중력이 짝힘을 만들기 위해 아래로 잡아당기게 되는데 이 힘은 곧 다른 아이에게 적용된다. 짝힘이 토크를 증가시켜 재미있는 회전을 일으키는 것이다. 이것은 심지어 아이들의 몸무게가 달라도 적용될 수 있는데 이는 힘의 연결 효과 때문이다. 그러나 만약 한 아이가 혼자서 시소를 타고 놀려고 한다면 그와 같은 현상이 나타나지 않을 것이다. 아이 혼자서 어느 정도의 회전력은 만들어 내겠지만 두 명의 아이가 만들어 내는 짝힘에 의해 토크를 발생시키는 능력까지는 미치지 못하기 때문이다. 즉, 혼자서 시소를 어느 정도 높이까지는 올릴 수 있겠지만 낮은 수준의 토크만이 일어나기 때문에 원하는 동작을 이룰 수는 없다.

인체의 근육에 의해 형성되는 토크는 적용되는 힘과 근육의 부착 위치에 따라 결정된다. 이것을 **작용선**(line of action)

또는 당김선(line of pull)이라 불린다. 작용선은 대개 건(tendon)의 방향에 위치한다. 건의 부착 위치는 팔 · 다리를 원하는 방향으로 당길 수 있도록 관절을 지나 부착된다. 일반적으로 말단 부위(distal)에 부착되어 있을수록 더 큰 회전과 토크를 발생시킨다. 대부분 근육은 한 쌍으로 움직이기 때문에, 한 근육에서 회전이 일어날 때 또 다른 근육은 토크를 일으키거나 토크를 상쇄시키는 것을 돕게 된다.

예컨대 팔꿈치를 굴곡시키면 상완이두근(bicep-brachii)은 팔꿈치를 지나 전완의 요골근위부(proximal radius)를 끌어올리게 된다.

반면에 상완골(humerus)에서부터 팔꿈치를 지나 요골의 원위부에 정지되고 있는 상완요골근(brachioradialis)은 다른 위치에서 요골을 끌어당겨 올린다. 이 두 근육은 전완의 굴곡 능력을 높이기 위하여 함께 작용한다. 대퇴이두근(hamstring muscle)군과 비복근(gastrocnemius)도 비슷한 방식으로 작용하는데, 이것이 '왜 대부분의 사람이 레그 컬(leg curl)을 할 때 종아리가 수축하는 느낌을 받는지' 를 설명해 줄 수 있다.

이것을 염두에 두면, 근력 트레이닝 장비와 저항성 트레이닝에 대한 디자인 개념을 명백히 알 수 있다. 예를 들어 레그 익스텐션(leg extension) 또는 레그 컬(leg curl) 운동 기구는 다리의 원위 지점에 저항이 걸릴 수 있도록 디자인되었는데, 그것이 더 높은 수준의 토크를 발생시킬 수 있기 때문이다. 만약 이 기구의 부하 레버(lever)가 짧아 운동하는 사람의 다리 길이에 맞게 적당히 조절되어 있지 않은 경우는 똑같은 운동을 하더라도 더 쉬워질 것이다. 마찬가지로 더 긴 레버를 가진 기구는 각각의 저항 부하를 움직이도록 하는 것이 기계적으로 더 쉬워진다. 또한, 이것은 프리 웨이트(free weight) 운동을 하는 사람들이 과도한 중량을 들어 올릴 때 운동 동작을 임의적으로 짧게 해서 수행하는 모습과도 같다. 웨이트 기구에서 케이블(cable)과 레버가 많을수록 더 적은 부하가 걸리게 된다.

토크 산출 Determining Torque

근육이 극복해야 하는 실질적인 저항이나 토크를 측정하기 위해서는 반드시 몇 가지 기본적인 것들이 제시되어야 한다. 동작을 일으키는 토크는 대수학적으로 'T=F×FA' 로 표현된다. 혹은 힘팔(force arm)의 길이가 적용된 힘을 곱하기도 한다. 반면에 동작을 저지하는 토크는 'T=R×RA' 로 표현한다. 또는 저항팔(resistance arm)의 길이에 저항을 곱한 것과 같다.

1종 지레의 동작

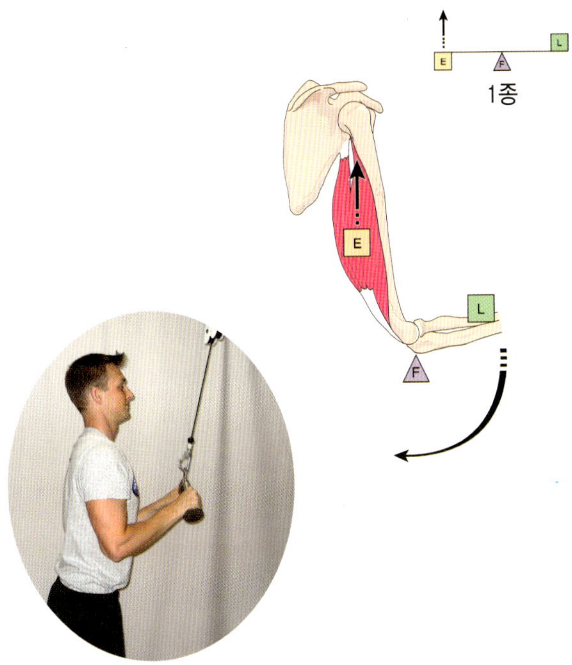

저항의 무게가 증가하거나 저항팔이 길어질수록 인체가 그 저항을 이겨 내는 것은 더욱 어려워진다. 이는 덤벨(dumbbell)을 몸 가까이에서 드는 것이 멀리 떨어져서 드는 것보다 훨씬 더 쉽다는 것을 설명한다. 저항성 토크는 저항팔(resistance arm)의 길이에 따라 증가한다. 이것이 바로 체스트 플라이(chest fly)를 할 때보다 벤치프레스(bench press)를 할 때 더 많은 중량을 들어 올릴 수 있는 것과 또는 사이드 레이즈(side raise)보다 업라이트 로우(upright row) 운동시 더 많은 무게를 들어 올릴 수 있는 이유이다. 저항팔이 짧아지면 물리적인 장점을 가져다 줄 수 있는데, 특히 힘팔(force arm)이 길어지면 더욱 그러하다.

이러한 개념을 이용하여 운동의 난이도가 저항성 토크에 도움을 주는 요인들의 조절이나 지렛대 작용의 물리적인 장점들을 변경시킴으로써 조정될 수 있다는 것을 알 수 있다. 만약 어떤 사람이 운동 동작 수행에 어려움을 느낀다면, 저항팔을 짧게 하거나 힘팔을 길게 해서 저항의 부담을 줄여 주면 쉽게 동작을 수행할 수 있게 된다. 근력운동의 경우에 저항팔을 줄이는 것으로 부하를 조정하는 것이 가장 흔하다.

만약 초보자가 바닥에서 윗몸일으키기 동작을 어려워한다면, 등에 보조물을 대고 운동을 하게 할 수 있다. 이때 운동

2종 지레의 동작

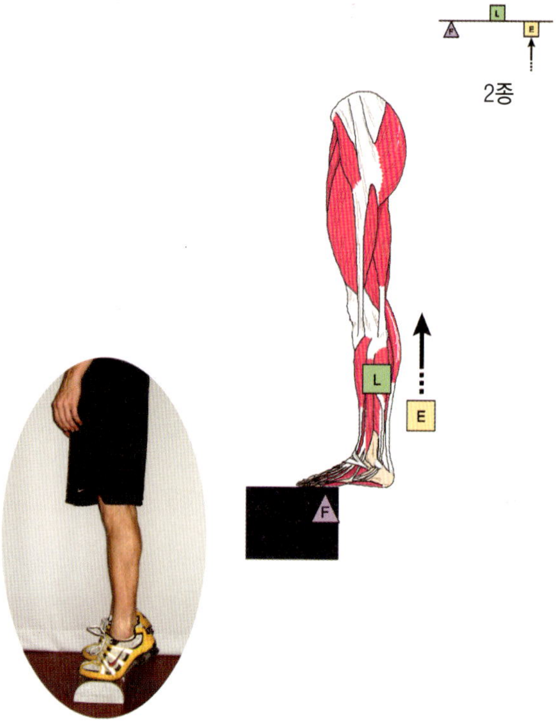

3종 지레의 동작

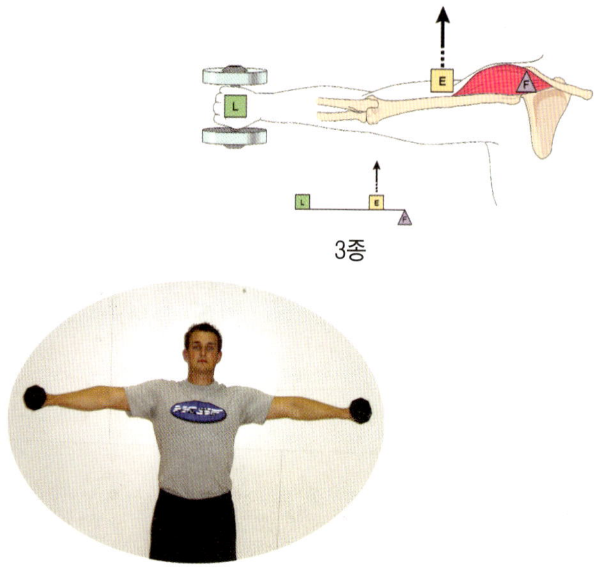

동작과 근육의 움직임은 원래 자세와 같지만 동작 시간이 짧아졌기 때문에 운동을 더 쉽게 할 수 있다.

또한 만약 바닥에서 팔굽혀펴기를 할 수 없는 사람이 있다면 손바닥을 짚는 지면을 높여서 운동하게 하라. 약간의 수정 조치가 정확하고 성공적인 운동 수행을 시키느냐 아니면 실패하거나 부정확한 운동 동작 그리고 그로 인한 부상 위험을 일으키느냐의 차이를 만들 수 있다.

안정성 Stability

인체가 일반적으로 운동하는 동안 토크들이 각 운동으로 작용하고 있을 때, 또 다른 힘은 선운동을 일으키게 된다. 앞서 말한 바와 같이, 모든 외부의 힘과 토크들을 각기 계산한 값이 그것들을 모두 합한 값과 동일하다면 정적 평형 상태(static equilibrium)가 이루어진다. 정적 평형 상태는 움직임 없이 균형 잡힌 상태를 의미하지만, 운동 및 신체활동에서 움직임이 없다는 것은 운동의 목적에 상반되는 것이다. 그래서 동적인 신체활동에 있어서 균형 및 안정성은 외부의 힘과 토크를 다루는 데 아주 중요한 고려사항들이다.

균형(balance)과 안정성(stability)을 이해하기 위해서는 우선 위의 요소들에 반작용을 일으키는 가장 주된 요소인 중력에 대해 알아 두는 것이 중요하다. 신체에 적용된 상수($9.81m/sec^2$)는 중력의 당김에 의해 형성되는 외부의 힘을 일정하게 제어하기 위하여 요구된다. 중력은 항상 물체의 질량중심, 흔히 이를 **중심(center of gravity)**이라고도 하는데 그것을 항상 당기고 있다. 웹스터 사전의 정의를 빌리면 중심이란 어떤 질량이나 무게가 똑같이 분배되었거나 균형을 이루고 있는 상태, 또는 중력이 작용되고 있는 지점을 말한다. 뉴턴의 운동법칙에 따르면, 중심은 법칙들이 적용되는 지점이다. 우리의 인체는 이러한 중심 주변에서 회전을 일으킨다.

인체는 중심을 확인함에 있어서 어떤 딱딱한 물체(rigid mass)보다도 약간 더 복잡하다. 인체는 상황에 따라 각기 다른 자세를 취할 수 있는데, 그럴 때마다 인체의 중심은 실량이 큰 쪽으로 이동되기 때문이다. 가령 투포환은 팔 · 다리와 같은 구조가 없고 구형이기 때문에 항상 동일한 무게중심을 지니고 있다. 그러나 인체에는 관절이 많아 무게중심이 모든 방향으로 움직일 수 있다. 해부학적 자세에서 봤을 때 무게중심은 중앙에 자리 잡고 있는데 이는 대부분의 사람이 좌, 우 대칭 구조로 이루어져 있기 때문이다. 그러나 이와 같은 대칭은 인체의 전 · 후면에 존재할 수 없다. 어느 사람이든 측면에서 보면 이러한 사실을 이해할 수 있다. 특히 크기가 큰 물건들을 나르는 사람들을 보면 알 수 있다. 그들은 근육이 많아지면서 체지방은 적어지고 인체의 중심은 전방 또는 후방으로 이동하게 된다. 중심의 변화는 인체가 정적인 평형 상태, 균형, 또는 안정성을 이루는 데 있어 더 어렵게 만들 것이다(4,29). 가령 지방으로 출렁이는 복부는 인체의 중심을 앞으로 쏠리게 하고 요추 부위의 스트레스를 높여서 허리 주변의 근조직들이 충분히 힘을 발휘할 수 없게 한다. 이것은 늘어난 체지방의 질량이 왜 신체활동을 더 어렵게 하고 활동 수준을 더 낮추게 하는지를 말해 주는 것이다.

안정성은 사람이 힘을 사용하고 또 그 힘에 의하여 발생한 동작의 핵심적인 요소이기 때문에 중력과 안정성의 관계를 잘 이해해야 한다. 웹스터 사전에 따르면 물체가 쉽게 움직이지 않거나 균형이 무너지지 않을 때를 안정적이라고 한다. 인체 각 분절의 안정을 이루는 능력이 궁극적으로 좋은 경기력을 결정하게 된다. 이것은 중량을 들어 올릴 때나 트레드밀을 달릴 때, 계속 서 있을 때 또한 마찬가지이다. 외부의 힘 에너지는 내부의 에너지와 효과적으로 결합될 수 있도록 인체의 **운동사슬(kinetic chain)**을 통하여 전달되어야 한다(11). 따라서 힘은 가능한 한 시작 시점의 크기와 비슷하게 유지되는 것이 매우 중요하다. 어떤 에너지가 운동사슬 중 불안정한 부분에서 빠져나가게 된다면, 내적인 힘은 외적인 힘의 손실로 인하여 제한될 것이다. 즉, 이것은 밀리터리 프레스(military press)를 하는 사람이 그의 최대 능력을 이용하지 못할 수도 있다는 것을 의미한다. 왜냐하면 지면에서 주는 반작용힘의 일부가 몸통의 불안정성으로 손실되기 때문이다. 즉, 인체는 안정적인 자세를 이룰수록 더욱더 효과적으로 외적인 힘을 활용할 수 있다.

안정성의 요소 Components of Stability

인체는 몇 가지 작용을 조절함으로써 안정성을 확보할 수 있다. 즉, 물체의 질량, 중심의 높이, 중력의 작용선, 기저면(base of support)이 물체의 안정성에 영향을 미친다(4,13). 질량은 일정하기 때문에 기저면, 중심의 높이 그리고 중력의 작용선이 바로 조절 가능한 세 가지 변인인 것이다(14,24). 이것들이 효과적으로 잘 조절된다면 안정성을 확보하는 데 있어 더 적은 내·외적인 힘이 사용될 것이다.

기저면이 넓어 중력의 작용선이 기저면의 중심에 위치하는 한 그 물체는 더욱더 안정적인 상태를 유지하게 된다. 다시 말해서, 기저면의 바깥쪽으로 중력선을 이동시키면 중력선의 중심에서부터 멀어진 거리만큼 비례적으로 안정성은 감소하게 된다(13). 기저면 안에 중력의 작용선이 더욱 중앙쪽에 놓이면 물체 역시 더 안정 상태가 된다. 중력작용선이 기저면의 바깥으로 이동한다면 물체는 안정할 수 없다. 중력작용선이 기저면의 바깥 한계선을 초과하여 당기면 물체는 더 이상 안정을 유지하지 못할 것이다(14). 이는 또한 무게중심이 높아질 때에도 적용된다. 안정성은 무게중심의 높이에 따라 간접적으로 비례한다. 만약 어떤 사람이 바닥에 누워 있는 상태라면 움직이기 어려우므로 안정적이다. 그의 안정성을 깨뜨리기 위해서는 크게 미는 힘이 필요하다. 그러나 그 사람이 일어선 경우에는 그가 일어선 높이만큼 중심의 높이가 올라가게 된다. 서 있는 사람을 넘어뜨리기 위한 미는 힘은 바닥에 누워 있을 때의 안정성을 무너뜨리기 위한 힘보

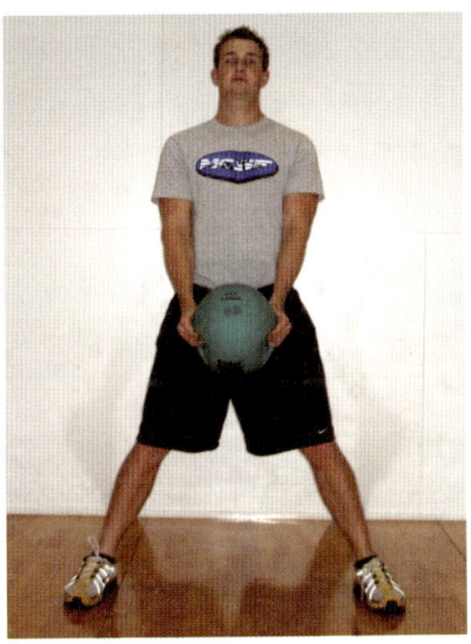

중심선이 중앙

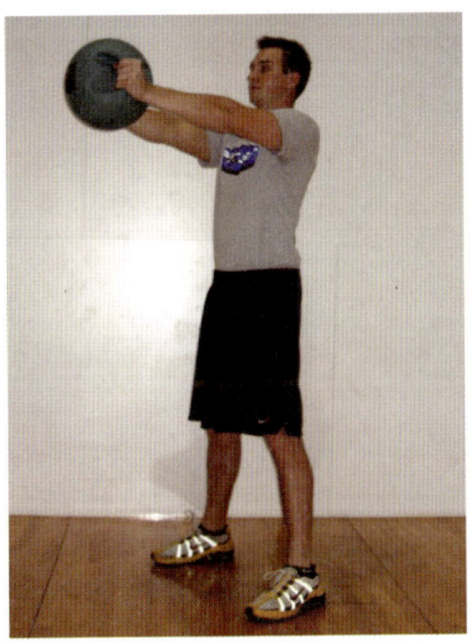

중심선이 기저면 바깥

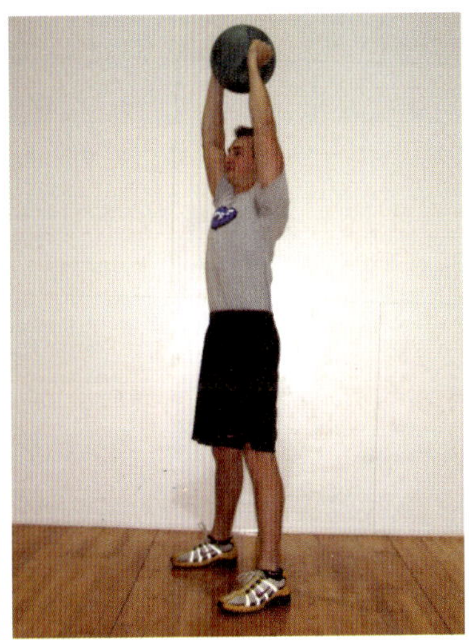

중심의 상승

다 훨씬 더 적게 든다. 만약 같은 사람이 한 발로 서 있다면, 그 안정성을 무너뜨리기 위해서는 더 작은 외부의 힘만 있으면 가능하다. 이는 기저면이 더욱 줄어들었기 때문이다.

내부 단위와 외부 단위 간의 연계성은 경기력 향상을 위하여 기능성에 기반을 두는 신체활동에 포함되어야 할 중요한 요인이다. 조화로운 동작에 대한 개념은 안정성이 효과적으로 이루어지고 희망하는 결과를 얻기 위해 인체의 각 분절을 통하여 효과적으로 힘이 전달되는 것을 의미한다. 외부 단위의 기능 체계와 자연스럽게 일치되는 저항성 동작을 수행하면서 내부 단위의 안정성 향상을 강조하는 훈련은 적절한 안정성과 기능 향상을 위한 운동 프로그램들에서 찾아 볼 수 있다.

달리기와 같은 신체활동에서 기저면은 중력 작용선의 움직임에 따라 일정하게 변화되어야만 한다(17). 만일 중력선이 기저면 바깥쪽으로 벗어난다면 전진하는 이동을 하는 과정에서의 안정성을 상실하게 될 것이다. 이로 인해 어떤 사람이 달리고 있을 때, 한쪽 다리가 걸리면 왜 넘어지게 되는지 이해할 수 있다. 즉, 몸의 중력선이 이미 앞쪽으로 이동됐기 때문에 걸린 다리는 중력선 바깥으로 벗어난 기저면에 착지할 수 있는 동작을 취할 수 없다. 따라서 안정성을 잃고 넘어지게 되는 것이다. 만약 발을 헛디디려 할 때 다시 몸을 가다듬어 다리가 제시간 내에 중력선을 지나게 된다면, 안정성을 잃었다가 다시 되찾게 되어 중심이 흔들리기는 하겠지만 넘어지진 않는다. 본질적으로 이동이 일어나는 활동에서 인체는 안정성을 잃고 다시 얻는 것을 반복하면서 움직이는 것이다. 이러한 안정성의 회복 능력을 동작 수행에 있어서 동작의 효율성이라고 정의하기도 한다.

이것은 또한 우리가 부분적인 동작에서 성공적인 움직임 패턴을 익힐 수 있을지는 몰라도 그것이 전체적으로 효율적인 방식은 되지 못하는 이유이기도 하다. 만약 안정성이 방해를 받거나, 회복시키기 어려운 상태이거나, 제한된 정도에서만 유지되는 수준이라면, 움직임은 안정성 정도에 비례해서 이루어지게 될 것이다. 안정성을 완전히 상실하면 결국 다음의 움직임은 일어나지 않는다. 그러나 완전히 안정 상태가 복구된다면 마음대로 움직일 수 있을 것이다. 이것이 운동 프로그램에서 안정성 훈련을 포함해야 한다는 주장을 뒷받침한다. 효과적으로 인체가 안정성을 이루면 이룰수록 연결동작을 수행하기가 더 쉬워질 것이다.

인체 안정화 단위의 실제 적용 Practical Application – The Body's Stabilizing Units

우리 몸의 각 분절을 안정화하는 능력은 인체가 작업을 수행할 때 힘을 얼마나 효과적으로 잘 조절할 수 있는지에 따른다. 즉, 인체의 각 부분을 안정화시킬 수 있는 능력이 없다면 기능장애를 일으키게 된다. 정적 또는 동적 안정성은 수동적 및 능동적 조절 시스템들이 함께 힘을 전달하고 부하를 전달할 수 있도록 작용할 때 이루어질 수 있다(5,7). 관절을 통해 힘을 전달하는 능력은 1) 관절 조직의 통합성, 역학 및 기능에 따라 다른데, 이는 흔히 동작(form)이라고 하는 것에 달렸다. 그리고 2) 관절에 작용하는 다른 힘들을 조절할 수 있는 협응성과 압력에 따라서도 영향을 받는데, 이것을 흔히 힘의 요소라 한다. 또한 3) 운동 제어 패턴을 조화롭게 할 수 있는 적절한 신경활동 즉, 운동감각 요소에도 달려 있다. 안정성은 관련된 근육과 건의 힘이나 관절의 구조와 같은 개별적인 요인들보다도 그들의 '조화속도(harmony)' 에 더 많이 의존된다. 더 안정적으로 되기 위해서는 독립적인 부분들을 잘 처리하기보다는 전체적인 움직임을 제어해야 하는데, 이는 궁극적으로 안정성을 강화시키는 부분이 협응성 요소이기 때문이다.

안정적인 인체의 각 분절은 다른 물체들이나 지면으로부터 외력을 옮기는 것이 가능하기 때문에, 비효율적인 부분을 인식하는 능력이 운동사슬을 통하여 힘의 전달성을 증진하는 데 있어 필수적이다(11). 척추나 골반의 복합적인 분절들은 에너지를 상·하지로 상호 이동시켜야 한다. 따라서 안정성의 핵심 요소가 몸통이 된다는 것을 알 수 있다(5,9). 더구나 팔·다리의 빨라진 움직임으로 각 운동량(angular momentum)의 이동을 필요로 할 때 더 잘 이해할 수 있다. 한 운동 분절(motion segment)은 그것의 각 운동량이 또 다른 분절로 넘어가기 위해서 먼저 몸통이 안정되어야 한다. 만약 몸통이 적절한 수준의 안정성을 얻을 수 없다면 힘은 아래에서 위로 또는 위에서 아래로 효율적으로 이동할 수 없다. 던지기, 달리기 및 뛰기와 같은 가장 동적인 동작들은 몸통에서 사지로, 사지에서 몸통으로 이동하는 힘이 필요하다.

인체는 요골반부(lumbo-pelvic region)나 그 주변에 에너지 전달을 하기 위해 두 가지 주요 안정성 체계를 갖추고 있다. 하나는 내부 단위(inner unit) 또는 국소 부위 고정근(local stabilizer)인데, 체내의 깊은 곳에서 관절을 안정시키는 조직들을 말한다. 또 하나는 외부 단위(outer unit) 또는 전체적인 고정근인데, 이것은 표면의 주동근에 의하여 각 분절을 고정시키거나 움직이게 한다. 내부 단위는 복횡근(transverse abdominis), 골반(pelvic floor), 다열근(multifidus), 횡경막(diaphragm)으로 이루어진다. 이러한 근육들은 척추를 지지하는 내부의 힘을 만드는 데 함께 작용한다(5,8,9). 외부 단위는 4개의 독립 체계를 구성하는 근육군으로 이루어져 있다. 그들은 후복사근(posterior oblique), 최장근(the deep longitudinal), 전복사근(the anterior oblique), 외복사근(lateral oblique) 계통들이 포함된다. 역사학자들은 고대 이집트의 이론가들이 인간의 안정성과 움직임의 발달 간의 관계들에 대해 이미 잘 이해를 하고 있었다고 언급하였다.

안정성의 다른 핵심은 기저면의 넓이인데, 특히 외력이나 안정성을 무너뜨릴 수 있는 힘이 적용되는 쪽에서의 기저면 넓이가 중요하다. 예를 들어, 줄다리기에서 당기는 방향 쪽으로 넓은 보폭의 자세가 당기는 줄과 수직으로 넓게 잡은 자세보다 더 안정적이다. 따라서 안정성을 강화하려면 기저면의 넓이가 저항을 받는 방향 쪽에서 더 넓어져야 한다. 물건을 머리 위에 올렸을 때 힘의 방향은 직접 수직으로 향하고 있기 때문에 자연스럽게 넓게 선 자세나 넓게 양발을 엇갈려 선 자세가 안정성을 강화하게 될 것이다.

내부 단위 The Inner Unit

내부 단위는 복횡근(transverse abdominis; TVA) 다열근(multifidus)에 의해 발생되는 원형 장력(hoop tension) 발생의 특성을 나타내는데, 그 근육들은 요 · 골반부의 주요 고정근들이다(5,8,9). 이들은 요부 중간층에 널리 분포되어 있으며 또한 흉배근막(thoracodorsal fascia)의 심부막(deep lamina)을 이루고 있기 때문에 상 · 하지의 움직임 이전에 먼저 작용된다(31). 복횡근이 수축할 때 흉배근막에서는 긴장이 증가된다. 그리고 복부의 압력은 상대적으로 압축성이 없는 내장이 횡격막과 골반 하부의 지지 구조들 쪽으로 밀리게 될 때 증가한다. 흉배근막의 긴장, 증가된 복부 내압, 그리고 척주근조직 구조에 의해 발생된 유압적 확장 효과의 종합적인 영향이 요추골반 부위와 척주 윗 부위의 안정성을 높이게 되는 것이다(9).

상체 운동에서 복횡근수축은 동작에 앞서 적어도 30msec(밀리세컨드, millisecond) 정도 일어나야 하며, 또한 충분한 안정성을 확보하기 위해 하체운동 시작 전에는 최고 110msec 정도 수축 발생이 일어나야 한다(9). 복횡근(TVA)의 활성화가 요구되는 것은 동작 패턴이나 동작이 수행되는 면(plane)과는 상관없이 일관된 것으로 보인다(21). 연구에 따르면 앞서 말한 최고 요구 시간 이상의 복횡근 활성화 시간 지연성을 가지고 있는 사람들은 만성적인 허리 통증을 지니고 있을 가능성이 매우 높다(23). 즉, 중요한 운동 조절 능력의 부족이 만성 허리 통증을 겪는 사람들에게서 존재하는데 주로 복횡근(TVA)의 수축을 제어하는 것과 관련이 있으며 또한 다열근의 약화에 의해서 더 악화될 수 있다(6,28).

외부 단위 The Outer Unit

외부 단위는 내부 단위에 의해 생성된 안정성과 연결된 작용을 한다. 각 연결 체계(sling system)는 인체의 분절을 움직이거나 안정시키는 작용들을 하는 결합조직들로 이루어져 있다. 즉, 후복사근 체계(posterior oblique system)는 광배근(latissimus dorsi), 대둔근(gluteus maximus) 및 흉배근막(thoracodorsal fascia)으로 이루어져 있다. 여기에 승모근 및 복횡근의 표면층과 내복사근의 심부층을 더하면 척추기립근들과 다열근의 유압 펌프와 함께 구조적인 힘의 연결 부위가 형성된다. 이러한 활동적인 조직들에 의해 생성된 요추와 골반 간의 연결이 운동을 안전하게 수행하는 데 중요하다. 왜냐하면 이러한 근육들이 골반부를 통하여 부하(load)를 전달하는 데 중요한 역할을 하기 때문이다(31). 한편, 심부의 종적 체계(deep longitudinal system)는 흉배근막의 심부막(deep lamina), 천결절인대(sacrotuberous ligament), 대퇴이두근(biceps femoris)을 포함하고 있다. 이 체계는 흉배근막 장력에 기여하며 천장관절(sacroiliac joint)을 통하여 압력을 촉진함으로써 내부 단위(inner unit)의 확장을 유도한다. 이러한 보완 메커니즘이 요 · 골반부의 배측 및 하측 안정성을 돕게 되는 것이다.

인체의 다른 측면에서 전복사근 체계는 복사근, 대퇴내전근 그리고 복부근막이 결합된 것이다. 이 체계는 동작의 개시와 과부하의 조절 활동과 같은 동작 수행에서 중요하게 간주된다(2). 복사근은 몸통, 상지, 하지의 움직임이 언제 일어나든지 활동적이다(1,22).

외부 단위를 구성하는 마지막 체계는 측면 체계라 부르는데 중둔근과 소둔근, 대퇴근막장근 그리고 대퇴내전근을 포함하고 있다. 이러한 근육들은 양발운동과 서 있기, 그리고 전방면의 안정성을 제공하는 데 중요하다. 외부 단위의 모든 체계와 같이 이 체계의 동작 수행도 내부의 안정적인 힘에 달려 있다. 만일 내부 단위가 외부 단위에 의하여 생산된 힘을 조절할 수 없다면 상해가 발생하게 될 것이다.

내부 단위와 외부 단위 간의 연계성은 경기력 향상을 위하여 기능성에 기반을 두는 신체활동에 포함되어야 할 중요한 요인이다. 조화로운 동작에 대한 개념은 안정성이 효과적으로 이루어지고 희망하는 결과를 얻기 위해 인체의 각 분절을 통하여 효과적으로 힘이 전달되는 것을 의미한다. 외부 단위의 기능 체계와 자연스럽게 일치되는 저항성 동작을 수행하면서 내부 단위의 안정성 향상을 강조하는 훈련의 경우는 적절한 안정성과 기능 향상을 위한 운동 프로그램들에서 찾아볼 수 있다(31).

회전 관성 Rotation Inertia

내부와 외부 단위 간의 조화로운 상호작용의 필요성은 인체가 빠른 속도로 역동적인 힘을 다루어야 할 때 더욱 확실해진다. 인체는 사지를 가지고 있기 때문에 회전을 일으키는 힘과 토크들은 달리기의 예에서도 보았듯이 안정성을 무너뜨리는 데 기여한다(18). 사람들은 대개 가만히 서 있을 때가 아니라 움직이고 있을 때 넘어진다. 움직이는 속도가 빠를수록 그 움직임의 동작을 다루는 것은 더욱 어려워진다. 그렇기 때문에 인체의 분절들이 빠르게 움직일수록 더 큰 안정성이 요구된다. 인체의 분절들이 파워를 위해 가속되어야 하는 탄성적인 동작들, 가령 던지기와 달리기, 수영하기와 같은 경우에서는 안정성에 영향을 주는 부가적인 요인들을 인식하는 것이 중요하다. **회전 관성**(rotational inertia)과 그것의 결과인 **각운동량**(angular momentum)은 인체의 분절들이 움직일 때 발생한다. 더 빠르게 움직일수록 그리고 더 큰 분절일수록 더 큰 회전 관성과 각 운동량이 발생한다.

인체에 대한 회전 관성은 인체의 축 주위로 움직이도록 하는 인체 분절의 저항으로 정의되었다. 질량의 분포와 스윙하는 팔의 길이가 회전 관성의 정도를 알려 준다. 야구 배트는 정확히 잡고 있을 때 끝 부분 쪽으로 가면서 비례적으로 질량이 증가하도록 구성되어 있다. 만약 배트가 원위 쪽으로 갈수록 가늘어진다면 회전 관성은 작아질 것이다. 이는 다리의 관절들이 팔의 관절보다 왜 회전 관성이 더 걸리는지를 설명해 주는 것이다. 길이가 길고 근원부의 질량이 클수록 회전하는 것을 더 어렵게 만든다. 이것은 달리기를 예로 들 수 있는데, 회전하는 다리가 엉덩이를 지날 때 구부러져 더 빠른 속도로 전방 회전을 할 수 있다. 이러한 방식이 더욱 효율적으로 안정성을 재획득할 수 있게 하는 것이다. 구부러진 무릎은 쭉 펴진 다리보다 극복해야 하는 회전 관성이 더 작다. 이것은 또한 야구의 오버핸드 피치가 소프트볼의 언더핸드 피치보다 왜 더 빠른 속도를 내는지 설명해 준다. 야구의 투구는 오버핸드 스로우를 하면서 회전 관성이 작아지도록 팔을 구부리지만 소프트볼에서는 똑바로 팔을 펴고 와인드업(wind up) 해야 하기 때문에 더 큰 회전 관성을 생성하게 된다.

각운동량 Angular Momentum

회전 관성의 양은 총 질량, 질량의 분포, 그리고 각속도에 따라 달라진다. 종합적으로 이러한 결과는 각운동량을 말한다. 각운동량을 변화시키는 데 필요한 힘은 모멘텀(momentum)에 비례한다. 모멘텀은 동작의 목적에 따라 적절하거나 그렇지 않을 수 있다. 적절한 모멤텀은 해머던지기에서 나타나는 비와 같다. 이 경우 모멘텀은 선수가 해머를 더 멀리 던지기 위해 회전할 때 만들어질 수 있다. 저항성 트레이닝에서 이러한 모멘텀은 바람직하지 않을 수 있는데 트레이닝 하는 근조직에 대한 저항력을 줄이기 때문이다. 중량을 휘두르면 더 무거운 중량을 들 수 있지만 운동하는 근육에 운동부하를 줄여 주는 작용을 하게 된다. 그런데 이러한 장면들은 흔히 운동부하를 지나치게 설정했을 때 나타난다. 역도 선수들은 더 큰 중량을 들기 위하여 고관절 신전 또는 굴곡 시에 가장 흔히 발생하는 각운동량을 활용한다. 근육에 대한 적응성은 근육에 의해 발생하는 힘과 그러한 힘이 적용되었던 기간에 기초하는 것이지 단지 부하를 들었다는 것에 있는 것이 아니다. 둔부를 이용하여 중량을 들어 올릴 때, 주동근(prime mover)은 적절히 들어 올리는 기술을 이용했을 때와 비교하면 크게 작용하지도 않으며 최소의 운동 자극만을 받게 된다.

위의 내용과 다른 경우로 모멘텀을 이용하여 들어 올리기를 하거나 작업을 하는 것이 바람직할 수 있다. 모멘텀이 일(task)로 활용될 때 인체의 한 부위에서 또 다른 부위로 쉽게 전달된다. 이것은 일차적으로 움직인 부분을 안정화시키고 나서 다시 모멘텀을 다음 부분으로 이동시킴으로써 완성되는 것이다. 올림픽에서 역도 선수들이 용상 경기를 할 때 모멘텀 힘의 장점을 이용하여 들어 올린다. 역도 선수는 고관절 신전 동작을 이용하는데 그것은 바(bar)를 위로 올릴 때 가속도가 붙게 하여 강력한 동작을 이룰 수 있게 하는 것이다. 역도 선수들은 중력보다 더 큰 가속도(각운동량에 의해 발생함)를 이용하여 중량을 들어 올리고 중립적인 중력 상태에 이르기 전에 바를 다시 잡아서 어깨 부위에 올려 놓을 시간을 갖는다. 만약 그 역도 선수가 중력에 이르는 시간에 이르러 중량을 어깨 부위로 내리지 못한다면 바는 중력이 작용하는 비율에 따라 가속화되어 성공적인 역도 동작을 해낼 수 없다. 모멘텀을 이동시키는 인체의 능력에 관한 또 다른 예는 우리가 달리거나 점프를 할 때 일어난다. 인간은 팔의 움직임 없이 달리고 뛰어오르는 것 모두를 할 수는 있지만, 그러한 운동을 하는 동안 팔을 움직일 때와 움직이지 않을 때의 동작 수행 능력은 크게 차이가 난다. 우리가 뛰어오르는 동작을 앞으로 또는 위로할 때 팔을 흔들면서 생기는 회전 관성에 의한 각운동량은 중심이 움직이는 방향으로 몸이 추진해 나갈 수 있도록 몸통으로 이동된다(10,30). 달리기도 같은 방식이다. 팔을 서로 번갈아 가면서 흔들고, 다리는 팔의 움직임과 반대로 서로 번갈아 가면서 움직이는 달리기의 팔 · 다리는 이처럼 상호 반대로 스윙이 일어난다. 이것은 균형과 각운동량의 발생을 위한 것이다. 이때 양팔을 다리의 스윙 속도에 맞추기 위하여 구부려 움직이는 것이 더 효과적으로 가속도를 획득할 수 있게 한다. 또한 스윙하는 다리를 구부려서 고관절 굴근에 의하여 더 빨리 전방으로 다리를 옮길 수 있어야 안정성을 빠르게 다시 회복할 수 있게 된다.

주동근과 길항근 Agonist and Antagonists

각운동량을 다루는 것은 그것을 발생시키는 것만큼이나 중요하다. 인체가 회전 관성으로 각운동량을 생산할 때마다 각운동량에 비례적인 힘이 움직임을 정지시키는 데 또한 필요하다. 이것은 원치 않는 결과나 부상을 예방하기 위하여 신체 활동에 적용되는 중요한 개념이다. 다음 던지기 예시에서 이러한 관계를 설명하고 있다. 투수가 와인드 업(wind up)을 할 때 추가적인 각운동량이 팔의 회전력 이상으로 야구공에 큰 가속도를 내도록 작용한다. 팔 · 다리의 전방 가속도가 야구공이 고속으로 날아가도록 하지만, 팔 · 다리는 반대로 가속도를 발생시킨 힘에 비례하는 힘을 사용하여 가속도를 줄여야 한다. 만약 감속 근육 또는 **길항근(antagonist)**들이 가속도를 내는 근육과 유사한 힘을 발휘하지 못한다면 그 운동에 관여하는 관절과 조직들은 상해 위험에 놓이게 된다. 사실, 감속을 돕는 다른 근육들이 부담을 받을 수 있다. 그것은 그들이 **주동근(agonist)**에 대한 길항근으로서 작용하지 않고 다만 감속을 돕는 보조근으로서 작용하기 때문이다.

던지기 후 팔로우 스루(follow-thru) 중에 허리나 회전근개(rotator cuff)의 근육들에서 스트레스를 느끼는 투수는 투구의 속도가 감속 능력보다 훨씬 더 크기 때문에 그렇다(25). 주요 길항근들이 감속 요구량을 감당할 수 없을 때, 그들은 보조적인 근조직들을 사용하여 동작이 느려지도록 여러 방면에서 운동사슬을 저하한다. 이것이 던지는 동작을 감속시킬 때의 당김 현상이 발생되는 것을 설명해 준다(20). 만약 감속력의 총합이 가속력과 같지 않다면 바람직하지 못한 현상이 초래될 것이다. 즉, 근조직이 상해를 받거나 혹은 안정성을 잃게 될 것이다. 모멘텀 힘이 많이 들어가는 운동이나 스포츠를 하는 사람들은 감속을 도와주는 근육을 강화해야 한다. 흔히 운동선수들과 운동을 하는 사람들은 평소 움직임의 속도를 늦출 수 있는 근육을 고려하지 않고 오로지 움직임을 가속시키는 근력 강화에만 집중한다. 주동근 근육군이 길항근 근육군과의 **근력 균형(strength balance)**에서 힘이 지나치게 초과하면 부상이 발생한다(12,19,26). 이것이 바로 근조직 손상으로 고통받는 가장 일반적인 이유이다.

가장 흔한 예는 운동선수들의 대퇴이두근(hamstrings)이 손상받거나 경직되는 경우이다. 이는 고관절 굴근(hip flexor)과 무릎 신근(knee extensor)이 대퇴이두근보다 불균형적으로 더 강하기 때문에 발생된다. 앞의 관계에서 최저 근력 비율이 2:1이거나 대퇴이두근이 적어도 대퇴사두근(quadriceps) 근력의 50% 이상의 힘을 지니고 있어야 한다(12,16). 더 바람직한 균형은 25% 정도의 차이이다. 즉, 대퇴사두근과 대퇴이두근의 비율이 4:3일 때이다(15).

각각의 주동근과 길항근의 관계는 움직임이 일어나는 관절과 관련된 요소에 따라 특정의 균형성 조건을 지니고 있다. 부상의 대부분은 약한 길항근이 주동근에 대처하게 될 때 일어난다. 대퇴이두근 손상에 관한 분석에 따르면 이러한 현상을 이해할 수 있다. 대퇴이두근은 레그 익스텐션(leg extension) 운동을 할 때 대퇴사두근에 대한 길항근 작용을 하지만, 레그 컬(leg curl)을 하는 동안에는 주동근이 되어 그 역할이 뒤바뀌게 된다. 이러한 상황에서 주요 근력은 한 근육군에 의해 단독적으로 발생된다. 즉, 대퇴사두근이 근력을 발휘하거나 대퇴이두근(hamstrings)이 근력을 발휘하는 것이다. 따라서 이러한 상황에서 근육의 불균형은 그렇게 큰 문제가 아니다. 문제는 그것들이 근력을 함께 발생시킬 때 일어나는 것이다. 달리기와 같이 고관절 신근과 무릎 굴근이 고관절 굴근과 무릎 신근과 함께 결합하여 빠른 속도의 추진력을 발생시키는 상황에서 대퇴이두근의 파열이 유발되는 것이다. 실제적인 불균형의 스트레스와 함께 수축으로부터 오는 스트레스가 긴장을 야기시켜 두 배의 스트레스를 유발하는 현상을 일으킨다.

근력운동과 신체활동에서 근육의 불균형은 아주 쉽게 발생한다. 모든 스포츠나 활동은 불균형을 야기할 만한 잠재력을 지니고 있다. 왜냐하면 특정의 동작과 근육 사용이 반복적이며 지속적으로 작용하기 때문이다. 주목할 만한 사례는 몸 안쪽으로 둥글게 내전된 어깨와 전만굴곡(kyphotic spine) 자세의 특징을 지닌 상체교차증(upper cross syndrome)을 흔히 겪고 있는 레슬러와 수영 선수들에게서 볼 수 있다(3,27). 수영을 할 때 힘을 발생시키기 위한 많은 스트로크와 레슬링에서의 지속적인 조이기 동작들은 자세 분석 과정에서 관찰할 수 있는 체형 변형으로 확인할 수 있다. 만약 불균형한 상태임을 판정받게 되면 그들은 매트릭스 운동 프로그램(matrix exercise program)을 우선으로 받아야 한다. 불균형 상태는 부상을 불러오고 그렇게 되면 움직임과 활동의 한계를 가져오기 때문이다.

Key Terms

작용선(line of action): 당기는 근육과 관절의 관계

중심(center of gravity): 물체의 질량이 똑같이 균형 잡힌 지점. 중심은 또한 질량의 중심이라고도 한다

운동사슬(kinetic chain): 팔다리의 넓은 가동범위를 제공하기 위하여 각 분절들이 함께 작용하도록 관절에 의하여 연결된 신체분절군

회전관성(rotational inertia): 어떤 물체가 외축 또는 내축에 대하여 회전할 때, 그것은 토크에 의해 유발될지도 모르는 물체의 회전 스피드에 어떤 변화를 억제시킴

각운동량(angular momentum): 회전하는 물체의 운동량과 회전축으로부터의 거리를 곱한 것이며, 이것은 물체의 회전량으로서 생각될 수도 있음

길항근(antagonist): 관련된 동작 또는 관련된 근육들에서 반대의 토크를 일으키는 근육

주동근(agonist): 동작을 돕는 토크를 일으키는 근육

근력균형(strength balance): 주동근과 길항근 간의 힘 발현력의 관계

운동 동작에서의 일반적인 실수들

운동에 있어서 생체역학적인 한계는 근육이나 결합조직이 운동사슬에 따라 유연하지 못하거나 약할 때 발생할 수 있다. 어떤 경우에는 적절치 못한 기술로 인해 좋지 않은 동작이 나올 수 있고, 또 어떤 경우는 부적절한 동작이 작용하고 있는 조직의 한계에 따라서 일어나게 된다. 동작과 운동에서의 일반적인 실수들이 운동사슬의 결함에 대한 정보를 제공해 줄 수 있다. 아래의 사항은 이러한 실수들에 관한 것들이다.

데드리프트(Deadlift)

데드리프트 운동은 무릎과 엉덩이를 구부린 자세에서 아주 가까울 정도로 발목 부위에 바(bar)를 근접시키고 양발을 골반 너비의 정도로 벌린 자세를 취한다. 무릎 바깥쪽으로 손등이 앞을 향해 바를 잡는다. 가슴은 등이 펴질 수 있도록 내미는데 이때 허리가 약간 경사지도록 한다. 이 동작에서 일어나는 가장 일반적인 실수는 양다리의 무릎을 폈지만 흉부의 근육 약화로 들어 올리는 동작에서 등이 둥글게 말리는 자세가 유도되어 전 · 하방으로 당김이 발생하는 것이다. 마찬가지로 만약 대둔근이 유연하지 못하다면 시작 자세는 골반의 후방변이를 일으킬 수 있는데 그것이 요추의 만곡을 더 심화시키게 된다. 어느 경우에나 등이 구부러진 채로 들어 올리는 자세를 취하게 되면 척추인대에 스트레스를 주게 되고 디스크를 일으킬 수도 있다. 이 실수를 바로

잡기 위해서는 들어 올릴 때 등에 더 많은 주의를 기울여야 한다. 중량을 줄이거나 엉덩이를 뒤로 뺄 수 있도록 자세를 수정해 주는 것이 운동지도에 좋은 유의사항이다. 가장 일반적인 자세 수정 방법은 바를 무릎 안쪽에서 잡고 양발은 폭을 넓게 취하는 것이다. 이렇게 하면 들어 올리는 자세에서 고관절 신전을 더 크게 하고, 내전근의 기여도를 높여 주는 작용을 하게 된다. 그렇지만 이러한 변화로 인하여 늘어난 고관절 신전근과 내전근의 기여도만큼 다리 신전의 운동부하량은 줄어드는 것이다.

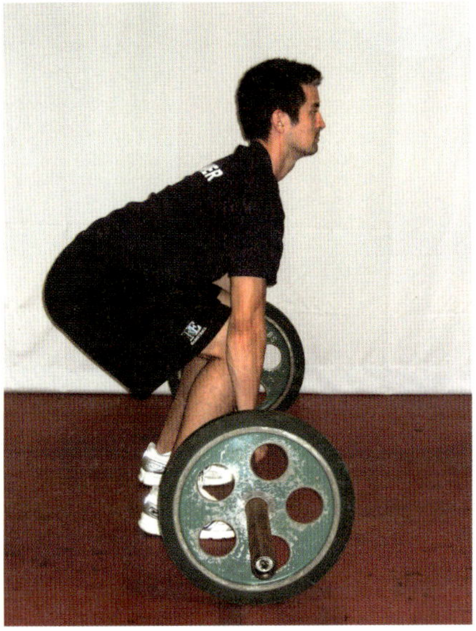
올바른 준비 자세

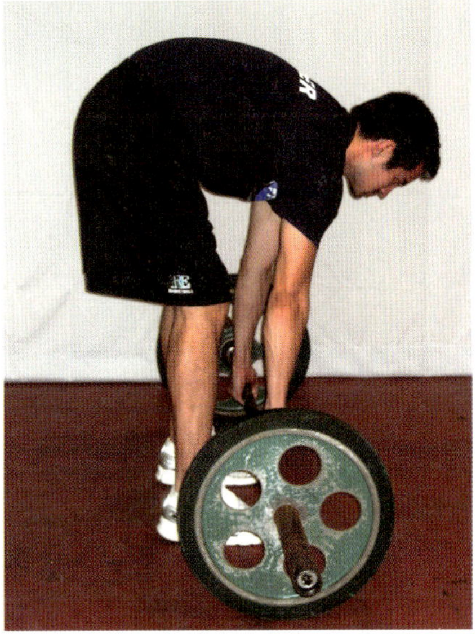
잘못된 준비 자세

루마니안 데드리프트(Romanian Deadlift)

루마니안 데드리프트(RDL)는 약간 구부린 무릎 자세에서 척추의 수평자세 유지가 요구된다. 적절한 척추 정렬을 유지하지 못하는 것이 흔히 일어나는 실수이다. 등이 구부러지는 것은 올바르지 못한 자세이거나 무게가 적절하지 않음을 의미한다. 운동실행자에게 가슴을 약간 위로 내밀도록 지도하면 척추의 신근이 척주를 곧게 펴지도록 작용한다. 만약 운동하는 사람이 팔을 신전시키면서 부하를 하향시킬 때 무릎을 계속 구부리고 있게 되면 대퇴이두근에 강직감을 느끼게 된다. 적은 중량을 가지고 좁은 스텐스로 이 운동을 하게 되면 동적인 유연성 작용으로 동작의 가동범위(ROM)를 향상시킬 수 있다.

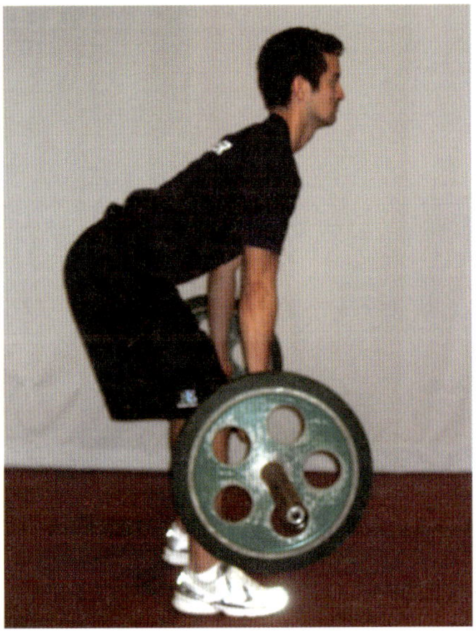
올바른 자세

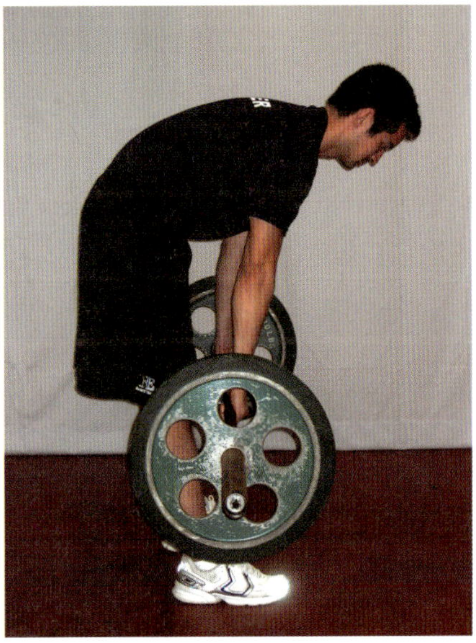
잘못된 자세

벤트 오버 로우(Bent-Over Rows)

루마니안 데드리프트(RDL)에서의 하체 자세와 유사한 벤트 오버 로우 운동은 등을 수평으로 유지하는 것이 중요하다. 이상적인 동작은 가볍게 무릎을 구부리고 고관절은 굴곡 상태를 수행하는 것이다. 이렇게 되면 척주는 거의 지면과 평행하게 된다. 등이 굽으면 척추인대에 스트레스를 주게 되고 추간판(intervertebral discs)에 압력이 가해지게 된다. RDL과 마찬가지로 자세를 유지하지 못하게 되는 경우는 부하가 과도하거나 몸통 고정근의 약화 또는 고관절 신근의 유연성 부족으로 생각할 수 있다. 만약 운동자가 하강동작(row phase) 중에 고관절이 신전된다면 그것도 부하가 지나치기 때문이다.

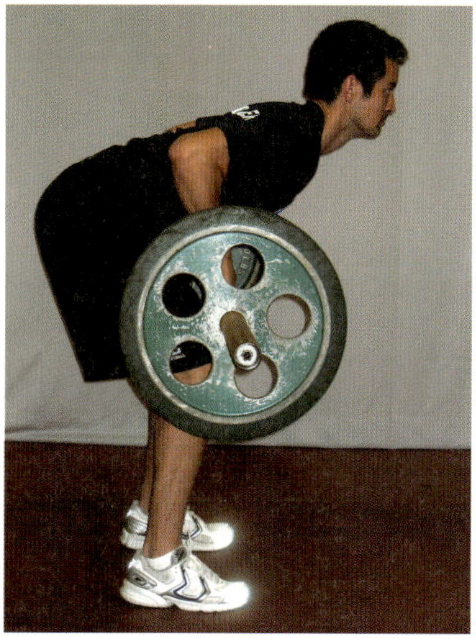

올바른 자세

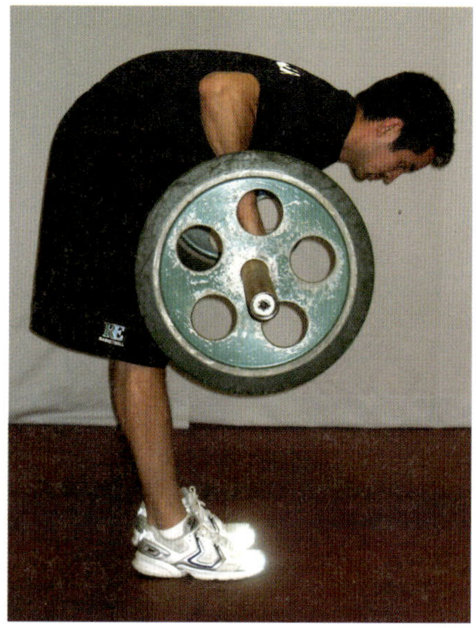

잘못된 자세

레그 리프트(Leg Lift)

수파인(supine: 누운) 레그 리프트는 원래 복부를 트레이닝 하기 위해 사용되었다. 이 동작에서 흔히 일어나는 가장 심한 오류는 넓적다리가 복부에 닿지 않아 사실상 운동이 고관절 굴근(hip flexors)에 의해 유지된다는 것이다. 고관절 굴근으로 운동을 하게 되면 척추인대에 과도한 스트레스를 주고 골반을 잡아당겨 전방 골반경사(anterior pelvic tilt)를 유발시켜서 요추의 만곡이 더 증가되어 디스크를 압박하는 힘이 가중된다. 이러한 이유로 이 운동은 금기시되었다. 엉덩이를 들어 올리고 복근을 수축시켜 골반 뒤쪽을 잡아당기도록 하는 것으로 초기 동작을 교정함으로써 척추의 스트레스를 줄이면서 복근의 활동을 활성화시켜야 한다.

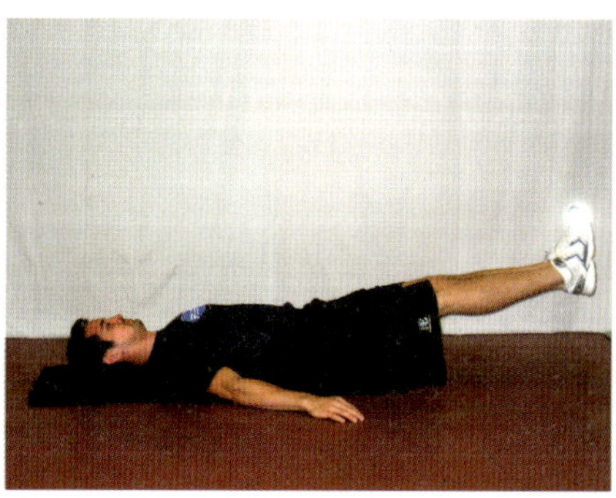

잘못된 자세

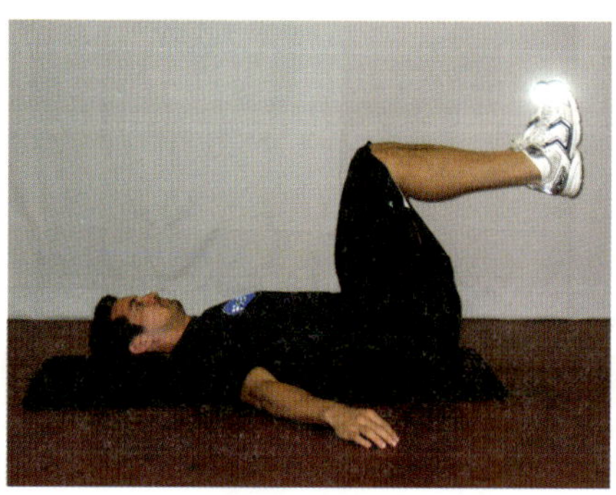

올바른 준비 자세

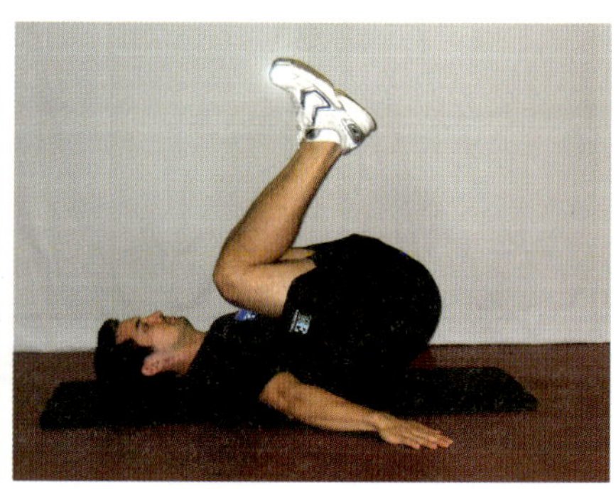

올바른 마지막 자세

니 레이즈(Knee Raise)

행잉 레그(hanging leg)나 니 레이즈(knee raise)는 수파인 레그 리프트처럼 비슷한 문제를 안고 있지만 디스크의 압박은 덜하다. 흔히들 전방 골반경사(anterior pelvic tilt)로 넓적다리를 90° 정도 들어 올리는 오류를 일으킨다. 이 동작은 장요근(iliopsoas)의 근수축으로 일어나는 것이며 복근은 몸통의 지지대로서 작용하는 것이다. 올바르게 자세를 취하기 위해서는 복근을 주로 사용해야 하며 후방 골반경사(posterior pelvic tilt)를 이루어야 한다. 몸을 들어 올린 상태에서 운동을 하는 것이 적절한 동작을 취하는 데 바람직하다.

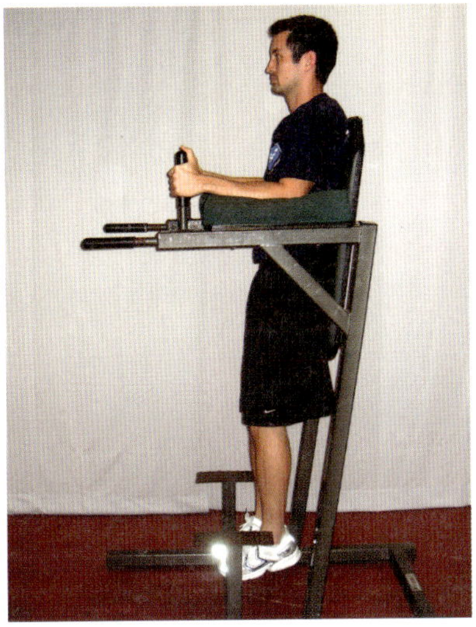
올바른 시작

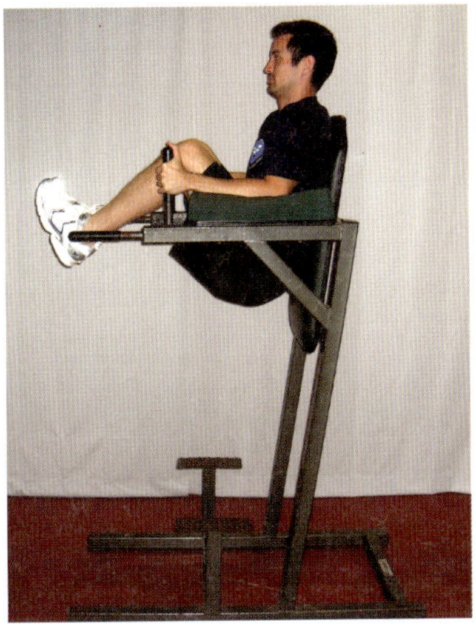
올바른 마지막 자세

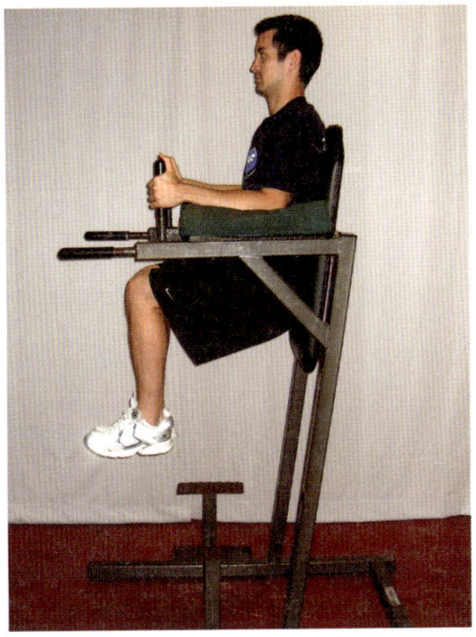
잘못된 마지막 자세

랫 풀다운(Lat Pulldown)

랫 풀다운을 할 때 흔히 두 가지의 실수를 범하기 쉽다. 첫 번째는 목 뒤로 부하를 잡아 내리는 것이다. 이 기술은 어깨에 과도한 외측 회전을 일으키는데 어깨관절의 부상과 경추의 부상 위험 가능성이 높아지기 때문에 그러한 운동 동작은 금기사항이다. 이를 바로 잡기 위해서는 바를 가슴 쪽으로 잡아당겨야 한다. 두 번째는 대개 등 움직임을 통해서 일어나는데 부하 중량을 더 많이 들기 위하여 고관절 신전근을 일으켜 각운동량을 이용하는 것이다. 이러한 자세는 해당 근육의 장력을 줄여 준다. 이를 바로 잡기 위해서는 운동 동작을 하는 동안에는 엉덩이와 척주를 움직이지 않도록 해야 한다.

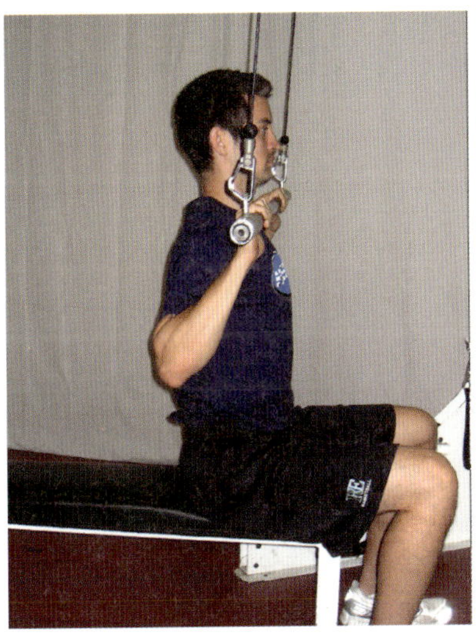
올바른 마지막 자세

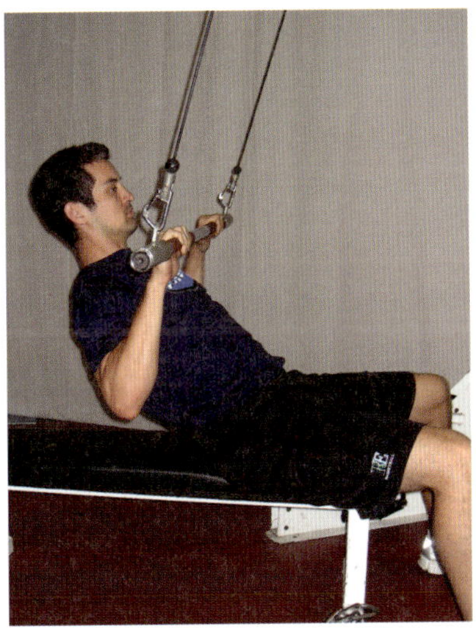
잘못된 마지막 자세

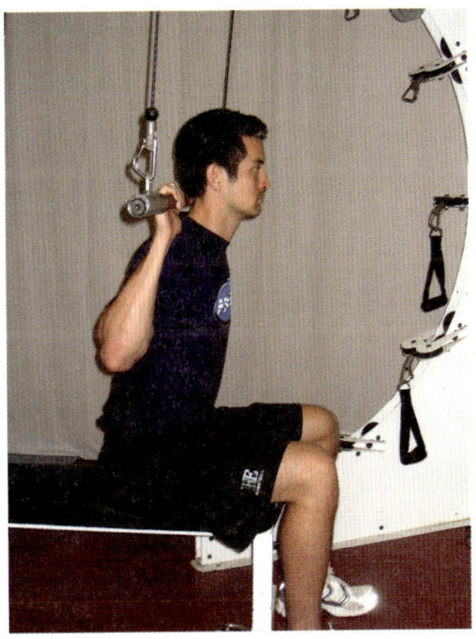
잘못된 마지막 자세

오버헤드 프레스(Overhead Press)

오버헤드 프레스는 과도한 중량이 견관절 위에 놓이면 어깨의 부상을 초래할 수 있다. 어깨에 스트레스를 줄이고 상완 골두 탈구를 막기 위해서는 머리 뒤로 이 운동 동작을 취하지 말아야 한다. 그리고 바(bar)를 머리에서 가슴 쪽으로 내리도록 해야 한다. 또한 덤벨(dumbbell)을 이용하는 경우는 머리 위에서 어깨가 외전되지 않도록 주의해야 한다. 오버헤드 프레스를 하는 동안 특히 스탠딩 밀리터리 프레스를 할 때 둔부와 허리 자세에 주의를 기울여야 한다. 가장 흔한 실수는 지나치게 과도한 중량을 들으려 할 때, 몸을 약간 뒤로 젖혀서 대흉근을 쓰거나 몇 가지 기계적인 도움을 얻게 되는 것이다. 몸을 뒤로 기울이게 되면 둔부와 허리가 신전하게 되어 척추를 강하게 압박하게 됨으로 둔부와 척주 자세는 동작 처음부터 끝까지 그대로 유지되는 것이 중요하다.

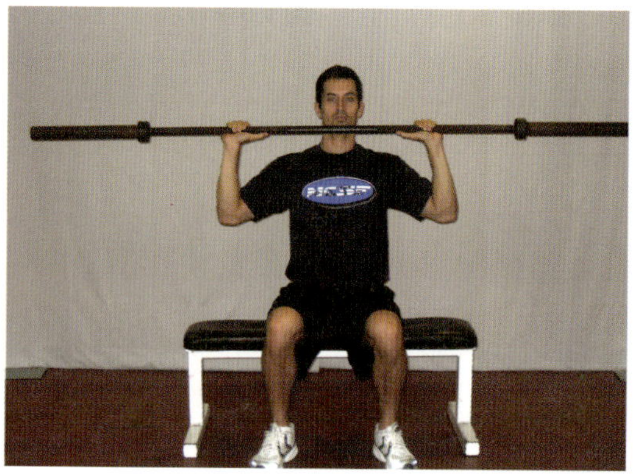
올바른 자세

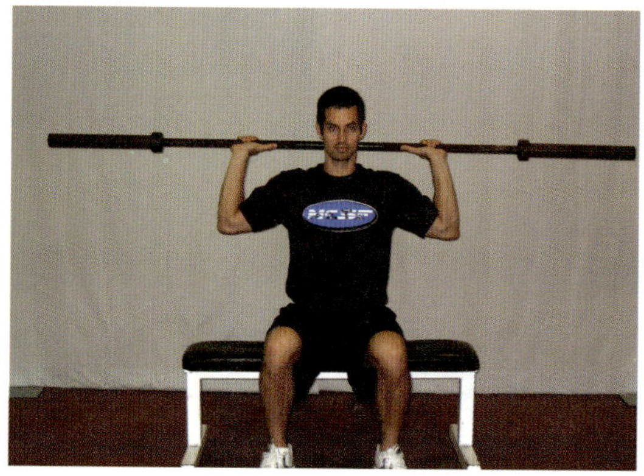
잘못된 자세

시티드 로우(Seated Row)

잡아당기는 또 다른 운동 동작들에 대해 말하면서 지적했던 것처럼, 부하를 당기기 위하여 각운동량을 발생시키며 고관절 신전 동작을 하지 않는 것이 벤트 오버 로우와 마찬가지로 시티드 로우를 올바르게 하는 것이다, 따라서 안정적인 몸통과 척주 자세가 요구된다. 운동 중에 고관절을 굽힌다거나 신전시킨다거나 하는 동작은 바람직하지 않다. 견갑골(scapula)을 뒤로 당기는 근육들에 의하여 이 운동이 주도되도록 해야 한다. 로우 동작을 할 때 볼 수 있는 또 다른 흔한 오류가 바로 제한된 견갑골 수축(retraction) 상태에서 팔을 굴곡시키는 것이다. 능형근(rhomboids)은 상완골에 붙어 있지 않기 때문에 어깨 동작이 운동의 능률을 높이기 위하여 팔의 굴곡보다 먼저 일어날 수 있는 것이다.

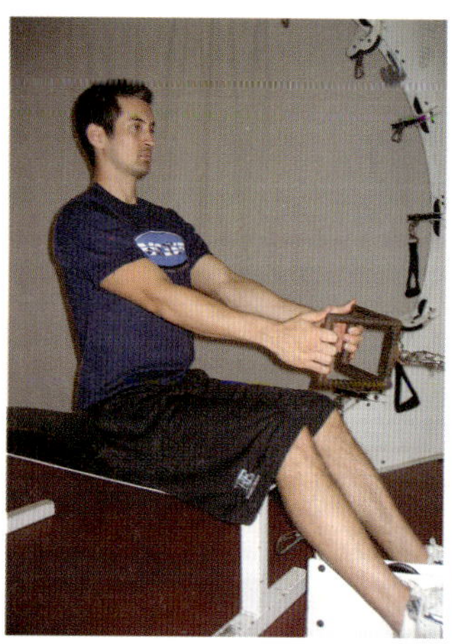
올바른 준비 자세

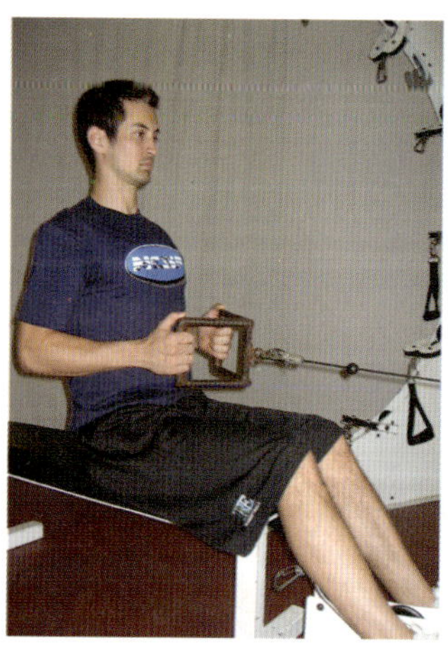
올바른 마지막 자세

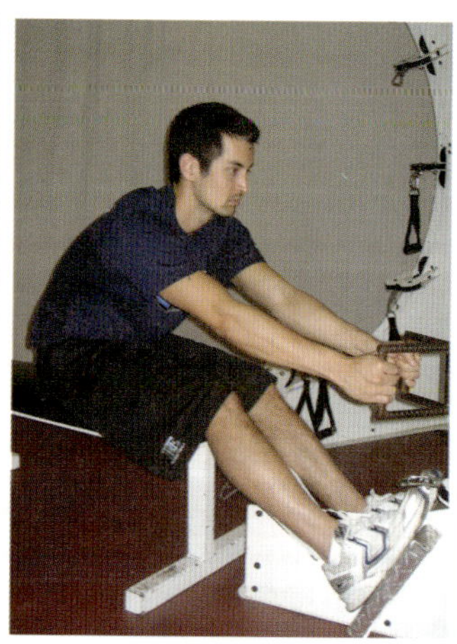
잘못된 준비 자세

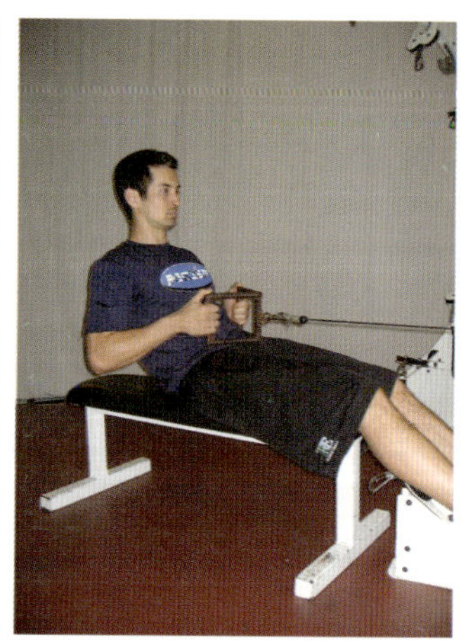
잘못된 마지막 자세

바이셉스 컬(Biceps Curl)

스탠딩 바이셉스 컬과 같은 팔 굴곡 동작 운동에서 과도한 중량을 사용하면 각운동량을 생성하기 위해 스윙 동작을 이용하는 경향이 있다. 바이셉스 컬 운동을 할 때 생기는 가장 흔한 실수 두 가지는 어깨를 구부리는 것과 수축 동작에서 고관절이 약간 과신전되는 것이다. 전체 동작을 하는 동안 상완골은 겨드랑이 중앙선에 고정되어 있어야 하며 고관절의 움직임은 최소로 나타나야 한다.

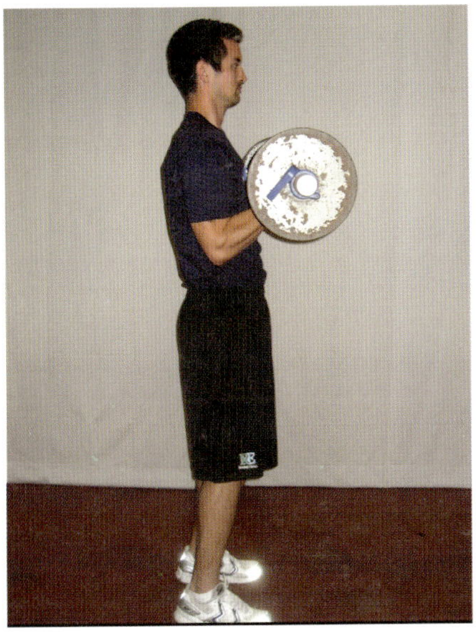
올바른 자세

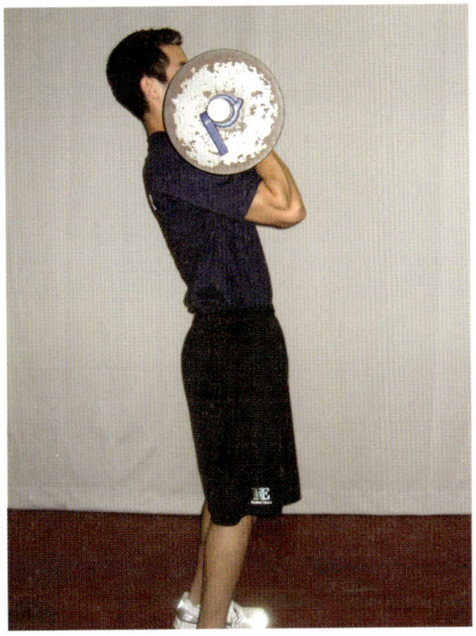
잘못된 자세

레그 프레스(Leg Press)

레그 프레스는 하체 트레이닝 중 가장 주된 운동인데 특별한 기술 없이 동작을 취할 수 있기 때문이다. 주로 발판에 발을 올리는 것에서 흔히 잘못이 일어나곤 한다. 즉, 발의 위치가 낮아지면 발목에서 발등 쪽 굴곡(dorsi flexion)이 나타나고 무릎은 부하 하강 동작에서 발끝보다 더 전방으로 나가게 된다. 이렇게 되면 발뒤꿈치가 아닌 발등 부분에 저항력이 걸리게 되어 경골(tibial) 변형을 일으킬 수 있고 또한 무릎인대에 심한 스트레스를 주게 된다. 이를 개선하기 위해서는 발을 발판의 위쪽에 놓도록 하여 발목의 위치가 동작을 하는 동안 불편하지 않게 해야 한다. 두 번째 오류는 고관절 신근(extensor)의 강직 현상과 관련이 있다. 하강하는 동안 경직된 근육이 골반을 당겨 골반의 후방경사를 이루게 하여 결국 요추만곡을 감소시키게 된다. 이렇게 되면 허리에 스트레스를 주고 다칠 수도 있다. 이를 바로 잡기 위해서는 가동범위를 향상시키거나 기능적인 범위 내에서 운동을 해야 한다. 세 번째로 자주 볼 수 있는 잘못은 지나치게 과부하를 사용했을 경우이다. 흔히 운동자들은 하강하는 부하를 이용해서 이완 동작(down motion)을 빠르게 하여 탄성에너지 반응의 장점을 얻으려고 한다. 이때 하강속도를 제대로 조절하지 못하게 되면 후방 골반경사를 일으켜 상해의 위험이 커질 수 있다.

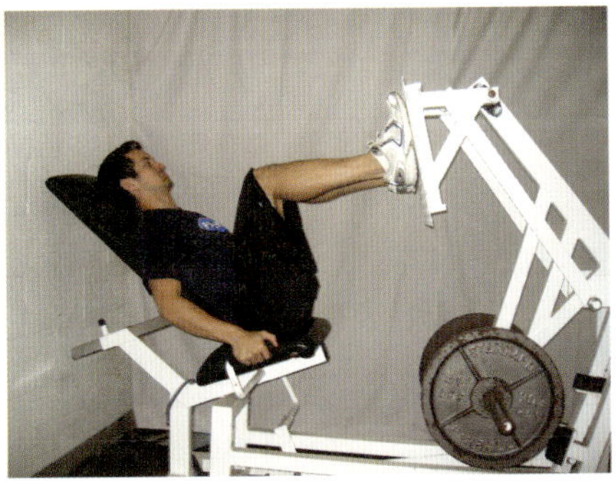
올바른 자세

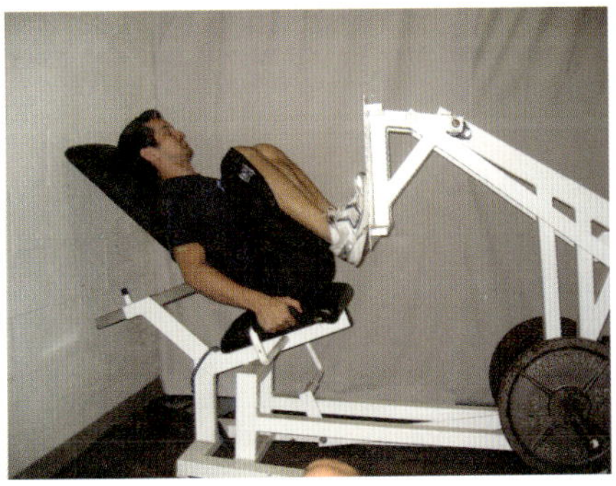
잘못된 자세

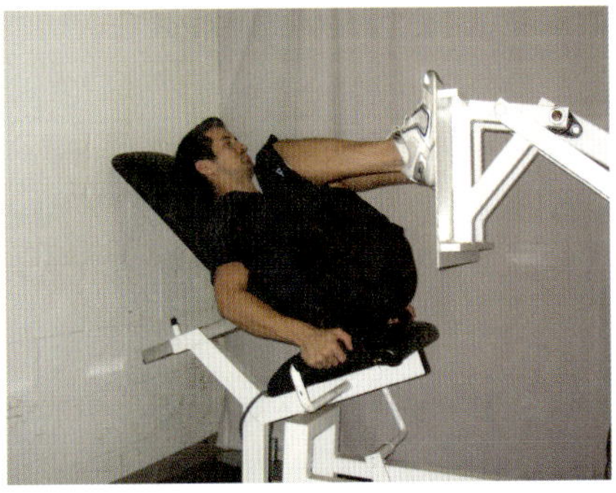
잘못된 자세

런지(Lunge)

하체운동에서 일어나는 가장 흔한 실수 중 하나는 무릎이 발끝보다 더 앞으로 벗어난 상태에서 동작을 취하는 것이다. 이것은 주로 스쿼트나 런지, 스텝 업에서 하강하는 동작을 할 때 나타나는데 고관절과 무릎의 굴곡 관계가 부정확하기 때문에 일어나게 된다. 스텝 업과 런지의 경우 앞으로 움직이는 동작을 할 때 짧은 보폭으로 수행되면 대퇴골이 발뒤꿈치 위에 놓이게 된다. 그로 인하여 결과적으로 경골(tibia)이 변형되도록 힘이 작용하게 된다. 스쿼트 수행 시 무릎의 굴곡이 고관절 굴곡보다 훨씬 더 많이 일어날 때에도 비슷한 상황이 발생한다. 엉덩이를 뒤로 빼지 않고 앞을 향하게 하면 대퇴골이 발뒤꿈치까지 미끄러지듯 연결된다. 엉덩이를 뒤로 빼고 스쿼트를 할 때 앉는 동작을 취하면 무릎이 전방으로 움직이는 것을 막을 수 있다. 보폭을 넓게 잡고 뒤의 무릎을 빨리 굽히는 것이 런지 기술의 정확한 방법이다. 스텝 업 동작에서도 실수하지 않으려면 앞발 전체에 무게중심이 가도록 해야 한다. 하강할 때 첫 백스텝 동작을 넓게 하여 발꿈치 뒤에서 발이 앞쪽으로 당겨질 수 있게 해야 한다.

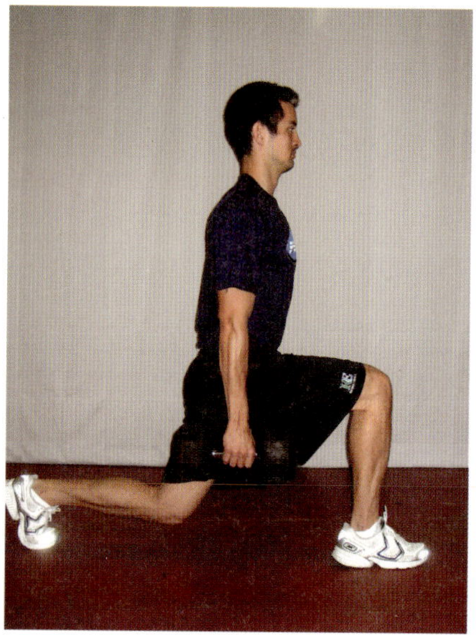
올바른 자세

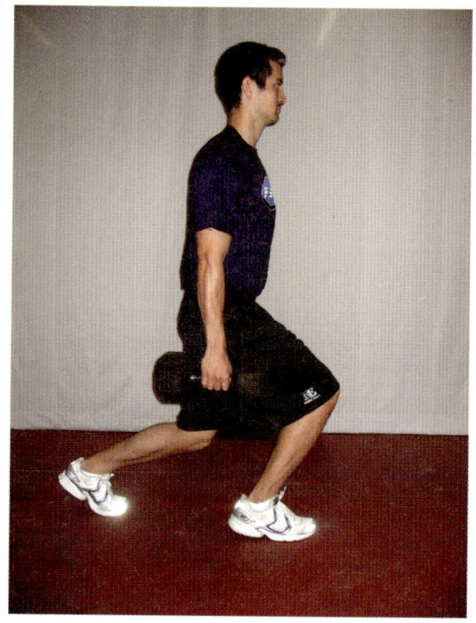
잘못된 자세

프론 레그 컬(Prone Leg Curl)

프론 레그 컬 동작에서 엉덩이를 사용하는 것이 가장 흔히 일어나는 실수이다. 기계적인 장점을 가져다 주는 자세를 취하려고 하는 몸의 습성이 과도한 부하를 사용하여 운동할 때 엉덩이와 골반이 앞쪽으로 움직이게 하는 요인일 수 있다. 만일 부정확한 자세를 수정하지 않고 운동한다면 결국 운동 부위에 대한 부하량이 감소하는 것이며 또한 부하를 들어 올릴 때 다리를 한쪽 한쪽 교대로 이용하면서 스위치 동작을 취하게 될 것이다.

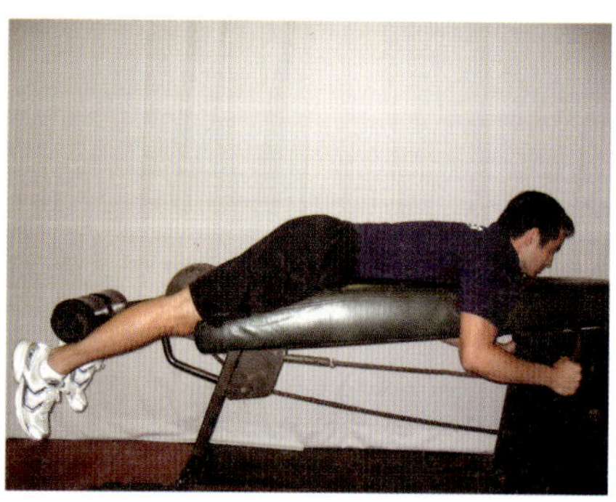
올바른 준비 자세

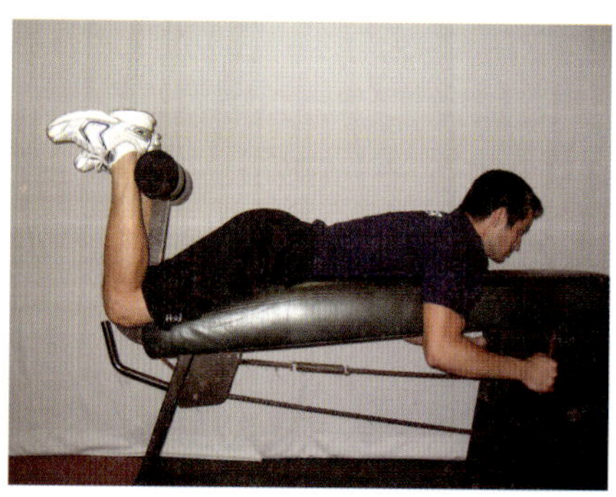
올바른 마지막 자세

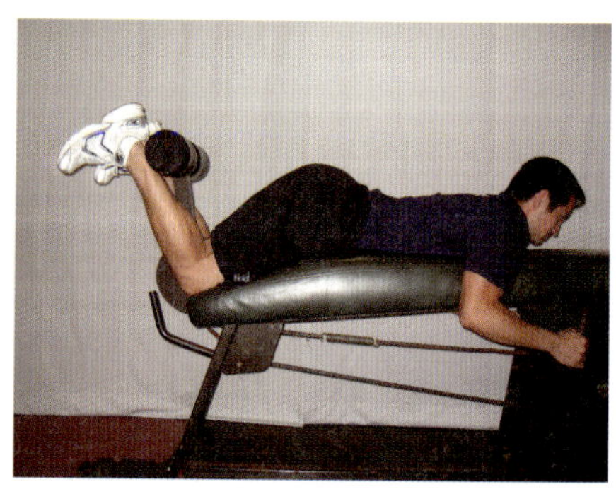
잘못된 마지막 자세

레그 익스텐션(Leg Extension)

레그 컬과 마찬가지로 레그 익스텐션을 할 때 가장 많이 발생하는 실수는 과도한 부하량 때문에 엉덩이를 사용해서 몸을 지탱하려 하는 것이다. 고관절이 신전되면 대퇴직근에 더 큰 기계적인 장점이 작용하게 되며 저항팔(resistance arm)이 짧아진다. 이러한 실수를 바로 고치기 위해서는 부하량을 줄이거나 한쪽 다리씩 동작을 하도록 한다.

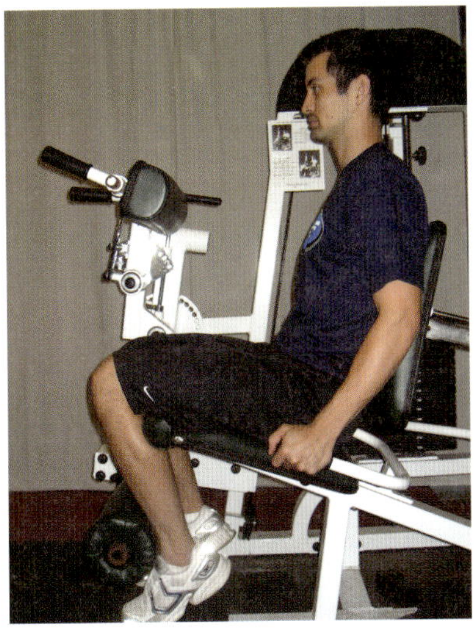

올바른 준비 자세

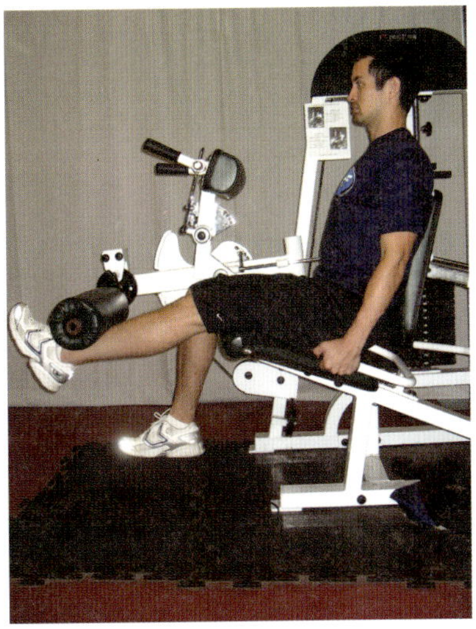

올바른 마지막 자세

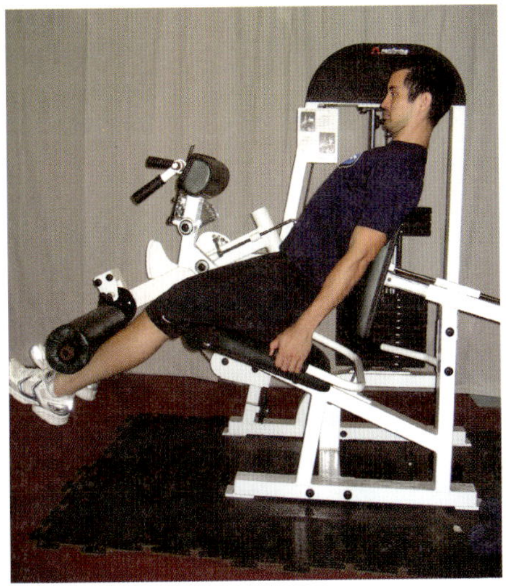

잘못된 마지막 자세

사이드 레이즈(Side Raise)

어깨 굴곡이나 외전운동을 할 때 서로 비슷한 실수를 하기 쉽다. 여러 다른 운동들과 마찬가지로 적절치 못한 부하 설정이 주요 원인이다. 들어 올리는 동작에서 하기 쉬운 세 가지 실수는 첫째, 적절치 못한 스타팅 포인트 둘째, 각운동(angular motion)을 유발하기 위하여 고관절 신전을 이용하는 것 셋째, 올리는 동작을 할 때 너무 높게 엔딩 포지션(ending position)을 잡는 것이다. 이들 운동에서 극상근(supraspinatus)은 어깨 외전 초기 동작에 주동근으로 작용되고, 외전 첫 20° 정도까지 들었을 때 부하가 중력을 넘어서기 때문에 이상적인 초기 동작으로 엉덩이로부터 약 20~30° 정도 떨어진 상태에서 들어 올리게 되면 삼각근의 수축 작용을 더 크게 할 수 있다. 대부분의 운동자들이 중량을 흔들면서 들어 올리고 내리는 동작을 취하는 데 이렇게 되면 각운동량을 활용하게 된다. 이것이 고관절 신전에서 생성된 힘과 함께 발생되는 경우 삼각근은 그만큼 작용력이 줄어들게 되는 것이다. 올릴 때 너무 높게 올리는 것 또한 문제인데 이는 어깨 충돌(impingement)을 일으킬 수 있다. 이러한 위험을 줄이기 위해서는 약 90° 정도까지만 들어 올려야 한다. 또한 프런트 레이즈(front raise)의 경우 핸드 그립은 중립으로 잡아야 한다.

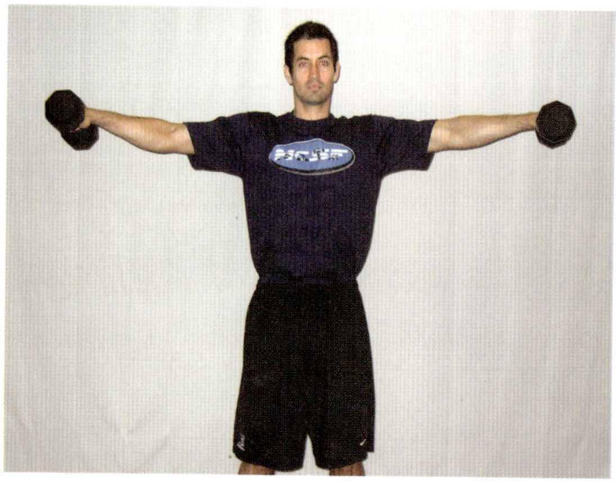

올바른 마지막 자세

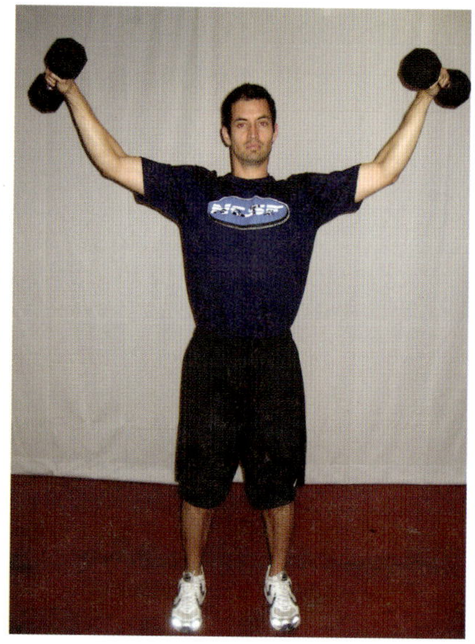

잘못된 마지막 자세

싯업(Sit-up)

윗몸일으키기를 풀(full)로 하는 것은 금기시된 운동이다. 그 이유는 고관절 굴근들이 이 운동 동작의 약 40° 정도 지점에서 주동근으로 작용하기 때문에 추간판과 척추인대에 과도한 스트레스를 줄 수 있다. 발이나 발목이 다른 물건이나 사람에 의해 고정된 상태이거나 디클라인 벤치에서 이 운동을 하는 경우 고관절 굴근의 작용력은 더 증가된다. 복부에 운동이 되도록 하기 위해서는 복횡근을 이용하여 척주를 안정화시키고 고관절의 작용이 줄어들도록 골반의 후방 경사를 이루면서 상체를 30°까지 들어올리도록 해야 한다. 덧붙여서 운동실행자는 경추를 무리하게 굽히려고 하지 말고 일정한 스피드로 동작을 하도록 한다. 항상 복부에 수축력이 유지된 상태에서 동작을 수행해야 한다.

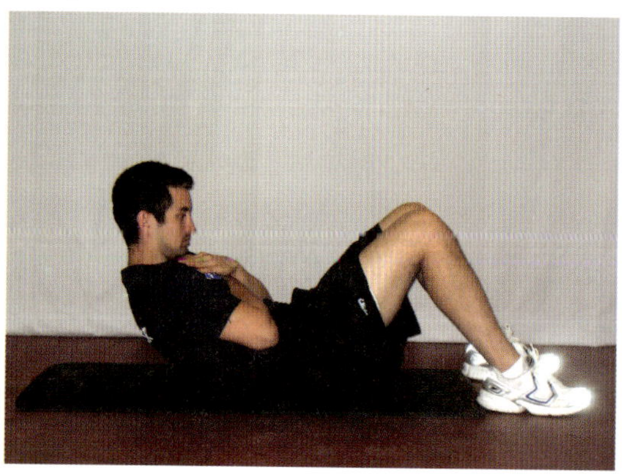

올바른 자세

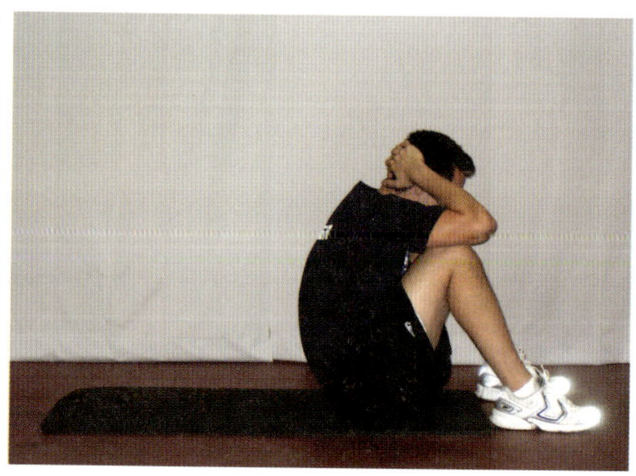

잘못된 자세

트라이셉스 익스텐션/푸시 다운(Triceps Extension/Pushdowns)

트라이셉스 운동에서 일어나는 가장 흔한 실수는 어깨의 위치이다. 대부분의 경우 어깨 동작은 각 운동을 증가시키기 위해 작용한다. 트라이셉스 익스텐션 및 푸시다운 운동에서 부적절한 각운동량의 발생은 어깨 굴곡의 초기 동작에서 일어나며 그것은 팔을 신전시키기 전에 어깨를 신전시키기 위하여 광배근의 수축력을 이용하기 때문이다. 또한 이것은 부하를 올바르게 적용하지 못했을 때 고관절의 굴곡에 의하여도 발생할 수 있다. 또 다른 실수는 전완이 신전 이상으로 더 내리는 동작을 해서 상완의 수평적인 외전과 내전을 이용하여 대흉근을 작용하도록 하는 것이다. 이러한 오류를 개선하기 위해서는 동작을 하는 동안 어깨와 척추, 엉덩이를 움직이지 않도록 고정하고 적절히 중량을 줄이도록 해야 한다.

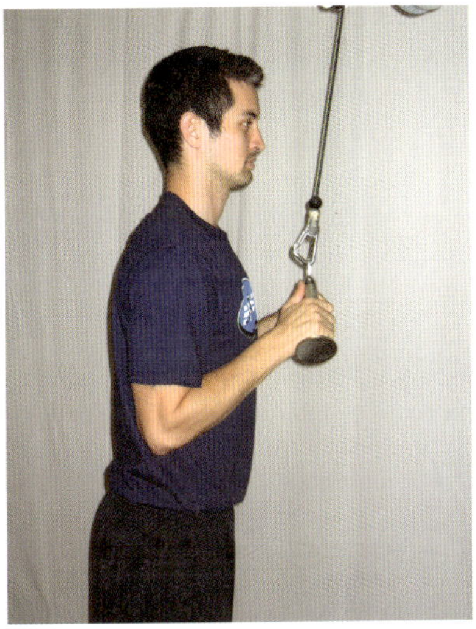

올바른 준비 자세

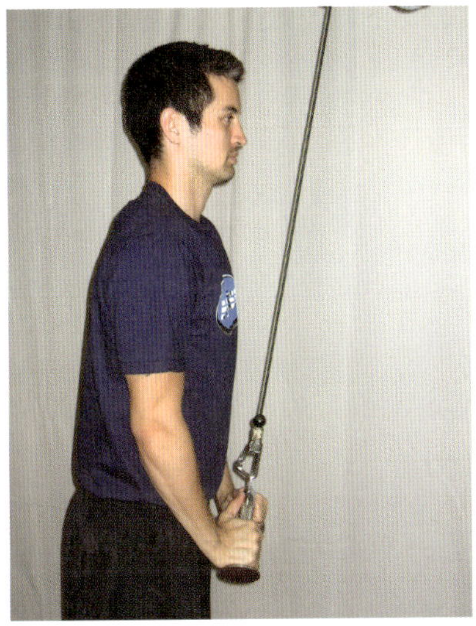

올바른 마지막 자세

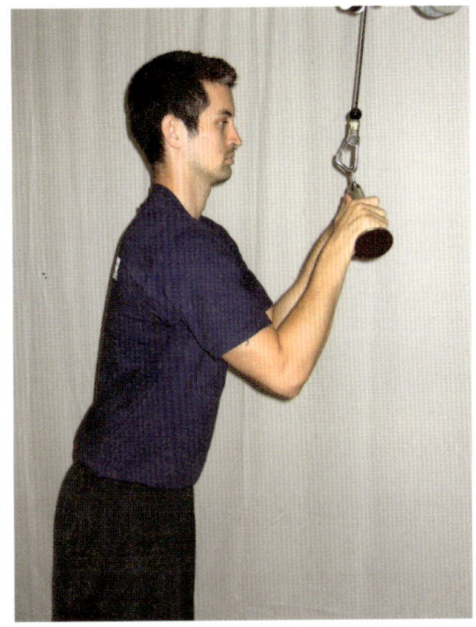

잘못된 준비 자세

트렁크 로테이션(Trunk Rotation)

트렁크 로테이션을 할 때 주로 나타나는 잘못들은 유연성 또는 효율성의 부족 때문에 발생한다. 그 이유는 동작이 상체와 골반이 분리된 동작으로 발생되기보다는 골반의 회전 동작과 함께 이루어지기 때문이다. 대부분의 사람들은 트렁크 로테이션 동작의 가동범위가 제한되어 있기 때문에 엉덩이를 동시에 움직임으로써 동작을 보완하려고 하는 것이다. 이러한 문제점을 고치기 위해서는 몸통을 돌릴 때 엉덩이를 고정시키도록 지도해야 한다. 앉은 자세로 동작을 취하는 것도 안정성 있는 운동을 할 수 있도록 하는 방법이다. 팔로 부하를 움직이도록 할 때 어깨가 수평을 유지하도록 하는 것이 중요하다. 그래야 작용력이 척주 상에 놓이게 된다.

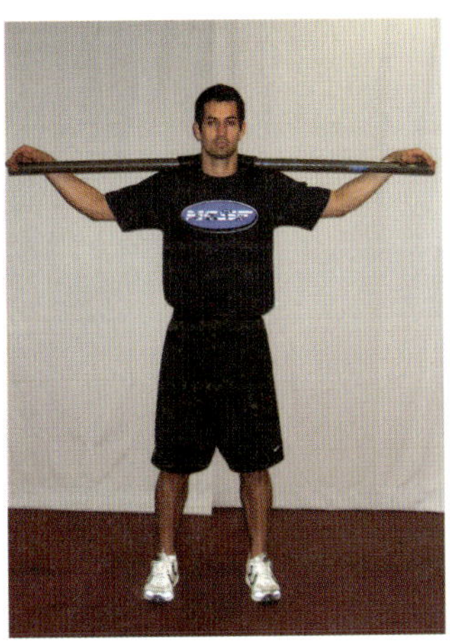

올바른 준비 자세

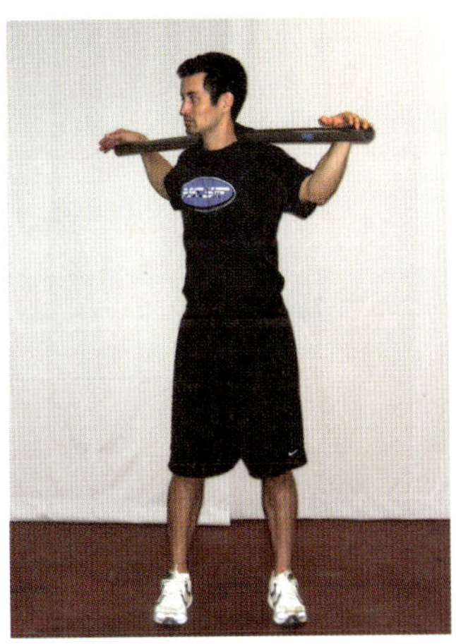

올바른 마지막 자세

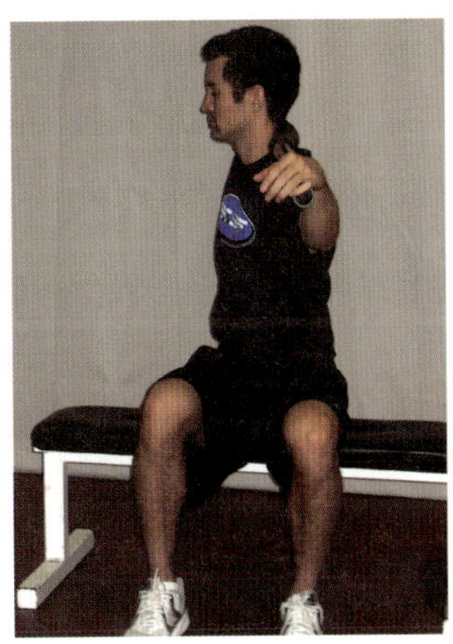

올바른 마지막 자세

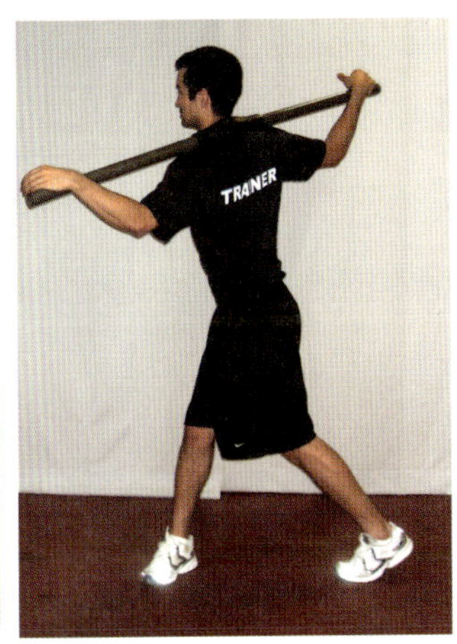

잘못된 마지막 자세

References

1. **Ainscough-Potts AM, Morrissey MC and Critchley D**. The response of the transverse abdominis and internal oblique muscles to different postures. *Man Ther*11: 54-60, 2006.
2. **Ainscough-Potts AM, Morrissey MC and Critchley D**. The response of the transverse abdominis and internal oblique muscles to different postures. *Man Ther*11: 54-60, 2006.
3. **Bak K**. Nontraumatic glenohumeral instability and coracoacromial impingement in swimmers. *Scand J Med Sci Sports* 6: 132-144, 1996.
4. **Clark S and Rose DJ**. Evaluation of dynamic balance among community-dwelling older adult fallers: a generalizability study of the limits of stability test. *Arch Phys Med Rehabil* 82: 468-474, 2001.
5. **Danneels LA, Vanderstraeten GG, Cambier DC, Witvrouw EE, Stevens VK and De Cuyper HJ**. A functional subdivision of hip, abdominal, and back muscles during asymmetric lifting. *Spine*26: E114-E121, 2001.
6. **Davis JR and Mirka GA**. Transverse-contour modeling of trunk muscle-distributed forces and spinal loads during lifting and twisting. *Spine* 25: 180-189, 2000.
7. **Diener HC, Dichgans J, Guschlbauer B and Mau H**. The significance of proprioception on postural stabilization as assessed by ischemia. *Brain Res*296: 103-109, 1984.
8. **Granata KP and England SA**. Stability of dynamic trunk movement. *Spine* 31: E271-E276, 2006.
9. **Granata KP, Orishimo KF and Sanford AH**. Trunk muscle coactivation in preparation for sudden load. *J Electromyogr Kinesiol* 11: 247-254, 2001.
10. **Hara M, Shibayama A, Takeshita D and Fukashiro S**. The effect of arm swing on lower extremities in vertical jumping. *J Biomech* 39: 2503-2511, 2006.
11. **Heiss DG and Pagnacco G**. Effect of center of pressure and trunk center of mass optimization methods on the analysis of whole body lifting mechanics. *Clin Biomech (Bristol , Avon)* 17: 106-115, 2002.
12. **Hiemstra LA, Webber S, MacDonald PB and Kriellaars DJ**. Hamstring and quadriceps strength balance in normal and hamstring anterior cruciate ligament-reconstructed subjects. *Clin J Sport Med* 14: 274-280, 2004.
13. **Holbein MA and Chaffin DB**. Stability limits in extreme postures: effects of load positioning, foot placement, and strength. *Hum Factors* 39: 456-468, 1997.
14. **Holbein MA and Redfern MS**. Functional stability limits while holding loads in various positions. *Int J Ind Ergon*19: 387-395, 1997.
15. **Holcomb WR, Rubley MD, Lee HJ and Guadagnoli MA**. Effect of hamstring-emphasized resistance training on hamstring:quadriceps strength ratios. *J Strength Cond Res* 21: 41-47, 2007.
16. **Hortobagyi T, Westerkamp L, Beam S, Moody J, Garry J, Holbert D and DeVita P**. Altered hamstring-quadriceps muscle balance in patients with knee osteoarthritis. *Clin Biomech (Bristol , Avon)* 20: 97-104, 2005.
17. **Iida H and Yamamuro T**. Kinetic analysis of the center of gravity of the human body in normal and pathological gaits. *J Biomech*20: 987-995, 1987.
18. **Lee DV, Walter RM, Deban SM and Carrier DR**. Influence of increased rotational inertia on the turning performance of humans. *J Exp Biol*204: 3927-3934, 2001.
19. **Mayer F, Axmann D, Horstmann T, Martini F, Fritz J and Dickhuth HH**. Reciprocal strength ratio in shoulder abduction/adduction in sports and daily living. *Med Sci Sports Exerc* 33: 1765-1769, 2001.
20. **Nadler SF, Malanga GA, Bartoli LA, Feinberg JH, Prybicien M and Deprince M**. Hip muscle imbalance and low back pain in athletes: influence of core strengthening. *Med Sci Sports Exerc* 34: 9-16, 2002.
21. **Ng JK, Parnianpour M, Richardson CA and Kippers V**. Effect of fatigue on torque output and electromyographic measures of trunk muscles during isometric axial rotation. *Arch Phys Med Rehabil* 84: 374-381, 2003.
22. **Ng JK, Richardson CA, Parnianpour M and Kippers V**. EMG activity of trunk muscles and torque output during isometric axial rotation exertion: a comparison between back pain patients and matched controls. *J Orthop Res* 20: 112-121, 2002.
23. **Ng JK, Richardson CA, Parnianpour M and Kippers V**. EMG activity of trunk muscles and torque output during isometric axial rotation exertion: a comparison between back pain patients and matched controls. *J Orthop Res* 20: 112-121, 2002.
24. **Nichols DS, Glenn TM and Hutchinson KJ**. Changes in the mean center of balance during balance testing in young adults. *Phys Ther* 75: 699-706, 1995.
25. **Noffal GJ**. Isokinetic eccentric-to-concentric strength ratios of the shoulder rotator muscles in throwers and nonthrowers. *Am J Sports Med* 31: 537-541, 2003.
26. **Noffal GJ**. Isokinetic eccentric-to-concentric strength ratios of the shoulder rotator muscles in throwers and nonthrowers. *Am J Sports Med* 31: 537-541, 2003.
27. **Pasque CB and Hewett TE**. A prospective study of high school wrestling injuries. *Am J Sports Med* 28: 509-515, 2000.
28. **Teyhen DS, Miltenberger CE, Deiters HM, Del Toro YM, Pulliam JN, Childs JD, Boyles RE and Flynn TW**. The use of ultrasound imaging of the abdominal drawing-in maneuver in subjects with low back pain. *J Orthop Sports Phys Ther* 35: 346-355, 2005.
29. **Tucker CA, Ramirez J, Krebs DE and Riley PO**. Center of gravity dynamic stability in normal and vestibulopathic gait. *Gait Posture* 8: 117-123, 1998.
30. **Vanezis A and Lees A**. A biomechanical analysis of good and poor performers of the vertical jump. *Ergonomics* 48: 1594-1603, 2005.
31. **Willson JD, Dougherty CP, Ireland ML and Davis IM**. Core stability and its relationship to lower extremity function and injury. *J Am Acad Orthop Surg*13: 316-325, 2005.

제3장

근생리학

Muscle Physiology

- 근세포의 유형
- 힘의 생성
- 피로
- 근육의 유형
- 근수축의 유형
- 근섬유의 유형
- 근섬유 유형의 구분

NATIONAL COUNCIL ON STRENGTH & FITNESS

CERTIFIED PERSONAL TRAINER

근육조직의 형태들 Types of Muscle Tissue

근육 계통은 **골격근**(skeletal muscle), **심근**(cardiac muscle), **내장근**(smooth muscle) 등 세 가지의 근육조직으로 구성된다. 각 조직들은 몸 안에서 특성화된 기능을 수행한다. 골격근은 뼈의 자세 유지, 수의적인 동작, 힘의 전달 및 부적절한 동작 방지에 도움을 준다. 심장에만 있는 심근 조직은 순환계의 혈액순환을 담당한다. 내장근은 식도, 위, 소장, 대장 및 직장 등을 포함하는 위장관뿐만 아니라 혈관의 내벽을 구성한다. 내장근은 유동액과 고형성분을 운반하고, 소동맥을 수축 · 이완시키며 몸의 내부 평형 상태를 유지하도록 돕는 다른 여러 가지 기능도 수행한다. 퍼스널 트레이닝을 목적으로 이 장에서는 골격근의 기능과 적응에 대하여 초점을 둘 것이다.

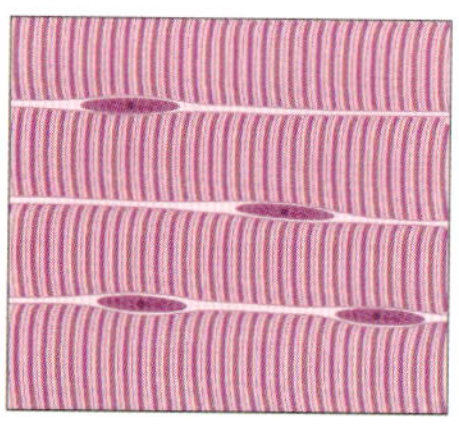
골격근 skeletal muscle

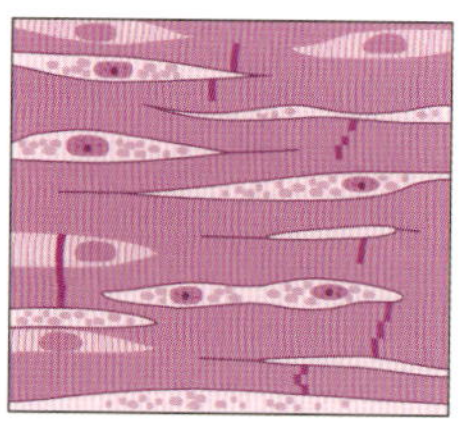
심근 cardiac muscle

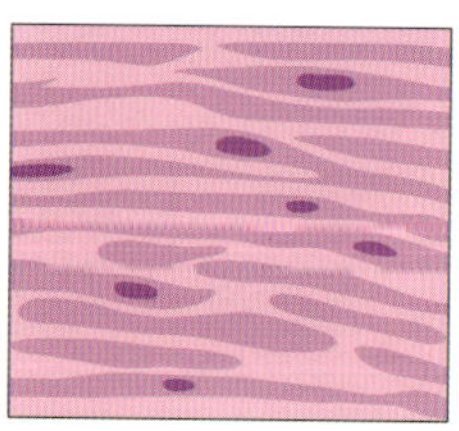
내장근 smooth muscle

근육수축 방법 How Muscle Contract

제2장에서 설명하였던 내부의 장력과 압력을 만들기 위해서 골격근은 반드시 수축해야 한다. 그렇게 하기 위해서 신체는 동시 상호의존적으로 각 계통들이 작용해야 한다. 뇌에서 우선 발생시킨 신호를 이용해서 신경계는 근육을 자극시키고, 근육을 수축시켜서 장력을 만들어 낸다. 만약 힘이 지속적으로 요구된다면 근육은 지속적인 에너지와 혈액의 공급을 필요로 하게 된다. 제1장에서 근외막(epimysium)과 근주막(perimysium: 근육층들 사이에 쌓인)에는 근수축과 근력 생성을 돕는 신경들과 혈관들이 분포하고 있다는 것을 배웠다. 이러한 네트워크 조직들은 **중추신경계**(central nerve system)로부터 **활동전위**(action potential)를 통하여 운동정보를 전달하고, 혈관계로 하여금 에너지와 산소를 전달하게 하며, 에너지대사로부터 나온 부산물을 제거하는 등의 기능을 하기 때문에 아주 중요하다. 말초신경계와 혈관계는 근조직 내부로 작은 분지를 이루면서 함께 뻗어 들어간다. 그리고 그곳에서 **모세혈관**(capillaries)과 신경섬유들은 수축성의 단백질 분자들과 상호작용을 한다.

근섬유는 하나의 작은 공장처럼 배열되어 있다. 근섬유의 각구조는 수축성 장력을 발생시키기 위해 특정의 기능을 수행한다. 안에서 밖으로 작용하는 근원섬유는 액틴(가는 필라멘트)과 미오신(굵은 필라멘트)을 포함한 원통형 구조로 되어 있다. 이러한 단백질 필라멘트들이 근원세사 활주설(sliding filament theory)에 따라 근수축이 발생하는 미세구조 성분들이다. 이 과정은 바로 뒤에서 설명될 것이다. 신경신호를 전환하는 역할을 하는 **T세관**과 **근형질세망**(sarcoplasmic reticulum; SR)이라고 불리는 칼슘 저장소, 마지막에 에너지를 발생시키는 데 사용될 **미토콘드리아** 등이 근원섬유들을 둘러싸고 있다. 이 근섬유 내의 구성 성분들 전체는 **근초**(sacolemma)라 불리는 근세포막에 감싸여 있다. 또한 근섬유들은 **근내막**(endomysium)에 싸여 있는데 바로 이 내막 안에 모세혈관들과 신경종말들이 분포하고 있다.

만약 몸이 근섬유에서 장력을 발생해야 할 필요가 있다면 뇌에서 먼저 활동전압(action potential)이라 불리는 신호

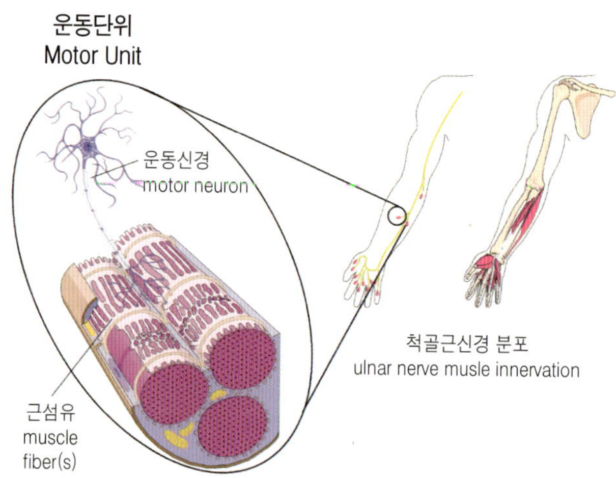

(impulse)가 발생되어야 한다. 활동전압은 척수를 통하여 그 신호를 말초신경계로 전달한다. 신호는 근육다발에서부터 아주 작은 신경섬유까지 전달된다. 이 작은 신경섬유들은 근섬유들이 수축되도록 연결되어 있다. 이들 미세신경섬유들을 **운동신경**(motor nerve)이라 부른다. 또한 운동신경과 이 운동신경이 지배하는 근섬유들을 합쳐서 **운동단위**(motor unit)라고 한다. 운동단위 내에서 운동신경은 각각의 근섬유들에 미세신경섬유로 분지되어 뻗어 있다. 활동전압은 신경섬유의 종말 부분과 근섬유막에 형성된 신경근연접(neuro-muscular junction; NMJ)부에서 각각 근섬유 내로 전달된다. 여기서 활동전압은 세포막의 전압 통로를 경유해서 근섬유막을 자극시킨다. 신경과 근섬유 사이의 이 같은 연결을 흥분-수축 반응(excitation-contraction couple)이라고 한다. 이 연결 반응은 전기 자극이 신경섬유로부터 근섬유로 연결되도록 하는 근육과 신경 간의 교량 역할을 수행한다.

근섬유 내에서 활동전압은 T세관을 따라 전도되면서 **근형질세망(SR)**을 자극시킨다. 이 자극이 근소포체(SR) 내에 있는 칼슘(Ca^{++})을 방출케 하면서 근수축 사이클이 시작되게 한다. 근육이 이완된 상태에서 근섬유 필라멘트들 중에 **트로포닌(troponin)**과 **트로포미오신(tropomyosin)**으로 구성된 액틴 필라멘트에 존재하는 활성 부위가 차단되어 액틴과 미오신이 상호수축작용을 할 수 없게 하는 것이다. 그러나 근소포체(SR)로부터 방출되어 나온 칼슘 이온이 액틴 필라멘트와 트로포닌 분자의 결합 구조를 변형시켜서 트로포닌과 미오신 머리의 차단막을 풀어 주는 핵심적인 작용을 한다. 칼슘이 차단된 부위를 풀어 주면 마치 문을 여는 것처럼 트로포미오신 분자가 회전되면서 트로포닌 분자를 이동시키게 한다. 이렇게 트로포닌이 움직일 수 있어야 미오신 필라멘트가 액틴 필라멘트와 자유로이 접착될 수 있어 소위 '십자교(cross bridges)'를 이룰 수 있다. 미오신/액틴 부착 지점에서 **아데노신3인산(adenosine triphosphate; ATP)**이 분해되고, 그때 방출된 에너지가 근섬유로 하여금 수축하게 하여 힘을 발생시킨다. 액틴과 미오신 필라멘트 단백질이 서로 맞물려서 슬라이딩되는 이 복잡한 과정이 근원세사 활주이론(sliding filament theory)으로 알려져 왔다.

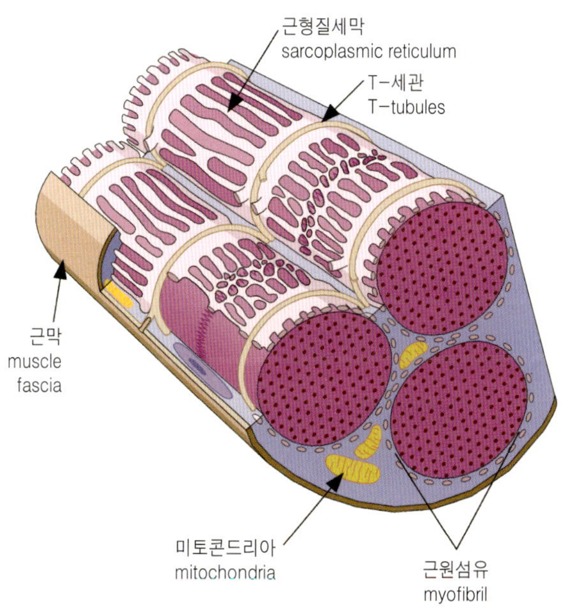

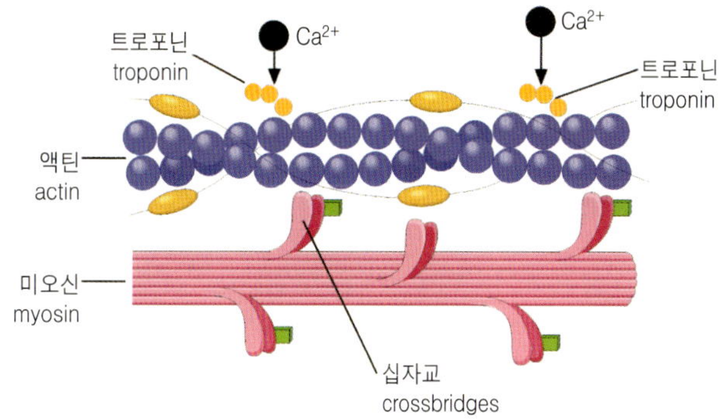

미오신 머리의 움직임은 보트의 노를 젓는 모양과 닮았다. 즉, 노가 물에 들어갈 때 물의 표면을 가로질러서 당겨지고, 그 다음 노 젓기를 위해서 노를 물 밖으로 끄집어 내는 것처럼 미오신의 머리가 접착되고 당겨지고 다시 떨어지고 다시 세우는 과정을 계속해서 반복하는 것이다. 만약 신경자극이 계속 유지되고 충분한 ATP가 제공된다면 이 과정은 1초당 5회까지 반복이 가능하다. 발생된 근섬유의 장력의 크기는 작용하는 근원섬유의 십자교(cross bridges)를 이루고 있는 수에 비례한다.

힘의 발생 Force Production

근섬유는 장력을 일으키거나 아니면 어떠한 장력도 발생시키지 않는 상태에 있다. 이것을 흔히 실무율법칙(all-or-none law)이라고 한다. 이것은 근육에 의해 발생된 장력은 자극받은 근섬유의 수와 자극의 빈도에 의존한다는 것을 말한다. 근섬유에 한 번의 수축-이완이 발생되었을 때 이를 연축(twitch)이라 부르며 이 연축 시간은 활동하는 근섬유에 따

Quick Insight

근육의 긴장 상태(muscle tone)는 근육이 수축하지 않았을 때에도 일부의 운동단위들이 항상 활동하기 때문에 일어난다. 운동단위의 활성화 수준은 운동 동작을 일으키기에는 그 장력이 부족하지만 근조직에 긴장감이나 단단함(firmness)을 유지시킬 수는 있다. 근긴장의 정도는 발생된 장력과 뼈, 관절들의 부위를 안정시키기 위해 자극되는 운동단위의 수에 달려 있다. 운동단위들은 근피로를 방지하기 위해서 다양한 형태의 자극을 받는다. 외부의 힘이 몸에 작용했을 때 인체의 긴장감이 신경계에 정보를 제공하게 되고, 이로 인해 건(tendon)이 갑작스런 신체의 위치 또는 장력의 변화에 더 잘 적응하도록 조절하게 된다(16). **'근방추(muscle spindle)'** 로 불리는 특수한 추내근섬유들이 있어 근육들이 힘을 조절하는 데 도움을 주고 있다(13).

근방추는 일반 근섬유(추외근섬유, extrafusal fiber)와 평행하게 위치한 아주 특수화된 근육조직(추내근섬유, intrafusal fiber)들의 집합체이다(15). 추내근섬유들은 근조직의 길이 또는 긴장의 정도에 따라 정보를 감각신경을 통하여 전달한다. 근육이 신전되었을 때 이 근방추조직들은 충격을 흡수하는 방법의 일환으로 늘어난 근 길이를 원상 복귀시키기 위하여 좀 더 강한 근수축을 발생하도록 하는데 이를 신전반사(stretch reflex)라 한다. 흥분성 자극이 주동근은 활성화되도록 하고 신속한 자가조절(rapid self-regulation) 과정에 따라 길항근은 이완되도록 활성화한다. 제1장에서 보았듯이 주동근과 길항근은 서로 반대 방향의 움직임을 일으키는 근육들이다. 예를 들어 상완이두근이 수축하면 삼두근은 그 반대로 반드시 이완되어야 한다. 반사작용은 몸의 위치나 자세를 조절하는 것을 보완해 주는 '자동장력 조절장치(automatic tone adjustment)' 이다. 이것은 반사적이기 때문에 대뇌의 제어를 필요로 하는 신체활동 중에 즉각적으로 보정 조절을 가능하게 한다. 신전반사를 통한 근방추로부터의 지속적인 정보의 제공이 바로 신경근 조절 메커니즘의 기본이 된다(3).

골지건기관(golgi tendon organs)은 근육과 결합조직이 장력을 조절하는 근방추의 기능을 보완해 준다(8). 골지건기관들은 근과 건의 결합 부위에 있는 아주 작은 감각기관들이다. 그들은 근조직의 안정성을 잠재적으로 위험하게 할 수 있는 과도한 긴장을 억제하기 위하여 근육 내의 운동신경들과 신속하게 정보를 교환한다. 만약 긴장이 너무 심하게 되면 골지건기관은 운동신경의 활동을 낮추기 위하여 억제성 신호를 보낸다. 그 결과 근수축력은 감소된다. 근육의 긴장을 억제시킴으로써 골지건은 과도한 근긴장으로 인하여 생길 수 있는 근조직의 상해를 방지한다. 이 과정에 대한 예시는 교근(maseter muscles)에서 볼 수 있다. 교근의 작용은 씹는 행위를 할 때 턱뼈를 닫는 일을 한다. 교근은 이가 부서지는 것이 가능하게 할 정도로 턱에 충분한 힘을 만드는 것이 가능하다. 그러나 교근의 건(musculotendon) 내의 골지건기관은 긴장의 양을 잘 감지해서 근육이 이가 부서질 정도의 힘을 발휘하는 것을 방지한다.

라 다르다. 일반적으로 근섬유는 빠른 연축(fast twitch; FT)과 느린 연축(slow twitch; ST) 두 종류 중 하나로 정의된다. FT섬유들이 확실하게 빠른 수축-이완을 하는 것(10msec)에 비하여 ST섬유들은 수축-이완을 완성하는 데 더 오랜 시간(100msec)을 필요로 한다(5). 골격근 내에 일회성 단축은 아무런 근작용을 일으킬 수 없다. 어떤 정상적인 동작을 이루려면 지속적인 근수축들이 일어나야 한다. 자극이 연속적으로 짧은 간격으로 가해지면 근육에는 큰 장력이 발생하게 되고 근육의 이완 현상이 전혀 나타나지 않는 수축 상태가 유지되는데 이 시점을 **완전강축(complete tetanus)**이라고 한다. 일반적으로 근수축으로 힘을 발생시키기 위해서는 이러한 완전강축이 필수적이다. 따라서 정상적인 근수축은 모두 완전강축 때문에 일어나는 것이라 할 수 있다.

움직임을 일으키는 장력을 발생하기 위해서는 운동단위들이 작용하는 근육을 자극시켜야 한다. 자극받는 운동단위의 수가 많으면 많을수록 더 많은 근섬유들이 동원되고 그 결과 더 큰 장력이 생성된다. 골격근에 의해 발휘된 총 힘은 얼마나 많은 근섬유들이 근수축을 일으키기 위해서 동원되었느냐에 따르다. 최고의 장력은 근육에 있는 모든 운동단위들이 완전강축으로 수축하고 있을 때 일어난다.

일반적으로 운동단위들은 주어진 운동 상황에 따라 작용하는데 이는 대부분의 운동들이 최고의 장력에서만 이루어지는 것이 아니기 때문이다. 최대의 장력이 요구될 때에는 모든 운동단위들이 장력을 발생하기 위해서 최대로 동원된다. 최대의 장력 수준은 아주 짧은 시간 동안에만 발생한다. 그것은 근육이 피로해지면서 최대 장력이 상대적으로 감소하기 때문이다. 신체활동이 오랜 시간 동안 힘을 필요로 할 때, 운동단위들은 교대로 작용한다. 즉 일부의 근섬유들은 다른 섬유들이 동원될 때 휴식을 취한다. 이러한 현상은 운동단위 동원 형태가 요구된 신체활동에 따라 특이적으로 변화한다는 것을 의미한다(6). 최대 파워(high output)가 요구될 때는 FT섬유와 운동단위들의 동원이 최대한 동시다발적으로 이루어져야 하며 그와 반대로 지구력을 요구하는 신체활동은 ST섬유들의 비동시성 연소 패턴을 활용한다. ST섬유들은 운동단위의 활동전위를 보존할 정도로 피로 저항성이 높기 때문에 장시간 지속되는 신체활동을 가능하게 한다.

운동단위와 관련해서 볼 때 근섬유들의 근력 발휘는 조정 경기의 팀원들이 노를 젓는 것과 유사하다. 우리는 이미 근육의 최대 장력에는 지속적인 강직(tetanus) 혹은 동원된 모든 근섬유들의 지속적인 수축이 필요하다는 것을 배웠다. 이것은 조정 경기의 모든 팀원들이 쉬지 않고 노를 젓는 상황으로 더 쉽게 이해할 수 있다. 더 많은 팀원들이 참여하고 더 빨리 노를 저을수록 보트를 움직이기 위한 더 큰 힘을 낼 수 있을 것이다. 똑같은 방식이 근조직에서 힘을 생성하는 데 적용된다. 더 많은 근조직이 동원될수록 더 많은 수축력이 발생된다. 이와 유사하게 만일 누군가가 노잡이들로 하여금 더 빨리 노를 젓게 할 수 있다면(향상된 자극 발생), 보트는 더 많은 힘의 발생으로 인하여 더욱 가속화될 것이다. 이처럼 운동신경의 자극 발생률이 높아진다면 근수축도 마찬가지로 높아진다. 만약 모든 노잡이들이 최대 노력을 하도록 요구되고(증가된 동원) 정확하게 똑같은 타이밍으로 노를 젓는다면(향상된 동시성) 그들은 가장 빠른 속도를 냄과 동시에 최고의 결과를 낼 수 있을 것이다. 운동단위도 똑같은 원리이다. 연습을 통해서 근섬유들은 더 효율적으로 동원되고 운동단위의 자극 발생률도 향상된다. 또한 그 자극 발생이 동시에 일어난다면 더 큰 힘을 발휘하게 된다. 이러한 모든 작용들이 연습을 통해서 더 효율적으로 적응하는 신경계의 기능을 이해하는 것이 중요하다. 연습을 통해서 근력 발생을 증가시키는 능력은 근섬유와 신경계의 적응 상태에 따라서 달라진다(1).

보트의 노를 젓는 조정 팀의 예에서 우리는 발휘할 수 있는 최대 장력을 증가시키는 방법을 알 수 있었다. 그러나 팀원들이 만일 최대한의 속도로 가는 것보다 오히려 천천히 장거리를 가고 싶다면 어떨까? 이 경우엔 더 느리게 젓는 방식 아니면 교대로 노 젓는 패턴을 사용하는 게 적절할 것이다. 만약 두 사람이 동시에 노 젓기를 하고 다른 두 사람은 쉬는 교대 형태를 선택한다면 노 젓는 사람들이 지치지 않아 보트의 추진력은 지속적으로 유지될 것이다. 이것으로 앞에서 언급하였던 지구성 운동시의 운동단위 동원 패턴을 설명할 수 있다. 좀 더 동시적으로 노를 젓고 또한 그 활동량에 맞춰 휴식한다면, 그 노 젓기 활동은 좀 더 효율적으로 수행될 것이다.

힘에 대해 신경계가 미치는 영향에 있어 흥미로운 사실은 새로운 근육이 추가로 생성되지 않더라도 힘의 증가는 일어날 수 있다는 것이다. 즉, 이러한 현상은 운동단위의 동원에 대한 효율성의 변화로 가능하다. 인체는 힘을 필요로 하는 상황을 항상 겪기 때문에 그 새로운 요구에 대응하기 위하여 가장 효율적인 방법을 터득한다. 이러한 적응을 흔히 운동학습(motor learning)이라고 한다.

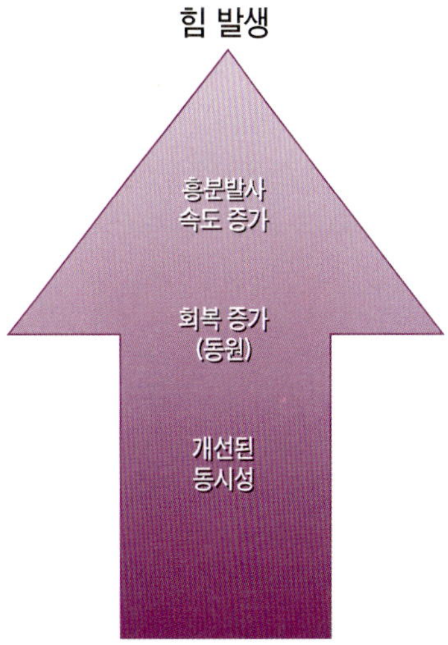

본질적으로 우리 몸은 신경계에 의한 조절 능력 향상을 통하여 이미 지니고 있는 근조직 활용 능력을 어떻게 극대화시킬 수 있는지를 알고 있다(12). 이러한 사실들은 나중에 좀 더 자세하게 다루어질 것이다.

피로 Fatigue

근육이 긴장을 유지하는 데에는 여러 가지 요인이 있다. 그 중 가장 주목할 만한 것은 운동의 강도이다(9). 즉 더 강한 힘을 필요로 할수록 더 빨리 피로가 쌓인다. 근육의 피로는 근력 발생 과정 중 어딘가 제 기능을 못하게 됨에 따라 유발된다. 피로는 지속되는 신경 자극에도 불구하고 근육이 수축하지 못하는 것으로 정의된다. 피로의 원인은 중추신경계, 말초신경계 및 신경근접합부(neuromuscular junction; NMJ) 혹은 근섬유 그 자체에서 발생할 수 있다(14). 피로는 운동강도와 관련이 크기 때문에 신체활동 가운데에서 특정한 원인을 찾을 수 있을 것이다. 즉, 단시간에 많은 힘을 요하는 고강도 운동들은 여러 요인에 의해 피로가 발생한다. 반면에 저강도로 장시간 신체활동을 하는 경우에는 에너지 공급에 따른 요인이 피로의 원인이 될 수 있다. 근섬유가 피로한 만큼 근육의 피로도 누적된다. 따라서 근육이 피로하면 운동시에 운동단위의 동원 능력이 떨어질 수밖에 없다. 운동단위의 피로도가 높아질수록 그에 상응하는 영향이 나타난다. 또한 피로 수준이 높아질수록 운동 수행 능력도 반비례

Key Terms

골격근(skeletal muscle): 가로무늬근. 수축을 통해서 뼈와 관절에 힘을 가하면서 움직임을 수월하게 하며 뼈대에 부착되어 있는 근육

심근(cardiac muscle): 심장에서만 찾을 수 있는 가로무늬근으로 핵분열을 하지 않거나 단핵분열만 하는 불수의근

민무늬근(smooth muscle): 비가로무늬근의 형태로 방광, 자궁, 위장관과 같은 속이 빈 기관의 '벽'에서 찾을 수 있다. 혈관과 같은 내강(lumen)을 형성하기도 한다. 민무늬근은 구조와 기능에 있어서 기본적으로 골격근이나 심근과는 다름

모세혈관(capillaries): 몸에 퍼져 있는 작은 혈관으로 동맥과 정맥을 잇는다. 모세혈관은 영양과 산소를 세포에 분배하고 노폐물을 제거하기 위해 몸의 조직들 주위에서 복잡한 관계를 형성함

근형질세망(sarcoplasmic reticulum; SR): 각개의 근원섬유를 둘러싸고 있으며 골격근 내에서 칼슘 저장소의 기능을 함

적으로 감소하게 된다(4).

따라서 활동근육조직이 장시간 피로해지는 것을 방지하기 위해 회복기를 주는 것이다. 이것으로 장시간 운동 중에는 운동단위들의 동원이 교대로 이루어지고 있다는 것을 알 수 있다. 짧은 시간 동안 폭발적으로 운동할 때 근육은 최대 또는 최대하 수준으로 수행해야 하기 때문에 피로가 더 빨리 쌓이게 된다. 근활동이 일시적으로 중단될 때 근섬유들은 격렬한 운동 이전의 안정 상태로 회복하려고 한다. 단거리 달리기 혹은 스쿼트(squat)와 같은 운동을 반복적으로 할 경우 세트 간의 휴식 기간 혹은 휴식 간격을 부여해야 한다. 이 휴식 시간 동안 근육세포의 회복 정도는 세포 내의 에너지 재공급과 혈액순환을 통한 근세포의 부산물 제거, 그리고 산소의 공급에 달려 있다. 운동 수행이 안전히 끝났을 때 근세포들은 신체활동으로 인해 발생한 여러 가지 문제들을 원상복구하기 위하여 많은 시간을 필요로 한다. 이것이 회복기간(recovery period)이다. 이 회복 기간 동안에 근섬유들은 다시 에너지를 비축할 수 있고, 최대 근력 발현으로 인해 발생한 미세 손상들을 치유할 수 있으며, 완전히 운동 전으로 회복될 수 있다. 운동 전 수준으로 되돌아가는 데까지 필요한 회복 시간은 근섬유가 사용된 정도에 따라 다르다(7). 지속적인 고강도 운동의 경우에는 완전히 회복하는 데까지 1주일 정도 걸릴 수도 있다(2). 운동 시행 중의 회복 시간은 운동처방에 있어서 매우 중요하게 고려할 사항이다.

근수축의 형태 Types of Muscle Contractions

운동단위의 자극에 따라 발생된 근수축들은 체내에서 각기 다른 내적인 힘을 발휘한다. 이러한 근수축은 그들이 힘을 생성하는 형태에 따라서 분류될 수 있다. 근육이 길어지거나 혹은 짧아지면서 장력을 발생하는 등장성 수축(isotonic contraction)의 경우는 'isotonos(iso-동등, tonos-긴장)'에서 유래되었다.이 용어는 역동적인 근육의 움직임을 묘사할 때는 일반적으로 잘못 사용되는 것일지도 모른다. 이유는 관절가동범위에 따라 근육이 발휘하는 힘의 크기가 바뀌고 일정하지 않기 때문이다. 이러한 근수축 형태는 모든 인체 동작들에서 확실히 볼 수 있다. **'구심성 수축(concentric contraction)'**은 근장력이 그 근육에 적용된 저항력을 넘어서면서 발생된다. 그래서 양성 작업(positive work)이 얻어진다.

이것은 상완이두근의 수축으로 설명이 가능하다. 상완이두근이 준심성으로 수축할 때 팔꿈치는 굴곡된다. 팔이 원래

단기간 피로의 원인 Causes of Short-Term Fatigue	장기간 피로의 원인 Causes of Long-Term Fatigue
ATP/CP의 고갈(exhaustion of ATP/CP reserves)	근육 글리코겐과 혈중 글루코오스의 고갈 (depleted glycogen and blood glucose levels)
근육 pH의 저하(decreased muscle pH)	근형질세망의 손상(damage to the sarcoplasmic reticulum)
산소 부족(insufficient oxygen)	전해질이온들의 고갈(depletion of electrolyte ions)
효소의 활성화 감소(reduced enzyme activity)	
T관의 장애(tubular system disturbance)	

Key Terms

T세관(T-tubules): 가로무늬근의 근원섬유 전체를 감싸고 있는 근세포막을 횡으로 가로지르는 관으로 근세포막의 탈분극을 빠르게 세포 내부로 전달하는 기능을 함

근초(sarcolemma): 근섬유를 감싸고 있는 얇은 막으로 분극되어 있음

근내막(endomysium): 근섬유를 둘러싸고 있는 얇은 결합조직막

활동전압(action potential): 세포막의 전기적 특성으로 자극이 물결처럼 전달되어 가는 것으로 세포막의 안과 밖의 전하 차이로 발생되며 근육세포를 수축하게 만듦

대로 돌아갈 때 상완이두근은 힘의 방향 쪽(굴곡 동작)으로 저항을 가속시킬 때 필요했던 장력보다 더 낮은 장력을 발휘하도록 함에 따라 늘어나게(신전) 된다. 근육이 장력을 발휘하면서 늘어날 때 길항작용(negative work)을 수행하게 되는데 그것을 **'원심성 수축(eccentric contraction)'** 이라고 한다. '원심성 수축' 은 관절의 동작을 감속시키는 반면에 **'구심성 수축(concentric contraction)'** 은 관절의 동작을 가속화시킨다.

힘을 가속시키기 위해 발휘되는 장력과 저항력이 같다면 어떠한 움직임도 일어나지 않을 것이다. 이는 운동단위가 자극되었다 하더라도 근육의 장력이 힘의 방향에 있는 물체를 가속시킬 정도로 충분하지 못하다. 이런 형태의 수축을 **'등척성 수축(isometric contraction)'** 이라고 한다. 이때 관절의 각도는 근육이 힘을 발휘하더라도 변하지 않는다. 등척성 수축 형태는 주동근을 강화하기 위한 트레이닝 방식으로는 잘 적용되지 않는다. 그러나 운동 동작 중의 어느 한 시점에는 등척성 근수축 작용이 필요하다. 등척성 근수축은 동작을 조절하고 바람직하지 못한 움직임을 방지하도록 근육들을 고정화시키는 데 작용된다. 예를 들어 몸이 정지 상태에 있을 때, 골격에 작용하는 근육들은 몸이 중력작용으로 인하여 넘어지는 것을 막기 위하여 등척성 수축작용을 하고 있다. 또한 팔굽혀펴기와 같은 역동적인 동작에서는 복부가 등척성 수축작용을 해주기 때문에 동작 수행 시 정확한 자세와 관절의 위치를 잡아 줄 수 있다. 사실상 어떠한 동작을 수행할 때 등척성 수축이 항상 안정성을 확보해 주기 때문에 우리는 등척성 수축을 사용하면서 트레이닝을 할 수 있다.

근섬유의 형태 Muscle Fiber Types

근수축을 일으키기 위하여 동원되는 근섬유의 형태는 의도된 동작에 필요한 힘의 정도에 따라 달라진다. 근섬유들과 그들 각각의 운동단위들은 그것들의 생리적 또는 기계적 특성에 따라 분류된다. 그러한 특성들에는 근수축 속도 또는 단축 특성, 힘의 출력 또는 생성 능력, 그리고 피로저항력 등이 있다. 무엇보다도 대표되는 특성은 파워나 지구력적인 측면에서의 운동단위를 작동시킨다는 것이다. 운동단위들은 빠른 수축과 빠른 피로 저항성으로 대표되는 속근섬유(fast

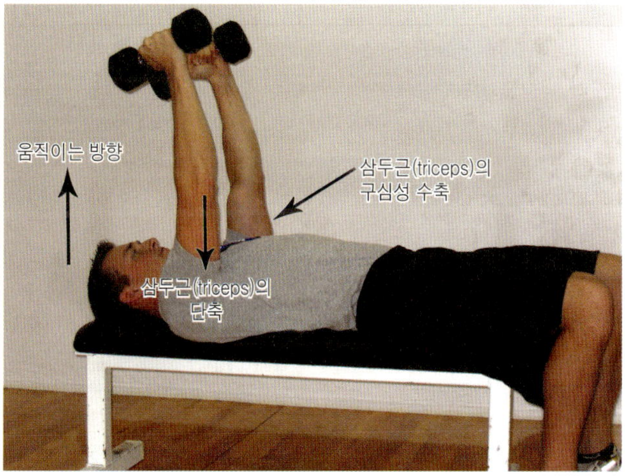

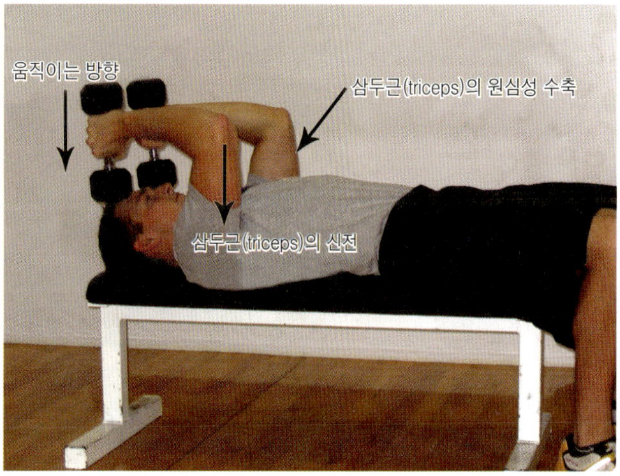

twitch; FT)와 느린 수축과 느린 피로 저항성으로 대표되는 지근섬유(slow twitch; ST)로 분류된다.

근섬유 형태의 분류는 근섬유가 주로 사용하는 에너지 시스템에 따라 흔히 약어 혹은 명칭으로 표현되고 있다. 고강도 파워를 내는 근섬유는 **Type Ⅱb** 섬유라 불리거나 빠른 해당성 섬유(fast glycolytic fibers; FG)로 불린다. 중간 파워를 내는 근섬유는 **Type Ⅱa** 섬유 또는 빠른 산화성 해당 섬유(fast oxidative/glycolytic fibers; FOG)라고 한다. 저강도 파워를 내는 근섬유는 **Type Ⅰ** 혹은 느린 산화성 섬유(slow oxidative fibers; SO)라 한다. 해당성 또는 산화성의 의미는 근섬유가 ATP를 생성하는 데 사용되는 에너지원의 형태를 언급하는 것이다. 이 내용은 제5장에서 자세히 서술할 것이다.

FT(Type Ⅱ) 근섬유들은 굵은 직경, 고밀도 근원섬유와 다량의 글리코겐(에너지를 위해 사용될 당원분자) 저장 형태가 특성적으로 나타난다. FT섬유들은 고강도 파워를 필요로 하는 활동에 우선적으로 동원된다. 단시간 고강도 형태의 트레이닝을 받게 되면 근섬유의 상당한 크기 증가와 근력 증가가 나타난다. 이 섬유들은 **무산소성 대사 시스템(anaerobic metabolic systems)**을 선호한다. 반면에 ST(Type Ⅰ) 근섬유들은 FT(Type Ⅱ) 근섬유보다 약 50% 정도 가느다란 직경을 가지고 있으며 또한 자극에 대해서 약 1/3 정도의 파워를 발휘한다. 이들은 주로 유산소성 대사 시스템을 사용하며 많은 모세혈관과 미토콘드리아 분포가 높은 특성을 지니고 있기 때문에 지구성 활동에 훨씬 더 적합하다. 또한 그들은 근세포 내의 산소 저장량을 늘려 주는 미오글로빈(myoglobin)의 양이 많아서 장시간 지구성 운동에 이상적이다.

신체활동이 중 정도의 고강도이면서 장시간인 경우에는 Type Ⅱa와 같은 중간 파워를 내는 근섬유의 동원이 선호된다. 이들은 빠른 근섬유와 느린 근섬유의 특성을 모두 가지고 있기 때문에 무산소성과 유산소성 활동 모두에 아주 적합하다. 이 중간 파워를 내는 근섬유도 FT(Type Ⅱ) 섬유로 분류되는데 그 이유는 적은 양의 **미오글로빈(myoglobin)**을 포함하고 있기 때문이다. 하지만 ST(Type Ⅰ) 섬유는 많은 혈액을 공급하며, 피로에 대한 저항성이 높은 편이다.

제2장에서 우리는 운동신경 동원 패턴이 근육의 장력 요구 수준에 따라 달라진다는 것을 확인했다. 이것은 어떤 활동을 함에 있어 사용되는 근섬유의 형태는 활동에 필요한 스피드와 장력의 크기에 달려 있다는 것을 반영하는 것이다.

ST(Type Ⅰ) 섬유들은 장력을 빠르게 발휘할 수 없기 때문에 고강도의 파워를 요구하는 신체활동에는 부적합하다. 따라서 저강도의 다양한 신체활동을 수행하는 데 동원하게 된다. 조깅, 사이클, 느린 속도와 가벼운 무게로 하는 리프팅 등과 같은 운동들은 선택적으로 ST(Type Ⅰ) 섬유를 동원시킨다. 반면에 운동이 빠르고 강력한 힘을 요구할 때는 더 큰 강도의 힘을 발휘하기 위해 FT(Type Ⅱ) 섬유를 선택적으로 동원시킨다. 축구, 농구, 인터벌 트레이닝과 같이 운동강도가 수시로 달라지는 운동인 경우는 ST(Type Ⅰ) 섬유가 저강도의 운동 상황에서 유산소성으로 동원되고 FT(Type Ⅱ) 섬유는 고강도에서 무산소성으로 동원된다. 근섬유 동원의 패턴은 근섬유의 특성에 맞춰서 이루어진다.

근섬유 타입의 분포 Fiber Type Distribution

근섬유 타입의 분포는 유전적으로 결정된다. 따라서 인체에 분포되어 있는 근섬유 타입을 선택적으로 조절하는 것은 불가능하다. 어떤 한 골격근 내에서 근섬유 타입의 분포는 상당히 다양하다. 물론, 자세 유지를 하는 데 주로 사용되는 근육들처럼 특정한 근육들은 ST(Type Ⅰ) 섬유의 높은 분포를 나타내기도 한다. 가자미근(soleus), 등 쪽의 심부 근육들 및 복직근과 같은 근육들은 올바른 자세를 유지하기 위해서 지속적으로 수축해야 한다. 그들은 파워를 발현하는 근육은 아니다. 따라서 파워나 **근육의 비대(hypertrophy)**를 목적으로 하는 트레이닝에 따른 근력 향상 범위는 상당히 제한적이다.

"당신이 스포츠를 선택한 것이 아니라, 스포츠가 당신을 선택하는 것이다"라는 말이 있듯이 어떤 사람들은 다른 사람

Key Terms

신경근접합(neuromuscular junction): 신경으로부터의 자극이 근육으로 전달되는 지점

근절(sarcomere): 수축 근세사의 구성 요소로 근섬유의 가장 작은 기능적 단위

트로포닌(troponin): 골격근과 심근 모두에서 발견되는 단백질 복합체로 근육세포에 칼슘 반응을 일으키는 작용을 함

트로포미오신(tropomyosin): 근육단백질의 그룹으로 액틴과 미오신의 상호작용을 조절하기 위해 액틴과 트로포닌의 분자에 감겨 있음

운동단위(motor unit): 운동신경과 그것이 자극하고 또 그에 반응하는 모든 근섬유를 말함

근섬유의 직경

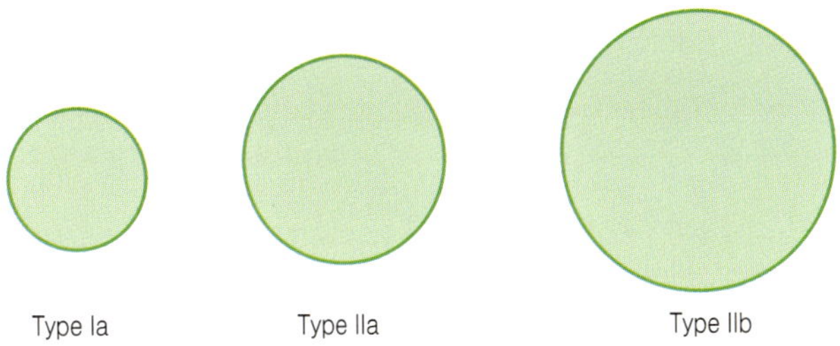

들이 잘 못하는 특정의 스포츠를 더 잘하도록 타고 났고, 반면에 또 다른 사람은 다른 스포츠에 재능을 보인다. 이러한 개인차는 인체에 분포된 근섬유 타입의 특성이 결정적인 역할을 한다. 근생검(muscle biopsies)법의 연구 결과에 따르면 스프린터나 폭발적인 파워를 발휘하는 선수들에서는 그들의 활동 종목에 주동근으로 작용하는 근육들 중 속근(FT)섬유의 분포가 지배적이다. 그러나 지구성 종목의 선수들의 동일한 근육들에는 지근(ST)섬유의 분포가 높게 나타난다. 만일 고도로 트레이닝된 스프린터와 마라토너가 서로 자기 종목을 바꾼다면 그 종목에서 결코 성공적인 성과를 거둘 수 없을 것이다.

특정 종목에 대한 트레이닝은 분명히 누구에게나 훈련의 효과를 얻을 수 있다. 그러나 그러한 훈련만으로 엘리트 선수가 되는 것은 아니다. 유전적으로 타고난 소질이 결정적인 역할을 한다. 궁극적으로, 근육 내 특정한 근섬유 타입의 분포 비율이 그 근육의 움직임 역할을 제한한다. 비슷한 스포츠 종목에서 활동하는 사람들 중에 근섬유 형태의 분포로 인해 우수성을 발휘하는 것은 대부분의 엘리트 선수들에 있어서 특이적인 것처럼 보인다. 그러나 근섬유 분포 형태는 경기력에 기여하는 한 가지 요소에 불과하다. 물론 섬유 분포 형태로 인하여 유리한 점도 있겠지만 그것이 경기력을 결정짓지는 못한다. 왜냐하면 측정 가능한 경기 수행 능력은 여러 가지 생리적 요인들이 모두 혼합되어서 나타나기 때문이다.

신체활동을 하기 위한 트레이닝은 여러 가지 생리학적 기능을 향상시켜서 좋은 경기 성과를 내게 한다. 트레이닝 스트레스에 대한 반응으로 각 운동단위들은 주어진 운동 상황에서 최적의 대처를 하기 위해 적응하게 된다. 즉, 운동단위들은 트레이닝 부하에 따라 그 운동 특성에 맞게 근조직의 타입을 변형시키기도 한다. 그러나 타고난 근섬유 타입을 변화시키는 것은 아니다(11). 사람의 경우 지근섬유의 속근섬유로의 전환은 일어나지 않는 것으로 알려져 있다.

근섬유가 트레이닝 자극에 잘 적응되어 가는 것은 바로 신경 자극의 형태, 모세혈관과 미토콘드리아의 밀도, 그리고 효소농도의 변화 때문인 것이다. 이것은 트레이닝에 따라 경기력이 변하는 것으로 잘 알 수 있다. 어떤 사람이 어떤 종목에 최적의 근섬유 타입을 가지고 태어나지 않았을지라도 특별한 트레이닝을 지속하면 운동단위의 동원 형태와 근섬유의 특성을 변화시킬 수 있으며, 그것이 유전적으로 약점이 있음에도 불구하고 그들의 경기력을 향상시켜 준다(10).

동원되는 근섬유와 그 섬유의 특성에 관한 모든 정보들은 운동처방을 내릴 때 관련이 있다. 운동 자극과 그 운동에 따른 자극 반응을 잘 맞추는 것이 성공적인 운동 프로그램의 핵심이 된다. 예를 들어 근력 또는 근육의 증가에 있어 자극의 강도와 빈도는 중요하다. 이런 요소들을 극대화할 수 있는 적절한 방법을 적용하지 않으면 최종적인 결과는 운동처

Key Terms

아데노신3인산(ATP): 광합성, 근육수축, 단백질합성 등 여러 생물학적 작용을 가능케 하기 위해 세포내 주요 에너지로 작용

십자교(cross bridge): 칼슘이온이 있는 상황에서 굵은 필라멘트의 머리가 가는 필라멘트(액틴)에 접착한 것

완전강축(complete tetanus): 이완을 할 수 없을 정도의 빈도로 반복된 자극으로 인하여 지속적인 근수축이 발생하는 것

근긴장(muscle tone): 근육을 부분적으로 수축된 상태로 유지해 주는 무의식적인 신경 자극

근방추(muscle spindles): 운동신경과 감각신경에 의해 지배되는 특수한 근육 구조로서 근육의 길이 변화에 대하여 중추신경계에 고유감각정보를 보내는 기능을 함

골지건기관(Golgi tendon organs): 근섬유들과 건들의 접합 부분에 위치한 운동감각의 수용기로 근육의 장력 조절기로서의 역할을 함

구심성(concentric) 수축: 근육이 저항을 극복하기 위해서(즉, 중량의 이동) 충분한 힘을 발휘하는 근수축 형태. 따라서 근육은 그것이 수축할 때 짧아지게 됨

섬유 타입 Fiber Type	피로도, 파워/신경의 특성 Fatigue, Power/Nerve Characteristics	대사적 특성 Metabolic Characteristics
Type I (ST)	피로 저항성/느린 수축(fatigue resistant/slow twitch) 낮은 파워(low power output) 작은 섬유 직경(small fiber diameter)	높은 산화 능력(high oxidative capacity) 낮은 해당 능력(low glycolytic capacity) 고밀도의 미토콘드리아(high mitochondrial density)
Type IIa (FOG)	피로 저항성/빠른 수축(fatigue resistant/fast twitch) 중간 파워(intermediate power output) 중간 크기의 섬유 직경(intermediate fiber diameter)	중 · 고산화 능력(medium/high oxidative capacity) 높은 해당 능력(high glycolytic capacity) 중밀도의 미토콘드리아(moderate mitochondrial density)
Type IIb (FT)	빠른 피로/빠른 수축(fast fatigue/fast twitch) 높은 파워(high power output) 큰 섬유 직경(large fiber diameter)	높은 해당 능력(high glycolytic capacity) 낮은 산화 능력(low oxidative capacity) 저밀도의 미토콘드리아(low mitochondrial density)

Key Terms

원심성 수축(eccentric contraction): 저항이 근육에 의해 적용된 힘보다 더 큰 수축 형태. 따라서 근육이 신전되면서 수축함

등척성 수축(isometric contraction): 근육의 장력은 증가했으나 저항이 극복될 수 없기 때문에 근육이 단축되지 않는 수축 형태. 정적 근수축으로도 알려져 있음

지근(Type IIb) 섬유: 근섬유 중 가장 큰 직경을 가지며 무산소성 에너지대사와 가장 큰 장력을 발휘하는 것이 특징

중간근(Type IIa) 섬유: 근섬유 중 큰 직경을 가지며 무산소성 및 유산소성 에너지대사와 큰 장력 발생으로 특징지어짐

속근(Type I) 섬유: 작은 직경의 근섬유로 유산소성 에너지대사와 낮은 장력으로 특징지어짐

미오글로빈(myoglobin) : 근육에 산소를 전달하는 단백질로 기능상 헤모글로빈과 유사함

방이 완전히 잘못되었다고 할 정도의 결과를 가져오게 될 것이다. 또한 이것은 에너지 시스템, 근섬유 동원 패턴, 관련된 근육의 특성 등이 적절히 고려되지 않은 모든 운동 프로그램에서 초래될 수 있다.

References

1. **Akataki K, Mita K and Watakabe M.** Electromyographic and mechanomyographic estimation of motor unit activation strategy in voluntary force production. *Electromyogr Clin Neurophysiol* 44: 489-496, 2004.
2. **Angeli A, Minetto M, Dovio A and Paccotti P.** The overtraining syndrome in athletes: a stress-related disorder. *J Endocrinol Invest* 27: 603-612, 2004.
3. **Bernier JJ, Paupe J and Dalloz JC.** [Illustrated physiopathology. Medullary reflexes and muscle tonus. 3. Central control of the myostatic reflex. 2) Regulation at the upper level.]. *Concours Med* 86: 3075-3076, 1964.
4. **Calder KM, Stashuk DW and McLean L.** Physiological characteristics of motor units in the brachioradialis muscle across fatiguing low-level isometric contractions. *J Electromyogr Kinesiol* 2006.
5. **Dahmane R, Djordjevic S, Simunic B and Valencic V.** Spatial fiber type distribution in normal human muscle Histochemical and tensiomyographical evaluation. *J Biomech* 38: 2451-2459, 2005.
6. **Dahmane R, Djordjevic S and Smerdu V.** Adaptive potential of human biceps femoris muscle demonstrated by histochemical, immunohistochemical and mechanomyographical methods. *Med Biol Eng Comput* 44: 999 1006, 2006.
7. **Hug F, Grelot L, Le Fur Y, Cozzone PJ and Bendahan D.** Recovery kinetics throughout successive bouts of various exercises in elite cyclists. *Med Sci Sports Exerc* 38: 2151-2158, 2006.
8. **Hwang IS and Cho CY.** Muscle control associated with isometric contraction in different joint positions. *Electromyogr Clin Neurophysiol* 44: 463-471, 2004.
9. **Kayser B.** Exercise starts and ends in the brain. *Eur J Appl Physiol* 90: 411-419, 2003.
10. **Kuipers H, Janssen GM, Bosman F, Frederik PM and Geurten P.** Structural and ultrastructural changes in skeletal muscle associated with long-distance training and running. *Int J Sports Med* 10 Suppl 3: S156-S159, 1989.
11. **Kuipers H, Janssen GM, Bosman F, Frederik PM and Geurten**

P. Structural and ultrastructural changes in skeletal muscle associated with long-distance training and running. *Int J Sports Med* 10 Suppl 3: S156-S159, 1989.

12. **Park JH and Stelmach GE**. Effect of combined variation of force amplitude and rate of force development on the modulation characteristics of muscle activation during rapid isometric aiming force production. *Exp Brain Res* 168: 337-347, 2006.

13. **Perrin P, Perrin C, Boura M, Uffholtz H and Conraux C**. [Static and dynamic posturography. Application to a population of young athletes]. *Ann Otolaryngol Chir Cervicofac*106: 463-471, 1989.

14. **Schillings ML, Hoefsloot W, Stegeman DF and Zwarts MJ**. Relative contributions of central and peripheral factors to fatigue during a maximal sustained effort. *Eur J Appl Physiol* 90: 562-568, 2003.

15. **Wicke W, Wasicky R, Brugger PC, Kaminski S and Lukas JR**. Histochemical and immunohistochemical study on muscle fibers in human extraocular muscle spindles. *Exp Eye Res* 2007.

16. **Zhang LQ, Huang H, Sliwa JA and Rymer WZ**. System identification of tendon reflex dynamics. *IEEE Trans Rehabil Eng* 7: 193-203, 1999.

제4장

내분비계

Endocrine System

- 호르몬
- 성장호르몬
- 테스토스테론
- 췌장호르몬
- 갑상선호르몬
- 부신호르몬
- 운동과 호르몬 반응
- 유산소성 체력과 심근 비대의 효과

NATIONAL COUNCIL ON STRENGTH & FITNESS
CERTIFIED PERSONAL TRAINER

내분비계 The Endocrine System

내분비계는 **항상성**(homeostasis)을 유지하고 내부 활동을 조절하는 다른 모든 신체 계통들과 소통하며 돕는 복합체계이다. 인체 내에는 주변 환경 변화에 내적 · 외적으로 제한 없는 반응을 통하여 균형 향상이 이루어진다. 신체의 각 기관들은 종종 독립적으로 보이지만 실제로 그들은 밀접하게 연결되어 있고 단독적으로는 거의 기능을 발휘하지 못한다. 근육계와 신경계의 연관성은 연결된 체계의 상호작용을 논리적으로 잘 설명할 수 있는 좋은 예가 되고 있다. 본질적으로 신경은 뇌의 조정을 받는 기관이며 근육은 신경 자극의 전달 없이는 기능을 할 수 없다. 게다가 근골격계가 제 기능을 발휘하기 위해서는 우선 소화계가 에너지 생산을 위한 영양분을 공급해 주어야 하고, 호흡계도 이산화탄소를 포함한 세포에서 발생된 신진대사의 부산물들을 제거하면서 또한 영양분과 산소를 전달하기 위해 심혈관계와 상호작용으로 일해야만 한다. 그러나 근육계와 **내분비계**(endocrine system)의 명확한 관계가 존재하는 건 아니다. 실제로 대다수의 피트니스 전문가들은 아주 제한적 지식만 가지고 있다. 운동이 이러한 신체 계통들의 연결 관계에 전적으로 의존한다는 것을 감안해서 퍼스널 트레이너들은 건강을 증진시키고 신체활동을 극대화시킬 수 있는 가장 효율적인 방법을 이해해야 할 것이다.

내분비계의 역할은 신체의 기능을 조절하고 통합하는 것을 도와주는 것이다. 그것은 신체기능의 거의 모든 측면에서 내적인 균형을 맞춰 주는 역할을 한다. 작은 내분비선들은 신체가 지탱하는 모든 환경 속에서 항상성을 유지하는 데 큰 역할을 한다. 이 기능은 재생, 성장, 조직 유지 및 복구, **긍정적 스트레스**(eustress) 및 **부정적 스트레스**(distress)를 조절하기 위한 생리적 작용 등을 포함한다. 내분비계의 주요 구성들은 뇌하수체, 갑상선, 부신, 송과선, 흉선 등이 있다. 시상하부, 췌장, 생식선(고환과 난소)과 같은 몇몇 호르몬 분비기관들은 내분비적인 역할 외에 다른 기능을 겸한다. 이러한 기관들은 본연의 기능 외에 내분비 호르몬을 생산한다.

호르몬기능

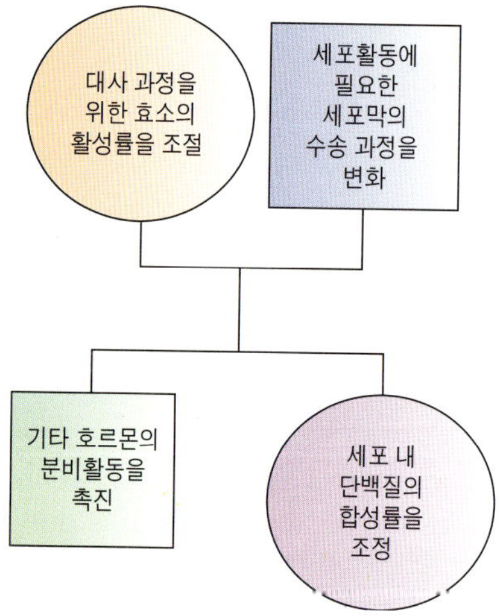

호르몬 Hormones

내분비기관은 신체의 어느 곳에서든지 사용할 수 있도록 분비액을 생성한다. 내분비선은 전달 목적으로 호르몬을 생산하고 분비한다. 호르몬들은 본질적으로 화학적 신호를 통해 다른 조직들의 활동을 조절한다. 신체활동 중과 후에 이러한 내분비선들은 전해질활동 및 산/염기 평형을 조절하고, 생물학적 활동과 회복을 위해 에너지를 조절하는 역할을 한다. 호르몬은 혈액으로 분비되어 순환계를 통하여 표적기관에 이르면 표적세포들의 선택적 수용에 의해 그 역할을 수행하게 된다.

세포의 수용체들은 세포 밖에 붙어 있는 작은 단백질들로서, 세포의 활동을 조절하기 위해 호르몬과 결합하여 세포 내부로 정보를 전달하게 된다. 이러한 수용체들은 일반적으로 하나의 호르몬에 결합하는 특이성을 나타낸다. 따라서 모든 세포가 각각의 수용체들을 가진 것은 아니다. **호르몬 수용체**(hormone receptor)들의 분포와 위치는 호르몬의 특정한 역할에 달렸으므로, 정보를 받기로 되어 있는 조직만이 그 정보를 받게 되어 신체의 불필요한 혼란을 덜어 준다. 이런 내부의 연결을 **표적세포 특이성**(target cell specificity)이라 부른다. 전자메일을 보내는 것으로 생각하면 쉬워진다. 자신은 분비기관이라고 생각하고 전자메일은 호르몬이라 간주해 보라. 전자메일을 보내면 그것은 수백만의 사람들이 접속해 있는 인터넷을 통해서 전달되지만, 그 전자메일의 정보는 보내기로 한 그 사람에게만

Key Terms

내분비계(endocrine system): 호르몬이라 불리는 화학조절물질을 생산함으로써 안정적인 인체 내부환경을 유지시켜 주는 분비기관들로 이루어진 신체 조절 체계

항상성(homeostasis): 외적 변화에 직면해서도 내적 환경 내에서 균형이나 평형을 유지하려는 신체의 성향

긍정적 스트레스(eustress): 긍정적이고 바람직한 형태의 스트레스로 육체적, 생리적 건강에 영향을 끼침

부정적 스트레스(distress): 부정적인 형태의 스트레스로 육체적, 생리적 건강에 나쁜 영향을 끼침

전달되는 것과 같은 것이다.

호르몬들은 **스테로이드(steroids: 지질 성분)**와 **폴리펩티드(polypeptides: 단백질 성분)** 두 가지로 분류된다. 호르몬의 형태와 구조적 성분은 호르몬의 전달 내용과 전달받기로 되어 있는 조직과 주로 연관이 된다.

각 호르몬들이 인체를 조절하는 특정의 작용에 대한 상호관계들은 아주 정밀하다. 특정의 호르몬이 목표 조직에 전달하는 정보는 그 호르몬이 결합하는 조직의 타입, 동시에 다른 호르몬들이 그 조직과 결합하는 것, 그리고 조직의 세포 환경에 따라서 결정된다. 내분비기관들만이 아닌 특정한 기관들이 호르몬을 분비할 수 있다는 점에서 볼 때 내분비계는 훨씬 더 복잡하다. 내분비기관의 호르몬뿐만 아니라 최소한 8종류의 다른 호르몬들이 위, 십이지장, 신장, 심장, 그리고 각기 다른 세포들의 세포막 등에서 분비된다. 하지만 본 내용에서는 신체적 활동과 운동의 형태에 따라 신체가 적응하는 데 필요한 호르몬과 분비조직을 집중적으로 다루게 된다.

호르몬들은 일정량 생산되는 것이 아니라 생리적, 정신적 요구에 따라 작용하므로 운동과 같은 신체적 스트레스는 호르몬 활성에 큰 영향을 미치게 된다.

내분비계
Endocrine System

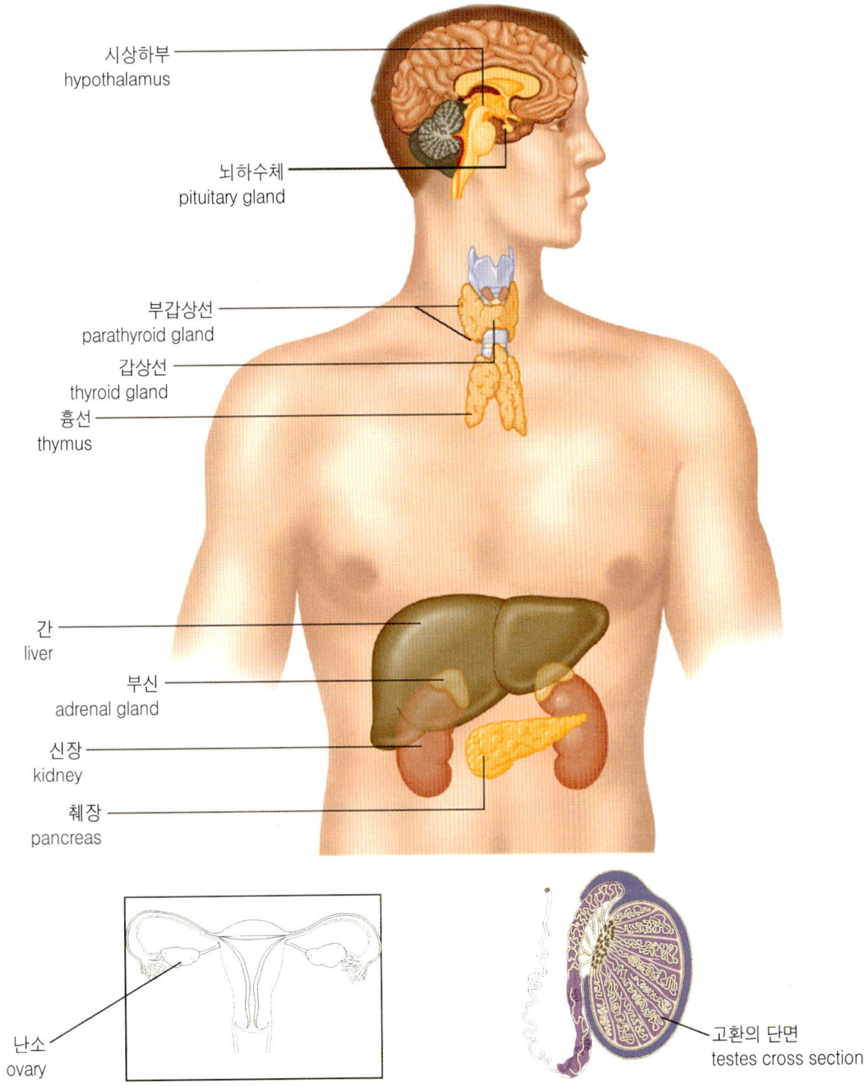

여성 생식계
Female Reproductive System

남성 생식계
Male Reproductive System

대부분의 내분비기관은 많은 양의 호르몬을 저장하지 않고, 각각의 분비기관에 의해 생산된 호르몬의 양과 혈중에 있는

Key Terms

호르몬 수용체(hormone receptors): 특정한 호르몬의 통제를 받는 세포의 표면이나 내부에 있는 수용체 단백질

표적세포특이성(target cell specificity): 호르몬이 모든 조직을 순환하지만, 오직 특정한 조직에만 영향을 끼치는 속성(세포 내 수용체의 존재로 인해)

스테로이드(steroid): 지질이라 불리는 생화학물의 일반적인 분류에 속하는 기관복합체들로 기관 용매에 쉽게 녹고 물에는 약간의 용해성이 있음

폴리펩타이드(polypeptides): 전형적으로 10~100개의 아미노산 분자를 포함하는 작은 단백질

Quick Insight

운동, 정신적 스트레스, 생리적 스트레스, 면역기능은 서로 관련이 깊다. 면역계는 육체적 트레이닝의 반응에 대한 적응과 밀접한 관련이 있다. 그와 마찬가지로 정신적 스트레스도 회복 반응과 면역기능에 부정적인 영향을 미친다. 신체는 많은 요구 사항을 한 번에 처리할 수 없으므로 신체가 운동과 스트레스에 반응하고 있을 때 면역기능을 억제하게 된다. 같은 방식으로 신체가 병과 싸우고 있을 때 운동 반응은 부정적인 영향을 받는다. 또 다른 스트레스 요인인 수면 부족, 영양실조, 알코올 섭취 및 정신적 스트레스는 이러한 부정적 영향을 극대화할 수 있다. 각각의 요인이 독립적으로 면역기능과 상황에 영향을 미치므로 장기간 복합적인 스트레스 요인에 노출되면 병에 걸리기 쉬워진다. 불균형적인 스트레스에 노출된 정도와 회복 기간에 쉽게 걸릴 수 있는 질환 중 하나가 상기도 감염(upper respiratory tract infection)이다. 종종 운동하는 사람들은 병에 걸렸을 때 운동하는 것이 해로운지 묻는다. 운동은 면역기능을 억제하기 때문에 운동 후의 면역 상태는 병원균에 감염될 가능성을 크게 한다. 그러므로 병에 걸렸을 때는 운동을 하지 않는 것이 좋다.

호르몬 분비량이 거의 같은 경향이 있다. 그러므로 생산과 분비의 신속한 조절은 신체의 환경 변화가 휴식에서 운동으로 바뀔 때, 신체의 내부 환경을 조절하기 위해서 꼭 필요하다. 일반적으로 인체 내 호르몬의 균형은 호르몬 수용체들의 화학적 흡수력과 간과 신장의 제거율에 달렸다. 이는 목표 조직이 필요로 할 때 필요한 만큼의 호르몬을 분비하여 신체가 호르몬 농도를 조절하고 지속적인 평형 상태를 유지하는 것과 같다.

뇌하수체호르몬 Pituitary Hormones

아마도 가장 주목할 만하고 쉽게 알 수 있는 운동과 친숙한 호르몬들은 동화 작용 호르몬들(anabolic hormones)이다. 여기에는 인슐린, 갑상선호르몬, 성장호르몬, 테스토스테론 및 인슐린-유사 성장인자(insulin-like growth factors; IGF) 등이 포함된다. 이러한 호르몬들은 각각 근육 재배열과 운동에 적응하는 작동을 수행한다(14,35,65). '소마토트로핀(somatotrophin)'으로도 불리는 성장호르몬(growth hormone)은 뇌하수체 전엽에서 분비되고, 생리적 활동과 관련된 많은 역할을 맡고 있기 때문에 신체에 가장 영향력이 큰 호르몬 중의 하나이다(4,65).

성장호르몬은 단백질합성을 용이하게 함으로써 몸 전체에 걸쳐서 세포분열을 촉진한다(3). 성장호르몬은 세포막을 통한 아미노산 이동을 증가시키고 RNA 합성을 자극하여 세포의 **리보솜**(ribosome)을 활성화한다(2). 성장호르몬은 운동 중의 연료를 위한 **지질**(lipids)의 이동과 이용을 활성화함으로써 글리코겐을 저장시키고 탄수화물 고갈을 억제한다.

성장호르몬의 분비 작용은 뇌의 시상하부에 의해서 조절된다. 신체의 스트레스를 측정하는 시상하부는 성장호르몬 분비 자극(growth hormone releasing-factor, GH-RF)호르몬을 뇌하수체로 보내는데 그 결과 뇌하수체는 성장호르몬을 분비한다. 육체적인 활동 중에 성장호르몬은 활동 강도의 수준에 맞춰서 분비된다. 고강도 운동일수록 분비는 증가되어서 혈중 성장호르몬 농도는 높아진다. 시상하부는 혈중의 낮은 포도당, 특정한 아미노산과 스트레스의 증가 등 고강도운동 중에 일어나는 모든 것들에 대응하여 성장호르몬을 분비한다.

시상하부는 안정시에 혈중 포도당이 높으면 성장호르몬 분비를 억제하는 소마토스타틴(somatostatine)을 분비하기도 한다. 고강도 운동 중의 성장호르몬 증가는 신체활동 중인 조직에 도움을 주고 에너지 신진대사를 긍정적으로 조절한다(30). 이러한 성장호르몬의 활동은 지속적인 운동을 가능하게 하는데, 그 이유는 신체가 탄수화물은 비축하는 반면에 연료로 지질에 의존하기 때문이다(29). 성장호르몬의 분비량은 상대적인 운동강도에 따르는 것으로 보인다(39). 운동선수들과 비운동선수들이 동일하게 탈진 시까지 운동을 했다면 비슷한 수준의 성장호르몬이 분비될 것이다. 그러나 비 운동선수들이 운동 후에 훨씬 더 높은 성장호르몬의 농도를 보일 것이다(50). 그와 마찬가지로 고강도 운동을 할 때도 훈련받지 않은 사람이 운동 후 훨씬 더 높은 성장호르몬 농도를 보인다(49). 이러한 결과는 신체가 감지한 성장호르몬 요구량이 성장호르몬의 생산을 결정한다는 것을 암시하는 것이다(39). 성장호르몬의 생산과 분비 기전은 신체조직의 활동에 의한 시상하부의 자극을 통해서 얻어진다. 제로 근육의 크기와 근력의 향상은 더 고강도의 근력 트레이닝을 필요로 한다(17). 이것은 당연한 소리로 들릴지도 모르지만 그 기전은 여전히 연구자들에게 명확하지 않은 상태다.

단백질합성의 증가를 통한 근육량, 연골 구조 및 뼈에 영향을 미치는 동화작용의 효과는 종종 인슐린-유사 성장인자(insulin-like growth factor; IGF)와 같이 다른 호르몬들과 연관되어 일어난다(34). IGF, 폴리펩타이드와 성장호르몬의 상호작용은 단백질 구조의 증가에 의한 근섬유 적응에 중요한 요인으로 보인다(20). 간은 IGF 분비와 관련이 있는 데 간세포 DNA는 성장호르몬 자극에 의해서 움직인다(34). IGF는 호르몬의 생리적 기전을 감독하고 운반하는 단백질에 속한다(19).

테스토스테론(testosterone)은 흔히 최초의 동화작용 호르몬에 포함되지만(스테로이드의 주목할 만한 효과 때문에), 테스토스테론이 **근섬유 비대(fiber hypertrophy)**에 미치는 직접적인 영향은 IGF에 비해 덜 하다(37). IGF는 직접적으로 단백질합성 활동을 촉진한다. 테스토스테론의 근육 비대에 대한 기여는 근육세포 DNA 활동에 직접적인 영향을 끼치는 것보다 뇌하수체, 목표 조직에서 성장호르몬의 시너지적 촉진 작용 등으로 성장호르몬의 분비량을 높이는 효과에 있다(37).

성호르몬–테스토스테론 Gonadal Hormones – Testosterone

테스토스테론은 남성과 여성의 성선(gonadal gland)에서 생산된다. 그것은 본래 남성의 2차성징(secondary male characteristics)에 대한 최초의 **남성호르몬(androgenic hormone, dihydrotestosterone)**이다. 테스토스테론은 근육조직의 상호작용에 관여하는데 이는 남성과 여성의 외형적 차이를 나타낸다. 그럼에도 불구하고 테스토스테론은 남성과 여성 모두에게 존재하므로 남성호르몬 또는 여성호르몬이라고 할 수 없다. 물론 남성들이 여성보다 높은 수준의 테스토스테론을 보이는 것처럼 각 성별에 대한 호르몬의 농도 차이는 있다.

테스토스테론의 합성력은 남성과 여성 사이의 근육량과 근력의 차이를 특정 짓는 원인이 된다(56). 여성의 테스토스테론 농도는 남성보다 10배나 적지만, 테스토스테론 농도는 남녀 모두에서 운동에 대한 반응을 증가시킨다(40). 테스토스테론과 유사한 에스트로겐도 성–특이적(gender–specific) 호르몬은 아니다. 테스토스테론은 에스트로겐(에스트라디올, estradiol)으로 전환되고 평생 남성의 뼈 유지에 도움을 준다. 에스트로겐은 남성과 여성 모두에게 뼈 유지에 중요한 호르몬이다. 남성이 테스토스테론을 주사 맞거나 DHEA(dehydroepiandrosterone), **안드로스텐디올**(androstenediol), **안드로스텐디온**(androstenedione) 등과 같은 테스토스테론 전구체를 복용했을 때 테스토스테론 농도가 급격하게 증가하게 되므로 신체는 호르몬 균형을 맞추기 위해 테스토스테론을 에스트라디올(estradiol)로 전환하게 된다(6,7). 이것은 남성 스테로이드 사용자들에서 **여성유방증**(gynecomastia)으로 불리는 가슴조직 발달의 원인이 된다.

테스토스테론은 직·간접적 기전으로 근육조직과 상호작용한다. 앞에서 언급했듯이, 테스토스테론은 뇌하수체활동을 증가시키고 성장호르몬의 분비를 촉진하는데, 이 경우는 조직 내에서 단백질합성의 간접적 영향이 된다(38). 테스토스테론은 DNA와 직접적인 교류를 한다. 이런 관계로 테스토스테론이 직접적인 경로로 단백질합성을 증가하게끔 한다는 것을 알 수 있다. 테스토스테론은 또한 뉴런과 단백질의 구조적 변화에 직접적인 영향을 미침으로써 근력과 근육 크기를 증진하기 위해 신경계와 상호작용한다. 테스토스테론 농도의 증가는 고강도의 운동에 달려 있다.

췌장호르몬 Pancreatic Hormones

췌장은 두 가지 중요한 기능을 가진다. 첫 번째는 소화효소의 생산으로 지방, 탄수화물, 단백질을 잘게 부셔서 혈액 내로 흡수될 수 있게 한다. 두 번째 기능은 본 장에서 중요시하는 것으로 **인슐린**(insulin)과 **글루카곤**(glucagon)으로 알려져 있는 내분비호르몬을 분비하여 혈당 수준을 조절하는 것이다.

음식물이 소화될 때 탄수화물은 혈액 내로 흡수될 수 있을 정도의 단당(monosacharide)으로 분해된다. 단당 중 가장 흔한 당은 포도당(glucose)이다. 포도당이 혈액으로 흡수될 때 혈액이 췌장조직을 통해 흐르는 것으로 혈당 농도는 췌장 수용체에 의해서 결정된다. 포도당의 총량은 '당부하지수(glycemic load)' 에 따른다. 이것은 췌장에 있는 랑게르한스섬(the islet of Lagerhans) 내의 베타세포로부터 혈액 쪽으로 인슐린을 분비하게 하는 이유가 된다. 췌장은 혈중 포도당의 안정적인 수준을 유지하기 위해서 노력한다. 식사 후에 혈당이 올라가면 췌장은 인슐린을 분비하여 근육과 간세포에 포도당을 글리코겐(glycogen)의 형태로 저장하게 한다(8). 또

Key Terms

지질(lipids): 지방, 기름, 밀랍 등을 포함한 기관 분자들의 집합으로 지질은 에너지를 저장하고 세포막과 같은 세포 구조의 부분을 형성함

리보솜(ribosome): 작은 입자, 모든 살아 있는 세포 내에 많이 존재하며 저장된 유전정보를 단백질 분자로 전환하는 기능을 가짐

혈당 조절

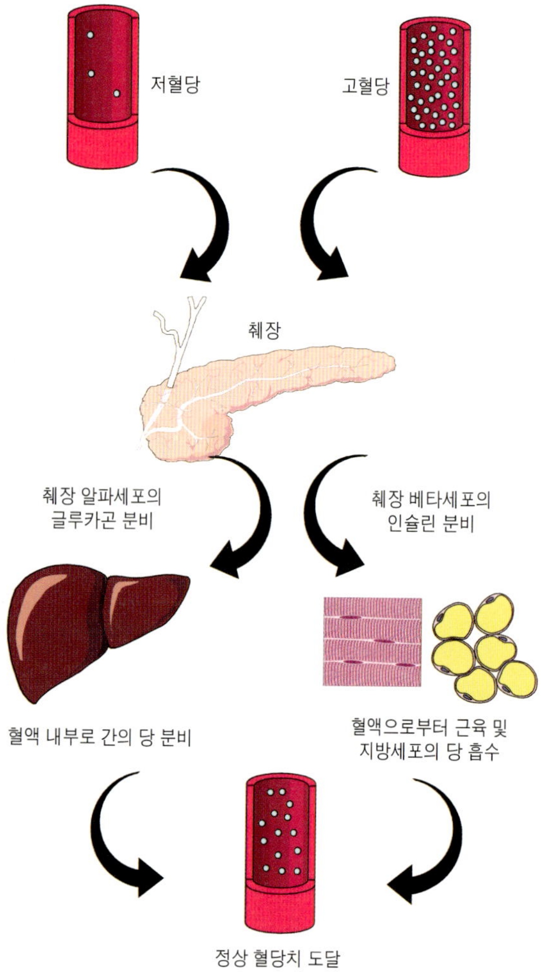

한 인슐린은 정상 혈당량을 유지하기 위하여 여분의 당 일부를 지방세포로 보내는데, 보내진 포도당은 중성지방(triglyceride)으로 변형된다. 인슐린이 적절하게 조절될 때 혈액 내의 탄수화물 수준은 포도당 농도 역치(glucose concentration threshold)를 넘지 않고, 그 때문에 지방세포의 당 흡수를 촉진하는 인슐린의 성질을 제한할 수 있다(8). 인슐린이 부족하면 지방세포들은 에너지 요구량에 맞추어 지방산을 동원한다. 적정 수준의 지방 이용률과 지방 축적의 위험을 줄이기 위해서는 높은 혈당 농도, 과도한 칼로리 섭취, 설탕 및 가공된 탄수화물의 섭취를 조절해야 한다.

만약 신체가 저혈당증(hypoglycemia)을 겪는다면 췌장 내의 알파세포들은 글루카곤(glucagon)을 분비하도록 자극을 받는다. 글루카곤은 안정된 혈당량 유지를 목적으로 글리코겐의 형태로 저장된 포도당을 배출하기 위해 간을 통해서 순환계로 빠르게 이동한다. 혈액 내의 인슐린과 포도당은 장시간 운동을 할 때처럼 감소할 것이다(23).

카테콜아민(catecholamines)은 췌장 내 베타세포의 분비 기능을 억제하여 혈액순환 중인 인슐린 농도를 감소시킨다(24). 이러한 인슐린 농도의 감소는 근육세포에 대한 지질 및 포도당과 같은 에너지 기질들의 침투성 증가에 기여한다. 이와 동시에 운동 중 포도당 수준을 유지하기 위하여 간세포는 글루카곤과 에피네프린(epinepbrine)에 좀 더 민감하게 반응한다(41). 운동 시간이 늘어날수록 줄어든 인슐린의 분비량과 글리코겐 저장량의 지속적인 감소로 인해 지방산의 기여도는 높아진다.

인슐린은 본래 동화작용을 한다는 것을 이해하는 것이 중요하다. 인슐린의 주요 기능이 조직 내로 포도당을 촉진확산(facilitated diffusion)시켜서 포도당 대사를 조절하는 것이지만, 인슐린은 알려진 것보다 동화작용에 훨씬 더 활발한 작용을 한다(5).

세포막 내의 포도당 운반체들은 인슐린의 존재하에서 세포 내로 포도당을 운반한다. 당뇨병 환자가 인슐린 주사를 맞는 것처럼 인슐린이 없다면 극소량의 포도당만이 세포 내로 들어갈 것이다. 부가적으로 근육세포 내 인슐린의 존재는 효소의 활동을 돕고 그로 인해 단백질합성도 촉진한다. 그러므로 인슐린은 단백질합성의 증진뿐만 아니라 지질 및 근육세포의 포도당 수용에도 영향을 미치는 동화작용을 한다(58).

갑상선호르몬 Thyroid Hormones

갑상선분비기관은 thyroxine(T4)과 triiodothyroxine(T3)이라는 두 가지의 비슷한 갑상선호르몬을 분비한다. T3은 갑상선호르몬이 작용하는 형태(T4로부터 형성됨)로서 모든 세포들의 대사율을 증진시키는 역할을 한다(1). 높은 수준의 갑상선 활동은 체온을 높여 준다. T3은 근조직의 발달을 돕는 허용적 역할을 한다. 그것은 동화작용을 하는 호르몬들의 활동을 증진시키고 뇌하수체 내에서 성장호르몬과 간에 의한 IGF-1의 분비를 촉진하는 역할을 수행한다. 격렬한 운동을 할 때 티록신(thyroxine, T4)은 35%까지 증가한다(10). 이러한 증가는 운동 후 휴식 중인 세포들의 대사량 증가로 인한 초과 산소섭취량(EPOC)을 초래하므로 상승된 대사 활동과 지방산의 많은 사용량을 통해 체중 감량에 도움을 줄 수 있다(31, 46, 47).

갑상선
The Thyroid Gland

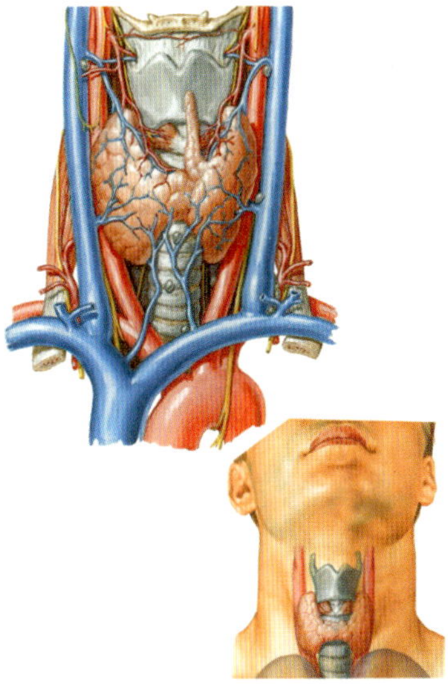

부신호르몬 Adrenal Hormones

부신기관(adrenal glands)은 신경성(neural) 및 스테로이드성(steroidal) 호르몬들을 생산한다. 신경성 및 스테로이드성 호르몬들은 부신분비기관의 각각 다른 곳에서 생성된다. 스테로이드성 호르몬은 부신피질(adrenal cortex)에서 생성되고 신경성 호르몬은 부신수질에서 생산된다. 뇌하수체는 부신피질자극호르몬(adrenocorticotropin; ACTH)을 분비한다. 이것은 부신피질로 하여금 부신피질호르몬(adrenocorticals)을 분비하도록 자극한다. 이러한 호르몬들은 전해질의 조절이나 코티졸(cortisol)과 안드로겐(androgen)의 생산과 같은 기능을 수행한다. 부신수질은 뇌로부터 연결된 신경 경로를 통해 자극을 받는다. 이것은 카테콜라민, 에피네프린, 노르에피네프린(norepinephrine) 등을 생산하면서 인체의 변화 상태에 아주 빠른 반응을 가능하게 한다. 교감신경계의 일부분으로서 부신수질은 신경 효과를 증대시키는 작용을 한다.

부신호르몬은 스트레스를 조절하므로 운동을 할 때 매우 중요하다(44). 알도스테론(aldosterone)은 나트륨의 재흡수와 배출을 통해서 이온 활동과 수분의 균형을 조절하는 데 중요한 역할을 하며 적절한 미네랄 균형을 유지하는 데 기여한다. 또한 신경 전달과 이에 수반되는 운동기능에도 중요하다. 코티졸(cortisol)은 또 다른 부신피질호르몬으로서 포도당의 대사와 저장량 보존을 통해서 신체적 활동에 기여한다(43). 코티졸은 이화성(catabolic) 호르몬으로 분류되는데 그 이유는 코티졸이 근육조직의 파괴를 일으키는 요인이기 때문이다. 코티졸은 포도당을 절약하려는 과정의 일환으로 단백질의 가수분해효소를 증가시키고, 아미노산을 포도당으로 바꾸고, 단백질합성을 방해하는 역할을 하기 때문이다. 코티졸은 인슐린 길항제로 작용함으로써 탄수화물 흡수와 체내의 산화작용을 억제한다(22). 과도한 정신적 스트레스를 받을 경우에 코티졸은 지속적으로 생산되고, 이것은 심각한 단백질 파괴로 이어지며, 그 결과 근육 감소와 **부적 질소균형**

Key Terms

비대(hypertrophy): 세포 크기의 증대에 따라 기관이 커지는 것. 활동적으로 자극을 받아 온 근육에서 주로 보임

남성호르몬(androgenic hormone): 테스토스테론 또는 안드로스테론과 같은 스테로이드호르몬. 남성미의 발달과 유지를 조절함

DHEA: 부신분비기관에 의해 콜레스테롤로부터 생산된 자연적인 스테로이드호르몬

안드로스테네디올(androstenediol): 안드로스틴(androstene)의 불포화 스테로이드성 파생물

안드로스테네디온(androstenedione): 불포화 안드로제닉성 스테로이드로 테스토스테론보다 약한 생물학적 영향력을 가짐

여성유방증(gynecomastia): 남성 유선의 과도한 발달. 남성 가슴 발달

인슐린(insulin): 췌장에서 생겨나는 자연적인 호르몬으로 혈당량을 조절하는 데 도움을 줌

글루카곤(glucagon): 췌장에서 생산되는 호르몬으로 인슐린의 반대 작용으로 혈당량을 올리도록 자극함

카테콜아민(catecholamines): 자연적으로 생겨난 모든 아민으로서 호르몬이나 신경전달물질로 작용. 도파민, 노르에피네린, 에피네프린을 포함

부신피질호르몬(adrenocortical hormones): 부신피질로부터 분비된 모든 호르몬들. 특히 코티졸, 알도스테론과 코르티코스테론이 대표적

질소균형(nitrogen balance): 질소의 분출된 양과 흡수량의 차이

내분비선	호르몬	작용
뇌하수체 전엽(anterior pituitary)	성장호르몬	IGF, 단백질합성, 성장 및 대사 과정 촉진
갑상선(thyroid)	티록신	대사율 촉진, 세포 성장 및 활동의 조절
부신피질(adrenal cortex)	코티졸 알도스테론	지방산 사용 및 단백질 분해의 촉진 혈당 수준 유지 나트륨, 칼륨 대사 증가 및 수분 유지
부실수질(andrenal medulla)	에피네프린 노르에피네프린	심박출량 증가, 글리코겐 분해 촉진 및 지방산 분비 증가 에피네프린의 특징을 보이고 혈관을 수축시킴
췌장(pancreas)	인슐린 글루카곤	세포로 포도당 흡수 촉진, 글리코겐 저장, 단백질합성 도움 간으로부터 포도당을 혈액으로 방출
간(liver)	인슐린-유사 성장인자(IGF-1)	단백질합성 증가
난소(ovaries)	에스토로겐	뼈의 재합성 활동 촉진, 여성호르몬
고환(testes)	테스토스테론	성장 촉진, 단백질합성 증가, 체지방 감소, 남성호르몬

(negative nitrogen balance)을 일으킨다. 게다가 지속적인 코티졸의 높은 작용은 면역기능을 억제하여 질병에 걸리기 쉽게 만든다(21). 이것은 정신적인 스트레스가 면역기능을 어떻게 저해하는지 설명하는 것이다(42).

신체는 코티졸의 이화작용에 대항하는 자연방어를 갖추고 있다. 테스토스테론은 코티졸로부터 DNA 유전자를 방어할 수 있고, 인슐린은 단백질에 미치는 코티졸의 영향을 차단하기 위하여 더 많은 수의 수용체들과 결합하는 방법으로 방어한다(13,62). 동화작용/이화작용의 균형을 유지하는 것은 호르몬들이 조직에 어떻게 작용하는가에 따라서 결정이 된다(25,27).

부신수질(adrenal medulla)의 호르몬들은 비스테로이드성(nonsteroidal)이며 신경 경로를 통해 신체활동에 대하여 아주 빠르게 작용한다. 에피네프린과 노르에피네프린은 수많은 기능을 수행하지만 일반적으로 근육 내에서 4종류의 기능을 수행한다.

① 중추운동신경 자극을 통한 신경적 기능
② 조직의 효소계 향상을 통한 근육적 기능
③ 혈관 확장을 통한 혈관적 기능
④ 동화성 호르몬의 증대를 통한 호르몬적 기능

카테콜아민의 분비는 신체가 겪게 되는 격렬한 스트레스에서 기인한다. 다른 부신호르몬들과 마찬가지로 지속적인 스트레스는 회복률 감소와 부정적인 결과를 초래한다(16). 부신분비기관은 면역 관련 활동을 포함하여 트레이닝 및 회복에 관한 모든 요인들과 아주 밀접하게 연관되어 있다(15,64). 이는 트레이닝이 적절해야 하고 스트레스들의 균형이 이루어져야만 긍정적인 결과를 창출할 수 있다는 것이다.

트레이닝을 위한 호르몬 고려 사항 Hormone Considerations for Training

트레이닝의 강도가 올라감에 따라, 근육계와 내분비계는 좀 더 명확하게 변한다(26,59). 표적세포에만 관심을 기울일 것이 아니라, 이러한 조절을 담당하는 호르몬 자체도 트레이닝에 반응해 그 기능을 향상시킨다는 것에 주의를 기울여야 할 것이다.

조직과 분비기관 사이의 적응 과정은 정적 피드백(positive feedback) 기전이다. 환경 변화는 그들로 하여금 능률을 개선하도록 강요하므로 조직은 좀 더 능률적으로 변하게 된다. 결과적으로 그 조직은 스트레스에 대응하여 호르몬의 효과와 호르몬 분비기관을 증대시킨다.

내분비계의 적응이란 단순히 신체가 이미 수행하던 활동들을 증진시키는 것이다. 예를 들어 분비기관은 호르몬의 생산량과 저장량을 늘린다. 호르몬의 더 높은 농도와 분비량은 호르몬의 자극을 받은 조직의 증가된 활동을 추측케 한다. 호르몬 그 자체는 변하지 않지만 그들의 농도와 효율성은 변한다. 이것은 더 많은 호르몬들이 운반될 수 있기 때문에 일어나는 것이다. 즉 더 많은 양의 호르몬들이 더 오랜 시간 조직 계통에 머무른다. 그로 인해 수용체들은 그 수와 민감도를 늘려

가고, 신호(signal)의 크기가 향상되게 하며, 최종적으로는 더 역동적인 적응 반응을 할 수 있도록 조직의 상호작용이 증가된다.

트레이닝의 형태와 강도에 따라 활동근과 내분비선의 특이적인 반응이 나타난다(36). 이것은 무산소 · 유산소 운동 사이에서만 적용되는 것이 아니라 특정한 트레이닝 구성 내의 트레이닝 방법들 사이에서도 적용된다. 간단히 말해서 트레이닝의 형태가 호르몬의 반응 수준과 형태를 결정한다는 것이다. 예를 들어 저항성 트레이닝은 근육의 매우 작은 변화와 더불어 근력과 근파워의 증가를 가져올 수 있다(36). 이러한 현상은 조직의 적응이 순환성 호르몬 수준에 가장 많은 영향을 받기 때문이다. 운동 트레이너로서 운동처방이 적응효과와 관련된 특정한 호르몬의 활동을 자극시킨다는 것을 이해하는 것은 중요하다.

각 호르몬들이 하는 역할과 각 분비기관이나 조직의 호르몬 분비 요인을 확인하는 것은 원하는 호르몬의 활동을 이용한 운동계획을 세우는 데 필수적이다. 근육조직이 신체활동에 가장 중요하다는 사실 때문에 근육조직과 호르몬과의 관계 및 각각의 트레이닝 반응을 분석하는 것은 매우 중요하다. 근육의 적응은 일반적으로 물질대사의 변화나 해부학적 변화로 나타난다. 해부학적 변화는 조직이 실제로 구조적으로 변화했다는 것을 말한다. 근육 단백질 내에서 일어나는 긍정적인 적응 과정을 근육 재생(muscle remodeling)이라 부른다. 근육조직이 생리학적인 스트레스를 받았을 때, 근육조직의 파열(disruption)과 근육세포의 손상은 염증성 반응(inflammatory response)을 일으킨다(48). 근육조직의 생리학적인 붕괴를 일으키는 방법이 신경, 호르몬 및 면역 체계에 의한 재생의 정도를 결정하게 된다(53). 성장호르몬, 테스토스테론, IGF, T3 및 인슐린 등 호르몬의 상호작용은 세포로 하여금 근절(sarcomere)에 따라서 새로운 단백질 구조를 합성하게 한다(51). 유전자의 수준에서 시작해서, 호르몬의 상호작용에 의한 세포 자극이 근육세포들의 새로운 단백질을 생성하게 하는 작용을 일으키게 하는 것이다(36). 수축성 단백질인 액틴과 미오신, 그리고 비수축성 단백질 모두 더욱 강력해지고 크기가 커지게 된다. Type Ⅱ(속근) 섬유들은 Type Ⅰ(지근) 섬유들보다 더 큰 효과를 보이는데, Type Ⅱ(속근) 섬유들이 근비대와 관련이 깊은 근섬유들이기 때문이다. 그러나 근육계에 풍부하게 분포된 Type Ⅰ(지근) 섬유도 근비대에 중요한 역할을 한다. 단백질합성에 한계가 있기는 하지만 Type Ⅰ(지근) 섬유는 호르몬 조절에 의해 감퇴가 지연된다. 이러한 단백질합성과 감소된 단백질대사의 조합 효과가 근조직의 상당한 증가를 유발시키는 것이다.

호르몬의 상호작용과 운동 Hormonal Interaction and Exercise

운동신경이 활성화되었을 때, 뇌의 자극은 상황을 조절하기 위해 내분비계가 적절한 호르몬들을 분비하는 반응성 커뮤니케이션을 일으키게 한다. 앞에서 이미 언급했던 바와 같이 생리학적 스트레스 때문에 호르몬성, 신경성 및 면역성 메신저들이 즉각적인 자극을 받게 되고 그것이 세포막 붕괴를 일으키면서 자극의 특성에 따른 호르몬성 활동을 유도한다(48). 그러므로 근지구력 트레이닝으로부터 나타나는 반응 형태는 근 파워 트레이닝에 따른 반응과는 다르게 나타나며, 유산소성 트레이닝과도 다르게 나타난다. 스트레스의 각 형태와 작용 경로는 운동 중과 후에 신체가 내부 환경을 조절하는 데 특별한 영향을 미친다. 신경 패턴은 트레이닝에 따른 적응 반응을 형성하는 호르몬 패턴을 활성화한다. 생리적 환경은 특정한 환경의 스트레스에 반응하는 것과 일치되기 때문에 운동의 유형, 강도, 휴식 시간, 지속 시간에 따라 결과를 예측하는 것은 어렵지 않다.

근력 트레이닝은 무거운 저항 부하와 8회 이내의 반복 운동 및 2~5분 정도의 휴식이 반복되는 최대 운동을 사용한다. 이러한 구성은 호르몬 활성을 예측 가능하게 만든다. 트레이닝은 동화작용 호르몬의 증가를 초래하긴 하나 활동근의 충분한 휴식과 단시간의 자극을 주기 때문에 근육 비대 효과는 매우 작다(36). 이는 성장호르몬의 증가 없이 테스토스테론의 급증이 나타났다는 증거이다. IGF는 성장호르몬의 작용에 의해 생성되며 단백질합성의 중요 요소이다(52). 그러므로 근조직 증가에 관련한 모든 호르몬 기질(matrix)들을 촉진시키지 않는 신체활동들은 근조직을 충분히 증가시켜 주지 못한다. 테스토스테론과 신경적 요인들로 근력은 향상됐지만 낮은 성장호르몬 농도로 인해 근육의 크기는 향상되지 못한다(36). 스쿼트와 같은 격렬한 운동은 순환성 테스토스테론의 수준에 가장 큰 효과를 미친다는 것에 주목해야 한다.

근비대의 효과 Effects on Hypertrophy

트레이닝의 양을 3, 4세트, 중강도 중량(1RM 70~85%), 1

저항성 트레이닝과 호르몬 반응
Resistance Training & Hormone Response

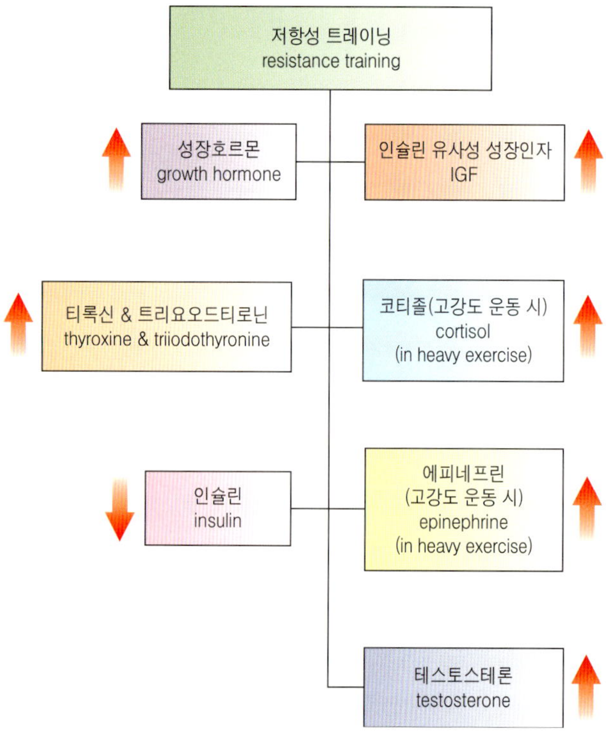

분간 짧은 휴식, 8~12회 반복횟수로 구성했다면 혈청 성장호르몬 농도는 눈에 띄게 증가한다(36). 전통적인 보디빌딩에서는 근육을 단련하기 위해 집중적인 운동법을 사용한다. 반면에 무거운 무게로 적게 반복(8회 미만)하는 방법은 신체를 이전처럼 자극하지 못하므로 근비대가 적게 일어난다. 근비대 트레이닝에 있어서 두 가지 고려해야 할 요소는 혈중 젖산과 코티졸 수준이다(55).

젖산과 코티졸 모두 근육 단백질에 해롭다고 간주하지만, 젖산과 코티졸에 의한 스트레스와 뇌하수체의 반응 사이에는 확실한 관련성이 존재한다. 장기간 고강도 운동은 부신피질에서의 코티졸 분비량과 젖산 생성량을 증가시키는데(63) 이는 더 많은 성장호르몬의 분비를 자극한다(36). 트레이닝에 의해 증가된 성장호르몬은 동화작용 효과뿐만 아니라 간으로부터 IGF-1의 분비를 자극한다(36). 많은 운동량과 짧은 휴식 시간은 코티졸과 젖산의 분비를 자극하지만, 적은 반복 횟수의 고강도 운동과 긴 휴식 시간은 코티졸과 젖산 분비를 자극하지 못한다. 이는 고강도의 근력운동이 전통적인 보디빌딩 접근법에 비해 성장호르몬과 근비대에 효과가 낮은 이유라고 할 수 있다. 보디빌딩과 근비대에 목적을 둔 운동에서 범할 수 있는 가장 흔한 실수가 너무 가벼운 것을 든다든지, 너무 무거운 것을 든다든지, 또는 운동과 운동 사이에 너무 오래 휴식을 한다든지 하는 것이다. 이 모두가 결과적으로 호르몬 반응 속도를 감소시키게 된다.

유산소성 운동의 효과
Effects on Aerobic Fitness

지구력 트레이닝은 저항성 트레이닝과는 다른 호르몬 생성 반응을 보인다(60). 지구성 트레이닝은 고원 상태를 유지하면서 근육의 반복적인 활동을 지속하는 운동이기 때문이다. 호르몬 활성도는 운동의 강도 변화에 민감하게 반응하므로 운동강도가 변화 없이 지속될 때는 낮은 호르몬 반응이 관찰된다(60,61). 앞부분에서 언급되었듯이 지구력운동에 반응해서 분비되는 성장호르몬의 양은 운동강도에 비례한다(57). 즉, 낮은 강도의 트레이닝보다 부분적으로 젖산이 분비되는 높은 강도의 트레이닝에서 성장호르몬은 분비가 더 잘된다(18). 테스토스테론은 높은 강도의 유산소 활동 중에는 억제되지만, 적당한 수준의 지구력 트레이닝 동안에는 혈장 수준의 증가를 나타낸다(12). 유산소성 운동 중에 생성되는 테스토스테론은 무산소성 운동 중에 분비되는 것보다 상대적으로 더 적은 양이다. 운동이 지속될수록 인슐린 민감도는 높아지고 글루카곤 농도도 약간 증가한다(11,54). 카테콜라민은 상대적으로 큰 변화가 없으나 코티졸은 약간 증가한다. 마라톤과 같은 장시간의 운동에서 코티졸 생성량은 증가하고, 동시에 탄수화물과 같은 에너지원의 저장량을 유지하기 위해 근육에서 단백질이 분해된다(32). 지구성 트레이닝은 동화작용성 호르몬 활동을 제한하기 때문에 근육량을 증가시키는 데 최소의 효과를 나타내고, 이화작용에 의해 근육량을 감소시킨다(33).

References

1. **Acheson K, Jequier E, Burger A and Danforth E Jr.** Thyroid hormones and thermogenesis: the metabolic cost of food and exercise. *Metabolism* 33: 262-265, 1984.
2. **Borer KT.** Neurohumoral mediation of exercise-induced growth. *Med Sci Sports Exerc* 26: 741-754, 1994.
3. **Borer KT.** The effects of exercise on growth. *Sports Med* 20: 375-397, 1995.
4. **Borer KT.** The effects of exercise on growth. *Sports Med* 20:

375-397, 1995.

5. **Bracy DP, Zinker BA, Jacobs JC, Lacy DB and Wasserman DH**. Carbohydrate metabolism during exercise: influence of circulating fat availability. *J Appl Physiol* 79: 506-513, 1995.

6. **Broeder CE, Quindry J, Brittingham K, Panton L, Thomson J, Appakondu S, Breuel K, Byrd R, Douglas J, Earnest C, Mitchell C, Olson M, Roy T and Yarlagadda C**. The Andro Project: physiological and hormonal influences of androstenedione supplementation in men 35 to 65 years old participating in a high-intensity resistance training program. *Arch Intern Med* 160: 3093-3104, 2000.

7. **Brown GA, Vukovich MD, Reifenrath TA, Uhl NL, Parsons KA, Sharp RL and King DS**. Effects of anabolic precursors on serum testosterone concentrations and adaptations to resistance training in young men. *Int J Sport Nutr Exerc Metab* 10: 340-359, 2000.

8. **Buczkowska EO and Jarosz-Chobot P**. [Insulin effect on metabolism in skeletal muscles and the role of muscles in regulation of glucose homeostasis]. *Przegl Lek*58: 782-787, 2001.

9. **Charkoudian N and Joyner MJ**. Physiologic considerations for exercise performance in women. *Clin Chest Med* 25: 247-255, 2004.

10. **Ciloglu F, Peker I, Pehlivan A, Karacabey K, Ilhan N, Saygin O and Ozmerdivenli R**. Exercise intensity and its effects on thyroid hormones. *Neuro Endocrinol Lett* 26: 830-834, 2005.

11. **Coggan AR**. Plasma glucose metabolism during exercise: effect of endurance training in humans. *Med Sci Sports Exerc* 29: 620-627, 1997.

12. **Consitt LA, Copeland JL and Tremblay MS**. Endogenous anabolic hormone responses to endurance versus resistance exercise and training in women. *Sports Med* 32: 1-22, 2002.

13. **Daly W, Seegers CA, Rubin DA, Dobridge JD and Hackney AC**. Relationship between stress hormones and testosterone with prolonged endurance exercise. *Eur J Appl Physiol* 93: 375-380, 2005.

14. **Frost RA and Lang CH**. Regulation of insulin-like growth factor-I in skeletal muscle and muscle cells. *Minerva Endocrinol* 28: 53-73, 2003.

15. **Fry AC and Kraemer WJ**. Resistance exercise overtraining and overreaching. Neuroendocrine responses. *Sports Med* 23: 106-129, 1997.

16. **Fry AC and Kraemer WJ**. Resistance exercise overtraining and overreaching. Neuroendocrine responses. *Sports Med* 23: 106-129, 1997.

17. **Godfrey RJ, Madgwick Z and Whyte GP**. The exercise-induced growth hormone response in athletes. *Sports Med* 33: 599-613, 2003.

18. **Godfrey RJ, Madgwick Z and Whyte GP**. The exercise-induced growth hormone response in athletes. *Sports Med* 33: 599-613, 2003.

19. **Goldspink G and Yang SY**. Effects of activity on growth factor expression. *Int J Sport Nutr Exerc Metab* 11 Suppl: S21-S27, 2001.

20. **Goldspink G and Yang SY**. Effects of activity on growth factor expression. *Int J Sport Nutr Exerc Metab* 11 Suppl: S21-S27, 2001.

21. **Gomez-Merino D, Chennaoui M, Burnat P, Drogou C and Guezennec CY**. Immune and hormonal changes following intense military training. *Mil Med* 168: 1034-1038, 2003.

22. **Holm G, Bjorntorp P and Jagenburg R**. Carbohydrate, lipid and amino acid metabolism following physical exercise in man. *J Appl Physiol* 45: 128-131, 1978.

23. **Horton TJ, Grunwald GK, Lavely J and Donahoo WT**. Glucose kinetics differ between women and men, during and after exercise. *J Appl Physiol* 100: 1883-1894, 2006.

24. **Howlett KF, Watt MJ, Hargreaves M and Febbraio MA**.Regulation of glucose kinetics during intense exercise in humans: effects of alpha- and beta-adrenergic blockade. *Metabolism*52: 1615-1620, 2003.

25. **Hug M, Mullis PE, Vogt M, Ventura N and Hoppeler H**. Training modalities: over-reaching and over-training in athletes, including a study of the role of hormones. *Best Pract Res Clin Endocrinol Metab* 17: 191-209, 2003.

26. **Izquierdo M, Ibanez J, Hakkinen K, Kraemer WJ, Ruesta M and Gorostiaga EM**. Maximal strength and power, muscle mass, endurance and serum hormones in weightlifters and road cyclists. *J Sports Sci* 22: 465-478, 2004.

27. **Izquierdo M, Ibanez J, Hakkinen K, Kraemer WJ, Ruesta M and Gorostiaga EM**. Maximal strength and power, muscle mass, endurance and serum hormones in weightlifters and road cyclists. *J Sports Sci* 22: 465-478, 2004.

28. **Jorgensen JO, Krag M, Kanaley J, Moller J, Hansen TK, Moller N, Christiansen JS and Orskov H**. Exercise, hormones, and body temperature. regulation and action of GH during exercise. *J Endocrinol Invest* 26: 838-842, 2003.

29. **Jorgensen JO, Krag M, Kanaley J, Moller J, Hansen TK, Moller N, Christiansen JS and Orskov H**. Exercise, hormones, and body temperature. regulation and action of GH during exercise. *J Endocrinol Invest* 26: 838-842, 2003.

30. **Kanaley JA, Dall R, Moller N, Nielsen SC, Christiansen JS, Jensen MD and Jorgensen JO**. Acute exposure to GH during exercise stimulates the turnover of free fatty acids in GH-deficient men. *J Appl Physiol* 96: 747-753, 2004.

31. **Kirkeby K, Sromme SB, Bjerkedal I, Hertzenberg L and Refsum HE**. Effects of prolonged, strenuous exercise on lipids and thyroxine in serum. *Acta Med Scand* 202: 463-467, 1977.

32. **Kraemer WJ, Fleck SJ, Callister R, Shealy M, Dudley GA, Maresh CM, Marchitelli L, Cruthirds C, Murray T and Falkel JE**. Training responses of plasma beta-endorphin, adrenocorticotropin, and cortisol. *Med Sci Sports Exerc* 21: 146-153, 1989.

33. **Kraemer WJ, Patton JF, Gordon SE, Harman EA, Deschenes MR, Reynolds K, Newton RU, Triplett NT and Dziados JE**. Compatibility of high-intensity strength and endurance training on hormonal and skeletal muscle adaptations. *J Appl Physiol* 78: 976-989, 1995.

34. **Kraemer WJ and Ratamess NA**. Hormonal responses and

adaptations to resistance exercise and training. *Sports Med* 35: 339-361, 2005.

35. **Kraemer WJ and Ratamess NA**. Hormonal responses and adaptations to resistance exercise and training. *Sports Med* 35: 339-361, 2005.

36. **Kraemer WJ and Ratamess NA**. Hormonal responses and adaptations to resistance exercise and training. *Sports Med* 35: 339-361, 2005.

37. **Kraemer WJ and Ratamess NA**. Hormonal responses and adaptations to resistance exercise and training. *Sports Med* 35: 339-361, 2005.

38. **Kraemer WJ and Ratamess NA**. Hormonal responses and adaptations to resistance exercise and training. *Sports Med* 35: 339-361, 2005.

39. **Kraemer WJ and Ratamess NA**. Hormonal responses and adaptations to resistance exercise and training. *Sports Med* 35: 339-361, 2005.

40. **Kraemer WJ, Staron RS, Hagerman FC, Hikida RS, Fry AC, Gordon SE, Nindl BC, Gothshalk LA, Volek JS, Marx JO, Newton RU and Hakkinen K**. The effects of short-term resistance training on endocrine function in men and women. *Eur J Appl Physiol Occup Physiol* 78: 69-76, 1998.

41. **Lavoie JM**. The contribution of afferent signals from the liver to metabolic regulation during exercise. *Can J Physiol Pharmacol* 80: 1035-1044, 2002.

42. **Mastorakos G, Pavlatou M, Diamanti-Kandarakis E and Chrousos GP**. Exercise and the stress system. *Hormones (Athens)* 4: 73-89, 2005.

43. **Mastorakos G, Pavlatou M, Diamanti-Kandarakis E and Chrousos GP**. Exercise and the stress system. *Hormones (Athens)* 4: 73-89, 2005.

44. **Mastorakos G, Pavlatou M, Diamanti-Kandarakis E and Chrousos GP**. Exercise and the stress system. *Hormones (Athens)* 4: 73-89, 2005.

45. **McMurray RG and Hackney AC**. Interactions of metabolic hormones, adipose tissue and exercise. *Sports Med* 35: 393-412, 2005.

46. **O'Connell M, Robbins DC, Horton ES, Sims EA and Danforth E Jr**. Changes in serum concentrations of 3,3',5'-triiodothyronine and 3,5,3'-triiodothyronine during prolonged moderate exercise. *J Clin Endocrinol Metab* 49: 242-246, 1979.

47. **Refsum HE and Stromme SB**. Serum thyroxine, triiodothyronine and thyroid stimulating hormone after prolonged heavy exercise. *Scand J Clin Lab Invest* 39: 455-459, 1979.

48. **Rooyackers OE and Nair KS**. Hormonal regulation of human muscle protein metabolism. *Annu Rev Nutr* 17: 457-485, 1997.

49. **Rubin MR, Kraemer WJ, Maresh CM, Volek JS, Ratamess NA, Vanheest JL, Silvestre R, French DN, Sharman MJ, Judelson DA, Gomez AL, Vescovi JD and Hymer WC**. High-affinity growth hormone binding protein and acute heavy resistance exercise. *Med Sci Sports Exerc* 37: 395-403, 2005.

50. **Rubin MR, Kraemer WJ, Maresh CM, Volek JS, Ratamess NA, Vanheest JL, Silvestre R, French DN, Sharman MJ, Judelson DA, Gomez AL, Vescovi JD and Hymer WC**. High-affinity growth hormone binding protein and acute heavy resistance exercise. *Med Sci Sports Exerc* 37: 395-403, 2005.

51. **Sheffield-Moore M and Urban RJ**. An overview of the endocrinology of skeletal muscle. *Trends Endocrinol Metab* 15: 110-115, 2004.

52. **Sheffield-Moore M and Urban RJ**. An overview of the endocrinology of skeletal muscle. *Trends Endocrinol Metab* 15: 110-115, 2004.

53. **Sheffield-Moore M and Urban RJ**. An overview of the endocrinology of skeletal muscle. *Trends Endocrinol Metab* 15: 110-115, 2004.

54. **Silverman HG and Mazzeo RS**. Hormonal responses to maximal and submaximal exercise in trained and untrained men of various ages. *J Gerontol A Biol Sci Med Sci* 51: B30-B37, 1996.

55. **Smilios I, Pilianidis T, Karamouzis M, Parlavantzas A and Tokmakidis SP**. Hormonal Responses after a Strength Endurance Resistance Exercise Protocol in Young and Elderly Males. *Int J Sports Med* 2006.

56. **Staron RS, Karapondo DL, Kraemer WJ, Fry AC, Gordon SE, Falkel JE, Hagerman FC and Hikida RS**. Skeletal muscle adaptations during early phase of heavy-resistance training in men and women. *J Appl Physiol* 76: 1247-1255, 1994.

57. **Stokes KA, Nevill ME, Cherry PW, Lakomy HK and Hall GM**. Effect of 6 weeks of sprint training on growth hormone responses to sprinting. *Eur J Appl Physiol* 92: 26-32, 2004.

58. **Tipton KD and Wolfe RR**. Exercise, protein metabolism, and muscle growth. *Int J Sport Nutr Exerc Metab* 11: 109-132, 2001.

59. **Tremblay MS, Copeland JL and Van Helder W**. Effect of training status and exercise mode on endogenous steroid hormones in men. *J Appl Physiol* 96: 531-539, 2004.

60. **Tremblay MS, Copeland JL and Van Helder W**. Effect of training status and exercise mode on endogenous steroid hormones in men. *J Appl Physiol* 96: 531-539, 2004.

61. **Tremblay MS, Copeland JL and Van Helder W**. Influence of exercise duration on post-exercise steroid hormone responses in trained males. *Eur J Appl Physiol* 94: 505-513, 2005.

62. **Tremblay MS, Copeland JL and Van Helder W**. Influence of exercise duration on post-exercise steroid hormone responses in trained males. *Eur J Appl Physiol* 94: 505-513, 2005.

63. **Urhausen A, Gabriel H and Kindermann W**. Blood hormones as markers of training stress and overtraining. *Sports Med* 20: 251-276, 1995.

64. **Uusitalo AL, Huttunen P, Hanin Y, Uusitalo AJ and Rusko HK**. Hormonal responses to endurance training and overtraining in female athletes. *Clin J Sport Med* 8: 178-186, 1998.

65. **Weber MM**. Effects of growth hormone on skeletal muscle. *Horm Res* 58 Suppl 3: 43-48, 2002.

제5장

생체에너지

Bioenergetics

- 음식의 에너지양
- ATP
- 크레아틴인산
- 해당과정
- 유산소성 대사 과정
- 에너지 고갈

에너지 Energy

열역학 제1법칙에 따르면 에너지는 새롭게 창조되거나 사라질 수 없지만 대신에 서로 다른 형태로 이동이 가능하다. 모든 생물학적 활동에는 에너지가 필요하므로 살아 있는 생물체는 삶을 지속하기 위해서 에너지가 필요하다. 예를 들어 식물은 **엽록소**(chlorophyll)를 이용한 광합성 작용을 통하여 햇빛, 물, 이산화탄소를 탄수화물, 단백질, 지방으로 변환시켜 에너지를 얻는다. 에너지는 분자로 연결된 화학결합의 형태로 저장된다. 탄수화물은 식물이나 동물의 체내에서 단백질이나 지방조직 형태로 전환이 가능하며, 사람이 식물이나 동물을 음식으로 섭취하면 에너지는 하나의 유기체에서 다른 유기체로 이동하게 된다.

음식물로 이동되는 에너지를 **칼로리**(calorie)라 부른다. 칼로리는 1g의 물 온도를 1℃ 높이는 데 필요한 에너지의 양을 나타내며 이는 에너지 측정에 있어서 최소의 단위이다. 칼로리가 영양소를 나타낼 때 음식물이 포함하고 있는 에너지를 나타내는 단위로 쓰이면 하나의 영양소가 1g당 포함하고 있는 에너지는 1000 단위로 표현된다. 이러한 이유로 미국에서는 킬로칼로리(kilocalorie)라는 단위를 사용한다. 킬로칼로리(kcal)는 1,000cal를 나타내며 이는 1kg의 물 온도를 1℃ 높이는데 필요한 열의 양을 가리킨다. 이 단위를 사용하는 사람들의 혼동을 피하기 위해 표시를 할 때는 칼로리를 사용하지만 실질적으로 에너지 함유량은 킬로칼로리(kcal) 단위로 나타낸다. 국제적으로 통용되는 에너지 단위는 킬로줄(kilo joule)이며 4.2kcal와 같은 에너지양을 나타낸다.

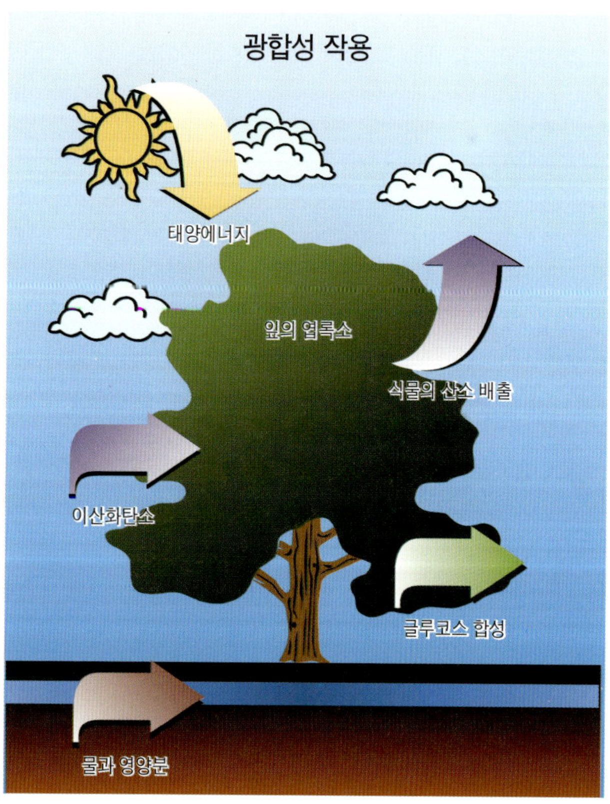

음식물의 에너지 함유량 Energy Value of Food

음식물이 가지고 있는 에너지는 영양소가 연소될 때 발산되는 개개의 연소열에 의해 측정된다. 비슷한 에너지 기질로 구성된 음식물들 사이에서 발생하는 열은 거의 차이가 없다. 실제적으로 음식물의 에너지 함유량은 정수로 나타낸다. 예를 들어 지방 에너지 함유량의 경우 동물성 지질은 평균 9.5kcal, 식물성 지질은 평균 9.3kcal로 다르지만 지방 1g당 9kcal로 나타낸다. 또한 탄수화물은 원자 배열에 따라 음식물의 총 에너지 함유량이 달라진다. 포도당은 매우 단순한 분자 구조를 가지고 있기 때문에 1g당 3.74kcal의 에너지를 가지고 있지만, 복잡한 분자 구조를 가진 탄수화물인 글리코겐이나 녹말은 1g당 4.2kcal의 에너지를 가지고 있다. 단백질의 에너지 함유량은 형태나 개별 단백질이 지닌 질소의 양에 따라 달라지며 평균적으로 연소 시 5.65kcal의 에너지를 발생시킨다.

음식물이 체내에서 소비될 때 발생하는 총 에너지는 **직접 열량측정법**(direct calorimetry)으로 측정한 에너지의 양과 약간 다르다(12). 이는 질소를 포함하고 있는 영양소에서 나타나는데 질소는 연소될 때 에너지를 발생시키지만 체내에서는 수소와 결합해 요(urea)를 만들며 이는 소변으로 배출된다. 이러한 이유로 질소를 함유하고 있는 단백질은 실제로 체내에서 4.6kcal의 에너지를 발생시킨다. 따라서 질소를 포함하지 않는 탄수화물이나 지방의 개별 에너지 함유량의 경우는 직접열량측정법을 이용해 측정한 양과 소비되는 실제 에너지양이 같다.

또한 음식물의 총 에너지양은 소화와 흡수 과정의 영향을 받는데 이는 **소화계수**(coefficient of digestibility)로 나타낸다. 소화계수는 음식물이 연소될 때 발생하는 에너지 중 신체가 사용할 수 있는 에너지의 총량을 나타내는 수치이다. 음식물 중 특정 성분은 소화가 불가능하고 단순히 인체를 통과하면서 배출된다(5). 일부 섬유질 음식은 5~10% 정도 소화율을 감소시키는데, 이는 섬유질이 분해되지도 않고 장을 빠르게 통과하면서 소화 시간을 단축시키기 때문이다(37). 식물성 단백질은 가장 낮은 소화계수를 보이는 반면에 동물성 음식물은 최고의 수치를 보인다(13,28). 일반적으로 섭취한 탄수화물의 97%, 지질의 95% 및 단백질의 92%가 체내에서 에너지로 흡수된다.

애트워터의 일반계수(Atwater general factor)들은 식품 성분이 체내에서 영양적으로 사용된 것에 대한 것이다. 단백질과 탄수화물의 평균 총 에너지양은 1g당 4kcal이며, 식이지방(dietary fat)은 1g당 9kcal이다. 알코올 또한 연소 시 에너지로 사용될 수 있는데 순수 알코올은 1g당 7kcal의 에너지를 발생시킨다. 식품 내용 표시 라벨에는 식품의 에너지 함유량을 명확하게 표시하려고 하는데 흔히 무게(g)와 에너지(kcal)로 표시한다.

음식물이 소비될 때 인체는 소화 과정을 통해 이를 분해한다. 그런 다음 에너지 기질을 흡수하여 잠재적인 형태(잠재적으로 사용 가능한 에너지)로 저장하거나 생물학적 활동을 위한 연료(활동 에너지)로 사용한다. 에너지의 특정 용도는 에너지 소비 형태가 변경될 때 결정된다. 따라서 필요에 따라 생물학적 활동으로 인해 에너지의 형태는 변화되는 것이다. 예를 들어 체내에 저장된 에너지는 기계적인 활동을 함으로써 소비되는데 그 중 일부는 화학에너지로 사용되고 일부는 열에너지로 방출된다. 앞부분의 열역학 제1법칙에서 볼 수 있듯이 에너지는 손실되지 않으며, 단지 열과 에너지를 방출하는 반응(발열반응)이나 열과 에너지를 흡수하는 반응(흡열반응) 중 하나로 이동할 뿐인 것이다.

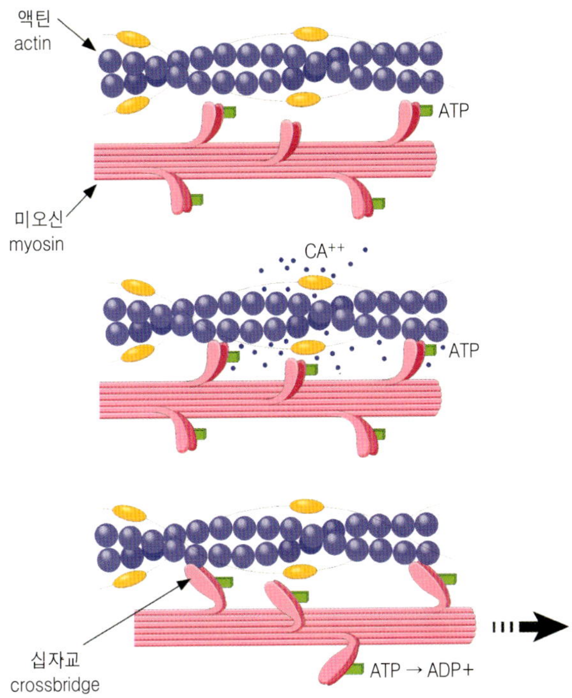

Key Terms

열역학법칙(law of thermodynamics): 열역학적인 과정에서 열과 활동의 전이 특질을 나타냄

엽록소(chlorophyll): 식물이 제 색깔을 내며 광합성의 과정을 수행 가능하게 하는 녹색의 색소

칼로리(calorie): 1g의 물을 1℃ 가량 높일 수 있는 열의 양을 단위로 정한 것으로 음식의 에너지 가치를 재는 단위

킬로칼로리(kilocalorie): 1kg의 물을 1℃ 가량 높일 수 있는 열의 양을 단위로 정한 것

직접열량측정법(direct calorimetry): 신진대사의 결과로서 발생된 열을 재는 측정법

소화계수(coefficient of digestibility): 신체가 소모한 식품으로부터 신체가 산출할 실제적인 에너지를 나타냄. 실제로 인간이 음식을 소화시켰는지에 기본을 둠

애트워터의 일반계수(Atwater general factors): 지방, 단백질, 탄수화물의 칼로리 가치를 나타냄

아데노신3인산 ATP

근육수축 시 곧바로 사용할 수 있는 유일한 에너지 형태는 아데노신3인산(ATP)이다. 모든 물리, 화학, 운반 활동을 할 때 ATP분자 안에 있는 고에너지입자인 인산염에서 발생하는 에너지를 사용하게 되며 인산염이 분해될 때 에너지가 체내로 방출되어 특정 동작을 할 수 있게 한다. ATP는 '스프링을 장착한' 에너지로 생각할 수 있는데 이는 인산 분자들을 연결하는 조직을 효소가 가수(加水)분해시킴으로써 에너지가 발생하기 때문이다. 효소(enzymes)는 생물학적 촉매 역할을 하며 보통 이들이 하는 기능에 따라 이름이 붙여진다. ATPase는 세포 속에 있는 ATP분자 구조를 분해하는 효소이며 어미에 붙은 -ase는 효소가 작용을 하는 물질을 나타내 주는 접미사이다.

ATP가 기계적 작용으로 인해 분열되는 반응은 근섬유 깊숙한 곳의 근필라멘트 수준에서 이루어진다. 두꺼운 근필라멘트인 미오신은 ATPase 효소를 지니고 있다. 칼슘이 있을 때 미오신은 액틴과 결합하여 십자교(crossbridge)를 구성하게 된다. 십자교가 구성되면 효소의 촉매작용을 통해 ATP

분자에서 인산염 이온의 끝 부분이 분리되면서 아데노신2인산(ADP)과 무기인산염(Pi)이 부산물로 남게 된다. 여기서 방출된 에너지로 인해 미오신이 액틴 필라멘트에서 분리되며 이로 인해 미오신 머리의 이동이 가능해져서 에너지 부산물이 방출되고 액틴이 필라멘트에 다시 달라붙게 된다. 이러한 과정을 통해 근섬유의 근절 속에 있는 근필라멘트는 늘어나고 힘을 생산할 수 있게 된다. 근육 전체에 위치한 수천 개의 근섬유가 수축하면서 ATP의 인산염에서 방출되는 에너지를 이용하여 관절운동을 일으킨다. 그러므로 운동시 소비되는 칼로리를 이용해 근육운동과 신진대사가 진행되는 동안 분열되는 ATP분자를 간접적으로 측정할 수 있다.

ATP는 탄수화물, 지방, 단백질의 신진대사를 통해 재합성된다. 그러나 즉각적인 활동에 쓰일 수 있는 목적으로 소량의 ATP는 세포 안에 저장되어 있다. 이러한 ATP는 바로 쓸 수 있기 때문에 단시간에 강력한 힘을 필요로 하는 일에 있어서 중요한 물질이다. 이 ATP분자가 지닌 에너지는 빠르게 반응하기 때문에 1~3초 정도의 운동이 가능하다. 따라서 최대한의 힘을 필요로 하는 근육운동을 할 때 주로 사용된다. 세포에 저장된 이러한 ATP를 에너지로 사용하는 운동의 예로는 수직 점프, 강속구 던지기, 골프 스윙 등이 있다.

크레아틴인산 Ceratine Phosphate

저장된 ATP는 빠르게 소모되기 때문에 근육 속에는 세포 내 크레아틴 형태로 고에너지 인산이 추가로 저장되어 있다. 크레아틴은 무기인산이온과 결합해 인산화되어 **크레아틴인산**(creatine phosphate; CP)이라 불리는 고에너지 분자를 구성한다. ATP가 고갈되기 시작하면 고강도의 근육운동을 지속하기 위해 필요한 에너지를 보충하기 위한 그 첫 번째 반응으로 크레아틴인산이 **크레아틴 키나아제**(creatine kinase; CK)라는 효소에 의해 분해된다. 크레아틴 키나아제가 고에너지의 크레아틴인산염을 분해하여 에너지를 발생시키면서 세포 내의 ADP분자들을 **재인산화**(re-phosphorylate)시킨다. 재인산화 과정은 ADP가 무기인산염과 결합하여 에너지를 발생시키는 화합물 형태인 ATP를 재합성하게 된다. 이러한 과정이 일어난 후 새롭게 구성된 ATP는 또다시 분해되면서 세포운동을 지속할 수 있게 하는 에너지를 공급해 준다. 세포 내에 존재하는 크레아틴인산의 양은 ATP보다 4~6배 많은데 이를 이용해 무거운 물체를 3회 반복하여 들기, 40야드(약 55m) 달리기, 100m 단거리경주 같은 순간에 에너지가 소모되는 신체활동을 약 10~15초 정도 지속할 수 있다.

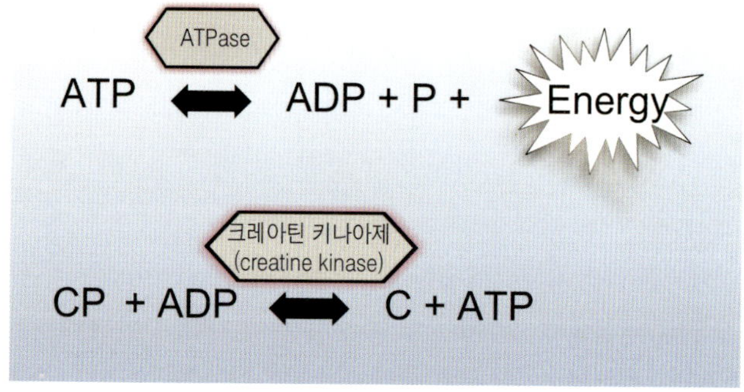

크레아틴인산의 에너지 연쇄 반응

① 크레아틴인산이 크레아틴 키나아제에 의해 분해된다.
② 유리된 인산(P)이 방출된 에너지를 이용하여 ADP와 결합한다.
③ 새롭게 구성된 ATP분자가 또다시 ADP와 P로 분해되면서 에너지를 발생한다.

인산은 고에너지 물질인데 ATP나 CP의 형태로 결합되어 있을 때 아주 무거운 분자구조를 이룬다. 이는 체내에 많은 양의 ATP나 CP가 저장되지 못하는 이유가 되기도 한다. 이러한 분자들을 과도하게 체내 저장을 하게 되면 체중이 지나치게 무거워질 수 있기 때문이다. 대신에 우리 몸은 이러한 화합물(ATP)들이 ATPase에 의해 분열된 후 다시 재합성해서 이용할 수 있게 한다. 따라서 세포 안에 무거운 ATP를 다량 저장하는 것보다 효과적으로 가벼운 분자를 통해 끊임없이 에너지를 재생성해 낼 수 있다. 한 차례 극한의 에너지 소모를 필요로 하는 운동 수행 후 완전히 회복하는 데 90초의 시간이 걸린다(64). 이 시간 동안 ADP는 유리된 인산이온과 결합하여 재인산화(ATP)되는 과정을 거친다. 강한 기계적인 운동이 진행되는 동안 크레아틴인산을 에너지원으로 사용하게 된 경우는 결과적으로 고에너지원이 고갈된다. 크레아틴인산의 재합성에는 2~5분 정도의 시간이 걸린다(63,66). 근육 속의 ATP와 CP를 재생성하는 데 걸리는 인산화 시간은 궁극적으로 힘든 저항성 트레이닝과 단거리 질주운동 사이의 회복 시간을 결정하게 된다. 무거운 물체를 들어 올리는 운동이나 빠르게 달리는 운동을 할 때 각 세트 사이의 시간은 에너지(ATP)를 재합성하는 데 걸리는 시간과 같다. 강한 근력을 필요로 하는 각종 운동뿐만 아니라 역도나 플라이오메트릭 같은 격한 운동을 할 때는 적은 횟수로 반복하고 긴 휴식 시간을 가져서 인산화 에너지 체계의 효율성을 극대화해야 한다(65).

해당과정 Glycolysis

ATP는 혈액이나 다른 조직을 통해 보충될 수는 없다. 본래의 유용한 생물학적 구조를 구성하기 위해서는 또 다른 에너지 기질에 의존해야 한다. CP를 ATP로 인산화하는 것은 쉬운데 그것은 이 인원질(phosphagen)이 하나의 분자에서 다른 분자로 동원되기가 아주 쉽기 때문이다. 하지만 인원질 에너지가 고갈되고 난 후에도 신체가 운동을 지속하기 위해 ATP를 계속 필요로 하는 경우가 되면 또 다른 에너지원에서 에너지를 얻어야 한다. 탄수화물은 신체가 ATP를 만들기 위해 사용하는 두 번째 단계의 에너지원이다. 하지만 이 에너지는 포도당 6인산분자에서만 얻어지는데 이 과정은 여러 단계의 과정과 많은 촉매제를 필요로 한다.

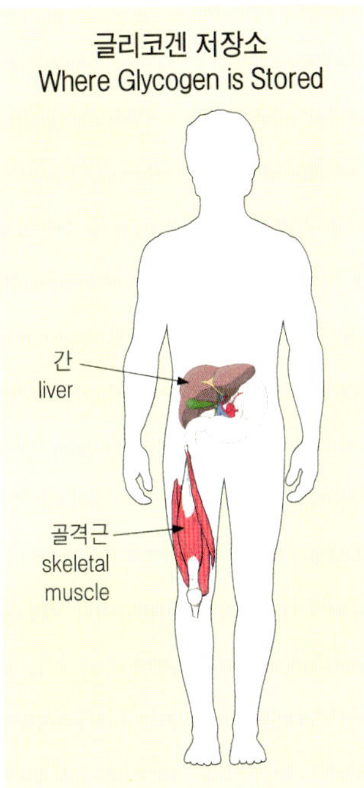

CP나 ATP의 경우는 단지 하나의 효소만 필요한 반면에 당에서 에너지를 얻기 위해서는 10단계의 효소반응이 필요하다. **해당과정(glycolysis)**으로 알려진 **무산소성(anaerobic)** 당대사 과정에서 이 10단계의 화학반응은 지속적인 운동을 하기 위한 ATP를 합성하면서 에너지대사산물을 만드는 데 있어서 절대 필요한 과정이다. 앞에서 나온 내용처럼 크레아틴인산은 빠르게 ADP를 인산화하여 ATP를 구성할 수 있지만 3단계의 과정을 거치기 때문에 발생하는 힘은 그만큼 감소되어 나타난다. 따라서 급박한 운동을 할 때 10단계를 거쳐 만들어진 에너지는 당연히 더 큰 에너지 파워의 감소폭을 지닐 수밖에 없다. 즉, 해당과정을 통해 생성된 ATP에서 만들어진 에너지는 즉각적인 에너지원에서 만들어진 에너지보다 파워 크기가 약하다. 이는 사람이 10번 반복할 때보다 5번 반복할 때 더 무거운 물체를 들 수 있는 사실을 설명해 준다. 사용되는 에너지 체계가 산출되는 힘의 최대량을 결정한다.

대부분의 반응과 마찬가지로 탄수화물 분해반응 또한 포도당을 **미토콘드리아(mitochondria)** 밖에서 각 부분으로 쪼개기 위해 사용되는 효소를 보조하는 촉매제로 물(H_2O)을 사용한다. 무산소성 해당과정은 포도당이 산소를 사용하지 않고도 에너지를 발생하는 데 사용되는 유일한 탄소 에너지원이기 때문에 특별하다. 지방이나 단백질은 무기호흡으로 사용될 수 없다. 하지만 지방이나 단백질, 포도당은 모두 미토콘드리아 내부의 산소를 이용한 신진대사를 통해 에너지를 생성하는 데 사용될 수 있다. 여기서 수소이온(H^+)은 서로 다른 종류의 탄소 에너지원을 끌어당기고 분자 형태의 산소를 이동시켜 물을 만드는 데 반드시 필요한 물질이다. 해당과정에서 포도당의 무기호흡은 산소를 필요로 하지 않기 때문에 물은 생성되지 않고 수소이온은 용해된 상태로 남아 있게 되어 주변의 산성도(pH)를 증가시키게 된다.

Key Terms

효소(enzymes): 생화학적인 반응이나 변화를 촉진시키는 단백질

크레아틴인산염(creatine phosphate): 근조직에서 발견되는 유기체적 혼합물로 근육의 수축을 위한 에너지를 저장하고 제공할 수 있음

크레아틴 키나아제(creatine kinase): 근육과 다른 조직들에 나타나는 효소로 ADP와 크레아틴인산에서 ATP와 크레아틴으로의 가역 변환을 촉진시킴

재인산화(Re-phosphorylate): 무기인산염을 첨가하는 과정을 ADP와 같은 분자로 되돌리는 과정

무산소성(anaerobic): 자유로이 사용 가능한 산소가 존재하지 않을 경우 신체에서 에너지가 생산되는 과정

해당과정(glycolysis): 탄수화물과 당류를 초성포도산이나 젖산에의 일련의 반응으로 분해시키는 신진대사 과정. ATP의 형태로 신체의 에너지를 방출함

이러한 에너지 **방출성 반응**(exergonic reaction)에서 만들어지는 에너지의 대부분은 고에너지의 ATP화합물을 구성하는 데 충분하지 않으며, 대부분이 체열로 방출되어 손실을 입는다. 해당과정으로 만들어지는 것은 2개의 ATP분자와 2개의 에너지 기질인 **젖산**(lactic acid) 혹은 **초성포도산**(pyruvate)뿐이다. 이 과정의 효율성은 단지 33%밖에 되지 않지만 중요한 것은 에너지가 무산소성 해당과정으로 빠르게 얻어진다는 것이다. 이는 해당과정 효소가 근육 내에 집중적으로 위치하고 있으며, 또한 반응속도도 빠르기 때문이다(11,30). 이러한 시스템에서 얻어지는 ATP는 극심한 운동을 90초간 지속시켜 주는 데 중요한 역할을 한다(11,16).

운동을 하는 사람이 활동조직에서 극심한 고통을 느낄 때 이는 산성화에 의한 고통이 아니라 산소가 부족함에 따라 나타나는 고통이다(48). 젖산은 근육에서 부산물로 존재하는 수소로 인해 필요한 양보다 부족하게 산소가 공급되어 허혈증(ischemia)으로 발전하는 것을 오히려 막아 주는 완충 역할을 한다. 근육 허혈은 고무줄로 손가락에 묶었을 때 혈액순환이 막혀 느끼는 고통과 비슷한 통증을 일으킨다. 적당한 강도로 운동하는 동안에는 에너지 사용 속도와 생성 속도가 비슷하기 때문에 세포의 산성도(pH)는 균형이 잡힌 상태로 유지된다(59). 하지만 격렬한 운동을 하는 동안에는 혈관 수축에 의한 국소빈혈이 나타나고 수소가 과도하게 발생하게 되어 pH 수준을 떨어뜨려 효소반응을 방해하게 되며 칼슘의 운용 상태를 악화시켜 근육 **피로**(fatigue)를 유발시킨다(60). 이때 생성된 젖산은 허혈 증상을 보이지 않는 주변 세포들로 이동 산화되어 추가적인 에너지를 만들어 낼 수 있다(44). 젖산은 또한 혈액을 통해 다른 골격근이나 간 또는 심장으로 운반되어 신진대사될 수 있다(47). 이러한 과정은 운동 중에 일어나지만 젖산 사용은 주로 회복 기간에 나타나는 특징을 보인다.

Quick Insight

젖산은 지연발생근육통(delayed onset muscle soreness; DOMS)의 발병 원인으로 경련 및 운동으로부터의 회복 억제 요인으로서 비난받아 왔다. 고강도의 훈련에서 부정적이며 필요 없는 물질로 종종 여겨져 왔다. 실제로는 이 진술 중에 어느 것도 사실이 아니다. 젖산은 포도당이 대사될 때 생성된다. 분해 과정은 젖산염과 수소이온을 부산물로 남긴다. 급격한 신진대사로 인해 증가된 수소이온은 뉴런으로부터의 전기적 신호와 효소의 반응을 느리게 만들고 체내 산성도를 증가시켜 근수축력을 감소시킬 수도 있다(7). 이와는 반대로 젖산염은 귀중한 에너지원이다. 젖산염은 급격히 생산되지만 조직에서 쉽게 사용된다. 느린 수축을 일으키는 근섬유인 심장, 그리고 자세 근육들은 인슐린 없이도 당질이 세포에 용이하게 수송되어야 하기 때문에 그 파생물인 젖산이 풍부하다(40). 혈액 내의 인슐린의 부작용 없이 신체가 젖산염을 사용할 수 있게 하기 위하여 젖산염은 촉진수송(facilitated transport)이라 불리는 과정을 통해 세포막을 빠르게 통과한다(46).

젖산은 운동강도가 최대산소섭취량의 50% 수준을 초과할 때 생산된다. 젖산의 생산은 빠른 수축을 일으키는 근섬유(FT)가 우선적으로 연료로서 탄수화물에 의존되는 운동강도의 증가와 연관성을 갖는다. 젖산염이 생산될 때 이것은 근육에 의해 사용되거나 전신 순환을 거쳐 다른 조직으로도 수송된다. 운동과 함께 증가된 혈액 유입량은 젖산염을 다른 조직에서 사용될 수 있도록 효과적으로 운반한다. 간의 글리코겐 저장량의 일부는 젖산염이 글리코겐을 생산하는 당신생 과정(gluconeogenesis)에 의해 유지된다. 또한 혈액 내의 젖산염은 활동하는 조직을 위해 사용 가능한 에너지를 유지시킨다(53). 간과는 달리 근조직은 비효소반응에 의존하여 활동하는 다른 조직을 도와주느라 글리코겐 저장이 용이하지 못하다. 젖산염은 순환을 통해 에너지가 필요한 근육조직으로 전달된다. 젖산염의 전달과 사용은 종종 '세컨드 윈드(second wind)'로 불리는데 이는 더 많은 에너지가 사용 가능해지기 때문에 신체적 고통을 겪은 후에 운동강도가 편하게 느껴지는 현상이다(49).

운동강도가 과도하게 증가하면 수소이온이 발생하여 근수축을 방해한다. 빠른 회복은 수소이온 제거를 통한 균형과 회복, 트레이닝 조절에 의해서 유지될 수 있다. 젖산이 발생되는 트레이닝은 젖산염의 효과적인 관리와 수소 제거를 좀 더 용이하게 하는 일련의 반응에 의해서 개선될 수 있다(7). 플라이오메트릭 및 스프린트 운동, 인터벌 운동, 언덕 오르기와 같은 고강도의 저항성 트레이닝은 많은 양의 젖산을 생성하고 젖산 이용률을 증가시키는 효소의 생성을 자극시킨다.

지연발생근육통(DOMS)을 젖산 축적과 혼동해서는 안 된다. 젖산 축적은 운동 중 또는 운동 직후 근육이 뻣뻣해지게 만든다. 운동이 매우 강하거나 길어지는 경우 젖산염은 아주 빨리 전송될 수 없어서 젖산염 생성을 유발시키는 과도한 수소이온과 함께 쌓이게 된다. 이렇게 수소이온이 과도하게 쌓이게 되면 근육이 산성화되어 타는 듯한 느낌이 나거나 경직된다. 운동을 전문으로 하지 않은 일반인들은 운동선수들보다 젖산염 축적의 확률이 더 높은데, 운동선수들의 몸은 일반적으로 더 많은 에너지(초성포도산염)를 소비하기 때문에 생성되는 젖산염의 양을 줄일 수 있다. 근육의 타는 듯한 느낌은 유쾌한 것은 아니지만 이는 근육 내 과도한 산성화에 따른 근육 손상에 대항하는 방어기제이다.

해당과정의 부산물인 젖산이 결과적으로 해롭게 보일지 모르지만 이러한 관점은 매우 근시안적인 생각이다(7). 지속적인 운동을 할 때는 에너지원들로부터 생성하는 많은 양의 ATP가 필요하다. 우리 몸은 신진대사를 통하여 발생하는 모든 기질과 부산물을 이용한 에너지 공급에 대한 대비책을 가지고 있다.

이러한 방법으로 인체는 운동의 지속 정도와 강도에 따라 필요한 운동에너지를 만들기 위해 저장된 잠재적인 에너지들을 가지고 있다. 해당과정을 통하여 소량의 ATP만을 얻을 수 있다. 그러나 탄수화물 기질은 해당과정에서 초성포도산과 젖산을 생성시키고 인체는 그 탄소의 골격을 이용하여 간에서 포도당으로 전환시킴으로써 잠재적인 화학에너지를 이용할 수 있다(4). **젖산**(lactate)과 초성포도산은 **코리 회로**(Cori cycle)라 불리는 생화학 과정인 **당신생 과정**(gluconeogenesis) 속으로 들어간다. 격렬한 운동을 통해 발생된 젖산은 생리적 기능에 있어서 특히 체중의 2%를 지니고 있지만 50%의 혈중 포도당을 사용하는 뇌(brain)의 혈당 수준을 유지하는 데 중요한 역할을 한다(3). 또한 운동 중에 발생된 부산물들을 이용하여 재생산된 포도당은 간과 근육에서 고갈된 글리코겐을 다시 채우는 데 사용된다(51).

격렬한 수준의 운동 능력을 향상시키고 젖산 시스템에 대한 의존도를 낮추기 위해 운동하는 선수들은 좀 더 크고 빠른 운동신경단위들을 증가시킴으로써 포도당의 대사 과정을 단련시켜야 한다. 이러한 운동신경단위들을 보충하기 위해서는 상당한 훈련이 필요하며, 이에 대한 에너지원을 얻기 위해 기본적으로 무산소성 해당과정을 이용하게 된다. 간헐적인 운동이나 격렬한 저항성 트레이닝 같은 보충 방법을 통하여 근섬유는 점차 피로에 강한 저항력을 갖게 된다. 이를 흔히 '젖산 내성(lactate tolerance)'이라고 부르는데 이는 다소 역설적이다. 왜냐하면 격렬한 운동에서의 젖산에 대한 내성은 그것이 낮을 때의 결과로 나타나기 때문이다. 근섬유의 (무산소성) 해당과정 적응 훈련에 대한 결과에 따르면 이러한 섬유들이 보충됨으로써 실제적으로 유산소성 적응력도 향상되는데 여기에 산소 운반과 이용 능력도 향상되기 때문이다(27). 또 다른 것으로는 증가한 젖산의 산화 능력 향상과 효율적인 젖산 제거 능력 개선을 들 수 있다.

우리 몸은 세포질과 미토콘드리아에서 일어나는 대사활동을 통해서 ATP 수준을 유지한다. 무기호흡의 대사 과정은 세포질에서 일어나고 크레아틴인산과 포도당, 글리코겐, 글리

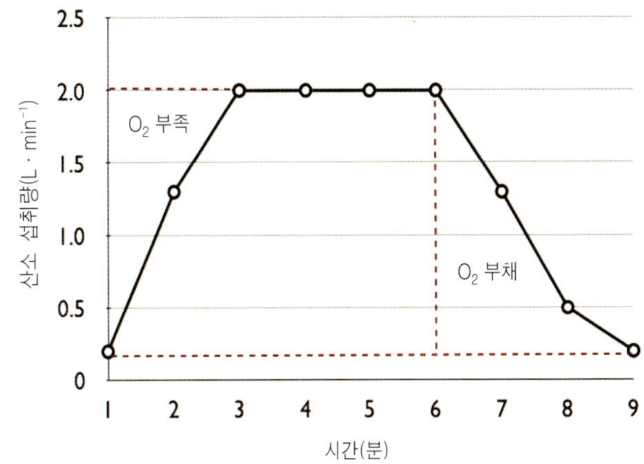

세롤 그리고 탈아미노산을 에너지원으로 이용한다. 이 과정은 최대 근력을 사용하는 운동을 약 3분 정도 지속시켜 주는데 도움을 준다. 3분을 넘어가는 신체활동을 하기 위해서는 기본적으로 **유산소성 대사 과정**(aerobic system)인 산화 과정에 의해 이루어지는 ATP 재합성 과정이 필요하다. 이것은 미토콘드리아에 의한 지방산, 포도당에서 생성되는 초성포도산(탄수화물), 그리고 일부 탈아미노산(단백질)의 산화 과정이라 한다. 세포의 산화작용은 광합성 작용의 반대이다. 광합성은 식물이 이산화탄소(CO_2)와 물(H_2O)을 흡수하여 산소와 포도당, 지질 및 단백질을 만드는 작용을 말한다.

운동을 할 때 산소 소비는 안정시 이상의 새로운 수요를 충족시키기 위해 과도기의 단계를 거친다. 생리적 활동들이 필요한 산소량과 세포 속의 사용 가능한 산소량을 일치시키기 위해 일어난다.

산소의 섭취량이 요구량과 일치할 때 인체의 신진대사는 **항정 상태**(steady state)에 도달하게 된다. 과도기 단계 동안에 활동하는 세포는 산소를 이용하여 필요한 에너지를 공급하지 못하기 때문에, 결국 **산소 결핍**(oxygen deficit)이라 불리는 단계에서는 무기성의 자원으로부터 에너지원을 빌려올 수밖에 없다. 이 기간에는 운동하는 동안 소비되는 총 산소량과 실제 필요한 산소량 간의 양적 차이가 나타난다. 운동이 단순히 서로 다른 에너지 체계의 전환이 아니며 한 경로에서 또 다른 경로로의 부드러운 이동과 중복이라는 것을 이해하는 것은 중요하다. 운동 훈련을 통해서 경로 간 에너지 이동 과정들은 좀 더 부드러워지고 훈련된 개인은 안정된 상태에 더 빨리 도달하게 되어 결과적으로 운동 능력이 더 높게 나타나는 것이다.

운동이 멈추면 우리 몸은 안정시와 비교하여 일시적인 혼란을 겪는다. 운동 후 회복기에 산소 소비(다른 말로 산소부채)가 지속되는데, 이것을 신체활동에서 회복되어 안정상태(homeostasis)로 돌아가는 데 요구되는 초과 산소 소비량이라 한다. 예를 들어 고강도의 스쿼트를 1세트 마친 후에, 역도 선수는 그 운동 전에 소비하고 있었던 산소 소비량보다 더 많은 양의 산소를 소비하게 될 것이다. 가벼운 강도의 유산소성 운동을 짧게 한 경우, 운동 종료 후 회복기의 약 30초 동안에 초과된 산소 소비량의 약 50%를 소비하게 될 것이다. 이것을 흔히 '빠른 산소부채 상환(fast component)' 이라고 하며, 주로 이때 초과 섭취된 산소량은 ATP-PC 재합성과 혈액과 근육 내의 고갈된 산소를 재보충하는 데 이용된다. 고강도의 운동이나 장시간 운동을 한 경우에는 '운동 후 초과 산소섭취량(excess post-exercise oxygen consumption; EPOC)' 이 더 늘어나고 더 오래 지속된다. 이것은 '느린 산소부채 상환(slow component)' 이라고도 하며 이런 경우가 운동 후 24시간 동안 지속될 수도 있다(33). 이렇게 오래가는 이유는 1) 운동 후 지속된 체온 상승, 2) 세포막 내외의 이온 누출, 3) 운동 후 지속되는 발열 유발 호르몬의 상승, 4) 유산소성 능력을 떨어뜨리는 운동 중의 미토콘드리아의 칼슘 섭취량, 5) 젖산에 대한 간에서의 글리코겐 재합성, 6) 미토콘드리아에서 젖산의 산화 등을 위하여 추가적인 산소가 필요하기 때문이다. 심지어 인터벌 트레이닝이나 파워리프팅과 같은 일시적인 고강도 운동들도 1시간 이상 지속되는 회복기 산소 소비량을 나타낼 수 있다(18).

어떤 운동을 수행하는 데 요구되는 주요 에너지 시스템은 작업률(work rate), 산소 가용성, 근세포의 효소 특성에 따라서 결정된다. 실제적으로 트레이너들은 동원 에너지 시스템에 대한 작업률(운동강도)의 영향을 관측할 수 있다. 만일 강도가 높다면 유산소성 대사는 그 운동에 반응을 지속하기에 충분하지 못할 것이고 결국 운동을 중지할 것이다. 이것이 바로 고중량의 경우 단시간만 들 수밖에 없고, 최소의 반복 횟수만 기록할 수밖에 없는 이유이다. 만일 신체활동이 3분 이상 지속된다면 1RM의 퍼센트(%)로 표시되는 힘은 상대적으로 낮아지도록 요구될 것이다. 그때의 에너지대사가 무산소성 해당과정으로 시작되기는 하였지만 유산소성 활동 대사 시스템으로 전환될 것이다. 유산소성 대사 시스템 공헌도가 증가하는 것만큼 최대 파워는 감소될 것이다. 이것은 글루코오스의 분해에 따른 수소이온 농도의 급상승으로 억제성 메커니즘이 작용하고 또한 무산소성 시스템 동원에 따라 에너지대사의 조기 감퇴가 일어나기 때문이다. 에너지 기질과 산소를 통한 ATP를 합성해 내는 데 필요한 많은 효소들의 반응 과정들이 운동의 스피드와 파워를 늦춘다.

> **Quick Insight**
>
> 우리 몸은 최소의 에너지 시스템으로 힘을 발휘하여 가능한 한 최대로 빠르게 에르고미터(ergometer) 운동을 수행하고자 한다. 10초 이내의 운동은 ATP-PC 시스템을 이용한 최대 힘을 발휘한다. 힘이 감소하는 것은 젖산이 생성되는 시기에 나타난다. 힘의 강도가 무산소성 역치를 넘어서게 된다면 신체활동을 유지하는 데 필요한 충분한 파워를 생성할 수 없기 때문에 신체활동 스피드는 감소하게 된다. 무산소성 에너지 이용률 감소는 유산소성 에너지원으로부터 생성되는 에너지의 증가 시기와 일치한다. 무산소성 에너지의 감소율이 직선적으로 나타나게 되면 발휘할 수 있는 힘도 당연히 감소하게 된다. 즉, 유산소성 에너지원에 대한 의존도가 높으면 높을수록 신체활동 강도는 감소한다.

유산소성 대사 과정 Aerobic Metabolism

운동 수행 중 무산소성 대사에서 유산소성 대사로의 전환은 해당과정 이후 남아 있는 초성포도산(pyruvate)이 세포 내의 미토콘드리아로 이동하면서 시작된다. 우리는 세포대사의 연료를 만드는 데 사용되는 효소와 기질을 수용하는 미토콘드리아가 생산 공장의 역할을 수행한다는 것을 알고 있다. 초성포도산이 미토콘드리아에 진입할 때 **구연산 회로**(citric acid cycle) 또는 **크렙스 회로**(krebs cycle)라 일컬어지는 반응을 유발시킨다. 크렙스 회로는 그 안에서 산소와 에너지 기질을 사용하면서 ATP가 형성되는 과정을 지칭하는데 이를 **산화적 인산화**(oxidative phosphorylation) 과정이라 한다. 미토콘드리아를 이해하는 단순화된 방법은 그것들을 혼합기로 보는 것이다. 즉, 인체의 세포 소기관에서 포도당을 섭취하고 약간의 산소를 더하여 11단계의 반응을 거쳐서 포도당과 산소를 혼합하고 36개의 ATP분자, 물, 이산화탄소와 열을 만들어 내는 것이다.

근세포 내의 미토콘드리아 밀도는 유산소적 방법을 통해 생산되는 에너지의 양과 직접적으로 연관된다. 유산소성 운동의 효율성을 결정하는 3개의 주요 요소는 1) 미토콘드리아의 수, 2) 미토콘드리아 내부의 효소 농도, 3) 세포에 전달되는 산소가 풍부한 혈액의 양이다. 이러한 요소들은 또한 유

Key Terms

미토콘드리아(mitochondria): 세포 내 작용을 위하여 요구되는 대부분의 ATP를 발생시키는 역할을 하는 세포내 소기관

에너지 방출성 반응(exergonic reaction): 자유에너지의 변이가 음성이고, 반응이 수반되는 방향을 확인하는 화학 반응

젖산(lactic acid): 포도당의 신진대사가 붕괴된 동안 생산되는 에너지 기질

초성포도산(pyruvate): 해당과정의 최종 부산물로 간주되는 에너지 기질

피로(fatigue): 활동으로부터 야기된 신체적 · 정신적 피곤

젖산염(lactate): 추가적인 에너지원 역할을 할 수 있는 젖산의 완충적 형태

당신생 과정(gluconeogenesis): 초성포도산, 젖산, 글리세롤, 아미노산(주로 알라닌과 글루타민)과 같은 다른 유기체적 분자를 통해서 포도당을 만드는 과정

코리 회로(Cori cycle): 무산소성 대사 중에 근육에 의해 생산되는 젖산염과 젖산의 재활용 과정을 일컬음. 젖산염은 간에 의해 포도당으로 전환됨

산소 부족(oxygen deficit): 운동 전 안정상태에서 신체의 산소 요구량과 운동 상태에서 산소섭취량 간의 차이. 때때로 산소부채의 형태로 나타남

유산소성 시스템(aerobic system): 자유로이 사용 가능한 산소가 존재할 때 신체가 에너지(ATP)를 생산하는 대사 과정

회복기 산소섭취량(recovery oxygen consumption): 신체활동으로부터 회복 기간 동안 근조직에 의해 요구되는 추가적인 산소의 양

산소운동이 일상적으로 수행되었을 때 근조직의 적응도를 나타낸다. 대사 경로는 탄수화물과 산소가 신진대사의 과정을 통하여 형성됨에 따라 수소와 이산화탄소가 방출되는 특징을 보인다.

동일한 과정이 지방과 단백질을 사용하면서 수행될 수도 있다. 신체가 낮은 강도에서 활동할 때, 지방은 유산소성 대사 과정에 있어서 주요 에너지원이 된다. 예를 들면, 어떤 사람이 소파에 앉아 TV를 보거나 직장에서 책상에 앉아 컴퓨터를 할 때 약 70%의 유산소성 에너지가 지방의 대사 과정으로부터 발생한다. 혹자는 이 현상이 사람들의 체중을 감소시킬지도 모른다고 생각한다. 그러나 휴식을 취할 때 우리는 시간당 아주 적은 칼로리를 소모시키고 따라서 그 효과는 아주 미미하다. 운동을 할 때에도 같은 시스템이 적용된다. 낮은 수준의 운동(최대산소섭취량의 40~60%)의 경우 에너지원으로 지방을 사용한다(42). 강도가 낮은 운동에서 적정한 강도의 운동으로 지방에 의한 상당한 유산소성 에너지를 공급하기 위해서는 거의 10분 이상의 지속적인 활동이 요구된다.

지방이 연료로서 사용되기 위해서는 우선적으로 지방이 각각의 부분으로 방출되어야 한다. **중성지방**(triglyceride)은 축적된 인체의 지방조직에서 90%를 차지한다. **리파아제**(lipase)는 물이 존재할 경우, 중성지방을 글리세롤 분자와 **지방분해**(lipolysis)라 불리는 과정을 통한 3개의 **지방산**(fatty acid)으로 나눌 수 있다. 지방산은 근세포에 의해 주로 사용된다. 이러한 지방산은 혈장 **알부민**(albumin)과 결합되어 혈중에 **유리지방산**(free fatty acids; FFA)을 형성한다. 그리고 활동 중인 조직으로 그것이 운반될 수 있게 해준다. 지방은 또한 **지단백질**(lipoproteins)에 의해 운반되어 자유롭게 연료로서 사용될 수 있다. 많은 양의 혈액이 조직으로 유입될수록 지방이 에너지원으로서 연소되는 경향이 두드러진다. 유산소성 운동을 일상적으로 수행하는 사람들일수록 더 많은 미토콘드리아와 모세혈관이 있기 때문에 지방을 소비하는 능력이 증가된다. 이러한 적응 현상은 포도당 저장 능력을 향상시키고 운동 수행력을 증가시킨다. 따라서 운동은 부신호르몬인 에피네프린(epinephrine)과 성장호르몬(GH), 글루카곤(glucagon)의 도움을 통하여 지질 사용을 조절하게 한다. 제4장에서 우리는 호르몬 증가가 훈련에 따른 적응 반응이라는 것을 학습했다. 이것은 나아가서 향상된 지질대사를 위하여 일상적인 운동에 참여하는 것이 중요함을 강조하는 것이다(41).

지질이 세포에 도달하게 되면 산화적 인산화 과정(oxydative phosphorylation)을 위해 두 가지 경로가 존재한다. 글리세롤 분자는 초성포도산을 형성함으로써 포도당이 진입하는 방식과 마찬가지로 세포에 진입한다. 모든 이러한 분자들

Key Terms

구연산 회로(citric acid cycle): 아세틸 혼합물의 산화적 물질대사를 포함하는 미토콘드리아에서의 일련의 효소적 반응으로, 세포내 에너지원이 되는 고에너지 인산염 혼합물(ATP)을 생산함

산화적 인산화(oxydative phosphorylation): 다양한 기제의 산화(특히 크렙스 회로에 포함되는 유기체산)에 의하여 방출되는 에너지로부터의 ATP 형성

중성지방(triglyceride): 하나의 거대한 분자로 결합된 글리세롤과 3개의 지방산으로 구성됨. 신체에 축적된 지방의 대부분을 형성하는 주요 에너지원

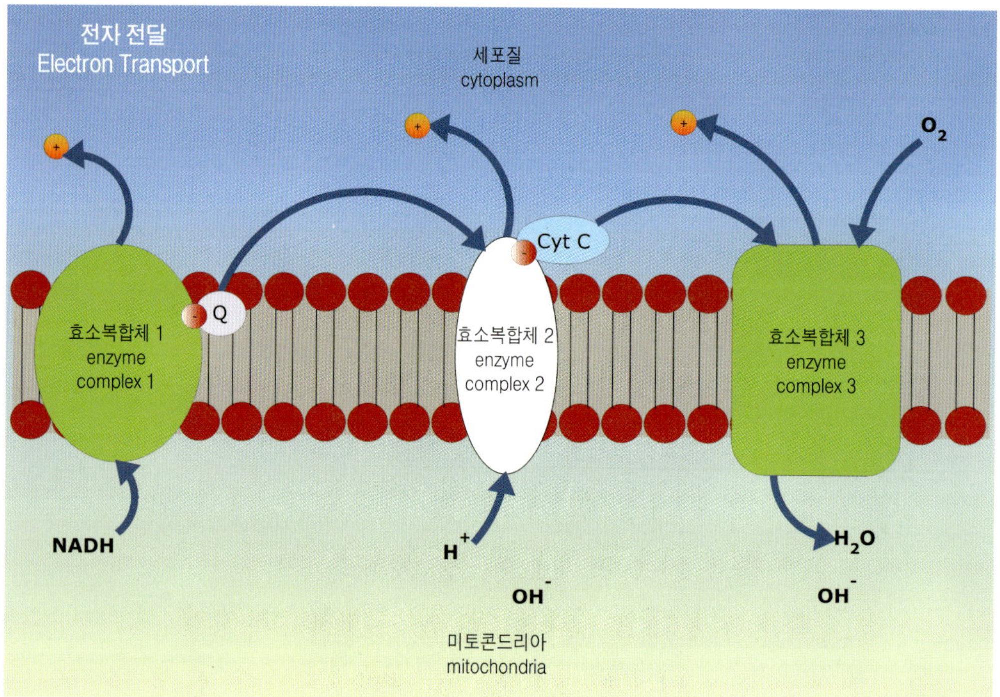

은 수소와 산소의 탄소사슬(carbon chain)을 지니며, 따라서 이것들은 다른 물질이 되기 위하여 이온을 보내거나 받아들일 수도 있다. 그러나 중성지방은 쉽게 진입하지 못하므로 미토콘드리아에서 진행되는 **베타산화**(beta-oxidation)라 불리는 과정에 우선 진입하여야 한다. 지방산은 **아세틸 A**(acetyl-CoA)로서 크렙스 회로에 진입하기 이전에 작은 분자들로 더 분해되어야 한다. 베타산화는 전체의 지방산 분자가 탄소 2개짜리 지방산으로 분해되고 사용될 수 있을 때까지 계속된다. 이 과정을 통하여 일부 중성지방 분자는 460개의 ATP를 생성하게 되는데, 그것은 포도당 분자가 생산하는 에너지의 10배가 넘는 양이다. 글리세롤은 19개의 ATP를 생산하는 데 비해 3개의 지방산은 441개의 ATP를 생산한다. 분명히 지질은 지속적인 신체활동에 있어 유용한 에너지원이라고 할 수 있다.

운동 능력이 증가함에 따라 우리 몸은 무산소성과 유산소성 경로 모두를 통한 포도당대사 능력이 향상된다. 최대산소섭취량의 향상을 위한 고강도 지구성 훈련을 하는 데 있어서 탄수화물은 필수적인 에너지원이다. 어느 정도의 생리적 적응은 낮은 강도에서 발생하고 일단 적응이 되면 운동량의 증가가 요구되지 않는 한 새로운 향상은 나타나지 않는다.

장시간 운동이 지속될 때, 우리 몸은 단백질에서 나오는 **아미노산**(amino acid)으로부터 에너지원의 도움을 받는다(15). 운동하는 동안 방출되는 코티졸(cortisol)은 조직으로부터 단백질을 분해시킨다. 그 일부가 **분지사슬아미노산**(branched chain amino acid; BCAA)이다(61). 이 분지사슬아미노산은 탄소골격을 **탈아미노화**(deamination)시키는 간(liver)으로 이동된다. 이 활동은 **아미노 전이반응**(transamination)이라 불리는 과정으로 근육 자체에서 이루어진다. 세포 내에 있는 아미노산을 분해하는 효소들은 지속적인 훈련에 적응된 반응으로서 증가하게 된다. 단백질과 방출된 아미노산의 형태에 따라 크렙스 회로로 진입하는 경로는 몇 개의 메커니즘으로 나뉜다(62). 아미노산은 초성포도산과 아세틸 조효소 A로 변화할 수도 있고, **전자전달**(electron transport)이라 일컬어지는 수소이온 교환에 진입할 수도 있다. 지구성 운동에서 선호되는 방법은 초성포도산의 형태이다.

적절한 탄수화물은 단백질이 효과적으로 저장되는 데 도움을 주기 위하여 요구된다는 것을 인지하여야 한다. 단백질은 탈아미노화될 때 질소가 제거된다. 따라서 단백질 신진대사의 부산물은 요(urea)이다. 수분 흡수를 증가시켜 물과 혼합되어 소변의 형태로 배출되게 한다.

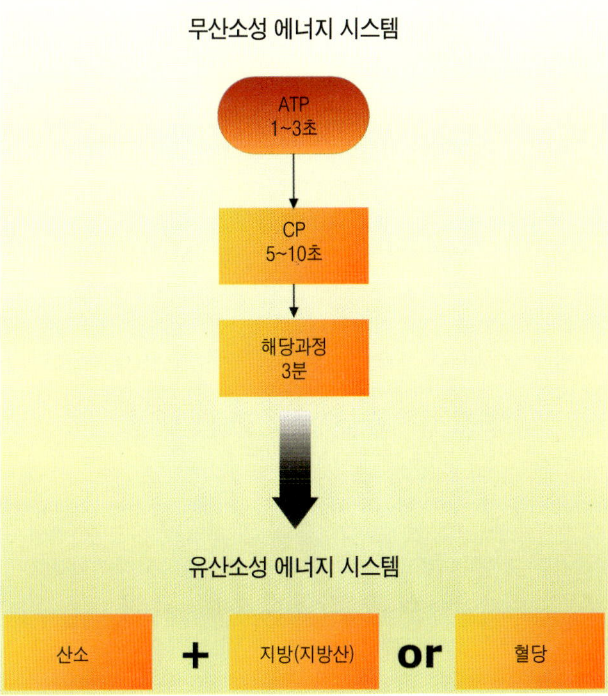

에너지 고갈 Energy Depletion

운동강도가 낮을 때는 지질대사가 유지되어 포도당 저장량을 유지할 수 있다. 그러나 적절한 강도의 운동이나 간헐적인 고강도의 신체활동을 할 때 포도당 저장량은 운동 지속시간이 증가함에 따라 완전히 고갈된다(16). 일부 근섬유에서의 고갈률은 훈련 강도와 분명한 관계가 있다. 단시간의 일회성 운동이나 1분간의 스프린트나 고강도의 웨이트 트레이닝은 속근섬유 내 포도당을 고갈시킨다. 이와는 대조적으로, 지근섬유는 적절한 강도로 오래 지속되는 훈련 중에 고갈된다. 짐작하듯이, 고갈은 보충을 유발하는 요소이기도 하다. 근세포의 에너지 고갈에 관련된 흥미로운 사실은 포도당 고갈이 단시간에 총력을 기울인 운동으로 훈련된 사람에게서 훈련되지 않은 사람보다 더 빠르게 나타난다는 것이다. 이는 포도당이 젖산으로 빠르게 전환되는 것에서 비롯된다. 높은 젖산 수준은 높은 파워의 방출을 의미한다. 이는 다시 말해 에너지원에 맞추어진 상대적인 훈련의 필요성을 강조하는 것이다. 피로는 글리코겐 저장량이 상당히 감소했을 때 나타나기 시작한다. 심지어 산소와 지방이 적절하게 존재하는 상태에서 유산소성 운동을 하는 중에도 조직 내에서의 당류 부족은 피로를 유발시켜서 지속적인 신체활동을 저해하게 된다. 무산소성 활동 중에 글리코겐의 고갈이 직접적인 연료의 사용과 관계가 있다는 것은 분명한 사실이다. 지방과 단백질은 무산소성 운동을 지속시킬 수 없으므로 당류를 모두 소모하면 활동 능력을 잃게 된다. 그러나 이는 또한 최대하 강도의 유산소성 대사에도 적용된다. 심지어 산소와 지질이 신체활동에 요구되는 운동강도를 충족시켜 주는 수준일지라도 신체 내 탄수화물의 부족은 심각한 피로를 불러일으킬 것이다(14). 지구성 경기에서 이는 '벽에 부닥치는 것' 에 비유된다. 신경계를 움직이게 하는 글루코오스의 결핍이 피로의 주요 원인이 될 확률이 높다(19). 또한 지방대사의 느린 속도와 초성포도산의 인산화 반응을 일으키려는 요구가 활동조직의 에너지대사의 비능률을 초래한다(32). 탄수화물의 부족한 섭취는 신체활동을 빠르게 감퇴시킨다(23).

Key Terms

리파아제(lipase): 지질분자를 분해할 수 있는 효소

지방산(fatty acid): 지질분자로 구성되며 가수분해로 인하여 지방조직으로부터 파생될 수 있다. 일반적으로 긴 친수성 꼬리를 가지고 있으며 포화성과 불포화성이 있음

지방분해(lipolysis): 지질의 분해 과정

알부민(albumin): 간에서 생성되어 인체의 수분 조절을 돕는 혈중 단백질

장시간 동안 불충분한 탄수화물의 섭취가 발생할 때 에너지대사 시스템은 역기능이 발생한다(17). 탄수화물의 부족은 미토콘드리아의 초성포도산의 양이 감소함을 의미한다(21). 초성포도산의 부족은 **옥살로아세트산**(oxaloacetate: 초성포도산 신진대사의 부산물)이 크렙스 회로에 진입하기 위해 아세틸 조효소 A와 결합하는 것이 불가능해짐을 뜻하는 것이다. 지방산 대사는 베타산화의 과정에서 옥살로아세트산의 아세틸 조효소 A 사용이 충분할 때에만 발생된다(20).

여기에는 두 가지 문제가 있다: 1) 지방 에너지대사는 탄수화물의 에너지대사 능력의 절반 수준밖에 되지 않는다. 2) 탄수화물 사용이 불가능할 때 지방대사 과정은 늦춰지게 된다. 탄수화물의 가용성 부족으로 지질은 유산소성 ATP 생성에 우선적으로 사용된다. 이 상황에서 중추성의 피로가 발생하면 말초성(근육계)의 피로 또한 발생한다(35). 만약 이것이 저탄수화물 식이요법이나 저칼로리 식이요법에서 비롯된 것이라면 이는 에너지 시스템의 백업(back up)을 유발하게 될 것이다. 즉, 유리지방산은 전달될 곳이 없고 아세틸 조효소 A는

Quick Insight

신체에는 운동을 수행하는 동안 해당(解糖)경로에서 발생하는 pH의 변화를 중화시키기 위한 선천적인 완충기가 있다. 반대로 감소하는 pH 수준은 효소 활동에 영향을 미치고 수축성을 억제하는 역할을 할 것이다. 낮은 강도의 활동에서 젖산은 염도가 있는 젖산염으로 완충되어 포도당을 재공급하기 위하여 간으로 전달된다. 평형의 완충 메커니즘에 의해 젖산의 제거가 충족되면 상당히 안정적인 pH의 평면 상태가 존재하고 당대사의 파생물은 발생하지 않는다. 운동강도가 높아짐과 함께 조직은 일반적인 수단에 의하여 완충될 수 있는 양보다 더 많은 젖산을 생산한다. 만일 신체가 젖산염을 상쇄하지 못한다면 혈액 내 산성도는 높은 수준에 도달하여 pH는 기본값인 7.4에서 6.8로 하강할 것이다. 이는 일반적으로 신체적 당적 고갈의 핵심이다. 메스꺼움, 두통, 경련, 그리고 심지어는 방향감각을 상실하게 될 것이다(52). 이러한 점을 볼 때 신체는 항상성을 되찾기 위한 과정으로 산이 완충되는 것을 차단한다.

이 현상이 발생하는 것을 막기 위하여 신체는 화학적인 신장의 환기 조정을 통하여 완충 능력을 향상시킬 것이다. 화학적인 완충은 중탄산염의 형성과 인산염의 완충에 의하여 증진된다(45,50). 신장의 완충은 소변으로 방출되는 수소이온의 동시 발생적인 증가와 함께 완충 대리자의 재흡수율의 변화에 의하여 발생한다. 환기 역시 신체에 의하여 방출되는 이산화탄소 비율의 증가에 의한 혈액을 완충시키는 역할을 하는데, 결과적으로 유체의 알칼리성을 증가시키면서 탄소를 함유한 산의 농도를 낮춘다(6,22).

혹자는 완충적 적응이 1~2분간 지속되어 극대화되거나 거의 극대화된 훈련에 대한 반응으로 발생할지도 모른다고 주장한다. 그러나 이는 분명히 증명된 사실이 아니다. 게다가 1~2분에 전력을 다한 운동 이전에 나트륨–중탄산염과 나트륨–구연산염 용액의 결과가 실험으로 증명되었는데 약간의 효과를 보이는 것으로 나타났다. 앞으로 심도 있는 연구가 요구되지만 이 용질액은 세포로부터의 수소 유입에 긍정적인 효과를 나타내는 것으로 보인다. 모든 효과가 최소 1분을 넘게 지속하였고 따라서 전통적인 체력 훈련에 약간의 암시를 줄지도 모른다.

크렙스 회로에 진입하기 위해 필요한 옥살로아세트산이 불충분하기 때문에 결합할 수 있는 파트너를 잃게 된다. 이는 두 화합물이 조직 내에서 증가를 유발하게 한다. 간은 증가하는 화합물들을 케톤체(keton body)로 전환시키는 반응이 일어난다. 이 케톤체는 순환하여 소변으로 배출되거나 강화되어 체액의 pH 수준에 부정적인 영향을 미친다. 극단적인 경우 산성증(acidosis)을 초래할 수도 있다.

무산소성 에너지원의 급속한 결핍은 트레이닝의 강도 및 기간뿐만 아니라 운동 전 저장량과도 관계가 있다. ATP와 CP 저장량 결핍은 훈련자와 비훈련자 모두에서 비슷하게 나타나지만, 초기에 언급했던 것처럼 훈련된 사람의 더 높은 젖산 내성도는 근육 내의 글리코겐 보존량과 고강도의 파워 발현율이 급격히 감소하는 것에 대한 설명으로 보인다. **급성 말초 피로(acute peripheral fatigue)**의 경우, 증가된 젖산 형성이 산성 환경을 초래한다(54). 효소들은 특정한 pH 수준에서만 작용하기 때문에 증가된 산성도는 세포 활동에 부정적인 영향을 끼친다(55). 낮은 pH 수준(산성화)은 근육 에너지 생산량을 감소시키며, 에너지대사 과정 중 효소의 활성도를 감소시켜 근수축에 아주 부정적인 영향을 미친다(10). 상대적으로 짧은 휴식 시간은 제한인자를 제거하기 때문에 효소의 주변 환경의 변화는 에너지 고갈 형태의 피로는 아니다. 에너지원 저장의 결핍과 관련된 피로는 글루코오스(격한 운동에 있어 주요 원동력)가 상당히 빠르게 소모되기 때문에 상대적으로 격렬한 운동을 할 때 급격히 발생한다. 근육 활동의 감퇴는 근 글리코겐 감소와 관련 있다(34). 저항성 훈련에서 볼 수 있듯이, 서로 다른 근육들이 사용될 때 감퇴의 속도는 반대로 활동에 사용되는 조직의 양과 일관성이 있다. 여러 근육조직으로 근 활동량을 분산시키면 근육 각각의 급격한 활동량 감퇴를 막을 수 있다. 반복된 스프린트 훈련이나 강도가 낮은 플라이오메트릭(plyometric)과 같은 부분적인 근육 활동은 어느 한 부분이 국소적으로 감퇴되기 때문에 고강도의 단시간 일회성 훈련만 수행할 수 있다.

우리 몸은 간에서 나오는 혈액으로 혈당을 방출함으로써 고갈된 조직에 다시 연료를 보급하려고 시도한다. 사용되지 않는 근조직에 저장된 글리코겐이 존재한다 할지라도 글루카곤(glucagon)이 존재하는 한 그것은 방출되지 않는다. 그것은 오직 간에서만 발견되는 혈액으로의 글루코오스 방출에 필요한 효소(phosphatase)를 골격근세포는 가지고 있지 않기 때문이다. 과도한 당류가 소모되면 신체는 약간의 글루코오스를 중추신경계로 보존하려는 시도를 할 것이다(56). 활동에 있어서 감퇴는 내분비계의 매개물질을 통해 사용 가능성을 감소시키고 지방 기제를 동력으로 증가시킴으로써 글리코겐을 감소시키고 글루코오스를 보존하려는 시도를 모두 보여 준다. 글루코오스가 모든 형태의 운동에 도움을 주

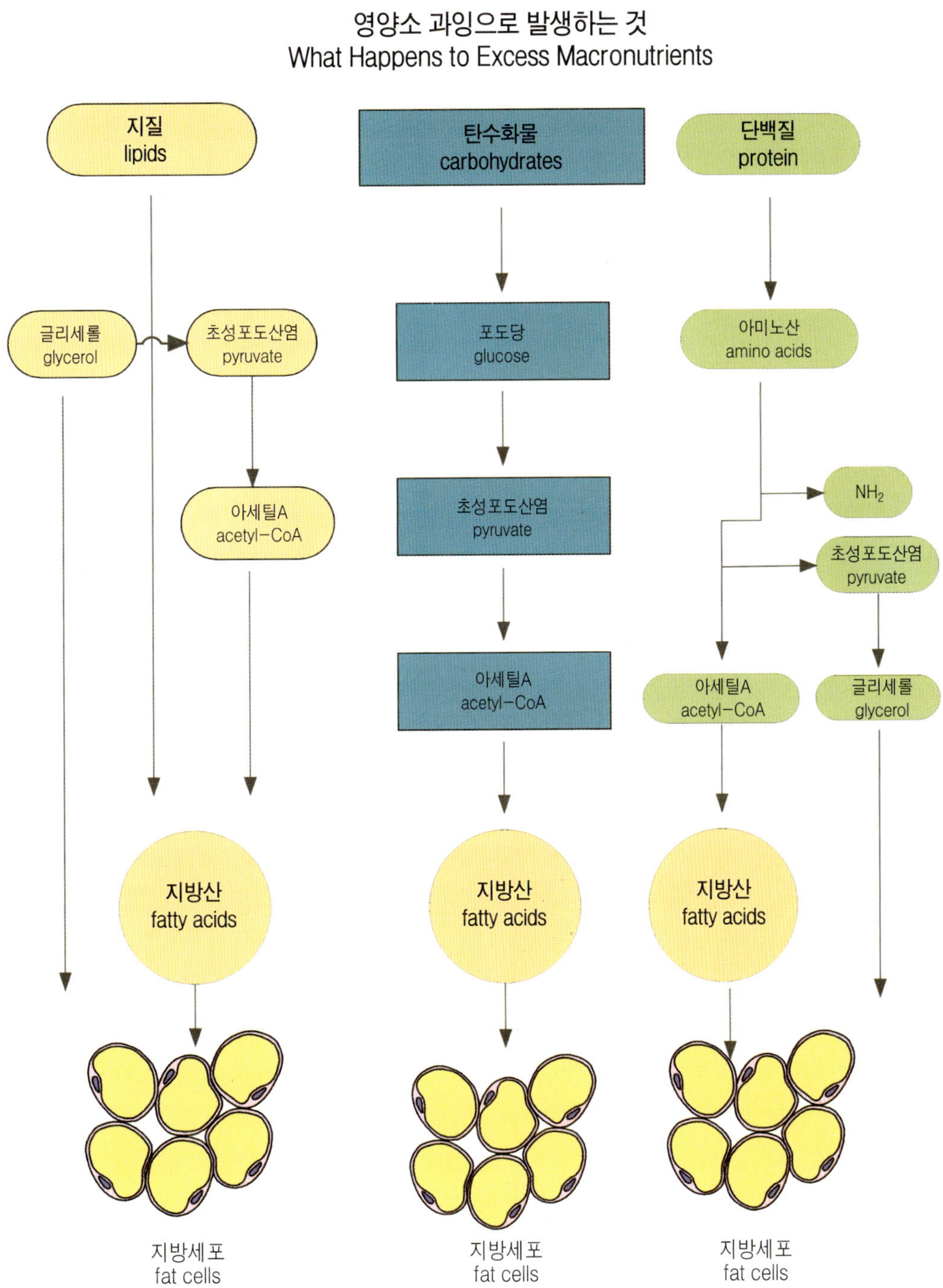

지 못할 때 말초성 피로는 **중추성 피로**(central fatigue)에 더해질 것이다(58). 글루코오스의 감소는 신경계에 영향을 미치고 수송 신호는 속도와 강도에 있어 감소한다(36). 신경계로부터 강력한 신호가 없다면 운동 수행력은 현저하게 감퇴한다(57). 심지어 신체가 간의 당신생(gluconeogenesis)을 통하여 생산하더라도 지방 신진대사의 부산물은 당류를 신경계에 제공할 수 없다. 아미노산은 글루코오스 유지력 수준을 어느 정도 보조할 수 있겠지만 이는 대부분 세포의 이화작용을 통하여 발생한다. 일단 이 수준에 도달하면 운동은 아무 소용이 없어진다.

운동 수행력을 극대화하려는 시도로 가장 중요한 구성 요소는 신체에 사용 가능한 에너지원이다. 비록 운동 3시간 이

Key Terms

유리지방산(free fatty acid): 지방산이 다른 분자에 결합되지 않으면 그 성분은 자유지방산이 됨

지단백질(lipoproteins): 혈액 내의 콜레스테롤과 같이 지방 또는 지방과 유사한 물질을 운반하는 단백질의 혼합물

베타산화(beta oxidation): 아세틸 조효소 A분자와 같은 형태에 의해 지방이 아세틸 조효소 A를 형성하기 위해 미토콘드리아에서 분해되는 과정으로 구연산 회로의 초기 분자

전에 섭취된 고탄수화물-저지방 식사가 효과적인 에너지를 보조하더라도 다음의 경우를 위하여 글리코겐 저장력을 증강시키기 위해서 운동자가 적절한 운동 후 에너지를 섭취하는 것이 더 중요한 것처럼 보인다(1,39). 조직의 생리적 환경은 운동 직후 에너지 기질 섭취에 현저한 증가를 불러일으킨다. 과학자들은 세포질의 투과성과 강화된 호르몬 민감성이

Key Terms

아세틸 조효소 A(acetyl CoA): 많은 생물학적 아세틸 반응에서 조효소로서 작용하는 화합물로 탄수화물, 지방, 단백질의 산화 과정에서 매개물로서 형성됨

아미노산(amino acids): 단백질을 형성하기 위해 수소, 탄소, 산소, 질소로 구성된 기본적인 유기체적 분자

분지사슬아미노산(branched chain amino acid): 장기적인 운동에 있어서 에너지원으로 사용되는 류신, 이소류신, 글루타민, 아스파르트산 그리고 발린을 포함함

탈아미노화(deaminate): 아미노군을 제거함으로써 단백질을 분해시킨

아미노전이반응(transamination): 암모니아의 매개적 역할 없이 한 분자에서 또 다른 분자로의 아미노군의 변이

전자전달(electron transport): ATP의 산소성 생산 기간 동안 일련의 산화-감소 반응

옥살로아세테이트(oxaloacetate): 아세틸 조효소 A가 구연산 회로로 들어갈 때 접촉하는 옥살로아세트산(oxaloacetic acid)의 염기 형태

급성 말초피로(acute peripheral fatigue): 신체활동 중에 증가되는 에너지 요구량을 충족시키기 위해 수축성이 있는 근육에 신체가 충분한 에너지를 공급할 수 없는 데서 야기되는 피로

중추피로(central fatigue): 피로에 중추적인 구성 성분으로, 일반적으로는 에너지 산출에 감소를 일으키는 신경계나 활동하는 근육에의 신경에 근간을 둔 동력 통제의 감소로 묘사됨

운동 이후 3시간 동안 글루코오스와 단백질의 저장 수용력 증가를 불러일으킨다고 말한다(38). 이 분야의 이전 문헌은 많은 양의 탄수화물(500g까지)은 운동 이후 서너 끼에 소비되어야 한다고 말한다(24,26,43). 고혈당 음식은 글루코오스가 운동에 따른 신진대사를 관찰하는 수단으로 사용 가능하도록 권장된다.

최근의 연구 결과에 따르면 운동 이후 근육의 글리코겐 저장량은 인슐린 분비로 탄수화물과 단백질의 상호작용 때문에 탄수화물, 단백질 식사 또는 보충제 섭취에 의하여 더 향상될 수 있다고 말한다(2,29,70). 탄수화물과 단백질 혼합 섭취에 대한 회복기를 분석하는 연구들은 오직 탄수화물만 섭취한 경우보다 탄수화물과 단백질 섭취가 더 우수함을 발견했다(25,68,69). 이어지는 연구는 회복률이 근육 내 글리코겐의 보충률과 관련됨을 나타내고 회복기 보충제는 운동 후 수분의 회복뿐만 아니라 근육 내 글리코겐의 합성을 극대화시킨다고 말한다(31,67). 운동 이후 회복의 핵심은 칼로리의 양이 운동의 강도를 반영해야 한다는 것이다(8). 중저 강도의 운동에서는 크게 글리코겐의 저장량을 감소시키지 않으므로 운동 후 증가된 칼로리의 섭취가 정당화되어서는 안 될 것이다. 격렬한 저항성 훈련과 지구력 훈련에서 에너지와 수분 보충은 이후에 수반되는 훈련을 위하여 매우 중요하다.

References

1. **Adamo KB, Tarnopolsky MA and Graham TE.** Dietary carbohydrate and postexercise synthesis of proglycogen and macroglycogen in human skeletal muscle. *Am J Physiol*275: E229-E234, 1998.
2. **Berardi JM, Price TB, Noreen EE and Lemon PW.** Postexercise muscle glycogen recovery enhanced with a carbohydrate-protein supplement. *Med Sci Sports Exerc*38: 1106-1113, 2006.
3. Blomstrand E and Saltin B. Effect of muscle glycogen on glucose, lactateand amino acid metabolism during exercise and recovery in human subjects. *J Physiol* 514 (Pt 1): 293-302, 1999.
4. Blomstrand E and Saltin B.Effect of muscle glycogen on glucose, lactate and amino acid metabolism during exercise and recovery in human subjects. *J Physiol* 514 (Pt 1): 293-302, 1999.
5. **Brighenti F, Casiraghi MC, Ciappellano S, Crovetti R and Testolin G.** Digestibility of carbohydrates from rice-, oat- and wheat-based ready-to-eat breakfast cereals in children. *Eur J Clin Nutr* 48: 617-624, 1994.

6. Buono MJ and Roby FB. Acid-base, metabolic, and ventilatory responses to repeated bouts of exercise. *J Appl Physiol* 53: 436-439, 1982.

7. **Cairns SP.** Lactic acid and exercise performance : culprit or friend? *Sports Med* 36: 279-291, 2006.

8. Costill DL and Hargreaves M. Carbohydrate nutrition and fatigue. *Sports Med* 13: 86-92, 1992.

9. Coudreuse JM, Dupont P and Nicol C. [Delayed post effort muscle soreness]. *Ann Readapt Med Phys* 47: 290-298, 2004.

10. **Davis JA.** Anaerobic threshold: review of the concept and directions for future research. *Med Sci Sports Exerc* 17: 6-21, 1985.

11. **De Feo P, Di Loreto C, Lucidi P, Murdolo G, Parlanti N, De Cicco A, Piccioni F and Santeusanio F.** Metabolic response to exercise. *J Endocrinol Invest* 26: 851-854, 2003.

12. **Emmans GC.** Effective energy: a concept of energy utilization applied across species. *Br J Nutr* 71: 801-821, 1994.

13. **Englyst HN and Cummings JH.** Digestion of polysaccharides of potato in the small intestine of man. *Am J Clin Nutr* 45: 423-431, 1987.

14. **Fitts RH, Booth FW, Winder WW and Holloszy JO.** Skeletal muscle respiratory capacity, endurance, and glycogen utilization. *Am J Physiol* 228: 1029-1033, 1975.

15. Friedman JE and Lemon PW. Effect of chronic endurance exercise on retention of dietary protein. *Int J Sports Med* 10: 118-123, 1989.

16. **Gastin PB.** Energy system interaction and relative contribution during maximal exercise. *Sports Med* 31: 725-741, 2001.

17. **Grego F, Vallier JM, Collardeau M, Bermon S, Ferrari P, Candito M, Bayer P, Magnie MN and Brisswalter J.** Effects of long duration exercise on cognitive function, blood glucose, and counterregulatory hormones in male cyclists. *Neurosci Lett* 364: 76-80, 2004.

18. Haddock BL and Wilkin LD. Resistance training volume and post exercise energy expenditure. *Int J Sports Med* 27: 143-148, 2006.

19. Hargreaves M. Carbohydrates and exercise. *J Sports Sci* 9 Spec No: 17-28, 1991.

20. Hawley JA. Symposium: Limits to fat oxidation by skeletal muscle during exercise--introduction. *Med Sci Sports Exerc* 34: 1475-1476, 2002.

21. **Hawley JA.** Symposium: Limits to fat oxidation by skeletal muscle during exercise--introduction. *Med Sci Sports Exerc* 34: 1475-1476, 2002.

22. **Hirakoba K, Maruyama A, Inaki M and Misaka K.** Effect of endurance training on excessive CO2 expiration due to lactate production in exercise. *Eur J Appl Physiol Occup Physiol* 64: 73-77, 1992.

23. **Holloszy JO and Kohrt WM.** Regulation of carbohydrate and fat metabolism during and after exercise. *Annu Rev Nutr* 16: 121-138, 1996.

24. **Ivy JL.** Glycogen resynthesis after exercise: effect of carbohydrate intake. *Int J Sports Med* 19 Suppl 2: S142-S145, 1998.

25. Ivy JL. Dietary strategies to promote glycogen synthesis after exercise. *Can J Appl Physiol* 26 Suppl: S236-S245, 2001.

26. **Ivy JL, Katz AL, Cutler CL, Sherman WM and Coyle EF.** Muscle glycogen synthesis after exercise: effect of time of carbohydrate ingestion. *J Appl Physiol* 64: 1480-1485, 1988.

27. **Jacobs I, Kaiser P and Tesch P.** Muscle strength and fatigue after selective glycogen depletion in human skeletal muscle fibers. *Eur J Appl Physiol Occup Physiol* 46: 47-53, 1981.

28. **Jenkins DJ, Cuff D, Wolever TM, Knowland D, Thompson L, Cohen Z and Prokipchuk E.** Digestibility of carbohydrate foods in an ileostomate: relationship to dietary fiber, in vitro digestibility, and glycemic response. *Am J Gastroenterol* 82: 709-717, 1987.

29. **Jentjens R and Jeukendrup A.** Determinants of post-exercise glycogen synthesis during short-term recovery. *Sports Med* 33: 117-144, 2003.

30. **Jeukendrup AE.** Carbohydrate intake during exercise and performance. *Nutrition* 20: 669-677, 2004.

31. Khanna GL and Manna I. Supplementary effect of carbohydrate-electrolyte drink on sports performance, lactate removal & cardiovascular response of athletes. *Indian J Med Res* 121: 665-669, 2005.

32. **Kirwan JP, O'Gorman DJ, Cyr-Campbell D, Campbell WW, Yarasheski KE and Evans WJ.** Effects of a moderate glycemic meal on exercise duration and substrate utilization. *Med Sci Sports Exerc*33: 1517-1523, 2001.

33. **LaForgia J, Withers RT and Gore CJ.** Effects of exercise intensity and duration on the excess post-exercise oxygen consumption. *J Sports Sci*24: 1247-1264, 2006.

34. **Layzer RB.** Muscle metabolism during fatigue and work. *Baillieres Clin Endocrinol Metab* 4: 441-459, 1990.

35. **Layzer RB.** Muscle metabolism during fatigue and work. *Baillieres Clin Endocrinol Metab* 4: 441-459, 1990.

36. Layzer RB. Muscle metabolism during fatigue and work. *Baillieres Clin Endocrinol Metab* 4: 441-459, 1990.

37. **Leeds AR.** Dietary fibre: mechanisms of action. *Int J Obes* 11 Suppl 1: 3-7, 1987.

38. **Levenhagen DK, Gresham JD, Carlson MG, Maron DJ, Borel MJ and Flakoll PJ.** Postexercise nutrient intake timing in humans is critical to recovery of leg glucose and protein homeostasis. *Am J Physiol Endocrinol Metab* 280: E982-E993, 2001.

39. **Maffucci DM and McMurray RG.** Towards optimizing the timing of the pre-exercise meal. *Int J Sport Nutr Exerc Metab* 10: 103-113, 2000.

40. **Messonnier L, Freund H, Denis C, Feasson L and Lacour JR.** Effects of training on lactate kinetics parameters and their influence on short high-intensity exercise performance. *Int J Sports Med* 27: 60-66, 2006.

41. **Mittendorfer B and Klein S.** Effect of aging on glucose and

lipid metabolism during endurance exercise. *Int J Sport Nutr Exerc Metab* 11 Suppl: S86-S91, 2001.

42. **Pagan JD, Geor RJ, Harris PA, Hoekstra K, Gardner S, Hudson C and Prince A.**Effects of fat adaptation on glucose kinetics and substrate oxidation during low-intensity exercise. *Equine Vet J Suppl*33-38, 2002.
43. **Peters EM.** Nutritional aspects in ultra-endurance exercise. *Curr Opin Clin Nutr Metab Care* 6: 427-434, 2003.
44. **Philp A,** Macdonald AL and Watt PW. Lactate--a signal coordinating cell and systemic function. *J Exp Biol* 208: 4561-4575, 2005.
45. **Philp A, Macdonald AL and Watt PW.** Lactate--a signal coordinating cell and systemic function. *J Exp Biol* 208: 4561-4575, 2005.
46. Philp A, Macdonald AL and Watt PW. Lactate--a signal coordinating cell and systemic function. *J Exp Biol* 208: 4561-4575, 2005.
47. **Philp A, Macdonald AL and Watt PW.** Lactate--a signal coordinating cell and systemic function. *J Exp Biol* 208: 4561-4575, 2005.
48. **Philp A, Macdonald AL and Watt PW.** Lactate--a signal coordinating cell and systemic function. *J Exp Biol* 208: 4561-4575, 2005.
49. **Philp A, Macdonald AL and Watt PW.** Lactate--a signal coordinating cell and systemic function. *J Exp Biol* 208: 4561-4575, 2005.
50. **Requena B, Zabala M, Padial P and Feriche B.** Sodium bicarbonate and sodium citrate: ergogenic aids? *J Strength Cond Res* 19: 213-224, 2005.
51. Robergs RA, Ghiasvand F and Parker D. Biochemistry of exercise-induced metabolic acidosis. *Am J Physiol Regul Integr Comp Physiol* 287: R502-R516, 2004.
52. **Robergs RA, Ghiasvand F and Parker D.** Biochemistry of exercise-induced metabolic acidosis. *Am J Physiol Regul Integr Comp Physiol* 287: R502-R516, 2004.
53. **Robergs RA, Ghiasvand F and Parker D.** Biochemistry of exercise-induced metabolic acidosis. *Am J Physiol Regul Integr Comp Physiol* 287: R502-R516, 2004.
54. Robergs RA, Ghiasvand F and Parker D. Biochemistry of exercise-induced metabolic acidosis. *Am J Physiol Regul Integr Comp Physiol* 287: R502-R516, 2004.
55. Roecker K, Mayer F, Striegel H and Dickhuth HH.Increase characteristics of the cumulated excess-CO2 and the lactate concentration during exercise. *Int J Sports Med*21: 419-423, 2000.
56. **Secher NH, Quistorff B and Dalsgaard MK.** [The muscles work, but the brain gets tired]. *Ugeskr Laeger* 168: 4503-4506, 2006.
57. **Secher NH, Quistorff B and Dalsgaard MK.** [The muscles work, but the brain gets tired]. *Ugeskr Laeger* 168: 4503-4506, 2006.
58. Secher NH, Quistorff B and Dalsgaard MK. [The muscles work, but the brain gets tired]. *Ugeskr Laeger* 168: 4503-4506, 2006.
59. Shulman RG. Glycogen turnover forms lactate during exercise. *Exerc Sport Sci Rev* 33: 157-162, 2005.
60. Shulman RG. Glycogen turnover forms lactate during exercise. *Exerc Sport Sci Rev* 33: 157-162, 2005.
61. Urhausen A, Gabriel H and Kindermann W. Blood hormones as markers of training stress and overtraining. *Sports Med* 20: 251-276, 1995.
62. Wagenmakers AJ. Muscle amino acid metabolism at rest and during exercise: role in human physiology and metabolism. *Exerc Sport Sci Rev* 26: 287-314, 1998.
63. **Willardson JM**. A brief review: factors affecting the length of the rest interval between resistance exercise sets. *J Strength Cond Res*20: 978-984, 2006.
64. **Willardson JM.**A brief review: factors affecting the length of the rest interval between resistance exercise sets. *J Strength Cond Res*20: 978-984, 2006.
65. **Willardson JM.**A brief review: factors affecting the length of the rest interval between resistance exercise sets. *J Strength Cond Res*20: 978-984, 2006.
66. **Willardson JM and Burkett LN.**The effect of rest interval length on bench press performance with heavy vs. light loads. *J Strength Cond Res*20: 396-399, 2006.
67. **Williams MB, Raven PB, Fogt DL and Ivy JL.**Effects of recovery beverages on glycogen restoration and endurance exercise performance. *J Strength Cond Res*17: 12-19, 2003.
68. **Williams MB, Raven PB, Fogt DL and Ivy JL.**Effects of recovery beverages on glycogen restoration and endurance exercise performance. *J Strength Cond Res*17: 12-19, 2003.
69. **Zawadzki KM, Yaspelkis BB, III and Ivy JL.** Carbohydrate-protein complex increases the rate of muscle glycogen storage after exercise. *J Appl Physiol* 72: 1854-1859, 1992.
70. Zawadzki KM, Yaspelkis BB, III and Ivy JL.Carbohydrate-protein complex increases the rate of muscle glycogen storage after exercise. *J Appl Physiol*72: 1854-1859, 1992.

제6장

심혈관 생리학

Cardiovascular Physiology

- 심장
- 심근조직
- 혈압
- 맥박에 대한 평가
- 혈액의 역할
- 신체활동 중의 혈액순환
- 환기

심장 The Heart

우리 몸에서 가장 중요한 근육은 심근이다. 지속적으로 동시에 일어나는 수축을 통하여 심장은 산소가 풍부한 혈액과 영양분들을 우리 몸의 조직들에 뿜어내는 펌프 역할을 한다. 심장은 각각 다른 일을 하는 두 가지의 면으로 나누어진다. 심장의 오른쪽 부분은 산소가 줄어든 혈액을 폐까지 뿜어내는데, 그에 반해 심장의 왼쪽 부분은 산소가 풍부한 혈액을 우리 몸의 다른 모든 부분에 보내는 역할을 한다. 이것을 관리하기 위하여 심장 양쪽에는 각각의 방이 있는데, 위에 있는 방은 **심방**(atrium)이라 불리고 밑에 있는 방은 **심실**(ventricle)이라 불린다. 혈액은 수축하는 심근조직의 밑에 있는 심방과 심실들을 지나면서 전신으로 흐른다.

세포호흡을 하는 동안 산소는 세포들이 정상적인 활동을 하는 데 쓰인다. 이 과정에서 산소는 탄소에 화학적으로 접근하여 이산화탄소로 변하도록 한다. 이산화탄소는 **중탄산염**(bicarbonate) 형태로 순환되어 폐로 운반된다. 그리고 그것은 폐로 뿜어져 폐포(alveolus)를 가로질러 확산된 후 공기 중으로 배출된다. 산소가 줄어든 혈액은 **상대정맥**(superior vena cava)이라 불리는 거대한 혈관을 통해 우심방이라 불리는 심장의 윗부분으로 들어간다. 혈액이 우심방에 채워지면 **삼첨판막(우방실판막, tricuspid valve)**이 닫히면서 혈액은 우심실로 들어간다. 심장의 윗부분이 수축할 때 양쪽 좌우심방 모두 안전한 심실로 혈액을 보내 심방을 비우게 된다. 수축이 발생하는 동안 산소가 줄어든 혈액은 삼첨판막을 통해 오른쪽 밑에 있는 방으로 밀리게 되는데 심실조직이 안정된 상태에 있을 때 채워진다. 심실이 이완되는 단계를 **이완기**(diastole)라 한다. 심장의 아랫부분이 수축할 때 혈액은 삼첨판막을 밀어서 닫히도록 만드는데, 그와 **폐동맥판막**(pulmonary semilunar valve)이 열려 혈액이 폐동맥으로 들어간다. 심실의 수축하는 단계를 **수축기**(systole)라 부른다. 각각의 방과 그들에 대응하는 판막의 상호작용은 중요하다. 그래서 혈액의 흐름은 한쪽 방향으로 유지될 수 있다. 우리에게 익숙한 심장이 뛰는 소리인 "두근두근" 소리는 실제로는 판막들이 닫힐 때 나는 소리다. 이것을 이해하는 것은 매우 중요한데 심방이 수축할 때 심실은 이완되어 혈액이 흐를 수 있도록 해준다. 반대로 말하자면 심실이 수축되었을 때 심방이 혈액을 새로 채울 수 있게 함으로써 순환이 계속될 수 있도록 한다.

폐동맥은 혈액을 폐로 보내는데 폐에서는 이산화탄소를 배출하고 신선한 산소를 받아들인다. 산소는 폐의 폐포 내로 퍼진 후 적혈구 내의 헤모글로빈과 결합한다. 혈액은 산소가 풍부해져 붉은색으로 변하고 **폐정맥**(pulmonary vein)을 통해 심장으로 운반되어 좌심방을 통해 다시 심실로 들어간다. 폐에서 펌핑되어 나온 산소가 풍부한 혈액은 좌심방과 좌심실을 분리하는 **이첨판막**(bicuspid valve, mitral valve)에 의해 좌심실로 밀려들어간다. 좌심실이 수축할 때 밀려난 혈액으로 인해 이첨판막이 닫히고 동시에 혈액은 강제로 대동맥판막을 통해 대동맥으로 보내진다. 그리고 **대동맥**은 우리 몸

심장 The Heart

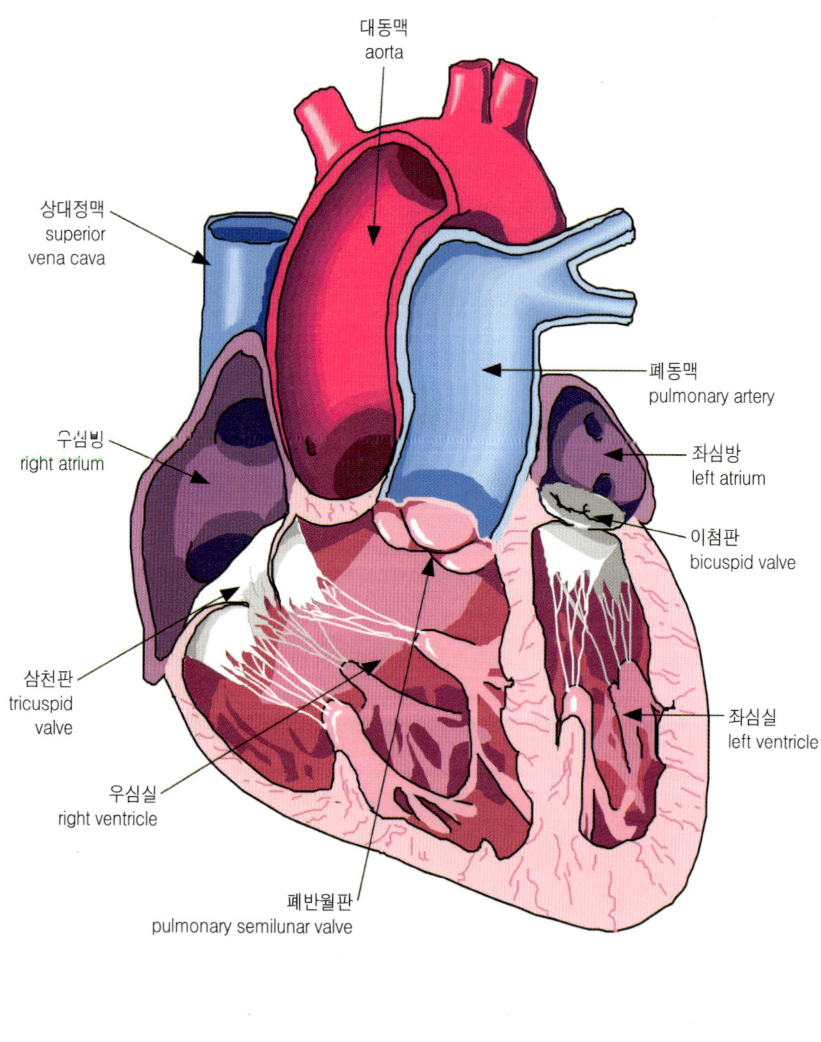

심장 혈액의 흐름

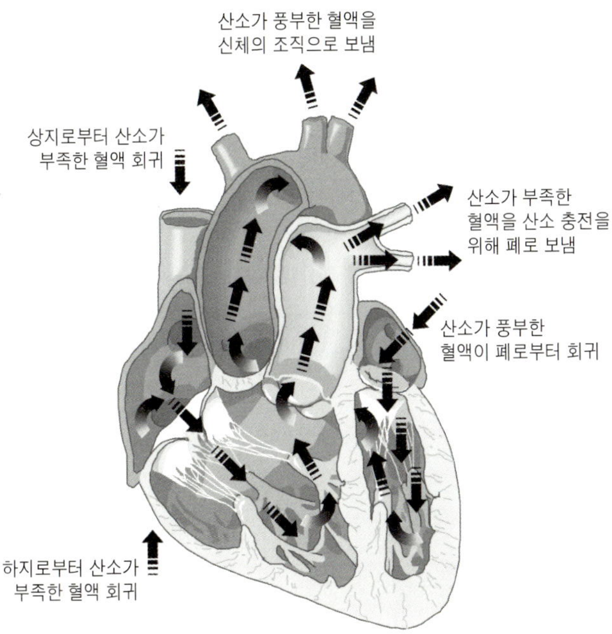

Quick Insight

몸에서 회귀한 산소가 고갈된 혈액은 우심방으로 들어간다. 우심방은 혈액을 우심실로 보낸다. 그리고 우심실은 수축하면서 혈액을 폐동맥으로 보내는데, 이 폐동맥은 혈액을 혈액 중의 이산화탄소를 산소로 바꿔 주는 폐로 보낸다. 산소는 폐의 **폐포**를 지난 혈액에 들어와 적혈구의 내용물인 **헤모글로빈**(hemoglobin)과 결합하는데 이것은 온몸을 순환하는 혈액에 산소를 공급시켜 주는 역할을 한다. 한번 산소가 주입되면 혈액은 심장 왼쪽 폐정맥으로 순환하여 좌심방으로 들어가는데 좌심방은 수축하고 혈액을 좌심실로 밀어낸다. 심장에서의 혈액순환 사이클을 완성시키기 위해서는 좌심실이 수축하여 혈액을 **대동맥**을 통해 우리 몸의 나머지 모든 부분들로 보내서 산소와 영양분을 공급하고 이산화탄소와 노폐물을 흡수해야 한다. 이 모든 것은 심장의 오른쪽 부분으로 돌아와 계속되는 순환을 다시 시작해야 한다. 좌심실은 혈액을 몸 전체로 보내야 하므로 심장에 있는 방실 중에서 가장 크다. 게다가 탈분극의 파동은 혈액을 각각의 방들을 동시에 수축하면서 지나가도록 지시한다. 동방결절은 자극을 수축하는 좌우심방으로 가도록 지시한다. 이것은 혈액을 심실로 밀게 되는데 동시에 효과적으로 혈액을 심장 밖으로 밀어내도록 한다.

의 나머지 부분에 혈액을 공급한다.

심근조직 Cardiac Muscle Tissue

심근(myocardium)이라 불리는 심장근육은 골격근과 비슷하지만 반복되는 일정한 수축을 위한 목적에 더 특성화되어 있다고 할 수 있다. 심근조직에는 칼슘 축적과 활동전위를 전달하기 위한 가로세관(T-tubules)이 있는 근형질세망이 있다. 또한 심근조직은 액틴과 미오신이 있는 수축성 단백질을 포함한 조직화된 근섬유분절(근절)을 가지고 있다. 그러나 심근과 골격근에는 뚜렷한 차이점이 있는데, 심근은 끊임없이 지속적으로 불수의적인 수축을 하도록 하는 데 비해 골격근은 간헐적이고 수의적인 형태로 움직인다.

심장조직은 다른 조직들처럼 ATP를 통해 에너지를 얻는다. 심장은 지속적인 에너지와 산소의 공급이 있어야 피로해지지 않는다. 만약 심장이 높은 강도의 스트레스를 받아 피로해진다면 산소가 뇌와 심장의 조직을 비롯한 장기들에 도

Key Terms

심방(atria): 두 개의 심장 위쪽에 있는 방인데, 정맥들로부터 혈액을 받고 혈액을 심실로 밀어냄

심실(ventricle): 두 개의 심장 밑쪽에 있는 방인데 심방으로부터 혈액을 받고 그것을 동맥으로 뿜어냄

헤모글로빈(hemoglobin): 적혈구에 들어 있는 단백질로 산소를 세포조직까지 운반해 주는 것

중탄산염(bicarbonate): 탄산에 있는 염류로 하나의 수소 원자가 위치해 있음

폐포(허파꽈리, alveoli): 작고, 얇은 벽이 있는, 폐에 있는 모세혈관이 많은 주머니. 그곳에서 산소와 이산화탄소가 교환됨

상대정맥(superior vena cava): 머리, 가슴, 팔에서 돌아오는 혈액을 받아서 우심방으로 보내 주는 것

삼첨판막(tricuspid valve): 심장에 있는 3부분으로 분리된 막. 혈액이 우심실에서 우심방으로 역류하는 것을 막는 역할을 함

수축기(systole): 심장에 있는 방들의 수축. 혈액을 대동맥과 폐동맥으로 연결

이완기(diastole): 심장에 있는 여러 방들의 이완과 팽창. 특히 심실에서 혈액을 채울 때 발생

폐동맥판막(pulmonary semilunar valve): 우심실과 폐동맥 사이에 있는 반월판막. 동맥에서 심장으로 혈액이 역류하는 것을 막아 줌

폐정맥(pulmonary vein): 폐에서 심장의 좌심방까지 혈액 운반

이첨판막(bicuspid valve): 심장에 있는 판막. 두 개의 삼각형 모양의 판으로 구성되어 있음. 좌심방과 좌심실 사이에 위치. 이 방들 사이의 혈액 흐름을 원활하게 조절

대동맥판막(aortic valve): 세 가지의 판을 포함하고 있는 심(장)판막. 좌심실에서 대동맥까지 혈액의 통행을 조절하고 역류를 방지함

대동맥(aorta): 심장으로부터 산소가 공급된 혈액을 몸 전체로 전해 주는 가장 큰 혈관

심근조직의 횡단면도
Cross Section of Cardiac Muscle Tissue

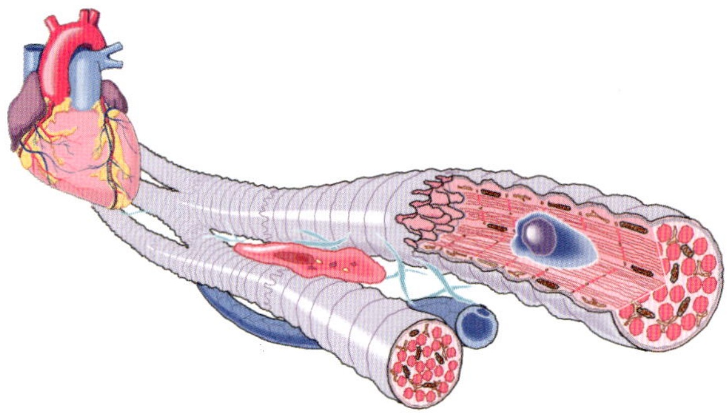

달할 수 없어서 치명적일 수 있다. 심근조직은 지질로부터 만들어지는 ATP에 많이 의존하고 있다. 지질대사는 낮은 강도에서 많은 양의 ATP를 생산한다는 내용이 이 책의 마지막 단원에 나와 있다. 이는 지질이 심장에 필요한 가장 이상적인 연료라는 것을 보여 주는 것이며, 심근은 스스로 에너지 요구량을 맞추기 위해 유산소대사 과정을 통해 많은 양의 지질을 사용한다(9).

유산소성 시스템의 효과를 극대화하기 위한 노력으로 심근 내에는 미토콘드리아(mitochondria)가 조밀하게 꽉 차 있으며 모세혈관들이 거대한 연결망을 형성하고 있다(근육세포 하나당 하나의 모세혈관). 이러한 구조가 ATP 생산에 필요한 산소를 함유한 혈액이 미토콘드리아로 지속적으로 흐르도록 하는 것이다. 골격근과 같이 심근도 더 높은 강도의 일을 할 때 탄수화물을 이용해 더 높은 근력 발휘를 달성한다(6). 그러나 골격근과 다른 점도 있는데, 심장은 젖산(lactic acid) 생성 중 발생하는 수소이온을 처리할 수 없으며 이러한 점 때문에 심근의 효소 활성도와 수축성이 억제되는 것으로 보인다. 이 현상이 나타나지 않도록 하기 위하여 심근조직이 산소와 혈액을 이용하는 더 큰 능력을 보유하게 되고, 젖산의 전환 비율을 증가시키면서 피로를 효과적으로 억제하는 것으로 보인다. 심근은 조직으로 운반된 혈액에서 75%의 산소를 추출해 내는 데 비해, 골격근은 조직에 운반된 혈액에서 25% 정도의 산소를 추출해 낸다.

심근과 골격근의 또 다른 중요한 차이점은 효율적인 펌프기전을 조절하기 위하여 심장에 의해서 사용되는 전자 시스템이다. **동방결절**(sinoatrial[SA] node)과 **방실결절**(atrioventricular[AV] node)은 전도계에 연결된 특수화된 심근세포들이다. 이 결절(node)들은 자극전도로를 따라 심장의

Key Terms

심근막(myocardium): 심장의 근조직

동방결절(sinoatrial[SA] node): 심박동수를 조절하는 특수 심근섬유조직

방실결절(atrioventricular[AV] node): 심방과 심실의 사이에 있는 특수 심근조직으로 정상적인 전기적 자극을 심방으로부터 심실로 전달

분지(bundle branches): 자극이 방실 노드에서 심실로 빠르게 전도되도록 하는 심장의 자극전도 네트워크

탈분극 파형(wave of depolarization): 심근의 전기활성화. 이것은 동방결절에서 방실결절로 그리고 히스번들을 거쳐 좌우심실분지로 전달

방실로 가는 전기적인 자극을 보낸다. 이러한 분지들은 좌측과 우측의 **다발분지**(bundle branches)로 되어 있다.

결절들로부터의 신호는 심장의 수축 요소들을 파악할 수 있게 해준다. 본질적으로 동방결절과 방실결절은 수축할 때 각각 심방과 심실과 연결된다. 이 전도의 주요한 시스템은 심방과 심실이 동시에 수축할 수 있도록 해서 혈액의 선순환 흐름이 유지되도록 한다.

초기 심장으로의 수축 신호는 동방결절에서 시작된다. 이 때문에 동방결절은 페이스메이커(pacemaker)로 불리며 심방으로 수축 신호를 보내는 데 가장 중요한 역할을 한다. 동방결절은 심방의 심근조직을 통해 더 느린 신호를 보내 좌우 심방이 수축하도록 자극하고 페이스를 심실로 연결시키는 우선적인 통로들을 이용하여 방실결절에서 더 빠른 신호를 보낸다(17). 심장의 심방 부분을 가로질러 통과하는 느린 신호들은 전기적인 충격이며 그것이 심방수축을 하게 한다. 동방결절로부터 신호를 받은 후 방실결절은 이 신호를 방실 근다발(AV bundle)로 전달한다. 활동전위가 좌우 근다발에 닿을 때 자극은 심실이 수축하도록 자극을 주기 위해 빨라진다. 심장 전체의 전기 자극 전달 과정은 **탈분극 파동**(wave of depolarization)이라 불린다. 비교적 느린 자극 전송속도에 의하여 심방이 수축하고 이완할 수 있도록 한다. 이러한 전도 시스템이 지속적 혈류가 심장을 통하여 폐와 혈관으로 순환하게 한다.

심박출량 Cardiac Output

심장이 좌심방에서 신체조직들로 혈액을 뿜어낼 때 한 번

심장 전도 시스템
Conduction System of the Heart

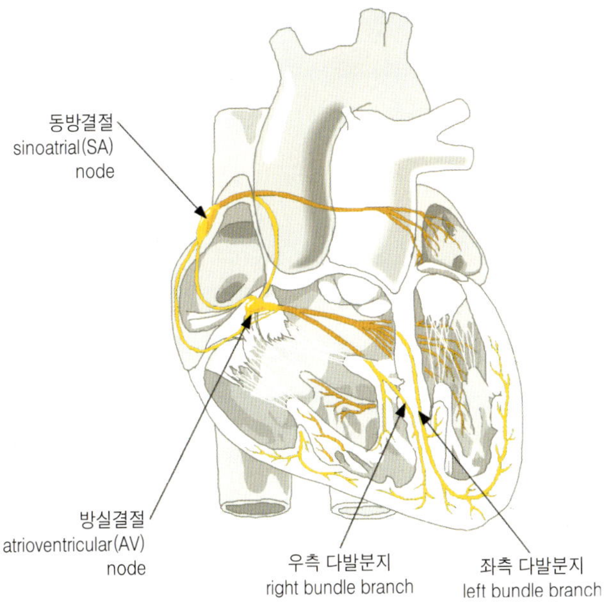

수축할 때마다 나오는 혈액의 양을 **1회 박출량**(stroke volume; SV)이라 부른다. 1회 박출량은 심장근육의 수축 강도뿐만 아니라 좌심실의 용량과도 관계가 있다. 지구력 트레이닝을 한 사람들은 혈액을 신체의 각 조직으로 뿜어내는 능력이 향상되는데 이것이 심실의 수축 강도를 더 강하게 하여 동맥으로 뿜어내는 혈액량을 증가시킨다는 것이다(18). 혈액이 뿜어지는 비율은 조직에서 쓸 수 있는 혈액의 양을 결정한다. **심박수**(heart rate)는 1분당 몇 번의 박동이 심장에서 발생하는가를 나타내는 지표이다. 심박이 한 번 박동할 때마다 뿜어지는 혈액의 양과 곱하면 1분당 쓸 수 있는 혈액의 양이 구해진다. 이 값을 **심박출량**(cardiac output)이라 한다. 심박출량은 우리 신체의 활동 능력을 유지시키는 중요한 요인이다(12).

심박출량(cardiac output)
= 심박수(HR) × 1회 박출량(SV)

혈압 Blood Pressure

좌심실을 경유하여 심장으로부터 나온 혈액은 말초순환에 들어간다. 우심실에서 나온 혈액이 폐로 흘러들어가 산소를 재공급받는 동안 좌심실에서 나온 혈액은 전신을 순환한다. 혈액이 조직에 닿았을 때 혈액은 산소와 영양분을 조직에 공급하고 세포 찌꺼기들을 제거한다. 조직으로의 혈액 흐름을 적절한 수준으로 유지하기 위해 순환계는 혈액의 순환을 조절할 수 있는 메커니즘을 갖추고 있다. **혈압**은 대동맥과 경동맥에 위치한 **압력수용기**(baroreceptor)에 의해 조절된다. 작업 중인 조직에 산소 공급이 필요할 때 혈관에서의 압력이 요구 조건에 충족하도록 맞춰진다. 신체조직이 더 많은 산소를 함유한 혈액을 필요로 할 때 혈관이 그에 맞게 확장되는데 이것을 **혈관확장**(vasodilation)이라 부른다. 이때 상대적으로 산소를 함유한 혈액이 덜 필요한 곳에는 혈관이 그에 맞게 축소되는데 이를 **혈관수축**(vasoconstriction)이라 부른다. 혈관의 직경이 바뀌면서 혈압은 요구 조건에 맞게 올라가거나 내려갈 수 있는 것이다.

혈압은 심박출량과 말초혈관저항(peripheral resistance)이 곱해져 결정된다. 신체가 휴식을 취할 때 심박출량은 줄어들고 혈압은 낮아진다. 그래서 말초혈관저항은 혈압을 결정하는 중요한 요소이다. 말초혈관저항은 혈액이 혈관을 통과할 때 받는 압력을 나타낸다(20). 수축 또는 압축되거나 내벽에 **플라그**(plaque)가 생긴 혈관들은 혈액이 지나가는 데 어려움을 겪는데 이것은 혈관 내의 공간이 혈액 흐름을 결정하기 때문이다. 혈액이 혈관을 통해 이동하는 것이 힘들어졌을 때 그 압력은 높아지고 거칠어진다. 이것이 대부분의 흡연자나 지나치게 비만인 사람들의 혈관벽(vessel wall)에서

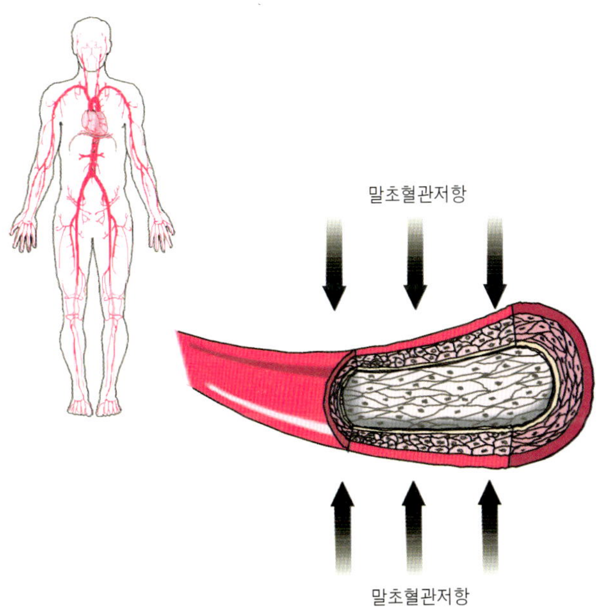

혈압 = 심박출량 × 말초혈관저항

나타나는 현상이다(16). 작은 혈관에서는 그 스트레스가 동맥질환으로 발전할 수 있다. 이에 비해 큰 혈관이나 혈액 흐름의 저항이 작을 때는 앞에서와 같이 혈액이 심하게 요동치지 않을 것이다.

운동을 하거나 많은 스트레스를 받을 때 심박수는 증가하고 심장박출량 또한 지속적으로 증가한다. 심장박출량의 증가는 혈액의 순환속도를 더 빠르게 한다. 혈액이 빠른 속도로 순환하게 되면 혈관에 있는 벽들을 밀게 되어 압력이 증가한다. 이 압력이 혈관의 말초저항과 더해지면 그것이 우리 몸의 혈압이다. 운동을 할 때 심박수의 증가와 더불어 혈압 역시 휴식 때보다 높아진다. 휴식을 취할 때에 대동맥의 평균동맥압(mean arterial pressure; MAP)은 약 100mmHg 정도이다. 유산소성 운동을 할 때 MAP는 115~120mmHg까지 올라가고 격렬한 운동을 할 때는 200mmHg까지도 올라간다(4). 트레이너들이 운동실행자들에게 운동 방법을 선택하고 정해 줄 때는 현재 운동실행자의 혈관 건강 상태를 고려해서 반영하여야 한다. 고혈압이거나 고령인 회원들에게 혈압 상승을 유발하는 운동 프로그램을 제시하면 혈관벽에 손상을 미칠 위험이 높아지고 조직의 상처나 동맥경화가 더 악화될 위험성이 있다(2).

말초순환 시스템 Peripheral Circulatory System

신체의 조직에 혈액을 공급하기 위하여 다양한 크기의 혈관들이 복잡한 연결망을 이루고 있다. 나무의 큰 가지에서 작은 가지들이 자라나 나눠지는 것과 똑같은 원리로 심장으로부터 나온 큰 혈관들은 우리 몸 각 부분에 혈액을 잘 전달하기 위하여 작은 혈관들로 분지된다. 심장을 떠난 혈액은 대동맥으로 들어간 후 거기서 작은 동맥들로 분지된다. 주요 동맥들은 혈액을 바로 우리 몸의 주요한 부분으로 보낸다.

심장에서 뻗어 나온 상행대동맥(ascending aorta)은 대동맥들로 분지되는데 뇌에 혈액을 공급하는 경동맥(carotid artery)과 상완동맥(brachial artery)을 포함한 상지로 뻗어 가는 완두동맥(brachiocephalic artery)으로 구분된다. 하행대동맥(descending aorta)은 복부를 따라 하행하면서 장골동맥(iliac artery)이 되고 다시 대퇴동맥(femoral artery)을 형성한다. 이 혈관들은 모두 사람 몸의 말단까지 혈액을 공급하는 역할을 한다. 이 경로를 통해 대동맥은 장기와 몸통의 조직들을 향하여 각각 분지된다.

큰 동맥들은 높은 압력을 감당할 수 있도록 탄력적이며 심장에 근접해 있기 때문에 작은 혈관들에 비해 평활근조직의 양이 적은 것이 특징이다. 큰 동맥들의 첫 번째 기능은 신체의 중요한 부분들에 많은 양의 혈액을 공급해 주는 것이므로 **전도동맥(conducting arteries)**으로 불린다. 큰 동맥들은 혈액을 중간 크기의 동맥들에게 넘기고, 중간 크기의 동맥들은 혈액을 작은 크기의 동맥들에게 넘긴다. 혈관의 폭이 좁아질수록 탄성 조직의 양은 줄어들고 많은 양의 평활근들이 그 자리를 차지하게 된다. 중간 크기의 동맥들은 분배혈관(distributors)이라 불리는데 이 혈관이 확장·축소됨에 따라 세포조직들에 혈액량의 공급을 적절히 조절하기 때문이다. 운

동맥 혈액의 흐름

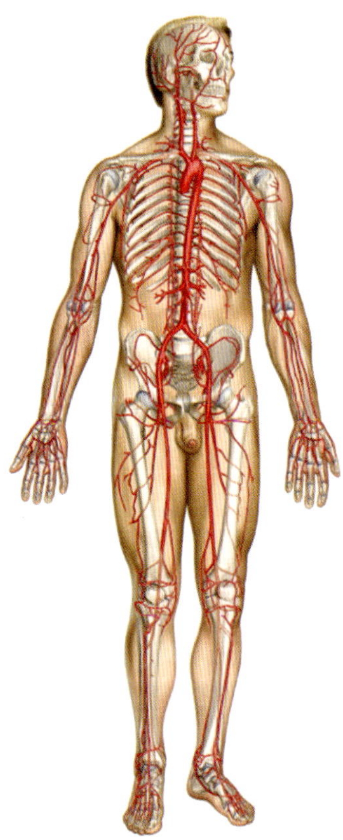

심장에서 멀어지는 혈액의 흐름
(일반적으로 산소가 풍부함)

정맥 혈액의 흐름

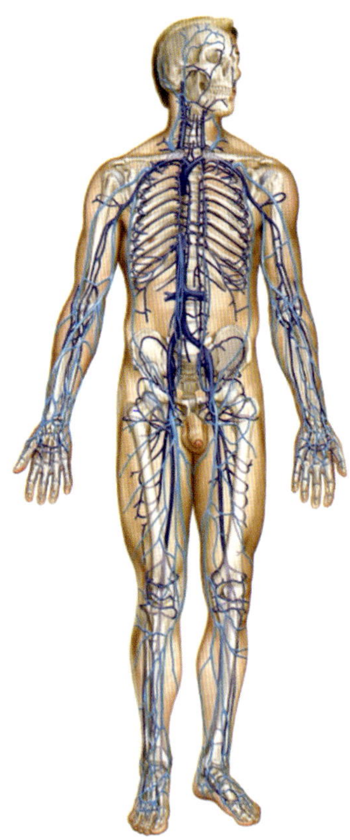

심장으로 돌아오는 혈액의 흐름
(일반적으로 산소가 부족함)

동 시 중간 크기의 동맥들은 위나 창자와 같은 장기가 있는 부위에 공급하는 혈액량을 줄이게 된다. 반대로 운동량이 높아져 많은 혈액을 필요로 하는 근육들에는 더 많은 혈액을 공급한다. 작은 동맥이 혈관의 흐름을 조정하는 것 또한 같은 과정이다.

모세혈관(capillaries)은 가장 작은 혈관으로 산소와 영양분을 세포에 공급한다. 모세혈관은 근육층을 가지고 있지 않기 때문에 세포에 필요한 영양분을 모세혈관 벽에서 확산을 통하여 세포 내부 공간으로 이동시킨다. 모세혈관은 **세동맥**(arterioles)과 연결되어 있다. 동맥 중 제일 작은 세동맥의 구조는 단지 **혈관내피세포**(endothelium)를 둘러싸고 있는 몇 개의 층밖에 없고 그들의 2개 층 중 큰 층 하나는 탄력층을 가지고 있지 않다. 평활근에 둘러싸인 다른 혈관들과 마찬가지로 세동맥은 혈류 조절을 돕기 위해 수축하거나 팽창할 수 있다.

혈액은 산소를 세포들에 공급하고 이산화탄소를 흡수한 후 모세혈관에서 작은 **정맥**(vein)으로 변하는 **세정맥**(venules)으로 옮겨 가게 된다. 세정맥의 벽을 가로질러 영양분을 옮길 수는 있지만 평활근으로 두껍게 이루어져 있는 구조 때문에 (이 작은 정맥으로 변할 때) 교환은 사실상 차단된다. 산소 공급을 마친 혈액은 작은 정맥에서 중간 크기의 정맥으로 합쳐지는데 마치 강의 지류가 큰 강으로 합류하는 이치와 같다. 정맥 시스템은 동맥 시스템과 여러 가지 면에서 유사하지만 혈액이 더 많이 흐른다는 점에서 다르다. 두 순환 시스템은 기본적으로 온 몸 전체를 나란히 함께 순환하는데 빨간색과 파란색으로 뚜렷하게 구별된다. 동맥과 정맥의 가장 중요한 차이점은 각각의 혈관에 들어 있는 혈액의 산소량과 혈액이 움직이는 경로이다.

혈액은 심장수축에 의해 밀려서 흐르기 때문에 동맥에서는 맥박이 나타난다. 정맥회귀는 심장에 돌아오는 혈액에 대해서 심박출량(cardiac output)으로 인한 혈압을 가지지 않으며, 게다가 반드시 평활근수축과 우심방으로 혈액이 모일 때 역류를 막기 위한 판막(one-way valve) 시스템 그리고 충분한 폐로

산소 운반 과정
How Oxygen is Transported

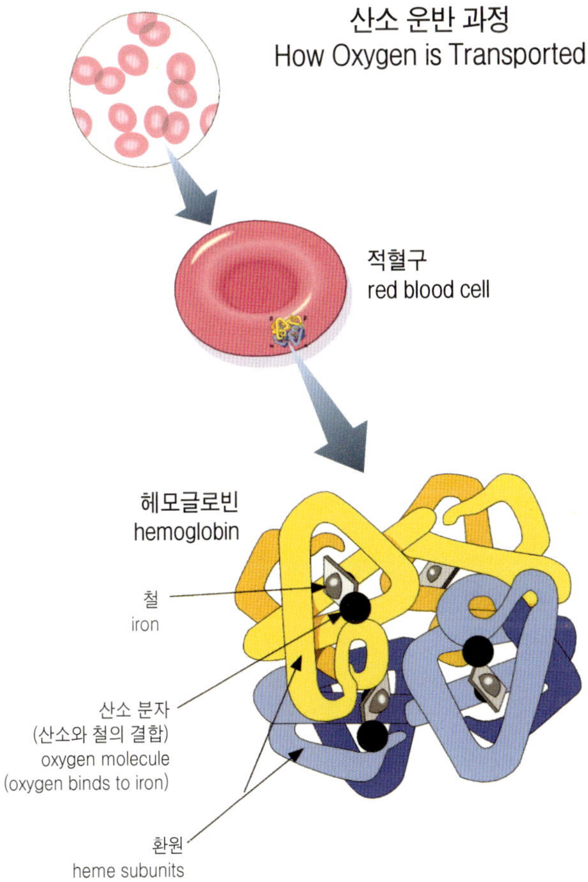

Key Terms

1회 박출량(stroke volume): 심장에서 1회 수축으로 좌심실에서 나가는 혈액량

심박수(heart rate): 1분간 나타난 심장의 박동수

심박출량(cardiac output): 심장에서 박출된 혈액량. 이것은 1분간 심박수 X 1회 심박출량과 같음

혈압(blood pressure): 혈관의 벽에 부딪치는 혈액에 의해서 나타나는 압력

압수용기(baroreceptors): 혈압을 감지하고 그것을 중추신경계에 전달하여 말초혈관과 심박출량을 조절하도록 함

혈관확장(vasodilation): 혈관 직경의 이완 또는 확장

혈관수축(vasoconstriction): 혈관 직경의 수축 또는 감소

말초저항(peripheral resistance): 혈관의 저항

플라그(plaque): 혈관 내벽에 쌓인 지방축적물

전도동맥(conducting arteries): 신체의 다른 부위로 대량의 혈액을 전달하는 혈관

모세혈관(capillaries): 동맥과 정맥을 연결하는 전신에 분포하는 미세한 혈관

세동맥(arterioles): 모세혈관과 연결되는 작고 얇은 동맥 혈관 중의 하나

내피세포(endothelium): 혈관 내강을 구성하는 얇고 납작한 상피세포

세정맥(vennules): 모세혈관에서 큰 정맥혈관으로 연결하는 작은 정맥혈관

근육조직의 산소 교환

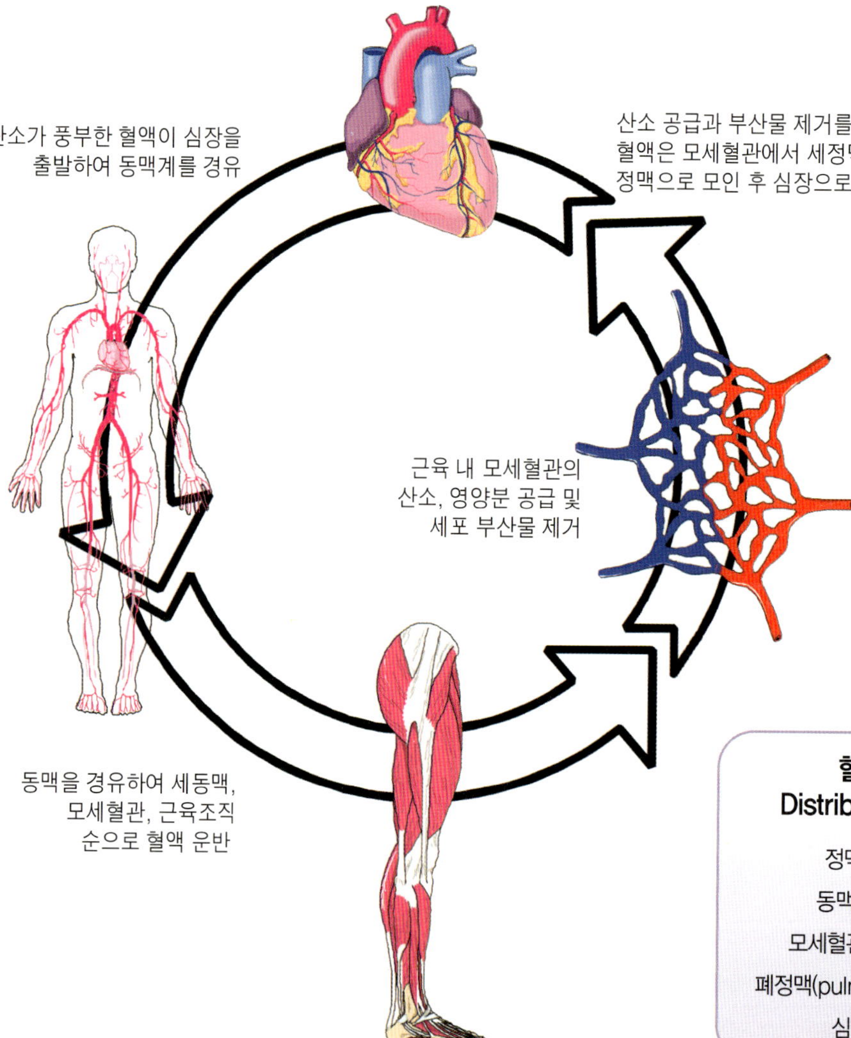

혈액의 분포
Distribution of Blood

정맥(veine) 64%

동맥(arteries) 15%

모세혈관(capillaries) 5%

폐정맥(pulmonary vessels) 9%

심장(heart) 7%

Quick Insight

근육조직이 격렬한 운동을 할 경우 혈액은 우리 몸에서 요구하는 산소를 공급하기 위해 더욱 빨리 순환된다. 이러한 활동은 운동이 끝날 때까지 지속된다. 운동하는 사람 하체의 큰 근육에서 울혈(engorge)이 일어났는데 이를 완화시켜 주는 리듬 운동을 해주지 않았다면 혈액은 계속 그 조직에 남아 있을 것이다(1). 이런 일이 발생하면 혈액이 판막 주위에 쌓일 수 있는데 이러한 증상을 혈액저류현상(blood pooling)이라고 한다. 그 혈액은 산소가 고갈되었고, 중탄산염 비율이 높으며, 운동을 하고 난 후 대사작용의 부산물들로 구성되어 있다. 순환하는 혈액의 약 64%는 정맥에 있는데, 열심히 운동하다가 정지하면 순간 혈액이 다시 심장으로 돌아오는 것을 방해할 수도 있다고 한다(3). 혈액저류현상은 혈액을 돌아가게 만들어 조직에서 격렬한 허혈(ischemia)을 발생시킬 수 있으며 심박출량의 감소를 불러올 수도 있다. 혈액저류현상은 흔히 하지의 묵직함과 불쾌감 등으로 나타날 수 있는데 이 증상들은 수면을 방해할 때가 있다.

혈액저류현상은 운동 후 가벼운 정리운동을 통해 예방할 수 있다. 가벼운 유산소운동은 규칙적으로 근육수축을 해줌으로써 정맥에서 심장으로 혈액이 돌아가는 것을 도울 수 있다. 이것은 몸을 운동하기 이전 상태로 회복시켜 준다. 이 행동은 젖산을 포함한 부산물을 제거하거나 다른 물질로 변환시켜 주고 조직을 더욱 성공적으로 회복시킨다. 노인이나 말초혈관에 문제점이 있는 사람은 특히 운동 전 준비운동과 운동 후 정리운동을 충분히 해야 한다. 그 이유는 노인이나 정맥이 손상된 사람은 심장으로 돌아가는 정맥에서의 혈액의 속도가 느려지기 때문에 갑자기 하던 행동을 멈추는 것이 혈관 시스템에 안 좋은 영향을 끼칠 수 있기 때문이다(14).

의 산소 재공급이 동원되어야 한다. 직경 2mm 이상의 정맥들은 혈액이 역류하는 것을 막기 위한 판막을 지니고 있다. 평활근은 자율신경계로부터의 신경 자극을 받아 수축한다.

맥박 측정 Assessing Pulse

피부에 가까운 큰 동맥들이 있는 곳을 만져 보면 어떤 사람은 규칙적인 맥박을 느낄 수 있는데, 이것은 심장이 수축할 때마다 대동맥으로부터 뿜어져 나오는 압력에 의한 것이다. 팔, 다리, 머리 및 목에는 심장 박동을 느낄 수 있는 곳들이 몇 곳 있다. 머리와 목에는 천측두동맥(superficial temporal artery), 안면동맥(facial artery), 경동맥(carotid artery) 등이 있다. 경동맥은 대동맥에서 오는 강한 압력을 받기 때문에 쉽게 알 수 있다. 경동맥은 턱 바로 밑에 있는 후두(larynx) 양쪽 부분에서 촉진할 수 있다. 전완에서는 요골동맥 맥박(radial pulse)이 잘 촉진되고, 상완에서는 겨드랑동맥(액와동맥, axillary artery)과 상완동맥(brachial artery) 모두가 가볍게 손가락으로 누르면 느낄 수 있다. 또한 대퇴동맥(femoral artery)과 오금동맥(popliteal artery)도 맥박을 잴 수 있는 곳이다.

혈관이 혈압과 혈액량의 변화와 맞춰 가려는 현상을 **혈관탄성**(compliance)이라 한다. 혈압이 증가해서 혈관이 더 늘어날수록 탄성은 더 좋아질 것이다. 내피세포에 압력이 가해질수록 탄성적 혈관이 확장하여 압력에 의해 증가한 혈류를 조절한다. 정맥은 혈압에 대한 적응력이 동맥보다 뛰어나다. 실제로 정맥은 동맥보다 적응력이 25배 가까이 높은데 그 가장 큰 이유는 정맥이 혈액의 보관에 엄청난 기여를 하고 있기 때문이다. 정맥은 혈액 공급량 중 거의 2/3 정도의 양을 담당한다. 때로는 혈액을 유지하는 정맥 시스템의 능력이 해로울 수도 있는데 이를 혈액이 조직 근처에 쌓여서 나타나는 **혈액저류현상**(blood pooling)이라 부른다. 혈액저류현상이 커질수록 심장으로 회귀하는 혈액량이 줄어들어 심박출량을 낮추는 결과를 낳게 된다.

노화와 혈관 건강 Ageing & Vessel Health

노화는 혈관 쇠퇴에 영향을 미친다. 동맥의 탄력성이 감소하여 유연성과 탄성을 잃고 혈관은 딱딱하게 굳는다. 또한 정맥은 혈압을 변화시키는 혈관유연성의 감소로 인해 기능이 쇠퇴하게 된다. 이 과정을 **동맥경화증**(arteriosclerosis)이라고 한다. 혈관의 층이 두꺼워지고 탄력적인 면에서 화학적인 변화가 나타난다. 탄력섬유(elastic fiber)와 아교섬유(collagenous fiber) 사이의 지방이 증가하는데 이는 원활한 혈류를 방해하는 결과를 초래한다. 콜레스테롤(cholesterol)의 기본 물질들, 심지어 칼슘이나 섬유질 등으로 이루어진 물질들마저 혈류를 막을 수 있다. 이 과정을 **죽상경화증**(atherosclerosis)이라 한다. 이러한 혈관의 기능장애는 조직에 공급되는 혈액을 엄청나게 줄이거나 심지어 멈추게 해서

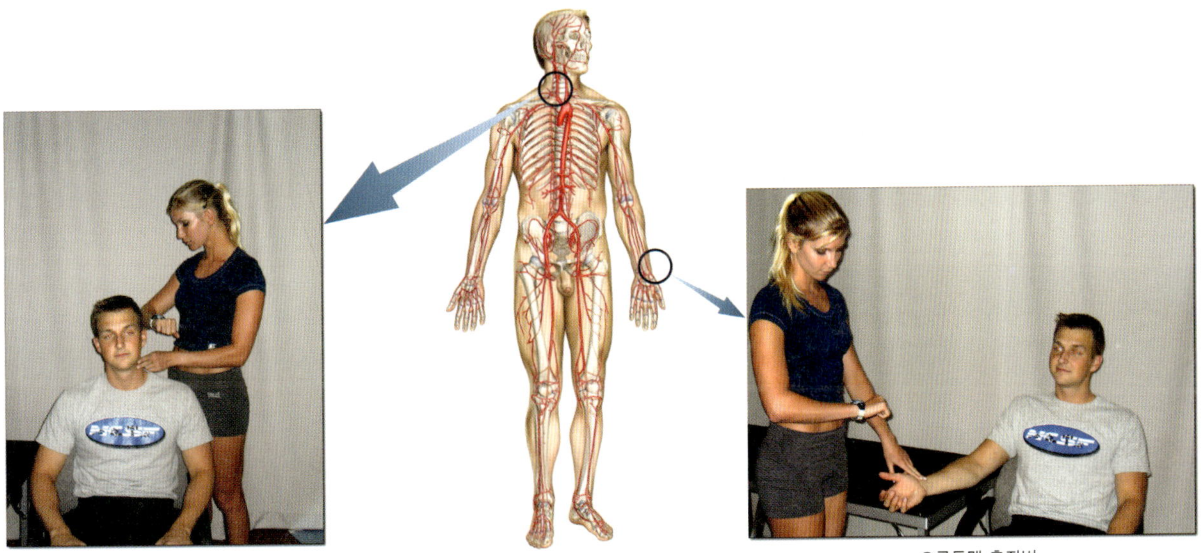

경동맥 촉진법
carotid pulse

맥박 촉진 위치
Pulse Locations

요골동맥 촉진법
radial pulse

혈관의 플라그 형성
Plaque Formation in Vessels

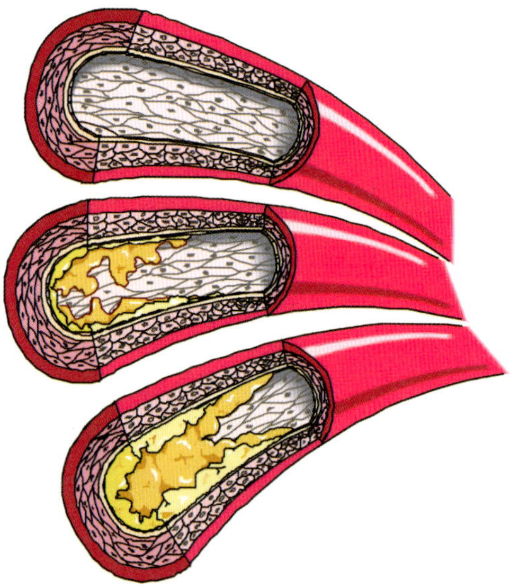

하지정맥류
Varicose Vein

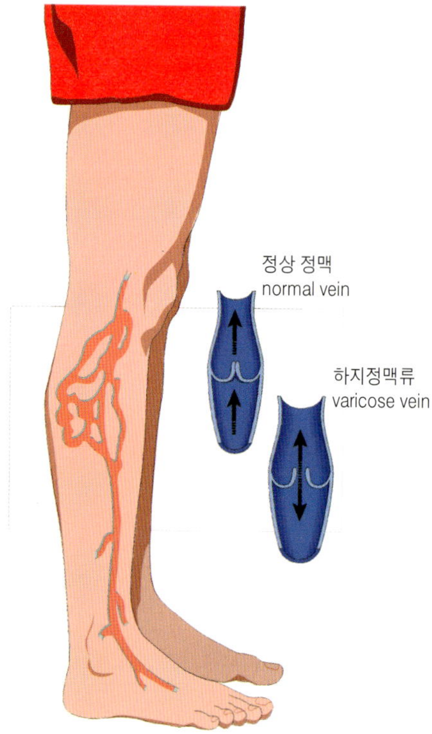

치명적인 결과를 가져올 수 있다. 비만, 흡연, 높은 콜레스테롤, 신체적 비활동, 고혈압 등은 모두 동맥경화의 위험 증가와 관련이 있다.

혈관조직기능의 퇴행은 운동을 조절하는 신체의 순환 시스템 능력을 감소시킨다. 퍼스널 트레이너들은 고혈압이 있거나 나이가 많은 사람들의 운동계획을 수립할 때 혈관 시스템에 악영향을 미치지 않도록 해야 한다. 자세의 갑작스런 변화, 특히 누워 있는 자세에서 갑자기 일어나게 되면 **직립성 저혈압**(orthostatic hypotension) 증상을 유발할 수 있다. 이 증상은 격렬한 운동을 할 때에도 유발될 수 있다. 고혈압이나 혈관에 문제가 있는 사람들은 심한 저항성 트레이닝을 해서는 안 된다.

혈액의 역할 The Role of Blood

휴식과 운동을 병행하는 동안, 순환계(circulatory system)의 역동성은 혈류역학과 혈관의 조직 해부 상태에 의존한다. 왜냐하면 혈류는 신체의 모든 조직에서 요구하는 것을 만족시켜야 하기 때문에 약 84%의 혈액이 동맥과 정맥에서

Quick Insight

만약 정맥벽이 늘어나고 탄성이 줄어든다면 판막 시스템에 대한 안전성은 의심받을 것이다. 또 이러한 상황이 발생하면 판막은 혈액의 역류를 막는 능력이 떨어질 것이다. 그 능력이 의심되는 판막들은 역류하려는 압력에 의하여 비정상적으로 넓어져서 정맥을 부풀어 오르게 할 수 있다. 이러한 현상은 다리에서 많이 관찰되며 표면이 불룩해진다. 과신전된 천부정맥(hyperdilated superficial veins)들을 정맥류(varicose vein)라고 부른다.

대부분의 정맥류들은 의학적으로 심각한 문제가 되지는 않는데 간혹 합병증이 생길 수도 있다. 혈관에서 혈액이 흐르지 않을 때 혈액이 응고될 수 있다. 심부정맥에서의 혈액응고와는 다르게 천부정맥에서의 혈액응고는 드물게는 심장이나 폐로 갈 수 있는데 이는 심각한 피해를 줄 수 있다. 정맥 염증이나 혈관 염증이 오히려 더 위험한데 국소적인 허혈이나 조직이 괴사될 수 있기 때문에(13) 손상된 혈관을 제거하기 위한 수술이 필요하다.

정맥류가 있는 사람들은 힘든 운동을 피해야 한다. 과도한 압력은 상태를 악화시키고 고통을 유발하는 역류를 발생시킬 수 있다(11). 갑작스런 근육수축은 혈액이 심장으로 역류할 가능성을 증가시키기 때문에 유산소운동이나 리드미컬한 신체적 운동을 추천하는 것이다.

혈액의 기능

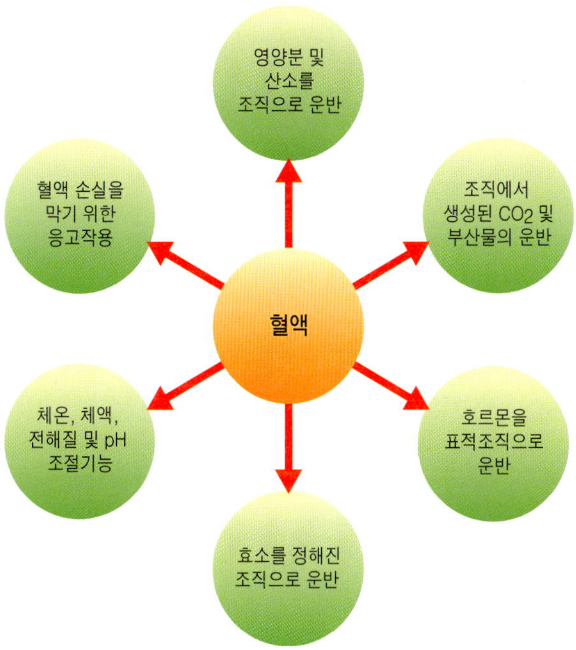

체순환하고 있다는 것이 맞는 말이다. 나머지 16%는 폐나 심장에서 산소를 받아들이는 데 쓰인다. 혈압은 큰 혈관에서 작은 혈관으로 갈 때마다 줄어들기 때문에 혈액은 큰 동맥들을 통과할 땐 빠르게 흐르고 모세혈관을 통과할 때는 느리게 흐른다. 모세혈관의 혈압은 평균적으로 약 20mmHg인데 그와 비교해 대동맥의 혈압은 평균적으로 100mmHg이다. 모세혈관에서 혈압이 낮아지는 이유는 혈류의 속도가 느려져야 동맥의 입구와 정맥의 출구 사이에서 영양분은 공급하고 대사찌꺼기들은 버려질 수 있는 시간이 생기기 때문이다.

모세혈관들은 산소와 영양분을 함유하고 있는 혈액이 혈관벽을 가로질러 확산될 수 있게 한다. 이는 모세혈관이 동맥이나 정맥에 비해 평활근을 적게 가지고 있기 때문에 가능하다. 이것은 세포간질 내압과 혈압이 복합적으로 나타내는 교환 과정이다. 혈압은 주변 조직으로 영양분을 밀어넣는데, 이때 세포간질 내압은 조직에서 혈액으로 물질대사의 찌꺼기 부산물들을 밀어내 버린다.

정맥보다 혈압이 높은 부위인 모세혈관의 동맥 연결부(혈압이 나타나기 시작하는 곳)는 물질교환을 위한 조절 메커니즘이 일어나기에 적합한 곳이다. 본질적으로 세포의 영양분들은 모세혈관이 시작되는 곳에서 혈관 밖으로 나가게 되고 부산물들은 최종적으로 혈관에 들어온다. 운동은 세포의 대

Quick Insight

헤모글로빈은 단백질로 이루어진 분자로서 산소를 전신에 운반하기 위하여 철분을 필요로 한다. 사람 몸에는 철분이 4g 정도 있는데 그 중 약 66%가 헤모글로빈에 존재한다. 여성들은 월경 시 철분이 손실되기 때문에 남성들보다 더 많은 양의 철분이 필요하다. 연구 결과 철분 섭취량이 비타민C의 3배라고 한다. 만약 철분 공급이 부족해진다면 혈액의 헤모글로빈 수준이 감소하여 철분결핍성 빈혈(iron-deficiency anemia) 같은 질병에 걸릴 수 있다. 결과적으로 신체는 산소가 줄어든 혈액을 공급받게 된다. 게다가 흡연은 산소가 헤모글로빈과 같이 운반되는 데 영향을 미친다. 흡연을 하면 이산화탄소가 생기는데 이산화탄소는 헤모글로빈에 달라붙어서 산소가 혈액에 녹아들어 가는 것을 방해한다. 이러한 특성 때문에 이산화탄소는 혈액의 5~15%를 차지하고 근육조직에 대한 산소 공급을 방해한다(7).

사성 부산물 제거뿐만 아니라 산소와 영양분에 대한 요구량을 증가시키기 때문에 운동의 적응반응으로서 모세혈관의 증가가 나타난다. 모세혈관의 숫자가 늘어나거나 근조직 내 모세혈관의 밀도가 높아지는 것은 대부분 반복적인 지구력 운동에 의해 발생된다. 이러한 모세혈관의 증가는 운동 중 산소와 영양분을 세포에 운반해 주는 결과를 초래한다.

영양분을 공급하고 부산물을 제거하는 혈액의 능력은 혈액의 운송적 메커니즘과 구조에 따른 것이다. 혈액은 조직들 사이를 연결해 주는 요소이다.

신체에는 일반적으로 4~5L의 혈액이 있다. 이 혈액 중 일부는 혈액세포들과 세포분획(cell fragment)들로 이루어져 있는데 이것을 혈중 **유형성분**(formed element of blood)이라고 부른다. 나머지는 유체기질(fluid matrix)이라고 하는 액상 혈장(plasma)으로 이루어져 있다. 약 95% 이상의 유형성분이 **적혈구**(red blood cells)이다. 나머지 5%는 **백혈구**(white blood cells)와 **혈소판**(platelets)이다. 남성은 여성보다 약 14% 정도 유형성분이 더 많이 있는데 이것은 남성이 여성보다 약 44~54% 정도 혈액량이 많음을 뜻한다. 혈액 유형성분은 **적혈구용적률**(hematocrit)이라고 불린다. 나머지는 혈장이 약 46~56%를 차지한다. 혈장의 구성 성분은 대부분 물인데 녹거나 부유하는 분자들이 조금씩 섞여 있다. 물의 높은 비율 때문에 혈장은 종종 탈수 증세가 일어날 때 유출되기도 한다. 이것은 탈수가 우리 몸에 어떤 안 좋은 영향을 끼치는가를 나타낸다. 탈수 증세를 보이는 동안 혈장량과 혈액량은 줄어든다. 그러면 심장은 조직들에 산소 공급을

Key Terms

탄성 현상(compliance): 구조가 변형될 것인가 팽창될 것인가를 측정하는 것

혈액울혈(blood pooling): 정맥에 뭉쳐 있는 혈액덩어리. 심장으로 혈액이 돌아가는 것을 방해함

동맥경화(arteriosclerosis): 혈전에서 떨어진 조각 따위가 혈액을 따라 흐르다가 말초동맥을 막는 증상

죽상경화(atherosclerosis): 관상동맥에 오랜 시간 동안 축척물이 쌓여 발생하는 심장질환의 주된 원인

직립성 고혈압(orthostatic hypotension): 누웠다가 일어설 때 혈압 조절이 잘 이루어지지 않아 혈압이 내려가는 병. 특히 아침에 잠에서 깰 때 현기증이나 실신을 일으키는 경우가 많은데 자율신경장애가 원인임

혈장(plasma): 혈액에서 혈구를 제외한 액상 성분. 척추동물에서는 수분 외에 단백질, 당질, 지질, 무기염류, 대사 물질을 함유하며 세포의 삼투압과 수소이온을 일정하게 유지하는 역할을 함

적혈구(red blood cells): 혈액에 있는 세포로서 산소와 이산화탄소를 조직까지 운반함

백혈구(white blood cells): 혈액의 유형성분 가운데 하나. 골수, 지라, 림프샘에서 만들어짐

혈소판(platelets): 혈액의 고형성분의 하나. 핵이 없는 불규칙한 모양으로 골수에 있는 거대핵세포에서 만들어짐

적혈구용적률(hematocrit): 혈액량과 적혈구의 비율

적혈구(erythrocytes): Red blood cells. 붉은 혈색소를 포함하고 산소 운반에 관여하는 혈액 유형성분 중의 하나

원활하게 하고 혈압을 유지하기 위하여 더 강하게 박동해야 한다.

혈액 내에는 수많은 화합물들이 포함되어 있다. 각각의 화합물에는 특수한 기능이 있으며 화합물의 농도 측정은 신체의 내 · 외 환경을 보여 준다. 운동을 하는 동안에는 철분, 효소, 호르몬, 영양분과 운동에 의해 생성된 부산물 같은 용해된 화합물들이 증가한다. 또한 혈장 농도에 변화가 나타나고, 산소를 함유한 **적혈구(erythrocytes)**가 증가하며, 신체활동 중 이산화탄소를 운반한다. 산소는 적혈구 내 헤모글로빈에 부착된다. 적혈구는 이산화탄소와 물에서 탄산으로 촉매작용을 일으키는 효소를 포함하고 있는데 그 효소는 수소와 중탄산이온을 이온화하는 작용을 한다. 중탄산이온(bicarbonate ions)은 혈장 속에 녹아들어 가는데, 이것은 이산화탄소가 폐로 가는 첫 번째 방법을 보여 주는 것이며 중탄산염은 혈액의 pH 수준을 유지하는 데 중요한 역할을 하는 구성 요소이다.

신체활동 중 혈액순환 Circulation During Activity

강도가 점점 증가하는 운동을 할 때 순환계(circulate system)는 작업 중인 조직들에게 보내 줄 혈액의 양을 늘린다. 안정시에는 골격근 내 모세혈관이 20~25% 정도만 열려 있으며 심박수(heart rate)는 최저 수준을 유지한다. 신체가 어떠한 행동을 하려고 할 때 순환계는 뇌로부터 산소 공급에 관한 신호를 받는다. 심지어 웨이트 기구를 들어 올리기 전이나 트레드밀 운동에 대한 생각을 할 때도 심박수는 증가한다. 이와 동시에 조직에 산소를 제공하기 위해 모세혈관이 열린다. 운동을 하는 동안 모세혈관계에 있는 모든 골격근들은 열려 있게 된다.

세 가지의 메커니즘이 조직으로의 혈류를 조절한다.

1) 각 조직들은 대사 요구량을 기초로 혈류를 조정할 수 있다.
2) 신경계는 평균혈압을 조절하고 한 부위로부터 또 다른 부위로 혈액을 돌림으로써 혈류를 조절한다.
3) 호르몬 신호는 혈류 특성에 영향을 받는 조직들의 평균 혈압과 물질 방출에 영향을 미친다.

혈류는 일반적으로 조직의 대사 요구량에 비례한다. 예를 들면 소화기관 같이 운동할 때에 필요하지 않은 기관들은 그들의 혈액을 골격근조직이나 물질대사를 하는 기관으로 보낸다. 골격근조직으로의 혈류량은 15~20배 증가한다. 운동 중 조세포의 혈액 요구량을 조절하기 위하여 혈관들은 운동에 대한 반응으로서 혈관확장물질(vasodilator)들을 순환하는 혈액 내로 방출한다. 젖산, 이산화탄소, 칼륨이온들은 혈관을 확장시키는 요소들인데, 실제로 그들의 신호가 신체조직으로 전해지면 대사전환이 촉진되고 활성조직들로부터 많은 양의 산소를 요구받게 된다. 그리고 신경계는 유기적으로 메시지들과 신호들을 해석하여 활성 정도가 적은 조직의 혈

Quick Insight

무거운 것을 들거나 한 번에 많은 힘을 쓸 때 숨을 참는 것은 당연한 것이다. 발살바 호흡법(valsalva maneuver)이라 불리는 이 행동은 복강 내압을 증가시키는데 횡격막이 내장에 강하게 수축하게 하여 척추를 지지한다. 운동할 때 숨을 참으면 혈압이 급격하게 올라갈 수 있다. 혈압 감소를 위해 단축성 수축을 할 때는 숨을 내쉬어야 하고 신장성 수축을 할 때는 숨을 들이마셔야 한다.

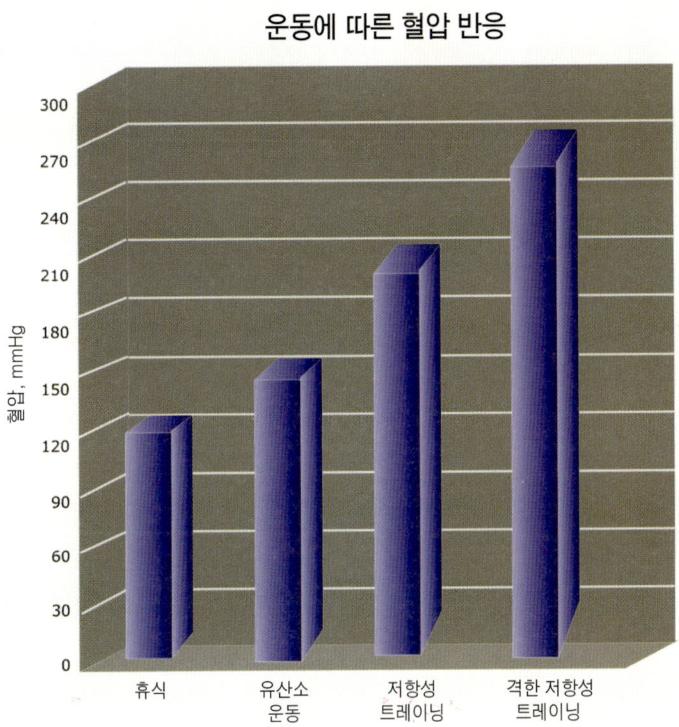

관들을 수축시켜 혈액을 필요한 곳으로 보내 주는 역할을 한다. 운동을 하면 우선적으로 피부로 가는 혈류가 줄어들지만 몸의 체온이 올라가면 신경신호들이 다시 피부로 가는 혈류를 증가시켜 대사활동으로 발생한 열을 방출하여 체온을 떨어지게 한다.

조직들의 혈액 요구량을 조절하기 위해 심장은 끊임없이 일을 한다. 교감신경계(sympathetic nervous system)의 심장 자극은 심박수를 증가시키고 심장의 1회 박출량을 크게 늘리고 약 20~60mmHg 정도 혈압을 상승시킨다. 그동안 정맥은 가스를 폐로 전달시키고 혈액이 심장으로 회귀할 수 있도록 수축한다.

혈관에 가해지는 압력은 심장박출량(cardiac output)과 말초혈관저항(peripheral resistance)에 따른다. 그래서 신체가 더 열심히 일할수록 혈관에 가해지는 압력 또한 늘어날 것이다. 리드미컬한 운동 즉, 달리기, 수영, 자전거타기 같은 운동을 할 때는 일정하게 혈류가 심장으로 돌아온다. 정맥환류는 평활근의 혈관 수축에 의해 효과적으로 조절될 수 있다. 왜냐하면 이러한 운동 중에 발생한 힘은 상대적으로 낮고, 호흡 횟수는 심박수와 일치하며, 확장기혈압은 낮은 상태를 유지하기 때문이다. 평균 수축기혈압은 환기량처럼 심장박출량의 증가로 인하여 산소 소비량과 함께 직선적으로 증가한다. 유산소성 항정 상태(steady-state)에서의 혈압 평가 시, 수축기혈압이 운동량에 비례하여 증가하는 것으로 알고 있으나 휴식기에 비례하여 확장기혈압은 약간 변화할 뿐이다.

신체활동 시 척추의 안정성을 위해 복강 내압을 더 높여야 하며, 또한 수축하는 근육이 유기적으로 동맥을 압박할 때 말초혈관의 저항은 증가한다. 확장기혈압과 수축기혈압 모두 운동강도에 따라 직선적으로 증가한다. 그 혈압 반응의 정도는 수축되는 근육조직의 양과 저항 부하량에 따라 특이적으로 나타난다. 게다가 혈압은 내적인 압박력이 외적인 압박력과 만나게 될 때 더 급격히 올라간다. 백스쿼트(back squat)나 레그프레스(leg press) 같은 운동은 외부로부터 많은 양의 압박된 힘이 혈관에 가해져서 혈압을 상당히 증가시킨다. 이러한 이유로 고혈압이 있는 사람들은 무거운 것을 드는 운동을 피해야 하는데 특히 몸에 압박을 주는 운동은 피해야 한다. 또한 운동할 때의 혈압 상승에 영향을 주는 요소들은 각각 영향을 미칠 수도 있으나 보통은 복합된 플러스 현상을 만들어 낸다. 저항성 트레이닝 시 혈압에 영향을 미치는 요인으로는 **발살바 호흡법**(valsalva maneuver), 복강 내압, 근수축에서 오는 압력, 증가된 심박출량, 그리고 외부에서 들어오는 압력 등이 있다.

운동은 순환계(circulatory system) 기능 향상을 위해서 매우 중요하다. 규칙적인 운동은 안정시, 운동 직후 및 장기간에 걸친 유산소성 운동 모두에서 혈압을 개선시킨다. 교감신경계의 변화가 말초 저항을 감소시키고 신장의 나트륨 분비를 증가시킨다. 이것은 유산소성 운동 후 일반적으로 8~11mmHg의 혈압 감소 요인으로 설명된다(10). 저항성 트레이닝에 대한 장기적 효과가 유산소성 운동과 동일하게 나타나지는 않지만 안정시 혈압이 약간 개선되는 효과가 나타날 것이다. 규칙적인 저항성 트레이닝에 따른 혈압은 감소하는 것으로 보인다.

심장은 신체활동을 할 때 다른 모든 근육들과 같이 더 강하게 수축된다. 따라서 산소 요구량도 더 증가한다. 그러나 심장은 동맥이나 정맥에 있는 혈액에서 산소를 가져올 수 없는데 심장의 방실 안으로 연결된 순환 경로가 없기 때문이다. 관상동맥혈류는 대동맥에서 주요 관상동맥으로 연결된다. 그리고 **관상동맥순환**(coronary artery circulation)이라

다양한 강도의 심근에 의해 활용되는 기질

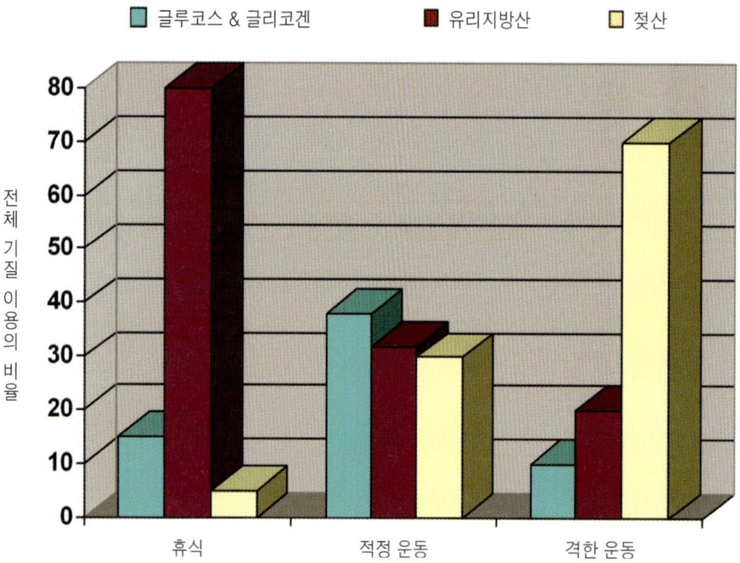

불리는 심근혈관의 거대한 연결망으로 분지된다. 심근은 모세혈관과 미토콘드리아(mitochondria)로 가득 채워져 있는데, 이는 산소의 효과적인 추출과 사용을 위함이다. 안정시 70~80%의 200~250mL의 산소가 관상혈류에서 매분마다 추출된다. 신체활동이 격렬하게 이루어지면 5~6배로 늘 수도 있다. 이러한 활동은 반드시 심박출량이 유지되는 것에 비례하여 관상혈류가 증가해야 한다. 심근조직의 대사적 기능이 증가한다는 것은 혈관확장(vasodilation) 자극과 더불어 조직으로의 지속적인 혈류량 증가를 말한다. 심근의 산소 요구량을 측정하기 위해서는 수축기혈압과 심박수가 곱해져야 한다. 심근의 산소 요구량은 **심근부담도**(rate of pressure product; RPP)라 불린다.

심장의 산소 요구량이 높다는 것은 근조직이 무산소성 대사 경로를 사용할 때 효율적이지 못하다는 것을 의미한다. 앞에서 말했던 것처럼 심근조직은 미토콘드리아가 아주 많이 밀집되어 있으며 거의 모든 에너지를 유산소성 대사 과정에서 얻는다. 따라서 심근은 지질대사 과정을 통해 ATP 생산에 적응되어 있다. 심장은 골격근처럼 지질대사로부터 생산된 ATP의 대부분을 안정시에 사용한다. 강도가 증가하는 운동을 하는 동안 에너지대사 과정은 포도당과 지방산을 모두 사용하여 이루어지며 골격근의 대사 과정으로부터 젖산이 생성된다. 강도 높은 운동은 젖산을 생성하는 무산소성 대사 과정을 통해 에너지를 공급받고 지방보다 탄수화물을 분해함으로써 파워를 증가시키게 된다. 운동이 장시간 항정상태(steady state)로 유지될 때 심장조직은 탄수화물을 대신해 지질의 대사 과정을 증가시킨다. 단련자 및 비단련자 모두 힘든 일을 할 때에는 에너지 연료로 탄수화물을 주로 사용한다. 적당한 강도의 일을 할 때에는 비단련자에 비해 단련자의 심근은 지방대사 과정에 훨씬 더 많이 의존하게 된다. 다시 말하면 단련자와 비단련자는 탄수화물 의존도에 차이가 나타난다.

환기 Ventilation

증가된 심근의 수축력은 운동을 할 때 필요한 산소의 요구량에 맞춰 호흡량이 증가하는 것과 일치한다. 심박수만으로는 호흡반응을 조절할 수 없다. 만약 그렇다면 정신적으로 흥분되었거나 신체가 자극을 받았을 때 호흡수는 증가한다. 호흡의 생리학적 조절은 화학적 및 신경적인 면에 걸친 복합적인 메커니즘이다. 안정시 폐호흡은 체온, 동맥 내 가스 농도 및 pH 등의 화학적인 요소에 의해 많은 영향을 받는다. 운동이나 일을 시작할 때 몸의 움직임은 뇌의 연수를 자극하여 신경 경로를 통해 즉각적인 호흡수 증가를 가져온다. 이러한 갑작스런 증가는 곧이어 일정 상태를 이루게 되고 운동강도에 알맞게 조절된다. 뇌에 있는 뉴런과 혈관에 있는 말초 화학수용기들은 적절한 산소가 혈액으로 이동될 수 있도록 호흡수를 세밀하게 조절한다.

운동을 하는 동안 환기량은 혈액의 대사산물 농도, 혈액의 온도 및 가스 교환과 pH의 변화 등에 기초한 화학수용기를 조정에 의해 제어할 것이다. 운동이 안정적으로 지속되면 환기량은 산소섭취량과 거의 동일하게 증가한다. 운동이 격렬할 때는 분당 호흡량이 불규칙하게 증가할 것이다(5). 호흡수의 갑작스런 증가는 혈중 젖산염 축적이 높아짐에 따른 결과이다. 젖산 역치가 한계를 넘을 때 호흡수는 조직에서 이용가능한 산소를 더 많이 만들기 위한 시도와 근육에 의해 만들어진 젖산을 억제하기 위해 증가한다. 단시간에 이루어진 고강도의 저항성 트레이닝은 혈중 젖산염을 현저하게 증가시킴으로써 심장과 호흡수의 급격한 증가를 초래한다(8). 이것으로 스쿼트(squat)나 데드리프트(dead lift) 같은 운동 후 호흡수의 급격한 증가가 나타나는 것을 설명할 수 있다.

호흡에 대한 적응은 훈련과 함께 나타난다. 최대값 측정시 호흡수는 산소 소비의 증가에 비례하는데 조직의 산소 요구량 증가 때문이라는 말과 일치한다. 산소가 이산화탄소로 전환하는 양이 많아지면 이산화탄소를 제거하고 산소를 다시 혈액에 집어넣기 위한 호흡수의 증가가 유발된다. 최대하 운동을 하는 동안 호흡수는 훈련받은 사람과 훈련받지 않은 사람 모두 동일한 비율로 감소하였다. 이것은 호흡 근육조직에 대한 의존도가 줄어들고 운동을 할 때 다른 조직들에 의해 산소가 쓰이지 않기 때문이라고 할 수 있다.

훈련받은 사람은 훈련받지 않은 사람보다 약 3%의 산소를 덜 배출한다. 그러므로 더 많은 산소가 쓰이고 훈련받은 사람은 훈련받지 않은 사람보다 더 적은 양의 호흡이 필요하다. 조직으로부터 혈액에서 필요한 산소 추출 능력이 향상된 것은 지속적인 적응의 결과이며 훈련된 사람과 훈련되지 않은 사람의 차이를 보여 주는 것이다.

Key Terms

발살바 호흡법(valsalva maneuver): 코와 입을 막고 강제호기를 하는 것으로서, 흉강내압이 증가하여 심장으로 돌아가는 정맥 유입이 방해됨

관상동맥순환(coronary artery circulation): 심장동맥순환

심부담도(rate of pressure product): 심근의 산소 소비량을 추정한 것

References

1. **Arbeille PP, Besnard SS, Kerbeci PP and Mohty DM.** Portal vein cross-sectional area and flow and orthostatic tolerance: a 90-day bed rest study. *J Appl Physiol* 99: 1853-1857, 2005.
2. **Bakke EF, Hisdal J, Kroese AJ, Jorgensen JJ and Stranden E.**Blood pressure response to isometric exercise in patients with peripheral atherosclerotic disease. *Clin Physiol Funct Imaging* 27: 109-115, 2007.
3. **Belin dC, Pascaud L, Custaud MA, Capri A, Louisy F, Ferretti G, Gharib C and Arbeille P.** Calf venous volume during stand-test after a 90-day bed-rest study with or without exercise countermeasure. *J Physiol* 561: 611-622, 2004.
4. **Fagard RH and Cornelissen VA.** Effect of exercise on blood pressure control in hypertensive patients. *Eur J Cardiovasc Prev Rehabil* 14: 12-17, 2007.
5. **Haouzi P, Chenuel B and Chalon B.** Control of breathing and muscle perfusion in humans. *Exp Physiol* 86: 759-768, 2001.
6. **Hartil K and Charron MJ.** Genetic modification of the heart: transgenic modification of cardiac lipid and carbohydrate utilization. *J Mol Cell Cardiol* 39: 581-593, 2005.
7. **Huang YC, O'brien SR, Vredenburgh J, Folz RJ and Macintyre NR.**Intrabreath analysis of carbon monoxide uptake during exercise in patients at risk for lung injury. *Respir Med* 100: 1226-1233, 2006.
8. **Kato T, Tsukanaka A, Harada T, Kosaka M and Matsui N.** Effect of hypercapnia on changes in blood pH, plasma lactate and ammonia due to exercise. *Eur J Appl Physiol* 95: 400-408, 2005.
9. **Lopaschuk GD.** Targets for modulation of fatty acid oxidation in the heart. *Curr Opin Investig Drugs* 5: 290-294, 2004.
10. **McDonald AM, Liao YL, Trevisan M, Dyer A, Gosch FC, Stamler R and Stamler J.**Sodium-lithium countertransport and systolic blood pressure response to exercise. *J Hypertens* 8: 129-137, 1990.
11. **Mozes VG.**[Therapeutic exercise in a complex of conservative therapy of the small pelvis varicosity in women of the reproductive age]. *Vopr Kurortol Fizioter Lech Fiz Kult*24, 2005.
12. **Nagashima J, Musha H, Takada H and Murayama M.** Left ventricular chamber size predicts the race time of Japanese participants in a 100 km ultramarathon. *Br J Sports Med* 40: 331-333, 2006.
13. **Pascarella L and Schmid Schonbein GW.** Causes of telengiectasias, reticular veins, and varicose veins. *Semin Vasc Surg* 18: 2-4, 2005.
14. **Raj SR.**The Postural Tachycardia Syndrome (POTS): Pathophysiology, Diagnosis & Management. *Indian Pacing Electrophysiol J* 6: 84-99, 2006.
15. **Rigo F, Gherardi S, Galderisi M and Cortigiani L.** Coronary flow reserve evaluation in stress-echocardiography laboratory. *J Cardiovasc Med (Hagerstown)* 7: 472-479, 2006.
16. **Shibao C, Gamboa A, Diedrich A, Ertl AC, Chen KY, Byrne DW, Farley G, Paranjape SY, Davis SN and Biaggioni I.** Autonomic contribution to blood pressure and metabolism in obesity. *Hypertension* 49: 27-33, 2007.
17. **Silverman ME, Grove D and Upshaw CB, Jr.**Why does the heart beat? The discovery of the electrical system of the heart. *Circulation* 113: 2775-2781, 2006.
18. **Spirito P, Pelliccia A, Proschan MA, Granata M, Spataro A, Bellone P, Caselli G, Biffi A, Vecchio C and Maron BJ.** Morphology of the "athlete's heart" assessed by echocardiography in 947 elite athletes representing 27 sports. *Am J Cardiol* 74: 802-806, 1994.
19. **Winker R, Barth A, Bidmon D, Ponocny I, Weber M, Mayr O, Robertson D, Diedrich A, Maier R, Pilger A, Haber P and Rudiger HW.** Endurance exercise training in orthostatic intolerance: a randomized, controlled trial. *Hypertension* 45: 391-398, 2005.
20. **Wray DW, Donato AJ, Nishiyama SK and Richardson RS.** Acute sympathetic vasoconstriction at rest and during dynamic exercise in cyclists and sedentary humans. *J Appl Physiol* 102: 704-712, 2007.

제 7 장

영양: 에너지를 제공하는 영양소

Nutrition: Energy Yielding Nutrients

- 탄수화물
- 식이섬유
- 당
- 혈당반응
- 지방
- 트랜스지방산
- 단백질

서론 Introduction

최적의 식단이란 과도한 에너지 공급으로 지방조직 형태로는 인체 저장이 안 되며, 조직 유지 및 회복과 성장에 필요한 적절한 영영소만을 공급하는 것이다. 사람의 영양 섭취 요구량은 각 개인의 유전적 기질과 관계가 있다. 영양소의 소화 및 흡수에 대한 일반적인 차이에 영향을 받으며, 신체 활동에 따른 에너지 소비 요구량을 충족시켜야 하고 개인의 음식 섭취 습관이나 선호에도 영향을 받는다.

이러한 네 가지 요소들은 최적의 영양을 위한 보편적이고 유일한 식사법은 없다는 것을 시사한다(26,36,50,51). 그러나 음식 소비에 대한 조심스런 평가와 영양 지침에 부합하는 음식 섭취 계획을 병행하면 전반적인 건강, 체형 유지 등에서 향상이 있을 것이다.

영양소는 6개 항목과 2개의 하위 범주로 나뉜다. 우선 탄수화물, 단백질 및 지방질은 에너지를 생산하는 영양소로 분류된다. 에너지를 생산하지 않는 범주에는 다른 세 가지 항목의 영양소들이 포함된다. 비타민, 미네랄, 물 각각은 다양한 생리학적 조건에 따라 인체가 적절한 기능을 하는 데 중요한 역할을 한다. 이 장에서는 에너지를 생산하는 영양소에 대해 검토하게 될 것이다.

에너지를 제공하는 영양소 Energy Yielding Nutrients

에너지를 제공하는 영양소란 ATP를 생성하여 유용한 에너지를 신체조직에 공급하는 영양소들을 말한다. 에너지를 제공하는 모든 영양소들은 화학원소인 탄소를 지니고 있다. 탄소 원자들은 서로 엮여서 다양한 탄소 골격 구조를 형성한다. 이 탄소사슬은 다른 원소들의 원자와 결합하여 지방, 탄수화물, 단백질을 형성한다. 음식을 섭취하면 소화 과정에서 음식을 가장 기본적인 에너지 형태로 분해시킨다. 소장에서 영양소들은 혈액으로 흡수되어 그들 각각의 역할을 하기 위해 각 조직으로 운반된다.

일단 에너지원들이 혈류에 있으면 화학수용기들이 영양소들을 식별하고, 각 에너지들을 위해 세부적인 일련의 활동들을 결정한다. 몸은 에너지가 어떤 특별한 요구를 충족시키도록 조절하거나, 나중에 쓰기 위해 에너지를 저장하는 능력이 있다. 신진대사기관들은 호르몬 조절을 통해서 음식에서 소화 흡수된 에너지들의 최종 결과를 결정하게 된다. 간은 몸의 민감한 내부의 요구에 기초하여 에너지 형태를 조절할 수 있는 가장 중요한 신진대사기관이다. 필요하다면 간은 이상적으로 요구되는 에너지 기질을 반영하기 위하여 탄소 배열이나 원소 배열을 조절하여 단백질을 탄수화물로 또는 단백질이나 탄수화물을 지방으로 전환시킬 수 있다. 체내 조직에서 탄소의 재배치는 매우 중요한 기능인데 현재 필요하지만 필요한 양만큼 갖고 있지 못한 영양소들을 재구성하도록 몸의 기능을 보조하는 것이다. 이 과정은 일할 때에는 필요한 에너지가 충족되도록 하고 당장 필요가 없을 때에는 신체에 에너지가 저장될 수 있도록 한다.

탄수화물 Carbohydrates

물론 모든 영양소들이 신체가 제대로 작용하는 데 필요하지만 탄수화물은 신체활동과 관련된 가장 중요한 영양소이다. 탄소화물은 고강도의 일을 하기 위한 주요 연료 자원으로 또한 중추신경계에 의해 쓰이는 ATP의 형성을 위해 필수적이므로 건강한 식생활을 위해 필수적인 요소이다. 탄수화물은 일반적으로 세 가지로 분류된다. **단당류, 이당류, 다당류**이다. 단당류는 탄수화물의 가장 일반적인 형태이다. 다른 단당류들은 탄소-수소-산소 결합 순서에 따라 서로 다르다.

이러한 배열의 차이는 탄수화물의 생화학적 특성을 결정한다. 예를 들면 포도당과 갈락토오스는 같은 수의 탄소와 수소, 산소 원자를 가지고 있지만 원자들이 다르게 배열되어 있어 각각의 역할과 맛이 서로 조금씩 다르다. 이당류는 그 이름이 암시하듯 두 개의 분리된 단당류의 결합으로 이루어졌다. 젖당(lactose)은 포도당과 갈락토오스의 결합으로 이루어진 이당류이다. 단당류와 이당류 모두 단순 형태의 당으로서 에너지로 사용되기 위한 세포에 의한 조작을 거의 필요

단당류	이당류	다당류
과당	락토오스	셀룰로오스
갈락토오스	말토오스	글리코겐
포도당	슈크로스	전분
	트레할로오스	
	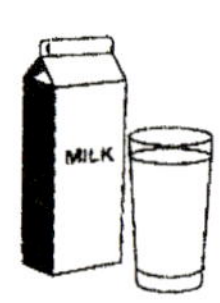	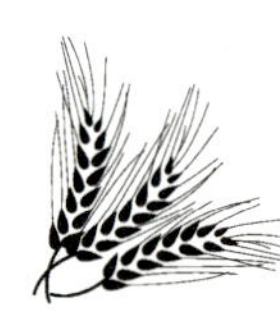

Key Terms

단당류(monosaccharides): 탄수화물의 가장 단순한 형태로 한 개의 당분자로 구성되어 있음

이당류(disaccharides): 탄수화물의 단순한 형태로 두 개의 단당으로 구성되어 있음

다당류(polysaccharides): 여러 개의 단당으로 구성되어 있는 탄수화물의 형태

복합 탄수화물(complex carbohydrates): 설탕 분자들과 같이 복합 사슬들이 길게 함께 연결되어 있음

글리코겐(glycogen, 당원): 간이나 근육에 주로 발견되는 주요 저장 탄수화물

로 하지 않는다. 마지막으로 다당류는 적게는 3개, 많게는 수천 개의 당이 일련의 배열로 서로 결합된 단당류들의 연속적인 사슬이다. 단당류의 사슬이 길이와 다양성에서 증가를 보임에 따라 영양소도 더욱 복잡해진다. 다당류는 복합 탄수화물이라고 흔히 불리며 단당류 수십 개에서 수천 개의 연속적인 결합이다.

이러한 복합 사슬은 음식 섭취에 따라 식물성 다당류나 동물성 다당류로 구분된다. 글리코겐과 전분은 우리 식단에서 볼 수 있는 가장 흔한 형태의 다당류들이다. **글리코겐**은 탄수화물이 동물조직에 저장된 형태이며 **전분**은 식물에 탄수화물이 저장된 형태를 일컫는 용어이다. 전분은 씨, 옥수수, 감자, 콩, 스파게티, 빵 및 시리얼 등의 일반적인 음식을 구성하는 다양한 곡물들의 주된 구성 요소이다. 식물 전분은 대부분의 미국인들에게 가장 중요한 요소이며 소비되는 전체 탄수화물의 50% 이상을 차지한다. 시대가 변하면서 전분이 탄수화물 공급원의 약 80%를 구성하던 수치는 30%까지 떨어졌다. 이 급격한 감소는 단당류 소비의 급격한 증가와 일치했다.

식이섬유 Fiber

식이섬유는 전분이 아닌 다당류이며 셀룰로스 합성 식이섬유소의 형태이고, 지구상에서 가장 흔한 유기 분자이다. 이것은 효소에 의한 분해에 저항하는 단단한 물질로, 장의 세균에 의해 발효된 일부를 제외하고는 인체에 의해 거의 소화가 되지 않는다. 식이섬유는 일반적으로 **가용성**과 **불용성** 물질로 나뉜다. 식이섬유에 대한 세균의 분해는 일반적으로 1g당 2kcal 미만을 제공하는데 칼로리 조절용 식단에 훌륭한 요소가 되고 있다. 식이섬유의 섭취는 비만, 당뇨병, 고혈압, 장질환, 일부 암, 심장질환 등 소위 성인병들의 낮은 발병률과 연관이 있다(1,19,55,61). 대부분의 미국인들이 권장량인 20~35g보다 훨씬 더 적게(12~15g) 섭취한다는 사실 때문에 서구 식단은 높은 질병 위험의 소지가 있다(65).

후진국에서는 평균 식단의 식이섬유 함유량이 하루에 40~100g이다(17). 놀랄 것도 없이 연관된 질병 발생 비율도 미국보다 매우 낮다. 식이섬유는 위장의 기능을 강화하고 장벽의 과민성을 줄이며, 해로운 화학물질과 화합물들이 작용하지 못하도록 하고, 장에서 배설까지의 운송 시간을 줄여주어 발암물질들이 장에 머무는 시간을 감소시킨다. 또한 탄수화물 흡수율을 늦추어서 혈당 조절에도 긍정적으로 작용한다. 추가적으로 고식이섬유 식단과 연관된 음식들은 종종 낮은 칼로리와 풍부한 영양으로 건강을 유지시킨다(6,7). 이러한 이유로 식이섬유는 보충제보다는 음식을 통해서 섭취해야 한다(66). 대표적인 고식이섬유 식품에는 모든 곡물제품, 과일, 푸른 잎 채소가 있다.

탄수화물은 신체활동의 가장 주요한 동력 에너지원 역할을 하므로 탄수화물이 식단에서 에너지의 가장 큰 부분을 차지하는 것은 당연하다. 권장섭취량은 전체 식단의 55~60%

식이섬유 함량이 높은 식품들

귀리 시리얼	배
통밀가루	무화과
맥아	딸기
쌀 시리얼	대에 붙어 있는 옥수수
오트밀	시리얼 머핀
아몬드	스파게티, 통밀
호박씨	자몽
땅콩	밤
강낭콩	생 브로콜리
리마콩	껍질콩
아보카도	모든 곡물 시리얼

숨겨진 칼로리

매일 1캔의 탄산음료(12oz) 섭취 시

39g의 설탕 × 365일(1년) = 14,235g의 설탕

14,235g의 설탕 = 32파운드의 설탕

이며 대부분은 다당류(복합당류)에서 나온 것이다. 하지만 일반적인 미국인 소비자들은 그들의 식단에서 약 40~50%를 탄수화물 에너지원으로부터 섭취하고 있는데 그 섭취한 탄수화물 중의 약 50%를 오로지 단당류(monosaccharides 또는 disaccharides: simple sugars)에서만 섭취했다는 것이다. 미국인 식단의 최소 25%가 단당류이며 이러한 경향이 비만, 당뇨병 및 심장질환의 위험 증가에 크게 영향을 미치는 것으로 인식된다. 대부분의 사람들은 연간 100파운드 이상의 당분을 소비하며 이것은 주로 자당(sucrose)과 액상과당(high fructose corn syrup) 형태이다(23).

당 Sugars

당은 단당류와 이당류의 범주로 나뉜다. **포도당**(glucose), **과당**(fructose), **갈락토오스**(galactose)는 모두 단당류이다. 그들은 화학적 결합이 유사하지만 특정한 탄소, 수소 및 산소의 결합에서 차이를 보인다. 포도당은 인체에 의해 사용되는 주요 단당류이다. 이것은 ATP를 위해 분해되거나, 글리코겐의 형태로 저장되거나, 세포에 흡수됨에 따라 지방질의 형태로 바뀔 수도 있다. 과당은 자연의 과일 당으로 1g당 당도가 가장 높다. 소화되면 이것은 간에 의해 글루코오스(포도당)로 바뀐다. 갈락토오스는 유제품에서 찾을 수 있는 동물성 단당류이다.

이당류에는 **젖당**(lactose), **엿당**(maltose), **설탕**(sucrose), **트레할로스**(trehalose)가 있다. 설탕은 가장 흔히 소비되는 당의 형태로 일부 미국인 식단의 25%까지 차지하고 있다(24). 이것은 일반적으로 빵류 제품이나 설탕의 형태로 소비된다. 젖당은 포도당과 갈락토오스로 형성된다. 이것은 종종 일상당분이라고 불린다. 전 세계 많은 사람들이 몸에 이당류를 분해시킬 충분한 효소가 없어서 젖당을 받아들이지 못한다. 두 개의 글루코오스 분자가 결합하면 엿당을 형성하는데 시리얼, 발아하는 씨앗 및 맥주 등에 포함되어 있다.

혈당반응 Glycemic Response

당이 혈액 내로 들어오면 혈당을 높인다. 어떤 특정한 반응은 소비되는 당의 종류와 양에 기초한다. 혈당의 증가는 당지수(GI 지수, glycemic index)라는 측정 시스템을 이용해 정량화된다. **당지수**는 탄수화물원이 혈당 수치를 순환시키는데 주는 영향을 비율과 농도로 나타낸 것이다. 음식이 당을 높이는 비율을 **혈당반응**(glycemic response)이라 한다. 혈액 속 글루코오스의 양은 **혈당부하**(glycemic load)라고 부른다.

식이섬유질이 적은 식단에서 가공 제조된 전분과 단순당은 빠르게 소화되며 혈류로 들어온다. 이것은 인슐린을 분비시키며 종종 과다한 양을 분비시켜서 고인슐린을 일으킨다(췌장에 의한 과다 인슐린 방출 상태)(4,9,12,18). 지속적으로 당이 높은 음식을 먹으면 인슐린 민감성이 떨어질지도 모른다(3,6,7,9). 인슐린 민감성이 떨어지면 췌장은 혈당에 반응하여 더 많은 양의 인슐린을 분비한다. 이 반응이 비만과 결합되면 제2형 당뇨병의 발병과 연관된다.

앞서 언급했듯이, 높은 양의 인슐린에 대한 걱정은 비정상적으로 높은 수치가 간에서 당이 중성지방으로 변환되어서 지방조직에 지방의 형태로 저장되는 것을 촉진시킨다는 데에 있다. 당이 높은 식단은 비만의 위험과 직접적으로 연결되어 있다. 이와 반대로 식이섬유와 단백질 섭취가 높은 음식은 당의 섭취율을 늦추고 혈당의 급격한 증가를 최소화한다. 혈당의 감소는 혈액으로 분비되는 인슐린의 농도를 떨어뜨린다. 또한 지방이 단순 당과 결합하면 독립적 당의 효과와 비교했을 때 혈당 효과가 감소된다. 규칙적 운동은 또한 신체의 인슐린 민감도에 눈에 띄게 긍정적인 영향을 준다(29,59). 규칙적인 신체활동은 당뇨의 예방과 관리에 중요한 요소이다.

다음의 혈당지수 표는 특정한 음식들에 따른 인슐린반응을 보여 준다. 표의 혈당치는 50g의 탄수화물을 섭취한 결과로써 생기는 혈당 농도를 2시간마다 100의 수치를 가진 흰빵이나 포도당 등의 기준 탄수화물과 비교함으로써 결정된다. 이러한 수치는 기준선으로 그어진 곡선 아래의 모든 면

Quick Insight

단당류는 우리 몸에 이용될 수 있도록 완전히 분해된 형태일 수 있다. 당산(sugar acids), 당알코올(sugar alcohols), 아미노당(amino sugars)은 단당이 대사 작용된 형태이다. 아미노당과 당산은 결합조직 내에 존재하며 조직의 대사에 필요한 것들을 공급해 주는 일을 돕는다. 당알코올은 저하된 에너지값에 제공되는 향신료로서 보충제와 음식에 가장 인기 있는 첨가제가 되고 있다.
다른 것들 중 글리세롤과 소르비톨은 식단에 있어 감소된 당 성분과 적은 당 효과를 제공하려는 시도에서 에너지 바와 식품으로 사용된다(2). 그것들은 식품 라벨의 총 탄수화물량 또는 탄수화물에 민감한 소비자들을 위해 '탄수화물 함량 적음(non-impact carbs)'으로서 라벨에 광고되며 양으로 평가되지 않는다. 그것들은 일반적으로 1~3cal를 제공하며, 혈당 에너지에 미치는 영향이 매우 작다.

혈당지수 표

고혈당지수	중간혈당지수	저혈당지수
포도당	옥수수	사과
당근	자당	생선튀김
꿀	올브랜	제비콩
콘플레이크	감자칩	강낭콩
통밀빵	콩	렌즈콩
백미	화이트 파스타	편두
햇감자	오트밀	소시지
흰빵	고구마	과당
	통밀 파스타	땅콩
아침식사용 곡물	오렌지	
현미		
사탕무		
건포도		
바나나		
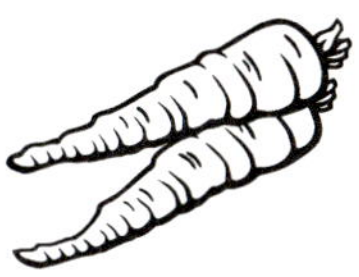	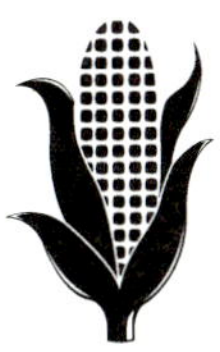	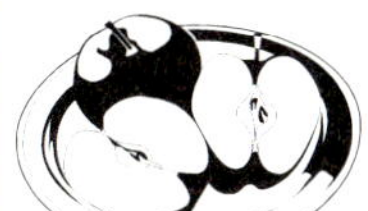

적의 비율이나 관계를 나타낸다. 만약 흰빵이 곡선의 100%를 나타내면 전체 영역의 45%를 포함하고 있는 음식은 혈당지수 수치가 45로 나타나는 것이다. 혈당지수에 대한 국제적인 값이 존재하기는 하지만 특정한 실험들을 비교하면 사용된 음식의 차이에 따라 약간의 불일치는 존재한다.

가공된 탄수화물 Processed Carbohydrates

제조 과정은 식품들의 분자생물학적 결합을 조작하는 것이며 결과적으로 혈당반응에 상당한 영향을 미친다. 가령 밀가루(white flour)의 예에서 보이듯 통밀을 가장 이상적인 구성 요소가 이루어지도록 가공시킨 것이다. 생화학적 복합구조의 감소는 음식의 원래 형태보다 혈당지수를 높인다. 본질적으로 좀 더 단순한 식품 원료를 가져오기 위해 복합 사슬구조를 무너뜨리는 것이다. 곡물 가공으로 얻어진 식품은 더 빨리 소화되고 혈액 속으로 더 빠르게 흡수되는 탄수화물을 만들어 낸다. 이것은 혈당 수치를 더 많이 높일 수 있다. 이것은 운동 후에 섭취하기에는 좋으나 일반적으로 활동량이 적은 사람들에게서는 혈당량을 초과시켜 지방 축적을 증가시킨다.

이상적으로 우리 몸은 혈당이 하루 동안 너무 낮게 떨어져서 피곤을 유발하거나 너무 높아져서 고혈당증을 일으키지 않도록 혈당 농도를 일정 수준으로 유지하려고 한다. 하지만 대부분의 미국인들은 24시간 내에 혈당 수치의 극심한 변화를 겪는다. 선 그래프로 나타내 보면 이것은 다소 변동이 심하다. 식사 후 특히 당분이 높은 식사를 하고 나면 혈당 농도가 급격히 증가하는데 '스파이킹(spiking)'이라 불린다. 이러한 큰 변동이 일어나는 것은 대부분의 미국인들이 2~4번의 식사 안에 칼로리의 대부분을 섭취하기 때문이다. 이 서

Quick Insight

슈크로스 및 액상과당과 같은 확실한 당류는 혈당 안정성에 큰 영향을 줄 수 있다. 이같은 당류들은 전반적으로 식단의 문제 인자들로 알려져 있다. 자연적으로 발생되는 과당은 특히 즙을 내지 않은 상태 즉, 생과일로 섭취할 경우 영양적으로 또는 가치 있는 당류로서 장점을 가진다. 그것은 달지 않고 (다음에 제시되는 바와 같이) 낮은 당지수를 나타내기 때문이다. 그러나 자연적으로 발생되는 과당이 아닌 경우 제조된 액상과당은 빠르게 흡수되고 신체의 혈중 당농도를 빠르게 상승시키는 결과를 야기한다. 연구 결과에 따르면 단당류로부터 20%의 칼로리를 섭취하였을 때 혈청 콜레스테롤과 저밀도 지단백 콜레스테롤의 혈중 농도가 상승된다고 정의하고 있다.

이것으로 대부분의 미국인이 일상적으로 슈크로스와 액상과당으로부터 전체 식단 칼로리의 20% 이상을 섭취한다는 것을 추측할 수 있다. 당류의 높은 섭취는 고혈당증을 예방하려는 시도의 인슐린 수용을 발생시키기 때문에 정상적인 신진대사 통로를 방해한다. 순환하는 혈당의 수준을 조절하는 호르몬은 췌장의 베타와 알파 세포로부터 조절된다. 상승된 혈당은 당분 흡수의 속도와 양의 비율에 맞추기 위해 췌장에서 인슐린 분비를 야기한다. 인슐린은 근육과 간으로 순환되는 혈당의 흡수를 가능하게 한다. 근육과 간에서는 글리코겐의 형태로 저장된다.

단순당류의 많은 섭취를 규칙적으로 계속하면 인체는 혈액에서의 혈당 제거를 힘들어한다. 일단 글리코겐이 완전히 저장되면 인체는 당분을 연료로서 신진대사시키거나 중성지방으로 간에 전환해 둔다. 중성지방은 지방세포들 안에 지방으로 저장되었을 때 만들어진다. 인슐린은 지방 생성적인데 즉, 지방의 저장이 증가된다는 것을 의미한다. 일관적인 혈당의 상승과 그 결과로 상승된 인슐린 분비는 지방 증가의 민감성 증가를 야기한다. 이러한 현상이 미국인들 체중 증가의 주요 원인으로 생각된다.

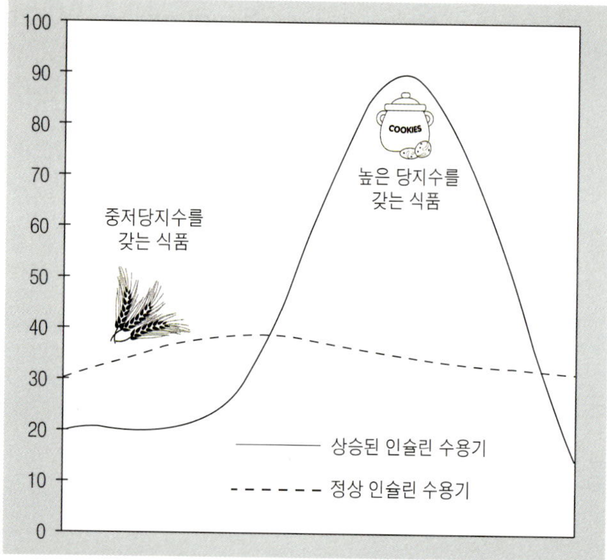

너 번의 많은 양의 식사로 몸의 혈당반응은 안정적인 조절기능을 넘어서는데, 이것은 혈당부하(glycemic load)가 매우 높기 때문이다. 앞서 언급했듯이 췌장은 혈당이 높으면 혈당 흡수를 촉진하기 위해 베타세포에서 인슐린을 방출한다. 혈당 수치가 낮으면 글루카곤이 방출되고 간에서 글루코오스를 혈류로 방출해서 뇌와 같이 글리코겐을 저장하지 않는 주요 세포들이 지속적으로 사용할 수 있도록 한다. 몸을 끊임없이 혈당 농도가 급변하는 상황으로 만드는 식습관은 췌장 호르몬들의 과대 방출을 야기한다. 이러한 상태는 인체 세포들이 운동시 에너지를 잘 사용하지 못하게 하거나 혈당 사용에 변화를 가져온다. 이상적인 혈당 상태를 만들기 위하여 우리는 채식 위주의 생활식습관을 통하여 약 90~120분 간격으로 좀 더 소량의 음식을 섭취할 필요가 있다. 이것은 곧 최적의 혈당 수치를 유지하기 위해서는 식사량의 평균 칼로리가 더 낮아져야 한다는 것을 말한다(20,62,67). 사슴 같은 초식 동물들은 이러한 식습관을 따르고 낮은 체지방 수치를 유지하여 제2형 당뇨를 발생시키지 않는다. 이것은 부분적으로 그들의 음식이 식이섬유질이 높고 칼로리가 낮기 때문이다. 아울러 이것은 또한 규칙적 섭취가 혈당을 정상화하기 때문이기도 하다(30). 하루 7~9번의 식사는 현실적이지 않아 보일 수도 있지만, 영양학자들은 혈당 수치의 급격한 상승을 피하기 위해 채식 위주의 생활식습관을 거울삼아 하루에 조금씩 자주 식사하길 권장한다.

탄수화물의 섭취 빈도를 높이면서 소량의 칼로리를 섭취하는 것의 두 번째 효과는 배고픔을 억제시키는 것이다. 시상하부에 있는 화학수용기에서 혈당 농도가 감소된 것을 확인하면, 생화학적으로 조절되는 **배고픔 메커니즘**(hunger mechanism)을 자극하여 섭식중추를 활성화시킨다. 이러한 상황이 발생했을 때 필요를 충족시키는 데 요구되는 칼로리 섭취량은 약 200kcal 정도로 낮은 수준이다. 만약 음식이 이때 섭취되면 섭식 메커니즘이 안정되고 혈당 농도는 적절하게 조절된다. 만약 배고픈 상태가 미루어지면 이것은 즉시 식욕으로 바뀌게 된다. 식욕은 칼로리 필요량에 대한 심리적 인식이다. 뇌의 심리적 필요는 음식에 대한 생리학적 요구량을 초과하고 개인이 더 많은 칼로리를 섭취하기 쉽게 만든다. 레스토랑에서 메인 요리를 먹기 위해 에피타이저를 시켜 먹은 사람은 누구라도 메인 요리가 도착하면, 이미 그들이 원래 생각했던 만큼 배고프지 않다는 것을 깨닫게 될 것이다. 식욕 관련 식습관을 피하는 것은 더 먹는 습관을 예방하기 위해 아주 중요하다(8).

탄수화물 선택이 현명하게 이루어지면, 이것은 체중을 줄이거나 건강을 증진시키는 데 또한 효과적으로 도움을 줄 수 있다. 탄수화물은 **식이성 발열 효과**(thermic effect of food)의 대부분을 차지하며 하루 칼로리 소비량의 약 10% 정도에 해당한다. 앞서 말했듯이 복합 탄수화물은 영양이 밀집되어 있고 식이섬유를 제공하여 소화불량의 위험을 감소시킨다. 따라서 적절한 에너지원을 통하여 섭취된다면 칼로리를 낮

Key Terms

전분(starch): 씨앗, 과일, 식물의 줄기, 특히 옥수수, 쌀, 감자, 밀에 함유된 복합 탄수화물

섬유실: 수로 다당류로 구성된 소화되지 않는 식물 물질들로, 먹을 때 수분 흡수와 장연동운동을 증가시킴

용해성의 섬유질 재료(soluble fiber sources): 귀리, 귀리겨, 말린콩, 견과류, 보리, 당근과 같은 채소

비용해성의 섬유질 재료(insoluble fiber sources): 암녹색 잎 채소, 과일 껍질, 옥수수겨, 씨앗

포도당(glucose): 에너지를 발생시키기 위해 신체 대부분의 세포에서 주요 연료 소스로 사용되는 단당(monosaccharide)

과당(fructose): 주로 과일에서 발견되는 단당

갈락토오스(galactose: 젖당의 성분): 유제품에서 발견되는 단당

젖당(lactose): 유제품에 들어 있는 이당으로 포도당과 갈락토오스로 분해함

엿당(maltose): 탄수화물의 소화에서 형성되는 흰 설탕

출 수 있다. 마찬가지로 곡물에서 발견되는 화학물질이나 그 밖의 기타 화합물들은 암이나 심장혈관질환과 같은 특정한 질병 발생의 위험을 감소시킬 수 있다(31,48). 탄수화물의 섭취를 위한 제안된 지침을 따르는 것은 미국인 식단에 있어서 중대한 사항 중 하나일 것이다. 왜냐하면 일반적인 식단의 칼로리 대부분이 가공된 탄수화물이나 설탕에서 온다는 사실 때문에 음식들로부터 얻는 건강상 이익은 아주 적고 대부분의 식사 시에 발생되는 식이성 발열 효과(TEF)도 낮기 때문이다. 식생활 관련 책들의 저자들은 이러한 패턴을 감지했고 체중 조절을 하고 가공 탄수화물이나 당의 부작용을 줄이기 위해서 탄수화물 섭취를 줄이도록 권장하고 있다. 탄수화물의 선택은 현명하게 적용하면 체중 조절과 질병 위험에 매우 큰 역할을 한다.

탄수화물 섭취를 줄이는 방향은 단당류와 가공된 탄수화물의 소비를 줄이는 것이어야 하며 식단에서 복합 탄수화물을 줄여서는 안 된다. 이러한 내용이 일반 대중들에게 정보로 알려져야 한다. 대중화된 대부분의 저탄수화물 식사는 올바르지 못한 요인들로 체중 감량을 유발한다. 탄수화물 섭취를 줄이는 것에 따른 체내 글리코겐 저장량의 감소에 대한 문제를 흔히들 적절하게 대처하지 못하고 있다. 세포 내에서 글리코겐을 형성할 때 물 분자와 글루코오스가 결합된다는 사실 때문에 결국 글리코겐을 줄인다는 것은 물의 보유량을 줄이는 것과 같다. 우리 몸은 약 96시간 정도의 금식으로 체내 저장된 탄수화물을 빠르게 감소시킬 수 있는데 이것은 상당한 대사성 물의 손실을 야기한다(21,54). 메커니즘은 저탄수화물 식단에서의 초기 체중 손실의 대부분의 경우를 설명한다. 칼로리 조절과 운동이 효과적으로 살을 빼고 유지하기 위한 유일한 방법으로 권유되는 데 비해, 대부분의 저탄수화물 식생활자는 다이어트를 끝내자마자 다시 체중이 되돌아온다. 사실, 식단만으로 살을 빼려고 시도하는 사람들 중 성공하는 사람들은 겨우 2~5%에 불과하다(13,33). 대부분의 사람들은 6~9개월 안에 체중이 다시 회복된다. 추가적으로 저탄수화물 식단은 활동을 위한 몸의 신진대사에 역기능작용을 한다. 글리코겐 저장량이 낮으면 작업수행 능력도 떨어진다. 보통 저탄수화물 식단은 신체적으로 활동이 왕성한 사람들에겐 권장되어서는 안 된다. 당을 조절하고 가공된 탄수화물을 조절하는 것이 저탄수화물 식단과 같지 않다는 것이 알려져야 한다.

Key Terms

슈크로스(sucrose, 자당): 많은 식물에서 발견되는 이당으로, 감미료로 사용되며 그래뉴당으로 더 잘 알려져 있음

트레할로스(trehalose): 달콤한 맛의 이당

혈당지수화(glycemic indexing): 다른 음식들이 혈당지수에 얼마나 영향을 미치는가를 평가하는 비율 시스템

혈당반응(glycemic response): 음식을 섭취한 후의 혈당 증가 측정

당부하지수(glycemic load): 혈당지수와 섭취 분량에 기초한 음식 분량 내의 탄수화물 함유량에 대한 서열 순위 시스템

기아 메커니즘(hunger mechanism): 혈당 수치를 줄이기 위해 시상하부에 의해 자극되는 화학수용기로 조절되는 배고픔에 대한 심리적인 응답

식욕(appetite): 본능적인 신체 욕망 혹은 칼로리 요구

열 효과(thermic effect of food): 음식을 저장 혹은 사용하는 과정에서 남겨지는 대사경로 비율을 넘어선 에너지 소비에서의 증가

단백질 축적 메커니즘(protein-sparing mechanism): 신체에서 에너지 사용 시 우선적으로 단백질보다 지방과 탄수화물을 사용하는 것

탄수화물 고갈 Carbohydrate Depletion

탄수화물의 가용성은 단순히 에너지 생산 그 이상의 영향을 미친다. 그것은 대사성 생화학 요인들에도 영향을 미친다. 나쁜 식습관, 고단백 식단, 에너지 섭취량의 감소, 단식 등으로 탄수화물 섭취가 감소하면 몸은 이러한 결핍을 보상하기 위해 대응한다. 글리코겐 저장량의 감소와 저혈당 수준이면 간에서, 그리고 어느 정도는 신장에서 당신생(gluconeogenesis)이라고 불리는 과정을 통해 당합성을 유발한다. 아미노산과 중성지방 분자는 신체의 필요를 보충할 당을 만들기 위해 변환된다. 당신생 전환은 근조직과 지방을 분해하여 탄수화물 가용성을 높이려 한다. 일반적으로 우리 몸은 탄수화물과 지방의 적절한 섭취에 의해서 단백질을 유지시키는 **단백질-절약 기전**(protein-sparing mechanism)을 지니고 있다. 바람직하게도 우리 몸은 단백질을 연료로 쓰는 것을 원하지 않는다. 기능적 필요를 충족시키기 위해 적절한 단백질이 소비된다고 하더라도 탄수화물 안정성(항상성)에 대한 신경계와 호르몬의 조절 능력에 따라 단백질-절약 기전은 풀어진다. 단백질-절약 기전이 작용되지 않으면 아미노산이 주로 근육에서 분해되어 나와서 에너지 공급을 위해 간에서 글루코오스로 변환된다. 장시간의 근조직 분해 효과

케톤체 생성

	혈중 케톤 농도(mmol L^{-1})
정상 혈당	0.01
2일 고갈된 경우	2.9
7일 고갈된 경우	4.5

는 몸의 전체적인 신진대사율을 낮춘다. 더구나 이 문제는 우리 몸이 지방 에너지대사 시스템 작동을 위한 바로 첫 단계가 탄수화물에 의지된다는 사실 때문에 더 악화될 수밖에 없다. 앞서 말했듯이, 탄수화물 분해가 감소함에 따른 부작용으로 지방의 분해 작용은 증가하겠지만 지방산화 능력은 감소한다. 이러한 불충분한 탄수화물대사 작용 상태에서 지방은 산화될 수 있는 양보다 더 많이 동원되는 것뿐이다. 이것은 불완전한 지방분해를 야기하고 앞서 케톤체(keton body)라고 언급된 아세톤 부산물의 형성을 유발한다. 이러한 이유로 저탄수화물 식단은 또한 케톤 식단이라고도 불린다. 적절한 양의 탄수화물 섭취만이 이러한 현상이 일어나는 것을 방지할 수 있다.

뇌와 중추신경계는 적절한 작용을 위해 글루코오스를 필요로 하기 때문에 탄수화물 섭취는 더욱 중요하다. 정상 상태의 뇌는 에너지 연료로 거의 혈당만을 사용한다. 몸에 탄수화물이 부족하면 신경조직의 대사 작용과 적혈구의 에너지원을 사용하기 위해서 혈당 농도는 당신생이라는 방법에 의하여 생성 및 유지한다. 저탄수화물 상태에서는 당이 저혈당 농도로 떨어질 수 있다. 극한 상황에서는 이 상태가 심한 피로를 유발하여 의식불명이나 심지어는 돌이킬 수 없는 뇌손상을 유발할 수도 있다.

탄수화물 필요량
Carbohydrate Need

앞에서 탄수화물이 간과 근육조직에 글리코겐의 형태로 저장된다는 것을 알았다. 일반적인 식단을 소비할 때 글리코겐의 저장 수용량은 약 300~400g으로 1,200~1,600kcal 정도인데 이 중 약 80%는 근육에 저장된다. 운동할 때 탄수화물은 중 · 고강도의 무산소운동을 가능하게 하고 고강도의 유산소운동 중에도 상당한 양의 에너지를 공급해 준다. 흡수된 포도당의 분해로 인해 발생된 에너지와 근육과 간에 저장된 글리코겐에서 나오는 에너지들은 근육이 수축할 때 단백질 수축 요소에 힘을 주게 되며 추가적으로 요구되는 생화학적 활동에도 동력을 제공한다. 운동이 격렬하거나 오래 지속되면 글리코겐 저장량은 급격히 고갈된다. 신체적으로 활발한 사람들은 하루 또는 일주일을 기준으로 총 운동량을 반영하여 탄수화물을 섭취해야 한다. 저탄수화물 섭취는 조기에 글리코겐을 고갈시켜 신체활동을 오래 유지하기 어렵게 한다. 앞의 그래프는 변화하는 에너지원이 글리코겐 저장에 미치는 영향과 지속적인 운동에서 글리코겐의 역할을 보여 준다.

에너지대사와 이용 가능한 탄수화물 사이의 관계를 분석해 보면, 탄수화물 섭취는 특정의 요구 조건과 관련이 있지만 분명히 최저의 조건이 있다는 것이 명백하다. 섭취되는 정확한 양은 개인이 규칙적으로 참여하는 신체활동량과 그 종류에 따라 다르다. 만약 어떤 사람이 주로 앉아서 생활한다면 일상적으로 참여하는 활동 수준이 평균보다 낮기 때문에 탄수화물 섭취량은 전체 식단의 45% 수준으로 낮을 것이다. 규칙적으로 운동하는 사람들은 탄수화물이 전체 식단의 약 55~60% 정도를 차지해야 한다(27,38,43). 대부분의 섭

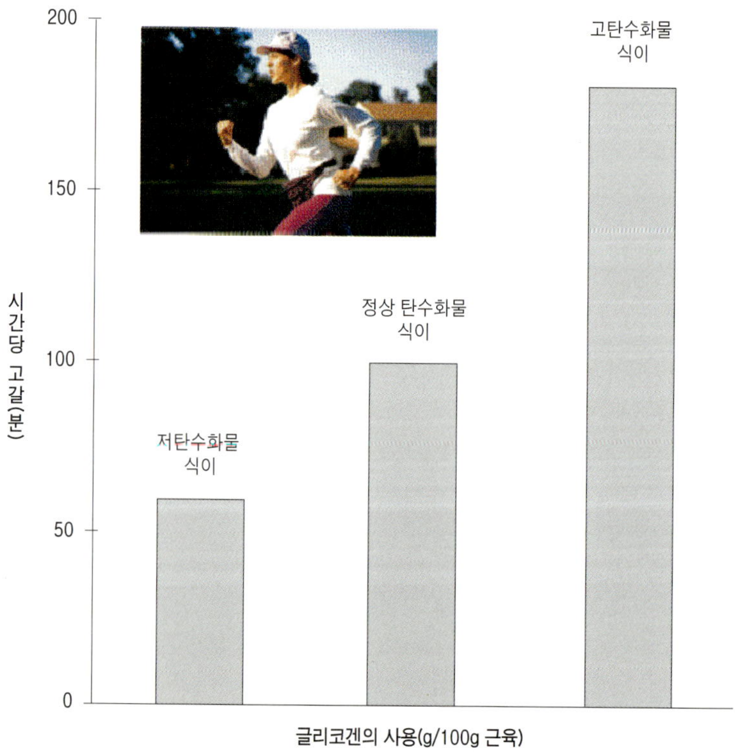

방법 1

탄수화물의 필요량에 대해 다음 예를 통해 알아보자.

나이 35세, 키 5피트 5인치 남성, 몸무게 75kg, 평상시 규칙적 중강도 운동을 한 주의 대부분 실시

- 일일 필요 칼로리양 2,744kcal
- 권장 탄수화물 섭취 60%

Step 1 2,744 × 60% = 1,646kcal CHO

Step 2 1,646kcal CHO ÷ 4kcal/g = 412g

Step 3 412g ÷ 75kg 체중 = 5.5g 체중당 탄수화물의 양

방법 2

탄수화물의 필요량에 대해 다음 예를 통해 알아보자.

나이 35세, 키 5피트 5인치 남성, 몸무게 75kg, 평상시 규칙적 중강도 운동을 한 주의 대부분 실시

- 하루섭취권장 칼로리 2,744kcal
- 권장 탄수화물 섭취 60%

집단	탄수화물 요구량
주로 앉아서 생활	3~4g/kg 체중
활동적인 생활	4~5g/kg 체중
중강도 운동	4~5g/kg 체중
고강도 운동	5~6g/kg 체중

체중(kg) × 선택된 신체활동 상황

Step 1 75kg × 5.5g = 412g

Step 2 412g × 4kcal = 1,648kcal CHO

하루에 필요한 탄수화물 섭취량(g)을 측정하는 데는 두 가지 방법이 있다. 한 가지 방법은 예상되는 하루 필요량과 그에 따른 퍼센트(%)를 사용해 섭취량을 계산하는 것이다. 또 다른 방법은 활동 수준의 측정치를 기준으로 체중(kg)에 따른 권장 그램(g)수를 적용하는 것이다. 예측한 결과에 기초하여 정확히 계산된다면 두 가지 방법 모두 비슷한 결과를 나타낼 것이다.

이러한 수치들은 현재 활동 상태에 기초한 상대적인 탄수화물 요구량이기 때문에 활동 상태에 따라서 다양해질 것이다. 만일 훈련의 양과 강도가 증가한다거나 감소한다면 탄수화물 섭취는 그 트레이닝의 변화 정도를 반영하여야 한다.

취탄수화물이 복합 탄수화물로부터 공급되게 하고, 단당류는 10% 정도 이하로 제한하는 것이 권장된다. 전체 탄수화물 섭취 권장량은 장시간 격렬한 운동에 참여하는 사람의 경우 70%까지 올라간다(3,56). 경기 전 많은 양의 탄수화물을 섭취하고 탄수화물을 저장(carbo-loading)하려는 생각은 마치 여행 전에 자동차에 연료를 가득 채우는 것처럼 글리코겐 저장량을 최고로 높이려는 것이다(22,34,57). 그러나 대부분의 운동선수들은 그들에게 요구되는 탄수화물량보다 자주 초과 섭취하게 되어 오히려 지방으로 저장되기도 한다(58). 추가적으로, 단백질을 지나치게 강조하는 식단은 종종 가장 신체적으로 활동적인 사람들의 탄수화물 요구량을 충족시키는 데 실패한다.

지방 Fats

지방은 우리 몸이 생화학적 작용을 하는 데 쓰는 또 다른 주요 에너지원이다. 지질 분자들은 탄수화물 분자들과 같은 구조적 요소를 가지고 있지만(탄소, 산소, 수소) 원자들이 연결된 방식이 다르다. 이 현저한 차이점은 지질이 몸 속에서 작용하고 저장되는 방법을 결정하게 된다. 탄수화물과 같이 지질도 사슬 길이나 분자의 복잡성에서 차이를 보이는데 이 차이들은 명확히 3개의 범주로 나뉜다. 즉, **단순지질**(simple lipid), **복합지질**(compound lipids), **유도지질**(derived lipids)이다. 다음의 표는 각각의 범주와 관련된 특징들이 나와 있다.

지방은 우리 몸의 정상적 작용을 위해 꼭 필요하다. 대부분의 사람들은 지방을 식단의 부정적 성분으로만 보는데 비만과의 연관 때문이다. 하지만 이것은 잘못 알려진 사실로 사실 지방은 몸에서 중요한 많은 작용들을 한다.

앞서 말한 지방이 우리 몸에서 수행하는 역할은 식단에서 적절한 소비의 중요성을 보여 준다. 식단에서 지방의 문제는

지방의 기능

- 신체에 필요한 에너지 제공
- 혈중 분자들의 운송
- 비타민을 포함한 영양소의 저장
- 신경계의 전도관으로서 역할
- 호르몬의 형성
- 기관의 보호
- 정상적인 체온의 제공
- 에너지 요구에 대한 소통
- 세포막의 형성

필요한 것보다 더 많은 양의 지방이 소비될 때 나타난다. 지방은 칼로리가 높고 그렇기 때문에 미국인들이 경험하는 칼로리를 초과하여 섭취하는 문제에 책임이 크다. 1g당 9kcal로 지방의 에너지는 탄수화물과 단백질의 두 배 이상이며 칼로리 균형에 매우 중요하게 작용한다는 특징을 가진다. 또한 지방은 탄수화물이나 단백질보다 전신의 지방조직에 훨씬 더 쉽게 저장되기 때문에 추가적 문제점이 발생한다. 저장량에 한계가 있고 산화작용이 빠르게 일어나는 탄수화물과는 달리, 인간의 몸은 지방 저장 능력에 거의 한계를 두지 않기 때문에 지방의 저장은 상대적으로 제한되지 않는다. 게다가 생화학적 기전들은 많은 양의 칼로리를 소비하는 인체 부위에 지방의 저장을 촉진시킨다.

미국의 평균 식단에서 지질은 전체 칼로리 섭취의 약 35%를 차지한다(64). 소비되는 음식 중 지방의 약 34%는 비동물성 급원으로부터 오고 대부분을 차지하는 66%는 동물성 급원에서 온다. 음식의 지방은 불포화지방산(unsaturated) 또는 포화지방산(saturated)으로 구분된다. **단일불포화지방산**과 **다불포화지방산**은 식물성 지방 성분에서 흔히 발견된다. 동물성 지방은 흔히 **포화지방**을 다량 함유하고 있다. 일반적으로 개인 식단의 30% 정도가 지방으로 그 중 포화지방은 7~10%가 안 되게 섭취하는 것이 권장된다(40). 매일 미국인들은 평균적으로 전체 칼로리의 약 15%를 포화지방산의 형태로 소비한다(39). 이것은 매우 중요한데 지방 섭취, 특히 포화지방과 관상동맥질환 사이에 관계가 깊기 때문이다(16). 포화지방이 높은 식단은 혈액 지질들에 두드러진 변화를 가져오며 특히 LDL 콜레스테롤에 큰 변화를 가져오는 반면, 단일불포화지방이 높은 식단은 관상동맥질환의 위험이 감소되는 것과 관련이 있다(37,63).

불포화지방과 포화지방은 구조적 결합과 각각의 탄소구조 형성에 차이를 보인다. 포화지방산은 탄소들 사이에 이중결합이 없으며 이것이 수소의 결합을 최대로 높일 수 있다(수소로 그것들을 포화시킨다). 단일불포화지방산은 탄소사슬과 단 한 개의 이중결합을 지니며, 다불포화지방산은 여러 이중결합을 가짐으로써 수소의 결합수를 그만큼 감소시킨다. 덧붙이자면 이중결합의 위치는 지방산의 결합력에 영향을 미친다. 예를 들면, 첫 번째 이중결합이 여섯 번째 탄소 옆에 있으면 이것을 오메가-6 지방산이라 부른다. 수소의 개수와 이중결합의 숫자 및 그것의 위치는 모두 지방산이 어떻게 우리 몸에서 반응하는가에 영향을 미친다. 다음의 설명은 포화지방과 불포화지방의 화학적 차이를 보여 준다. 수소의 결합과 숫자의 차이에 주목한다.

지방산이 식사를 통해 섭취되면 그것들은 소비된 음식의 종류와 양에 따라 다양한 비율로 흡수된다. 지방산은 장을 통해 순환혈액에 합류하고 **카일로마이크론**(chylomicrons)이라고 불리는 지단백질로 흡수된다. 그 지질들은 간으로 운송되고 그 곳에서 신진대사 작용을 거쳐 **초저밀도 지단백질**(very low density lipoprotein; VLDL)로 감싸여 지방세포

Key Terms

단순지질(simple liquids): 하나 혹은 두 개의 다른 복합물 타입을 가지고 있는 기름이나 지방

복합지질(compound liquids): 인지질과 글리콜-지질로 종종 세 개나 그 이상의 화학적 성분을 함유하고 있는 것

유도지질(derived liquids): 스테롤과 지방산을 포함

단순불포화지방산(monounsaturated fatty acids): 동물성 지방과 식물성 기름에서 발견되는 일가산 그룹

복합불포화지방산(polyunsaturated fatty acids): 원자마다 한 개나 두 개 또는 세 개 이상의 원소결합으로 구성된 탄소사슬로 이루어진 불포화지방산

포화지방(saturated fat): 산화된 지방산의 사슬로 이루어진 상온에서 고체화되는 지방(흔히 동물성 지방)

LDL 콜레스테롤(LDL cholesterol): 혈액 속에서 운반기능을 하며 높은 레벨에서는 동맥경화증과 관상동맥 심장질환의 위험을 증가시키는 복합 지방질과 단백질

단순불포화지방(monounsaturated fats): 원자에서 한 개 혹은 두 개의 결합된 탄소로 이루어진 지방산

단순불포화질	복합불포화질	포화질
아보카도	홍화유	전유
캐놀라 오일	해바라기유	크림
올리브 오일	옥수수유	아이스크림
땅콩 오일	면실유	치즈
기타 견과류	대두	버터
	생선	고기기름
		야자유
		야자알맹이
		코코넛오일
		코코아버터
		붉은 살코기

로 운반되어 저장되거나 중성지방 형태의 에너지원으로 사용된다. VLDL은 운반된 지질을 포기하고 다시 저밀도 지단백질(low density lipoprotein; LDL)로 변이된다. 지단백질의 밀도(density)는 단백질과 지방의 비율을 말한다. VLDL은 95%가 지방이다. LDL 콜레스테롤은 담즙(bile)을 형성할 수 있는 간으로 돌아가는 혈액으로 순환된다. LDL은 해로운 콜레스테롤로 간주되는데 매우 작아서 손상된 동맥의 안쪽에 쌓일 수 있기 때문이다. 이러한 동맥혈관 내피세포와의 친화력은 산화의 위험과 내장근세포의 증식을 증가시켜 결국 동맥에 플라그가 생기게 되는데 이것이 아테롬성 동맥경화(ather osclerosis)라고 알려져 있다(제12장 참조). 고밀도 지단백질(high density lipoprotein; HDL)은 동맥 플라그 형성을 막고 순환 과정에서 HDL은 좋은 콜레스테롤로 작용을 하게 된다.

콜레스테롤은 몸에서 생산되지만 식품에서도 발견된다. 우리 몸은 하루에 필요한 약 1,000mg의 콜레스테롤 중 70% 정도를 생산한다. 그리고 300mg은 식품으로부터 섭취한다(35,71). 콜레스테롤은 세포막이나 호르몬을 형성하는 것과 같은 복잡한 신체기능을 수행하기 위해 필수적이다. 이것은 또한 담즙을 형성하고 비타민D의 전구체로서의 역할을 수행함으로써 소화작용에도 관여한다. 물론 우리 몸에서 지질이 중요한 역할을 하지만 이것이 식사를 통해 과다하게 섭취되면 큰 문제가 될 수 있다. 이 때문에 미국심장협회(American Heart Association)는 하루에 300mg 이상 섭취하지 않을 것을 권장하고 있다(35). 심장질환의 위험이 높은 사람들의 경우 150~200mg 사이로 권장량이 낮아진다. 식단의 콜레스테롤은 지방을 다량 포함하고 있는 동물성 식품에 흔히 있다. 예를 들면 1개의 계란 노른자는 하루에 섭취해야 할 콜레스테롤양을 전부 포함하고 있다. 마찬가지로 육류, 조개류, 간 또한 높은 콜레스테롤을 함유하고 있다.

트랜스지방산 Trans Fatty Acids

어떤 지방이 소비되는지를 식별하는 것은 식품의 가공 과정에서 지방이 조작되기 때문에 매우 어렵다. 포화지방은 실온에서 고체의 형태인 반면, 불포화지방은 액체의 형태를 띤다. 식품을 제조할 때 지방산의 역동성을 높이는 방법을 연구하는 과학자들은 포화지방과 불포화지방의 가장 이상적인 화학적 구성비를 지닌 특별한 지방을 만들어 냈다. 트랜스지방산은 많은 식품화합물 어디에나 존재하는 구성 요소가 되었다. 수소화(hydrogenation)라 불리는 분자의 조작은 단일불포화지방산에 있는 한 개의 수소 분자를 원래 있던 위치에서 두 개의 탄소 원자 사이 이중결합 부위의 반대쪽으로 이동시켜서 만든다. 그렇게 함으로써 식품 제조업자들은 마가린, 쿠키, 아이스크림 같은 식품들의 이상적인 구조적 틀을 만들어 낼 수 있었다. 결과적으로 분자구조의 변화는 지질이 몸 속에서 작용하는 방법을 변조시키는 것이다. **트랜스지방산(trans fatty acids)**은 혈청 지단백질에 상당히 많은 영향을 끼치는데, LDL 콜레스테롤과 중성지방을 높이는 동시에 HDL 콜레스테롤은 낮추게 하여 건강에 해로운 효과를 유발시킨다(45,47). 트랜스지방산은 자연에서 발견되지 않으며 섭취하면 잘 알려지지 않은 해로운 영향을 가져올 수도 있다. 미국질병통제연구소(CDC)에 따르면 매년 심장질환으로 인한 3만 여 명의 사망 원인이 트랜스지방산 때문이라고

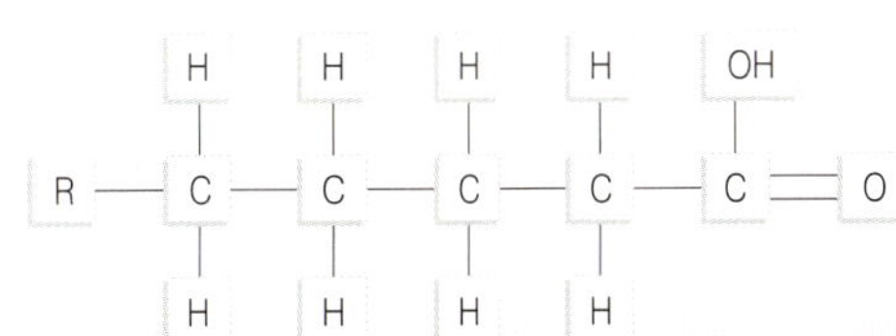

포화지방산(saturated fatty acid)

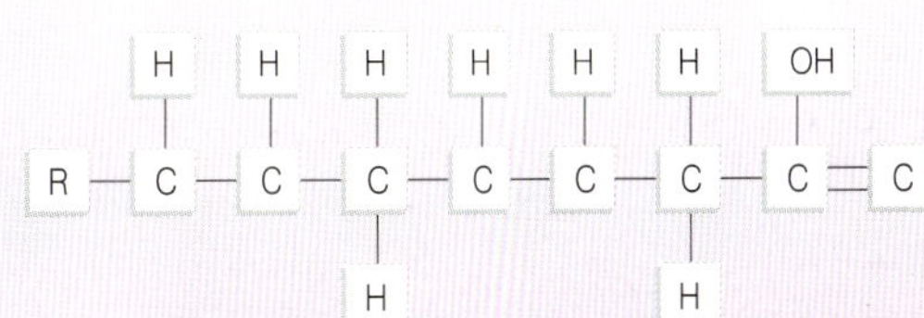

불포화지방산(unsaturated fatty acid)

한다. 2006년에는 미국심장협회가 식단에 트랜스지방을 0%로 할 것을 권장했다(68).

모든 지질이 관상동맥질환에 악영향을 끼치는 것은 아니다. 에스키모인에 대해 수행된 연구에서 관상동맥질환의 발병률이 낮은 것은 그들이 소비하는 많은 양의 물고기에서 발견되는 오메가-3 지방산과 관련이 있음이 밝혀졌다. 다불포화지방산은 중성지방을 감소시키고 심장질환 위험을 감소시킴으로써 혈중 지질들을 바람직하게 만든다(15,25,69,71). 이론상으로 차가운 물고기 기름은 혈장 중성지방 수치를 감소시켜 동맥혈관벽에 혈전이 형성되는 것을 낮추어 준다. 단일불포화지방산은 유익한 지방의 선택으로 인식되어 왔다. 지중해 식단은 올리브 오일에서 발견되듯 흔히 단일불포화지방산이 높아서 소비되는 지방의 거의 50% 이상을 차지한다. 그리스 사람들은 적어도 식사의 40%를 지방으로 섭취하지만 심장질환의 발병률이 매우 낮다(14,42). 지중해 식단은 동물성 식품은 거의 없고 야채, 과일, 올리브, 채소 등의 비율이 높다는 것을 아는 것이 중요하다. 과학자들은 지중해 식단 자체가 그 이유인지 아니면 단일불포화지방산의 높은 함유량이 독립적 변수인지는 명확히 하지 못했다. 대부분의 과학자들은 식단 소비의 총체라고 결론지었다.

일부의 지방이 심장 위험 요소를 줄이는 데 긍정적인 효과를 가진다 할지라도 그러한 지방들도 여전히 적당한 양만 섭취해야 한다. 식사를 통해 섭취되는 과도한 지방은 아주 효율적으로 지방조직(adipose tissue)으로 전환될 수 있다(5,49). 제공되는 식단이 칼로리 권장 수준일지라도 총 식단의 30% 이상을 넘는 지방 섭취는 여러 질병 발생 위험을 증가시킨다. 반대로 식단에서 지방을 없애는 것도 현명한 선택은 아니다. 지방 섭취량이 권장량인 20%보다 미만일 경우 필수지방산인 리놀렌산(linolenic acid)이나 리놀레산의 불충분한 섭취를 유발할 수 있다(28,41). 이것은 흔한 현상인데 대부분의 사람들이 균형 잡힌 식단을 구성하기보다 식단에서 지방을 무조건 줄이는 것을 선호하기 때문이다. 대부분의 사람들이 권장식단 지침을 따른다면 서양식 식단과 관련한 심장질환의 위험을 상당히 줄일 수 있을 것이다.

지방식이와 질환 Dietary Fat and Disease

심혈관질환은 미국에서 가장 주된 사망 원인이다. 흡연이나 신체활동 부족 등 기타 요인들도 심장질환에 영향을 미치지만 과도한 지방이 가장 큰 원인이다. 직설적으로 식단을 통해 섭취되는 지방이 혈중 지질 농도에 강력한 영향을 미친다. 더구나 이러한 과도한 지방 식이는 체지방량을 증가시키고 심장 및 대사성 질환과 관련한 비만증을 일으키는 요인이 된다. 식단에 함유된 많은 양의 포화지방은 혈중 콜레스테롤을 급격히 증가시키면서 관상동맥질환을 유도한다. 이것은 과도한 지방 섭취뿐만 아니라 트랜스지방산이나 콜레스테롤 섭취로 인하여 더욱 가중된다. 반복적으로 과도하게 지방을 섭취하면 체지방이 곧바로 증가되면서 질환 발생의 위험도 높아진다. 이런 이유에서 지방은 전체 섭취 칼로리의 30% 미만으로 섭취해야 한다. 지방 섭취를 규제하는 것은 식단

지방 섭취의 결정

1일 필요 칼로리 × 식단 중 권장 지방 % = 식단 지방 칼로리

식단에서의 지방 칼로리 ÷ 9cal/g = 식단 지방량

식단에서의 지방 칼로리 ÷ 체중(kg) = 지방량/체중(kg)

예) 220파운드 남성
2,744 1일 섭취 칼로리
30% 지방 권장 칼로리

2,744cal × 30% = 823 식단에서 얻는 지방 칼로리

823 ÷ 9cal/g = 91g 식단에서 얻는 지방량(g)

91 ÷ 100kg(체중) = 지방 .91g/kg

Quick Insight

신체에 있어 지방이 축적이 증가되면 심혈관계 질환의 위험은 극도로 증가된다. 이러한 이유로 지방 구조가 재배치된 식품들은 더 높은 열량의 맛있는 지방 식품으로 대체되어 제공된다. 이런 재배치 산물은 미국인의 식단에 있어 그들이 해결할 수 있는 것보다 더욱 큰 문제를 가져오곤 한다. 사람들은 무지방 식품과 무칼로리 식품을 혼동하는 것처럼 보이며 실제 지방 재료를 사용했던 때보다 식품을 더 많이 섭취한다. 이것이 추가적인 칼로리 섭취와 포지티브 에너지 밸런스를 이끌어 낸다. 비록 식단에서 지방이 차지하는 %가 80년대 초반의 40%를 넘었던 데서 현재는 36%로 감소되었으나 전체 지방량은 많은 식단에 더욱 높은 칼로리가 함유되어 있기 때문에 오히려 증가되었다. 추가적으로, 더욱 높은 당분의 섭취는 추후 더욱 문제를 가중시켰지만 당분이 지방의 제거로 없어진 맛의 개선책으로 사용되기 때문에 일반적인 일이 되었다. 대부분의 사례에서는 지방이 적당한 그리고 지방이 없는 식품들은 지나친 칼로리 섭취의 기회를 감소시키는 데 도움을 줄 수 있다는 것을 알 수 있다.

지방의 특성 및 예

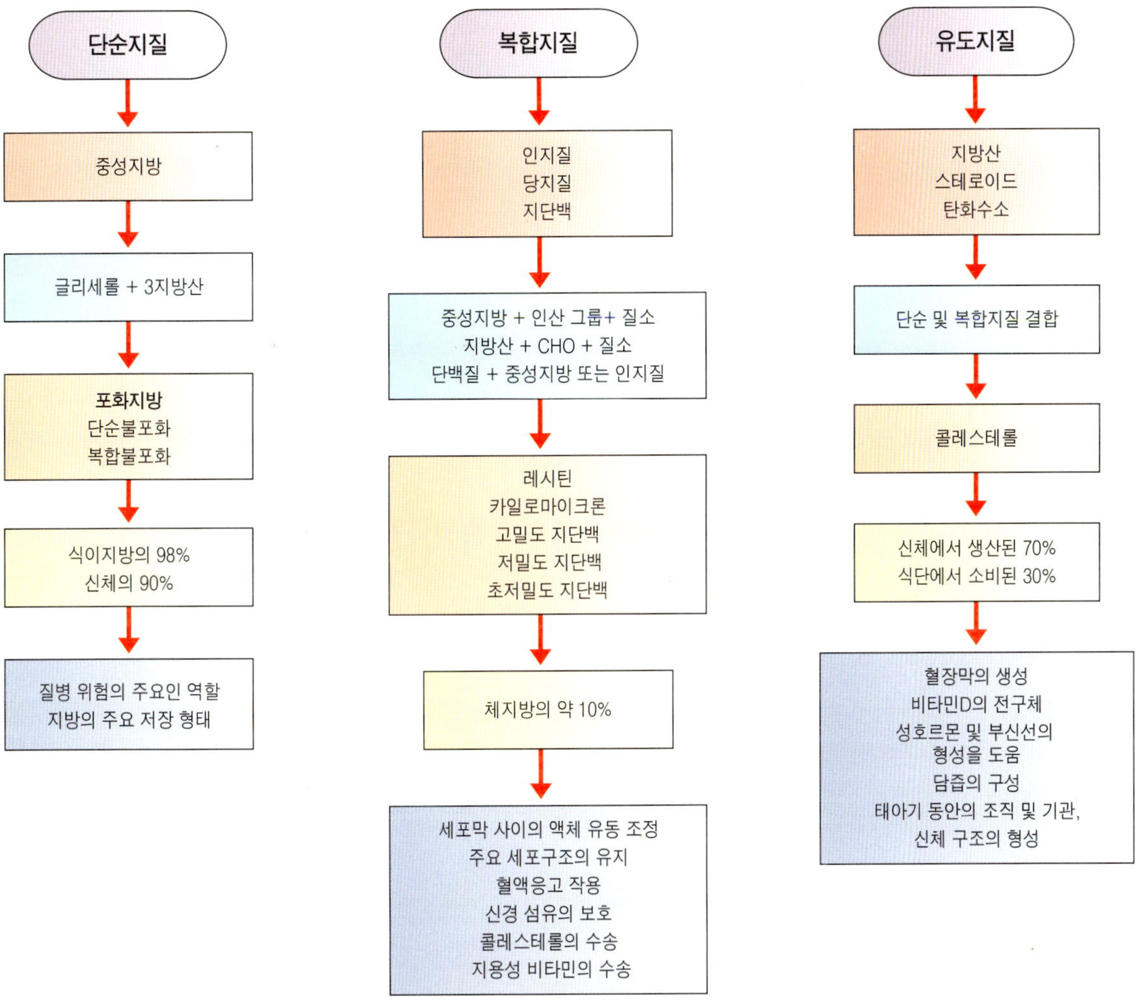

Key Terms

카일로마이크론(chylomicrons: 유상지립): 특히 지방이 높은 식품을 먹은 후에 유미 혹은 혈액에서 발생하는 지방의 미세한 입자 중 하나

초저밀도 지방단백질(very low density lipoproteins; VLDL): 간에서 조직으로 대부분의 콜레스테롤을 옮기는 지방질의 매우 큰 부분을 함유하고 있는 지방단백질

트랜스지방산(trans fatty acids): 식물성 기름의 부분적인 수소첨가에 의해 생산된 불포화된 트랜스지방산

수소첨가(hydrogenation): 수소를 결합시키는 활동

필수지방산(essential fatty acids): 포유류의 식단에 요구되는 복합불포화지방산

리놀렌산(linolenic acids): 인간의 식단에 필수적인 것으로 고려되는 불포화지방산 오메가 3

리놀레산(linoleic acid): 인간의 식단에 필수적인 것으로 고려되는 불포화지방산 오메가 6

개선을 위해 아주 유용한 방법이다.

미국심장협회는 식이지방산의 비율을 10:10:10으로 할 것을 제안하고 있다. 즉, 30%의 지방을 섭취한다고 할 때 사실 건강에 더 좋은 비율은 15%의 단일불포화지방, 10%의 다불포화지방 그리고 5% 또는 그보다 더 적은 양의 포화지방을 섭취하는 것이다(11,53). 이 권장사항을 따르기만 해도 관상동맥질환의 위험을 상당히 감소시킬 수 있다.

단백질 Protein

단백질은 뼈조직 이외의 다른 모든 조직들에서 가장 중요한 구조적 구성 성분으로서 인체에서 수천 가지의 기능을 담당한다. 단백질은 **아미노산**(amino acids)이라고 불리는 것들의 연결로 이루어진다. 많은 단당류(monosacharide)들이 복합 탄수화물을 이루기 위해 함께 연결되는 것처럼 여러 가지 아미노산들도 단백질을 형성하기 위해 연결된다. 아미노산은 탄소, 수소, 산소로 이루어진 물질로 다른 두 에너지를 제공하는 영양소와 거의 비슷하나, 아미노산은 아민 그룹(amine group; NH_2)을 형성하기 위해 부가된 질소와 각각의 아미노산에 특성을 부여하는 측면사슬(side chains)을 지니고 있다. 단백질은 각기 다른 아미노산 배열로 이루어져 있으며, 또한 몸속에 각기 다른 약 5만 개의 단백질을 함유한 화합물들을 만들어 낸다. 단백질의 아미노산 순서와 숫자는 단백질 고유의 특성을 부여하게 된다. 단백질을 필요로 하지 않는 과정을 가진 생화학적 반응은 인체 내에서 거의 찾아보기 어렵다.

앞에서 언급했듯이 각 단백질의 생화학적 기능과 특성들은 아미노산이 구조적으로 어떻게 배열되어 있느냐에 따라 달라진다. 20개의 각기 다른 아미노산이 현재 확인되었으며 그 각각은 아민 그룹에 붙어 있는데 탄소 골격과 연결된 측면사슬들이 다르다. 측면사슬은 분자의 특징과 몸속에서의 그들의 역할을 파악할 수 있다. 우리 몸은 아미노산을 만들기 위해 원소들을 결합할 수 있으며 거의 무한대의 단백질들을 만들어 내기 위해 아미노산들을 끊임없이 연결할 수 있다. 다음의 그림에서 명백히 드러나듯이 아미노산은 궁극적으로 아미노산의 종류와 세부 특징을 결정하는 각기 다른 연결 형태를 가진 탄소 사슬이다.

우리 몸은 각기 다른 아미노산들을 가지고 20개의 다른 아미노산들을 합성해 낼 수 있다. 하지만 우리 몸이 합성시킬 수 없는 8개의 아미노산이 있다. 이것을 **필수아미노산**이라고 하며 음식을 통해서 섭취해야 한다. 여기에는 이소류신, 류신, 리신, 메티오닌, 페닐알라닌, 트레오닌, 트립토판, 발린이 있다. 유아와 어린이들은 더 많은 필수아미노산이 필요한데 유아는 히스티딘을 합성할 수 없고 어린이들은 아르기닌, 리신, 히스티딘, 시스테인을 생성하는 능력이 점차 줄어들고 있기 때문이다(32). 아미노산의 출처는 중요하지 않다. 단백질은 동물성 혹은 식물성 식품을 통해 섭취할 수 있다. **'완전'**이라 불리는 단백질은 매우 질이 높은 것으로 간주되는데, 이것은 질소균형을 유지하기에 알맞은 비율과 함께 적당한 양으로 8개의 모든 필수아미노산을 모두 포함하고 있기 때문이다. 반면에 **'불완전'** 단백질은 한 개 이상의 필수아미노산이 결여되어 있다.

동물성 단백질은 일반적으로 식단에서 높은 평가를 받는다. 일반 미국인에게 있어 동물성 단백질은 전체 소비되는 단백질의 약 70%를 차지한다(60). 이것은 1900년대보다 20% 증가한 것이다. 동물성 단백질 섭취가 증가한 것에 따른 한 가지 문제는 이것들이 흔히 다량의 포화지방과 콜레스테롤을 동반한다는 것이다. 식물성 단백질은 거의 불완전 단백질이기는 하지만 다양한 식물원의 섭취를 통해 8개의 필

필수아미노산

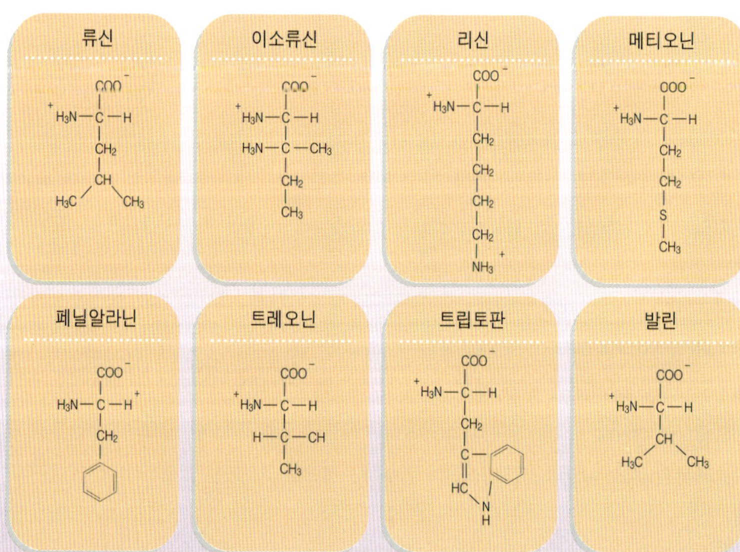

수아미노산 모두를 공급할 수 있으며 더구나 섬유나 그 밖의 다른 유익한 영양소들도 포함하고 있다. 이것은 채식주의자들도 8가지 필수아미노산을 제공하는 다양한 종류의 식물원을 유지하는 한 음식 섭취를 통해 적절하게 단백질을 모두 섭취할 수 있다는 것을 의미한다. 미국식품영양연구위원회에 의한 식단 권장량은 각 개인의 요구량이 아니라 전체 인구의 요구량 반영으로 체중당 0.8~0.9g 정도면 대부분의 사람들에서 단백질 요구량을 충족시킨다. 물론 신체적 활동이 활발한 사람은 더 많은 단백질 섭취를 필요로 할 것이다. 활동적인 사람들의 경우 단백질 요구량이 높아지는 것은 에너지 요구량을 충족시키기 위해 추가적으로 섭취해야 하는 칼로리양과 함께 자연스럽게 충족된다. 많은 양의 저항 프로그램이나 지구력 트레이닝 프로그램에 참여하는 개인들은 조직의 재합성 요구와 관련하여 되풀이되어 발생하는 미세좌상으로 인해, 지구력 선수들 경우는 에너지대사로 인하여 단백질 손실과 직면해서 좀더 많은 단백질을 종종 필요로 한다. 지구력 선수들의 경우는 에너지 공급을 위해 단백질 사용에 따른 손실이 발생할 수도 있다.

다음의 표는 여러 다른 활동이나 생화학적 요구에 따른 단백질 권장 섭취량을 제시한 것이다.

Quick Insight

대부분의 사람들은 하루 필요한 단백질의 두 배를 섭취한다. 만일 미국인들이 단백질로부터 얻어지는 칼로리를 권장되는 것과 같이 전체 칼로리의 10~15%로 지킨다면 그들은 정말 영양학적으로 필요한 양을 섭취할 수 있다. 대부분 미국인의 식단은 높은 질소를 만들어 내는 식단인 많은 단백질에 의존하고 있다. 운동을 실시하는 대부분의 사람들은 그들의 운동강도나 수준에 적당한 소비량에 기준을 두지 않은 채 추가적인 단백질 섭취를 하고 있다. 많은 운동실행자들은 근육의 증가를 위해 단백질 보충제를 사기 원한다. 추가된 단백질만으로는 새로운 효과를 가져올 수 없으며 오히려 긍정적 에너지 균형으로 인해 체중 증가를 가져오기도 한다. 마찬가지로 단백질 섭취의 증가는 초과된 질소의 관리를 위해 동일한 수분 섭취의 증가를 요구한다. 만일 단백질 보조제가 운동에 요구되는 필요한 것이라고 여겨진다면 많은 숙련자들은 우선적으로 유장 단백질을 권할 것이다.

체중 175파운드에 체지방 15%의 남성, 주 4일 운동, 중강도 저항성 트레이닝의 경우 하루 총 필요 열량으로서 2,912kcal가 요구되며 약 110g의 단백질 섭취가 권장된다. 그의 단백질 필요량은 단백질 전체 칼로리의 15%를 섭취하면 쉽게 섭취될 수 있다.

3,000kcal 식이 × 10~15% = 300~450kcal 또는 75~113g

단백질 섭취 지침

인구 집단	단백질 섭취
좌업생활자	0.8g~0.9g/체중(kg)
신체활동자	1.0~1.2g/체중(kg)
지구력 선수	1.3~1.5g/체중(kg)
보디빌더 및 근력 강화 훈련자	1.6~2.0g/체중(kg)
어린이	2g 이하/체중(kg)
임산부	총 1일 요구량에 20g 추가 만약 수유 중이라면 10g 추가

체중당 1.6g 이상의 단백질을 섭취하면 많은 양의 동물성 음식 소비에 따른 포화지방의 섭취 또한 높아져 질병 위험도를 높이게 되며 과도한 질소 소비에 따른 신장과 간의 위험 부담도 높아진다.

각 개인의 요구량은 운동의 빈도, 지속 기간, 강도에 따라 다르다. 고강도의 지구성 훈련과 저항성 훈련을 받는 사람은 앉아서 하는 저강도의 신체활동에 참여하는 사람들에 비해 단백질 요구량이 현저하게 높다. 개인의 추정 단백질 요구량을 계산하기 위해 다음 페이지의 공식과 앞의 단백질 섭취 지침을 이용하기 바란다.

체중당 2.0g 이상의 단백질을 섭취하게 되면 높은 양의 질소 때문에 신장의 손상 위험이 매우 높아진다(10,44). 신진대사 작용을 하는 데 필요량 이상의 단백질 섭취는 몸에 필요 이상의 부담을 주게 된다. 소화 과정 중에 단백질은 아미노산으

단백질 필요량의 결정

체중(파운드) ÷ 2.2파운드/kg = 체중(kg)
체중(kg) × 요구되는 단백질량(g)/kg
= 일일 단백질 칼로리 요구량(g)

예) 220파운드 남성
특성: 신체적으로 활동적임

220파운드 ÷ 2.2파운드/kg = 100kg
100kg × 1.1g/kg = 단백질 110g
단백질 110g × 4kcal/g = 단백질 440kcal

일일 권장량

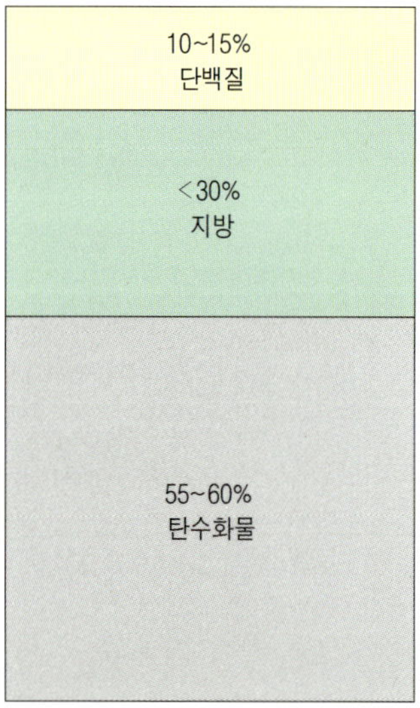

Key Terms

필수아미노산(essential amino acids): 식단에서 반드시 소비되어야 하는 신체에서 합성할 수 없는 20개의 아미노산 중 8개

완전단백질(complete proteins): 적절한 양의 필수아미노산을 모두 포함하고 있는 식품군

불완전단백질(imcomplete proteins): 적절한 양의 필수아미노산을 모두 포함하고 있지 않은 식품군

로 분해된다. 탈아미노 과정은 요소(urea)를 만들기 위해 아미노산이 질소기(nitrogen group)를 손실시키는 간에서 일어난다. 몸에 단백질이 필요하면 탈아미노된 아미노산들이 요구되는 아미노산들로 제공된다. 과다한 단백질 섭취는 탈아미노된 아미노산이 생화학적 상황에 따라 탄수화물이나 지방으로 저장된다. 단백질이 과잉 섭취되면 신장과 간은 초과적인 처리 과정이 필요하고 추가적 생화학 반응으로 인해 스트레스를 받는다. 더구나 신장은 용해된 요소의 농도가 높으면 소변을 만들기 위해 더 많은 물을 필요로 한다. 이것은 결국 체액 손실과 탈수를 유발시킨다. 오랜 기간 동안 단백질을 과잉 섭취하면 몸에 오히려 해롭다.

체중을 증가시키거나 감량시키기 위해 단백질 섭취를 조절할 때 몇 가지 주요 권장 사항을 따라야 한다. 앞서 기술된 것처럼 고단백 식단은 비슷한 칼로리를 함유한 균형 식단과 비교했을 때 체중 감량 비율을 높이지 않는다. 대부분의 초기 체중 감량은 물의 손실로 인한 탈수 현상이기 때문이다. 단백질 식단은 지방 손실을 어느 정도 가져온다. 즉, 체중 감소는 칼로리 조절 때문이지 특수한 에너지가 관련되어서는 아니다. 식단을 조절하면서 알맞은 양의 단백질을 소비하기 위해서는 단백질을 전체 칼로리의 약 15% 정도 섭취하는 것이 적절하다.

만약 체중 증가를 의도한다면 단백질로부터 추가적인 칼로리를 보충할 수 있다. 일반적으로 단백질 총 섭취량이 체중당 2.0g 미만밖에 되지 않는다면 30~50g(120~150kcal)의 단백질을 추가적으로 섭취할 것을 권장한다. 하루 200kcal의 칼로리 균형을 넘어선 추가적 칼로리의 섭취는 과잉된 단백질이 탄수화물과 지방으로 변환됨에 따라 지방의 증가만 유발하게 될 것이다. 만약 단백질 보충제를 섭취하려 한다면 그 적당한 시기는 운동 후이다. 인슐린이 있는 상태에서 탄수화물의 세포 흡수에 따라 단백질의 세포 사용도 높아지기 때문이다.

Quick Insight

질소의 균형은 신체로부터 배출되는 질소량과 섭취된 단백질의 질소량이 같을 때 발생한다. 질소균형이 긍정적일 때는 섭취된 질소량이 배출된 질소량을 초과한다. 긍정적 질소균형은 성장, 유지, 회복할 때와 같이 동화작용 과정을 위해 단백질의 최대량이 조직에 사용되었을 때 발생한다. 이것은 일반적으로 발달성장기, 임신기, 질환 시, 그리고 저항성 트레이닝을 실시하여 독립적인 단백질합성이 일어났을 때 발생한다. 질소균형이 부정적이 되었을 때 질소의 배출은 섭취를 초과하고 단백질은 에너지원으로 사용된다. 탄수화물과 지방의 부적절한 소비는 실제로 단백질의 적당한 섭취가 있음에도 부정적인 단백질 균형을 가져올 수 있다. 저탄수화물 식이, 부적당한 영양 섭취로 오는 또는 초과된 운동은 부정적인 질소균형과 수반하여 생기는 제지방 단백질의 감소와 관련이 있다.

References

1. High fiber intake may reduce progression of coronary artery disease. *Mayo Clin Womens Healthsource* 10: 3, 2006.
2. **Aaltonen AS, Suhonen JT, Tenovuo J and Inkila-Saari I.** Efficacy of a slow-release device containing fluoride, xylitol and sorbitol in preventing infant caries. *Acta Odontol Scand* 58: 285-292, 2000.
3. **Applegate EA.** Nutritional considerations for ultraen-

durance performance. *Int J Sport Nutr* 1: 118-126, 1991.

4. **Aston LM.** Glycaemic index and metabolic disease risk. *Proc Nutr Soc* 65: 125-134, 2006.

5. **Barnea M, Shamay A,**Stark AH and Madar Z. A high-fat diet has a tissue-specific effect on adiponectin and related enzyme expression. *Obesity (Silver Spring)* 14: 2145-2153, 2006.

6. **Bazzano LA, Serdula MK and Liu S.**Dietary intake of fruits and vegetables and risk of cardiovascular disease. *Curr Atheroscler Rep* 5: 492-499, 2003.

7. **Bazzano LA, Song Y, Bubes V, Good CK, Manson JE and Liu S.** Dietary intake of whole and refined grain breakfast cereals and weight gain in men. *Obes Res*13: 1952-1960, 2005.

8. **Berthoud HR.** Homeostatic and non-homeostatic pathways involved in the control of food intake and energy balance. *Obesity (Silver Spring)* 14 Suppl 5: 197S-200S, 2006.

9. **Black RN, Spence M, McMahon RO, Cuskelly GJ, Ennis CN, McCance DR, Young IS, Bell PM and Hunter SJ.** Effect of eucaloric high- and low-sucrose diets with identical macronutrient profile on insulin resistance and vascular risk: a randomized controlled trial. *Diabetes* 55: 3566-3572, 2006.

10. **Brouhard BH.** The role of dietary protein in progressive renal disease. *Am J Dis Child* 140: 630-637, 1986.

11. **Buse JB, Ginsberg HN, Bakris GL, Clark NG, Costa F, Eckel R, Fonseca V, Gerstein HC, Grundy S, Nesto RW, Pignone MP, Plutzky J, Porte D, Redberg R, Stitzel KF and Stone NJ.** Primary prevention of cardiovascular diseases in people with diabetes mellitus: a scientific statement from the American Heart Association and the American Diabetes Association. *Circulation* 115: 114-126, 2007.

12. **Buyken AE and Liese AD.** Dietary glycemic index, glycemic load, fiber, simple sugars, and insulin resistance: the Inter99 Study: response to Lau et al. *Diabetes Care* 28: 2986-2987, 2005.

13. **Christiansen T, Bruun JM, Madsen EL and Richelsen B.** Weight loss maintenance in severely obese adults after an intensive lifestyle intervention: 2- to 4-year follow-up. *Obesity (Silver Spring)* 15: 413-420, 2007.

14. **de Lorgeril M and Salen P.** The Mediterranean diet in secondary prevention of coronary heart disease. *Clin Invest Med*29: 154-158, 2006.

15. **DeFilippis AP and Sperling LS.** Understanding omega-3's. *Am Heart J* 151: 564-570, 2006.

16. **Denke MA.** Dietary fats, fatty acids, and their effects on lipoproteins. *Curr Atheroscler Rep* 8: 466-471, 2006.

17. **Eaton SB.**The ancestral human diet: what was it and should it be a paradigm for contemporary nutrition? *Proc Nutr Soc* 65: 1-6, 2006.

18. **Elliott SS, Keim NL, Stern JS, Teff K and Havel PJ.** Fructose, weight gain, and the insulin resistance syndrome. *Am J Clin Nutr* 76: 911-922, 2002.

19. **Erkkila AT and Lichtenstein AH.** Fiber and cardiovascular disease risk: how strong is the evidence? *J Cardiovasc Nurs*21: 3-8, 2006.

20. **Farshchi HR, Taylor MA and Macdonald IA.**Regular meal frequency creates more appropriate insulin sensitivity and lipid profiles compared with irregular meal frequency in healthy lean women. *Eur J Clin Nutr* 58: 1071-1077, 2004.

21. **Fery F, Plat L and Balasse EO.** Mechanisms of whole-body glycogen deposition after oral glucose in normal subjects. Influence of the nutritional status. *J Clin Endocrinol Metab* 83: 2810-2816, 1998.

22. **Forgac MT.** Carbohydrate loading--a review. *J Am Diet Assoc* 75: 42-45, 1979.

23. **Gaby AR.** Adverse effects of dietary fructose. *Altern Med Rev* 10: 294-306, 2005.

24. **Gaby AR.** Adverse effects of dietary fructose. *Altern Med Rev* 10: 294-306, 2005.

25. **Galli C and Marangoni F.** N-3 fatty acids in the Mediterranean diet. *Prostaglandins Leukot Essent Fatty Acids* 75: 129-133, 2006.

26. **Gibney MJ.** Optimal macronutrient balance. *Proc Nutr Soc* 58: 421-425, 1999.

27. **Gonzalez-Gross M, Gutierrez A, Mesa JL, Ruiz-Ruiz J and Castillo MJ.** [Nutrition in the sport practice: adaptation of the food guide pyramid to the characteristics of athletes diet]. *Arch Latinoam Nutr* 51: 321-331, 2001.

28. **Hamilton C, Austin T and Seidner DL.** Essential fatty acid deficiency in human adults during parenteral nutrition. *Nutr Clin Pract*21: 387-394, 2006.

29. **Hare-Bruun H, Flint A and Heitmann BL.**Glycemic index and glycemic load in relation to changes in body weight, body fat distribution, and body composition in adult Danes. *Am J Clin Nutr* 84: 871-879, 2006.

30. **Hoffman RM, Kronfeld DS, Cooper WL and Harris PA.** Glucose clearance in grazing mares is affected by diet, pregnancy, and lactation. *J Anim Sci*81: 1764-1771, 2003.

31. **Hu FB.** Plant-based foods and prevention of cardio-

vascular disease: an overview. *Am J Clin Nutr* 78: 544S-551S, 2003.

32. **Imura K and Okada** A. Amino acid metabolism in pediatric patients. *Nutrition* 14: 143-148, 1998.

33. **Jehn ML, Patt MR, Appel LJ and Miller ER, III.**One year follow-up of overweight and obese hypertensive adults following intensive lifestyle therapy. *J Hum Nutr Diet* 19: 349-354, 2006.

34. **Juhn MS.** Ergogenic aids in aerobic activity. *Curr Sports Med Rep* 1: 233-238, 2002.

35. **Katsilambros N, Liatis S and Makrilakis K.**Critical review of the international guidelines: what is agreed upon--what is not? *Nestle Nutr Workshop Ser Clin Perform Programme* 11: 207-218, 2006.

36. **Knowler WC.** Optimal diet for glycemia and lipids. *Nestle Nutr Workshop Ser Clin Perform Programme* 11: 97-102, 2006.

37. **Kratz M.** Dietary cholesterol, atherosclerosis and coronary heart disease. *Handb Exp Pharmacol* 195-213, 2005.

38. **Lambert CP, Frank LL and Evans WJ.**Macronutrient considerations for the sport of bodybuilding. *Sports Med* 34: 317-327, 2004.

39. **Lichtenstein AH, Appel LJ, Brands M, Carnethon M, Daniels S, Franch HA, Franklin B, Kris-Etherton P, Harris WS, Howard B, Karanja N, Lefevre M, Rudel L, Sacks F, Van Horn L, Winston M and Wylie-Rosett J.**Diet and lifestyle recommendations revision 2006: a scientific statement from the American Heart Association Nutrition Committee. *Circulation* 114: 82-96, 2006.

40. **Lichtenstein AH, Appel LJ, Brands M, Carnethon M, Daniels S, Franch HA, Franklin B, Kris-Etherton P, Harris WS, Howard B, Karanja N, Lefevre M, Rudel L, Sacks F, Van Horn L, Winston M and Wylie-Rosett J.** Diet and lifestyle recommendations revision 2006: a scientific statement from the American Heart Association Nutrition Committee. *Circulation* 114: 82-96, 2006.

41. **Ling PR, Ollero M, Khaodhiar L, McCowen K, Keane-Ellison M, Thibault A, Tawa N and Bistrian BR.** Disturbances in essential fatty acid metabolism in patients receiving long-term home parenteral nutrition. *Dig Dis Sci* 47: 1679-1685, 2002.

42. **Mackenbach JP.** The Mediterranean diet story illustrates that "why" questions are as important as "how" questions in disease explanation. *J Clin Epidemiol*60: 105-109, 2007.

43. **Manore MM.** Exercise and the Institute of Medicine recommendations for nutrition. *Curr Sports Med Rep* 4: 193-198, 2005.

44. **Martin WF, Armstrong LE and Rodriguez NR.** Dietary protein intake and renal function. *Nutr Metab (Lond)* 2: 25, 2005.

45. **Matthan NR, Welty FK, Barrett PH, Harausz C, Dolnikowski GG, Parks JS, Eckel RH, Schaefer EJ and Lichtenstein AH.** Dietary hydrogenated fat increases high-density lipoprotein apoA-I catabolism and decreases low-density lipoprotein apoB-100 catabolism in hypercholesterolemic women. *Arterioscler Thromb Vasc Biol* 24: 1092-1097, 2004.

46. **Matthan NR, Welty FK, Barrett PH, Harausz C, Dolnikowski GG, Parks JS, Eckel RH, Schaefer EJ and Lichtenstein AH.** Dietary hydrogenated fat increases high-density lipoprotein apoA-I catabolism and decreases low-density lipoprotein apoB-100 catabolism in hypercholesterolemic women. *Arterioscler Thromb Vasc Biol* 24: 1092-1097, 2004.

47. **Mauger JF, Lichtenstein AH, Ausman LM, Jalbert SM, Jauhiainen M, Ehnholm C and Lamarche B.** Effect of different forms of dietary hydrogenated fats on LDL particle size. *Am J Clin Nutr* 78: 370-375, 2003.

48. **McCullough ML and Giovannucci EL.** Diet and cancer prevention. *Oncogene* 23: 6349-6364, 2004.

49. **Milagro FI, Campion J and Martinez JA.**Weight gain induced by high-fat feeding involves increased liver oxidative stress. *Obesity (Silver Spring)* 14: 1118-1123, 2006.

50. **Millward DJ.** Optimal intakes of protein in the human diet. *Proc Nutr Soc* 58: 403-413, 1999.

51. **Prentice A, Schoenmakers I, Ann LM, de Bono S, Ginty F and Goldberg GR.**Nutrition and bone growth and development. *Proc Nutr Soc* 65: 348-360, 2006.

52. **Robertson MD, Bickerton AS, Dennis AL, Vidal H and Frayn KN.**Insulin-sensitizing effects of dietary resistant starch and effects on skeletal muscle and adipose tissue metabolism. *Am J Clin Nutr* 82: 559-567, 2005.

53. **Rosamond W, Flegal K, Friday G, FurieK, Go A, Greenlund K, Haase N, Ho M, Howard V, Kissela B, Kittner S, Lloyd-Jones D, McDermott M, Meigs J, Moy C, Nichol G, O'Donnell CJ, Roger V, Rumsfeld J, Sorlie P, Steinberger J, Thom T, Wasserthiel-Smoller S and Hong Y.** Heart disease and stroke statistics--2007 update: a report from the American Heart Association Statistics Committee and Stroke Statistics Subcommittee. *Circulation* 115: e69-171, 2007.

54. **Ryan T, Coughlan G, McGing P and Phelan D.**Ketosis, a complication of theophylline toxicity. *J Intern Med* 226: 277-278, 1989.

55. **Saito YA, Locke GR, III, Weaver AL, Zinsmeister AR**

and Talley NJ. Diet and functional gastrointestinal disorders: a population-based case-control study. *Am J Gastroenterol* 100: 2743-2748, 2005.

56. **Serfass RC.** Nutrition for the athlete. *N Y State J Med* 78: 1824-1825, 1978.

57. **Sharman IM.** Glycogen loading: advantages but possible disadvantages. *Br J Sports Med* 15: 64-67, 1981.

58. **Sharman IM.** Glycogen loading: advantages but possible disadvantages. *Br J Sports Med* 15: 64-67, 1981.

59. **Shikany JM, Thomas SE, Henson CS, Redden DT and Heimburger DC.** Glycemic index and glycemic load of popular weight-loss diets. *MedGenMed* 8: 22, 2006.

60. **St Jeor ST, Howard BV, Prewitt TE, Bovee V, Bazzarre T and Eckel RH.** Dietary protein and weight reduction: a statement for healthcare professionals from the Nutrition Committee of the Council on Nutrition, Physical Activity, and Metabolism of the American Heart Association. *Circulation* 104: 1869-1874, 2001.

61. **Suter PM.** Carbohydrates and dietary fiber. *Handb Exp Pharmacol* 231-261, 2005.

62. **Terpstra J, Hessel LW, Seepers J and van Gent CM.**The influence of meal frequency on diurnal lipid, glucose and cortisol levels in normal subjects. *Eur J Clin Invest* 8: 61-66, 1978.

63. **Thijssen MA and Mensink RP.** Fatty acids and atherosclerotic risk. *Handb Exp Pharmacol* 165-194, 2005.

64. **Thompson FE, Midthune D, Subar AF, McNeel T, Berrigan D and Kipnis V.**Dietary intake estimates in the National Health Interview Survey, 2000: methodology, results, and interpretation. *J Am Diet Assoc* 105: 352-363, 2005.

65. **Thompson FE, Midthune D, Subar AF, McNeel T, Berrigan D and Kipnis V.**Dietary intake estimates in the National Health Interview Survey, 2000: methodology, results, and interpretation. *J Am Diet Assoc* 105: 352-363, 2005.

66. **Trepel F.** [Dietary fibre: more than a matter of dietetics. I. Compounds, properties, physiological effects]. *Wien Klin Wochenschr* 116: 465-476, 2004.

67. **Westerterp-Plantenga MS, Kovacs EM and Melanson KJ.**Habitual meal frequency and energy intake regulation in partially temporally isolated men. *Int J Obes Relat Metab Disord* 26: 102-110, 2002.

68. **Woodside JV and Kromhout D.** Fatty acids and CHD. *Proc Nutr Soc* 64: 554-564, 2005.

69. **Zadak Z, Hyspler R, Ticha A, Solichova D, Blaha V and Melichar B.**Polyunsaturated fatty acids, phytosterols and cholesterol metabolism in the Mediterranean diet. *Acta Medica (Hradec Kralove)* 49: 23-26, 2006.

70. **Zarraga IG and Schwarz ER.**Impact of dietary patterns and interventions on cardiovascular health. *Circulation*114: 961-973, 2006.

71. **Zello GA.**Dietary Reference Intakes for the macronutrients and energy: considerations for physical activity. *Appl Physiol Nutr Metab* 31: 74-79, 2006.

제 8 장

영양: 에너지를 제공하지 않는 영양소

Nutrition: Non-Energy Yielding Nutrients

- 비타민
- 권장섭취량
- 무기질
- 전해질
- 물
- 운동과 체액 손실
- 열순응
- 식품 피라미드
- 식품 표시
- 식품 설명서

비타민 Vitamins

탄수화물, 지방, 단백질과 달리 비타민은 우리 몸에 에너지 공급을 하지는 않는다. 비타민은 주로 섭취한 음식으로부터 에너지를 방출시키고, 체내의 항상성이 유지되도록 도와주는 신진대사의 촉매제로서 작용한다. 현재 수용성 또는 지용성으로 구분되는 13종류의 비타민이 있다. **수용성 비타민**(water soluble vitamins)은 신진대사 반응을 조절하고, 조직의 합성 과정을 제어하며, 세포막 보호를 돕고, 적절히 세포조직의 기능을 활성화시켜 준다. **지용성 비타민**(fat soluble vitamins)은 세포조직의 형성과 조합을 촉진시키며, 세포 손상을 예방하고 일부 합성물의 구성 요소로서 제공된다.

비타민 필요량은 제대로 균형 잡힌 식단을 통해 대체로 충족된다. 탄수화물과 단백질 구조와는 달리 우리 몸은 다른 화학적 혼합물로부터 비타민 D를 제외한 다른 비타민들을 조합해 낼 수는 없다. 따라서 음식으로부터 반드시 섭취해야 한다. 비타민 A나 D, 니코틴산 및 엽산과 같은 몇몇 비타민은 프로비타민으로 알려진 활성화되지 않은 전구체로부터 활성화를 필요로 한다. 프로비타민의 일반적인 예는 베타카로틴인데 비타민 A의 프로비타민이 베타카로틴이다.

수용성 비타민 Water-Soluble Vitamin

수용성 비타민은 주로 화학적 반응에 직접적으로 참여하는 조효소(coenzaymes)로서 작용한다. 이러한 비타민들은 수용성이기 때문에, 체내에 감지할 수 있을 정도의 양으로 저장되지 않고 체액에 분산된다. 수용성 비타민은 주로 몸속에서 8~14시간 정도의 사용 가능한 유용성을 가지기 때문에 하루에 걸쳐 주기적으로 섭취되어야 한다(13,35,88). 초과 섭취된 비타민은 주로 소변으로 배출되는데 흔치 않은 경우지만 독성도 생길 수 있다. 수용성 비타민의 1일 섭취량이 권장량의 약 50% 정도로 떨어지면 4주 안에 결핍 현상이 일어날 수도 있다.

지용성 비타민 Fat-Soluble Vitamin

지용성 비타민은 간과 지방조직에서 분해 또는 저장된다. 신진대사적 수요는 이 비타민들이 지질에 결합하여 간의 조직들로 운반되도록 한다. 지질이 없으면 이 비타민들은 운반 기전을 가지지 못한다. 지용성 비타민의 과도한 섭취는 독성을 유발할 수 있는데 특히 비타민 A나 D가 그렇다(63,99). 지방 함유가 매우 낮은 식단은 결핍을 가속화시킬 수 있는데

수용성 비타민	지용성 비타민
비타민C	비타민A
비타민B 복합체	비타민K
	비타민E
	비타민D

이런 경우는 비교적 흔치 않다. 지용성 비타민을 매일 섭취할 필요는 없지만 항상성을 유지하기 위해 규칙적인 섭취가 유용하다.

균형이 잘 잡힌 식단은 나이나 신체적 활동 수준에 상관없이 대부분 사람들의 필요량을 어느 정도 충족시킬 것이다. 활동량이 많은 사람들은 종합비타민으로 다른 추가적인 영양분의 수요를 공급하는 것이 좋다(14,89). 이것은 비타민C와 엽산을 충분히 섭취하지 않는 사람들에게 매우 중요하다. 더구나 엽산과 비타민B_6는 심장질환에 대한 억제 작용을 제공할 수도 있다(7,20). 이들은 관상동맥질환과 관련성이 높은 혈중 **호모시스테인**(homocystein: 아미노산의 일종) 수치를 줄여 준다(18,30). 특정한 비타민의 유익한 효과 중 하나는 그들이 **항산화제**(antioxidants)로서의 역할을 한다는 데 있다. 유산소 또는 무산소의 신진대사가 이루어지는 동안에, 전자 전달계를 따라서 전자의 누출에 의해 프리라디칼이 발생할 수 있다. 정상적인 신진대사 상태에서는 몸이 사용하는 산소의 2~5% 정도가 산소를 함유한 **프리라디칼**(free radical)을 형성한다(28,42,79). 화학적으로 광범위하게 반응하는 이러한 분자들은 세포 손상의 가능성을 높이고, LDL콜레스테롤의 산화작용을 증가시키며, 아테롬성 동맥경화증의 과정을 가속화시킨다(25,69,81). 프리라디칼의 근본적인 발

Key Terms

수용성 비타민(water-soluble vitamins): 비타민 B와 C로 이루어져 있으며 배출되기 전 일정 기간 동안 몸 안에 축적되어 있음

지용성 비타민(fat-soluble vitamins): 비타민 A, D, E, K로 이루어져 있으며 이 성분은 지방세포에 축적됨

코엔자임(coenzymes: 조효소): 비단백질로 광물의 비타민을 저장하고 아포효소라는 특정 단백질과 결합시켜 효소 시스템을 활성화함

호모시스테인(homocysteine): 이 아미노산은 대개 세포 단위 신진대사와 단백질을 생성하는 데 이용됨. 혈중농도가 높아지면 심장병 유발 위험도가 높아짐

비타민	성인 권장량[a]		기능	에너지원	UL[b]
	남성	여성			
티아민(B1)	1.2mg	1.1mg	에너지대사 과정에서 조효소기능, 식욕과 신경계 기능 조절에 필수	돼지고기, 베이컨, 햄, 곡류, 콩류, 견과류 등 모든 식품에 적정량 함유	ND
리보플라빈(B2)	1.7mg	1.3mg	에너지대사 과정에서 조효소기능, 시력과 건강한 피부 유지에 필수	우유, 요거트, 치즈, 육류, 푸른 잎 채소, 곡류	ND
니아신	16mg	14mg	에너지대사 과정에서 조효소기능, 건강한 피부 유지에 필수, 신경계와 소화계 건강 유지	우유, 계란, 육류, 가금류, 생선, 곡류, 빵, 시리얼, 견과류	35mg
피리독신(B6)	2.0mg	1.6mg	아미노산과 지방산대사 과정에서 조효소기능. 적혈구 생성과 트립토판을 니아신으로 전환하는 과정에 관여	푸른 잎 채소, 육류, 생선, 가금류, 조개류, 과일, 곡류	100mg
판토텐산	5mg*	5mg*	에너지대사 과정에서 조효소기능	통밀 시리얼, 빵, 진녹 채소	ND
엽산	400㎍	400㎍	핵산과 단백질합성 과정에서 조효소기능	푸른 잎 채소, 콩류, 밀 가공식품	1,000㎍
코발라민(B12)	2.4㎍	2.4㎍	새로운 세포의 생성과 적혈구 형성 과정에서 조효소기능, 신경세포의 유지	육류, 생선, 가금류, 우유, 치즈, 계란 등 동물성 식품	ND
바이오틴	30㎍	30㎍	지방산과 글리코겐 합성 과정에서 조효소기능	계란 노른자, 진녹 채소	ND
아스코브르산(C)	90mg	75mg	골격, 치아, 혈관 등 외세포의 유지	감귤류, 피망, 토마토	2,000mg
레티놀(A)	900㎍	700㎍	시력과 피부 건강 유지, 골격과 치아의 발달 및 재생성, 호르몬의 합성과 조절, 면역기능 강화	우유, 치즈, 당근, 버터, 마가린, 계란, 간	3,000㎍
콜레칼시페롤(D)	5㎍*	5㎍*	골격 내 무기질 침착, 칼슘 흡수 강화	우유, 마가린, 버터, 시리얼, 계란	50㎍
토코페롤(E)	15mg	15mg	항산화 작용, 세포막 안정화, 산화 반응 조절	다불포화성 식물성 오일, 푸른 잎 채소, 맥아, 곡류 가공식품, 견과류, 씨앗류	1,000mg
필로퀴논(K)	120㎍*	90㎍*	혈액응고 작용에 관여, 칼슘의 골격 침착기능	박테리아에 의한 장내 합성, 푸른 잎 채소, 배추, 감자	ND

[a] 19~50세 성인의 1일 섭취 권장량. 별표로 표시되어 있지 않아도 어린이, 성인, 임산부, 수유부에 따라 섭취 요구량은 차이가 있음
* 적당 섭취량(1일 섭취 권장량이 정립되지 않은 상태에서 적당한 섭취량)
[b] 19~50세 성인의 일일 초과 섭취 허용량(이 수준 이상의 과다 섭취는 건강에 해로운 영향을 미칠 수 있음을 경고하는 양)
ND = 아직 미정

출처 : Franks & Howley(1989), Institute of Medicine

생은 흡연, 환경 오염 물질, 그리고 심지어는 운동과 관련되어 있다. 이것들은 노화 과정, 암, 당뇨병, 심장질환 및 면역 능력의 저하와 연관되어 왔다. 비타민 A, C, E, 그리고 비타민 A의 전구체인 베타카로틴은 프리라디칼 활동을 억제하는 예방적인 기능을 수행하며 암과 심장병의 위험을 현저하게 낮춘다(24,68,80).

미량 영양소의 적절한 소비를 보증하기 위해서 미국 정부는 National Academy of Sciences Institute of Medicine의 식품 및 영양이사회의 전문위원회를 지원하여 영양소 섭취권장량과 지침을 정립하도록 하였다. 1995년에는 영양소 결핍과 만성질환을 예방할 뿐만 아니라 건강에 해로운 섭취 수준을 평가하기 위하여 영양소에 대해 과학적으로 연구하고 권장섭취량을 재검토할 목적으로 Dietary Reference Intake의 과학적 평가위원회가 설립되었다. 그 수치들을 영양섭취기준(Dietary Reference Intakes; DRI)이라고 한다.

영양섭취기준 Dietary Reference Intakes(DRI)

영양섭취기준(DRI)은 **평균필요량**(estimated average requirements; EAR), **권장섭취량**(recommended daily

비타민 과다 복용 시 부작용

비타민C	혈청 요산 증가, 통풍과 결석의 원인을 제공할 수 있음
비타민B6	간과 신경 손상의 원인을 제공할 수 있음
리보플라빈(B2)	시력손상 가능성
니아신	피부 홍조, 두통, 피로, 메스꺼움 및 간기능장애의 원인을 제공할 수 있음
피리독신	피부 및 신경 손상의 원인을 제공할 수 있음
비타민E	두통, 피로, 일시적 시력손실, 위장병, 근육 약화 및 저혈당의 원인을 제공할 수 있음
비타민A	탈모, 피부건조, 두통, 뼈와 근육통, 간손상, 뼈기형(뼈손상), 신경계 독성, 사망의 원인을 제공할 수 있음
비타민D	메스꺼움, 혈압 상승, 신장손상 및 신부전증의 원인을 제공할 수 있음

allowance; RDA), **적당섭취량**(adequate intakes; AI), 그리고 **상한섭취량**(tolerable upper intake level; UL)을 포함한 4개 분류의 기준값별로 나뉜다. 각각의 범주에 들어가는 모든 영양소들을 다루는 충분한 연구 결과가 존재하지는 않지만, 주요 영양소를 위한 수치를 제공하는 데 필요한 정보는 가지고 있다. 영양 섭취 기준은 단순히 흡수되는 양이 아닌 장에 의해 섭취된 실질적 양을 고려하는 영양소의 생물학적 이용 가능성에 기초한 것이다. 본질적으로 영양소 권장량은 소비자들이 각각의 영양 필요량을 충족시키기 위해 따를 수 있는 범위를 정립한 것이다. 운동을 하는 사람이나 아픈 사람은 주로 좌업생활자들의 필요량에 더해서 종종 추가적인 영양소 섭취가 필요하다. 그러므로 영양 전문가들은 그러한 사람들을 위해 허용할 수 있는 특정 영양소의 추가적 섭취 수준을 정립해 주어야 한다. 반대로 신체적 활동에 잘 참여하지 않는 사람들은 권장섭취량에 나타나는 영양소량만 소비하면 된다. 권장섭취량은 좋은 건강 상태와 낮은 질병 위험도를 위해 필요한 섭취 수준에 기반한 권장량들이다.

평균필요량(estimated average requirements; EAR): 특정의 생애주기와 성별군에 있는 50%의 건강한 사람들에게 필요량을 충족시키는 각 영양소의 분량이다.

권장섭취량(recommended daily allowance; RDA): 특정의 생애주기와 성별군에 있는 97%의 건강한 사람들에게 필요량을 충족시키는 각 영양소의 양이며, RDAs는 EARs를 이용하여 결정된다. 따라서 추정된 평균이 영양소를 위해 결정되지 않았다면 그것은 평균필요량 기준값으로 인정되지 못할 것이다.

적당섭취량(adequate intakes; AI): 특정한 생활 단계나 성 그룹에 속한 사람들의 연구에 기초한 건강을 유지하기 위해 필요한 각 영양소의 적당섭취량은 권장섭취량이 존재하지 않을 때 사용된다.

상한섭취량(tolerable upper intake level; UL): 1일 초과 섭취 허용량, UL을 초과한 섭취는 건강에 역효과를 불러일으킨다.

"많을수록 좋다"는 개념은 종종 영양소의 섭취에는 적용되지 않는다. 생리학적 항상성이 생화학적 반응에 의존한다는 사실 때문에, 특정한 원소나 화합물을 추가한다고 해서 반응 수준을 더 증가시키는 것은 아니다. 일단 효소 체계가 포화되었다면, 과량의 비타민 섭취는 화학농축을 증가시킬 수 있다. 추가적인 화합물의 순환은 대사 체계에 영향을 미치게 된다. 실제로 대부분 영양소의 초과적인 섭취는 역효과를 유발한다. 비타민을 대량으로 섭취하는 것은 그 비타민이 수용성이라고 할지라도 되돌릴 수 없는 손상을 유발할 수 있다(63,101).

적절한 영양 상태를 확실히 하기 위해 일반적으로 매일 비타민 섭취가 권장된다 하더라도 보충제와 함께 정상적인 식사를 하게 되면 허용 가능한 섭취량 범위를 넘어갈 수 있다.

Quick Insight

식품 생산자들은 그들이 판매하는 식품의 영양성분들을 파악하고 있다. 생산 과정에서 영양성분들이 손실된 경우 손실된 영양성분들을 대체하고 식품의 영양적 질을 향상시키기 위해 농축기술을 이용한다. 생산자들은 식품에 전혀 함유되어 있지 않거나 소량만 함유되어 있는 영양성분들을 인위적으로 첨가하는 경우도 있다. 강화식품들은 전체적인 영양가를 높이기 위해 영양성분들을 첨가한 것인데, 대표적인 예로 비타민D 강화 우유나 칼슘 강화 오렌지 주스 등이 있다.

무기질 Mineral

체중의 약 4%는 무기질로 이루어져 있다. 이 무기화합물은 주로 효소, 호르몬 및 비타민의 구성 성분인 금속원소들이다.

Key Terms

프리라디칼(free radicals: 프리라디칼): 안정적이지 못한 분자로 주위의 다른 분자로부터 전자를 빼어와 다른 분자에 산화손상을 주고 세포의 활동을 방해함

영양섭취기준(dietary reference intakes; DRI): 건강한 사람들에게 영양소의 가치나 적정 섭취량을 참조할 수 있는 자료로 식단을 평가하거나 계획할 때 유용하게 사용할 수 있음

무기질(mineral)은 종종 체내 화학물질이나 구조와 결합된다. 그들의 기능은 아래와 같다.

1. 뼈와 치아(teeth)의 구성 성분
2. 세포의 신진대사 조절과 심장, 근육 및 신경계의 작용
3. 산과 염기의 평형 유지
4. 세포액 균형의 조절

무기질은 에너지를 생산하는 영양소의 분해로부터 에너지를 방출시키기 위해 필요한 다양한 반응들을 활성화시키면서 세포의 이화작용과 동화작용에서 광범위한 역할을 한다. 무기질은 또한 글리코겐, 트리글리세리드, 글루코오스로부터 단백질, 지방산, 아미노산의 생물학적 영양소 형성을 가능하게 하는 대사 화합물의 합성을 돕는다. 무기질은 인체 대부분의 신체활동에서 중요하다. 무기질은 적은 양이 요구된다고 하더라도 생리적 항상성에 있어서 중요한 역할을 한다.

칼슘 Calcium

일반적인 미국인의 식단은 주로 철분과 칼슘을 제외한 모든 무기질의 권장요구량을 충족시킨다(48,62). **칼슘(calcium)**은 몸에 가장 풍부한 무기질로서 정상적인 생물학적 과정들을 뒷받침하기 위해 다양한 역할을 수행한다. 근수축이나 신경 자극의 전달에 관여하고, 몇몇 효소들을 활성화시키는 역할을 하며, 체액을 통하여 운반되고 있다. 칼슘은 뼈와 치아를 형성하기 위하여 몸속에서 발견되는 전체 무기질량의 약 75%를 차지하는 인과 결합한다. 뼈를 형성하는 역할 때문에 칼슘의 결핍은 뼈의 건강에 중대한 영향을 미친다.

일반적인 오해는 뼈가 정적이라는 것인데, 실제로 뼈는 지속적인 변화를 겪으며 매우 역동적이다. 일찍이 우리는 뼈가 뼈 리모델링(bone remodeling)이라고 알려진 과정을 통해 지속적으로 부서지고 또다시 만들어진다는 것을 배운 바 있다. 뼈 리모델링은 **파골세포(osteoclast)**와 **골아세포(osteoblast)**의 두 종류의 뼈세포에 의해 조절된다. 이 동화·이화 작용의 관계는 뼈가 건강을 유지하고 손상 시 회복을 쉽게 하도록 해준다. 주요 구조물인 칼슘이 없으면 리모델링 과정이 약해진다. 뼈는 체내 가장 큰 칼슘 저장 공간이다. 식단을 통해 부적절한 양의 칼슘이 섭취되면 몸은 다른 생물학적 과정을 유지하기 위해 뼈에서 칼슘을 꺼내서 혈류로 방출시킨다. 칼슘이 다른 목적을 위해 많이 사용되면 회복 균형이 불균형해져서 골감소증(osteopenia)이 나타나고 결국에는 골다공증(osteoporosis)을 일으킨다. 일반적인 성인 여성은 1일 권장량인 1,000~1,500mg의 반 정도만 섭취하는데 이는 거의 전염병 수준에 이르고 있는 골다공증의 추세를 뒷받침하는 수치이다. 모든 여성의 반 이상이 골다공증을 겪는 것으로 조사되었다.

연구 결과들에 따르면 적절한 영양 섭취와 운동을 하지 않는 경우 30대 연령에 들어서면서 뼈의 부피가 감소되는 것이 인식되었다(39,84). 하지만 적절한 칼슘 섭취와 저항성 훈련과 같은 운동을 병행하게 되면 눈에 띄게 억제시킬 수 있다. 여성은 35세가 지나면 매년 골밀도가 1%씩 감소한다(38,85). 이러한 손실은 에스트로겐 생산이 눈에 띄게 감소

연령과 성별에 따른 칼슘 섭취 권장량

생애주기	연령	남성(mg/일)	여성(mg/일)
신생아	0~6개월	210	210
신생아	7~12개월	270	270
어린이	1~3세	500	500
어린이	4~8세	800	800
어린이	9~13세	1,300	1,300
청소년	14~18세	1,300	1,300
성인	19~50세	1,000	1,000
성인	51세 이상	1,200	1,200
임산부	18세 이하		1,300
임산부	19세 이상		1,000
수유기	18세 이하		1,300
수유기	19세 이상		1,000

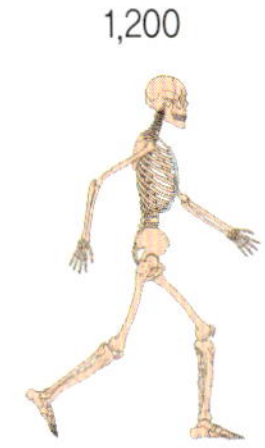

무기질	성인 권장량[a]		기능	에너지원	UL[b]
	남성	여성			
칼슘	1,000mg*	1,000mg*	골격과 치아의 주요 구성 성분, 근수축과 이완, 신경기능, 혈액응고, 혈압, 면역작용 등을 조절	우유, 유제품, 굴류, 정어리, 두부, 채소류, 콩류	2,500mg
염산염	750mg	750mg	신경 및 근육의 기능과 체수분 균형 조절	식탁염	ND
마그네슘	420mg	320mg	골격 내 무기질 침착, 단백질합성, 효소 작용, 근수축, 신경 자극전달, 치아의 유지	견과류, 콩류, 곡류, 진녹 채소, 해산물, 초콜릿, 코코아	350mg**
인	700mg	700mg	세포내 유전물질 형성에 관여, 인지질을 형성하여 세포막 구성, 골격과 치아의 구성 성분	모든 동물의 조직	4,000mg
칼륨	2,000mg	2,000mg	신경과 근육 기능 조절	육류, 우유, 과일류, 채소류, 콩류 등 모든 음식물	ND
나트륨	500mg*	500mg*	세포 내외간 삼투압 조절, 체내 산-염기 평형 조절, 신경 자극 전달	소금, 간장, 가공식품	ND
크로뮴	35㎍*	25㎍*	내당인자의 주원료로 인슐린 작용을 도움, 당대사 조절	육류, 정제되지 않은 음식물, 지방류, 식물성 오일	ND
구리	900㎍	900㎍	철분의 흡수와 이용에 필요하며 헤모글로빈을 형성, 여러 효소의 구성 성분	육류, 견과류, 해산물	10,000㎍
불소	4mg	3mg	골격과 치아의 형성에 관여, 치아의 강함을 유지시킴	음용수, 차, 해산물	10mg
아이오딘	150㎍	150㎍	갑상선호르몬 작용에 관여	요오드첨가식염, 해산물	1,100㎍
철분	8mg	18mg	헤모글로빈과 마이오글로빈 형성, 여러 효소의 구성 성분	붉은 살코기, 생선류, 가금류, 조개류, 계란류, 콩류, 건과일	45mg
망가니즈	2.3mg*	1.8mg*	효소작용 조절	곡류, 견과류, 과일류, 채소류	11mg
몰리브덴	45㎍	45㎍	세포내 에너지대사 조절	곡류, 내장육, 완두콩, 콩류	2,000㎍
셀레늄	55㎍	55㎍	비타민E와 함께 광범위한 세포 보호 작용	육류, 생선, 곡류, 계란류	400㎍
아연	11mg	8mg	호르몬과 세포의 구성 성분, 단백질과 유전물질 형성에 관여, 면역반응 조절	육류, 생선, 조개류, 가금류, 곡물류, 채소류	40mg

[a] 19~50세 성인의 1일 섭취 권장량, 별표로 표시되어 있지 않아도 어린이, 성인, 임산부, 수유부에 따라 섭취 요구량은 차이가 있음
* 결핍증을 피할 수 있는 최소 섭취 요구량
[b] 19~50세 성인의 1일 초과 섭취 허용량(이 수준 이상의 과다 섭취는 건강에 해로운 영향을 미칠 수 있음을 경고하는 양)
** 이 수치들은 약제에 함유된 양을 나타내며 음식과 물에 함유된 양은 계산되지 않음. 음식과 물을 통해 자연스럽게 섭취되는 정도의 양이 건강에 악영향을 미치지는 않는 것으로 알려져 있음
ND = 아직 미정

출처 : Franks & Howley(1989), Institute of Medicine

Quick Insight

골감소증(osteopenia)의 대표적 증상은 뼈 무기질 밀도의 감소이다. 전체 50세 이상 성인 여성의 40% 정도가 이 증상을 보이고 있다(105). 골감소증은 골다공증의 전구체이다. 골다공증의 진단 기준은 각 연령대에 해당하는 평균 골밀도에서 표준편차의 2.5배 이상의 유의한 골손실이 이루어진 경우이다. 아시아 여성의 경우 골다공증의 발생률이 가장 높다. 골다공증은 척추, 엉덩이뼈, 손목뼈 등의 골절 위험성을 증가시킨다. 적절한 영양 섭취와 체중이 부하되는 저항성 트레이닝의 실시는 골다공증 발병을 유의하게 감소시킨다.

하고 칼슘의 흡수도 줄어드는 폐경기에 이르면 더 악화되어서 폐경기 이후 5년간은 매년 뼈 부피 손실이 3~6%에 이른다(41). 에스트로겐은 칼슘의 조절에 중요한 호르몬이다. 이것은 칼슘의 장흡수를 용이하게 하고 칼슘 분비를 감소시키며, 남녀 모두에게 있어 뼈에 의한 칼슘의 보유를 강화시킨다. 적절한 칼슘, 비타민D, 그리고 운동은 골다공증의 진행과정을 바꿔 놓을 수 있다(29).

철 Iron

철 결핍은 세상에서 가장 일반적인 영양소 부족 현상이다(52). **철(iron)**은 헤모글로빈이나 미오글로빈과 같은 산소 운반 물질의 형성에 가장 핵심적인 무기질의 역할을 한다. 이러한 분자에서 철은 산소와의 결합을 담당한다. 철은 또한 많은 효소 체계와 생화학적 과정에서 중요한 구성 요소이다. 소장의 철 흡수는 섭취되는 철분의 종류에 따라 다르다. 동물성 식품에서 발견되는 헴-철(heme-iron)은 30%가 흡수되지만, 식물성 식품에서 발견되는 비헴-철(nonheme-iron: 헴이 아닌 철)은 약 2~10% 정도만 흡수된다(34,53). 실제로 헴이 아닌 철의 흡수는 헴 형태와 함께 섭취될 때 증가한다. 마찬가지로 헴-철분은 철분보충제보다 매우 높은 비율로 흡수된다.

부족한 철분의 섭취는 여성에 있어 또 다른 문제가 된다. 월경 기간 동안의 철분 손실은 45mg(5~45mg)까지 이른다(37). 이러한 손실은 헴-철분 섭취가 남성보다는 여성에서 종종 더 낮게 나타난다는 사실과 함께 복합적으로 작용한다. 이러한 문제가 바로 성인 여성의 약 30~50%를 철분 결핍 수준에 이르게 한다(55). 철이 헤모글로빈을 구성하는 작용을 하기 때문에 철의 결핍은 혈액 속의 헤모글로빈을 감소시키고 결과적으로 산소 운반에 악영향을 미치게 된다. 철분결핍성 빈혈은 철의 양이 너무 많이 떨어지면 발생한다. 철분결핍성 빈혈의 일반적인 증상은 피로와 식욕부진, 그리고 신체활동 수행 능력의 저하 등이다. 철분결핍성 빈혈이 있는 사람은 산소를 운반하는 능력의 저하에 따라 신체활동에서 눈에 띄게 저하를 보인다. 철분결핍성 빈혈을 피하기 위해서는 빈혈 위험이 있는 사람들의 경우 철 흡수 능력을 강화시키기 위해서 철분이 풍부한 음식 특히, 동물성 철분을 많이 섭취해야 한다. 앞에서 언급했듯이 비타민C와 함께 섭취하더라도 철 보충제를 섭취하는 것보다 육류를 섭취하는 것이 철의 흡수율을 3배로 높이는 가장 효과적인 방법이다(87). 적절한 영양이 뒷받침해 준다면 운동 또한 철 흡수를 촉진시킬 수 있다(54,77,94).

철 권장량

인구 구성	연령(세)	철(mg)
어린이	1~3	7
	4~8	10
남성	9~13	8
	14~18	11
	19~30	8
	31~50	8
	50~70	8
	>70	8
여성	9~13	8
	14~18	15
	19~30	18
	31~50	18
	50~70	8
	>70	8
임산부	≥16	27
수유기	≤18	10
	>18	9

철 권장섭취량(2001), National Academy of Sciences, Institute of Medicine, Food and Nutrition Board.

Key Terms

미네랄(minerals): 정상적인 신체기능을 위해 사람과 동물에 필수적인 무기 요소의 그룹

칼슘(calcium): 뼈의 생성과 유지, 혈액응고 및 근수축에 필요한 필수 무기질

파골세포(osteoclasts): 무기질이 침착된 뼈의 구조물을 제거하여 뼈조직을 감소시키는 뼈세포의 한 형태

골아세포(osteoblasts): 뼈를 생성하는 세포

철(iron): 헤모글로빈과 미오글로빈 같은 산소결합물질의 생성에 중요한 무기질

전해질(electrolytes): 체액 내에서 생성되고 전기가 흐르는 염분과 광물은 체내 적정 수분을 유지하는 데 도움을 줌

전해질 Electrolytes

일부 무기질들은 체액 균형에서 그 작용 때문에 피트니스 전문가들에게 특별한 관심을 받고 있다. **전해질**(electrolytes)은 전기적으로 전하된 이온들로 주로 소디움(나트륨; Na), 포타슘(칼륨; K) 및 염소(Cl)가 있다. 나트륨과 염소는 혈장과 세포외액에 포함된 주요 무기질들이고, 칼륨은 세포내액의 주된 무기질로서 이들은 세포막의 활동들을 조절한다. 전해질은 세포와 세포외 환경 사이의 체액 교환을 조절하는 데 매우 중요한 역할을 한다. 전해질의 균형은 생물학적 항상성이 일어나는 데 필요한 모든 세포 활동을 가능하게 하며 잘 조절된 전기적 변화에 의해서 유지된다. 신경전달, 근육수축, 분비기능 및 pH 균형의 조절은 모두 전해질의 전기 균형에 의존한다. 불충분한 전해질의 섭취에 따른 체내의 불균형은 심각한 생리적 문제를 야기할 수 있다. 주요 고려 사항 중 하나는 체온조절 체계인데, 이것이 적절하게 기능하기 위해서는 수분조절이 매우 중요하다. 체온조절 체계가 손상되면 열사병이 일어날 수 있으며 더 나아가 사망에 이르기도 한다. 운동으로 인한 과다한 체액손실은 전해질의 손실을 포함하게 될 것이다. 전해질의 적절한 섭취와 적당한 수분 섭취를 위해서는 올바른 식단과 물 섭취가 유지되어야 한다. 전해질이 함유된 음료는 수분 섭취를 위한 실용적인 선택이 될 수 있을 것이다.

전해질

나트륨	Na^+
칼륨	K^+
염화물	Cl^-

헴-철원	비헴(헴이 아닌)-철원
참치	오트밀
닭	시금치
조개류	콩단백
소고기	말린 무화과
굴	콩류
간	건포도
	리마콩
	건자두 주스

물 Water

물은 근육 무게의 약 75%와 지방 무게의 약 50%를 차지한다(70). 물은 몸에서 가장 풍부하며 또 가장 중요한 성분이다. 물 없이는 3~5일 정도 밖에 생명을 유지할 수 없다. 물은 화합물의 구성 요소로서, 운반물로서, 반응물로서, 그리고 가스 확산의 주역으로서 몸의 거의 모든 기능에서 역할을 담당한다. 기능적 성분으로서 물은 화학결합을 원활하게 하고, 움직이는 기관들을 보호하며, 몸의 부피와 형태를 만들고, 체온을 조절하며, 화학적 평형에 쓰이고, 세포에서 대사의 한 요소로서 이용되기도 한다. 물은 몸속에서 다른 어떤 영양소보다도 다양한 역할을 한다. 만약 물 섭취가 필요량을 충족시키지 못해서 수분이 부족하게 되면 몸은 제대로 기능하지 못한다.

몸속에는 물과 무기질 사이의 중요한 관계가 존재하기 때문에 건강을 위해서는 물과 무기질을 매일 섭취하는 것이 매우 중요하다. 무기질이 몸속에서 전해질을 형성하기 위해서는 물이 필요하다. 반대로 물은 세포막 내외의 체액을 유지하기 위해 무기질이 필요하다. 몸속의 물은 대체로 두 가지로 분류된다.

즉, 세포외액(ECF)과 세포내액(ICF)이다. 대부분의 물은 세포들 안에서 세포내액의 형태를 취하며, 인체내 물의 약 1/3은 세포외액의 형태로 세포 바깥에 존재한다. 세포외액은

Quick Insight

여성의 3대 병적 징후는 불규칙적 식사, 월경불순, 골다공증이다. 여성 운동선수의 25% 이상이 불충분한 영양 섭취와 과도한 운동 스트레스로 인한 에스트로겐 불균형의 위험에 노출되어 있다. 체지방 수준이 필수 요구량보다 낮은 경우 순환 에스트로겐 농도의 감소를 유발하여 월경 활동을 저해한다(31). 에스트로겐 수준의 감소는 칼슘 조절기능장애를 유발한다. 칼슘 섭취량이 적은 식이는 골다공증의 위험성을 극적으로 증가시킨다(64). 여성의 3대 징후의 특성, 징후, 증상 등은 다음과 같은 것을 포함한다(11).

- 젊은 성인 여성
- 재발성 피로 골절
- 낮은 자존감
- 과격한 운전 습관
- 우울의 징후
- 낮은 체질량
- 운동 중독
- 자기 비판적
- 과도한 경쟁성
- 감정의 기복

수분 섭취

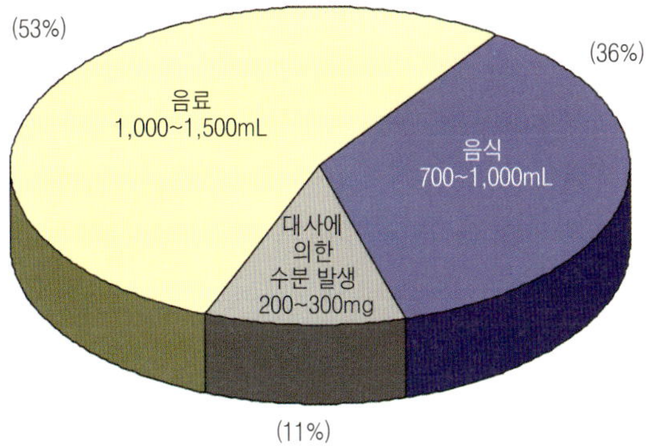

수분 배출

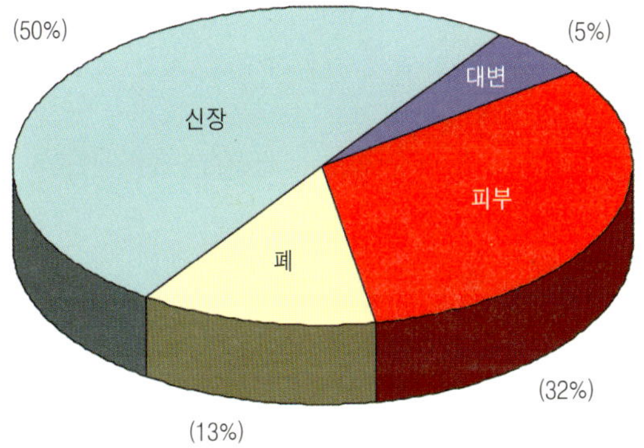

혈장, 세포들 사이의 물(간질액), 림프액, 타액, 선과 조직에서 나오는 체액뿐만 아니라 뇌척수액도 포함된다. 인체의 세포들은 투과성이 있으며, 따라서 생리적 환경의 필요에 따라 물은 세포막 사이를 비교적 쉽게 이동한다. 이러한 이동성은 세포가 너무 많은 체액을 손실하거나 너무 과잉되는 것으로부터 세포를 보호함으로써 몸의 조절 체계를 유지 가능하게 한다. 무기질은 이 조절 메커니즘을 용이하게 하는 데 중요한 역할을 한다.

무기질이 물에서 용해되면, 일부 무기질은 이온을 띠며 전해질(electrolyte)이 된다. 앞에서 언급했듯이 전해질이란 말은 전기적 전하를 갖고 전기를 전하는 이온을 일컫는다. 이러한 전기적 전도물이 세포 내 · 외에서 적절한 농도로 유지되면 체내 수분 균형도 잘 유지된다. 세포내액의 부피 유지를 담당하는 전해질은 칼륨(K)이며, 세포외액은 나트륨(Na)과 염소(Cl)에 의해 조절된다. 마그네슘(Mg) 또한 세포 내외의 활동에 기여하지만, 주요 전해질로 인식되지는 않는다(104).

과다한 체액 손실로 인하여 세포 환경이 붕괴되면 체액과 전해질의 불균형이 발생한다. 운동으로 과도한 체액을 손실

Quick Insight

나트륨-칼륨의 관계는 항상성 유지에 있어 매우 중요하며, 전해질이온은 세포막 내외의 전기적 기울기를 적절하게 조절함으로써 조직에서의 체액 균형을 조절한다. 과도한 염분 섭취는 나트륨의 재흡수를 증가시키는 호르몬인 알도스테론을 감소시킴으로써 신장의 배설기능을 증가시킨다. 초과되는 나트륨이 충분히 조절되지 않으면 체내에 과다한 나트륨이 남게 된다. 초과되는 나트륨은 수분을 혈액 내로 밀어 넣어 혈액의 과수화를 유발하고, 결과적으로 혈압을 증가시킨다. 고혈압으로 진단받은 환자 중 33% 정도가 이러한 나트륨성 고혈압에 해당한다.

미국인들은 평균적으로 식이염분 섭취 권장량의 두 배 정도를 섭취한다. 과도한 나트륨 섭취는 종종 칼륨과의 적절한 균형을 저해한다. 고혈압 위험성에 노출된 경우 식이염분 섭취를 줄이고 충분한 양의 칼륨을 섭취해야 한다. 토마토, 감자, 오렌지, 바나나, 육류 등은 칼륨의 좋은 공급원이다.

하면 고열로 인하여 구토, 설사를 일으켜 위험한 탈수 상태에 이를 수 있다(22,103). 이러한 생리적 항상성의 붕괴로 인해 세포외액이 손실되면 세포외액은 균형을 회복하기 위해 세포로부터 세포내액을 끌어온다. 문제를 악화시키는 건 이러한 과정 속에서 전해질도 손실된다는 것이다. 이것은 매우 위험한 상황을 만들게 되는데, 왜냐하면 체액조절 메커니즘이 제대로 작동되지 않아서 신장의 손상과 심부전증을 유발시키수 있기 때문이다(10,97,102). 체액 균형이 한 번 손상되면 이것을 되돌리기 위해서는 즉각적인 체액 보충이 필수적이다. 수분 부족이 심한 경우에는 물과 전해질 용액을 섭취해야 한다. 좌측의 그래프는 표준 체액 섭취량과 배출량을 나타낸다.

1일 수분 섭취량 Daily Fluid Intake

매일 수분을 섭취하는 것은 탈수와 열사병 방지에 매우 중요하다. 특히 신체활동이 활발한 사람들은 하루 필요량만큼 충분한 물을 섭취하지 않는다. 수분은 다양한 메커니즘을 통해 얻거나 손실된다. 일반적으로 평범한 환경에서 주로 좌업생활하는 사람은 하루 2.5L의 물이 필요하다(96). 주변 환경이 더 더워지거나 활동의 기간 및 강도가 증가하면 물의 생리적 요구량은 급격하게 증가한다. 극심한 생리학적 상황에서는 물의 섭취량이 5L 많게는 10L까지 증가한다(49,95)

세 가지 주요 에너지원들을 통해서 1일 수분 요구량을 채울 수 있다. 즉, 액체의 섭취, 음식을 통한 섭취 및 신진대사 과정이다(그래프 참조). 일반적으로 수분 섭취는 순수한 물

이나 전해질 음료에 중점을 두어야 한다. 소다, 커피 및 차에 의한 수화 효과는 이러한 음료들에 함유된 카페인의 이뇨성 효과 때문에 부정적이다. 부가적으로 크레아틴, 마황 또는 에페드린 등이 함유된 보충 음료 또한 물 균형에 부정적으로 작용할 수 있다. 건강식품, 특히 과일이나 야채는 상당히 많은 양의 물을 함유하고 있지만 지방이나 단 식품들은 비교적 물 함유량이 적다. 신진대사 과정을 통한 물은 에너지원들이 에너지를 생성하기 위해 물과 이산화탄소로 이화작용이 될 때 생성된다. 이 신진대사로 만들어진 물은 좌업생활자에게 하루 물 필요량의 약 25%를 해결해 줄 수 있다. 또한 신체활동 중에 글리코겐은 글루코오스와 결합되어 있던 물을 방출시키기 때문에 탄수화물의 분해를 통해 물을 추가적으로 공급할 수 있다. 즉 1g의 글리코겐에는 2.7g의 물이 포함되어 있기 때문에 글리코겐 저장량이 최대일 경우 체내에는 1,000g 이상의 물이 유지되고 있다.

체액 손실 Fluid Loss

몸에서의 수분을 배출하는 방법은 비교적 효율적인 과정이다. 체내 수분 손실의 네 가지 주요 메커니즘은 소변 배출, 피부를 통한 손실, 호흡하는 동안의 증발을 통한 손실, 배설물을 통한 손실이다. 소변을 통한 체액 손실은 신장의 재흡수율과 1일 신장을 통과하는 용질의 양에 따라 결정된다. 평균적인 물의 재흡수 비율은 약 99%이지만 약 1,000~ 1,500mL의 체액이 매일 소변으로 배출된다(9,32,78). 이러한 체액 손실은 단백질이 에너지로 사용됨으로써 몸의 수분 탈취를 가속화할 때 증가된다. 배설물을 제거하는 배출기능 또한 물을 필요로 한다. 대장을 통해 배설물이 쉽게 나가도록 하기 위해, 사람 배설물의 70%는 수분이 차지한다(100~ 200mL의 물). 1,500~5,000mL의 체액 손실을 야기할 수 있는 설사로 고통받고 있는 사람의 경우에는 특히 더 그렇다(19).

피부와 호흡을 통한 수분 손실은 매일 손실되는 체액의 잔여 부분을 차지한다. 한 번 호흡할 때마다 물 기체가 증발하며, 일반적인 호흡은 매일 약 250~300mL의 수분 손실을 가져온다. 운동을 할 경우에는 호흡량의 증가로 체액 손실 또한 증가하여 격렬한 운동을 할 때 매분 손실량은 환경조건에 따라 약 2~5mL에 이른다(33,98). 흥미롭게도 들이마신 공기가 폐를 따라 움직일 수 있도록 축축하게 하기 위해서는 몸이 물을 배출해야 하기 때문에, 이 비율은 더 온도가 낮고 고도가 더 높아질수록 증가하게 된다.

또한 피부는 운동하는 동안 체액 손실을 증가시킨다. 보통의 환경조건에서, 피부는 미미한 피부호흡으로 느끼기 힘든 발한작용을 통해 하루에 약 350mL의 체액을 손실한다. 이러한 피부호흡은 수분이 깊숙한 조직으로부터 피부 밖으로 배어 나오는 과정으로 발생한다. 수분은 또한 피부 표면 아래의 땀샘으로부터도 배출된다. 일반적으로 보통 1일 발한작용으로 500~750mL의 체액이 손실된다. 발한은 몸을 차갑게 하기 위한 냉각 메커니즘으로 작용한다. 몸이 땀을 배출하면 그것을 피부로부터 증발시키면서 냉각 효과를 일으킨다. 열에 길들여진 신체는 하루에 12L의 땀을 배출할 수 있으며, 고강도 운동을 하는 동안에는 시간당 1L의 땀을 흘릴 수도 있다(67).

앞서 언급한 조건과 몸의 생리적 작용에 덧붙여 체액 배출은 몇몇 다른 요소들에 의해서도 영향을 받을 수 있다. 과도한 단백질 섭취, 낮은 칼로리의 식단, 임신과 모유의 분비, 과도한 나트륨 섭취, 고섬유질 식단, 알코올이나 카페인과 같은 식품의 섭취는 모두 추가적인 물의 섭취를 필요로 한다(21,93). 이들 각각의 요소는 네 가지 체액 손실 메커니즘 중 하나를 통한 추가적인 체액 손실을 보충하기 위하여 일정한 양의 물을 필요로 한다. 어느 정도의 물이 추가적으로 필요한지 알기 위해서는 먼저 무엇이 손실을 야기했는지를 이해해야 한다. 각각의 메커니즘과 이와 관련된 체액 손실을 알아보는 것은 하루 필요량을 만족시키기 위해 얼마나 물을 더 섭취해야 할지 확인하는 데 도움이 될 것이다.

에너지 기질 분해로부터 생성되는 대사수

에너지 영양소(100g)	대사수(g)
탄수화물	55g
단백질	100g
지방	107g

운동과 체액 손실 Exercise and Fluid Loss

운동은 심장혈관의 조절과 수분 증발로 인하여 수분 손실 메커니즘의 효과를 악화시킨다. 신진대사작용으로 발생한 열의 소실을 위하여 과다한 발한작용을 야기할 수 있으며, 이것은 혈장량의 감소를 가져와 결국에는 세포내액과 세포간질액으로부터 체액의 이동을 야기한다. 환경이 매우 고온다습하다면 심혈관계는 체열을 소실하려는 생리적 요구에 압박을 받는다. 이러한 환경에서 혈액은 냉각을 위해서 신진대사로 발생된 열을 외부로 발산시켜야 한다. 이러한 요구는 산소의 운반에 사용될 수 있는 혈액의 양을 감소시킨다. 이것이 왜 고온 환경에 따라 대응하는 능력이 달라지는가에 대한 한 가지 이유이다. 게다가 사용 가능한 혈액의 감소는 직접적으로 심박출량을 낮추기 때문에 고온 속에서 운동을 하게 되면 최대산소섭취량을 낮추게 된다. 심박출량의 감소를 보충하기 위해 심박수는 증가하고, 따라서 최대한 심박수를 높인다. 최대의 산소를 필요로 하는 상태에서 심박수는 감소된 심박출량을 보충할 수 없기 때문에 결국 최대산소섭취량은 감소하게 된다.

운동하는 동안, 몸은 급격한 내부 체온의 변화를 겪는다. 활성화된 근육에 의해 생성된 열은 심부 온도를 높일 것이다. 심부 온도의 적당한 증가는 생리적, 신진대사적 기능을 위한 최적의 온도를 만든다. 이러한 반응이 정상적이긴 하지만, 신체의 열역학은 여전히 잘 조절된 열 소실반응을 필요로 한다. 뇌의 시상하부(hypothalamus)는 체온조절을 위한 중앙조절센터이다. 열을 조절하는 메커니즘은 체온조절 센터를 직접적으로 자극하는 피부의 열 수용체로부터의 신호와 혈액 온도에 의하여 활성화된다. 이러한 정보에 대응하여, 신체는 냉각 효과를 위해 체액을 결집한다. 증발(evaporation)은 쉬거나 활동하는 동안 과열되는 것에 대하여 주요 생리적 방어를 제공한다. 신체활동에 의해 환경적 열과 내부적 열이 동시에 활성화되면, 반응은 주로 증가된 호흡에 의해 조절된다. 이것은 체액의 감소를 가져오고 결국 급격한 탈수 현상에 이르게 된다.

탈수 Dehydration

수분 상태의 가장 주된 조절기는 갈증이다. 공교롭게도 갈증의 발단은 이미 다소 수분이 탈수된 시점에서 시작된다(8,66,83). 대부분의 사람들의 경우, 수분 섭취를 갈증에 기초하여 행하게 되면 적절하지 못한 섭취에 이른다. 이것은 특히 노인들의 경우가 문제인데 왜냐하면 그들은 중추수용기(central volume receptor)의 감소에 따라 갈증 메커니즘이 손상되기 때문이다(65,82). **탈수 현상(dehydration)**은 몸무게의 1% 또는 그 이상의 손실에 따라 발생하거나 체액 섭취보다 체액 배출량이 많은 경우 발생한다. 앞에서 말했듯이 물은 다양한 신체기능에 의해 손실되며 모든 신진대사 활동에는 어느 정도의 물을 필요로 한다. 평균적으로 우리 몸속의 모든 물은 10~12일마다 한 번씩 교체된다. 격한 훈련을 받는 운동선수들은 대체로 몸속의 모든 물이 6일마다 한 번씩 교체된다. 체액역학의 배출(2% 또는 그 이상의 몸무게 저하)이 지배적이면 몸의 기능은 손상된다(46). 적당한 운동은 매시간 0.5~1.5L 정도의 체액 손실을 유발한다. 이 수치는 신체적 활동이나 환경적 요소가 가중되고 훈련이 더 격렬해지면 시간당 3L까지 급격히 증가한다(16,73, 76). 체액 손실은 매우 짧은 시간에도 생명을 위협하는 수준까지 이를 수 있으며 체액 손실이 계속 누적되면 매우 위험하다. 적절한 보충 없이 오랜 시간 동안 계속적으로 물을 손실하면 빈약한 수분 상태 때문에 일반적인 운동을 한 번 하는 것조차 매우 심각한 위험이 될 수 있다.

열과 관련된 질병의 위험, 예를 들면 맥박은 몸의 수분이 탈수된 상태에서 매우 증가한다. 이와 같은 문제는 운동이 지속되면 발생한다.

저혈장증(hypovolemia)과 땀샘피로는 체액 손실이 체중의 5% 이상에 이르게 되면 발생한다(61). 땀에 의한 체액 손실의 대부분이 혈장에 의해 보충되기 때문에, 사용 가능한 산소가 감소하게 되고 심장 출력이 낮아져 심장혈관의 기능이 손상된다. 심장의 출력에 있어서의 감소는 신장과 심장의 기능장애, 심하면 발작으로 인한 죽음을 야기할 수 있다. 게다가 혈장 부피가 감소하면 몸의 체온조절 역량이 악화된다(61). 이러한 체온조절기능과 생리적 기능은 어떤 수준의 탈수 현상에서라도 신체 능력 감소를 가져온다. 탈수는 수영 또는 추운 환경이나 높은 고도에서 운동할 때도 일어날 수 있다(36,60). 이뇨제의 사용 또한 신장에 의해 재사용되는 물의 양을 줄이고 소변 배출량을 증가시킴으로써 탈수 현상에 영향을 미친다. 이뇨제 섭취로 소변을 통해 배출된 체액은 또한 혈장으로부터 온다. 앞서 언급했듯이 지속적으로 물 대신 소다수나 커피 또는 다른 이뇨제 함유 음료를 소비하는 사람은 수분 상태가 손상될 것이다. 알코올 섭취도 마찬가지이다.

적절한 수분 유지 Maintaining Proper Hydration

체액 교체가 바로 건강한 신체를 유지하는 비결이다. 적절한 수분과 훈련과 환경에 대한 적절한 순응이 결합되면 시너지 효과가 발생하여 탈수 열사병의 위험을 눈에 띄게 감소시킨다.

Quick Insight

원활한 수화작용을 위해 성인 남성 좌업 생활자는 하루에 최소 2.5~3.0L의 수분을 섭취해야 한다. 반면에 성인 여성 좌업생활자는 하루에 최소 2.2~2.6L의 수분을 섭취해야 한다(45). 수분은 카페인이나 알코올이 함유되지 않은 음료나 스프, 음식의 형태여야 한다. 물은 순수한 물의 형태일 때 인체에서 쉽게 이용된다. 차나 커피 또는 청량음료의 경우 중추신경을 과도하게 자극할 수 있으며, 이와 더불어 카페인이 갖는 심장에서의 강력한 이뇨작용으로 인해 요 생성을 증가시키고 이는 결국 탈수의 위험성을 증가시키게 된다. 수분의 충분한 보충 섭취 없이 커피나 탄산음료를 규칙적으로 마시는 경우 어떠한 신체활동에도 참여하지 않더라도 약간의 탈수를 유발할 수 있다.

만성적 탈수는 다양한 주요 질환의 발병과 관련되어 있다. 신장 결석의 유병률은 소변량이 적은 사람들에게 증가한다는 것이 일반적인 견해이다. 수분 섭취량의 감소는 소변량을 감소시키고 모든 결석의 농도를 증가시킨다. 결석 환자뿐만 아니라 요로결석 생성의 위험성이 있는 사람의 경우 각 식사 시, 식사 중간, 취침 전과 아침 기상 시에 각각 최소 250mL 정도의 수분 섭취를 권장하고 있다. 이러한 방식은 수분 섭취를 하루 종일로 나누어서 할 수 있게 해서 요가 농축되지 않게 하며 신장결석 생성 위험성을 감소시켜 준다.

수분 섭취가 부족한 경우 암 발생 위험률이 증가하게 된다. 비뇨기계(방광, 신장, 전립선, 고환 등) 암환자와 부족한 수분 섭취 간에는 밀접한 관련이 있어 보인다. 특정 음료의 섭취량에 대해 아직까지 명확하게 밝혀진 바는 없지만 한 연구에서 하루 5잔 이상의 수분을 섭취하는 여성들의 경우 2잔 이하의 수분을 섭취하는 여성들에 비해 대장암 발생 위험률이 45% 감소하였다고 보고하였으며, 남성을 대상으로 한 연구에서도 수분 섭취를 증가시킨 경우 위험성이 32% 감소하였다고 보고하였다. 이러한 결과는 적당량의 수분 섭취로 인해 체내 배설물의 유동성이 증가됨으로써 발암물질의 장내 체류 시간이 감소된 데서 기인한 듯하다.

물은 지방대사 과정에서 매우 중요한 역할을 한다. 간의 주요 기능 중 하나는 에너지원으로 활용하기 위해 저장된 지방을 유동화하는 것이다. 물은 이러한 대사 과정에서 중요한 핵심 성분이다. 물이 부족하면 신장은 노폐물 제거를 위해 요구되는 수준의 작용을 할 수 없다. 간에서의 이러한 결과는 신장에 부담을 주게 되고 결과적으로 에너지대사의 효율성을 감소시킨다. 또한 수분 섭취로 인해 상승된 장내 포만감은 식사량을 감소시켜 준다. 위에 많은 물이 차 있으면 음식을 보다 적게 먹게 된다. 충분한 물 섭취는 포식을 했을 때 경험하는 것과 같이 열량 섭취의 부침을 감소시켜 줌으로써 배고픔을 덜 느끼게 한다.

열 환경에의 순응 Acclimation

훈련의 스트레스와 환경에 적절하게 적응한 사람들은 혈장량이 더 많으며 땀 흘리는 면적이 더 크다. 그리고 땀을 더 빨리 흘린다. 항이뇨성 호르몬(ADH)의 방출이 증가하고, 전해질을 보존하고, 신장에서의 체액의 재사용을 증가시키기 위한 **알도스테론(aldosterone)**이 더 많이 방출된다. 피부의 혈류량이 증가한다. 환경 적응의 효과는 매일, 그리고 운동할 때 균형 있게 체액 섭취를 하는 것으로 보완되어야 한다. 운동하는 동안 수분을 섭취하는 것은 피부로의 혈류량을 증가시키고 이것은 더 효과적인 냉각 작용을 가져온다. 적절한 수분 교체 일정을 철저하게 따르는 것은 탈수와 이에 따른 결과, 특히 이상고열을 방지한다. 피트니스 전문가들은 회원들의 훈련에 따른 처방에 있어서 계획된 수분 섭취를 지키도록 부지런히 행동해야 한다. 대부분의 운동하는 사람이나 운동선수의 수분 섭취량을 관찰하게 되면 권장 수분 섭취량보다 더 낮게 섭취한다(23). 수분이 충분히 섭취된 사람은 면역반응이 제대로 발휘되지 못하는 수분 상태에 있는 사람의 노력과 비교할 때 활동에 있어서 향상을 경험하게 될 것이다.

탈수의 초기 증상

- 피로
- 두통
- 내성 저하
- 갈증 또는 기침
- 피부홍조
- 식욕부진
- 어지럼증
- 악취가 나는 진한 색의 소변

운동 전 수분 섭취 Pre-Exercise Hydration

운동 전에 섭취하는 수분은 탈수를 지연시키고 심부 온도의 감소로 인하여 열 스트레스에 대한 보호를 제공한다(72,75). 수분 섭취는 운동 또는 시합을 하기 24시간 전에 시작할 수 있고, 훈련 시작 20분 전까지 지속되어야 한다. 운동 전 수분 섭취는 위장을 늘려 주면서 위의 공복감을 낮추어 주는 정도인 약 400~600mL가 적절하다(51,61, 71,74). 운동 전 수분 섭취는 지구성을 요하는 활동 또는 수분 섭취량과 배출량의 균형을 유지하기가 어려운 뜨거운 날씨의 훈련에서 매우 중요하다.

운동 중과 후의 수분 섭취 Hydration During & Post-Exercise

인체의 수분은 적절한 유지를 위해서 운동처방에 따라 섭취되어야 한다. 피트니스 전문가들은 몸무게 변화와 소변의 상태를 확인함으로써 체내 수분이 적절한지 평가할 수 있다. 수분 섭취가 잘된 사람이라면 일반적으로 소변이 많은 양 배출되어야 하고, 냄새가 적고, 밝은 색을 띠어야 한다. 색이 짙고 심한 냄새가 나는 소변은 몸에 수분이 부족하다는 것을 의미한다. 마찬가지로 운동 전후 몸무게의 변화는 운동을 하는 동안의 수분 손실을 보여 준다. 훈련하는 동안 몸무게 변화를 도표화하는 것은 피트니스 전문가들로 하여금 운동실행자의 대략적인 체액 손실을 측정할 수 있도록 한다. 이것은 체액의 교체 정도에 대한 분명한 자료를 제공해 준다. 일반적으로 1파운드의 몸무게 감소는 450mL(15oz)의 물 손실과 거의 같다.

수분이 보충되는 시간 간격 또한 적절한 수분 상태를 유지하는 데 아주 중요한 요소이다. 시간당 1,000mL의 체액 손실을 보충하기 위해서 매 15분마다 250mL의 물을 섭취해야 한다(50,61). 시간당 1,000mL를 초과하는 수분 손실에 대해서는 250mL의 물을 매 10분 간격으로 섭취해야 한다(67). 실제 수분 손실량을 구하는 것이 손실된 양을 적절하게 교체하기 위한 첫 번째 단계이다.

수분 손실	권장 수분 섭취량	소비 비율
시간당 1000mL	250mL	매 15분
>시간당 1000mL	250mL	매 10분

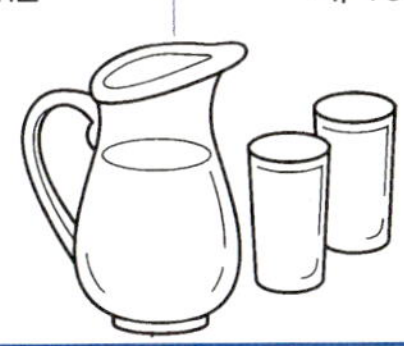

재수화를 위한 수분 섭취는 물에만 한정되는 것이 아니다. 입에 맞는 탄수화물-전해질 용액(4~8% CHO 용액) 또한 단순히 물만 마시는 것보다 더 완벽히 수분 섭취를 하도록 촉진할 수 있다. 이러한 수분 촉진은 시합이나 운동 중 또는 운동 후에 사용될 수 있다. 리터당 20~60mmol의 탄수화물과 전해질을 함유하고 있는 음료는 운동 후 수분 회복과 전해질 균형을 증가시키는 것으로 보고되었다(40,92). 더구나 리터당 2~5mmol인 적은 양의 칼륨은 세포외액 보존을 강화하고 신장에 의한 나트륨 보존으로 추가적인 칼륨 손실을 감소시킨다(67).

운동 후 바로 순수한 물을 즉시 섭취하면 혈장의 **삼투화**(osmolarity)를 감소시키는 시점까지 혈장 나트륨 농도를 묽게 한다. 이것은 결과적으로 소변 생산량을 증가시키고 뇌에 갈증 메커니즘을 일으키는 나트륨 의존적인 자극 과정을 억제시킨다. 체액이 적절한 나트륨 농도를 지니게 되면 혈장 나트륨 농도는 올라가는데, 이것이 갈증 기능을 유지하여 섭취된 수분의 보존을 장려하고 재수화 과정에서 혈장 부피의 회복을 촉진시킨다(3,47,56). 탄수화물-전해질 음료는 체수분을 회복시키고 신체활동을 하는 데 이상적인 용액이다. 글루코오스 용액은 장에서 나트륨과 물 흡수를 자극한다. 탄수화물-전해질 음료는 체액 보충에 효과적인 것으로 나타났다(15,58). 그런데 탄수화물 농도가 너무 높으면 위가 비는 것과 장의 수분 흡수 비율에 부정적으로 작용한다. 위장의 총부피는 위가 비는 비율에서 중요한 역할을 한다. 위의 부피가 클수록 위가 비는 비율은 증가한다. 많은 사람들이 위장이 가득 찬 채로 운동을 하면 불편함을 느낀다는 사실 때문에 스포츠 음료가 수분 섭취를 위해 사용되는 경우에는 탄수화물 농도가 매우 중요해진다.

스포츠음료는 수분 균형이 무너지는 수준까지 운동하는 사람들을 위한 것이다. 많은 사람들은 탄수화물-전해질 용액이 필요할 만큼의 강도와 지속성을 갖고 운동을 하지는 않는다. 글루코오스 용액은 당분의 형태로 칼로리를 함유하고 있다. 보충 음료를 많이 섭취하는 것은 칼로리의 과잉 섭취를 발생시킨다. 낮은 수준 또는 적당한 수준의 운동이 대부분의 사람들에게 적절하기 때문에 물 섭취가 바람직하며 또한 물 자체는 칼로리도 없다.

식단 선택하기 Selecting Dietary Sources

무엇을 먹을지 그리고 하루에 얼마만큼의 영양분을 섭취할 지 아는 것은 매우 어렵다. 미국에서 비만과 이에 따른 관련 질병이 증가하는 추세를 볼 때 여러 건강기관들이 심각한 걱정을 하는 것은 당연하다. 건강 지식과 약품의 끊임없는 개선에도 불구하고 국가의 전체적 건강에 있어서 쇠퇴는 계속되고 있다. 이것은 비만과 관련된 질병의 증가로도 증명된다. 문제는 여러 원인이 복합적으로 작용하는데 다음 내용들이 포함된다.

1. 일반인은 건강한 영양 습관이 체중 증가를 감소시키는 효과적인 방법이라는 것을 인식하지 못한다. 대부분의 사람들은 식품에 분명히 표시가 붙어 있음에도 불구하고 무슨 영양분이 어떤 음식에 들어 있는지를 잘 모른다.
2. 미국인들은 시간과 압박감 때문에 영양에 나쁜 음식을 선택할 수밖에 없다고 변명한다.
3. 신체적 활동의 양과 소비되는 에너지의 양은 일치하지 않는다.
4. 제조업자들은 편리함을 추구하는 경향을 이용하여 즉효의 용액들을 판촉하고 추천함으로써 건강한 영양 습관에 수많은 유혹과 장애물을 만들어 왔다.
5. 대중매체가 정확하지도 않은 정보들을 노출하고, 그 정보가 인쇄매체나 디지털을 통해 소비자에게 소통되는 것에 대한 규제가 없다.

정부가 이에 관한 정보의 개요를 제공하고는 있지만, 대개의 경우 소비자는 이 정보들을 적절히 사용하는 데 매우 혼란스러워한다. USDA는 미국인들의 영양 섭취에 대한 실용적인 접근의 손쉬운 도구로 훌륭한 식품 안내 피라미드를 만들었다. 식품 안내 피라미드는 각각의 분류에 따른 권장섭취량뿐만 아니라 영양분이 어디로부터 얻어져야 하는지 등에 대한 간단한 안내를 제공한다. 알맞게 따른다면 이 피라미드는 인구의 약 90%에 해당하는 사람들에게 필요한 영양소를 충족시킬 것이다.

Key Terms

나트륨-칼륨의 관계(sodium-postassium relationship): 세포막에 적정한 전기류를 유지하는 것은 체내 조직의 체액균형을 맞춰주고 따라서 항상성을 유지하여 줌

만성 탈수증(chronic dehydration): 신체가 지속적으로 항상성을 유지하는 데 필요한 체액이 부족한 현상으로 위염, 속쓰림, 관절염, 신장결석, 노화 등을 유발할 수 있음

탈수증(dehydration): 조직이나 신체의 일부에서 발생되는 과도한 수분 손실

저혈장증(hypovolemia): 혈장량의 감소

알도스테론(aldosterone): 부신피질에서 분비되는 스테로이드호르몬으로 체내 염도를 조절함

삼투압(osmolality): 용액의 삼투농도를 의미하며 용액의 리터당 용질의 오스몰로 표기함

식품 안내 피라미드 Food Guide Pyramid

식품 안내 피라미드는 많은 미국인이 직면하고 있는 다양한 식단 관련 문제들에 대한 손쉬운 해결책이다. 그러나 이것은 효율성과 실용성의 문제로 특히 체중 감량 프로그램에 참여하는 사람들에게서 심한 비판을 받아 왔다. 미국의 비만율이 35%까지 증가한 이유는 신체적 활동이 부족하고, 대부분의 사람들이 식품 안내 피라미드에서 권장하는 잘 완성된 칼로리 조절 식단을 섭취하는 데 실패하였기 때문으로 시사되어 왔다. 대부분의 미국인들이 낮은 활동 수준을 유지하고, 비교적 지방과 당분이 높은 식단을 섭취하는 데다, 일반적으로 소비하는 칼로리보다 더 많은 칼로리를 섭취하기 때문에 식품 안내 시스템이 그 자체로는 미국의 영양 섭취 필요량 조절에 적절하다고 할 수는 없다. 만약 개인의 식단이 피라미드에 나타난 대로 주로 과일, 채소, 기름기 없는 고기, 완전한 곡물이 포함된 알맞은 양으로 이루어져 있다면 비만은 미국에서 그리 큰 건강 이슈가 안 되었을 것이다.

피라미드 시스템에 따른 식사의 단점은 대부분의 사람들이 피라미드 각각의 부분에서 현명한 식품 선택과 잘못된 식품 선택을 구분 짓지 못한다는 것이다. 예를 들면 정백하지 않은 곡물(whole grain)로 된 식품보다 가공된 탄수화물 제품을 고르는 것이 매우 일반적인데 사람들은 거의 그 차이점을 인식하지 못한다. 게다가 많은 사람들은 맛 때문에 각 식품 그룹에서 칼로리가 높은 식품을 더 선호하는 경향이 있다.

식품 안내 피라미드를 따르는 행동은 시간과 편리함의 요소 때문에 매우 힘들다. 이러한 현상의 원인은 세 가지로 성리된다. 1) 섭취할 때 식품을 모니터 하기 힘들다. 2) 많은 사람들이 애용하는 인스턴트식품은 종종 지방과 당분이 높다. 3) 먹기에 알맞은 양을 잘 아는 사람은 거의 없다. 식당에서는 종종 음식들이 권장된 양의 2~4배에 가까운 양으로 나온다. 더구나 USDA에서 제시한 한 끼 식사의 양은 가정에서 평균적으로 소비되는 양보다 훨씬 더 적다. 따라서 피라미드를 지키고 있다고 스스로 생각하더라도 사람들은 사실 과일과 야채를 제외한 각각의 식품 영역에서 음식을 과소비하고 있다.

활동 activity
활동이란 각 단계와 단계를 거치는 사람으로 구성된다. 매일 꾸준한 운동의 중요성을 일깨워 주는 지표라 할 수 있다.

점진적 향상 gradual improvement
점진적 향상을 이루는 것이 바람직하다. 한 개인이 매일 자신의 식단과 삶에 조금씩 변화를 주는 것이 좋다.

개인화 personalization
개인화는 각 단계를 거치는 사람에게서 볼 수 있다.

다양성 variety
다양성은 피라미드와 유류의 다섯 가지 식품군을 나타내는 6개의 띠로 표현된다. 이는 어떤 군에 속한 식품이든 건강을 유지하려면 매일같이 필요하다는 사실을 보여준다.

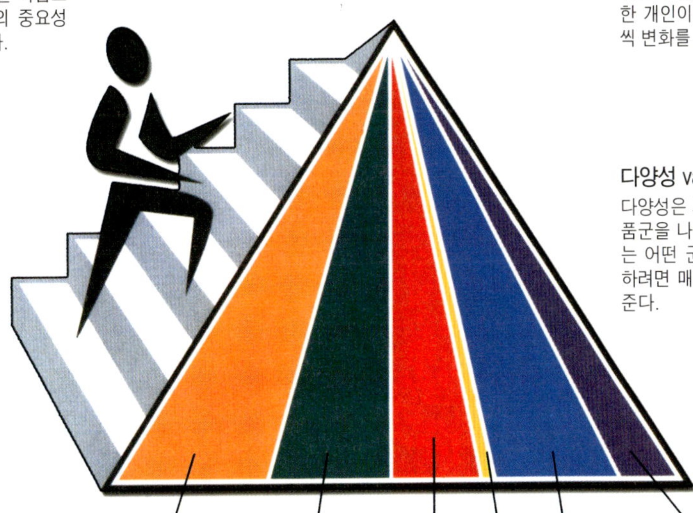

비율 proportionality
비율은 식품군의 폭에 따라 달라진다. 여기서 폭이란 한 사람이 한 식품군에서 음식 선택의 폭이 얼마나 넓은가의 문제이다. 하지만 이 식품군의 폭은 개략적인 기준일 뿐 정확한 수치는 아니다.

조정 moderation
각 식품군을 지방이나 당분 함유량에 따라 수직으로 배치한 것을 조정이라 한다. 아래쪽의 넓은 부분이 저지방이나 무지방 혹은 당분이 첨가되지 않은 식품이다. 이 부분의 식품을 섭취하는 것이 권장되는 바이다. 위쪽의 좁은 부분은 당분 첨가가 많이 되었거나 지방 함유량이 많은 식품이다. 활동적인 사람일수록 위쪽의 식품을 먹는 것이 좋다.

식품 표시 Food Labels

식품 표시를 어떻게 읽는지 알고, 한 끼 섭취하는 양을 이해하는 것은 식품 피라미드를 효과적으로 사용하는 첫 번째 단계이다. 실제로 운동실행자들에게 적당한 한 끼의 양과 1인분을 예시해 주면 그들이 1일 권장 식사량을 이해하는 데 도움이 된다. 각각의 식품 영역에서 전형적인 한 끼 양이 어느 정도 되어야 하는지를 제시한 것이다.

개인이 식품 계측에 의한 것이 아니고 이미 준비된 형태의 식품을 구매할 때 포장에 있는 표시를 읽으면 내용물, 영양소, 그리고 식품의 칼로리에 대한 정보를 얻을 수 있다. 그러나 한 끼에 해당하는 정보를 아는 것은 소비된 양이 어느 정도인지 판단할 수 있을 때만 유용하다. 사람들은 종종 1인분으로서 몇 끼 분량의 음식을 섭취했음에도 단지 한 끼 분량의 함유량만을 전체 섭취 음식량에 적용시킨다. 이러한 문제의 일부는 식품에 사용되는 제품 포장에 책임이 있다. 식기, 사발, 그리고 접시들은 종종 몇 끼 분량을 담을 수 있을 만큼 충분히 크다. 접시나 사발을 음식으로 가득 채우는 것은 자연스러운 경향이다. 사람들은 그들의 칼로리 필요량이 제공된 음식량보다 더 적은 양으로도 충분하다는 것을 인지하면서도 제공된 음식 모두를 섭취하고 만다.

식품 표시에는 영양소교육표시법(Nutrition Education Labeling Act)(1990년)에서 요구한 특정한 정보들을 담고 있다. 포장된 식품의 표시에는 재료가 표시되어야 하며 성분 중량이 적은 순서로 나열되어야 한다. **영양성분명부(nutritional facts panel)**도 요구된다. 이것은 용기별로 몇 끼 분량이 담겨 있는지를 표시하고, 한 끼 분량이 포함하고 있는 음식량의 무게와 크기를 반영해야 한다. 한 끼 분량의 크기는 표시에 나열된 영양분의 양을 포함하는 부분이다. 아래의 영양 정보는 각각의 표시에 포함되어야 한다.

영양 표시는 **1일 권장량(daily values)**에 대한 비율을 표시함으로써 추가적 정보를 제공한다. 1일 권장량은 한 끼 식사의 영양량을 2,000kcal나 2,500kcal 정도로 식단에 표시한다. 한 사람이 정확히 2,000kcal를 섭취하는 것은 아니지만 1일 권장량은 식단에서 그 음식의 영양가에 대해 제공한다. 게다가 식단의 전체 에너지는 각각의 영양소 옆에 1일 권장량의 퍼센트로 나열되어야 한다. 이것은 소비자들이 식단에서 권장된 퍼센티지(%)를 통해 그들의 에너지 소비와 영양 섭취 필요량을 만족시킬 수 있도록 도와주는 것이다.

곡물류	야채류	과일류	유제품류	고기와 콩류	지방, 기름, 당류
빵 1쪽 파스타 1/2컵 시리얼 1/2컵	다진 야채 1/2컵 잎채소류 1컵	중간 크기 사과 1개 과일 주스 3/4컵 중간 크기 오렌지 1개	우유 8온스 치즈 1온스 요거트 1/2컵	고기 3온스 달걀 1개 땅콩 1/2컵 콩 1/2컵	적게 사용 <10% 설탕 <10% 소금, 지방

탄수화물, 지방 및 단백질에서 오는 칼로리의 비율은 에너지 영양소를 찾는 합리적인 방법으로 보이지만 올바르게 이 방법으로 에너지 섭취 추적을 실행하기는 매우 어렵다. 필수적으로 전체 칼로리 섭취량과 각각의 에너지원으로부터의 특정한 칼로리의 양을 알고 있어야 하고, 에너지 권장량을 어떠한 비율로 바꾸는지도 알아야 한다. 정확한 한 끼 분량과 소비되는 매 식품의 정보가 정확성을 위해 필요하다. 이것은 식단 섭취를 추적하기 위한 합리적인 방법이 아닌데 왜냐하면 사용하기가 너무 어렵고 수치 변환에 특정한 능력과 섭취된 모든 음식에 대한 정보를 필요로 하기 때문이다. 다음은 에너지원(지방) 무게를 식단 칼로리의 비율로 전환 하는 데 사용되는 방법이다.

영양성분명부

한 끼 식사량
용기당 몇 끼 분량인지
총 칼로리
지방에서 오는 칼로리
총 지방
포화지방
콜레스테롤
나트륨
총 탄수화물
당분
섬유
단백질
비타민A
비타민C
칼슘
철

그램(g)을 퍼센트(%)로 바꾸기

2,700kcal의 식단에서 125g의 지방 소비의 경우

125g × 9kcal = 1,125kcal(지방으로부터)

1,125kcal(지방으로부터) ÷ 2,700kcal 식단 = 41%의 지방

식품 표시 예

영양 성분
1회 분량 1컵
1회 섭취량으로 먹을 수 있는 횟수 4

1회분 기준량당 영양		
230kcal		지방으로부터 90kcal
		% 1일 기준치*
총 지방 10g		15%
포화지방 5g		22.5%
콜레스테롤 24mg		8%
나트륨 730mg		36.5%
총 탄수화물 26g		9%
식이섬유소 1g		5%
설탕 9g		
단백질 9g		
비타민A 5%		비타민C 0%
칼슘 25%		철 6%

%값은 2,000kcal 식이에 기초하고 있음. 사람의 1일 기준치는 개인의 칼로리 요구에 따라 높거나 낮을 수 있음.

	칼로리	2,000
총 지방	미만	65g
포화지방	미만	20g
콜레스테롤	미만	300mg
나트륨	미만	2,400mg
총 탄수화물		300g
식이섬유		25g

g당 칼로리:
지방 9　　탄수화물 4　　단백질 4

식품 성분 표시(food description). 식품 성분 표시에 사용되는 단어는 정확하지 않은 경우도 많다. 높은 칼로리의 음식을 피하려는 소비자에게 저지방, 무지방, 저칼로리 등의 단어는 매력적으로 다가오지만 이 단어들이 진정 어떤 의미인지 이해하는 소비자를 찾기는 어렵다.

영양 성분(nutrient content). 소비자의 건강에 대한 의식이 높아지면서 시중 식료품에 영양 성분을 표시하게 되었다. 식약청과 미 농무부의 식품안전검사국은 식료품 성분 표시에 제시되는 정보를 규제하고 있다. 아래의 용어가 식료품에서 흔히 볼 수 있는 용어이다.

성분 표시는 규제를 받고 있는 대상이므로 소비자가 안심하고 믿을 수 있는 정보이다. 하지만 믿을 수 있는 만큼 혼란스러운 부분도 있다. 예를 들어, 젤리빈의 포장지에 보면 무지방이라고 표기되어 있지만 사실 이 제품은 순수 설탕 제품이다. 사실인즉 젤리빈을 무지방 제품이라고 광고하고 있지만 젤리빈에는 애당초 지방 성분이 들어가지 않은 것이다. 따라서 젤리빈에 무지방이라는 문구를 삽입한 것은 젤리빈이 몸에 좋은 식품이라는 이미지를 구축하기 위한 목적의 마케팅 전략이다. 퍼스널 트레이너는 관리를 받고 있는 고객에게 적절한 식료품을 어떻게 고르는지, 식료품의 성분 표시 정보를 어떻게 활용해야 하는지, 또 이 정보의 의미는 무엇인지 구별할 수 있는 눈을 길러 주어야 한다.

Key Terms

식품 안내 피라미드(food guide pyramid): 개인이 매일 섭취해야 하는 각 식품군으로부터 권장량을 보여 주는 영양 교육에 사용되는 다이아그램

영양성분명부(nutritional facts panel): 용기별 인분, 1인분을 구성하는 용적의 무게에 따른 음식의 양, 그리고 관련된 영양 정보를 식별하는 소비자 제품 라벨

1일 권장량(daily values): 음식 1인분으로 제공되는 영양소의 양을 나타냄

식품 성분 표시(food description): 라이트, 저지방, 무지방, 그리고 칼로리 감소로 음식을 설명하는 용어

영양 성분(nutrient content): 향상된 소비자 기준을 바탕으로 한 시장 식품 성분에 대한 설명

식품 성분 표시

Free: 종종 무지방, 무설탕과 관련되며 제안된 성분들이 제품에 전혀 포함되어 있지 않거나 극소량을 의미함. 0.5g 미만이거나 5kcal 미만

Low: 그 음식을 규칙적으로 소비하여도 그 구성 성분들의 초과적인 섭취로 야기되는 부작용 없이 사용 가능

Low-Calorie: 40mg 미만 함량

Low-Fat: 3g 미만 함량

Low-Cholesterol: 20mg 미만 함량

Low-Sodium: 140mg 미만 함량

Light: 세 가지 의미가 가능함. 1) 1/3rd 적은 칼로리 또는 지방의 반, 2) 저칼로리, 저지방 음식의 나트륨 함량이 50% 줄어든 양, 3) 색깔, 질감 또는 다른 성분을 설명하는 용어. 예를 들어 '밝은 갈색 설탕' 과 같이 그 의미를 설명

Reduced: 내용물이 기준량보다 그 성분이 최소한 25% 감량된 함량

Lean: 10g의 지방보다 적게 함량, 4.5g의 포화지방보다 적게 함량, 그리고 100g당 95mg 미만의 콜레스테롤 함량

Extra Lean: 5g 지방보다 적게 함량, 2g의 포화지방보다 적게 함량, 그리고 95mg 미만의 콜레스테롤 함량

Good Source: 1일 필수영양소의 10~19%

High In: 1일 필수영양소의 20% 또는 그 이상

Extra: 제안된 음식에 제시된 1일 권장량보다 적어도 10% 많게 함량

Very Low Sodium: 35mg 혹은 그 미만의 나트륨

Sodium Free: 5mg 미만 함량

High Fiber: 5mg 이상 함량

References

1. **Altieri A, La Vecchia C and Negri E.** Fluid intake and risk of bladder and other cancers. *Eur J Clin Nutr* 57 Suppl 2: S59-S68, 2003.

2. **Altieri A, La Vecchia C and Negri E.** Fluid intake and risk of bladder and other cancers. *Eur J Clin Nutr* 57 Suppl 2: S59-S68, 2003.

3. **Armstrong LE and Epstein Y.** Fluid-electrolyte balance during labor and exercise: concepts and misconceptions. *Int J Sport Nutr*9: 1-12, 1999.

4. **Bar DY, Gesundheit B, Urkin J and Kapelushnik J.** Water intake and cancer prevention. *J Clin Oncol* 22: 383-385, 2004.

5. **Bar DY, Gesundheit B, Urkin J and Kapelushnik J.** Water intake and cancer prevention. *J Clin Oncol*22: 383-385, 2004.

6. **Bartsch P, Swenson ER, Paul A, Julg B and Hohenhaus E.** Hypoxic ventilatory response, ventilation, gas exchange, and fluid balance in acute mountain sickness. *High Alt Med Biol* 3: 361-376, 2002.

7. **Bazzano LA, Reynolds K, Holder KN and He J.** Effect of folic acid supplementation on risk of cardiovascular diseases: a meta-analysis of randomized controlled trials. *JAMA*296: 2720-2726, 2006.

8. **Blair-West JR, Burns P, Denton DA, Ferraro T, McBurnie MI, Tarjan E and Weisinger RS.** Thirst induced by increasing brain sodium concentration is mediated by brain angiotensin. *Brain Res*637: 335-338, 1994.

9. **Blanker MH, Bernsen RM, Bosch JL, Thomas S, Groeneveld FP, Prins A and Bohnen AM.** Relation between nocturnal voiding frequency and nocturnal urine production in older men:a population-based study. *Urology* 60: 612-616, 2002.

10. **Broqvist M, Dahlstrom U, Karlsson E and Larsson J.** Muscle water and electrolytes in severe chronic congestive heart failure before and after treatment with enalapril. *Eur Heart J* 13: 243-250, 1992.

11. **Brunet M.** Female athlete triad. *Clin Sports Med* 24: 623-36, ix, 2005.

12. **Bruno EJ, Jr. and Ziegenfuss TN.** Water-soluble vitamins: research update. *Curr Sports Med Rep* 4: 207-213, 2005.

13. **Bruno EJ, Jr. and Ziegenfuss TN.** Water-soluble vitamins: research update. *Curr Sports Med Rep* 4: 207-213, 2005.

14. **Bruno EJ, Jr. and Ziegenfuss TN.** Water-soluble vitamins: research update. *Curr Sports Med Rep* 4: 207-213, 2005.

15. **Burke LM.** Nutrition for post-exercise recovery. *Aust J Sci Med Sport* 29: 3-10, 1997.

16. **Burke LM.** Nutritional needs for exercise in the heat. *Comp Biochem Physiol A Mol Integr Physiol* 128: 735-748, 2001.

17. **Burke LM.** Nutritional needs for exercise in the heat. *Comp Biochem Physiol A Mol Integr Physiol* 128: 735-748, 2001.

18. **Cesari M, Rossi GP and Pessina AC.** Homocysteine-lowering treatment in coronary heart disease. *Curr Med Chem Cardiovasc Hematol Agents*3: 289-295, 2005.

19. **Chongbanyatcharoen P.** Acute diarrhea's recommendations on oral rehydration therapy and feeding. *J Med Assoc Thai* 88 Suppl 1: S30-S34, 2005.

20. **Clarke R, Lewington S, Sherliker P and Armitage J.** Effects of B-vitamins on plasma homocysteine concentrations and on risk of cardiovascular disease and dementia. *Curr Opin Clin Nutr Metab Care* 10: 32-39, 2007.

21. **Clarkson PM and Thompson HS.** Drugs and sport. Research findings and limitations. *Sports Med* 24: 366-384, 1997.

22. **Costill DL, Cote R and Fink W.** Muscle water and electrolytes following varied levels of dehydration in man. *J Appl Physiol*40: 6-11, 1976.

23. **Coyle EF.** Fluid and fuel intake during exercise. *J Sports Sci* 22: 39-55, 2004.

24. **Czernichow S, Blacher J and Hercberg S.** Antioxidant vitamins and blood pressure. *Curr Hypertens Rep* 6: 27-30, 2004.

25. **Czernichow S, Blacher J and Hercberg S.** Antioxidant vitamins and blood pressure. *Curr Hypertens Rep* 6: 27-30, 2004.

26. **Delgado MC.** Potassium in hypertension. *Curr Hypertens Rep* 6: 31-35, 2004.

27. **Evans TM, Rundell KW, Beck KC, Levine AM and Baumann JM.** Airway narrowingmeasured by spirometry and impulse oscillometry following room temperature and cold temperature exercise. *Chest* 128: 2412-2419, 2005.

28. **Finaud J, Lac G and Filaire E.** Oxidative stress : relationship with exercise and training. *Sports Med* 36: 327-358, 2006.

29. **Francis RM.** Calcium, vitamin D and involutional osteoporosis. *Curr Opin Clin Nutr Metab Care* 9: 13-17, 2006.

30. **Genser D, Prachar H, Hauer R, Halbmayer WM, Mlczoch J and Elmadfa I.** Homocysteine, folate and vitamin b12 in patients with coronary heart disease. *Ann Nutr Metab*50: 413-419, 2006.

31. **Goodman LR and Warren MP.** The female athlete and menstrual function. *Curr Opin Obstet Gynecol* 17: 466-470, 2005.

32. **Grenon SM, Sheynberg N, Hurwitz S, Xiao G, Ramsdell CD, Ehrman MD, Mai CL, Kristjansson SR, Sundby GH, Cohen RJ and Williams GH.** Renal, endocrine, and cardiovascular responses to bed rest in male subjects on a constant diet. *J Investig Med* 52: 117-128, 2004.

33. **Grucza R, Szczypaczewska M and Kozlowski S.** Thermoregulation in hyperhydrated men during physical exercise. *Eur J Appl Physiol Occup Physiol* 56: 603-607, 1987.

34. **Hallberg L and Hulthen L.** Perspectives on iron absorption. *Blood Cells Mol Dis* 29: 562-573, 2002.

35. **Halsted CH.** Absorption of water-soluble vitamins. *Curr Opin Gastroenterol* 19: 113-117, 2003.

36. **Hamad N and Travis SP.** Weight loss at high altitude: patho-

physiology and practical implications. *Eur J Gastroenterol Hepatol*18: 5-10, 2006.

37. **Harvey LJ, Armah CN, Dainty JR, Foxall RJ, John LD, Langford NJ and Fairweather-Tait SJ.** Impact of menstrual blood loss and diet on iron deficiency among women in the UK. *Br J Nutr*94: 557-564, 2005.

38. **Hosoi T.** [Calcium requirement for the maintenance of bone mass]. *Clin Calcium* 11: 163-167, 2001.

39. **Hosoi T.** [Calcium requirement for the maintenance of bone mass]. *Clin Calcium* 11: 163-167, 2001.

40. **Jeukendrup AE, Jentjens RL and Moseley L.** Nutritional considerations in triathlon. *Sports Med* 35: 163-181, 2005.

41. **Kamel HK.** Postmenopausal osteoporosis: etiology, current diagnostic strategies, and nonprescription interventions. *J Manag Care Pharm* 12: 4-9, 2006.

42. **Kanter M.** Free radicals, exercise and antioxidant supplementation. *Proc Nutr Soc* 57: 9-13, 1998.

43. **Kennedy E and Meyers L.** Dietary Reference Intakes: development and uses for assessment of micronutrient status of women--a global perspective. *Am J Clin Nutr* 81: 1194S-1197S, 2005.

44. **Kleiner SM.** Water: an essential but overlooked nutrient. *J Am Diet Assoc* 99: 200-206, 1999.

45. **Kleiner SM.** Water: an essential but overlooked nutrient. *J Am Diet Assoc* 99: 200-206, 1999.

46. **Kleiner SM.** Water: an essential but overlooked nutrient. *J Am Diet Assoc* 99: 200-206, 1999.

47. **Kleiner SM.** Water: an essential but overlooked nutrient. *J Am Diet Assoc* 99: 200-206, 1999.

48. **Kontic-Vucinic O, Sulovic N and Radunovic N.** Micronutrients in women's reproductive health: II. Minerals and trace elements. *Int J Fertil Womens Med*51: 116-124, 2006.

49. **Koulmann N, Banzet S and Bigard AX.** [Physical activity in the heat: physiology of hydration recommendations]. *Med Trop (Mars)*63: 617-626, 2003.

50. **Latzka WA and Montain SJ.** Water and electrolyte requirements for exercise. *Clin Sports Med* 18: 513-524, 1999.

51. **Latzka WA and Montain SJ.** Water and electrolyte requirements for exercise. *Clin Sports Med* 18: 513-524, 1999.

52. **Lopez MA and Martos FC.** Iron availability: An updated review. *Int J Food Sci Nutr* 55: 597-606, 2004.

53. **Lopez MA and Martos FC.** Iron availability: An updated review. *Int J Food Sci Nutr* 55: 597-606, 2004.

54. **Magnusson B, Hallberg L, Rossander L and Swolin B.** Iron metabolism and "sports anemia". I. A study of several iron parameters in elite runners with differences in iron status. *Acta Med Scand* 216: 149-155, 1984.

55. **Malczewska J, Raczynski G and Stupnicki R.** Iron status in female endurance athletes and in non-athletes. *Int J Sport Nutr Exerc Metab*10: 260-276, 2000.

56. **Marlin DJ, Scott CM, Mills PC, Louwes H and Vaarten J.** Rehydration following exercise: effects of administration of water versus an isotonic oral rehydration solution (ORS). *Vet J*156: 41-49, 1998.

57. **Mason NP and Barry PW.** Altitude-related cough. *Pulm Pharmacol Ther* 2006.

58. **Maughan RJ, Owen JH, Shirreffs SM and Leiper JB.** Post-exercise rehydration in man: effects of electrolyte addition to ingested fluids. *Eur J Appl Physiol Occup Physiol* 69: 209-215, 1994.

59. **Morris RC, Jr., Schmidlin O, Frassetto LA and Sebastian A.** Relationship and interaction between sodium and potassium. *J Am Coll Nutr* 25: 262S-270S, 2006.

60. **Murray R.** Fluid needs in hot and cold environments. *Int J Sport Nutr* 5 Suppl: S62-S73, 1995.

61. **Naghii MR.** The significance of water in sport and weight control. *Nutr Health* 14: 127-132, 2000.

62. **Oliveras Lopez MJ, Nieto GP, Agudo AE, Martinez MF, Lopez Garcia de la Serrana and Lopez Martinez MC.** [Nutritional assessment of a university population]. *Nutr Hosp* 21: 179-183, 2006.

63. **Omaye ST.** Safety of megavitamin therapy. *Adv Exp Med Biol* 177: 169-203, 1984.

64. **Papanek PE.** The female athlete triad: an emerging role for physical therapy. *J Orthop Sports Phys Ther* 33: 594-614, 2003.

65. **Phillips PA, Johnston CI and Gray L.** Disturbed fluid and electrolyte homoeostasis following dehydration in elderly people. *Age Ageing* 22: S26-S33, 1993.

66. **Porth CM and Erickson M.** Physiology of thirst and drinking: implication for nursing practice. *Heart Lung* 21: 273-282, 1992.

67. **Rehrer NJ.** Fluid and electrolyte balance in ultra-endurance sport. *Sports Med* 31: 701-715, 2001.

68. **Riccioni G, Bucciarelli T, Mancini B, Di Ilio C, Capra V and D'Orazio N.** The role of the antioxidant vitamin supplementation in the prevention of cardiovascular diseases. *Expert Opin Investig Drugs* 16: 25-32, 2007.

69. **Riccioni G, Bucciarelli T, Mancini B, Di Ilio C, Capra V and D'Orazio N.** The role of the antioxidant vitamin supplementation in the prevention of cardiovascular diseases. *Expert Opin Investig Drugs* 16: 25-32, 2007.

70. **Sarvazyan A, Tatarinov A and Sarvazyan N.** Ultrasonic assessment of tissue hydration status. *Ultrasonics* 43: 661-671, 2005.

71. **Sawka MN and Montain SJ.** Fluid and electrolyte supplementation for exercise heat stress. *Am J Clin Nutr* 72: 564S-572S, 2000.

72. **Sawka MN and Montain SJ.** Fluid and electrolyte supplementation for exercise heat stress. *Am J Clin Nutr* 72: 564S-572S, 2000.

73. **Sawka MN and Montain SJ.** Fluid and electrolyte supple-

mentation for exercise heat stress. *Am J Clin Nutr* 72: 564S-572S, 2000.

74. **Sawka MN, Montain SJ and Latzka WA.** Hydration effects on thermoregulation and performance in the heat. *Comp Biochem Physiol A Mol Integr Physiol* 128: 679-690, 2001.

75. **Sawka MN, Montain SJ and Latzka WA.** Hydration effects on thermoregulation and performance in the heat. *Comp Biochem Physiol A Mol Integr Physiol* 128: 679-690, 2001.

76. **Sawka MN, Montain SJ and Latzka WA.** Hydration effects on thermoregulation and performance in the heat. *Comp Biochem Physiol A Mol Integr Physiol* 128: 679-690, 2001.

77. **Schmid A, Jakob E, Berg A, Russmann T, Konig D, Irmer M and Keul J.** Effect of physical exercise and vitamin C on absorption of ferric sodium citrate. *Med Sci Sports Exerc*28: 1470-1473, 1996.

78. **Schmidt F, Shin P, Jorgensen TM, Djurhuus JC and Constantinou CE.** Urodynamic patterns of normal male micturition: influence of water consumption on urine production and detrusor function. *J Urol* 168: 1458-1463, 2002.

79. **Schroder H, Navarro E, Tramullas A, Mora J and Galiano D.** Nutrition antioxidant status and oxidative stress in professional basketball players: effects of a three compound antioxidative supplement. *Int J Sports Med* 21: 146-150, 2000.

80. **Schroder S.** [Is the supplementation with antioxidants effective in the treatment of atherosclerosis?]. *Dtsch Med Wochenschr* 129: 321-326, 2004.

81. **Schroder S.** [Is the supplementation with antioxidants effective in the treatment of atherosclerosis?]. *Dtsch Med Wochenschr* 129: 321-326, 2004.

82. **Stachenfeld NS, DiPietro L, Nadel ER and Mack GW.** Mechanism of attenuated thirst in aging: role of central volume receptors. *Am J Physiol*272: R148-R157, 1997.

83. **Stachenfeld NS, DiPietro L, Nadel ER and Mack GW.** Mechanism of attenuated thirst in aging: role of central volume receptors. *Am J Physiol*272: R148-R157, 1997.

84. **Sugimoto T.** [Calcium intake and bone mass]. *Clin Calcium* 11: 193-197, 2001.

85. **Sugimoto T.** [Calcium intake and bone mass]. *Clin Calcium* 11: 193-197, 2001.

86. **Sugimoto T.** [Calcium intake and bone mass]. *Clin Calcium* 11: 193-197, 2001.

87. **Teucher B, Olivares M and Cori H.** Enhancers of iron absorption: ascorbic acid and other organic acids. *Int J Vitam Nutr Res*74: 403-419, 2004.

88. **Thompson J.** Vitamins, minerals and supplements: part two. *Community Pract* 78: 366-368, 2005.

89. **Thompson J.** Vitamins, minerals and supplements: part two. *Community Pract* 78: 366-368, 2005.

90. **Villar J, Abdel-Aleem H, Merialdi M, Mathai M, Ali MM, Zavaleta N, Purwar M, Hofmeyr J, Nguyen TN, Campodonico L, Landoulsi S, Carroli G and Lindheimer M.** World Health Organization randomized trial of calcium supplementation among low calcium intake pregnant women. *Am J Obstet Gynecol* 194: 639-649, 2006.

91. **Von Duvillard SP, Braun WA, Markofski M, Beneke R and Leithauser R.** Fluids and hydration in prolonged endurance performance. *Nutrition* 20: 651-656, 2004.

92. **Von Duvillard SP, Braun WA, Markofski M, Beneke R and Leithauser R.** Fluids and hydration in prolonged endurance performance. *Nutrition* 20: 651-656, 2004.

93. **Warren LK, Lawrence LM, Brewster-Barnes T and Powell DM.** The effect of dietary fibre on hydration status after dehydration with frusemide. *Equine Vet J Suppl*30: 508-513, 1999.

94. **Weight LM, Byrne MJ and Jacobs P.** Haemolytic effects of exercise. *Clin Sci (Lond)* 81: 147-152, 1991.

95. **Wertli M and Suter PM.** [Water--the forgotten nutrient]. *Schweiz Rundsch Med Prax* 95: 1489-1495, 2006.

96. **Wertli M and Suter PM.** [Water--the forgotten nutrient]. *Schweiz Rundsch Med Prax* 95: 1489-1495, 2006.

97. **Wester PO.** Electrolyte balance in heart failure and the role for magnesium ions. *Am J Cardiol* 70: 44C-49C, 1992.

98. **Westerterp KR, Plasqui G and Goris AH.** Water loss as a function of energy intake, physical activity and season. *Br J Nutr* 93: 199-203, 2005.

99. **Youngkin EQ and Thomas DJ.** Vitamins: common supplements and therapy. *Nurse Pract* 24: 50, 53, 57-50, 53, 60, 1999.

100. **Youngkin EQ and Thomas DJ.** Vitamins: common supplements and therapy. *Nurse Pract* 24: 50, 53, 57-50, 53, 60, 1999.

101. **Youngkin EQ and Thomas DJ.** Vitamins: common supplements and therapy. *Nurse Pract* 24: 50, 53, 57-50, 53, 60, 1999.

102. **Yu-Yahiro JA.** Electrolytes and their relationship to normal and abnormal muscle function. *Orthop Nurs* 13: 38-40, 1994.

103. **Yu-Yahiro JA.** Electrolytes and their relationship to normal and abnormal muscle function. *Orthop Nurs* 13: 38-40, 1994.

104. **Yu-Yahiro JA.** Electrolytes and their relationship to normal and abnormal muscle function. *Orthop Nurs* 13: 38-40, 1994.

105. **Yukawa H and Suzuki T.** [Dietary calcium and women's health]. *Clin Calcium* 11: 157-162, 2001.

106. **Zhou MS, Adam AG, Jaimes EA and Raij L.** In salt-sensitive hypertension, increased superoxide production is linked to functional upregulation of angiotensin II. *Hypertension* 42: 945-951, 2003.

제9장

영양 보충

Nutritional Supplementation

- 운동 후 영양물 섭취
- 크레아틴
- 유장 단백질
- 글루타민
- HMB
- 안드로겐 동화작용의 스테로이드
- 카페인
- 마황
- 체중 감량 약품

서론 Introduction

사람들은 각 개인의 영양 상태에 영향을 미치는 여러 가지 요소들 때문에 요구 조건이 서로 달라진다. 생리적, 심리적 스트레스가 신체에 더 크게 작용할수록 보충 영양소의 필요량은 증가한다고 할 수 있다. 특별한 종류의 요구는 영양상 필요에 변화가 생겼음을 나타낸다. 스트레스의 증가가 신체적 활동으로부터 비롯된 것이라면 운동 방법, 강도, 지속성 모두가 식단의 올바른 영양 구성을 결정하는 데 관련되는 요소들이 된다. 예를 들면 강한 내성 훈련은 장거리 달리기와는 다른 영양상의 조절을 필요로 한다. 최상의 성과를 위해서 활동이나 생리학적 회복 및 재생 메커니즘에 필요한 에너지의 양에 따라 보충 영양소를 달리 해야 한다.

글리코겐 저장 Glycogen Storage

높은 수준의 힘든 내성 훈련을 할 때 근육에 있는 글리코겐 저장량이 운동 수행을 위한 에너지 공급에 가장 중요한 부분을 차지한다. 이러한 이유로 이러한 종류의 운동을 하기 전에 글리코겐 저장량을 극대화시키는 것이 중요하다. 세포의 글리코겐 삼투현상은 고강도 운동을 하고 난 후에 더 잘 일어난다. 고강도 신체활동으로 인해 신진대사 환경이 악화되면 고갈된 세포들이 영양소를 오히려 더 효과적으로 흡수할 수 있게 된다. 운동 직후 3시간 동안 세포들은 영양분들에 대한 투과성을 증가시키고, 인슐린과 같은 동화작용 호르몬들에 더 민감해진다(77,135,152). 운동 후 단백질(6~10g)과 탄수화물의 혼합물을 섭취하는 것은 글리코겐의 투과성과 함께 최상의 조건에서 근육조직에 단백질이 합성되는 것을 모두 증가시킨다(18,78).

소비되는 탄수화물의 섭취량은 수행한 운동에서 소비된 칼로리양을 반영하여야 한다(76). 통계적으로 보면 운동 후 한 시간 내에 체중당 1~2g의 탄수화물이 보충되어야 한다(75,78). 몇몇 연구에 따르면 강도 높은 훈련 중에 탄수화물의 보충량은 1kg당 10g까지 증가시켜야 하며, 운동 후 몇 시간 내에 섭취되어야 한다고 주장하고 있다(23,80). 글리코겐을 보충하는 데 있어서 주요 사항은 운동하는 동안 다른 에너지원(예: 지방, 단백질)과 비교하여 탄수화물로부터 사용된 총 에너지양이다. 글리코겐이 조기에 급격히 고갈되면 그 이후의 활동을 위해 충분한 연료를 보급하는 것이 더 어려워진다.

운동 후에 즉시 섭취하는 당분이 높은 식품(빠르게 혈류로 흡수되는 탄수화물 성분이 함유된 음식)은 탄수화물 보충을 위한 이상적인 선택이다(25). 빠르게 순환되는 내부 생물학적 환경이 에너지를 더 잘 사용한다. 영양분의 세포 사용 가능성은 운동 후 신진대사 과정에 매우 중요하다. 이것은 지속적인 유산소운동뿐만 아니라, 전형적인 젖산 내성 훈련과 같은 무산소성 활동에도 해당된다(24,102,131). 많은 연구들에 따르면 운동 후 불충분하게 탄수화물을 섭취하고 나서 또 다시 훈련을 한 경우에는 활동 능력이 저하되었다. 이러한 연구 결과를 토대로 많은 운동선수들과 고강도로 운동을 하는 사람들은 운동 후 회복 음료를 섭취한다. 탄수화물-전해질 용액은 어느 정도 보충에 도움을 줄 수 있지만, 흔히 회복 요구량을 완전히 만족시키기에는 불충분하다. 적절한 영양분이 함유된 충분한 칼로리 섭취를 위해서는 추가적인 탄수화물이 소비되어야 한다.

회복 음료 또는 상업적으로 혼합된 식사 대체 음료는 편리한 데다가 섭취도 잘되기 때문에 정기 식사로 이상적인 대체식이 되기도 한다. 실제 음료의 에너지 붕괴는 제조업자와 제품의 특정한 목적에 따라 다양해진다. 운동 후 즉시 소비되는 단백질 음료는 조직 회복에 도움을 주지만, 글리코겐 저장량을 보충하기에는 너무 낮고, 단백질합성을 자극하기에는 너무 과다하다. 탄수화물과 단백질을 동시에 제공하는 용액 혼합물은 적절한 식품 섭취가 불가능할 경우의 운동 후 에너지 소비원으로 매우 이상적이다. 이것은 식품을 선택하는 경우에 비해 섭취율과 흡수율이 매우 높으며, 식사 준비를 위해 필요한 노동과 시간에 대한 실질적인 절약을 제공하기 때문에 보충 에너지원이 더 편리하다고 생각할 수 있다.

또한 글리코겐 저장은 운동 전 음식 섭취에 의해 강화될 수 있다. 잠자는 시간이나 아무것도 먹지 않고 8~12시간이 지나면 글리코겐 저장량이 감소한 것을 알 수 있다. 활동 전 연료는 격렬한 활동을 위한 적절한 에너지 저장을 위해 주로 탄수화물 형태가 되어야 한다. 단백질이나 지방이 높은 음식은 고강도 훈련을 하는 동안 근조직을 움직일 수 있는 에너지 요구량을 충족시키기 어렵고 또한 탄수화물과 섞이게 되면 소화 과정을 늦추게 된다. 운동 시작 약 3시간 전에 섭취한 탄수화물의 경우 소화와 영양분 흡수를 위한 충분한 시간이 된다. 몸의 이러한 준비를 위해 이 시기에 적절한 수분 또한 섭취되어야 한다.

보충제와 운동 수행 능력 보조제 Supplements and Ergogenic Aids

신체적 활동을 더 강화하기 위해 많은 운동선수들과 운동하는 사람들은 식단을 통한 영양분 섭취 이외에도 보충제를 사용한다. **보충제**(supplements)는 적절한 영양을 위해 필요하지만, 일반적인 식단을 통한 섭취로는 만족되지 않는 영양분을 대체하는 것을 의미한다. 보충제가 활동 강화의 목적으로 정상적인 항상성을 위해 필요한 양보다 더 많이 섭취되면 그것들은 운동 수행 능력 증강제로 분류된다. 식단을 통한 **운동 수행 능력 보조제**(ergogenic aids)는 보충 영양분 또는 하나 이상의 신체 기능 향상을 위해 생리적 및 심리적 효과를 강화시킬 목적으로 소비되는 것이다. 가장 일반적인 식단 보충제는 종합 비타민제 무기질 알약이다. 그것들은 식단 보충제 산업의 가장 큰 부분을 차지하고 있으며 판매되는 전체 보충제의 70~90%를 차지하는 것으로 나타났다(3,91,136). 미국영양협회에 따르면, 성인의 50% 이상이 그들의 평상 식단을 통한 섭취 이외에 추가로 비타민을 섭취한 경험이 있거나 섭취하고 있는 것으로 나타났다. 많은 운동실행자들은 추가적 비타민 섭취는 경기 성과와 건강을 향상하기 위해 필요하다고 생각한다(119).

많은 사람들이 가장 받아들이기 어려워하는 개념은 '더 많다고 해서 항상 좋은 것은 아니다' 라는 것이다. 만약 적절한 영양분이 식단을 통해 얻어진다면 보충제의 추가적 섭취는

Key Terms

보충제(supplement): 결핍을 보충하기 위해 식품에 추가된 물질

보조제(ergogenic acids): 육체적 활동이나 정신적인 면에 긍정적으로 영향을 미칠 수 있는 외부적인 영향 물질

대체 음료의 효과

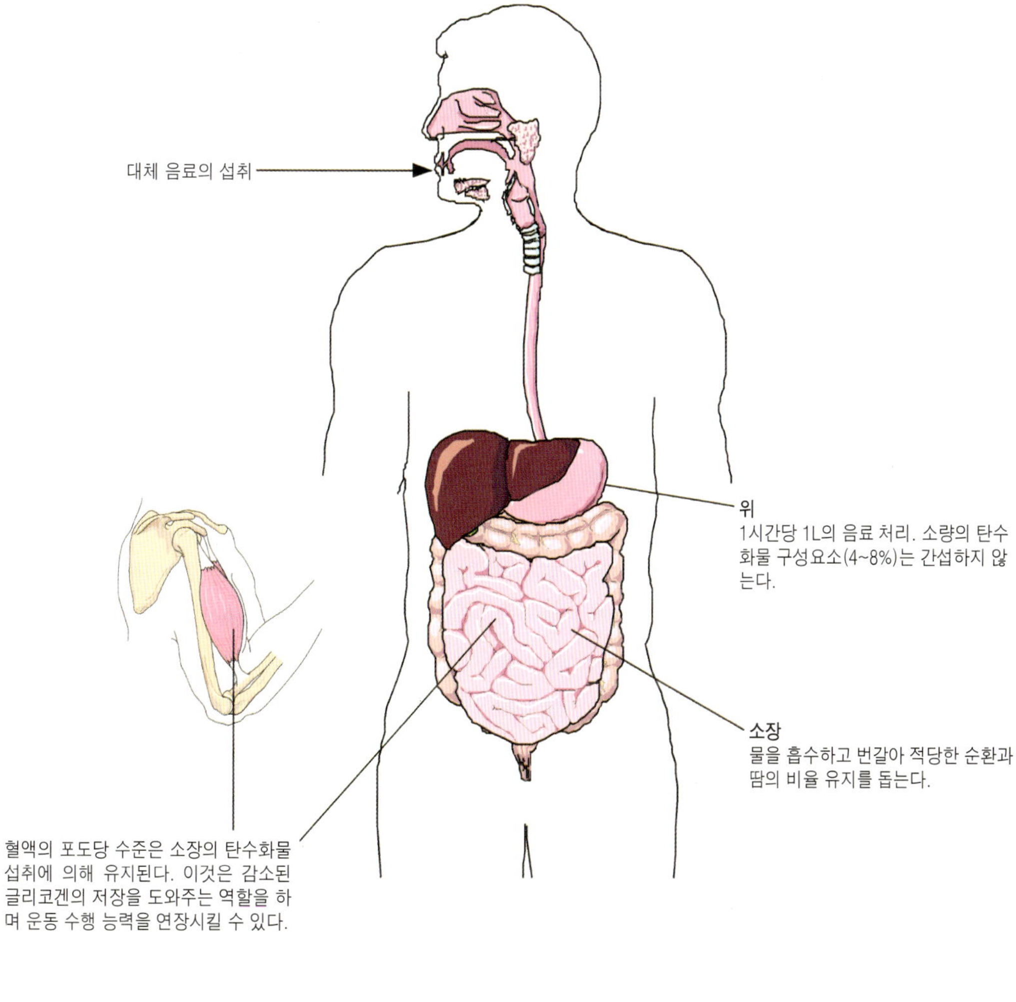

일반 스포츠 음료

음료	탄수화물 종류	탄수화물량(g)	열량	나트륨	칼륨
게토레이	자당, 포도당, 과당	14	50	110	30
파워에이드	액상과당, 포도당 중합체	19	70	55	30
All-Sport	액상과당	19	70	55	55
Hydrafuel	포도당, 포도당 중합체, 과당	16	66	25	50
1st 에이드	액상과당, 포도당, 과당, 자당	16	60	55	25
코카콜라	액상과당	27	103	69	0
오렌지주스	자당, 과당, 포도당	25	104	6	436

단순히 신체에 화학약품만 더할 뿐이다. 50년 이상의 연구는 개인의 적절한 영양 섭취 권장량을 넘어선 추가적 보충물의 섭취가 운동 성과를 강화시키지 않는다고 밝혔다. 대부분의 사람들에게 있어 신체가 필요로 하는 권장량 최대치보다 많은 추가적인 비타민과 무기질을 섭취하는 것은 단순히 소변을 통해 배출될 과잉분을 만들어 내거나, 간에 의해 가공됨으로써 조직을 오염시키는 독성의 위험을 증가시킬 뿐이다(2,4,74,157,165). 단 하나의 종합 비타민제도 안 좋을까? 물론 아니다. 하지만 대량의 비타민을 소비할 때는, 특히 다른 보충제도 소비하고 있는 경우에는 더 큰 주의가 필요하다(27,139,166). 운동은 신체의 영양분 요구치를 증가시키지 않으므로 격렬한 운동을 하는 사람은 그들의 비타민과 무기질, 특히 산화방지제의 섭취를 염두에 두어야 한다(141,160). 다시 한 번 허용할 수 있는 섭취의 최대 범위는 신중한 섭취의 최고치 수준이어야 한다. 다양한 종류의 식품, 특히 식물 기반의 식품들은 신체에서 필요로 하는 비타민과 무기질의 대부분을 만족시키도록 섭취되어야 한다(34,161).

비타민과 무기질이 수행 능력 강화를 위한 유일한 보충제

Quick Insight

식품보충제 산업은 '소비자 경계' 시장이다. FDA는 '종래의' 음식과 약품들을 다루는 이상으로 다양한 규정 아래 식이요법보충제를 규제하고 있다. 1994년 DHEA에 의하면 규적상 보충제 제조업자들은 보충제가 판매되기 전에 안전하다는 것을 보증할 의무를 가지고 있다. FDA는 판매 전에 안전하지 않은 식품보충제 제품들에 대항할 의무를 가지고 있다. 일반적으로 제조업자들은 식품보충제를 생산하거나 판매하기 전에 FDA의 승인을 얻거나 제품을 등록할 필요는 없다. 제조업자들은 제품의 라벨 정보가 신뢰할 만하고 오도되지 않도록 해야 한다.

식품보충제 산업의 자체 규제는 제품이 질병을 치료할 수 있다거나 질명을 예방할 수 있다는 의학적 주장을 하지 않는 한 어디든 판매될 수 있는 환경을 만들었다. 수십 억 달러대 보충제 시장의 이러한 허술한 규제는 'health hustling' 이라는 비윤리적인 문을 개방했다. 극소수의 보충제만이 과학적으로 체중 감량에 효과적이라는 건전한 연구 결과를 보여 주었다.

식품보충제를 구입할 때 라벨 또한 우려할 부분이다. 많은 연구 결과들에 의해 효능과 식품보충제에 적혀 있는 성분표의 농도가 일치하지 않는 것으로 나타났다. 식품보충제를 제조하거나 판매하는 회사들이 의무적으로 제품의 질을 검토해야 하는 것은 아니다. 만일 식품보충제가 구입된다면 사람들은 평판이 좋은 회사의 제품만을 구입할 것이다.

'독립적인 연구 결과', 유명인의 보증, 빠른 결과의 보장, '비밀' 성분표와 같은 입증을 이용한 광고나 마케팅을 조심해야 한다. '의사가 추천한', '의사가 인정한' 과 같은 의심스러운 마케팅 또한 마찬가지이다. 과학적으로 유효한 정보들은 극소수이며 최고의 과학자들과 연구자들만이 공유하고 있다. 이것은 만일 실제로 정당하다면 식품보충제의 '연구' 가 왜 독립적으로 이루어지는지에 대하여 의문을 가지게 만든다.

일반적인 영양소 저장 범주

근력 증가
몸무게 감량
노화 방지
향상된 에너지 및 지구력
프로호르몬
스포츠 활동
종합 비타민
허브

는 아니다. 다양한 영양분, 성분 및 화학약품들은 대부분 행동 관련 생화학적 기능을 향상시키는 것으로 알려졌다. 그것들은 일반적으로 보충제가 몸에 가져올 것으로 여겨지는 특정하게 '주장된' 효과에 의해 구분된다. 다음의 리스트는 대부분의 영양분 저장량에서 발견되는 가장 유명한 분류이다.

수백 개의 제품이 이 분류로 나누어진다. 영양보충제의 소비와 관련된 주장은 눈에 띄게 다르다. 몇몇 제품은 다양하게 건강에 유익을 제공하는 것으로 널리 알려진 반면, 다른 것들은 소비하면 신체의 어느 한 기능만 향상시키는 것으로 알려졌다. 제품의 다양성과 주장을 뒷받침하는 관련 전문문헌의 한계 때문에 가장 유명한 보충제만 아래에서 살펴보기로 한다.

근량과 근력의 증가 Mass and Strength Gains

훈련의 초점이 근육 비대에 맞춰져 있을 때 대부분의 보디빌더들이나 운동하는 사람들은 추가적인 근육 형성에 도움을 주는 영양 성분을 섭취하고 있다. 가장 일반적인 운동 능력 향상제로는 크레아틴 모노하이드레이트, 보충 단백질, 분지사슬아미노산, **글루타민**(glutamine), **산화질소**(nitric oxide), HMB(beta-hydroxy beta-methylbutyrate)가 있다. 근육량을 증가시키기 위해 제안된 메커니즘은 영양보충제에 따라 다르다. 많은 경우, 사람들은 가능한 시너지 효과를 얻기 위해 이러한 보충제들 중 몇 개를 혼합 섭취하고 있다.

크레아틴 Creatine

크레아틴은 18세기에 프랑스 과학자에 의해 발견되었다. 이것은 자연적으로 발생하는 단백질로 즉각적인 에너지원으로 사용된다. 체내 크레아틴의 대부분(60%)은 골격근에 크레아틴인산의 형태로 저장되며 나머지 40%는 인산화되지 않은 크레아틴의 형태로 존재한다. 크레아틴은 또한 동물의 근육에서도 발견되므로 육류나 가금류(닭고기 등) 및 생선과 같은 식품 섭취로도 자연스런 공급이 이루어진다. 이러한 음식들은 음식 1kg당 약 4~5g의 크레아틴을 함유하고 있다.

우리 인체에서도 간, 신장, 췌장은 비필수아미노산인 알기닌, 글리신, 메티오닌으로부터 크레아틴을 생산한다. 우리 몸은 하루에 약 1~2g의 크레아틴밖에 합성하지 않는데 이것은 신체활동 중에 사용된다. 크레아틴의 분자구조가 합성을 어렵게 하기 때문에 우리 몸은 많은 양을 저장하지 않는 대신에 에너지 필요량이 감지되는 대로 분자를 재인산화하여 활용하게 한다. 크레아틴 농도가 백근섬유에서 훨씬 많다고 할지라도 적근섬유가 분자를 재인산화하는 데 더 효율적이다. 여성과 남성의 크레아틴 저장량에 거의 차이는 없으며 운동을 한다고 해서 저장 용량이 커지는 것도 아니다. 크레아틴은 즉각적인 고강도의 단시간 운동을 하는 데 주요 에너지로 쓰이며 당분해 억제는 물론이고 산(acid)을 버퍼링(완충)하는 데도 관여한다.

크레아틴 모노하이드레이트(creatine monohydrate)는 사르코신과 시안아미드로부터 만들어지는 크레아틴 형태의 보충제이다. 선행 연구에 따르면 3~5일 동안 하루에 20~25g의 보충제를 섭취하면 근육 내 크레아틴(10~30%)과 크레아틴인산(인산화된 활성 형태) 저장량을 증가(10~40%)시킨다고 보고하고 있다(14). 저장량의 크기는 보충 전에 체내에 있던 초기의 크레아틴 농도 수준과 관련이 있다. 이러한 농도 증가는 격렬한 운동의 단기간 수행의 향상과 회복 기간 동안의 활성화 형태로 다시 돌아온 재합성 비율의 증가와 관련이 없다(13,97,123). 즉각적인 에너지 사용 가능성의 향상뿐만 아니라 크레아틴은 LBM과 체액 유지의 증가에 따른 근량 증가와도 관계가 인식되었다(100). 현재로서는 LBM 증가의 이유와 관련해 다양한 의견이 있다(150). 크레아틴 보충이 달리기와 같이 오래 지속되는 활동에 도움을 주는지에 대한 어떤 결정적인 증거는 없다(41). 크레아틴의 효과를 뒷받침하는 중요한 또는 중요하지 않은 자료의 비슷한 결과와 더불어 과학 연구들이 확실하지 않은 결과를 내놓았다는 것을 아는 것이 중요하다.

크레아틴은 축적 구간과 유지 구간의 순환 주기에 따라 섭

크레아틴이 어떻게 운동 능력을 향상시키는가에 대해 제안된 메커니즘

1. 증가된 내부 근육의 크레아틴과 크레아틴인산
2. 크레아틴인산의 더 큰 재조합
3. 증가된 변형력
4. 운동과 함께 향상된 적응력

취된다. 축적 구간에서는 주로 5~6일 동안 20~30g의 크레아틴을 섭취해야 한다(132). 총 크레아틴의 최고 한계치는 근육 1kg당 약 160mmol이다(4). 어떤 특정의 크레아틴 저장량에 도달하게 되면 그 이상의 초과분은 소변의 형태로 모두 배출된다. 유지 구간에서는 로딩 구간 이후 크레아틴 저장량을 유지하기 위해 아주 적은 양만 사용한다. 이 구간은 주로 하루에 2~5g의 섭취율을 보이는데, 이것은 인체 순환율의 2배에 달하는 수치에 속한다(133).

크레아틴 보충제와 관련된 부작용에 대한 일회적인 조사에서는 복부의 경련, 근육경련, 경직, 피로 등의 부작용이 발견되었다. 그러나 이러한 사례는 잘 조절된 처치에 있어서는 나타나지 않았으므로 크레아틴 보충제와 이러한 부작용의 우발적 관계에 대해 확립된 것은 아직 없다. 크레아틴을 주요 연료로 사용하는 활동은 짧은 기간 고강도의 활동이므로, 이러한 종류의 활동만 한다면 그러한 종류의 증상이 나타날 수 있다. 복근경련이나 설사는 과다한 양의 크레아틴을 섭취할 경우, 특히 로딩 구간 중에 일어날 수 있다. 최근 연구는 임상적으로 부작용에 대한 중대한 증거를 제시하지 못하고 있다(62,117,140). 과다한 양의 크레아틴 섭취가 간, 신장, 심장 근육에 역효과를 가져오는지 알기 위해서는 장기간의 연구가 필요하다. 크레아틴을 섭취하는 사람은 적절한 투여량에 대해 교육을 받아야 한다. 추가적으로, 크레아틴과 함께 카페인을 섭취하는 것은 부정적인 크레아틴 기능 향상 보조 효과를 가져 오는 것으로 나타났다.

단백질 Protein

말할 것도 없이, 단백질은 근육조직을 형성하고 회복시키는 데 중요한 성분이다. 단백질은 합성을 통해 근육 성장과 재구성에 있어 꼭 필요한 역할을 한다. 근육조직에서 아미노산은 서로 상호작용하여 구조적 단백질과 수축성 단백질을 형성하여 근력을 생산하는 것을 돕는다. 이러한 수축성 단백질은 적절한 저항성 훈련을 통해 그 크기와 숫자를 증가시킬 수 있으며 이를 통해 근육의 횡단 면적의 증가를 가져오고 근육 비대에 도움을 준다.

단백질과 아미노산의 1일 권장섭취량(RDA)은 주로 좌업생활자의 몸무게 1kg당 0.9g의 단백질 또는 총 하루 식단의 칼로리의 12~15%이다. 미국 평균 식단은 이 정도의 단백질을 쉽게 공급하고 있으며, 대부분의 사람들은 그들의 필요치를 넘어선다(151,169). 그들이 참여하고 있는 활동의 종류에 따라 높은 수준의 활동을 하는 사람들은 권장섭취량보다 더 높은 단백질을 필요로 하기도 한다(168). 연구에 따르면 가장 높은 단백질 권장섭취량은 몸무게 1kg당 2g이다(106,107). 이 수준의 단백질 섭취는 보디빌더들이나 전문적인 역도 선수들의 경우에만 유익하다(101).

과다한 단백질의 섭취가 추가적인 근육 성장을 가져오지는 않는다(39). 더 높아진 단백질 합성 능률의 효과는 또 다른 연구들에 의한 설정된 단백질 권장량을 넘어선다. 운동은 몸이 단백질을 사용하는 효율을 높이는 것으로 나타났지만, 최대 단백질합성 반응에 요구되는 그 이상의 필요치를 초과해서 단백질 섭취를 증가시킬 필요는 없다(19,118,137). 일상적으로 권장 수준을 초과한 단백질 섭취는 간과 신장에 부담을 더할 수 있으며 초과분은 중성지방과 탄수화물로 바뀌어 저장되거나 소변의 형태로 배출된다(114).

몸이 쉽게 이용할 수 있는 단백질을 보유하도록 하는 것이 단백질합성에 매우 중요하다. 이용할 수 있는 단백질의 양이 적절하지 못하면 이화작용 환경이 형성된다. 이것은 근육 크기와 힘의 증가를 위한 최적의 상황이 아니다. 운동 전후의 단백질 섭취는 근육 비대를 최적화하다(17,36,159), 운동 후 3시간 이내의 단백질 소비는 최상의 동화작용 환경을 형성한다. 가장 효과적인 흡수는 단백질과 탄수화물이 혼합되었을 때 나타난다. 이러한 결합은 호르몬 메커니즘을 통해 영양분 흡수를 강화하는 것 같다(87). 탄수화물 섭취로 자극 받은 운동 후 인슐린 농도는 아미노산이 근육세포로 이동하는 것을 가속화하고 근육 비대와 근육 손상의 회복을 촉진시킨다(167).

소고기, 생선, 가금류(닭고기 등), 달걀, 우유 등과 같은 식품에서 발견되는 질적인 단백질원 이상으로 단백질 보충제의 섭취에 대한 효과를 입증한 증거는 없다. 단백질원만으로 효과에 주요 역할을 다할 가능성이 높다. 동물성 식품으로부터 얻어진 완전한 단백질은 식물성 단백질보다 더 효과적이다. 단백질 보충제 가운데 유장 단백질은 다른 어떤 식물로부터 얻은 단백질보다 더 나은 형태라고 알려져 있다(33).

유장 단백질 Whey Protein

유장 단백질은 소의 젖에 자연적으로 나타나는 다양한 영양상 특징을 가진 매우 높은 질의 단백질이다. 유장 단백질은 완전단백질로 여덟 개의 필수아미노산을 모두 함유하고 있다. 이것은 치즈를 만드는 과정에서 추출되고 정제된다. 단백질합성은 빠르게 흡수되는 유장 단백질로부터 긍정적으로 영향을 받으며 최대의 효과를 만들어 낸다(32). 이것은 빠른 흡수와 세포막의 삼투성 때문에 운동을 한 차례 하고 한 시간 이내에 소비가 일어나야 한다. 유장 단백질은 또한 면역기능을 강화시키는 강력한 항산화제(antioxidant)인 글루타치온(glutathione)도 함유하고 있다. 이것은 심한 훈련을 통해 면역 체계를 손상시키게 되는 근력 강화 훈련 중인 운동선수들에게 도움을 제공한다(22,31,64). 유장 단백질은 순수한 상태에서 지방, 콜레스테롤 또는 젖당(lactose) 함유량이 매우 적다(따라서 젖당이 안 맞는 사람에게 훌륭한 우유 대체제가 된다).

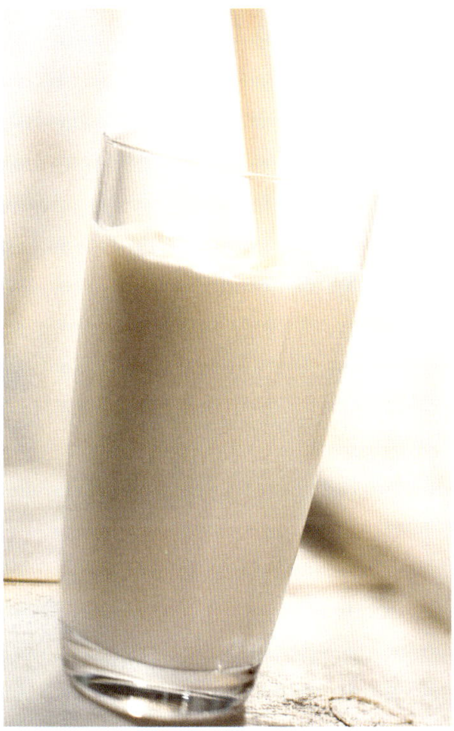

유장 단백질과 카제인 단백질은 우유에 자연적으로 발생한다.

카제인 단백질 Casein Protein

카제인 또한 높은 질의 단백질로 우유에서 발견되는 단백질 중에서 가장 높은 비율을 차지한다. 카제인은 아미노산의 방출이 느리며 따라서 운동 후 빠른 단백질 대체 방법으로는 이상적이지 않다. 반 이화작용 아미노산인 글루타민(glutamine)은 카제인에서 높은 농도로 발견된다. 몸에서 느린 카제인 소화 비율 때문에 카제인은 휴식을 취하는 저녁에 섭취해야 한다. 카제인은 젖당이 맞지 않는 사람은 문제가 될 수 있는 우유 당분을 조금 함유하고 있다. 보디빌더가 심한 훈련을 하는 동안 근육기능을 뒷받침하기 위해 몸무게 1파운드당 1g의 단백질을 필요로 한다는 것을 볼 때, 과다한 단백질 소비가 근육 크기를 더 크게 하도록 촉진시킨다는 것은 거짓이다. 에너지 섭취량은 활동량과 체력에 따라 다르다. 일반적으로 격렬한 저항성 트레이닝이 필요한 활동이나 장기간의 격렬한 유산소운동은 더 많은 단백질 소비를 필요로 한다(38,61,108). 대부분의 영양사들은 몸무게 1kg당 1.6g의 단백질 섭취가 요구치를 적절하게 만족시킬 거라고 제안하며, 더 극심한 운동을 하는 운동선수의 경우엔 몸무게 1kg당 약 2g 정도의 더 높은 단백질도 허용 가능하다고 제안하고 있다(60,109). 이러한 권장량을 초과하는 사람은 추가적인 칼로리를 섭취하여야 하는데 이것은 원치 않는 체중 증가를 가져오며, 어떤 경우에는 과도한 질소로부터 오는 신장의 부담이 증가함으로 인해 신장의 피로를 야기할 수도 있다.

분지사슬아미노산 Branched Chain Amino Acids–Subunits of Protein(BCAA)

아미노산은 단백질을 구성하는 요소이다. 몸은 약 20개의 아미노산을 필요로 하는데, 그 중 8개(유아나 일부 성인의 경우엔 종종 9개)는 몸에서 합성이 불가능한 필수아미노산으로 분류된다. 분지사슬아미노산(BCAA)은 식단을 통해 소비되어야 하는 필수아미노산이다. 발린(valine), 아이소류신(isoleucine), 류신(leucine)은 근육조직에서 단백질의 1/3을 차지하는 BCAA들이다. 이러한 중요한 기여 때문에 BCAA는 근육 리모델링과 근육세포의 기능에 매우 중요하다.

장기간의 지구력을 요하는 활동은 글루코오스가 고갈되었을 때 단백질을 연료로 사용하게 된다. 분지사슬아미노산은 연료로 쉽게 바뀐다. 이것은 다른 아미노산을 절약시키기 위한 것이다(53,104). 이 과정은 다른 단백질을 사용하지 않음으로써 이화작용 효과를 감소시킨다(16).

분지사슬아미노산

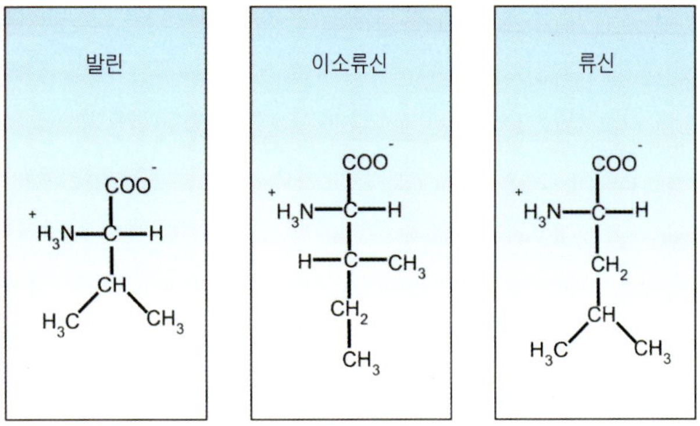

유장(whey) 단백질은 높은 농도의 BCAA를 함유한다. 이 아미노산 그룹은 또한 글루타민이나 알라닌(alanine) 같은 다른 근육 형성 아미노산의 전구체로서의 역할을 담당한다(70,103). 글루타민은 근육의 회복과 재형성에 도움을 주는 비필수아미노산이다. 근력 강화 훈련은 글루타민과 알라닌의 농도를 고갈시키지만, 그러한 아미노산들은 필수아미노산이 아니기 때문에 BCAA에 의해 몸속에서 재합성될 수 있다.

몸이 필요로 하는 것 이상의 추가적 아미노산 섭취 또는 아미노산 보충은 근력이나 지구력을 향상시키지는 않는다(54). 어떠한 활동이 필수아미노산의 농도를 떨어뜨리면 보충이 필수적이지만 과다한 양의 아미노산은 추가적인 칼로리 섭취 이외의 이익은 없다.

체내 증가된 아미노산의 양은 실제로 역효과를 일으킬 수 있다(52). 무기질에 대한 논의와 마찬가지로 인체가 기능을 하는 데 있어 가장 중요한 것은 균형이다. 한 종류의 아미노산 과다는 다른 아미노산의 생화학적 경쟁을 유발할 수 있다. 어떠한 불균형은 부족 현상을 초래할 수 있다. BCAA의 과다한 양의 섭취는 위장의 불편을 초래하고 간과 신장에 부담을 더한다.

Key Terms

크레아틴 단수화물(creatine monohydrate): 질소의 유기적 산성은 크레아틴인산의 형태로 근육세포 안에서 발견되며 근수축을 위한 에너지를 공급함

HMB: 근육세포에 대한 손상과 단백질 붕괴를 최소화하기 위한 혼합

글루타민(glutamine): 단백질, 혈액 및 기타 세포들에 넓게 발생하는 비필수아미노산

산화질소(nitric oxide): 세포조직에 산소 공급, 신경 자극의 전달 및 기타 생리적 활동과 관련된 강력한 근육이완제

알라닌(alanine): 많은 단백질을 구성하는 아미노산

글루타민 Glutamine

글루타민(glutamine)은 필수아미노산이 아니고 근육세포에서 찾을 수 있는 자연적으로 발생하는 아미노산이다. 오래 지속되는 운동을 하는 경우 근육 수축을 위해 단백질이 연료로 사용된다. 글루타민과 같은 아미노산은 글리코겐의 형성에서 당신생(gluconeogenesis)을 위한 전구체로서 역할을 한다. 근육의 수축은 혈류로 글로타민을 방출시키며, 이것은 운동을 하는 동안 글루코오스를 만들기 위해 간으로 운반된다. 이러한 과정은 운동하는 동안의 이화작용이나 단백질 붕괴를 감소시킨다. 글루타민을 보충하는 것은 근육 크기에 긍정적인 효과가 있고 운동 후 글리코겐 저장량을 늘려 **글루코코티코이드(glucocorticoid)**에서 기인하는 단백질 붕괴를 막는 것으로 생각된다(7). 단백질을 절약하고 젖산의 버퍼링 용량이 증가해서 결국 피곤이 오기까지의 시간을 연장시키도록 한다는 주장도 있다. 이것은 더 지속적이고 강도 높은 훈련을 가능하게 하고, 회복 시간을 줄임으로써 더 많은 근량을 얻는 것을 가능하게 한다. 게다가 장기간의 활동을 하는 동안 상기도 감염의 감소에 있어서 글루타민의 역할을 뒷받침한다는 증거도 있다(144).

글루타민 보충 뒤에 숨겨진 가정은 글루타민이 근육조직의 기능적 변화와 부정적인 질소대사를 감소시킨다는 것이다. 즉, 글루타민을 증가시키는 것은 연료로 단백질 사용을 줄임으로써 근육 손상의 이화작용을 줄이려는 목적이다(11). 동물에 관한 몇몇 자료에 따르면 글루타민 주입이 효과적으로 글루코코티코이드가 유도하는 근위축(muscle atrophy)를 억제시키는 것으로 나타났다. **위축(atrophy)** 억제는 근육 내 글루타치온 농도의 유지와 관련하는 것과 같다. 근내 적절한 농도의 유지는 글루코코티코이드 중재로 일어나는 미오신 단백질합성에 대한 하향조절(down regulation)을 제한시킬 수 있기 때문이다(116,138). 하지만 연구는 글루타민 보충이 단백질 절약에 직접적인 효과가 있으며 정상적인 운동에 대하여 근육 낭비를 감소시키는지 입증하지 못했다. 그 연구 결과는 화상을 입은 사람이나 HIV(AIDS) 말기에 해당하는 사람의 경우와 같이 과도한 스트레스 상태라는 가정하에서 나온 것이고 정상적으로 훈련된 사람들의 경우는 아니

연료를 공급하는 글루타민

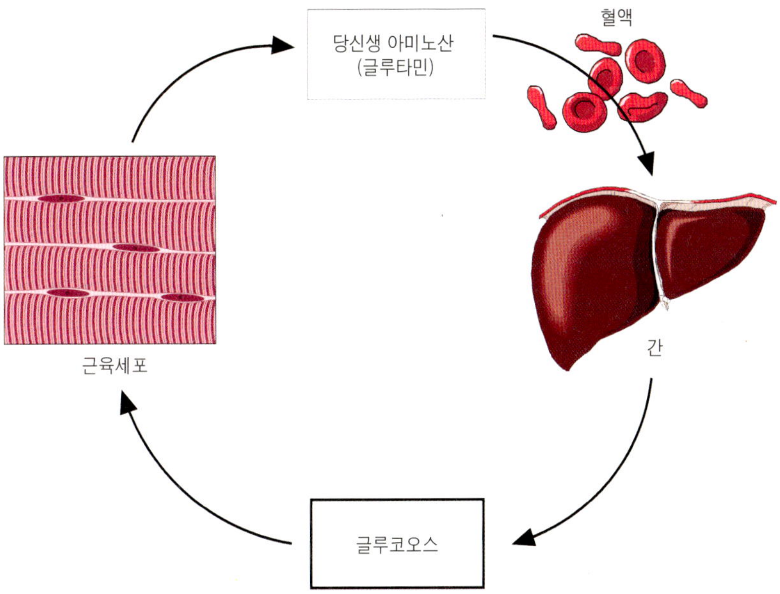

다는 것이 특별히 관심을 끄는 요소이다. 성장호르몬 수치를 증가시키는 것은 근력과 LBM의 부피를 증가시키고 체내 지방을 감소시킨다. 실험 결과는 매우 많은 양의 알기닌을 복용했을 때 성장호르몬의 증가를 보여 준다. 하지만 알기닌은 일반인이 사용하기에 분명 안전하지 못하며 일반 판매약의 권장 복용량을 따를 경우 실험 복용량과 같은 효과를 갖지 못한다. 그러므로 L-알기닌은 비필수아미노산으로 남아 있으며, 성장호르몬의 분비를 강화하고, 지방을 분해하며, 근육을 발달시킨다고 거짓 판매되고 있다.

운동선수의 관심을 끄는 또 다른 주장은 알기닌이 아미노산과 짝지워질 경우 단백질합성에 긍정적인 영향을 끼친다는 것이다(126). 알기닌 보충이 근력 증가와 LBM의 부피를 증가시킨다는 주장은 확정적이지 않다. Abel 등은 근력의 증가와 LBM이 증가한다고 발표한 반면, Marcell 등은 저항성 운동 동안 또는 안정시에 알기닌이 성장호르몬 수치를 증가시키지 못했다고 발표했다(6,112). 마라톤 전 14일 동안 매일 15g의 알기닌을 섭취했지만 그 보충 효과로 글루카곤의 혈장요소와 소메토트로픽 호르몬을 증가시키지 못했다. 이 연구는 알기닌 사용에 따라서 혈장 크레아틴 키나아제 활동, 인슐린, 암모니아 호흡 교환률에 있어서 어떠한 증가도 보여주지 못했다(124). 또 다른 연구에서는 화상 손상이나 패혈증과 같은 정신적 외상에 관한 임상적 조건의 경우 알기닌 보충은 LBM의 부피와 기능성 능력을 유지시킨다는 것을 보여 주었다(125). 하지만 건강한 사람에서도 알기닌이 같은 효과를 보인다는 자료는 거의 없다. 비록 알기닌이 산화질소와 크레아틴의 전구체이긴 하지만 경기력 향상 보충제로서 알기닌의 효과가 좋지만은 않다(5).

앞에서 언급했듯이 알기닌은 혈관 확장과 산화질소에 전구체로서 역할을 한다. 산화질소는 심장의 심근에의 산소 운반이 많아지도록 기능한다. 산화질소와 관련하여 심근 혈류의 증가에 대한 알기닌의 작용을 뒷받침하는 과학적 증거가 있다. 알기닌의 **혈관 확장**(vasodilation)과 아테롬성 동맥경화 요인의 감소는 관상동맥질환과 같은 심장혈류 문제가 있는 환자들의 운동 능력을 향상시킨다(9,113). 3일 동안 매일 6g의 알기닌을 섭취하면 심장동맥에서 면역반응이 제대로

었다(1,28). 6개월간의 글루타민 보충과 저항성 운동에 대한 연구에서 위약과 비교하여 근력, 피크토크, LBM 부피에서 차이가 없음이 나타났다(26,42).

비록 글루타민이 단백질 필요조건을 만족하는 건강한 사람들에 의해 섭취되었을 때 비효과적으로 보일지라도 다른 아미노산과 결합되었을 때 장점이 있을 수 있다(30). 단백질의 보충, 단백질과 글루타민의 혼합 이용에 관해 실험한 연구 결과에 의하면 섭취와 함께 근력이 증가되는 것을 알 수 있다(29). 크레아틴과 혼합되었을 때 유사한 효과가 발견되었다(105). 이 자료는 중요한 아미노산을 포함한 보충제는 근육 보전과 **혈액 생성**(hematopoiesis)에 대한 긍정적 효과를 통해 훈련 효과 향상에 긍정적으로 기여할지도 모른다고 제안한다. 중요한 문제는 보충제를 혼합하여 사용할 때 글루타민의 역할이다.

L-알기닌 L-Arginine

L-알기닌(L-arginine)은 몸에서 자연적으로 만들어지는 세미 필수아미노산(semi-essential) 또는 조건부(conditional) 아미노산으로 다양한 이로운 효과를 가진 것으로 알려져 있다. 알기닌의 일반적 기능은 단백질합성을 돕고, 면역계와 신경계의 기능을 증가시키며, 심장으로 산소 운반을 증가시키고, 성장호르몬 수치를 조절하는 것이다. 운동선수와 보디빌더에게는 알기닌이 성장호르몬 자극에 역할을 한

알기닌

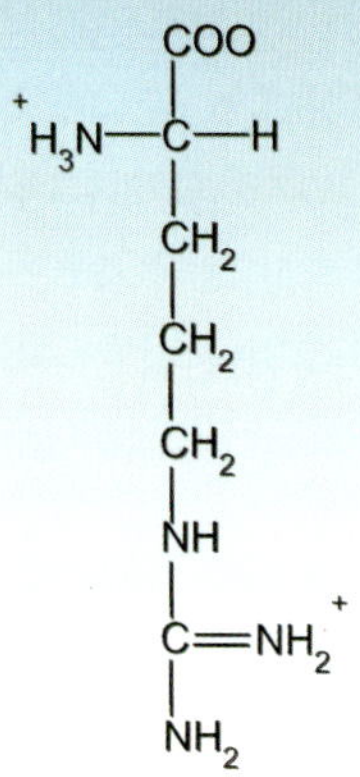

Key Terms

글루코코티코이드(glucocorticoids): 부신피질에 의해 생성되는 하이드로코르티존과 같은 비염증성의 스테로이드와 같은 혼합물의 집단

근육 감퇴(atrophy): 몸의 세포조직이나 기관의 크기 축소 또는 소진

혈액 생성(hematopoiesis): 유기체의 혈액세포 또는 혈액의 형성

L-알기닌(L-arginine): 단백질의 소화 또는 가수분해에 의해 형성된 아미노산

혈관확장제(vasodilator): 혈관벽에 있는 근육을 부드럽게 이완시킴으로써 몸속의 혈관이 확장되도록 야기하는 신경이나 약품과 같은 것

기능하지 못하던 환자의 심장혈류가 증가하여 운동 내구력이 증가하는 것으로 나타났다(12). 또한 면역기능의 개선은 환자가 알기닌 보충을 할 때 나타난다(8,43). 기억해야 할 것은 이러한 것들이 심장혈관질환이 있는 임상 환자에 해당되며 건강한 사람에게서는 이러한 효과가 나타난다는 증거가 없다는 것이다.

알기닌은 일반적인 식단으로도 충분한 양이 합성될 수 있다. 알기닌의 하루 권장섭취량은 3.5~5g이며 일반적인 식단은 약 3~6g의 알기닌을 포함하고 있다. 호두, 땅콩, 심지어 초콜릿에도 알기닌이 다량 포함되어 있다. 고단백질 식품 또한 많은 양의 알기닌을 포함하고 있다. 하루에 25g 미만으로 섭취한다면 어떠한 역효과도 가져오지 않는다. 당뇨병 환자의 경우는 알기닌이 인슐린을 생산하는 효과를 가지고 있기 때문에 알기닌을 다량 섭취해서는 안 된다.

산화질소 Nitric Oxide

혈관 확장제인 산화질소는 체내 거의 모든 세포에서 L-알기닌으로부터 합성된다. 산화질소는 강한 혈관확장제이며 글루코오스, 지방산, 아미노산의 신진대사 조절을 돕는다. 산화질소는 평활근이 이완되도록 신호를 보내서 동맥을 확장시키고, 혈류를 증가시킨다. 산화질소는 몸속에서 가장 강력한 근육이완제이다. 이것은 혈관 안쪽의 내피세포에서 방출되며 혈류 출력량을 증가시킨다. 혈류량과 근육으로의 산소 운반 능력을 늘리는 유산소성 운동에 적응하기 위하여 훈련을 하면 내피세포는 산화질소와 같은 혈관 확장 물질의 방출을 증가시킨다(59).

트레이닝은 세포조직이 산화질소를 분비하는 능력을 향상시킨다(58,93,143). 이러한 트레이닝 적응이 유산소운동에 따라 산화질소 방출이 증가한 심장질환 환자들에게서 발생한다(57,94,142). 실제로, 심장 약물치료는 니트로글리세린(nitroglycerin)과 같은 질산(nitrate)에 의존적이며 혈관확장작용을 지니고 있다. 니트로글리세린의 경우 혈관확장이 심근조직에의 혈류를 증가시키는데, 특히 관상동맥에 목표를 두고 있다.

피트니스에 열성적인 사람들은 운동하는 중에 혈류량을 증가시키기 위해 보충적으로 산화질소를 사용한다. 거기에 깔린 가정은 운동하는 동안 산소와 영양소를 더 많이 공급하고 운동 후에도 빠르게 회복하기 위해서이다. 산화질소를 복용하는 사람들은 활동하는 근조직에 혈류량이 증가되어 운동 중에 근육이 '펌핑' 되는 것을 흔히 경험한다. 하지만, 현재로서는 산화질소가 일반적인 운동시 성과를 높이거나 운동 후 회복력을 증가시키는지에 대한 결정적인 증거는 없다. 의사들은 체내에서 산화질소가 다른 많은 역할들을 수행하기 때문에 보충제로서 사용하는 것은 오히려 위험하다고 경고한다.

베타-수산기 베타-메틸낙산염 Beta-Hydroxy Beta-Methylbutyrate(HMB)

베타-수산기 베타-메틸낙산염(HMB)은 아미노산 류신(leucine)의 전구물질이다. HMB는 이화작용억제제로 생각되며 격심한 운동으로 인한 단백질 붕괴를 감소시킨다(54, 146,149). 우리 몸은 식사를 통하여 소량의 HMB를 생산한다. 일반적인 체내 합성량은 하루에 0.3~1.0g 사이이다. 하루 권장 보충량은 3g이며 1g씩 하루에 세 번 복용해야 한다.

HMB의 효과에 관련한 연구는 아직 결정적이지 못하다(54,148,149). HMB의 작동성 효과에 대한 문헌에 따르면, 보충제의 효과는 없거나 매우 작다(122,128). 한 연구에서 비훈련자가 14일간 연속적으로 HMB를 보충한 결과, **지연발생근육통**(delayed onset muscle soreness; DOMS)이 감소되었다고 발표했다(158). 반면 또 다른 연구에서는 그러한 결과에 대하여 반박하였다(127). 크레아틴과 HMB가 LMB와 근력을 강화시키며 또한 그러한 효과는 중독성이 있다고 제안되었다(83,84). 명확하지는 않지만 이러한 결과는 크레아틴과 HMB가 다른 메커니즘으로 활동하며 서로를 보충한다는 것을 암시한다. 다시 말하면 이러한 결과들을 입증하기 위해서 더 많은 연구가 필요하다.

훈련받는 사람에게서 단백질분해가 실제로 감소하는지에 관하여 연구가 결론에 이르지 못하고 있다. 훈련받지 않은 사람에 있어서도 이화작용의 감소를 보여 주는 자료는 한정되어 있다. 훈련받지 않은 사람이 HMB를 보충하면 이화작용이 감소하는 데 비해 훈련을 받은 사람에게서는 이러한 효과가 나타나지 않는 것은 훈련받는 사람은 운동에 적응하면서 이미 단백질분해를 억제했기 때문일 수 있다. 결과적으로 운동하는 사람에 있어서는 HMB 보충에 따른 신체 구성이나 근력의 변화가 없음을 많은 연구가 보여 주었다(98,145,147). 현재까지는 HMB와 관련하여 나타난 역효과는 없었다.

안드로겐성 동화스테로이드 Androgenic-Anabolic Steroids(AAS)

안드로겐성 동화스테로이드(AAS)는 남성 스테로이드호르몬, 호르몬의 합성 유도, 활발한 대사산물을 모두 칭하는 공식 용어이다. 동화스테로이드는 특정 치료상의 목적을 가진 약품이지만 일반적으로 대다수의 건강한 사람들에 의해 치료 외적인 효과에 이용된다. 스테로이드는 프로 선수나 올림픽 스포츠의 비중이 큰 경기에서의 등장으로 대중의 주목을 받아 왔다. 운동선수는 활동 성과를 높이고, 훈련 · 연습 · 경기로 인한 많은 양의 신체적 활동으로부터의 회복을 증가시키기 위해 스테로이드를 사용한다. 보디빌딩과 근력을 요하는 스포츠에서 스테로이드의 사용은 잘 증명되어 왔지만, 허영의 목적으로 여가로 운동을 하는 사람들에게서 근육강화제의 사용이 큰 증가를 보여 왔다. 게다가 청소년 인구에서의 스테로이드 사용이 급격하게 증가해서 거의 3백만 명에 이른다(47,55,81).

약품의 매력은 매우 명백하다. 부피의 증가, 체지방의 감소, 근력의 급격한 증가는 운동선수나 허영심에 찬 사람 그리고 자신감이 부족하거나 불안정한 사람들 모두에게 정말 매력적인 요소이다. 신체에 대한 불만족과 낮은 자부심은 종종 사람들이 스테로이드를 사용하게 하는 소위 역거식증신드롬과 연관이 있다. 초기의 연구들에서 근육강화제의 낮은 투여량은 경기력 향상 보조제로서 거의 도움을 주지 못했다고 밝혔다. 오늘날 증가된 투여량의 분석에서 여러 측정치의 효능에 대한 결정적 증거들이 나타났다. 과학적 문헌에 따르면 단기간의 투여가 저항력 훈련과 함께 병행되면 근력과 몸무게를 증가시킨다. 즉, 시작할 때보다 5~20%의 근력 증가와 2~5kg의 체중 증가가 나타났다. 근육강화제를 사용하면 적혈구 수와 헤모글로빈 농도의 증가도 나타나는 것으로 밝혀졌다. 하지만 지구성 능력에 대한 효과는 드러나지 않았다. 한정된 연구만이 존재하지만 아나볼릭 스테로이드는 운동 후 회복 능력을 향상시켜, 근조직을 미세 손상시킬 정도까지 스트레스를 주는 신체활동의 수행력을 향상시키며, 회복과 뒤이은 신체활동의 향상을 가져와 투르 드 프랑스를 포함한 지구력 종목 모든 스포츠에서 에너지대사 체계와 상관없이 스테로이드 사용자들이 나타나는 것으로 보인다.

아나볼릭 스테로이드의 남용은 다양한 역효과를 유발한다. 부작용의 정도는 복용량과 연관된 것으로 보인다. 일반적으로 보디빌더나 운동선수의 근력 강화를 위한 많은 양의 복용은 되돌릴 수 없는 조직, 주로 간과 심혈관계의 심각한 손상을 유발할 수 있다(163). 이러한 역효과는 정신 및 행동장애뿐만 아니라 고혈압과 아테롬성 동맥경화증, 혈액응고 기능장애, **황달**, **간장 종양과 암**, 건 손상 등의 명확한 증가율과 연관된다. 이러한 단기간 또는 장기간의 아나볼릭 스테로이드 남용의 주요 부작용을 남성들 스스로 제보했는데 여기에는 분노나 공격적 행동은 물론이고 여드름 낭창(acne vulgaris), 털 증가, **여성형 남성 가슴**(gynecomastia)도 있다(130). 여성과 젊은 청소년은 추가적인 남성화를 경험할지도 모른다(82). 혈액 속에 테스토스테론(testosterone)의 출현이 증가하면서 테스토스테론과 **성선자극호르몬**(gonadotrophins)의 자연적인 생산 능력이 감소되었다. 생식선 샘으로부터의 테스토스테론 생산 감소 또는 중단은 약품의 사용을 중지한 이후에도 수개월간 지속될 가능성이 높다(153).

앞에서도 지적했듯이 아나볼릭 스테로이드를 사용하면 혈

스테로이드호르몬 약품 섭취 시 신체적 위험

정신	극도의 공격성, 두드러지는 기분 변화, 근심, 현기증, 졸림, 심리적 우울증, 자살 충동
얼굴과 머리	부은 얼굴, 번들거리는 피부, 심한 여드름, 입과 혀의 통증, 남성 유형의 탈모, 수염과 체모의 증가
목소리	심하게 잠김
가슴	남성의 경우: 호흡 곤란, 가슴의 발달 여성의 경우: 가슴 위축
심장	심장질환, 심장병, 발작, 고혈압, LDL 증가, HDL 급감
내장기관들	멀미, 구토, 혈변, 간손상, 신장결석
혈액	혈전, 혈액중독의 높은 위험, 수축성 있는 혈액 선천성 질병의 위험
생식계	남성의 경우: 고환의 수축, 증가된 암의 위험과 함께 전립선의 확대, 성기능장애, 생식력의 감소 여성의 경우: 월경과 생식력의 감소, 외부 생식기의 영구적 확대
근육, 뼈, 결합조직	부상, 경련, 떨림 증상에 대한 증가된 감수성

압 상승, **심근비대**(myocardinal hypertrophy), HDL지단백질의 저하 등과 같은 해로운 심혈관계의 변질이 일어날 수 있다(85). 근육강화제가 일으키는 동맥고혈압증은 좌심실 비대와 다른 **심근증**(cardiomyopathies)의 증가를 가져올 수 있다(48,92). 게다가 혈액응고와 **섬유소 분해**(fibrinolysis)에 부정적인 영향을 미치며, 근육강화제를 사용하는 젊은 운동선수들에서 혈전 형성(조직으로 흐르는 혈액 공급을 차단할 수 있는 핏덩어리)에 관한 몇몇 사례 연구가 있다. 갑작스런 사망 또한 스테로이드 남용에 따라 일어날 수 있는 심각한 문제이다(37,45). 건강해 보이는 사람들을 사망에 이르게 하는 갑작스런 심장발작 증상들이 나타난 다양한 연구 사례도 발표되었다. 스테로이드 남용과 관련이 있는 치명적인 또는 치명적이지 않은 심근경색의 경우는 관상동맥이 눈에 띄는 아테롬성 동맥경화 프라그를 보였다(40,44,46).

안드로겐성 동화스테로이드들은 미국에서 불법이므로 사용자들은 다른 불법 약품처럼 그것들을 불법으로 구매해야 한다. 감옥에 갈 위험 없이 스테로이드 효과를 얻기 위한 노력으로 많은 운동실행자들은 **프로호르몬**(prohormone) 보충제를 사용해 왔다. 안드로스테네디온(androstenedione)은 근력, LBM, 성적 기능을 증가시키기 위한 목적으로 혈중 테스토스테론 수치를 높이는 데 쓰이는 안드로겐 스테로이드이다. 안드로스테네디온과 안드로스테네디올과 같은 것들의 성분에 대한 연구는 프로호르몬의 보충이 근력과 LBM 증가에 효과가 있는지에 대한 증거를 보여 주지 못했다(54,115). 지속적인 안드로스테네디온 보충의 장기간적인 효과는 알려져 있지 않고, 프로호르몬은 스테로이드의 일부 부작용과 연관이 있다. 다소 비슷한 성분인 인체 내 부신에서 생성되는 **생식호르몬**(dehydroepiandrosterone; DHEA) 또한 근력과 근육 부피를 증가시키기 위해 테스토스테론 수치를 높이는 데 사용되어 왔다. DHEA는 성욕, 정력, 면역성 수치의 증가와 같은 노화 방지 효과가 있는 것으로 알려진 약한 안드로겐이다. 연구들은 DHEA 보충이 혈청 테스토스테론을 증가시키지도 않을 뿐만 아니라 굳이 권유할 만한 효과도 제공하지 않는다고 밝혔다. 실제로 프로호르몬은 종종 남성 에스트로겐 수치를 높이는 에스트라디올(estradiol)로 전환된다(21,35).

최근 스테로이드(tetra hydrogestrione; THG)의 사용에 따른 수행 능력의 강화가 이슈로 떠올라 프로 스포츠의 연루에 대한 대중의 인식과 의혹이 증가하면서, 제재 경기 종목에서 프로호르몬과 그와 관련된 화합물들에 대한 더 심한 금지 사항과 더 엄격한 사전 검사가 행해지게 되었다. 내인성 호르몬 활동을 조절하거나 대체하기 위해 사용되는 보충제와 약품들은 정상적인 호르몬 활동의 항상성 붕괴와 관련되며 그것은 결국 나중에 위험한 역효과를 가져온다.

Quick Insight

스테로이드 남용과 관련한 심리적·인격적 적응은 잘 기록되어 있다. 동화작용의 스테로이드는 공격성, 적의, 분노와 우울증을 야기한다. 기분의 침해는 약물복용과 약물에 의존하기 쉽다. 다른 부정적 효과들은 내분비계와 면역 체계의 방해, 간의 기능장애와 손상, 비뇨생식계와 피부의 피지 분비 시스템의 변화를 포함한다. 행동의 메커니즘은 스테로이드 분자와 안드로겐 수용체에 대한 관련성으로 한정되어 있다. 따라서 부가적인 효과들은 혼합물 간에 차이가 있을 수 있다.

체중 감량보충제 Weight Loss Supplements

체중 감량 보충제의 판매액은 매년 10억 달러를 훨씬 넘긴다. 현재 50개가 넘는 다른 영양 보충제와 체중 감량을 목적으로 하는 125개 이상의 상업적인 제품들이 팔려 나간다. 체중 감량 보충제는 운동이나 다이어트를 하는 힘든 노력 없이 '빠르게 변화' 한다는 해결책으로서 소비자들에게 어필한다. 효과를 보여 주는 제품은 거의 없지만, 제조업자의 주장 뒤에 실제로 증거를 근거로 한 효과가 존재하는지 조사하는 사람 또한 드물다. 체중 감량 보충제는 비만과 연관된 사회적 증상과 대부분의 사람들이 다이어트나 운동을 통해 체중을 감량하려고 할 때 겪는 어려움 때문에 특별한 인기를 얻고 있다. 체중 감량보충제는 널리 알려진 그들의 생물학적 메커니즘에 따라 분류된다. 체중 감량보충제의 5개의 일반적인 분류는 아래의 방법들 중 한 가지로 기능하는 화학제품이나 화합물들을 포함한다.

- 에너지 소비의 증가
- 탄수화물대사의 조절
- 식욕 억제
- 지방 산화작용의 증가 또는 지방 합성의 감소
- 지방 흡수의 차단

대부분의 체중 감량보충제의 효과를 뒷받침해 주는 의학적 자료는 한정되어 있다. 교감신경계에 영향을 주는 화학약품은 연구를 통해 효과 수치를 보여 주는 유일한 종류의 보충제이다. 가장 연구가 많이 된 두 가지 교감신경물질이 카페인(caffeine)과 마황(ephedra)인데 둘 다 모두 다른 성분과 혼합되어 소비된다. 마황 알카로이드는 섭취에 따른 부정적인 심혈관 영향에 관한 연구 때문에 2004년 FDA에 의해 판매가 금지되었다. 카페인은 현재 규제되고 있는 화학약품으로 많은 경기에서 검사한다.

카페인 Caffeine

카페인은 자연적으로 발생하는 물질이며 다양한 형태로 널리 섭취된다. 이것은 커피, 차, 소다, 초콜릿, 영양제 등에서 흔히 발견되는 재료이다. 카페인은 중앙에 위치한 아데노신 수용체에서의 작용을 통해서 주로 근절을 중재하게 되는데 몸 전체에 다양한 생리적 효과를 유발시킨다. 카페인의 자극 효과는 체중 감량과 활동 증진을 위해 사용된다.

카페인은 집중력을 향상시키고, 피로를 줄이며, 각성 수준을 상승시킨다. 카페인의 경기력 향상 보조제로서의 사용 가능성에 대해서도 연구가 시행되어 왔다. 몇몇 연구가 최대하의 지구성 능력 증가를 가져오는 것을 밝혀냈다(89,121,129). 격렬하고 높은 강도의 운동에서 카페인의 보조적 효과의 잠재력은 분명하지 않다. 카페인은 비교적 안전하며 알려진 부정적 효과도 없을 뿐 아니라 운동하는 동안 심각한 탈수현상이나 전해질 불균형도 일으키지 않는다. 카페인의 경기력 향상 보조제로서의 사용 가능성 때문에 구속력 있는 경기단체에 의해 스포츠 경기에서의 사용이 규제되고 있다. 경기 전 카페인 양은 IOC와 NCAA에서 주최하는 대회에 참여하는 운동선수에 있어서 단속되고 있다.

카페인 섭취

과다 섭취 증상	신체적 효과
발한	심박수 증가
신경성	혈압 증가
초조함	혈관수축
걱정	혈액 속 지방산 증가
	위산 증가

파워를 증대시키는 효과를 내기 위한 카페인의 수준은 250~700mg이다(88,154). 비교해 보면 내려 마시는 커피 한 잔에는 110~150mg의 카페인이 들어 있다. 이 수준 이상을 섭취하면 NCAA나 IOC 대회에서 자격을 박탈당할 수 있다. 카페인을 과다 섭취하면 발한, 신경과민 및 걱정과 관련된 불안한 느낌 등과 같은 증상에 이를 수 있다. 이러한 부작용은 심장박동과 혈압, 혈관수축, 혈중 지방산의 증가, 위산의 생산 증가 등으로 인해 일어난다. 카페인의 과다 섭취는

Key Terms

지연발생근육통(DOMS): 통증 또는 불편감은 운동한 후 24~72시간 안에 느끼며 일반적으로 2~3일 안에 치유됨

동화스테로이드(AAS): 세포 증식과 분열을 촉진시키는 천연 및 합성 스테로이드호르몬 계열. 여러 조직, 특히 근육과 뼈의 성장을 촉진함

황달(jaundice): 조직의 담즙산염 침전물로 인한 점막, 눈 흰자, 피부의 노란 변색으로 담즙 생성에 영향을 주는 간염과 같은 다양한 질병 등의 증상으로 야기됨

간 종양(hepatic neoplasm and carcinoma): 간암의 시작 또는 진행과 손상

여성형 남성 가슴(gynecomastia): 남성 유방샘의 비정상적인 거대화

성선자극호르몬(gonadotrophin): 생식샘의 성장과 활동을 자극하는 호르몬

심근비대(myocardial hypertrophy): 심장근육의 확장 현상

위를 상하게 하고 심지어 구토를 유발한다. 게다가 일상적으로 카페인을 섭취하면 내성 또는 의존성에 이르게 되며 갑작스럽게 중단하면 과민성, 감정 기복, 두통, 졸음 또는 피곤을 야기한다(155).

마황 Ephedra

마황 알카로이드(alkaloid)는 체중 감량 또는 운동 성과를 향상시키기 위해 흔히 사용된다. 마황은 교감신경 흥분작용 성분을 지니고 있는 식물에서 온다. 마황은 **기관지확장제(bronchodilator)**로서 상업적으로 유통되지만 체중 감량보충제로도 흔하게 쓰인다. 마황 보충은 카페인이나 **구아라나(guarana)**로부터 나오는 식물성 카페인, 그리고 종종 아스피린(aspirin)과 더불어 섭취된다(69). 이 혼합은 뒤이은 혈관 확장과 함께 교감신경계의 자극 유도를 목적으로 한다. 마황은 섭취에 따른 자극 효과로부터 식욕억제제로서 작용하는 것으로 알려져 왔다. 마황 함유 물질을 사용한 연구들에 대한 메타-분석 결과는 위약과 비교하여 한 달에 0.9kg의 지속적인 체중 감량을 가져오는 것으로 나타났다. 체중 감량을 위한 마황의 사용이 효과 있어 보이긴 하지만 마황의 소비와 관련된 심각한 위험으로 2004년에 사용이 금지되었다.

마황 보충 섭취를 50회 시행하여 얻은 자료에 따르면 정신병 증상, 자율신경계 이상, 위장 증상, 심계항진의 발병 가능성이 2.2~3.6배 증가하는 것으로 나타났다(90). 심각한 반응은 보충제를 사용하는 몇천 명 중 한 명꼴로 일어나는 것으로 조사되었다(56). 처방전이 없는 이 보충제의 사용과 관련된 부작용에 관한 결과로 인하여 미국규제위원회는 우려를 표명하였다. 1997~99년 사이의 마황의 부작용에 관한 FDA의 분석 검토에서 고혈압, 부정맥, 심근경색, 뇌졸중, 발작과 같은 건강 이상들을 확인했다(10). 적어도 10명의 사망과 13명의 영구장애가 그러한 요인들 때문에 발생했으며 사건의 40%는 심장혈관에 문제가 있지 않았음에도 권장섭취량을 섭취한 경우에 나타났다.

마황 판매 비중은 2001년 미국에서 모든 보충제 판매의 1%도 채 안 됐지만 약초 보충제로부터 오는 모든 부작용의 약 64%가 마황 사용과 연관이 있었다. 많은 연구들에서 위험 없는 긍정적인 효과들을 증명했지만 알려진 위험은 마황 사용에 대한 '위험:이익' 비율을 역전시키기에 충분했다(20,164).

쓴 오렌지 Bitter Orange

마황 함유 보충제의 사용이 2004년 2월에 금지됨에 따라 많은 제조업자들이 체중 감량보충제를 만들기 위한 화학 공식들을 바꿔야 했다. 대부분이 재빨리 마황을 쓴 약용 오렌지(레몬 오란티아, citrus aurantium)로 대체하고 이 보충제가 에너지 증강, 체중 감량 및 식욕 억제 등과 같은 바람직한 효과를 촉진한다며 '마황 없는' 보충제로 제품을 판매하기 시작했다(134). 레몬 오란티아 추출물은 식물성 아드레날린 아민 **시네프린(synephrine)**과 **옥타파민(octopamine)**을 함

체중 감량 보충제에 대한 증거자료의 요약과 임상 견해

보충제	제품의 질	제품의 안정성	제품의 효능	임상 견해
쓴 오렌지	불확실	불확실	불확실	불확실
키토산	불확실	낮은 위험	없음	절망적
크롬	존재	불확실	불확실	주의와 경계
공액리놀레산	불확실	불확실	불확실	주의와 경계
마황 알카로이드-카페인의 혼합	불확실	위험	존재	절망적
인삼	불확실	불확실	불확실	주의와 경계
L-carnitine	존재	존재	불확실	주의와 경계
피루브산염	불확실	불확실	불확실	주의와 경계
고추나물	불확실	불확실	불확실	주의와 경계

유한다. 시네프린은 에피네프린과 구조적으로 비슷하고 마황처럼 교감신경 흥분 작용이 있는 알카로이드이다. 제품에 대한 한정된 연구 결과로 인하여 쓴 오렌지를 함유한 제품이 체중 감량에 효과적으로 도움이 되는지에 대한 증거는 거의 없다(67). 일부 연구자들은 쓴 오렌지가 효과적인 체중 감량 보충제로서 작용할 가능성에 의문을 제기하였는데, 이것은 시네프린이 다량 섭취되었을 때만 **지방세포(adipocytes)**에 **지방분해 효과(lipolytic effects)**를 내고, 옥타파민은 지방세포에 분해 효과를 지니지 않기 때문이다(49,66).

마황과 마찬가지로 쓴 오렌지 또한 건강에 역효과를 가져올 가능성이 있다(96). 시네프린이 혈압을 증가시키고 심장혈관 문제를 증가시킬 가능성이 있다는 사실 때문에 이 보충제는 마황과 비슷한 위험을 가져올 수 있다(50,65). 이 보충제로부터 부작용을 경험했다고 제보한 일부의 제보와 대부분의 지적을 따르면 그리 큰 문제는 아닌 것으로 인식되었다. 한 연구에서 마황 없는 체중 감량 보충제가 마황처럼 심혈관을 상당히 자극시키는 것으로 지적되었으나 이러한 효과는 레몬 오란티아 하나만으로는 발생되지 않는다는 결론이 났다(134). 그러한 결론은 복용량의 8배 이상 높은 시네프린(advantra Z)을 복용해도 혈압에 아무런 효과를 가져 오지 않았다는 사실에 기초한다. 심혈관질병의 위험이 높아진 것은 쓴 오렌지와 다양한 성분의 다른 자극제들과 함께 카페인의 시너지 효과에 기인했을 가능성이 높다.

Key Terms

심근증(cardiomyopathies): 특히 이름 모를 원인에 의한 심장근육의 혼란이나 질병
섬유소용해(fibrinolysis): 섬유소응고가 붕괴되는 과정
프로호르몬(prohormones): 호르몬의 내부에 선이 있는 전구체
DHEA(dehydroepiandrosterone): 아드레날린선에 의해 콜레스테롤로부터 생산된 자연스러운 스테로이드 호르몬
THG(tetra-hydro-gestrinone): FDA에 의해 금지된 근육증강제
카페인(caffeine): 알카로이드는 차나 커피에서 주로 발견되고 흥분제로 사용됨
기관지확장제(bronchodilator): 폐의 통풍구를 확장시키고 기관지의 부드러운 근육에 의해 호흡을 편안하게 하는 약품
구아라나(guarana): 카페인과 유사한 자연스러운 물질
시네프린(synephrine): 지방 감량을 목표로 한 식이요법 보충제
옥타파민(octopamine): 아드레날린 작용성 약물로 사용된 혼합물
지방분해 효과(lipolytic effects): 지방의 분해
지방세포(adipocytes): 지방조직세포에서 발견되는 다양한 결합조직세포
암페타민(amphetamines): 강력한 중추신경조직을 자극하는 약품들 중 하나
펜터민(phentermine): 몸의 신진대사를 바꿈으로써 식욕을 억제시키는 약품
암페프라몬(amfepramone): 암페타민과 유사한 효과를 가진 약품
페닐프로판올아민(phenylpropanolamine): 코막힘완화제, 기관지확장제, 식욕억제제, 순환흥분제로 사용되는 안드로겐성 약품
마진돌(mazindol): 식욕을 억제하고 체중을 감량하는 데 사용되는 약품
펜플루라민(fenfluramine): 비만치료에 사용되는 약품
시부타민(sibutramine: 항비만약물): 신경전달물질수용체 부신수질호르몬과 세로토닌의 재섭취를 금함으로써 식욕을 억제시키는 약품
올리스타트(orlistat: 비만치료제): 규정된 지방의 소화와 흡수를 방해하는 약품
도파민(dopamine): 중심신경 체계의 정상적인 기능에 필수인 도파의 카르복시이탈 작용에 의해 두뇌에서 형성된 신경전달물질
노르에피네프린(norephinephrine): 부신수질과 혈관수축과 심장박동의 증가를 야기하는 신경계의 신경 끝 부분에 숨겨진 교감신경 활성 물질
세로토닌(serotonin): 특히 뇌, 혈청, 위의 점막과 같은 조직세포들을 형성하는 유기적 혼합물이며, 혈관을 수축시키고, 근육을 부드럽게 자극하며, 신경세포 간의 충격 전달, 주기적 신체 발달 과정의 통제 담당

체중 감량 약품 Weight Loss Drugs

미국에서 비만의 유행은 의사들을 심각한 비만 사례들을 다루기 위한 약물적 치료법으로 돌아서게 했다. 체중 감량 약품은 의사의 처방전이 필요하다는 점에서 처방전이 필요 없는 보충제와는 다르다. 대부분의 경우 처방전을 받기 위해 27 이상의 BMI를 가져야 하고 관상동맥질환 위험요소가 있어야 한다. 비만 약물치료는 주로 체중 감량, 체중 유지, 심혈관과 대사성 질환의 위험 감소의 세 가지 목표가 있다. 약물 처방은 특히 체중 감소에 초점이 맞추어져 있으며, 체지방의 변화와 건강 위협의 감소는 이차적인 목표로 한다.

여러 가지 약품과 약물 처방전에는 갑상선호르몬, **암페타민**(amphetamines), **펜터민**(phentermine), **암페프라몬**(amfepramone) 또는 **디에틸프로피온**(diethylpropion), **페닐프로판올아민**(phenylpropanolamine), **마진돌**(mazindol), **펜플루라민**(fenfluramines), **시부트라민**(sibutramine), **올리스타트**(oristat) 등이 비만을 치료하기 위해 사용되어 왔다. 체중 감량을 위해 제안되는 메커니즘은 식욕 감퇴, 지방 흡수 감소 또는 에너지 사용 증가가 있다(111). 대부분의 약물요법은 단기간의 칼로리 조절 식단과 생활습관 변경과 결합되면 위약 효과와 비교했을 때 몸무게를 감소시키는 효과가 있는 것으로 나타났다(99,111). 오직 시부트라민과 올리스타트만이 허용 가능한 부작용 범위 내에서 장기간의 효과가 있다는 증거를 보였다(63). 결과적으로 이들만이 현재까지 인정된 성인 비만 관리를 위한 유일한 약품이다.

시부트라민은 Meridia라는 이름으로 시판되고 있다. 이것은 **도파민**(dopamine), **노르에피네프린**(norepinephrine), **세로토닌**(serotonin)의 재흡수를 막아 식욕억제제로서 작용한다. 그렇게 함으로써 포만감을 증가시키고 식욕을 떨어뜨린다.

일반적인 체중 감량제

속명	상표명	작용	가능한 부작용	논평
Phentermine	Adipex-P®, Fastin®, Obenix®, Obephen®, Obernine®, Obestin®, Phentamine®, Phentride®, T-Diet®, Zantryl®	식욕억제(카테콜아민성)	신경과민, 성급함, 불면증, 두통	원발성 폐고혈압의 위험을 증가시킬 수 있음
Diethylproprion hydrochloride	Tenuate®, Tenuate Dospan®	식욕억제(카테콜아민성)	신경과민, 성급함, 불면증	고혈압 환자들에게 다른 약보다 안전함
Mazindol	Mazanor®, Sanorex®	식욕억제(카테콜아민성)	신경과민, 성급함, 불면증, 구갈, 변비	
Phenylpropanol-amine	Active ingredient in many products, including Acutrim®, Dexatrim®	식욕억제(카테콜아민성)	신경과민, 불면증, 두통, 구갈, 현기증	관상동맥질환과 고혈압에 신중하게 사용해야 함
Fluoxetine	Prozac®	식욕 감퇴 효과를 가진 항우울제(세로토닌 촉진성)	정력감퇴, 불면증, 메스꺼움, 설사	고추나물, 트림토판과 같은 허브 보충제와 같이 사용할 경우 부작용이 나타날 수 있음
Sibutramine	Meridia®	식욕억제(카테콜아민성)	두통, 불면증, 구갈, 변비, 혈압 증가	육체적, 심리적 의존의 위험: 혈압은 일정하게 체크해야 함
Orlistat	Xenical®	지방흡수차단제 (리파제 억제제)	가스, 직장 누수, 설사, 배변 긴급	비타민 보충제는 지용성 비타민 결핍을 예방하도록 추천함

의학적 실험에서 위약의 사용과 비교했을 때 시부트라민 사용자(1일 10~15mg)들은 평균적으로 1년 뒤에 4.3kg의 체중 감량을 경험하는 것으로 나타났다(68,110,156). 의학적 연구에서 혈압과 안정시 심박수의 증가가 보고되었고 제조자들은 심장 혈관의 합병증 위험이 있는 사람은 약품을 복용해서는 안 된다고 하였다(156). 기타 부작용에는 두통과 불면증, 건조한 구강, 변비 등이 있다.

올리스타트(orlistat)는 제니칼(Xenical)이라는 이름으로 불리는 지방흡수차단제로 시판된다. 올리스타트의 체중 감량 메커니즘은 식단의 최대 30%까지의 지방이 장을 통해 흡수되는 것을 차단시키는 작용이다. 메타-분석 결과 올리스타트를 섭취한 사람들이 위약을 복용한 사람들에 비해 평균적으로 2.7kg 체중 감량이 나타났다. 올리스타트 처방과 관련된 다른 긍정적인 결과는 더 낮은 수축기 혈압, 허리둘레의 감소, LDL콜레스테롤 · 공복 혈당 · 인슐린 수치의 감소 등이다(73,95). 올리스타트의 기능 때문에 장내 가스, 직장의 배출, 지방질 장운동, 과잉성 배변과 같은 불편한 위장계 부작용을 유발한다(72,156). 올리스타트를 복용하는 동안 과다한 지방 섭취는 설사와 직장 누출을 유발하므로 복용자로 하여금 지방이 적은 식단을 따르도록 한다. 게다가 지방 흡수를 차단시키는 메커니즘이 종종 지질에 의해서 운반되는 비타민 A, D, E, K의 흡수도 막기 때문에 복용자들은 적절한 지용성비타민들을 섭취해야 한다.

체중 감량 약품은 심한 부작용이 있을 수 있고 장기간 복용에 대한 정확한 정보가 부족하기 때문에 체지방을 빼기 위한 첫 번째 수단으로서는 바람직한 선택이 아니다. 중정도의 비만이나 심한 비만에 시달리는 사람이라면 약품의 사용이 결국에는 질병의 위험을 감소시켜 체중 감소에 효과적일 것이다. 체중 감량 약품의 사용은 의사에 의해 신중하게 모니터되어야 하고 항상 건강한 식단과 생활습관이 함께해야 한다. 부상의 위험 때문에 퍼스널 트레이너는 운동실행자가 사용하는 약품의 부작용에 대해 익히 알고 있어야 하고 운동 참여를 주의 깊게 관찰해야 한다.

References

1. New supplement treats AIDS wasting successfully. *AIDS Alert* 14: 41-43, 1999.
2. National Institutes of Health State-of-the-science conference statement: multivitamin/mineral supplements and chronic disease prevention. *Ann Intern Med* 145: 364-371, 2006.
3. National Institutes of Health State-of-the-Science Conference Statement: multivitamin/mineral supplements and chronic disease prevention. *Am J Clin Nutr* 85: 257S-264S, 2007.
4. NIH State-of-the-Science Conference: Multivitamin/Mineral Supplements and Chronic Disease Prevention, May 15-17, 2006, Bethesda, Maryland, USA. *Am J Clin Nutr* 85: 251S-327S, 2007.
5. **Abel T, Knechtle B, Perret C, Eser P, von Arx P and Knecht H.** Influence of chronic supplementation of arginine aspartate in endurance athletes on performance and substrate metabolism - a randomized, double-blind, placebo-controlled study. *Int J Sports Med* 26: 344-349, 2005.
6. **Abel T, Knechtle B, Perret C, Eser P, von Arx P and Knecht H.** Influence of chronic supplementation of arginine aspartate in endurance athletes on performance and substrate metabolism - a randomized, double-blind, placebo-controlled study. *Int J Sports Med* 26: 344-349, 2005.
7. **Antonio J and Street C.** Glutamine: a potentially useful supplement for athletes. *Can J Appl Physiol* 24: 1-14, 1999.
8. **Appleton J.** Arginine: Clinical potential of a semi-essential amino. *Altern Med Rev* 7: 512-522, 2002.
9. **Appleton J.** Arginine: Clinical potential of a semi-essential amino. *Altern Med Rev* 7: 512-522, 2002.
10. **Arditti J, Bourdon JH, Spadari M, de Haro L, Richard N and Valli M.** [Ma Huang, from dietary supplement to abuse]. *Acta Clin Belg Suppl* 34-36, 2002.
11. **Balzola FA and Boggio-Bertinet D.** [The metabolic role of glutamine]. *Minerva Gastroenterol Dietol* 42: 17-26, 1996.
12. **Bednarz B, Wolk R, Chamiec T, Herbaczynska-Cedro K, Winek D and Ceremuzynski L.** Effects of oral L-arginine supplementation on exercise-induced QT dispersion and exercise tolerance in stable angina pectoris. *Int J Cardiol* 75: 205-210, 2000.
13. **Bemben MG, Bemben DA, Loftiss DD and Knehans AW.** Creatine supplementation during resistance training in college football athletes. *Med Sci Sports Exerc* 33: 1667-1673, 2001.
14. **Bemben MG and Lamont HS.** Creatine supplementation and exercise performance: recent findings. *Sports Med* 35: 107-125, 2005.
15. **Bent S, Tiedt TN, Odden MC and Shlipak MG.** The relative safety of ephedra compared with other herbal products. *Ann Intern Med*138: 468-471, 2003.
16. **Bianchi G, Marzocchi R, Agostini F and Marchesini G.** Update on nutritional supplementation with branched-chain amino acids. *Curr Opin Clin Nutr Metab Care* 8: 83-87, 2005.
17. **Bird SP, Tarpenning KM and Marino FE.** Independent and combined effects of liquid carbohydrate/essential amino acid ingestion on hormonal and muscular adaptations fol-

lowing resistance training in untrained men. *Eur J Appl Physiol* 97: 225-238, 2006.

18. **Bird SP, Tarpenning KM and Marino FE.** Independent and combined effects of liquid carbohydrate/essential amino acid ingestion on hormonal and muscular adaptations following resistance training in untrained men. *Eur J Appl Physiol* 97: 225-238, 2006.
19. **Bolster DR, Pikosky MA, McCarthy LM and Rodriguez NR.** Exercise affects protein utilization in healthy children. *J Nutr* 131: 2659-2663, 2001.
20. **Boozer CN, Daly PA, Homel P, Solomon JL, Blanchard D, Nasser JA, Strauss R and Meredith T.** Herbal ephedra/caffeine for weight loss: a 6-month randomized safety and efficacy trial. *Int J Obes Relat Metab Disord* 26: 593-604, 2002.
21. **Brown GA, Vukovich MD, Sharp RL, Reifenrath TA, Parsons KA and King DS.** Effect of oral DHEA on serum testosterone and adaptations to resistance training in young men. *J Appl Physiol* 87: 2274-2283, 1999.
22. **Burke DG, Chilibeck PD, Davidson KS, Candow DG, Farthing J and Smith-Palmer T.** The effect of whey protein supplementation with and without creatine monohydrate combined with resistance training on lean tissue mass and muscle strength. *Int J Sport Nutr Exerc Metab* 11: 349-364, 2001.
23. **Burke LM.** Nutrition for post-exercise recovery. *Aust J Sci Med Sport* 29: 3-10, 1997.
24. **Burke LM.** Nutrition for post-exercise recovery. *Aust J Sci Med Sport* 29: 3-10, 1997.
25. **Burke LM.** Nutrition for post-exercise recovery. *Aust J Sci Med Sport* 29: 3-10, 1997.
26. **Candow DG, Chilibeck PD, Burke DG, Davison KS and Smith-Palmer T.** Effect of glutamine supplementation combined with resistance training in young adults. *Eur J Appl Physiol* 86: 142-149, 2001.
27. **Castano G, Etchart C and Sookoian S.** Vitamin A toxicity in a physical culturist patient: a case report and review of the literature. *Ann Hepatol* 5: 293-395, 2006.
28. **Clark RH, Feleke G, Din M, Yasmin T, Singh G, Khan FA and Rathmacher JA.** Nutritional treatment for acquired immunodeficiency virus-associated wasting using beta-hydroxy beta-methylbutyrate, glutamine, and arginine: a randomized, double-blind, placebo-controlled study. *JPEN J Parenter Enteral Nutr* 24: 133-139, 2000.
29. **Cribb PJ, Williams AD, Carey MF and Hayes A.** The effect of whey isolate and resistance training on strength, body composition, and plasma glutamine. *Int J Sport Nutr Exerc Metab* 16: 494-509, 2006.
30. **Cribb PJ, Williams AD, Carey MF and Hayes A.** The effect of whey isolate and resistance training on strength, body composition, and plasma glutamine. *Int J Sport Nutr Exerc Metab* 16: 494-509, 2006.
31. **Cribb PJ, Williams AD, Carey MF and Hayes A.** The effect of whey isolate and resistance training on strength, body composition, and plasma glutamine. *Int J Sport Nutr Exerc Metab* 16: 494-509, 2006.
32. **Cribb PJ, Williams AD, Carey MF and Hayes A.** The effect of whey isolate and resistance training on strength, body composition, and plasma glutamine. *Int J Sport Nutr Exerc Metab* 16: 494-509, 2006.
33. **Cribb PJ, Williams AD, Carey MF and Hayes A.** The effect of whey isolate and resistance training on strength, body composition, and plasma glutamine. *Int J Sport Nutr Exerc Metab* 16: 494-509, 2006.
34. **Darmon N, Darmon M, Maillot M and Drewnowski A.** A nutrient density standard for vegetables and fruits: nutrients per calorie and nutrients per unit cost. *J Am Diet Assoc* 105: 1881-1887, 2005.
35. **Dayal M, Sammel MD, Zhao J, Hummel AC, Vandenbourne K and Barnhart KT.** Supplementation with DHEA: effect on muscle size, strength, quality of life, and lipids. *J Womens Health (Larchmt)* 14: 391-400, 2005.
36. **De Palo EF, Gatti R, Cappellin E, Schiraldi C, De Palo CB and Spinella P.** Plasma lactate, GH and GH-binding protein levels in exercise following BCAA supplementation in athletes. *Amino Acids* 20: 1-11, 2001.
37. **Di Paolo M, Agozzino M, Toni C, Luciani AB, Molendini L, Scaglione M, Inzani F, Pasotti M, Buzzi F and Arbustini E.** Sudden anabolic steroid abuse-related death in athletes. *Int J Cardiol* 114: 114-117, 2007.
38. **Dohm GL.** Protein nutrition for the athlete. *Clin Sports Med* 3: 595-604, 1984.
39. **Dohm GL.** Protein nutrition for the athlete. *Clin Sports Med* 3: 595-604, 1984.
40. **Du Toit EF, Rossouw E, Van Rooyen J and Lochner A.** Proposed mechanisms for the anabolic steroid-induced increase in myocardial susceptibility to ischaemia/reperfusion injury. *Cardiovasc J S Afr* 16: 21-28, 2005.
41. **Engelhardt M, Neumann G, Berbalk A and Reuter I.** Creatine supplementation in endurance sports. *Med Sci Sports Exerc* 30: 1123-1129, 1998.
42. **Falk DJ, Heelan KA, Thyfault JP and Koch AJ.** Effects of effervescent creatine, ribose, and glutamine supplementation on muscular strength, muscular endurance, and body composition. *J Strength Cond Res* 17: 810-816, 2003.
43. **Field CJ, Johnson I and Pratt VC.** Glutamine and arginine: immunonutrients for improved health. *Med Sci Sports Exerc*32: S377-S388, 2000.
44. **Fineschi V, Baroldi G, Monciotti F, Paglicci RL and Turillazzi E.** Anabolic steroid abuse and cardiac sudden death: a pathologic study. *Arch Pathol Lab Med*125: 253-255, 2001.
45. **Fineschi V, Riezzo I, Centini F, Silingardi E, Licata M, Beduschi G and Karch SB.** Sudden cardiac death during anabolic steroid abuse: morphologic and toxicologic findings in two fatal cases of bodybuilders. *Int J Legal Med* 121: 48-53, 2007.
46. **Fineschi V, Riezzo I, Centini F, Silingardi E, Licata M, Beduschi G and Karch SB.** Sudden cardiac death during anabolic steroid abuse: morphologic and toxicologic findings in two fatal cases of bodybuilders. *Int J Legal Med* 121: 48-53, 2007.

47. **Foley JD and Schydlower M.** Anabolic Steroid and Ergogenic Drug Use by Adolescents. *Adolesc Med* 4: 341-352, 1993.

48. **Fritzsche D, Krakor R, Asmussen G, Widera R, Caffier P, Berkei J and Cesla M.** Anabolic steroids (metenolone) improve muscle performance and hemodynamic characteristics in cardiomyoplasty. *Ann Thorac Surg* 59: 961-969, 1995.

49. **Fugh-Berman A and Myers A.** Citrus aurantium, an ingredient of dietary supplements marketed for weight loss: current status of clinical and basic research. *Exp Biol Med (Maywood)* 229: 698-704, 2004.

50. **Fugh-Berman A and Myers A.** Citrus aurantium, an ingredient of dietary supplements marketed for weight loss: current status of clinical and basic research. *Exp Biol Med (Maywood)* 229: 698-704, 2004.

51. **Garlick PJ, McNurlan MA and Patlak CS.** Adaptation of protein metabolism in relation to limits to high dietary protein intake. *Eur J Clin Nutr* 53 Suppl 1: S34-S43, 1999.

52. **Garlick PJ, McNurlan MA and Patlak CS.** Adaptation of protein metabolism in relation to limits to high dietary protein intake. *Eur J Clin Nutr* 53 Suppl 1: S34-S43, 1999.

53. **Garlick PJ, McNurlan MA and Patlak CS.** Adaptation of protein metabolism in relation to limits to high dietary protein intake. *Eur J Clin Nutr* 53 Suppl 1: S34-S43, 1999.

54. **Gleeson M.** Interrelationship between physical activity and branched-chain amino acids. *J Nutr* 135: 1591S-1595S, 2005.

55. **Gomez JE.** Performance-enhancing substances in adolescent athletes. *Tex Med* 98: 41-46, 2002.

56. **Gordon JS.** Banning ephedra: good call, poor vision. *Altern Ther Health Med* 10: 18-19, 2004.

57. **Graham DA and Rush JW.** Exercise training improves aortic endothelium-dependent vasorelaxation and determinants of nitric oxide bioavailability in spontaneously hypertensive rats. *J Appl Physiol* 96: 2088-2096, 2004.

58. **Graham DA and Rush JW.** Exercise training improves aortic endothelium-dependent vasorelaxation and determinants of nitric oxide bioavailability in spontaneously hypertensive rats. *J Appl Physiol* 96: 2088-2096, 2004.

59. **Graham DA and Rush JW.** Exercise training improves aortic endothelium-dependent vasorelaxation and determinants of nitric oxide bioavailability in spontaneously hypertensive rats. *J Appl Physiol* 96: 2088-2096, 2004.

60. **Grandjean A.** Nutritional requirements to increase lean mass. *Clin Sports Med* 18: 623-632, 1999.

61. **Grandjean A.** Nutritional requirements to increase lean mass. *Clin Sports Med* 18: 623-632, 1999.

62. **Groeneveld GJ, Beijer C, Veldink JH, Kalmijn S, Wokke JH and van den Berg LH.** Few adverse effects of long-term creatine supplementation in a placebo-controlled trial. *Int J Sports Med* 26: 307-313, 2005.

63. **Gursoy A, Erdogan MF, Cin MO, Cesur M and Baskal N.** Comparison of orlistat and sibutramine in an obesity management program: efficacy, compliance, and weight regain after noncompliance. *Eat Weight Disord* 11: e127-e132, 2006.

64. **Ha E and Zemel MB.** Functional properties of whey, whey components, and essential amino acids: mechanisms underlying health benefits for active people (review). *J Nutr Biochem* 14: 251-258, 2003.

65. **Haaz S, Fontaine KR, Cutter G, Limdi N, Perumean-Chaney S and Allison DB.** Citrus aurantium and synephrine alkaloids in the treatment of overweight and obesity: an update. *Obes Rev* 7: 79-88, 2006.

66. **Haaz S, Fontaine KR, Cutter G, Limdi N, Perumean-Chaney S and Allison DB.** Citrus aurantium and synephrine alkaloids in the treatment of overweight and obesity: an update. *Obes Rev* 7: 79-88, 2006.

67. **Haaz S, Fontaine KR, Cutter G, Limdi N, Perumean-Chaney S and Allison DB.** Citrus aurantium and synephrine alkaloids in the treatment of overweight and obesity: an update. *Obes Rev* 7: 79-88, 2006.

68. **Halford JC.** Clinical pharmacotherapy for obesity: current drugs and those in advanced development. *Curr Drug Targets* 5: 637-646, 2004.

69. **Haller CA, Duan M, Benowitz NL and Jacob P, III.** Concentrations of ephedra alkaloids and caffeine in commercial dietary supplements. *J Anal Toxicol*28: 145-151, 2004.

70. **Haymond MW and Miles JM.** Branched chain amino acids as a major source of alanine nitrogen in man. *Diabetes* 31: 86-89, 1982.

71. **Henness S and Perry CM.** Orlistat: a review of its use in the management of obesity. *Drugs* 66: 1625-1656, 2006.

72. **Hollander P.** Orlistat in the treatment of obesity. *Prim Care* 30: 427-440, 2003.

73. **Hsieh CJ, Wang PW, Liu RT, Tung SC, Chien WY, Chen JF, Chen CH, Kuo MC and Hu YH.** Orlistat for obesity: benefits beyond weight loss. *Diabetes Res Clin Pract* 67: 78-83, 2005.

74. **Huang HY, Caballero B, Chang S, Alberg AJ, Semba RD, Schneyer C, Wilson RF, Cheng TY, Prokopowicz G, Barnes GJ, Vassy J and Bass EB.** Multivitamin/Mineral supplements and prevention of chronic disease: executive summary. *Am J Clin Nutr* 85: 265S-268S, 2007.

75. **Ivy JL.** Glycogen resynthesis after exercise: effect of carbohydrate intake. *Int J Sports Med* 19 Suppl 2: S142-S145, 1998.

76. **Ivy JL.** Glycogen resynthesis after exercise: effect of carbohydrate intake. *Int J Sports Med* 19 Suppl 2: S142-S145, 1998.

77. **Ivy JL.** Glycogen resynthesis after exercise: effect of carbohydrate intake. *Int J Sports Med* 19 Suppl 2: S142-S145, 1998.

78. **Ivy JL.** Dietary strategies to promote glycogen synthesis after exercise. *Can J Appl Physiol* 26 Suppl: S236-S245, 2001.

79. **Jacobson BH and Kulling FA.** Health and ergogenic effects of caffeine. *Br J Sports Med* 23: 34-40, 1989.

80. **Jeukendrup AE, Jentjens RL and Moseley L.** Nutritional

considerations in triathlon. *Sports Med* 35: 163-181, 2005.

81. **Johnson MD.** Anabolic steroid use in adolescent athletes. *Pediatr Clin North Am* 37: 1111-1123, 1990.

82. **Johnson MD.** Anabolic steroid use in adolescent athletes. *Pediatr Clin North Am* 37: 1111-1123, 1990.

83. **Jowko E, Ostaszewski P, Jank M, Sacharuk J, Zieniewicz A, Wilczak J and Nissen S.** Creatine and beta-hydroxy-beta-methylbutyrate (HMB) additively increase lean body mass and muscle strength during a weight-training program. *Nutrition* 17: 558-566, 2001.

84. **Jowko E, Ostaszewski P, Jank M, Sacharuk J, Zieniewicz A, Wilczak J and Nissen S.** Creatine and beta-hydroxy-beta-methylbutyrate (HMB) additively increase lean body mass and muscle strength during a weight-training program. *Nutrition* 17: 558-566, 2001.

85. **Kam PC and Yarrow M.** Anabolic steroid abuse: physiological and anaesthetic considerations. *Anaesthesia* 60: 685-692, 2005.

86. **Kam PC and Yarrow M.** Anabolic steroid abuse: physiological and anaesthetic considerations. *Anaesthesia*60: 685-692, 2005.

87. **Karp JR, Johnston JD, Tecklenburg S, Mickleborough TD, Fly AD and Stager JM.** Chocolate milk as a post-exercise recovery aid. *Int J Sport Nutr Exerc Metab* 16: 78-91, 2006.

88. **Keisler BD and Armsey TD.** Caffeine as an ergogenic aid. *Curr Sports Med Rep* 5: 215-219, 2006.

89. **Keisler BD and Armsey TD.** Caffeine as an ergogenic aid. *Curr Sports Med Rep* 5: 215-219, 2006.

90. **Keisler BD and Hosey RG.** Ergogenic aids: an update on ephedra. *Curr Sports Med Rep* 4: 231-235, 2005.

91. **Kelly JP, Kaufman DW, Kelley K, Rosenberg L, Anderson TE and Mitchell AA.** Recent trends in use of herbal and other natural products. *Arch Intern Med* 165: 281-286, 2005.

92. **Kindermann W.** [Cardiovascular side effects of anabolic-androgenic steroids]. *Herz* 31: 566-573, 2006.

93. **Kingwell BA and Jennings GL.** The exercise prescription: focus on vascular mechanisms. *Blood Press Monit* 2: 139-145, 1997.

94. **Kingwell BA and Jennings GL.** The exercise prescription: focus on vascular mechanisms. *Blood Press Monit* 2: 139-145, 1997.

95. **Kiortsis DN, Filippatos TD and Elisaf MS.** The effects of orlistat on metabolic parameters and other cardiovascular risk factors. *Diabetes Metab* 31: 15-22, 2005.

96. **Klontz KC, Timbo BB and Street D.** Consumption of dietary supplements containing Citrus aurantium (bitter orange)--2004 California Behavioral Risk Factor Surveillance Survey (BRFSS). *Ann Pharmacother* 40: 1747-1751, 2006.

97. **Kocak S and Karli U.** Effects of high dose oral creatine supplementation on anaerobic capacity of elite wrestlers. *J Sports Med Phys Fitness* 43: 488-492, 2003.

98. **Kreider RB, Ferreira M, Wilson M and Almada AL.** Effects of calcium beta-hydroxy-beta-methylbutyrate (HMB) supplementation during resistance-training on markers of catabolism, body composition and strength. *Int J Sports Med* 20: 503-509, 1999.

99. **Kushner RF and Manzano H.** Obesity pharmacology: past, present, and future. *Curr Opin Gastroenterol* 18: 213-220, 2002.

100. **Kutz MR and Gunter MJ.** Creatine monohydrate supplementation on body weight and percent body fat. *J Strength Cond Res*17: 817-821, 2003.

101. **Lambert CP, Frank LL and Evans WJ.** Macronutrient considerations for the sport of bodybuilding. *Sports Med* 34: 317-327, 2004.

102. **Langfort J, Zarzeczny R, Pilis W, Nazar K and Kaciuba-Uscitko H.** The effect of a low-carbohydrate diet on performance, hormonal and metabolic responses to a 30-s bout of supramaximal exercise. *Eur J Appl Physiol Occup Physiol* 76: 128-133, 1997.

103. **Laviano A, Muscaritoli M, Cascino A, Preziosa I, Inui A, Mantovani G and Rossi-Fanelli F.** Branched-chain amino acids: the best compromise to achieve anabolism? *Curr Opin Clin Nutr Metab Care* 8: 408-414, 2005.

104. **Laviano A, Muscaritoli M, Cascino A, Preziosa I, Inui A, Mantovani G and Rossi-Fanelli F.** Branched-chain amino acids: the best compromise to achieve anabolism? *Curr Opin Clin Nutr Metab Care* 8: 408-414, 2005.

105. **Lehmkuhl M, Malone M, Justice B, Trone G, Pistilli E, Vinci D, Haff EE, Kilgore JL and Haff GG.** The effects of 8 weeks of creatine monohydrate and glutamine supplementation on body composition and performance measures. *J Strength Cond Res* 17: 425-438, 2003.

106. **Lemon PW.** Protein and amino acid needs of the strength athlete. *Int J Sport Nutr* 1: 127-145, 1991.

107. **Lemon PW.** Protein and amino acid needs of the strength athlete. *Int J Sport Nutr* 1: 127-145, 1991.

108. **Lemon PW.** Protein and amino acid needs of the strength athlete. *Int J Sport Nutr* 1: 127-145, 1991.

109. **Lemon PW.** Protein and amino acid needs of the strength athlete. *Int J Sport Nutr* 1: 127-145, 1991.

110. **Leung WY, Thomas GN, Chan JC and Tomlinson B.** Weight management and current options in pharmacotherapy: orlistat and sibutramine. *Clin Ther*25: 58-80, 2003.

111. **Li Z, Maglione M, Tu W, Mojica W, Arterburn D, Shugarman LR, Hilton L, Suttorp M, Solomon V, Shekelle PG and Morton SC.** Meta-analysis: pharmacologic treatment of obesity. *Ann Intern Med* 142: 532-546, 2005.

112. **Marcell TJ, Taaffe DR, Hawkins SA, Tarpenning KM, Pyka G, Kohlmeier L, Wiswell RA and Marcus R.** Oral arginine does not stimulate basal or augment exercise-induced GH secretion in either young or old adults. *J Gerontol A Biol Sci Med Sci* 54: M395-M399, 1999.

113. **Marcell TJ, Taaffe DR, Hawkins SA, Tarpenning KM, Pyka G, Kohlmeier L, Wiswell RA and Marcus R.** Oral arginine does

not stimulate basal or augment exercise-induced GH secretion in either young or old adults. *J Gerontol A Biol Sci Med Sci* 54: M395-M399, 1999.

114. **Martin WF, Armstrong LE and Rodriguez NR.** Dietary protein intake and renal function. *Nutr Metab (Lond)* 2: 25, 2005.

115. **Maughan RJ, King DS and Lea T.** Dietary supplements. *J Sports Sci* 22: 95-113, 2004.

116. **Max SR.** Glucocorticoid-mediated induction of glutamine synthetase in skeletal muscle. *Med Sci Sports Exerc* 22: 325-330, 1990.

117. **Mayhew DL, Mayhew JL and Ware JS.** Effects of long-term creatine supplementation on liver and kidney functions in American college football players. *Int J Sport Nutr Exerc Metab* 12: 453-460, 2002.

118. **Millward DJ.** Protein and amino acid requirements of adults: current controversies. *Can J Appl Physiol* 26 Suppl: S130-S140, 2001.

119. **Morrison LJ, Gizis F and Shorter B.** Prevalent use of dietary supplements among people who exercise at a commercial gym. *Int J Sport Nutr Exerc Metab* 14: 481-492, 2004.

120. **Mottram DR and George AJ.** Anabolic steroids. *Baillieres Best Pract Res Clin Endocrinol Metab* 14: 55-69, 2000.

121. **Nehlig A and Debry G.** Caffeine and sports activity: a review. *Int J Sports Med* 15: 215-223, 1994.

122. **Nissen SL and Sharp RL.** Effect of dietary supplements on lean mass and strength gains with resistance exercise: a meta-analysis. *J Appl Physiol* 94: 651-659, 2003.

123. **Okudan N and Gokbel H.** The effects of creatine supplementation on performance during the repeated bouts of supramaximal exercise. *J Sports Med Phys Fitness* 45: 507-511, 2005.

124. **Paddon-Jones D, Borsheim E and Wolfe RR.** Potential ergogenic effects of arginine and creatine supplementation. *J Nutr*134: 2888S-2894S, 2004.

125. **Paddon-Jones D, Borsheim E and Wolfe RR.** Potential ergogenic effects of arginine and creatine supplementation. *J Nutr*134: 2888S-2894S, 2004.

126. **Paddon-Jones D, Borsheim E and Wolfe RR.** Potential ergogenic effects of arginine and creatine supplementation. *J Nutr*134: 2888S-2894S, 2004.

127. **Paddon-Jones D, Keech A and Jenkins D.** Short-term beta-hydroxy-beta-methylbutyrate supplementation does not reduce symptoms of eccentric muscle damage. *Int J Sport Nutr Exerc Metab* 11: 442-450, 2001.

128. **Palisin T and Stacy JJ.** Beta-hydroxy-beta-Methylbutyrate and its use in athletics. *Curr Sports Med Rep* 4: 220-223, 2005.

129. **Paluska SA.** Caffeine and exercise. *Curr Sports Med Rep* 2: 213-219, 2003.

130. **Parkinson AB and Evans NA.** Anabolic androgenic steroids: a survey of 500 users. *Med Sci Sports Exerc* 38: 644-651, 2006.

131. **Peters EM.** Nutritional aspects in ultra-endurance exercise. *Curr Opin Clin Nutr Metab Care* 6: 427-434, 2003.

132. **Preen D, Dawson B, Goodman C, Beilby J and Ching S.** Creatine supplementation: a comparison of loading and maintenance protocols on creatine uptake by human skeletal muscle. *Int J Sport Nutr Exerc Metab* 13: 97-111, 2003.

133. **Preen D, Dawson B, Goodman C, Beilby J and Ching S.** Creatine supplementation: acomparison of loading and maintenance protocols on creatine uptake by human skeletal muscle. *Int J Sport Nutr Exerc Metab* 13: 97-111, 2003.

134. **Preuss HG, DiFerdinando D, Bagchi M and Bagchi D.** Citrus aurantium as a thermogenic, weight-reduction replacement for ephedra: an overview. *J Med*33: 247-264, 2002.

135. **Reilly T and Ekblom B.** The use of recovery methods post-exercise. *J Sports Sci* 23: 619-627, 2005.

136. **Rock CL.** Multivitamin-multimineral supplements: who uses them? *Am J Clin Nutr* 85: 277S-279S, 2007.

137. **Rodriguez NR, Vislocky LM and Gaine PC.** Dietary protein, endurance exercise, and human skeletal-muscle protein turnover. *Curr Opin Clin Nutr Metab Care* 10: 40-45, 2007.

138. **Salehian B, Mahabadi V, Bilas J, Taylor WE and Ma K.** The effect of glutamine on prevention of glucocorticoid-induced skeletal muscle atrophy is associated with myostatin suppression. *Metabolism* 55: 1239-1247, 2006.

139. **Schrijver J and van den BH.** [Nutrition and health--vitamins and vitamin supplements]. *Ned Tijdschr Geneeskd* 147: 752-756, 2003.

140. **Schroder H, Terrados N and Tramullas A.** Risk assessment of the potential side effects of long-term creatine supplementation in team sport athletes. *Eur J Nutr* 44: 255-261, 2005.

141. **Sen CK.** Antioxidants in exercise nutrition. *Sports Med* 31: 891-908, 2001.

142. **Shen W, Zhang X, Zhao G, Wolin MS, Sessa W and Hintze TH.** Nitric oxide production and NO synthase gene expression contribute to vascular regulation during exercise. *Med Sci Sports Exerc* 27: 1125-1134, 1995.

143. **Shen W, Zhang X, Zhao G, Wolin MS, Sessa W and Hintze TH.** Nitric oxide production and NO synthase gene expression contribute to vascular regulation during exercise. *Med Sci Sports Exerc* 27: 1125-1134, 1995.

144. **Shephard RJ and Shek PN.** Heavy exercise, nutrition and immune function: is there a connection? *Int J Sports Med* 16: 491-497, 1995.

145. **Slater G, Jenkins D, Logan P, Lee H, Vukovich M, Rathmacher JA and Hahn AG.** Beta-hydroxy-beta-methylbutyrate (HMB) supplementation does not affect changes in strength or body composition during resistance training in trained men. *Int J Sport Nutr Exerc Metab* 11: 384-396, 2001.

146. **Slater G, Jenkins D, Logan P, Lee H, Vukovich M, Rathmacher JA and Hahn AG.** Beta-hydroxy-beta-methylbutyrate (HMB) supplementation does not affect changes in strength or body composition during resistance training

in trained men. *Int J Sport Nutr Exerc Metab* 11: 384-396, 2001.

147. **Slater GJ and Jenkins D.** Beta-hydroxy-beta-methylbutyrate (HMB) supplementation and the promotion of muscle growth and strength. *Sports Med*30: 105-116, 2000.

148. **Slater GJ and Jenkins D.** Beta-hydroxy-beta-methylbutyrate (HMB) supplementation and the promotion of muscle growth and strength. *Sports Med* 30: 105-116, 2000.

149. **Slater GJ and Jenkins D.** Beta-hydroxy-beta-methylbutyrate (HMB) supplementation and the promotion of muscle growth and strength. *Sports Med* 30: 105-116, 2000.

150. **Spriet LL and Gibala MJ.** Nutritional strategies to influence adaptations to training. *J Sports Sci* 22: 127-141, 2004.

151. **St Jeor ST, Howard BV, Prewitt TE, Bovee V, Bazzarre T and Eckel RH.** Dietary protein and weight reduction: a statement for healthcare professionals from the Nutrition Committee of the Council on Nutrition, Physical Activity, and Metabolism of the American Heart Association. *Circulation* 104: 1869-1874, 2001.

152. **Stevenson E, Williams C and Biscoe H.** The metabolic responses to high carbohydrate meals with different glycemic indices consumed during recovery from prolonged strenuous exercise. *Int J Sport Nutr Exerc Metab* 15: 291-307, 2005.

153. **Strauss RH.** Anabolic steroids. *Clin Sports Med* 3: 743-748, 1984.

154. **Tarnopolsky MA.** Caffeine and endurance performance. *Sports Med* 18: 109-125, 1994.

155. **Tarnopolsky MA, Atkinson SA, MacDougall JD, Sale DG and Sutton JR.** Physiological responses to caffeine during endurance running in habitual caffeine users. *Med Sci Sports Exerc* 21: 418-424, 1989.

156. **Thearle M and Aronne LJ.** Obesity and pharmacologic therapy. *Endocrinol Metab Clin North Am* 32: 1005-1024, 2003.

157. **Troppmann L, Gray-Donald K and Johns T.** Supplement use: is there any nutritional benefit? *J Am Diet Assoc* 102: 818-825, 2002.

158. **van Someren KA, Edwards AJ and Howatson G.** Supplementation with beta-hydroxy-beta-methylbutyrate (HMB) and alpha-ketoisocaproic acid (KIC) reduces signs and symptoms of exercise-induced muscle damage in man. *Int J Sport Nutr Exerc Metab* 15: 413-424, 2005.

159. **Volek JS.** Strength nutrition. *Curr Sports Med Rep* 2: 189-193, 2003.

160. **Volpe SL.** Micronutrient requirements for athletes. *Clin Sports Med* 26: 119-130, 2007.

161. **Weisburger JH.** Mechanisms of action of antioxidants as exemplified in vegetables, tomatoes and tea. *Food Chem Toxicol* 37: 943-948, 1999.

162. **Williams BD, Chinkes DL and Wolfe RR.** Alanine and glutamine kinetics at rest and during exercise in humans. *Med Sci Sports Exerc*30: 1053-1058, 1998.

163. **Windsor RE and Dumitru D.** Anabolic steroid use by athletes. How serious are the health hazards? *Postgrad Med* 84: 37-3, 47, 1988.

164. **Worley C and Lindbloom E.** Ephedra and ephedrine: modest short-term weight loss, at a price. *J Fam Pract* 52: 518-520, 2003.

165. **Yetley EA.** Multivitamin and multimineral dietary supplements: definitions, characterization, bioavailability, and drug interactions. *Am J Clin Nutr* 85: 269S-276S, 2007.

166. **Youngkin EQ and Thomas DJ.** Vitamins: common supplements and therapy. *Nurse Pract* 24: 50, 53, 57-50, 53, 60, 1999.

167. **Zawadzki KM, Yaspelkis BB, III and Ivy JL.** Carbohydrate-protein complex increases the rate of muscle glycogen storage after exercise. *J Appl Physiol* 72: 1854-1859, 1992.

168. **Zello GA.** Dietary Reference Intakes for the macronutrients and energy: considerations for physical activity. *Appl Physiol Nutr Metab* 31: 74-79, 2006.

169. **Zello GA.** Dietary Reference Intakes for the macronutrients and energy: considerations for physical activity. *Appl Physiol Nutr Metab* 31: 74-79, 2006.

제10장

신체 구성

Body Composition

- 필수체지방의 정도
- 체지방 분포
- 호르몬 역할
- 체질량지수
- 허리-엉덩이 비율
- 허리둘레 측정법
- 피부두겹집기(Skinfold)
- 생체전기저항법

비만: 전 세계적인 건강 쟁점 Obesity: A Worldwide Health Issue

체지방이 과다하고 과체중인 인구 비율의 증가로 비만이 세계적인 문제로 인식되고 있다(63). WHO에 따르면 BMI 방식을 사용할 때 전 세계적으로 10억 명의 사람들이 과체중이고 그 중 3억 명의 사람들이 비만으로 분류되고 있다(37). 체지방의 양을 일정하게 유지하는 것은 건강에 매우 중요하다. 미국 보건복지부에 따르면 비만은 그 자체로도 하나의 질병으로 분류되지만 다른 질병으로 발전될 가능성이 아주 크다. BMI지수가 25 이상이거나(4,20) 과체중인 사람들에게서 심장마비, 심부전증, 심장마비로 인한 돌연사, 급성 가슴 통증, 불규칙한 심장박동 등 심장 관련 질병의 발현이 증가될 수 있다. BMI지수가 30이 넘는 사람은 정상 체중인 사람에 비해 50~100% 가량의 돌연사 위험성을 더 가지게 된다(3,19,35). 한 조사에 따르면 매년 30만 명이 넘는 사람이 체지방 증가에 의한 비만으로 사망하고, 특히 30~64세의 성인 연령에서는 체중이 10~20파운드(약 4.5~9kg) 증가한 경우에도 사망 위험이 증가한다고 했다(30).

체지방에 대한 사실

- 일반적으로 성인 중 표준체중인 사람보다 비만한 사람의 고혈압 발병이 두 배에 이른다.
- 비만은 중성지방(triglycerides)을 증가시키고 HDL-C를 감소시킨다.
- 체중이 11~18파운드(약 5~8kg) 증가한 사람은 type II 당뇨병에 걸릴 위험이 체중이 증가하지 않은 사람의 두 배가 된다.
- 과체중과 비만한 사람의 80% 이상은 당뇨병이 있다.
- 과체중과 비만은 자궁, 대장, 담낭, 전립선, 신장 그리고 폐경 후 유방암 등 각종 암 발생의 위험을 증가시킨다.
- 여성이 18세부터 중년까지 20파운드(약 9kg) 이상 체중이 증가하면 체중을 안정적으로 유지한 여성에 견주어 볼 때 폐경 후 유방암 발생 위험인자가 두 배가 된다.
- 일반적으로 비만한 사람들은 수면 중 무호흡이 있다.
- 비만은 천식의 높은 발병률과 관련이 있다.
- 체중이 2파운드(약 0.9kg) 증가할 때마다 관절염에 걸릴 위험은 9~13%씩 증가한다.
- 임신 중 비만 때문에 태아와 산모 모두 사망할 위험이 증가하며 태아가 산모로부터 고혈압 요인 열 가지를 받을 위험성도 증가한다.
- 여성은 임신 중 비만으로 인한 당뇨병과 추가적으로 많은 여러 합병증의 문제가 있을 수 있으므로 출산할 때까지 주의해야 한다.
- 임신 중 비만은 이분척추(spinabifida)와 같은 신경관 기형과 기형아 출산의 위험 증가와 연관이 있다.

신체 구성 Body Composition

신체 구성은 체력의 중요한 요소이고 전반적으로 개인 건강 수준의 한 부분을 차지하고 있다. 이 수치는 체지방과 제지방의 비율로 나타낸다. 체지방과 제지방의 관계는 전체 지방량의 측정보다 더 적절하다. 예를 들어 200파운드(약 90Kg)와 220파운드(약 100Kg)의 체중을 가진 두 사람이 각각 40파운드(약 18kg)의 지방을 가지고 있을 때 200파운드의 체중을 가진 사람의 체지방 비율이 더 높기에 질병 위험이 더 높은 것이다.

신체 구성은 주로 체중에서 지방량이 차지하는 비율(%)로 나타낸다. 체중이 200파운드인 사람이 20%의 체지방량을 가진 반면에 220파운드인 사람은 18%인 것이다. 체지방량의 비율(%)에 따른 건강수치는 성별의 차이가 있다. 남성과 여성의 필수지방량은 서로 다른데, 여성은 출산과 내분비 조절과 관련되어 많은 지방을 필요로 하고 남성은 여성보다 정상적인 생리기능을 위한 지방의 필요성이 더 적게 요구된다.

필수 체지방량 Essential Body Fat Levels

신체의 항상성을 유지하는 데 필요한 최소의 지방량을 **필수지방량**(essential body fat levels)이라고 부른다. 이는 신진대사 작용에 매우 중요하고 필수적이다.

일반적으로 남성은 체중의 3~5%, 여성은 11~14%의 필수지방량을 유지해야 한다. 만약 이보다 더 아래로 수치가 떨어지면 체온 유지와 신진대사와 같은 기본적인 문제가 생긴다. 여성은 필수지방량이 부족하게 되면 생리불순 및 호르몬(에스트로겐) 작용에 악영향을 받는데 이는 골다공증이나 다른 문제들에 대한 위험성을 증가시킨다. 이러한 필수지방량 수치의 기준은 사람에 따라 다를 수 있다. 어떤 사람들은 유전적 특이성으로 더 낮은 수준의 체지방에서도 정상적인 기능을 다할 수 있다.

체지방의 역할

- 비타민과 지방질을 수송하고 저장한다.
- 세포막을 이루는 요소이다.
- 연료를 공급하고 보호한다.
- 신경계의 기능을 돕는다.
- 호르몬 구성을 돕는다.

체지방 분포 Body Fat Distribution

체지방의 분포는 성별과 유전적인 특이성에 따라 다르며 종종 지방 저장소로 언급되는데, 건강 위험을 예측하기 위해서는 지방의 정도보다 지방 저장의 분포가 더 중요할지도 모른다. 지방조직이 저장되는 장소는 유전적 요인, 나이, 성별, 지방 축적의 정도 등 여러 가지 요인에 따라 다르다(31,39,82).

지방의 저장은 피하와 내장에서 관찰되는데 전체 지방의 약 50~70%가 피부와 근육조직 사이에 가장 많이 저장되며 이를 **피하지방**(subcutaneous fat)이라고 한다. 근육층 아래와 장기 주변에 저장된 지방은 **내장지방**(visceral fat)이라고 한다. 이러한 지방 저장의 위치는 매우 중요하다(11). 내장지방은 신진대사와 관련된 질병뿐 아니라 심혈관질환까지 수반한다. 내장지방의 비율이 높은 사람은 비만과 관련된 질병 발병률이 높다고 할 수 있다. 피하지방이 몸 가운데로 집중되어 있다면 내장지방과 같은 위험이 있을 수 있고, 허리 위쪽으로 몰리게 되면 위장의 내장지방 축적과 비슷한 위험성을 가져오게 된다.

지방의 축적을 신체의 각 부분으로 나누어 보면, 피하지방이 몸 중심 부위로 몰리는 형태(사과 모양의 체형)를 **남성형 비만**(android obesity)이라고 부른다(12,46). 이와는 달리 특히 여성들에게서 가끔 나타나는 **여성형 비만**(gynoid obesity)은 지방이 주로 허리 아래 부분 즉, 하체에 몰리는 것(서양배 모양의 체형)을 말한다(10). 지방 저장이 어느 부위에 많냐에 따라 건강 위험 관련성이 달라진다. 상체 비만은 **고인슐린혈증**, 혈중지질의 상승, 고혈압 등과 관련이 있다(10,34,83). 하체 비만은 운동을 많이 하다가 갑자기 운동량을 대폭 줄였을 때 주로 발생한다. 세포의 원동력은 각각의 신체 부분 지방세포의 특성에 따라 설명된다.

호르몬의 역할 The Role of Hormones

신체의 여러 부위에 있는 지방세포들은 각기 다른 차이점이 있다(45,89). 가장 큰 차이점은 신체 내 안드로겐 호르몬(androgen hormone)의 농도 때문에 나타난다. 신체의 각 부위들은 내분비선의 조절에 따라 반응하며 각기 다른 호르몬의 반응성을 가지고 있다. 여성형 지방의 패턴은 여성의 에스트로겐 호르몬에 의해 증가하는 반면, 테스토스테론 및 기타 안드로겐 호르몬들은 남성의 지방 축적에 많은 영향을 미친다(6). 사춘기의 테스토스테론 증가는 복부지방의 저장을 증가시킨다. 여성은 사춘기에 에스트로겐과 프로게스테론의 증가와 함께 여성형 지방이 동시에 증가한다.

지방산이 나오는 림프 활동 장소를 비교해 볼 때 부가적인 차이는 더욱 명확해진다(8,74,77). 남성은 하체 부위의 지방

체형
Body Types

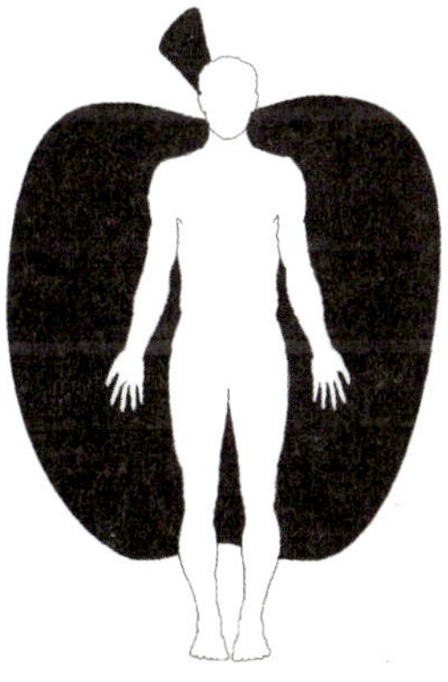

남성형
android

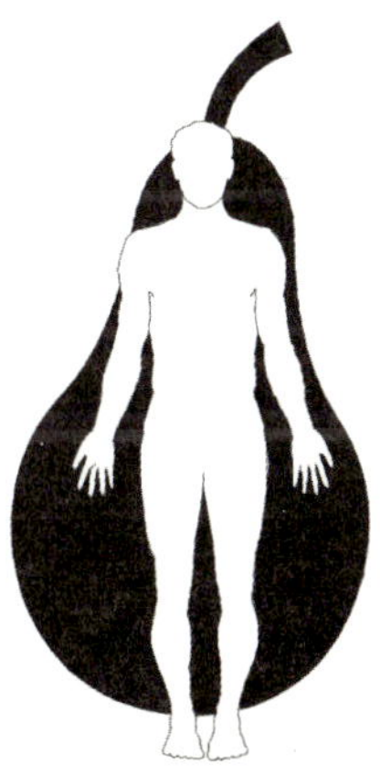

여성형
gynoid

Key Terms

체질량지수(BMI): 개인의 키와 체중을 근거로 질병을 일으킬 위험 가능성 여부 판단

필수지방(essential body fat): 정상적인 생리학적 기능을 위한 필수지방

피하지방(subcutaneous fat): 피부 바로 아래에 있는 지방

내장지방(visceral fat): 기관들 주위와 그 내부에 있는 지방

남성형 비만(android obesity): 남성형 또는 복부에 지방이 축적되어 있는 형태, '사과 모양' 체형(질병 발병 가능성이 높음)

여성형 비만(gynoid obesity): 여성형 또는 하체에 지방이 축적되어 있는 형태, '배 모양' 체형(질병 발병 가능성이 낮음)

복부 단면
Cross Section of the Abdominal Region

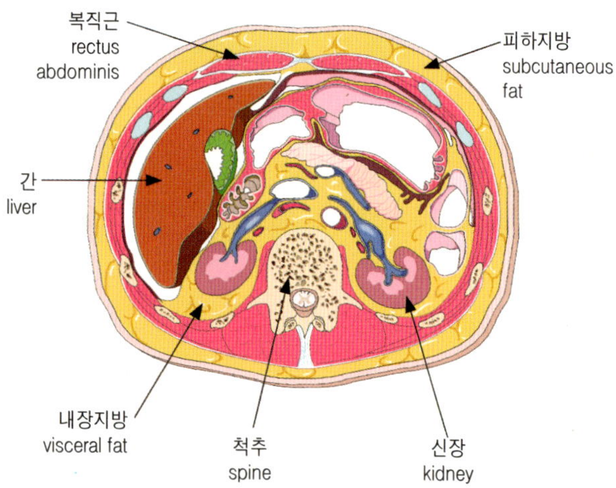

세포에 **베타 아드레날린성 수용체(β-adrenergic receptor)**가 매우 높기 때문에 카테콜아민 작용에 의하여 하체의 지방 저장소에서 유리지방산을 많이 분비사키는 반면, 여성의 경우는 하체의 지방 저장소에 고밀도의 **알파 아드레날린성 수용체(α-adrenergic receptor)**를 가지고 있다. 따라서 카테콜아민에 대한 반응으로 하체에 축적된 지방의 분해가 비효율적으로 나타난다(1,13,81). 즉, 유리지방산이 혈액순환을 통하여 산화될 수 있는 것을 막기 때문에 남성에 비하여 여성이 하체의 지방을 줄이기 힘들다(14,16,76,79).

저장 지방을 유리지방산으로 분해하는 카테콜아민은 성별 간에 차이점이 존재한다. 비록 약간은 불확실한 자료들이지만 운동에 반응하여 남성 복부의 피하지방에서는 더 많은 유리지방산이 방출된다(7,15,17,78). 또한 제지방량(LBM)에 기초하여 보정한 경우에도 여성은 남성과 비교하면 기본적인 지방산화(basal fat oxidation) 능력이 떨어진다. 이 또한 여성이 더 많은 체지방을 지닐 수밖에 없다는 사실을 설명해 주는 것이다(18). 인체의 지방 분포층을 비교해 보면 일반적으로 여성은 피하지방에 더 높은 축적을 보이고 남성은 내장지방 축적에 더 민감한 것으로 나타났다(80). 남성과 여성 모두 적절한 운동과 식이요법으로 복부지방을 변화시킬 수 있지만, 여성의 경우 지방 이동에 대한 자연적인 저항 때문에 엉덩이 주변의 지방을 줄이는 데 더 많은 어려움을 경험할 것이다(9,38).

하체지방을 줄이는 데 또 다른 어려움은 이 부분의 지방이 성숙한 지방세포로의 증식(hyperplasia)에 더 많이 기여하는 경향이 있으며 그로 인하여 지방세포의 수가 증가한다는 것이다. 미성숙한 지방세포는 지질을 가지고 있지 않은 반면 성숙한 지방세포는 지질을 함유하고 있기 때문에 대부분의 성숙한 지방세포는 특정 부위에 더 많은 지방의 축적을 일으킨다. 반면 복부지방 축적은 기본적으로 지방세포가 비대(hypertrophy)해지는 것을 통하여 증가하는 것이지 에너지 과다나 지방의 축적에 따라 지방세포 수가 증식하는 것은 아니다. 그러므로 남성형 비만의 특성을 지닌 지방의 패턴은 엉덩이 주변의 하체지방에 비하여 운동이나 식이요법으로 감소시키기가 더욱 쉽다.

몇몇 간접적인 방법들을 사용함으로써 지방량과 분포 그리고 질병에 대한 위험도를 측정하는 것이 가능하다. 비만의 가장 큰 결과가 질병에 대한 위험성 증대이기 때문에 전체 지방량과 부위별 지방 분포의 분석은 위험을 예측하고 예방하는 데 있어 가장 중요하다. 체지방의 양과 분포를 측정하는 방법은 간단한 것부터 복잡한 것까지 다양하다. 즉, 간단하게 신장-체중 테이블과 신장-체중 지표를 사용한 인체계측학적인 방법을 사용하기도 한다.

신장-체중 테이블 Height Weight Tables

신장-체중 테이블(HWT)은 본래 보험료 산정을 위하여 사람의 체격과 사망률 간의 상관관계를 예측할 목적으로 고안되었다. 만약 어떤 사람의 키가 작고 과체중이면 예측위험도는 증가하고 보험료 또한 오르게 된다. 1940년대, 1950년대에 조사된 자료들을 살펴보면 신장에 가장 적합한 체중이

근단면
Muscle Cross Section

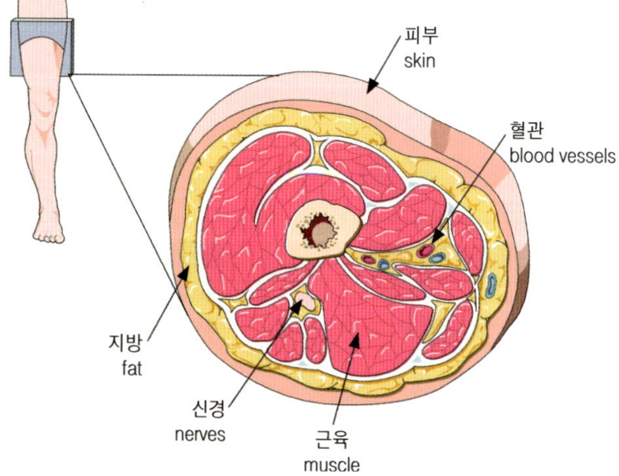

신장-체중 테이블(HWT)의 고려사항

- HWT는 지방 함량의 정도를 판정하지 않는다.
- 제지방량은 전망에 부정적 영향을 끼친다.
- 연령의 다양함은 HWT 내에서 고려되지 않는다.
- 연구에서 범위를 결정하는 데 사용한 연구 대상자는 중년 연령대의 백인들이다.
- HWT는 최하 사망률에 기초하며 체중과 관계있는 질병에 부정적인 건강 상태가 아니다.
- 연구는 그들의 사망 전의 다른 시기에는 체중을 측정하지 않았고 단지 보험증권에 적혔을 당시 측정된 체중만 이용했다. 결국 연구는 개인의 사망 시 더 증가된 체중을 반영할 수 없었다.
- 단일 체중이 같은 신장의 모든 사람들에게 적합하지는 않다.

낮은 사망률과 관련이 있다고 나타났다.

1959년도의 테이블은 뼈의 두께를 고려하여 체중의 구성성분을 더 잘 반영하기 위하여 각기 다른 체격에 맞는 적정체중 범위를 수립하였다. 이후 신장-체중 테이블은 팔꿈치 폭을 이용하여 골격을 결정하는 기준을 수립하였다. 이 골격 크기 측정은 맨 처음 미국건강영양검토보고서에서 결정되었고 성별 기준표가 작성되었다. 미국의 농림부도 미국인을 위한 식이요법 가이드라인의 일환으로 신장-체중 범위를 만들고 있으나, 이 테이블은 체격 사이즈를 명확히 하는 데 실패하였고 또한 성별에 따른 체중 범위도 나누지 않았다.

신장-체중 테이블은 너무 많은 가정들을 전제하고 있기 때문에 건강 관련 지침으로 규정하기는 분명히 곤란하다. 더구나 줄자나 체중계를 이용해서는 수집할 수 없는 아주 중요한 자료들이 운동 처방이나 행동 수정에는 꼭 필요하다. 메트로폴리탄 생명보험회사의 신장-체중 테이블을 사용할 때는 앞의 고려사항을 따르는 것이 중요하다.

체질량지수 Body Mass Index(BMI)

신장-체중 테이블을 대체할 다른 지표는 바로 체질량지수(BMI)이다. BMI는 신장의 제곱과 체중 간의 비율이다. BMI는 HWT보다 더 실용적인데 왜냐하면 BMI는 질병을 예측하는데 있어서 인체측정학적인 방법을 활용하고 모든 사인을 규명하는 것보다는 건강 요소를 활용하였기 때문이다.

BMI도 신체 구성의 요소는 평가하지 않았다는 사실에 기인하여 HWT와 비슷한 한계를 가진다. 예를 들어 근육질인 사람은 낮은 체지방을 가지고 있을 것임에도 불구하고 신장-체중 비율을 볼 때 매우 높은 위험성을 가진 것으로 간주될 수 있다. 반면에 실제 건강하지 않은 몸을 가지고 있다 할지라도 체중이 적게 나가는 사람은 질병의 발생 위험성이 낮게 나올 수 있다. 또한 신장 범위 역시 예측의 정확도를 떨어뜨린다. 5피트 미만의 사람들은 종종 그들의 체중에 비하여 더 높은 BMI 점수를 받을 수 있다.

BMI 공식

$$BMI = 체중(kg) \div 신장(m^2)$$

$$BMI = 체중(파운드) \div 신장(인치^2) \times 703$$

BMI가 약간의 단점을 가지고는 있지만 건강 평가 측면에서 어느 정도의 장점은 확실히 갖고 있다. BMI는 체중 하나만을 측정할 때보다 질병 위험을 예측하는 데 있어서 훨씬 더 정확하고 비전문가들도 쉽게 측정할 수 있다(66). 남성과 여성 모두 같은 테이블을 사용하기 때문에 예측된 결과는 보편적이며 측정 및 변화의 기록이 아주 빠르다. BMI에서 가장 이상적인 값(가장 낮은 사망률을 가진)은 남성은 22kg/m^{2}이고 여성은 21kg/m^{2}이다(65). 18.5~24.5kg/m^{2}의 값이 건강한 체중의 범주에 들어간다. BMI값이 25kg/m^{2}가 넘으면 질병 위험성이 증가하고 27kg/m^{2}를 넘으면 실제 질병 발생이 급격하게 증가함을 나타낸다. BMI가 18.5kg/m^{2}보다 낮으면 저체중으로 분류되고, 25~29.9kg/m^{2}은 과체중, 그리고 30kg/m^2 이상은 비만으로 평가된다. 이것은 비만의 비율(%)을 구할 때 평가지표로 활용된다. 미국 인구 1/3이 BMI 30kg/m^2 이상이다(72). BMI가 특정 집단 내에서 개인에게 주어진 위험에 대하여 과대 혹은 과소 평가될지도 모른다는 사실을 이해하는 것이 중요하다.

비록 신장-체중 측정 방법이 질병 위험 예측에 유용하다 할지라도 각 부위의 둘레 측정은 국소 부위를 평가해 줌으로써 추정값의 의미를 더 높여 준다. 복부 둘레와 허리-엉덩이 비율은 복부비만에 대한 정보를 줄 뿐만 아니라 신체 구성에 대한 추정에도 기여한다. 신장-체중 자료와 둘레 측정값의 병용은 각각을 독립적으로 활용할 때보다 단점을 보완하여 건강 위험을 보다 명확하게 인식할 수 있게 한다.

신체질량지수, 허리둘레 및 관련 질병 위험에 따른 체중의 분류

구분	BMI(kg/m²)	정상 체중과 허리둘레에 대해 상대적인 질병 위험 단계	
		남성<102cm(40인치) 여성<88cm(35인치)	남성>102cm(40인치) 여성>88cm(35인치)
저체중	<18.5	–	–
정상	18.8~24.9	–	–
과체중	25.0~29.9	증가	높음
경도 비만	30.0~34.9	높음	매우 높음
중도 비만	35.0~39.9	매우 높음	매우 높음
고도 비만	>40.0	아주 매우 높음	아주 매우 높음

허리둘레 Waist Circumference

최근 허리둘레는 비만과 관련된 질병의 위험을 추정하는 데 유용한 도움을 주어 왔다. 복부비만과 질병 발생 간의 상관성 때문에 이러한 단순한 평가 방법이라도 체중 관리 전략의 필요성을 인식하게 하는 데 매우 의미가 있다(71).

백인(caucasian) 남성의 경우처럼 일부 집단에서는 질병 위험을 예측할 때 BMI와 함께 허리둘레가 매우 유용하다(75). 게다가 이러한 측정치는 BMI를 해석하는 데 도움이 되는데 특히 커다란 복부 둘레가 복근의 비대(hypertrophy)와 관련된 것이 아니기 때문에 지방과 근육 간의 구분도 해야 한다.

허리둘레는 행동과 관련된 지방 저장 형태를 보여 주기 때문에 중요한 기준이 된다. 내장지방은 운동 부족으로 인하여 나타나며 유전적인 성향보다 행동 특성(behavior traits)과 더 관련이 깊다. 남성의 경우 허리둘레가 102cm(40인치), 여성의 경우 88cm(34.5인치)일 때 심근경색이나 대사성 질환의 발생 위험률이 대단히 높아진다.

복부의 둘레 측정은 검사 대상자가 똑바로 서서 발을 어깨 너비로 벌린 상태로 검사 대상자의 측면에서 측정을 실시한다. 복부 둘레 측정을 위한 기준선은 배꼽과 수평 라인이다. 측정은 맨몸으로 이루어져야 하고 줄자는 피부에 딱 붙고 바닥면과 평행하도록 해야 한다. 측정할 때 줄자의 조이는 정도는 테이프가 접히는 것을 방지할 정도이며 피부가 움푹 들어갈 정도로 압박해서는 안 된다.

허리-엉덩이 비율 Waist to Hip Ratio(WHR)

WHR로 예측한 결과의 가치는 BMI보다는 높지만 허리와 엉덩이 둘레 변인들은 복부의 지방 축적 정도를 확인할 수 있는 평가 능력이 허리둘레 측정법보다는 떨어지기 때문에 허리둘레 측정만큼은 좋지 않을 수도 있다(60). 이것은 측정이 엉덩이둘레와 허리둘레 간의 비교로서 표현되기 때문에 발생된다. 따라서 엉덩이에 많은 양의 지방을 가지고 있다면

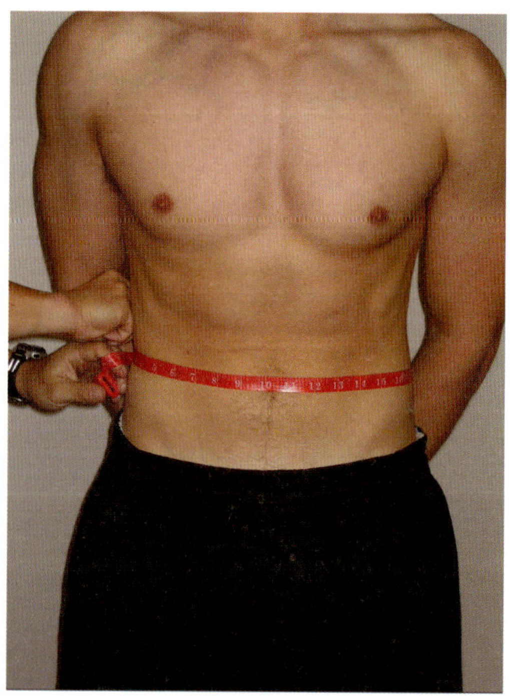

복부 둘레의 측정

BMI와 체지방의 상관관계

성인 남성

연령	위험 증가(BMI <18.5)	건강(BMI 18.5~24.9)	위험 증가(BMI 25~29.9)	매우 위험(BMI 30+)
20~39	<7.9%	8~19.9%	20~24.9%	>25%
40~59	<10.9%	11~21.9%	22~27.9%	>28%
60~79	<12.9%	13~24.9%	25~29.9%	>30%

성인 여성

연령	위험 증가(BMI <18.5)	건강(BMI 18.5~24.9)	위험 증가(BMI 25~29.9)	매우 위험(BMI 30+)
20~39	<20.9%	21~28.9%	29~31.9%	>32%
40~59	<22.9%	23~29.9%	30~32.9%	>33%
60~79	<23.9%	24~31.9%	32~34.9%	>35%

허리 부위의 피하지방량에 대해서는 확실히 인식하기가 어려워진다. 하체지방은 내장지방만큼 건강에 나쁘진 않기 때문에 결국 이 측정법은 내장지방이 줄어드는 변화를 관찰하는 능력만 감소시킨다. 마찬가지로 이 측정법의 경우는 상복부든 하체든 과도한 지방이 결국 내장지방에 대한 명확한 평가를 어렵게 한다. 또한 사춘기 이전의 아이들은 아직 호르몬에 따른 지방 축적이 발생하지 않았다는 사실에서 볼 때 WHR을 이용하여 평가하는 것은 정확성이 떨어진다. 또한 저항성 트레이닝을 한 사람의 경우는 둔부의 근비대로 인하여 엉덩이둘레가 커질 수 있는데, 그러한 요인 역시 예측의 정확성을 떨어뜨린다. WHR은 복부 측정 방법과 비슷하나 허리둘레 측정 방법과는 다르다. WHR은 하나의 보편적인 측정 범위가 존재하지 않는다. 세계보건기구(WHO)는 제12 늑골과 장골능 사이의 중간 지점에서 허리둘레 측정을 권장하고 있다. 엉덩이는 대퇴골 대전자 위의 최대 폭 지점에서 측정한다.

인체계측표준안내서(Anthropometric Standardization Reference Manual; 1988)는 몸통(torso)의 가장 좁은 부위를 허리둘레, 둔부에서 가장 넓은 부위를 엉덩이둘레 측정으로 할 것을 추천하고 있다.

WHR의 기준이 인체계측표준안내서에 따라 이루어졌기 때문에 그들이 제시한 기준 부위에 맞추는 것이 논리적으로

남성과 여성을 위한 정상 WHR

심장질환 위험 요소	낮음		정상		높음		매우 높음	
연령	남성	여성	남성	여성	남성	여성	남성	여성
20~29	<0.83	<0.71	0.83~0.88	0.71~0.77	0.89~0.94	0.78~0.82	>0.94	>0.82
30~39	<0.84	<0.72	0.84~0.91	0.72~0.78	0.92~0.96	0.79~0.84	>0.96	>0.84
40~49	<0.88	<0.73	0.88~0.95	0.73~0.79	0.96~1.00	0.80~0.87	>1.00	>0.87
50~59	<0.90	<0.74	0.90~0.96	0.74~0.81	0.97~1.02	0.82~0.88	>1.02	>0.88
60~69	<0.91	<0.76	0.91~0.98	0.76~0.83	0.99~1.03	0.84~0.90	>1.03	>0.90

적절하다.

WHR은 허리 측정값을 엉덩이 측정값으로 나눔으로써 산출된다. 1.00에 가까울수록 복부비만이 심하다는 것이며 또한 위험률이 더 높아진다는 것을 의미한다. 나이와 성별에 따른 범위가 각각 존재하지만 남성의 경우 0.9 이상, 여성의 경우 0.8 이상인 경우 건강에 부정적인 영향을 끼치게 된다.

신체 구성 평가 Body Composition Assessment

신체 구성(body composition)에 대한 평가는 체중에서 각 조직들이 상대적으로 차지하는 비율로 나타낸다. 이러한 형태의 측정은 신체 밀도를 추정함으로써 실제 지방량을 확인할 수 있다. 신장, 체중과 둘레 측정과는 달리 신체 구성 평가의 장점은 지방량과 제지방량(LBM)을 구분할 수 있다는 것이다. 제지방량은 신진대사에 긍정적으로 작용하기 때문에 인체에서 지방량과 제지방량을 구분하는 것은 매우 중요하다. 과도하게 축적된 체지방은 몸에 해롭게 작용한다. 따라서 인체에서 실제 지방량을 산출하는 것은 과도한 지방량과 관련한 건강상의 위험을 확인하고 그 위험을 줄이기 위해 필요한 조치를 취하는 데 도움을 줄 수 있다.

또한 신체 구성 평가는 퍼스널 트레이너로 하여금 운동실행자의 체중이 증가했을 때 혹은 감소했을 때 인체의 조직성분 중 특정 조직의 변화를 추적할 수 있게 한다. 특히 허리둘레 측정값과 결합하면 질병에 대한 발병 위험률 예측의 정확성이 매우 높아진다. 총 체지방과 부위별 지방 분포도 평가될 수 있다. 이러한 자료는 운동 처방의 지침을 제시하고 식이요법 변화의 필요성을 제기하는 데 이용될 수 있다.

신체 구성 평가는 신체의 밀도를 정확하게 하기 위해 여러 가지 다른 측정값을 이용한다. 일단 신체 밀도가 결정되면 회귀방정식으로 체지방량을 추정한다. 측정 방법은 일반적으로 임상측정평가와 현장측정평가의 두 가지 범주로 나누어진다. 임상평가는 신체 밀도를 측정하기 위한 정확한 도구와 잘 갖추어진 측정실을 필요로 한다. 일반적인 임상평가 방법에는 수중체중측정법, 공기치환체적법(airdisplacement plethysmography), 이중에너지X-ray흡수법(dual energy X-ray absorptiomertry; DEXA) 등이 있다. 현장평가법은 이러한 임상평가에 비하여 일반적으로 더 간편한 장비 및 도구를 사용하며 둘레측정법, 피부두겹측정법, 생체전기저항법(BIA), 근적외선작용법 등이 있다.

수중체중측정법 Hydrostatic Weighing

고가의 장비, 기술적인 전문성과 많은 노동력이 요구되기 때문에 전통적으로 퍼스널 트레이닝 시설에서는 임상적인 평가 방식이 사용되지 않았다. 그러나 현장평가 방법에 대한 표준적인 추정의 오차를 결정하는 데 있어서 기준값으로 그들 임상값이 이용되어야 하기 때문에 임상평가 방법들을 간략하게나마 알고 있어야 한다. 수중체중측정법과 공기치환기록법은 둘 다 신체 질량과 부피를 이용하여 신체 밀도를 추정하는 밀도법(densitometry) 방식이다. 수중체중측정법은 밀도를 산출하기 위하여 아르키메데스의 부력의 원리를 이용한다. 지방은 물보다 밀도가 낮기 때문에 물에 뜬다. 따라서 몸에 더 많은 지방을 가지고 있는 사람일수록 물에서 더 가볍다. 측정 방법은 수조의 물에 잠수하면서 몸 안에 있는 공기를 완전히 내뱉어야 한다. 그렇지 않으면 수중의 체중을 측정하기 위한 저울의 바늘이 정지하지 않아서 정확한 체중을 측정할 수 없다. 물 자체에 대한 밀도는 수온에 따라 달라지기 때문에 조정되어야 하며, 신체 밀도 또한 몸 안에 남아 있는 공기(잔기량: 완전히 호기시켜도 우리 몸의 기도 또는 장기 등에 남아 있는 공기)에 의하여 영향을 받는다. 물 안에서 줄어드는 체중은 몸의 부피에 의하여 사라지는 물의 부피에 비례한다. 이러한 일련의 계산으로 신체 밀도를 산출하고 그것을 성별, 연령별, 인종별 특정의 공식에 대입하여 체지방 비율(%)로 변환하게 된다.

공기치환체적법 Air Displacement Plethysmography

공기치환체적법(ADP)은 그 이름에서 알 수 있듯이 부피를 측정하는 데 있어 물 대신 공기의 변위량을 이용한다. 이 방법은 최소한의 시간과 운동실행자의 동의, 그리고 기술적인 능력이 요구된다. Bod Pod는 가장 인정받는 전신 체적 측정 제품이다. 이것은 보일의 법칙(Boyle's law)을 이용한 압력과 부피의 반비례관계를 통해 총 공기 이동량을 계산한다.

Bod Pod를 이용하여 산출한 신체 밀도와 수중체중을 이용하여 산출한 것과 상관은 있지만, 다중 요소(multi-component)가 반영된 수중체중측정법과 이중에너지X-ray흡수법(DEXA)과 비교하였을 때 상대적으로 체지방을 과소 평가하는 것으로 나타났다(24).

Quick Insight

신체 구성은 심리학적으로 불편한 평가로 자주 비춰진다. 퍼스널 트레이너에 의해 신체가 평가될 때 자의식이 강한 사람에서는 더욱 그렇다. 미국인의 대략 65%가 과체중으로 적절한 신체 트레이닝과 평가가 요구된다. 사람들은 일반적으로 옷을 벗으라고 요구받는 어떠한 수준의 기술 평가 참여와 꽉 끼는 운동복 입는 것을 불편해한다. 반면에 소수의 사람들은 그들의 지방량이 누군가에게 알려지고 다루어지길 원한다. 이것은 지방이 많은 사람들일수록 더 명백히 드러난다. 퍼스널 트레이너들은 운동실행자의 사이즈, 나이, 건강 상태, 정신적 스트레스를 고려하여 평가해야 한다.

피부두겹측정법을 사용하는 것은 비만한 운동실행자에게는 매우 쓸모없는 일이다. 피부두겹측정법은 비만한 사람들에게서는 비례하지 않는다. 비만한 사람은 이 기술로 정확하게 측정할 수 없다. 더구나 자신의 몸무게에 대해 거북함이 있을 만한 사람들을 상처 입힐 측정법을 사용하는 것에 어떠한 장점이 존재하는가? 만약 어떤 사람이 눈에 띌 정도의 과체중이라면 둘레측정법이나 전기저항법을 이용해 요인을 바로잡아야 한다.

어떤 경우에는 지방을 측정하는 모든 방법이 상황에 맞지 않을 수 있다. 몇몇 사람들은 가치 없는 자료 때문에 스트레스를 받은 경험이 있다. 눈에 띄게 비만한 사람은 과체중의 이유와 정보를 명백하게 트레이너가 알 수 있어야 한다. 평가는 그들에게 운동처방을 해주어 목표를 갖고 스스로 체중을 줄이는 방법을 추천하기 위한 것이다. 과체중의 사람들을 위해서는 몸의 변화를 확인하고 최고의 평가를 하기에 적절한 옷을 입혀야 한다.

Key Terms

고인슐린혈증(hyperinsulinemia): 혈액에 순환되는 인슐린의 양이 과도한 상태

베타 아드레날린성 수용체(β-adrenergic receptors): 세포수체, 남성에서 우세하며 카테콜아민에 반응하여 낮은 body storage로부터 자유지방산의 분출을 증가시킴

알파 아드레날린성 수용체(α-adrenergic receptors): 세포 수체, 여성의 낮은 신체 지방 저장에서 우세하며 카테콜아민에 lipolytic 반응을 줄임

신장-체중 지표(HWT): 추정의(assumptive) 안내표, 원래 사람의 크기를 기반으로 사망률 예측을 위해 고안되었음

허리-엉덩이 비율(WHR): 허리와 엉덩이의 치수를 계산함으로써 전반적인 건강 위험도 결정에 도움이 되는 도구

신체 구성: 인간의 몸에 지방, 뼈, 근육의 비율을 나타낸 것. 지방 부피와 fat free mass의 관계

이중에너지X-ray흡수법(DEXA): 신체 구성 기술, X-ray에서 발생하는 2에너지, 3몸 구분과 지방 덩어리의 구성, 제지방 신체 질량, 뼈 질량의 추정을 도움

둘레 측정(circumference measurement): 체지방을 예측하기 위해 선택 부위를 측정해서 사용하는 신체 구성 평가

이중에너지X-ray흡수법(DEXA) Dual Energy X-ray Absorptiometry

이중에너지X-ray흡수법(DEXA)은 주로 뼈의 미네랄 함량, 지방과 조직 등의 여러 가지의 구성 성분을 파악하는 연구에 사용된다. 서로 다른 광자 에너지에 따라 X-ray가 희석된다는 원리와, 두께, 밀도, 화학적 성분 등 조직의 특성에 따라 그 평가가 결정된다는 것이다. 몸의 조직은 높고 낮은 X-ray의 에너지를 약화시키고 밀도와 화학 성분(희석도)에 따라 다른 자기장을 내어놓는다. 바로 그 희석도가 측정되고 조직의 구성비가 계산된다. 일부 연구자들은 DEXA 방식의 측정법이 유체역학적(hydrostatic) 방법보다 더욱 정확하기 때문에 병원에서 많이 사용된다고 한다(23,61,62).

퍼스널 트레이너들은 실제 현장 환경에서 사용하기 편리한 현장적용검사법(field test)을 더 선호한다. 현장검사 방법은 가정과 원리에 따라 다양하기 때문에 적용하는 데 특별한 절차들이 필요하다. 각각의 방법마다 필요한 측정 기술과 도구들 모두가 하나의 평가 프로토콜에 포함된다. 특정의 평가 방법을 적용하기 위한 결정은 트레이너의 능력과 평가 대상자에 따라 고려되어야 한다.

둘레측정법 Circumference Measurements

신체 구성 평가를 위한 둘레 측정은 체지방을 추정하기 위하여 선택된 위치를 측정하는 것이다. 이 방법은 검사도 쉽고 장비도 간단하다.

측정 도구는 흔히 말하는 줄자 하나면 가능하다. **'둘레 측정'**이라고 언급되는 둘레측정법은 단순히 특정 부위의 둘레를 측정만 하면 된다. 측정값들은 특정의 프로토콜에 따라 차트화되고, 그래프화되거나, 분할된다. 추정 모델에 따라 둘레 측정은 신체 구성비를 추정할 수 있으며, 국소 부위의 지방저장량을 확인할 수도 있다. 특정 해부학적 부위의 둘레값과 체지방량 간에는 정적인 직선 관계가 있다는 기초에 따라 신체 구성값이 추정된다.

둘레 측정은 체력전문가들에게 있어 매우 실용적인 평가법이다. 적절한 추정 공식과 함께 정확하게만 이루어진다면

둘레 측정에 의한 체지방의 추정값은 2.5~4% 정도의 아주 작은 추정의 표준오차(SEE) 내에서 얻을 수 있다(85,87). 이 방법은 또한 체지방의 분포 형태뿐만 아니라 체중 감량 중의 체지방 변화 패턴에 대해서도 유용한 정보를 제공할 수 있다. 운동실행자들은 추정된 자료의 양적인 차이를 눈으로 확인하고 이해할 수 있으며 심지어 체중이 감소하지 않는 사람들에게조차 동기부여 자료로 이용될 수 있다. 특히 캘리퍼(caliper)나 다른 방법들로 비만한 사람의 체지방을 정확히 추정하기 어려운 경우에 이 둘레측정법은 훨씬 더 정확하게 측정하고 추정할 수 있는 유용한 방법이다(47,86). 단점은 근육질인 사람을 지방이 높은 것으로 과대평가할 수도 있다는 점이다(67).

피부두겹측정법 Skinfold Measurements

피하지방층은 피부와 근육조직 사이에 존재하는 지방층이다. '피부두겹집기법'이라고 불리는 측정법은 엄지와 검지 손가락으로 특정한 부위의 피부와 지방층을 평행하게 잡고 측정하여 신체 밀도를 구하기 위해 자료(측정값)를 이용해서 분석한다. 피하지방층의 패턴은 개인에 따라 많은 차이를 보인다. 남성이든 여성이든 직선관계는 동일한 조직 속에서도 존재하기에 피부두겹측정법은 사용 가능하다(59). 이러한 관계는 범위가 넓어질수록 감소하게 마련인데 이는 피부두겹을 신체밀도로 바꾸는 방정식은 검사를 받은 사람들에 따라 달리 반영해야 한다는 것을 의미한다(28,51,54).

잭슨과 폴록은 연령과 체지방량에 따라 각 성별에 맞는 일반화된 공식을 제안하였다(53,57). 연령은 젊은 사람과 고령자들을 비교할 때 지방의 분포 형태가 다르기 때문에 공식 적용에 있어 하나의 변인이 되어야 한다(5). 연령이 증가함에 따라 저장된 피하지방은 내장지방 저장으로 대체되어 간다. 그렇기 때문에 고령자들에게 적용하는 산출방정식은 인구 특성을 반영하여 조정되어야 한다.

수중체중측정법에 의하여 얻어진 임상적 자료에 따르면, 피부두겹측정법의 오차는 약 3.5%라고 알려졌다(21,52). 피부두겹측정법의 오차는 측정자의 측정 기술로 인해 가장 일반적으로 나타난다. 이러한 에러는 경험 부족과 측정조직에 대한 일관성 결여(측정 부위의 너무 많은 지방량 분포 또는 부정확한 측정 지점)에 기인할지도 모른다. 퍼스널 트레이너들은 검사 대상자에 대하여 측정하기 전에 전문가의 감독하에 수없이 많은 측정 연습을 실행해야 한다.

피부두겹측정법에 대한 프로토콜과 측정 부위를 결정할 때 더 많은 부위를 측정한다고 해서 반드시 더 정확성을 높일 수 있다고 여기지는 않는다. 즉 7부위 평가 시에 각 부위에서 약간씩 오차가 생긴 경우에는 그 누적값이 상당한 오차를 유발할 것이다. 이 측정에서 더 가치 있는 것은 얼마나 잘 평가를 수행하고 전신 체지방량을 확인할 수 있는가이다(36). 잭슨과 폴록의 일반화된 공식을 사용할 때는 3부위 측정이 이루어져야 한다(58). 이 부위들이 다른 피부두겹측정 공식을 적용하는 경우에는 놓칠 수도 있는 피하지방이 가장 많이 분포한 부위라는 것을 확인할 수 있다. 가장 좋은 방법은 평가 시에 성별과 관련하여 최소한 주요 측정 부위 중의 하나를 반드시 측정하는 것이다. 즉, 여성의 경우 하체 부위에서 하나는 반드시 측정되어야 하며, 남성은 반드시 복부 또는 견갑하 부위가 측정 항목에 포함되어야 한다.

피부두겹측정법은 시각적으로 확실히 비만하지 않은 사람들에 대하여 적용되어야 한다. 측정 부위에 과도한 지방이 분포되어 있거나 과도한 지방량을 보유한 사람들의 경우는 측정하여 평가하기가 어렵다. 경우에 따라서 즉, 지방량이 많거나 피부가 단단한 경우에는 피부를 두 겹으로 잡는 것 자체가 어렵기 때문에 정확하게 피부 두 겹을 측정할 수 없다. 만일 평가가 정확하게 이루어질 수 없다면 그 자료는 별로 쓸모가 없게 된다. 이러한 경우에는 평가 방법을 대체하

Quick Insight

셀룰라이트(cellulite)는 많은 사람들이 믿는 것과는 달리 특별한 지방이 아니다. 이것은 압박(앉는 것)이나 근육수축으로 조직 압력이 증가하였을 때 발생하는 것으로 주름이나 움푹 들어가는 형태로 특징지어진다. 셀룰라이트는 외피 밑쪽에 진피층이 탈장(hernia)된 단순한 지방이다. 세포조직 약화에서 기인한 진피와 지방세포 사이의 연속적인 세포조직 경계의 불일치성이 지방 덩어리 경계를 통해 표면 층으로 이동하도록 허용된다.

비록 셀룰라이트가 비만인 사람에게서 더 흔히 보이나 비만이 아닌 사람에게도 영향을 미칠 수 있다. 여성의 80~90%에 영향을 미칠 것으로 추정된다. 여성의 넓적다리와 엉덩이는 특히 민감한 부분이다. 그 부위에 저장된 지방의 양 때문에 셀룰라이트는 연속적인 세포 부착과 수축 압력에 기반하고 있으므로 효과적으로 그것을 줄이는 유일한 방법은 몸 전체의 지방을 낮추는 것이다. 얼굴 셀룰라이트를 일시적으로 수화시키기 위해 많은 크림과 연고들을 구입할 수 있다. 그러나 그것을 제거하기 위한 처방전과 처방약이 필요하다.

여 적용해야 한다(84). 피부두겹측정법에 의한 체지방량 추정력은 신체 부위의 둘레 측정을 추가해서 그 정확성을 높일 수도 있다(27).

측정값의 신뢰도를 높이기 위하여 동일인에 대한 측정이 동일한 방법으로 사후평가 시에도 이루어져야 한다.

피부두겹측정을 위한 아주 많은 캘리퍼들이 있다. 그 가격대는 20~300달러로 다양하다. 캘리퍼의 집게 압력은 10g/mm^{2}가 되도록 조정되어야 한다(56). 사용되는 브랜드는 전문가의 선호도와 비용에 따라 선택되고 있다. 그러나 측정자가 손으로 집게를 눌러야 하는 기기는 사용하면 안 된다. 측정자에 의하여 압력 조절이 정확히 이루어지기 어렵기 때문이다(55).

피부두겹측정 시의 지침

1. 평가 시 피부가 미끄러워 오류가 발생할 수 있으므로 피실험자는 피부 크림을 절대 바르면 안 된다.
2. 정확하게 성별을 확인하고 잡을 곳을 표시하며 안정적으로 측정하기 위해 일반적으로 피실험자의 오른쪽을 측정한다.
3. 엄지손가락 위치를 밑으로 향하고 왼손을 사용한다. 표시된 지점을 만져 보고 근육이 느껴지는 곳까지 피하지방층만을 엄지로 잡아 올리면서 측정한다.
4. 확실하게 피부두겹 부분만 잡아서 근육층과 분리해야 한다. 피부두겹측정은 측면 수평에서 평가한다. 잡는 너비는 지방 덩어리의 양이다.
5. 오른쪽 손에 피부두겹측정기를 들고 측정하기 위해 손잡이를 당긴 후 피부가 접힌 곳 중앙의 손가락아래 약 1/2인치 위치에 곳에 피부두겹측정기를 위치시킨다. 이 피부두겹측정기 캘리퍼 집게는 접힌 피부와 수직으로 90°가 되어야 한다.
6. 집게손가락과 엄지손가락으로 접힌 곳의 압력을 유지하고 4초 이내에 피부두겹측정기를 이용하여 측정한다.
7. 평가를 기록한다.
8. 정확성을 위해서 적어도 2번은 각각의 지점을 측정한다. 이때 그 지점을 다시 한 번 측정하기까지의 시간은 적어도 15초는 지나야 한다. 만약 측정이 1~2mm 넘게 차이가 난다면 3번 재측정을 하고 평가를 내린다.
9. 피부두겹의 합계를 더하고 점수를 적용해 체지방률을 추정한다.

주변 위치	잡는 위치	잡는 기술
복부(abdomen)	수직	배꼽에서 오른쪽 2cm
가슴(chest: 남성만)	대각선	겨드랑이 선과 유두 사이 1/2
대퇴(thigh) 정면	수직	대퇴부 앞, 위에서 본 무릎과 서혜인대의 중간
삼두박근(triceps)	수직	견봉과 팔꿈치 사이 중간
상장골(suprailiac)	대각선	겨드랑이선 안쪽에서 장골능이 이어지는 곳의 대각선 장골능 위쪽
옆구리선(midaxillary)	수직	겨드랑이 중앙선과 검상돌기가 만나는 지점
견갑 하부(subscapular)	대각선	어깨를 내리고 45도 되는 오른쪽 옆
종아리 중간(medial calf)	수직	앉아서 오른쪽 무릎을 접고 장딴지 둘레가 가장 두꺼운 부분

피부두겹측정 부위 Skinfold Sites

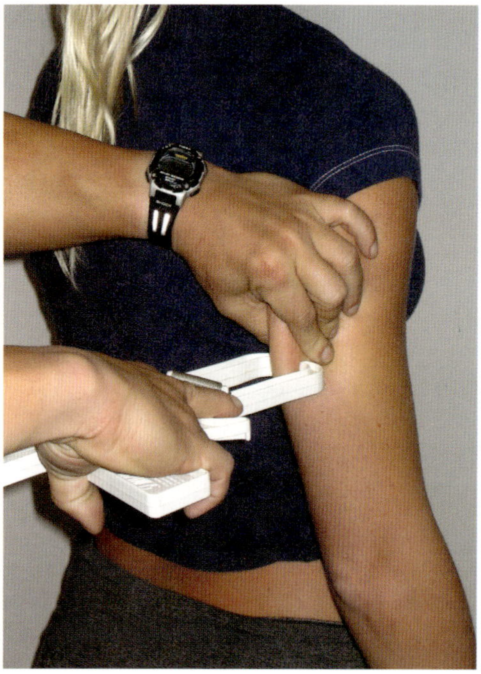

삼두 triceps

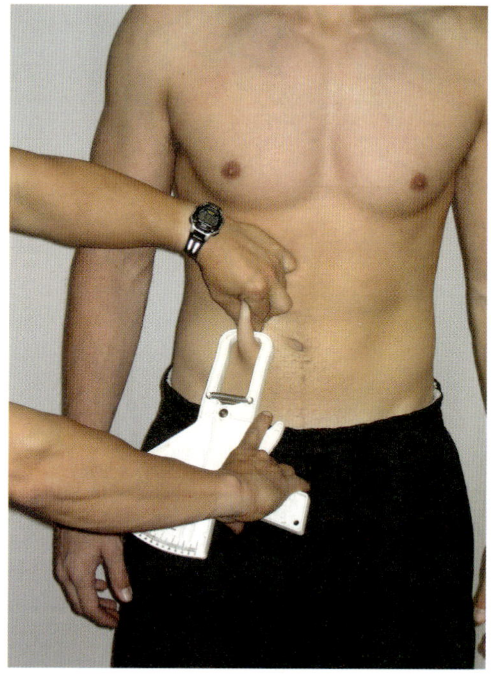

복부 abdomen

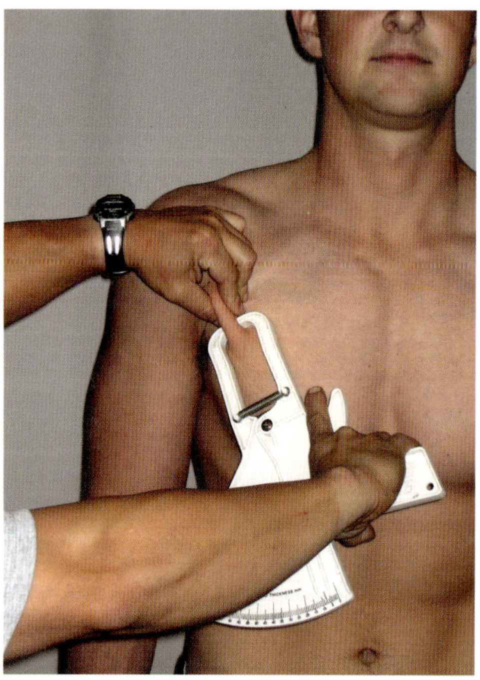

가슴 chest

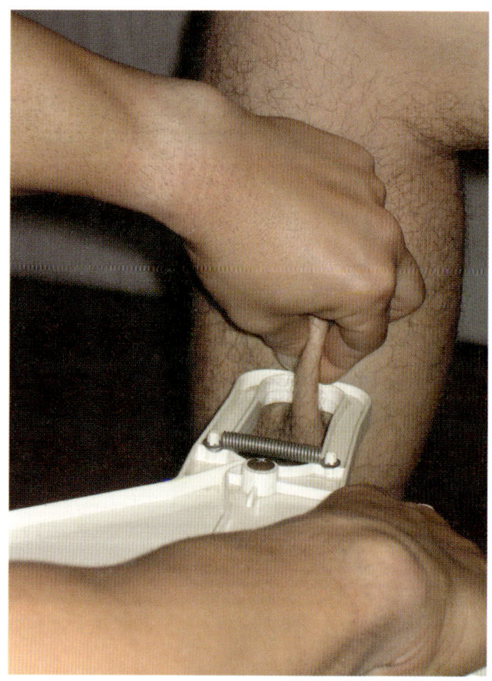

종아리 medial calf

(계속)

(계속) 피부두겹측정 부위 Skinfold Sites

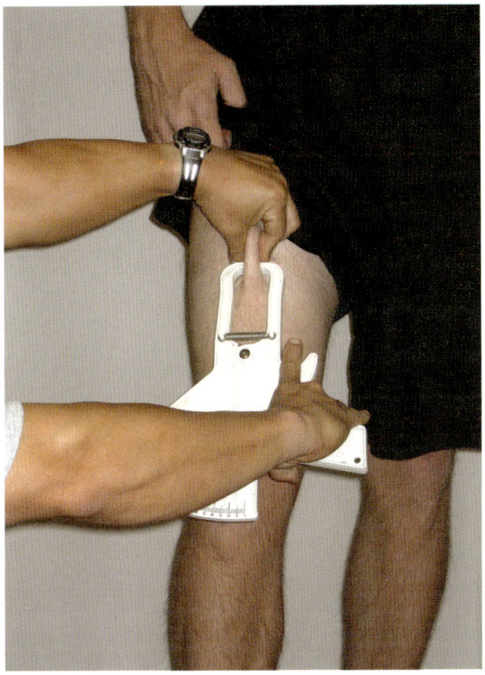

대퇴 thigh

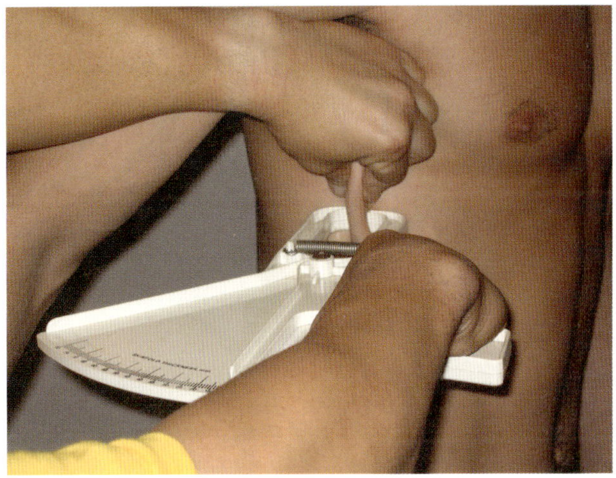

옆구리선 midaxillary

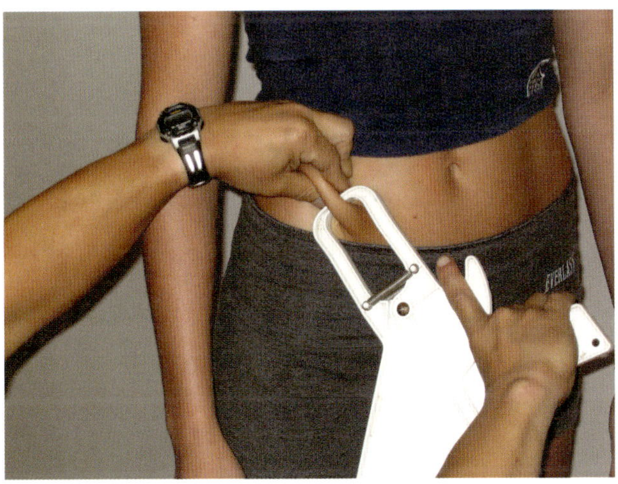

상장골 suprailiac

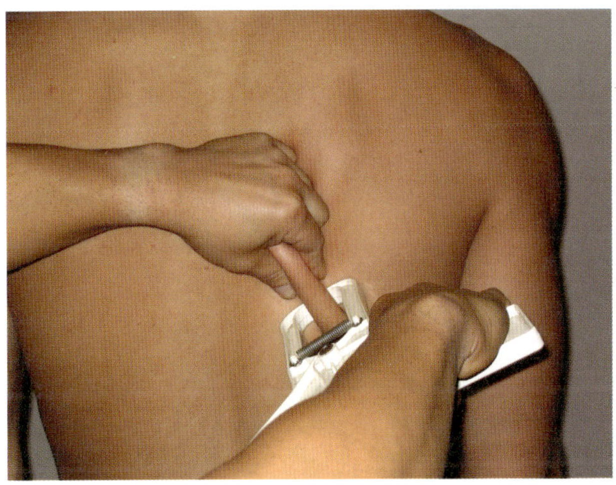

견갑 하부 subscapular

공식화된 신체 구성 공식

남성

- **7부위 공식**(가슴, 옆구리선, 삼두, 견갑 하부, 복부, 상장골, 대퇴)

신체 밀도
1.11200000 − 0.00043499 (7부위 합) + 0.00000055 (7부위 합)^2 − 0.00028826 (나이)

- **4부위 공식**(복부, 상장골, 삼두, 대퇴)

체지방률(% body fat)
0.29288 (4부위 합) − 0.0005 (4부위 합)^2 + 0.15845 (나이) − 5.76377

- **3부위 공식**(가슴, 복부, 대퇴)

신체밀도
1.1093800 − 0.0008267 (3부위 합) + 0.0000016 (3부위 합)^2 − 0.0002574 (나이)

신체밀도(가슴, 삼두, 견갑 하부)
1.1125025 − 0.0013125 (3부위 합) + 0.0000055 (3부위 합)^2 − 0.0002440 (나이)

체지방률(복부, 상장골, 삼두)
0.39287 (3부위 합) − 0.00105 (3부위 합)^2 + 0.15772 (나이) − 5.18845

여성

- **7부위 공식**(가슴, 옆구리선, 삼두, 견갑 하부, 복부, 상장골, 대퇴)

신체밀도
1.0970 − 0.00046971 (7부위 합) + 0.00000056 (7부위 합)^2 − 0.00012828 (나이)

- **4부위 공식**(복부, 상장골, 삼두, 대퇴)

체지방률
0.29669 (4부위 합) − 0.00043 (4부위 합)^2 + 0.02963 (나이) − 1.4072

- **3부위 공식**(삼두, 복부, 상장골)

체지방률(삼두, 복부, 상장골)
0.41563 (3부위 합) − 0.00112 (3부위 합)^2 + 0.03661 (나이) + 4.03653

신체밀도
1.0994921 − 0.0009929 (3부위 합) + 0.0000023 (3부위 합)^2 + 0.0001392 (나이)

남녀 지방률(%)

위험 범주	남성(체지방률 %)	여성(체지방률 %)
필수	3~5	11~14.9
마른	6~10.9	15~18.9
적정	11~15.9	19~22.9
건강	16~19.9	23~26.9
경도위험	20~24.9	27~31.9
고위험	>25	>32

6~17세 어린이 · 청소년의 체지방률

위험 정도	남성(%)	여성(%)
매우 낮음	<6	12
낮음	7~10	13~15
보통	11~19	16~25
조금 높음	20~24	26~30
높음	23~30	31~35
가장 높음	>31	>35

생체전기저항법
Bioelectrical Impedance Analysis(BIA)

1970년대에 물의 전도성에 근거한 체내 지방 검사인 **생체전기저항법**(bioelectrical impedance analysis, BIA)이 개발되었다. 지방이 근육보다 더 적은 양의 물을 포함하고 있다는 사실 때문에 인체 내 전류의 전도 속도는 체지방의 양에 대한 정보를 제공해 준다. BIA 검사는 신체에 50kHz의 약한 전류를 흘려 보내 임피던스라고 알려진 전류에 대한 저항성을 측정한다. 여러 가지 기구와 측정 기술 및 인구 특이적인 공식들이 제시되어 왔다. BIA 검사는 임상평가에서 아주 높은 정확성(표본오차 4%)을 보여 주었다(88). BIA 검사의 과정에서 검사 대상자는 반듯이 드러누운 상태에서 오른 손목과 발목 위에 전극을 부착한다. 이 방법을 통해 나온 결과는 피부두겹측정법에 의해 산출된 체지방 추정의 표준오차보다 더 정확도가 높았다. 다른 방법의 BIA 기술을 적용한 경우에는 똑같은 수준의 정확성이 나타나지 않았다. 이는 특히 과도한 체지방을 지닌 사람들을 대상으로 한 경우에 그러했다(32,43,49,73). 휴대용 장비는 정확성과 측정의 일관성에 있어서 명백한 차이를 나타냈다. 심지어 비슷한 장비일지라도 제조사 간의 편차를 보였다(42).

수많은 요인들이 BIA 검사의 정확도와 정밀도에 영향을 미친다(41). 장비, 환경 요인, 검사 대상자의 요인, 그리고 추정식의 적절성 등의 모든 것이 오차 발생의 요인이다. 장비마다 추정값의 차이가 있기 때문에 신뢰도를 최대화하기 위해서는 동일의 측정 장비가 사용되어야 한다. 심지어 보다 정확한 측정 과정과 비교해서 설령 수행된 측정 과정이 정확하지 않더라도 동일 대상에 대한 실험의 전과 후의 차이가 타당성 있게 나타나야 한다. 평가에 대한 신뢰도를 유지하고

BIA 검사를 하기 위한 지침

1. 검사 4시간 전에는 마시지도 먹지도 말 것
2. 검사 12시간 전에는 운동이나 활동적인 일을 하지 말 것
3. 검사 24시간 전에는 알코올 섭취를 금지할 것
4. 가능하다면 검사 전에 소변과 대변을 볼 것

정확도를 높이기 위해서는 확실히 검사 대상자의 요인들이 고려되어야 한다. 수분의 증가나 감소는 측정의 차이를 발생시키므로 검사 대상자의 수화 상태(hydration state)는 정확하게 규제되어야 한다. 마찬가지로 주변환경 역시 통제되어야 한다. 그 이유는 차가운 피부 온도는 지방의 면적을 과소평가하게 만들기 때문이다. 또한 전극을 부착한 부위의 피부 두께도 평가에 영향을 미친다. 마찰에 의해 영향을 받지 않고 투과성이 있는 피부인 손등과 발 위에 전극을 부착한 초기의 방법으로 측정하는 것이 가장 정확하다. 발바닥과 손바닥은 신체 중 가장 많이 마찰로 영향을 받는 부분이므로 전극을 부착할 신체 부위로는 적당하지 않다. 그러나 아이러니하게도 거의 대부분의 BIA 측정 도구들은 발바닥과 손바닥에 전극이 닿게 제작되었다.

BIA 검사는 다소 문제가 있음에도 불구하고 임상검사 이외의 장소에서 그 변화를 효과적으로 추적하는 데 이용될 수 있다(40). 평가 방법이 위험하지도 않으며 더구나 그렇게 세밀한 주의를 필요로 하지도 않는다. 인체 둘레의 측정과 함께 이루어졌을 때 BIA는 특정 집단에 대한 평가의 경우에 실질적인 해답을 줄 수 있다. 평가된 자료가 아주 효과적으로 사용되려면 정확성을 높이기 위한 노력이 더욱 필요하다. 면밀히 측정 과정을 검토하고 정확한 공식을 적용함으로써 오차를 줄일 수 있다. 나이, 성별, 키, 몸무게, 활동 수준 등의 검사 대상자에 대한 자료들을 추가하는 것 역시 정확성을 높여 준다(29).

Omron사의 휴대용 BIA 장비는 검사 대상자들에 대한 특정의 자료들을 조정할 수 있는 컴퓨터 프로그램이 내장되어 있다.

근적외선작용법
Near Infrared Light Interactance

근적외선작용법(NIR)은 식품의 구성비를 확인하기 위해

USDA(미국 농무부)에서 처음으로 사용되었다. 이것은 가축의 지방과 단백질의 질량을 분석하는 아주 간단한 방법으로 채용되었다. NIR 검사는 광학 밀도(optical density)라고 불리는 빛의 흡수와 반사를 이용하여 생체조직의 구성비를 간접적으로 측정하는 방법이다. 전형적인 NIR 검사는 상완이두근의 조직에 빛을 방사하고 반사되어 오는 양을 측정하는 것이다. 체지방은 빛을 흡수하는 반면 제지방조직은 빛을 반사한다. 그러므로 반사되어 오는 빛이 많을수록 제지방조직이 많다. 현재 유일하게 'Futrex'라는 기업에서 수천 달러 가격의 상업적인 장비를 생산하고 있다. 수중체중측정법과 비교했을 때 NIR 기구를 이용한 임상실험 결과 간에는 유의한 차이가 있는 것으로 나타났다. 추정의 표준오차 범위는 5~8%로 높았다(26,33,48,68). 새로운 추정식들이 추정의 정확성을 높일 수도 있겠지만 더 많은 연구가 필요하다(50). 추정의 표준오차 범위가 이 장비의 가격에 더해진다면 NIR 검사법은 실용적인 신체 구성 분석의 방법으로는 적합하지 않을 것이다.

목표 체중 공식

지방량 = 현재 체중 × (체지방률 % ÷ 100)

제지방량(FFM) = 현재 체중 − 지방량

$$\text{목표 체중} = \frac{\text{제지방량}}{1 - \frac{(\text{희망 체지방률})}{100}}$$

예시

체중이 185파운드, 체지방률이 20%인 30세 남성이 있다. 그는 체지방률 15%를 목표로 한다. 그 사람의 체지방률이 15%일 때 목표 체중은 얼마인가?

지방량 = 185 × 20 = 37파운드

제지방량 = 185파운드 − 37파운드 = 148파운드

$$\text{목표 체중} = \frac{148}{1 - \frac{(15)}{100}} = 174\text{파운드}$$

신체 구성의 연속성
Body Composition Continuum

신체 구성의 가치는 건강과 체력의 연속성과 함께 이루어진다. 건강은 체력의 구성 요소와 연관되어 있기 때문에 여러 신체 구성 요소가 건강 요인과 긍정적으로 또는 부정적으로 연관되어 있다. 체지방은 어느 정도의 기준점이 지나면 다른 신체조직들의 생리학적 기능을 저하시키는 것으로 나타났다. 남성과 여성의 이상적인 체지방의 비율이 명확하게 정해지긴 어려워 보이지만 각 성별에 대해서 적당한 체지방의 비율은 확립해 둔 것 같다. 남성의 경우 20%, 여성의 경우 30% 이상의 체지방 비율이 되면 인체에 부정적인 영향을 끼친다(2). 이것은 건강에 대한 위험 변인이다. 신체활동, 음식 섭취, 흡연 외에도 다른 추가적인 요인들에 따라 체지방에 대한 이상적인 비율은 변동할 수 있다. 즉, 35세의 남성 흡연자가 17%의 체지방 비율을 갖고 있는 것은 동일 연령의 남성 비흡연자가 20%의 체지방 비율을 갖고 있을 때보다 더 큰 건강 위험 요인을 지니는 것이다. 마찬가지로 꾸준히 건강식을 섭취하고 거의 매일 유산소운동을 하고 있는 29%의 체지방률을 지닌 여성의 경우에는 25%의 체지방을 지닌 여성보다 상대적으로 낮은 위험도를 지니고 있다. 체지방은 유산소성 체력을 측정하는 방법으로 검사할 수 있다. 다만 나타내는 수치가 반비례적일 뿐이다. 유산소성 체력 점수가 낮으면 질병의 위험이 높지만, 체지방의 경우 점수가 높으면 건강에 부정적인 상태를 말해 주는 것이다. 적절한 건강과 체력 관리를 통한 적당한 수치를 유지하는 것이 건강의 위험도를 줄여 줄 것이다.

체지방의 검사는 건강의 위험을 예측하는 것 이상으로 활용될 수 있다. 검사가 정확하게 측정되었을 때는 운동처방의 평가 및 진행 과정을 위해 사용될 수 있다. 이는 지방의 무게를 칼로리로 바꾸면서 완성된다. 목표 체중 공식(target

남성	<3%	5%	10%	15%	18%	22%	25%	30%
	필수		적정		저위험		비만	경도비만
여성	<11%	14%	16%	22%	26%	28%	32%	40%

body weight formula)은 체지방의 변화에 따른 체지방량의 변화도 확인할 수 있다. 희망하는 체지방률을 공식에 대입하면 원하는 체지방률에 맞는 검사 대상자의 새로운 체중을 결과로 제시해 주는 것이다. 이 공식은 소비해야 하는 칼로리의 값을 알려 줄 뿐만 아니라 검사 대상자에게 줄여야 하는 감량의 목표도 알려 준다.

이 공식은 검사 대상자에게 짧은 기간 또는 긴 기간의 체중 감량을 위한 목표를 설정하는 데 도움을 주며, 또한 음식 섭취와 소비 칼로리량 간의 오차에 대해서 그리고 진행 프로그램의 효율성에 대해서도 알 수 있도록 해준다. 예측된 값을 이용하여 섭취 칼로리와 소비 칼로리의 권장량을 정확히 조절할 수 있다.

예를 들어 155파운드(약 70kg) 성인의 경우 20%의 체지방을 15%의 체지방으로 줄이려면 약 9파운드(약 4kg)를 줄여야 한다. 3,500kcal는 1파운드(약 0.45kg)의 지방 에너지량과 같은 값이며 이는 각각 9파운드(약 4kg)를 줄이기 위해서는 총 31,500kcal를 줄여야 한다는 뜻이다. 만약 한 주에 1파운드(약 0.45kg)의 체중을 줄이는 것이 목표라면 검사 대상자는 9주 동안 매일 500kcal를 줄여야 한다. 500kcal는 현실적으로 쉽지 않은 5마일(약 8km) 달리기를 매일 해야 줄일 수 있는 양이다. 운동만 하는 대신 식습관 조절과 운동을 병행한다면 좀 더 쉽게 매일 500kcal를 줄일 수 있을 것이다. 현실적인 목표는 운동을 기본으로 해야 한다. 제11장에서 이러한 방법과 기타 체중 감량 전략을 다루게 될 것이다.

Key Terms

피부두겹측정법(skinfold measurements): 가장 널리 사용되고 있는 신체 구성 중 체내 지방률을 평가하는 방법. 피하지방의 수준을 결정하기 위한 신체 구성 기술에는 캘리퍼의 사용도 포함

셀룰라이트(cellulite): 피부의 불균등한 표면을 초래하고 있는 지방질의 침전물

생체전기저항법(bioelectrical impedance analysis; BIA): 신체 구성을 평가하는 기계이며 전기저항을 이용하여 신체조직, 몸의 총 수분을 평가함(TBW). TBW는 체지방과 체지방을 측정하는 데 이용할 수 있음

근적외선작용법(near infrared light intreractance): 체지방을 측정하는 비교적 새로운 방법이며 적외선을 비춰 조직과 지방이 흡수해 검게 영향 받은 양으로 측정. 총체적인 퍼센트를 결정하는 것은 적외선 빛의 양

목표 체중 공식(target body weight formula): 단기나 장기의 체중 감량 목표를 정할 때 돕기 위해 사용되는 공식

References

1. **Abate N and Garg A.** Heterogeneity in adipose tissue metabolism: causes, implications and management of regional adiposity. *Prog Lipid Res* 34: 53-70, 1995.
2. **Abernathy RP and Black DR.** Healthy body weights: an alternative perspective. *Am J Clin Nutr* 63: 448S-451S, 1996.
3. **Ammerman A, Leung MM and Cavallo D.** Addressing disparities in the obesity epidemic. *N C Med J* 67: 301-304, 2006.
4. **Ammerman A, Leung MM and Cavallo D.** Addressing disparities in the obesity epidemic. *N C Med J* 67: 301-304, 2006.
5. **Armellini F, Zamboni M and Bosello O.**Hormones and body composition in humans: clinical studies. *Int J Obes Relat Metab Disord*24 Suppl 2: S18-S21, 2000.
6. **Armellini F, Zamboni M and Bosello O.**Hormones and body composition in humans: clinical studies. *Int J Obes Relat Metab Disord*24 Suppl 2: S18-S21, 2000.
7. **Arner P.** Impact of exercise on adipose tissue metabolism in humans. *Int J Obes Relat Metab Disord* 19 Suppl 4: S18-S21, 1995.
8. **Arner P.** Impact of exercise on adipose tissue metabolism in humans. *Int J Obes Relat Metab Disord* 19 Suppl 4: S18-S21, 1995.
9. **Arner P, Engfeldt P and Lithell H.**Site differences in the basal metabolism of subcutaneous fat in obese women. *J Clin Endocrinol Metab*53: 948-952, 1981.
10. **Ashwell M, Chinn S, Stalley S and Garrow JS.** Female fat distribution--a photographic and cellularity study. *Int J Obes* 2: 289-302, 1978.
11. Basdevant A, Raison J and Guy-Grand B. [Influence of the distribution of body fat on vascular risk]. *Presse Med* 16: 167-170, 1987.
12. **Basdevant A, Raison J and Guy-Grand B.**[Influence of the distribution of body fat on vascular risk]. *Presse Med* 16: 167-170, 1987.
13. **Bjorntorp P.** The regulation of adipose tissue distribution in humans. *Int J Obes Relat Metab Disord* 20: 291-302, 1996.
14. **Bjorntorp P.** The regulation of adipose tissue distribution in humans. *Int J Obes Relat Metab Disord* 20: 291-302, 1996.
15. **Blaak E.** Gender differences in fat metabolism. *Curr Opin Clin Nutr Metab Care* 4: 499-502, 2001.
16. **Blaak E.** Gender differences in fat metabolism. *Curr Opin Clin Nutr Metab Care* 4: 499-502, 2001.
17. **Blaak E.** Gender differences in fat metabolism. *Curr Opin Clin Nutr Metab Care* 4: 499-502, 2001.
18. **Blaak E.** Gender differences in fat metabolism. *Curr Opin Clin Nutr Metab Care* 4: 499-502, 2001.

19. **Bradley DW**. The epidemic of overweight and obesity: a challenge to medicine, public health and public policy. *N C Med J* 67: 268-272, 2006.

20. Bradley DW. The epidemic of overweight and obesity: a challenge to medicine, public health and public policy. *N C Med J* 67: 268-272, 2006.

21. **Brodie DA**. Techniques of measurement of body composition. Part I. *Sports Med* 5: 11-40, 1988.

22. Busetto L, Baggio MB, Zurlo F, Carraro R, Digito M and Enzi G. Assessment of abdominal fat distribution in obese patients: anthropometry versus computerized tomography. *Int J Obes Relat Metab Disord* 16: 731-736, 1992.

23. **Chan GM**. Performance of dual-energy x-ray absorptiometry in evaluating bone, lean body mass, and fat in pediatric subjects. *J Bone Miner Res* 7: 369-374, 1992.

24. Collins MA, Millard-Stafford ML, Sparling PB, Snow TK, Rosskopf LB, Webb SA and Omer J. Evaluation of the BOD POD for assessing body fat in collegiate football players. *Med Sci Sports Exerc*31: 1350-1356, 1999.

25. **Conway JM, Norris KH and Bodwell CE**. A new approach for the estimation of body composition: infrared interactance. *Am J Clin Nutr*40: 1123-1130, 1984.

26. Fogelholm M and van Marken LW. Comparison of body composition methods: a literature analysis. *Eur J Clin Nutr* 51: 495-503, 1997.

27. Garcia AL, Wagner K, Hothorn T, Koebnick C, Zunft HJ and Trippo U. Improved prediction of body fat by measuring skinfold thickness, circumferences, and bone breadths. *Obes Res* 13: 626-634, 2005.

28. Gause-Nilsson I and Dey DK. Percent body fat estimation from skin fold thickness in the elderly. Development of a population-based prediction equation and comparison with published equations in 75-year-olds. *J Nutr Health Aging* 9: 19-24, 2005.

29. **Goran MI, Toth MJ and Poehlman ET**. Cross-validation of anthropometric and bioelectrical resistance prediction equations for body composition in older people using the 4-compartment model as a criterion method. *J Am Geriatr Soc* 45: 837-843, 1997.

30. **Haffner SM**. Relationship of metabolicrisk factors and development of cardiovascular disease and diabetes. *Obesity (Silver Spring)*14 Suppl 3: 121S-127S, 2006.

31. **He Q, Horlick M, Thornton J, Wang J, Pierson RN, Jr., Heshka S and Gallagher D**. Sex and race differences in fat distribution among Asian, African-American, and Caucasian prepubertal children. *J Clin Endocrinol Metab* 87: 2164-2170, 2002.

32. Heyward VH, Cook KL, Hicks VL, Jenkins KA, Quatrochi JA and Wilson WL. Predictive accuracy of three field methods for estimating relative body fatness of nonobese and obese women. *Int J Sport Nutr* 2: 75-86, 1992.

33. **Hortobagyi T, Israel RG, Houmard JA, McCammon MR and O'Brien KF**. Comparison of body composition assessment by hydrodensitometry, skinfolds, and multiple site near-infrared spectrophotometry. *Eur J Clin Nutr* 46: 205-211, 1992.

34. **Ivanov Z and Ivanov M**. [Relation between body fat mass and lipid status in the obese working population]. *Srp Arh Celok Lek*130: 361-366, 2002.

35. **Jones V**. The "diabesity" epidemic: let's rehabilitate America. *MedGenMed* 8: 34, 2006.

36. Jurimae T, Jagomagi G and Lepp T. Body composition of university students by hydrostatic weighing and skinfold measurement. *J Sports Med Phys Fitness* 32: 387-393, 1992.

37. Kosti RI and Panagiotakos DB. The epidemic of obesity in children and adolescents in the world. *Cent Eur J Public Health* 14: 151-159, 2006.

38. **Krotkiewski M**. Can body fat patterning be changed? *Acta Med Scand Suppl* 723: 213-223, 1988.

39. **Ley CJ, Lees B and Stevenson JC**. Sex- and menopause-associated changes in body-fat distribution. *Am J Clin Nutr* 55: 950-954, 1992.

40. Lockner DW, Heyward VH, Griffin SE, Marques MB, Stolarczyk LM and Wagner DR. Cross-validation of modified fatness-specific bioelectrical impedance equations. *Int J Sport Nutr*9: 48-59, 1999.

41. Lukaski HC and Siders WA. Validity and accuracy of regional bioelectrical impedance devices to determine whole-body fatness. *Nutrition* 19: 851-857, 2003.

42. **Lukaski HC and Siders WA**. Validity and accuracy of regional bioelectrical impedance devices to determine whole-body fatness. *Nutrition* 19: 851-857, 2003.

43. Lukaski HC and Siders WA. Validity and accuracy of regional bioelectrical impedance devices to determine whole-body fatness. *Nutrition* 19: 851-857, 2003.

44. McLean KP and Skinner JS. Validity of Futrex-5000 for body composition determination. *Med Sci Sports Exerc* 24: 253-258, 1992.

45. **McTernan PG, Anderson LA, Anwar AJ, Eggo MC, Crocker J, Barnett AH, Stewart PM and Kumar S**. Glucocorticoid regulation of p450 aromatase activity in human adipose tissue: gender and site differences. *J Clin Endocrinol Metab* 87: 1327-1336, 2002.

46. **Mueller WH and Joos SK**. Android (centralized) obesity and somatotypes in men: association with mesomorphy. *Ann Hum Biol*12: 377-381, 1985.

47. **Muralidhara DV and Bhat MR**. Body fat and lean body mass assessment in human subjects--a comparison of two different techniques. *Indian J Physiol Pharmacol* 42: 139-143, 1998.

48. **Nemeth A, Bodzsar EB and Eiben OG**. Comparisons of fatness indicators in Budapest children. *Anthropol Anz* 57: 325-337, 1999.

49. **Neovius M, Hemmingsson E, Freyschuss B and Udden J**. Bioelectrical impedance underestimates total and truncal fatness in abdominally obese women. *Obesity (Silver Spring)* 14: 1731-1738, 2006.

50. **Oppliger RA, Clark RR and Nielsen DH**. New equations improve NIR prediction of body fat among high school

wrestlers. *J Orthop Sports Phys Ther* 30: 536-543, 2000.

51. **ORPIN MJ and SCOTT PJ**. ESTIMATION OF TOTAL BODY FAT USING SKIN FOLD CALIPER MEASUREMENTS. *N Z Med J* 63: 501-507, 1964.

52. Paijmans IJ, Wilmore KM and Wilmore JH. Use of skinfolds and bioelectrical impedance for body composition assessment after weight reduction. *J Am Coll Nutr* 11: 145-151, 1992.

53. Pollock ML and Jackson AS. Research progress in validation of clinical methods of assessing body composition. *Med Sci Sports Exerc* 16: 606-615, 1984.

54. **Pollock ML and Jackson AS**. Research progress in validation of clinical methods of assessing body composition. *Med Sci Sports Exerc* 16: 606-615, 1984.

55. Pollock ML and Jackson AS. Research progress in validation of clinical methods of assessing body composition. *Med Sci Sports Exerc* 16: 606-615, 1984.

56. **Pollock ML and Jackson AS**. Research progress in validation of clinical methods of assessing body composition. *Med Sci Sports Exerc* 16: 606-615, 1984.

57. Pollock ML and Jackson AS. Research progress in validation of clinical methods of assessing body composition. *Med Sci Sports Exerc* 16: 606-615, 1984.

58. **Pollock ML and Jackson AS**. Research progress in validation of clinical methods of assessing body composition. *Med Sci Sports Exerc* 16: 606-615, 1984.

59. **Pollock ML and Jackson AS**. Research progress in validation of clinical methods of assessing body composition. *Med Sci Sports Exerc* 16: 606-615, 1984.

60. Price GM, Uauy R, Breeze E, Bulpitt CJ and Fletcher AE. Weight, shape, and mortality risk in older persons: elevated waist-hip ratio, not high body mass index, is associated with a greater risk of death. *Am J Clin Nutr* 84: 449-460, 2006.

61. **Prior BM, Cureton KJ, Modlesky CM, Evans EM, Sloniger MA, Saunders M and Lewis RD**. In vivo validation of whole body composition estimates from dual-energy X-ray absorptiometry. *J Appl Physiol* 83: 623-630, 1997.

62. Prior BM, Cureton KJ, Modlesky CM, Evans EM, Sloniger MA, Saunders M and Lewis RD. In vivo validation of whole body composition estimates from dual-energy X-ray absorptiometry. *J Appl Physiol* 83: 623-630, 1997.

63. **Rippe JM and Hess S**. The role of physical activity in the prevention and management of obesity. *J Am Diet Assoc*98: S31-S38, 1998.

64. Scott EC and Johnston FE. Critical fat, menarche, and the maintenance of menstrual cycles: a critical review. *J Adolesc Health Care* 2: 249-260, 1982.

65. Shah B, Sucher K and Hollenbeck CB. Comparison of ideal body weight equations and published height-weight tables with body mass index tables for healthy adults in the United States. *Nutr Clin Pract* 21: 312-319, 2006.

66. **Shah B, Sucher K and Hollenbeck CB**. Comparison of ideal body weight equations and published height-weight tables with body mass index tables for healthy adults in the United States. *Nutr Clin Pract* 21: 312-319, 2006.

67. Shake CL, Schlichting C, Mooney LW, Callahan AB and Cohen ME. Predicting percent body fat from circumference measurements. *Mil Med* 158: 26-31, 1993.

68. **Smith DB, Johnson GO, Stout JR, Housh TJ, Housh DJ and Evetovich TK**. Validity of near-infrared interactance for estimating relative body fat in female high school gymnasts. *Int J Sports Med* 18: 531-537, 1997.

69. Smith DB, Johnson GO, Stout JR, Housh TJ, Housh DJ and Evetovich TK. Validity of near-infrared interactance for estimating relative body fat in female high school gymnasts. *Int J Sports Med* 18: 531-537, 1997.

70. **Smith SC, Jr. and Haslam D**. Abdominal obesity, waist circumference and cardio-metabolic risk: awareness among primary care physicians, the general population and patients at risk--the Shape of the Nations survey. *Curr Med Res Opin* 23: 29-47, 2007.

71. Smith SC, Jr. and Haslam D. Abdominal obesity, waist circumference and cardio-metabolic risk: awareness among primary care physicians, the general population and patients at risk--the Shape of the Nations survey. *Curr Med Res Opin* 23: 29-47, 2007.

72. **Stern JS, Hirsch J, Blair SN, Foreyt JP, Frank A, Kumanyika SK, Madans JH, Marlatt GA, St Jeor ST and Stunkard AJ**. Weighing the options: criteria for evaluating weight-management programs. The Committee to Develop Criteria for Evaluating the Outcomes of Approaches to Prevent and Treat Obesity. *Obes Res* 3: 591-604, 1995.

73. **Stolarczyk LM, Heyward VH, Hicks VL and Baumgartner RN**. Predictive accuracy of bioelectrical impedance in estimating body composition of Native American women. *Am J Clin Nutr* 59: 964-970, 1994.

74. **Tchernof A, Belanger C, Morisset AS, Richard C, Mailloux J, Laberge P and Dupont P**. Regional differences in adipose tissue metabolism in women: minor effect of obesity and body fat distribution. *Diabetes* 55: 1353-1360, 2006.

75. **Terry RB, Page WF and Haskell WL**. Waist/hip ratio, body mass index and premature cardiovascular disease mortality in US Army veterans during a twenty-three year follow-up study. *Int J Obes Relat Metab Disord* 16: 417-423, 1992.

76. **Votruba SB and Jensen MD**. Sex differences in abdominal, gluteal, and thigh LPL activity. *Am J Physiol Endocrinol Metab* 2007.

77. **Votruba SB and Jensen MD**. Sex differences in abdominal, gluteal, and thigh LPL activity. *Am J Physiol Endocrinol Metab* 2007.

78. **Votruba SB and Jensen MD**. Sex differences in abdominal, gluteal, and thigh LPL activity. *Am J Physiol Endocrinol Metab* 2007.

79. Votruba SB and Jensen MD. Sex differences in abdominal, gluteal, and thigh LPL activity. *Am J Physiol Endocrinol Metab* 2007.

80. **Votruba SB and Jensen MD**. Sex differences in abdominal,

gluteal, and thigh LPL activity. *Am J Physiol Endocrinol Metab* 2007.

81. Votruba SB and Jensen MD. Sex differences in abdominal, gluteal, and thigh LPL activity. *Am J Physiol Endocrinol Metab* 2007.

82. Wake DJ, Strand M, Rask E, Westerbacka J, Livingstone DE, Soderberg S, Andrew R, Yki-Jarvinen H, Olsson T and Walker BR. Intra-adipose sex steroid metabolism and body fat distribution in idiopathic human obesity. *Clin Endocrinol (Oxf)* 66: 440-446, 2007.

83. Walton C, Lees B, Crook D, Worthington M, Godsland IF and Stevenson JC. Body fat distribution, rather than overall adiposity, influences serum lipids and lipoproteins in healthy men independently of age. *Am J Med* 99: 459-464, 1995.

84. Wang J, Thornton JC, Kolesnik S and Pierson RN, Jr. Anthropometry in body composition. An overview. *Ann N Y Acad Sci* 904: 317-326, 2000.

85. Wang J, Thornton JC, Kolesnik S and Pierson RN, Jr. Anthropometry in body composition. An overview. *Ann N Y Acad Sci* 904: 317-326, 2000.

86. Weltman A, Levine S, Seip RL and Tran ZV. Accurate assessment of body composition in obese females. *Am J Clin Nutr* 48: 1179-1183, 1988.

87. Weltman A, Levine S, Seip RL and Tran ZV. Accurate assessment of body composition in obese females. *Am J Clin Nutr* 48: 1179-1183, 1988.

88. Wilmore KM, McBride PJ and Wilmore JH. Comparison of bioelectric impedance and near-infrared interactance for body composition assessment in a population of self-perceived overweight adults. *Int J Obes Relat Metab Disord* 18: 375-381, 1994.

89. Wysocki M, Krotkiewski M, Braide M and Bagge U. Hemorheological disturbances, metabolic parameters and blood pressure in different types of obesity. *Atherosclerosis* 88: 21-28, 1991.

제 11 장

체중 관리

Weight Management

- 사회적 · 경제적 · 생리적 요소
- 에너지 균형
- 요요 다이어트
- 섭취 음식 상기 및 기록
- 신진대사
- 체중 관리 전략
- 사회적 행동과 체중 관리
- 체중 증가
- 섭식장애

서론 Introduction

비만의 증가가 전 국민의 건강상 위험을 초래한다는 점에서 점진적으로 미국을 위협하고 있다(17,77). 걱정스러울 정도로 꾸준히 증가하고 있는 체중 증가율에 따른 의료비 증가와 관련한 비만관리 전쟁을 위한 공식적 계획이 정부에 의해 수립되었다(62). 통계에 따르면 비만이 아닌 사람보다 비만인 사람의 건강관리 비용이 6배나 더 많다(32). 세계보건기구는 비만율이 1년에 1%의 비율로 상승하고 있으며, 2030년까지 미국 인구의 70%가 비만에 이를 것으로 예상하고 있다(75). 만약 이러한 상황이 발생한다면 경제적 대참사로 이어질 것이다(50).

미국에서 과다 체중과 비만 인구의 만연은 퍼스널 트레이너들의 직업적 책임감의 중심에 체중 조절이 오도록 만들었다. 퍼스널 트레이너를 고용하는 대부분의 운동실행자들이 보고 느끼기에 더 좋은 일이기는 하다. 체중을 감량하려는 욕구는 종종 허영심 때문인 경우도 있지만 건강한 체중이 되는 것과 관련된 결과가 훨씬 더 중요하다. 이론에 따르면 체중 감량은 비교적 달성하기 쉬운 일이다. 체중 감량은 단순히 섭취하는 에너지를 감소시키고 사용하는 에너지를 증가시키면 되기 때문이다. 그렇지만 현실에서 대부분의 사람들은 성공적인 체중 감량과 관련된 여러 가지 요소들로 인하여 체중을 감량하는 게 무척 어렵다는 걸 깨닫는다. 사회적, 경제적, 생리학적, 심리학적, 감정적 요소들이 성공적인 체중 조절 프로그램 관리에 있어 방해물을 만드는 작용들을 한다(28,42,57,74). 통제하는 변수에 상관없이 여러 요소들이 잠재적으로 방해물을 형성할 것이고 각 요소들이 합성될 것이므로, 원래의 체중 감량 전략에 대응하기 위해서는 더 많은 노력이 필요하며 한 가지 요소만 언급하는 것은 비효율적이다. 각각의 요소들이 에너지 균형과 어떻게 상호작용하는지 이해하는 것이 성공적인 운동실행자의 체중 조절에 도움이 될 것이다.

사회적 요인 Social Factors

사회적 요소는 미국의 전통, 행동 양식, 생활습관 등 다양한 부분으로부터 초래되는 체중에 영향을 미치는 것들이다(59). 전통적으로 음식과 음료는 축하, 가족 모임, 특별한 행사, 사회적 환경과 연관되어 왔다. 사회적 활동에 참여하여 먹는 동안 발생하는 기쁜 감정으로 인해 사람들은 몸의 필요량보다 더 많은 칼로리를 섭취하는 경향을 흔히 나타낸다. 고칼로리 음료, 에피타이저, 풍성한 식사 및 디저트는 모두 결혼식, 공휴일, 모임, 가족 행사에서 일반적으로 볼 수 있는 식사 패턴이다. 이와 마찬가지로 주말 활동은 종종 평일에 비해 칼로리 섭취와 먹는 습관의 변화를 가져온다. 레스토랑이나 사교 클럽에 방문하거나 친구들과 만나는 일은 보통 평일 동안의 노력을 물거품으로 만드는데, 운동과 지속적인 식단 규제로 평일에 추가로 소비한 칼로리가 짧은 주말 시간 동안 쉽게 대체된다.

행사 참여에 따른 과도한 칼로리 섭취에 대한 체중 감량 대응 전략을 세우기 위해서는 특정한 문제점을 확인하고 부정적인 요소들을 줄이거나 방지하기 위한 대처방안을 찾아야 한다. 인터뷰를 통해 운동실행자의 행동을 평가하는 것은 중재나 교육을 필요로 하는 일반적인 문제 범위를 파악하는 데 도움이 된다. 체중 감량에 방해 요소를 제공하는 일반적인 몇몇 습관은 다음과 같은 것이다:

체중 감량 방해 요소

1. 차려진 모든 음식을 맛보고자 하는 시도로 인한 칼로리 과다 섭취
2. 뷔페나 셀프서빙 바에서 접시를 가득 채움으로써 발생하는 칼로리 과다 섭취
3. 지루함이나 사회적 스트레스에 따른 음식과 음료 섭취
4. 음식에 대한 쉬운 접근성은 섭취의 가능성을 높임
5. 파티 주최자의 준비 노력을 생각해서 모든 음식을 맛봐야 한다는 압박감
6. 식당에서 식욕에 따라 너무 많은 양의 음식을 주문하는 경우
7. 다른 사람이 준비한 음식의 칼로리를 모를 때
8. 환경에 의해 절제된 습관을 포기할 때
9. 취하기 위해 술을 마실 때
10. 친구들과 어울리기 위해 먹거나 마실 때

모임에서는 사람들이 음식을 과잉 섭취하도록 하는 환경적 요소가 매우 많을 것이다. 각각의 환경적 위험 요소와 방해 요소를 아는 것은 운동실행자가 할 수 있는 실수와 그들이 설정한 목표의 한계를 알게 한다. 이러한 유혹을 피하기 위한 전략이 논의되고 문서화되어 체중조절 프로그램의 일부로 유지되어야 한다.

경제적 요인 Economic Factors

특정한 경제적 요소들 또한 체중조절에 방해 요소가 된다(60). 이러한 요소들 중 일부의 영향에 대한 사실이 최근 기업과 정부 활동의 비판으로 이어졌다(7,30,36). 특히 낮은 사회경제적 수입 계층에 있는 사람들에게 고칼로리, 저비용의 식품이 식단의 주요 소비 품목이 되었다(49). 패스트푸드 음식점은 편리함, 낮은 가격, 풍부한 칼로리를 제공한다. 저소득층으로 살아가는 사람들에게는 패스트푸드가 중요한 식단으로 자리 잡았다. 더 높은 질의 음식은 싼 음식에 비해 신선도를 유지하기가 힘들고 더 비싸다. 과일과 채소, 생선, 살코기, 완전 곡물 식품을 매일 섭취하기 위해서는 돈이 많이 필요하며, 보통 이러한 음식들은 보관 기간이 더 짧다. 가계에 맞춰 시장을 보려면 가공된 음식과, 지방 함량이 높고, 질이 좀 낮은 음식, 방부제가 첨가된 음식들이 가격 측면에서 더 효율적인 것이다. 예를 들면, 설탕은 훌륭한 방부제이다. 저소득층의 미국인들은 그들이 지불할 수 있는 범위 내에서 음식에 대한 선택이 이루어져야 하기 때문에 건강한 음식을 먹을 기회가 적다(18).

영양 섭취에 대한 교육과 지식의 수준은 사회경제적 위치와 연관이 있다(13,44). 저소득층의 미국인은 부유층에 비해 교육에의 접근과 정보 이용도가 한정되어 있어 영양분의 가치, 칼로리 밀집도, 건강한 식습관 등에 비교적 친숙한 사람은 대부분 부유층에서 나타난다. 예를 들면, **미국식품협회**(USDA)는 인터넷으로 질 좋은 교육과 적응을 제공하고 있지만 컴퓨터 없이 이 정보를 얻는 것은 불가능하다. 비만의 위험은 사회경제적 수준과 연관되어 왔으며 일찍 익힌 행동양식이 성인이 될 때까지 그대로 유지되는 것으로 나타났다. 젊은 시절 기회가 적었던 사람은 성인이 되어 경제 사정이 나아지더라도 체중이 증가하기가 더 쉽다(43).

생리적 요인 Physiological Factors

허기는 식습관에서 가장 주된 생리적 결정 요인이다. 배고픔은 **시상하부(hypothalamus)**에 의해 자극을 받는 생리적 감정으로 정의되고 무언가를 먹도록 촉진시키게 된다(6). 이것은 주관적인 느낌이기 때문에 필요로 하는 정확한 칼로리 섭취량은 알 수 없다. 배고픔에 대한 반응과 뒤이은 포만과 충족의 느낌은 복합적인 것으로 종종 먹는 것의 변화가 일어난다. 포만감은 몸의 필요치를 충족시킬 만큼의 충분한 음식을 섭취했을 때 느껴지므로 곧 배고픔 반응을 끝나게 한다. 이것은 몸의 음식 섭취 조절 시스템에 영향을 미치는 수많은 변수들 때문에 그다지 간단하지 않은 메커니즘이다(15,29). 포만감은 섭취된 칼로리의 종류, 위장에 있는 음식의 양과 뇌에 의해 발생된 식욕을 충족시키는 정도에 따라 느낄 수 있기 때문이다. 사람들은 이러한 메커니즘이 먹는 것을 중단시키기 전에 벌써 과잉 섭취를 하게 된다(21,41).

화학수용기와 호르몬을 통해 음식 섭취를 조절하기 위해서 말초적인 메커니즘이 작용된다(23,33). 이러한 메커니즘의 효과가 항상 지속적인 것은 아니며 이것이 왜 식습관에 변화가 존재하는지에 대한 이유이다(24). 한 가지 문제는 처리되는 음식 섭취 정보보다 더 빠른 비율로 칼로리를 소모할 수 있다는 것이다. 마찬가지로 다른 음식들이 포만감의 속도와 크기에 영향을 준다(27). 어떤 음식들은 말초 메커니즘을 다른 것들보다 더 효과적으로 촉진한다. 시드니대학교의 포만지수(지표)에 따르면 크루아상, 케이크, 도넛, 땅콩, 사탕, 요거트보다 생선, 사과나 오렌지 같은 과일, 감자가 더 효율적이고 효과적으로 2시간 이상이나 포만감을 준다(38). 섬유질이 풍부한 음식이 식단에 많이 포함되는 것 또한 포만감을 높여 준다. 포만감의 지속은 위장이 비워지는 시간(어느 정도 오래 음식이 위에 남아 있는가), 체액 용량 및 전반적인 총 부피와 관련이 있다(54). 실험 결과에 따르면 물을 덜 섭취하고 소화 과정이 길수록 배고픔을 덜 느끼게 된다. 게다가 이론에 따르면 지방과 단백질의 총량 또한 포만감에 많은

식욕 조절 센터
Regulatory Center for Hunger

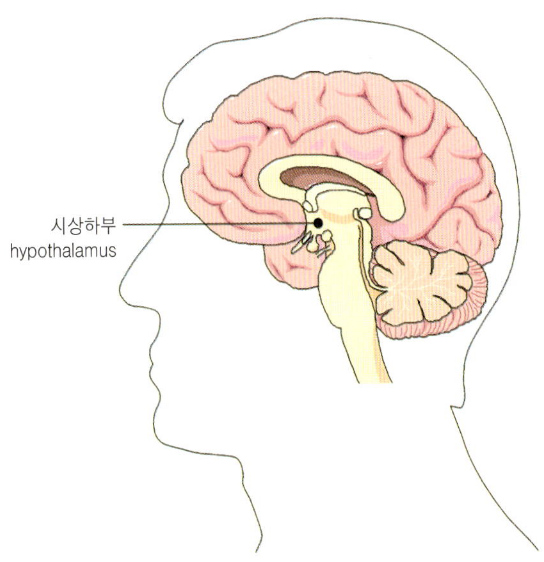

영향을 준다고 한다.

배고픔이 적당한 시간에 처리되지 않으면 몸이 필요로 하는 음식의 양이 더 증가된다. 하루 동안 규칙적으로 음식을 섭취하는 것이 배고픔 메커니즘을 감소시켜 총 칼로리 섭취량을 줄여 준다. 간식을 먹을 때 사과나 오렌지 같이 포만감을 빨리 증가시키는 음식을 선택하는 것이 식습관을 조절하는 데 도움이 된다. 포만감 비율이 불일치할 때는 음식을 가능한 한 천천히 먹으면서 또한 몸이 영양분을 충분히 인지하도록 적절한 수분을 섭취함으로써 시상하부의 화학적 차단 밸브를 더 잘 조절하게 될 것이다.

심리적 요인 Psychological Factors

식욕(appetite)은 종종 몸에 의해 느껴지는 배고픔과 물론 연관되지만, 먹는 것을 조절하는 가장 주요한 심리적 메커니즘이라는 점에서 배고픔과는 다르다(22). 이것은 배고픔이 있는 상태에서 음식에 대한 생각으로 먹을 것을 바라는 것을 나타내지만 생리적 매개가 없어도 일어난다. 사람의 식욕은 환경적인 시각, 냄새, 생각에서 어떤 종류의 음식이나 특정한 영양소에 따라 나타난다. 가장 좋아하는 식당에 가기 전에 어떤 특정한 음식을 주문할 것을 계획하거나 야구장에서 핫도그를 갈망하는 것이 일반적인 예이다. 흔히 식욕은 음식으로부터의 심리적 만족감과 연관된 과잉 섭취의 요인으로 여겨진다. 대부분의 사람들이 식당에서 거창한 요리를 주문하지만, 사실 에피타이저와 테이블빵, 음료수 등을 섭취하고 나면 벌써 배고픔은 가라앉는다. 추가적으로 음식이 나오고 먹음직스러운 모습과 냄새가 식욕을 다시 한 번 자극하여 사람들로 하여금 실제로 필요하지 않은 칼로리를 더 섭취하게 한다.

먹는 것의 심리적 즐거움은 고칼로리 식단에 매우 큰 영향을 미친다. 좋아하는 음식과 관련된 감정이 사람들로 하여금 식욕 촉진 화학물질을 방출하여 먹게 만든다(25). 사람들은 음식이 소비되는 환경과 관련하여 맛과 질감, 감정으로부터 섭취의 즐거움을 찾는다. 이러한 요인들이 사람들로 하여금 배고프지 않을 때도 음식을 먹고 싶도록 하거나 배가 부른 뒤에도 음식을 과잉 섭취하도록 한다. 지방과 당분이 많은 고칼로리 식품은 흔히 가장 맛있는 음식이기 때문에 체중 감량에 목적을 둔 식단에서는 큰 문제가 된다(26).

심리적 고려사항에는 행동 양식, 환경적 자극, 몸에 밴 식

포만감 지수 The Satiety Index

각각의 음식 배열은 많은 사람들이 공복 시 소비하는 비율이다.
아래 각 음식들 옆 수치는 그 음식을 섭취하는 사람들이 어느 정도의 포만감을 느끼기 위해 먹게 되는 비율이다. 모든 음식들은 흰 밀가루빵을 '100'으로 하여 비교한 것이다.

빵제품		간식과 과자		아침식사 시리얼과 우유		탄수화물식품		단백질식품		과일	
크로와상	47%	초코바	70%	뮤즐리	100%	밀가루빵	100%	렌즈콩	133%	바나나	118%
케이크	65%	땅콩	84%	Sustain	112%	감자튀김	116%	치즈	146%	포도	162%
도넛	68%	요거트	88%	Special K	116%	화이트 파스타	119%	계란	150%	사과	197%
쿠키	120%	칩	91%	콘푸레이크	118%	현미	132%	베이커드 빈즈	168%	오렌지	202%
크래커	127%	아이스크림	96%	Honeysmacks	132%	백미	138%	소고기	176%		
		젤리빈	118%	올브랜	151%	곡물빵	154%	Ling fish	225%		
		팝콘	154%	오트밀	209%	옥수수빵	157%				
						브라운 파스타	188%				
						삶은 감자	323%				

표는 S.H.A. Holt, J.C. Brand Miller, P. Petocz, E. Farmakalidis, "A Satiety Index of Common Foods," European Journal of Clinical Nutrition, September 1995, pp.675~690에서 인용한 것임.

사용자 고지(disclaimer): 공식은 포만감에 대해 모두 알려져 기여하는 요인들은 계산하지 않았다. 공식은 소규모 데이터 세트에서 얻었다. 데이터 세트는 직접적 측정 기준보다 오히려 객관적 보고서에 기초한 것이다.

습관, 금전적 가치에 대한 심리적 요인들이 포함된다. 식습관은 일반적으로 위치, 시간, 그리고 상황의 조합과 연관된다. 이 행동의 일반적인 예는 TV를 보거나 영화를 볼 때 칩이나 팝콘을 먹는 것이다. 상황은 먹는 반응을 유발한다. 일요일의 축구 시합, 박람회, 나들이, 쇼핑하는 도중 아이스크림 가게 등은 음식과 상황의 조합을 가지고 있다. 친숙한 장소와 소리는 배고픔이 없을지라도 식욕을 불러일으킬 수 있다(67).

몸에 익힌 식습관 또한 음식 섭취와 관련한 심리적 요인에 영향을 미친다. 접시에 담긴 음식은 모두 먹어야 한다는 것은 성인이 될 때까지 어른들을 따라다니면서 배운 교훈이다. 이러한 행동은 식습관이나 음식 선택에 대한 문화적 규범으로부터 나온다. 음식과 화목에 중심을 두는 가족은 많은 음식을 권하고 더 오랫동안 식사하는 것을 좋아한다. 여기에는 식사 시간 동안 가족 구성원들 간에 애정과 감사를 나누려는 기대감이 있다. 아들과 딸, 배우자에게 음식을 많이 주는 것은 그들에게 염려나 걱정, 관심의 뜻을 나타내며 그 음식들을 모두 먹는 것은 그러한 뜻을 감사히 받겠다는 뜻으로 여겨지는 것이다.

어떤 경우에는 음식의 과잉 섭취가 낭비를 피하기 위해 발생한다. 음식의 심리적이고 명백한 가치는 사람들로 하여금 원치 않거나 필요치 않은 음식까지 먹도록 한다. 일반적으로 사람들은 식당에서 나오는 음식을 모두 소비하는데 왜냐하면 음식을 다 먹기 전에 배고픔이 충족되었더라도 그 음식들에 대해서 이미 금전을 지불했기 때문이다. 일상적으로 남은 것들을 처리해야 하는 문제 때문에도 용기 속의 음식을 끝까지 다 먹는다. 냉장고 안의 음식은 유효기간이 끝나 가면 버려지는 대신 오히려 소비로 이어진다.

특정한 감정이나 심리 상태 또한 사람들로 하여금 배고프지 않음에도 음식을 섭취하도록 한다(51). 지루한 상태에 있을 때 먹는 것은 기분 전환이 된다. 대체 오락이 없다면 사람들은 종종 먹는 것으로 시간을 보내기 위해 부엌을 둘러보곤 한다. 마찬가지로 특정한 감정도 사람들로 하여금 먹게 한다(69). 의기소침, 우울, 낮은 자존감, 슬픔과 같은 감정은 사람들에게 음식이 즐거움을 제공하기 때문에 편안함을 찾도록 섭취 행동을 일으킨다(40). 또 사람들은 무언가를 달성한 보상이나 잘해 왔다는 의미에서도 먹는다. 감정으로 인한 음식 섭취는 배고픔이 있든 없든 발생한다. 음식 선택은 주로 기쁨과 연관되기에 가끔 무분별한 섭취로 이어진다. 퍼스널 트레이너는 이러한 점들을 확실히 인지하여 운동실행자들이 감정적으로 유발되는 식습관에 대해 이해할 수 있도록 해야 한다.

에너지 균형 Energy Balance

배고프지 않은 데도 음식을 일상적으로 섭취하거나 몸이 필요로 하는 칼로리 이상을 섭취하게 되면 에너지 균형이 깨질 수 있다. 에너지 균형은 단순히 섭취하는 칼로리와 소비되는 칼로리의 비교이다. 에너지가 만들어지거나 파괴될 수 없다는 사실 때문에 에너지가 우리 몸속으로 들어갈 때는 어떤 분명한 형태로 전환되어야 한다. 만약 몸속의 에너지가 효소반응으로 쓰이지 않거나 열로 바뀌어 방출되지 않는다면, 이것은 세포에 저장되거나 조직의 성분이 될 가능성이 있다. 신진대사로 쓰이는 칼로리의 값보다 섭취하는 칼로리 값이 더 높으면 신체는 양적(+) 칼로리 균형을 겪게 된다. 양적(+) 칼로리 균형은 몸무게 증가로 이어지는데 이것은 다량의 에너지가 몸속에 축적되었기 때문이다. 섭취한 칼로리와 소비된 칼로리가 맞아 떨어지면 몸은 칼로리 평행 상태 즉, 칼로리 균형에 있게 되고 결과적으로 몸무게가 변하지 않는다. 소비되는 칼로리가 섭취하는 칼로리를 넘어서면 몸은 부적(−) 균형에 있게 된다. 부적(−) 칼로리 균형은 몸무게와 체지방을 줄이기 위해 필수적이다.

지나친 칼로리 제한에 대한 우려 Concerns of Significants Caloric Restriction

상당한 칼로리의 제약이 체중 감량을 가져온다. 체중 감량의 대부분은 물이나 지방이 아닌 다른 부분의 감소 덕분이다(72). 몸이 충분한 에너지를 섭취하지 못했을 경우에 방어 메커니즘에 따라서 이화작용(catabolic)이 시작된다. 오늘날처럼 정기적으로 음식을 섭취할 수 없었던 오랜 인류의 필수적인 생존 전략이기 때문에 필요한 탓이다. 먹을 음식이 없으면 몸이 많은 양의 칼로리를 필요로 하는 조직(근육 등)들을 인체 스스로가 줄임으로써 신진대사 활동을 줄인다. 따라서 현저하게 칼로리 섭취를 감소시키는 것은 지방이 아닌 다른 부위의 축소로 신진대사의 감소를 초래한다(71).

일부 의사들은 비만이 심한 환자들에게 권장 칼로리 최소량보다 더 낮은 **저칼로리 식단**(very low calorie diets; VLCD)을 처방한다. 800~1200kcal만 함유한 식단을 처방하고 적절한 영양 섭취를 위해 신중하게 관찰한다(53). 이러한 식단은 생명을 위협하는 질병이나 과체중으로 인한 위험에 처해 있는 환자들에게는 적절하지 않다(1). 감량 식단이 건강상 부정적인 결과를 가져오지 않도록 하기 위해 병원 기반의 환경에서는 신진대사, 혈액, 중요한 징후 같은 것들이 관찰되고 있다. 만약 단식류의 식단을 사용해서 극저칼로리 식단(VLCD) 계획을 실행하려고 시도한다면 그것은 신진대사와 여러 조직들을 상당한 수준으로 손상시키는 행위가 될 것이다(2). 적절한 영양 구성을 유지하기 위한 권장 칼로리 최소량은 하루에 1,200kcal이다. 사실 대부분의 사람들에게는 이 수치도 충분하지 못하며 영양 필요치가 충족되지 않으면 건강상의 부정적인 결과를 가져올 수밖에 없다.

요요 다이어트 Yo-Yo Dieting

생리적 손상은 일상적으로 저칼로리 식단을 따르는 사람들에게서도 발견된다. 요요 다이어트 효과는 나이가 듦에 따라 신진대사가 감소하고 체지방이 증가하는 것과 관련이 있다(11,12,65). '10파운드 감소하고 다시 10파운드 증가하는' 경향은 미국인 식습관에서 일반적으로 일어난다. 사람들은 2개월 만에 체중을 감량하지만 다이어트 종료 후 4~6개월 만에 체중은 다시 원상복구된다. 다이어트의 제약적인 성격 때문에 운동 없이는 매번 다이어트를 할 때마다 근육 손실이 발생한다. 그리고 제지방량은 기초대사량에 영향을 미치는 주요 요소 중 하나이다. 단지 칼로리 제한만을 강조한 식이요법과 관련한 제지방의 감소는 나이에 따른 뒤이은 체중 증가의 가능성을 더욱 높인다는 것을 보여 준다.

섭취 음식 기억과 기록 Food Recalls and Logs

적절하게 몸무게를 조절하기 위해서는 칼로리 소비와 섭취 간의 알맞은 균형이 일상적으로 이루어져야 한다. 바람직한 변화를 점진적으로 가져오기 위해서는 에너지 균형 차이가 적절해야 한다. 성공적인 체중 증가와 감량을 위해서는 균형에 기여하는 칼로리 수치를 제대로 알고 잘 조절해야 한다. 칼로리 섭취량을 결정하기 위해서 퍼스널 트레이너는 식단의 칼로리양을 측정할 수 있어야 한다. 하루에 섭취하게 되는 칼로리양을 확인하고 평가하기 위해 고안된 프로토콜이 여러 개 있다. 이것은 음식 기록(log)과 평가로 나뉜다. 음식 섭취에 대한 기억은 쉽게 실행되고 또 적은 노력을 요한다. 이 평가는 운동실행자가 어떤 특정한 시간 동안 소비한 음식과 음류를 모두 상기하게 하는 것이다. 섭취한 음식정보가 아직 운동실행자의 마음속에 생생히 남아 있도록 24시간 리콜이 사용된다. 운동실행자는 소비한 양에 따라 칼로리 함

요요 다이어트 효과

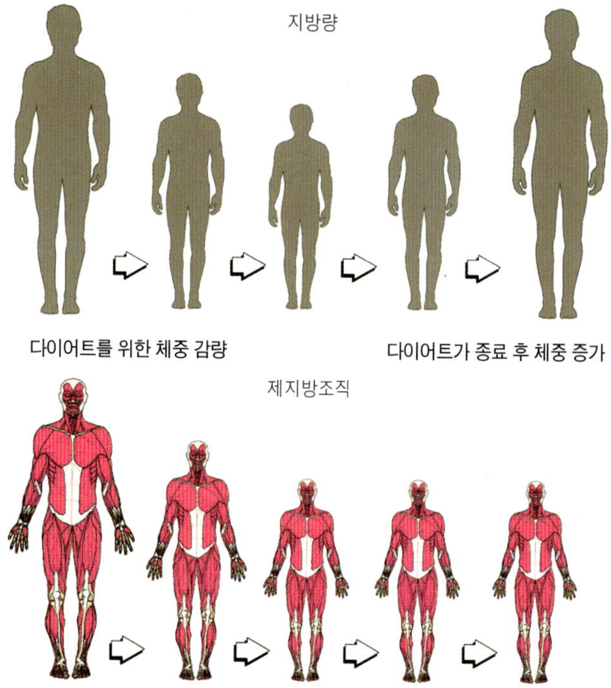

음식 샘플 결과 기록

양 (serving size)	음식 설명 (요리 방법, 상표)	위치 (장소, 사람, 사회적 환경)	느낌 (배고픔, 화남, 즐거움)	시간
1컵	켈로그 콘푸레이크	집, 아침 식탁	배고픔	8시
1/2컵	저지방 우유 2%	집, 아침 식탁	배고픔	8시
1컵	무카페인 커피	집, 아침 식탁	배고픔	8시
1	바나나	집, 아침 식탁	배고픔	8시

섭취 음식의 기억과 기록에 대한 일반적 오류

- 서빙 사이즈와 1인분의 불일치
- 용기 크기 또는 계량에 익숙치 못함
- 기억하지 못하는 음식들
- 양을 속이거나 거절하지 못한 음식
- 일시적인 식습관의 변화
- 식당에 준비된 음식이나 혼합된 음식물 내용에 관한 지식의 한계
- 과도한 조미료의 사용
- 기억하기보다 추측
- 불규칙적인 식사습관의 평가

개선 단계에서의 정확한 회상

- 일어났을 때부터 잠들 때까지 계속된 활동들을 회상한다.
- 실제 측정 가능한 모델을 사용하여 양을 제시한다.
- 세부사항을 개선하기 위해 식사를 하고 있는 경험 묘사: 그림을 사용하여 정확한 크기를 보여 준다.
- 음식에 어떤 것이 첨부되었는지 확인해야 한다.
- 각각의 음료 기억
- 메인 식사 외의 간식 소비를 회상한다.
- 모든 것을 생각해 냈는지, 또는 무언가 불확실한 게 있는지 묻는다.

유 음식과 음료를 모두 기록하도록 요구받는다. 정보가 정확한지, 자세한지, 간결하게 측정되었는지의 여부가 중요하다. 정보의 정확성을 더하기 위해 퍼스널 트레이너는 충분한 설명, 가정용 용기 등을 사용해서 운동실행자들에게 표준의 1인분 음식량과 측정치가 어떤지 보여 주어야 한다. 만약 음식이나 음료의 양에 대한 정보가 정확하지 않다면 측정된 자료는 실효성이 없으며 권장치를 왜곡하게 된다.

섭취한 음식 기록도 비슷한 평가 프로토콜을 사용하지만, 운동실행자가 음식을 소비하면서 기록한다는 점에서 차이가 있다. 이러한 자료 수집 방법론에서는 음식을 섭취하는 동시에 기록을 하기 때문에 건망증이나 부정확한 기억이 줄어들

평가해야 할 기본 영양소들

칼로리 퍼센트

탄수화물
설탕
지방
단백질
포화지방

추가적인 영양소들

콜레스테롤
섬유소
나트륨
칼슘
철분
물

어 보다 정확할 가능성이 높다. 섭취 음식 기록은 24시간 동안 할 수 있지만 선호되는 방법은 3일간의 섭취를 기록하는 것이다. 여러 날의 로그를 사용하는 것은 식습관의 변화를 알고 며칠 동안 발생하는 변화를 확인하기 위함이다. 일반적으로 사용되는 날은 주초, 주중, 주말이어야 하므로 보통 월요일, 목요일 및 토요일이 검토하기 위한 날로 선정된다.

주말 중 하루를 포함하는 것이 도움이 되는데 주로 식습관은 주말에 좀 달라지는 경향이 있기 때문이다. 이 전략은 음식을 섭취할 때의 기분이나 다른 식사 장소 등 일관된 식습관을 반영하기 때문에 전형적인 설명이 강화된다. 운동실행자가 먹는 장소와 음식, 음료, 먹을 때의 기분을 확인하는 일은 매우 신중하게 이루어져야 한다. 이것은 행동 패턴과 관련된 자료를 제공하고 중재 전략 확립을 돕는다. 음식 기록은 24시간 기억법과 마찬가지로 운동실행자가 프로토콜에 관해 명확하게 교육을 받아야 하고, 평가에서 흔히 발견되는 일반적 오류들에 대해서도 주의하도록 충고를 받아야 한다. 운동실행자들은 지금 평가받고 있지 않다고 확신해야 하고, 음식 섭취가 그들에게 부정적으로 작용할 것이라고 생각해서도 안 된다.

목표를 달성하기 위해서는 정확한 정보를 모으는 것이 중요하다. 그렇지 않으면 이것은 시간과 노력의 큰 손실일 것이다.

음식 기억과 기록 자료는 여러 대의 컴퓨터 식단 분석 프로그램을 통해 분석하거나 식품구성표를 이용하여 수동으로 분석할 수도 있다. 정부는 USDA 식품 피라미드의 일환으로 무료로 사용자에게 친숙한 식품 자료베이스를 제공하고 있다(www.mypyramidtracker.gov).

분석 프로그램은 식품 에너지와 영양 구성의 오류에 관한 세부 정보를 자세히 제공하고 있다. 또한 영양 섭취를 식품 안내 피라미드와 비교하고 건강에 악영향을 미칠 수 있는 발생 가능한 영양소 결핍에 대한 정보도 제공한다.

한번 자료가 수집되면 수량화할 수 있는 정보와 수량화할 수 없는 정보 모두에 대한 해석이 필요하다. 수량화할 수 있는 정보에는 식품 공급자(출처)와 영양 함유량이 있다. 식사한 장소, 식사의 규모, 음식을 선택한 이유, 음식을 섭취한 시간 등이 수량화할 수 없는 정보에 속한다. 두 종류의 자료 모두 섭취량을 확인하고 음식 선택 패턴과 식습관을 확인하는 데 유용하다.

에너지 함유량, 에너지 영양분 분포, 양질의 식품 선택, 영양소 균형에 관한 자료가 조사되어야 한다. 총 칼로리 섭취량이 에너지 균형을 평가하는 데 쓰이기는 하지만 특정한 영양소의 양 또한 건강상의 목적을 위해 조사되어야 한다.

이러한 영양에 대한 여러 가지 정보는 건강과 관련이 있으며 또한 체중 조절 전략과 권장섭취량을 작성하는 데 많은 도움이 되기 때문에 식단의 가치를 높여 준다. 지방, 설탕, 가공된 탄수화물이 많이 함유된 식단은 과도한 칼로리로 영양상의 문제를 일으킬 수 있다.

신진대사 Metabolism

칼로리 섭취량을 확인하는 것은 에너지 균형 상태의 절반에 해당하는 정보를 갖게 되는 것이다. 평가를 완성하는 다음 단계는 1일 칼로리 소비량을 확인하는 것이다. 1일 칼로리 소비량은 개인의 기초대사량과 일상 활동 참여로 생성되는 자발적 소비 칼로리를 합산한다. 자발적인 소비 칼로리는 일상 활동을 통해 소비되는 칼로리들을 말한다. 이 두 측정치의 합이 개인의 하루 필요량이 된다. 하루 필요량은 에너지 균형과 체중 유지를 위해 필요한 칼로리양을 반영하는 것이다.

안정시 대사량 Resting Metabolic Rate(RMR)

안정시 대사량(RMR)은 일반적으로 하루 총 칼로리 소비량의 60~70%를 차지한다(46). 심장수축, 소화, 다양한 세포

대사의 구성 요소

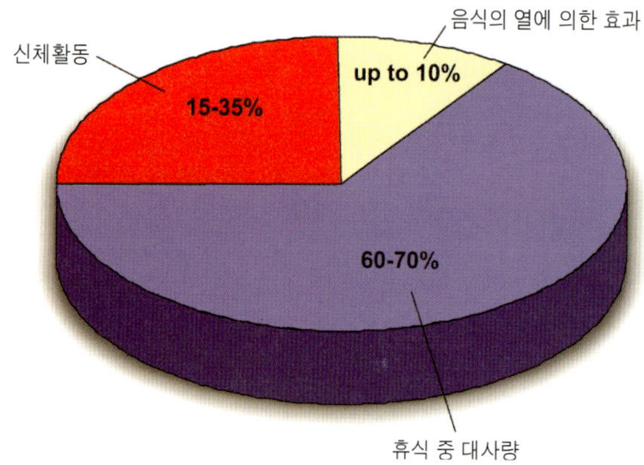

활동 등을 포함하는 주요 기능을 위해 에너지를 소비하는 비율을 일컫는다. 안정시 대사량은 사람에 따라 다양하며, 유전적 요소, 성별, 나이, 신장, 몸무게, 제지방량, 호르몬 활동 등 여러 가지 요인들에 의해 영향을 받는다. 더구나 열, 스트레스, 굶주림, 힘든 일로부터의 회복, 영양실조 등 몇몇 조건들은 안정시 대사량의 활동을 증가시킬 수 있다.

몇 가지 가능한 방법들을 통해 안정시 대사량을 측정하고 예측해 볼 수 있다. 이러한 측정은 주로 의학적 환경에서 간접적인 열량측정법을 사용하여 행해진다. 간접적인 열량측정법은 칼로리 소비를 산출하기 위해 산소 소비와 이산화탄소 배출의 호흡측정기를 사용하는 것이다. 예측 방정식보다 더욱 정확함에도 불구하고 이 기술은 분석을 위한 비싼 장비가 필요한 데다 과학적 프로토콜의 완벽한 이해가 불가능해서

Key Terms

시상하부(hypothalamus): 시상의 하부에 가로놓여 있는 뇌의 일부분. 시상하부는 체온, 일정한 대사 과정, 기타 자율신경 활동 조절

극저칼로리 식단(VLCD): 1일 800kcal 또는 그 이하 섭취

안정시 대사량(resting metabolism): 심장수축, 노화, 여러 세포 활동을 포함한 생명 유지에 필수적인 기능을 지원하기 위한 인체 소비열량의 비율

커닝햄 제지방 방정식(Cunningham lean mass equation): 개인의 신체 구성을 정확히 확인하고자 할 때 안정시 대사량을 예측하기 위해 사용하는 식

수정된 해리스-베네딕트 방정식(revised Harris-Benedict equations): 체질량을 정확히 확정할 수 없을 때 약식으로 안정시 대사량을 예측하기 위해 사용하는 식

연조직량 산출식

RMR = (21.6 × LBM, kg) + 370

예제

142파운드에 24%의 체지방을 지닌 42세 여성

142파운드 × .24 = 34파운드의 지방량

142파운드 − 34파운드의 지방량 = 108파운드(LBM)

108파운드 ÷ 2.2 = 49kg

RMR = (21.6×49kg) + 370 = 1428칼로리

퍼스널 트레이너에게 항상 실용적인 것은 아니다. 논리적 목적에 따라 안정시 대사율은 주로 방정식을 이용하여 예측된다. 안정시 대사율을 예측하기 위한 방정식의 이용은 알려진 요소들을 바탕으로 의미 있는 예측을 가능하게 한다. 예측은 다음과 같은 원칙에 기반하여 이루어진다. 1) 안정시 대사량은 신체 사이즈에 비례한다. 2) 안정시 대사량은 나이에 따라 감소한다. 3) 근육은 지방에 비해 신진대사가 활발하다. 이러한 관계는 안정시 대사량을 예측하기 위해 이용되는 모든 방정식들에 반영된다. 주로 사용되는 두 가지 안정시 대사량 방정식은 **커닝햄 제지방 방정식**(Cunningham lean mass equation)과 **수정된 해리스-베네딕트 방정식**(revised Harris-Benedict equations)이 있다.

제지방량 방정식은 개인의 신체 구성이 정확하게 확인되었을 때 안정시 대사량을 예측하기 위해 쓰인다. 이것은 성별에 따라 특별히 다르지 않은데 왜냐하면 제지방량의 상대적 부피로 산출되기 때문에 지방 저장량에 있어 성별 차의 적용을 필요로 하지 않는다. 이 수치는 신진대사가 활발한 제지방량에 초점을 맞추고 있기 때문에 체중 감량 또는 체중 증가 프로그램에 매우 유용하다. 산출에 있어 제지방량을 확인하고 사용하는 것은 다른 방정식에서 발견되는 체중의 지방 기여와 관련된 안정시 대사량의 과대 평가 요인을 줄인다. 이 산출식의 한계점은 제지방량과 상관없이 신진대사에 영향을 미치는 것으로 알려진 나이를 고려하지 않는다는 점이다. 그러므로 예측된 수치는 젊은 사람일수록 더 정확할 것이다.

수정된 해리스-베네딕트 방정식은 제지방량이 정확하게 판별되지 않을 때 더 적합하다. 제지방량 방정식과는 달리 해리스-베네딕트 방정식은 여러 요소로 구성되어 있어서 측정치를 각 개인에 맞추기 위해 성별, 체중, 신장, 나이를 사용하며 특수한 변화를 고려한다. 이 방정식은 지방과 제지방량 부위를 구별하지는 않지만 주어진 나이의 신체 구성의 예측 표준에 기초한 체중과 신장을 사용하며 게다가 성별에 따라 특정의 방정식을 사용한다. 중요한 것은 두 방정식이 모두 계량 체계를 사용한다는 것이다.

안정시 대사량은 칼로리 필요량의 가장 큰 부분을 차지하지만, 하루 총 칼로리 필요량의 전부를 차지하는 것은 아니다. 신체활동이 대체로 하루 소비 칼로리의 20~30%를 차지한다(47). 이 수치는 총 칼로리 필요량의 변화에 가장 많이 기여하므로 칼로리 소비 증가에 있어서 가장 큰 조절 능력을 가진다. 신체적 활동과 관련된 평균 에너지 소비량을 예측하는 것은 더 직접적인 방법으로 측정되지 않는다면 예측에 오류만 더하기 때문이다. 1일 활동 표준을 기초로 한 필요량을 산출하기 위해 활동의 증폭 범위가 선정되어야 한다. 1일 필요량을 예측하기 위해 방정식을 사용할 때 예측의 정확성을 더하기 위해 체중 1kg당 칼로리 예측량이 정립되었다. 안정시 대사량 예측의 표준편차는 보통 100~200kcal 사이이며 적절히 평가하기

해리스-베네딕트 방정식

- **남성:** 66 + (5×신장) + (13.8×체중) − (6.8×나이)
- **여성:** 655 + (1.8×신장) + (9.6×체중) − (4.7×나이)
    - 1일 kcal 표시 = PMR
    - 신장 표시 = cm
    - 체중 표시 = kg
    - 나이 표시 = 년

단위 전환 사례

215파운드 남성 대상

215 ÷ 2.2파운드/kg = 97.9kg

신장 사례

6피트 × 12인치/피트 = 72인치

72인치× 2.54cm/인치 = 182.9cm

RMR계산의 예

RMR = 66 + (5×신장) + (13.8×체중) − (6.8×나이)

RMR = 66 + (5×182.9) + (13.8×97.7) − (6.8×50)

RMR = 1,988kcal/day

어려운 활동들이 증가하는 경우에는 300~400kcal까지도 올라간다(31).

칼로리 소비에 세 번째로 기여하는 것은 음식 섭취와 식단에 의한 열 발생 효과이다. 칼로리 섭취의 증가가 소화, 운반, 영양분의 융화와 관련된 신진대사기능을 높인다는 사실은 잘 증명되어 왔다. 복합적인 식품이나 고추와 같이 캡사이신(capsaicin) 함유가 높은 음식은 미국 표준 식단보다 높은 신진대사율의 증가를 가져온다(19,73). 지방이 없는 단백질, 채소, 천연 곡물은 소화가 더 어렵기 때문에 더 많은 에너지를 필요로 한다. 식단의 내용에 따른 음식의 열 효과는 칼로리 소비의 약 5~10%를 차지한다(48). 특정한 영양소의 섭취는 강제적이고 선택적인 열 발생으로부터 더 뚜렷한 효과를 가질 수 있다. 소화에서 발생되는 추가적인 열 발생은 총 칼로리 소비의 12%에 이른다. 복합 탄수화물, 과일, 채소 함유가 높은 기름기 없는 식단을 섭취하는 것은 이러한 메커니즘을 통한 체중 감량에 기여한다.

칼로리 섭취량에서 소비량을 빼면 에너지 균형을 예측할 수 있다. 이 수치는 예측할 수 있는 신체의 생리적 결과를 나타내므로 중요하다. 어떤 사람이 식단을 통해 2,500kcal를 섭취하고 **총 에너지 소비**(total energy expenditure; TEE)를 통해 2,200kcal를 소비했다면, 순수 증가량은 300kcal이다. 만약 이 사람이 계속적으로 양의 칼로리 균형을 갖는다면 체중이 증가할 것이다. 1파운드의 지방이 증가하는 데 3,500kcal가, 제지방 1파운드가 증가하는 데는 2,500kcal가 필요하다. 제지방의 증가는 매우 혹독하고 많은 양의 저항성 트레이닝이 필요하다. 정기적인 저항성 트레이닝 없이 양의 칼로리 균형 증가를 경험하는 사람은 유전적 성질과 일관하는 비율로 지방이 증가한다. 체중이 증가하기 쉬운 사람은 양적(+)인 3,500kcal를 섭취할 때마다 추가적으로 지방이 1파운드씩 더해질 것이다.

대부분의 사람들은 과식을 하게 되면 어느 정도 추가적인 열소비를 하게 되고 신진대사를 증가시키게 된다. 그러나 이러한 급성 에너지 소비 조정으로는 지방이 축적되는 것을 완전히 예방하지는 못한다. 게다가 극적으로 과식을 하지 않지만 매일 50~100kcal 정도의 과잉 칼로리를 유지하는 사람도 결국에는 1년에 5파운드 이상의 체중이 증가하게 될 것이다. 나이가 들면서 과잉의 칼로리 섭취에서 오는 체중의 점진적인 증가를 잠재적 비만이라고 부른다.

Quick Insight

대사는 매일 얼마나 많은 산소를 몸이 필요로 하는지에 기초를 두고 있다. 그러므로 사용되는 산소의 양에 영향을 미치는 요소는 사람의 칼로리 소비를 증가시킴으로써 조절될 수 있다. RMR은 주로 체격의 크기에 달려 있고 또 더욱 중요하게는 그들의 상대적인 지방량에 달려 있다.

제지방량 유지를 증진시키는 활동과 근육 비대는 대사 소비를 증가시킬 수 있다. 제지방량 1파운드는 하루 안정시 동안의 11~15kcal의 소비를 나타낸다. 제지방량의 2파운드 추가는 연간 5,000kcal 이상의 소비를 이룰 수 있다. 이 수치는 증가된 근조직이 운동을 할 때 더 증가한다. 신체적인 활동은 힘든 운동을 수행할 때 1/3 이상의 칼로리 요구량을 나타낼 수 있다. 운동을 통해서 몸에 신체적 수요를 증가시키는 것과 하루 동안 더 많은 활동을 하는 것은 신진대사를 증가시킬 것이다 활발한 운동이 일상이 될 때 EPOC 회복 요구량은 신진대사의 기능 또한 증가시킨다. **EPOC(운동 후 초과 산소 소비)**는 평균 신진대사율에 긍정적으로 기여할 수 있다.

풍부한 섬유질 음식이 식단에서 소비될 때 이 수치는 소화 과정과 관련 있는 열발생 효과를 통해 더 증가한다. 저항성 트레이닝 및 규칙적 고강도 운동, 건강한 식단의 혼합은 사람의 평균 신진대사량의 극적 증가를 야기할 수 있다. 안정시 신진대사율의 약 40%는 조절되지 않는다 할지라도 60%는 운동으로 조절될 수 있는 것이다.

체중 조절 전략 Weight Management Strategies

체중 조절 전략이 체중 감소에 초점이 맞춰져 있으면 에너지 균형은 부적(-) 칼로리에 대한 정보가 제공되어야 한다. 대부분의 사람들은 부적(-) 칼로리 상태를 만들기 위하여 식단 조절을 유일한 수단으로 사용한다. 다른 생활습관의 변화 없이 다이어트만을 하는 것은 무수한 의학적 자료들에 따르면 장기간의 체중 조절에는 매우 비효과적인 것으로 나타났다. 지방 무게를 감소시키고 통제하기 위해서는 식단 하나만이 정답이 아니다. 에너지 역학에 영향을 미치는 추가적 요소들(예: 운동)이 체중 감소 전략에 포함되어 있다면 성공 가능성은 비례적으로 증가한다.

1일 칼로리 요구량

안정시 대사량 + 활동대사량
= 1일 칼로리 요구량

서서히 진행되는 비만

1파운드 체지방량 = 3,500kcal

1일 칼로리 필요량 = 2,200kcal

1일 칼로리 소비 = 2,100kcal

증가량(+) 100kcal/day

100kcal/day × 365day/year = 36,500kcals/year

36,500kcals/year ÷ 3,500kcals/lbs of fat =

연간 지방 10.4 파운드 증가

체중 감량을 위한 전략

- 과식을 피할 수 있는 음식 준비
- 적은 양의 음식이나 한 끼 식사에 필요한 열량에 맞는 음식 준비
- 음식을 추가하기 전에 접시에 적은 양을 담고 2분을 기다림
- 가공식품의 대부분을 과일과 야채로 교체함
- 건강에 좋은 간식으로 배고픈 느낌을 피함
- 음식을 작은 그릇에 차림
- 뷔페와 스낵 접시를 피함
- 추가로 더 먹기 어렵게 만들어 먹음
- 음식을 조금만 만들고 앉아서 먹기 전에 재료를 치운다든지 하는 장애물을 만듦
- 천천히 먹기
- 식사 간격을 길게 하는 것을 피함
- 술의 칼로리를 인식
- 가게에 식료품 목록을 가지고 감
- 저칼로리를 선택하거나 지방 소스와 드레싱은 거절함
- 디저트를 모두 과일로 함
- 회식 때 저칼로리의 에피타이저를 섭취함
- 음식을 지나치게 제한하지 않음(알맞게 먹음)
- 칼로리 조절을 하고 있다는 것을 다른 사람들에게 알림

양적(+)과 부적(−)의 에너지 균형 사이에 존재하는 반비례 관계 때문에 체중 증가를 유발하는 요소는 성공적인 체중 감소를 위해서는 반드시 통제되어야 하는 변수가 된다. 이러한 변수들은 세 가지 주요 영역으로 분류될 수 있다. 주 에너지 섭취와 소모, 생활양식이다. 각각의 영역은 그 자체로도 체중 감소에 기여하는 요소들이지만 통합된 방법으로 사용되면 독단적으로 적용되었을 때보다 훨씬 더 효과적이다.

에너지 소모는 안정시 대사량, 식단이 유발하는 열 발생, 일상 활동, 구조화된 신체적 활동 또는 운동 등의 칼로리를 소비하는 모든 활동들을 포함된다. 반면에 에너지 투입은 몸으로 들어오는 모든 에너지원, 에너지가 들어 있는 특정한 형태, 주어진 시간에 소화되는 특정의 양이 포함된다. 그리고 영향력 있는 행동들은 앞의 두 분류에 영향을 미치는 모든 활동을 일컫는다.

대체로 신체적 활동의 증가는 총 칼로리 소모에 중요하게 관여한다. 일주일에 3일간 30~40분 정도의 운동을 빼고는 거의 앉아서 생활하는 좌업생활자들은, 계획적인 운동에 참여하지는 않지만 거의 매일 신체적 활동이 활발한 사람보다 체중이 증가할 위험이 더 높다. 이것은 평균 칼로리 소모량이 좌업생활자의 주 3일 병행하는 간헐적인 운동 참여보다는 지속적으로 더 많은 활동을 할 때 더 높기 때문이다. 이는 계획적인 운동 프로그램을 따르는 사람의 체중이 감소하지 않는 이유를 설명해 주는 것으로, 에너지 균형은 하루 전반에 걸쳐 소비된 총 에너지의 합계로 구성되기 때문이다. 계획적인 운동과 규칙적인 신체적 활동을 결합하면 주어진 운동만 하는 것보다 칼로리 소비를 훨씬 더 향상시킬 수 있다. 상황에 따라 신체적 활동은 어떤 생활양식과도 다양하게 더해질 수 있다. 운전을 하는 대신 자전거를 타고, 엘리베이터 대신 계단을 이용하고, 영화를 보는 대신 테니스를 치는 것 등의 활동이 모두 일상생활을 신체활동과 대체하는 방법들이다.

체중 감량을 위한 계획적인 운동은 최대의 칼로리 소비를 목적으로 지속적인 활동이 강조되어야 한다. 신체는 활동할 때보다 쉴 때 훨씬 더 적은 칼로리를 태운다. 체중 감량을 위해서는 종종 웨이트 트레이닝보다는 유산소 활동이 사용된다. 멈추지 않는 유산소 활동은 흔히 더 낮은 강도의 에너지 소모로도 많은 힘의 소모가 필요한 주기적 휴식기를 가진 저항성 트레이닝으로 인해 축적된 총 칼로리보다 더 많은 칼로리를 태운다. 이것은 저항성 트레이닝의 세트 간 휴식 시간이 실제 운동을 하는 시간보다 더 길기 때문이다. 대부분의 60분 저항성 트레이닝에서 약 1/3 정도의 시간(20분)만이 실제 운동을 하는 데 쓰인다. 총 저항성 트레이닝이 유산소운동과

지속 시간 측면에서 같다면 저항성 트레이닝이 더 강도 높은 활동을 필요로 하기 때문에 운동 1분당 칼로리 소비량도 더 많다.

부적(-) 칼로리를 위해서는 할당된 시간 안에 최대한 신체활동을 수행할 수 있도록 운동의 초점이 맞춰져야 한다. 매우 적은 휴식을 갖는 완전한 운동 프로그램을 만들기 위해 여러 가지 활동들이 결합될 수 있다. 운동 시간을 최대한 사용하기 위해 유산소운동, 저항성 트레이닝, 유연성 운동이 다양하게 기술적으로 결합될 수 있다. 저항성 트레이닝은 서킷 형식으로 수행할 수 있고, 유연성 운동은 동적으로 할 수 있으며, 유산소운동은 프로그램 구조에 따라 운동 시간 중 언제든지 할 수 있다. 계획적인 활동을 위해 시간의 활용을 최대화하는 것이 운동 관련 체중 감량 전략의 가장 중요한 요소이다.

칼로리 균형

긍정적인 칼로리 균형
섭취한 칼로리보다 더 많은 칼로리를 소모

같거나 중립적인 칼로리 균형
섭취 칼로리와 소비 칼로리가 동일하게 소모

부정적인 칼로리 균형
섭취 칼로리보다 더 적은 칼로리 소모

체중 감량에 목적을 둔 운동을 하기 위해서는 저항성 트레이닝과 유산소운동을 모두 포함해야 이상적이다. 제지방 부위의 유지 또는 증가는 총 에너지 소비(TEE)를 위해 아주 중요한 고려사항이다(5,36). 유산소운동으로 추가적인 칼로리 소비와 체력 향상을 하고, 이를 통해 더 높은 훈련 강도를 얻을 수 있도록 해야 한다는 것도 중요하다(20). 높은 체력 수준에 도달하는 사람들은 고강도의 운동 수행 능력 때문에 운동을 하는 동안 추가적인 칼로리를 더 잘 소모할 수 있다. 고강도의 훈련으로 인한 운동 후 신진대사 증진에의 기여 또한 주목할 만한데 이것은 신체 전반의 지방 소비를 향상시킨다(10).

일의 양 Quantity of Work

신체적 활동의 양은 부적(-) 칼로리 유지를 위해 사용되는 식단 전략에 있어 중요하다. 저강도의 운동은 고강도의 운동과 같은 칼로리 소비를 달성하기 위해서 더 긴 시간의 운동을 요구한다. 만약 일주일에 1파운드의 체중을 감소해야 한다면 신체활동의 양과 강도가 식단에서 소모해야 하는 칼로리의 숫자를 결정할 것이다. 저강도의 활동에 참여할수록 식단의 칼로리는 더 줄어야 한다. 즉, 운동으로 일주일에 단지 500kcal를 소비하는 사람은 식단에서 3,000kcal를 감소시켜야 한다. 그래야만 주당 1파운드 감량을 위한 에너지 균형을 유지할 수 있다. 퍼스널 트레이너는 운동실행자들이 1주일간의 신체적 활동을 통해 1,000~2,000kcal를 소비하도록 장려해서 식단 변화를 하루에 200~300kcal 정도로만 줄여 준다. 식단의 칼로리 제약이 너무 심하면 순응률이 감소하고 결국 목표 달성이 더 어려워진다.

칼로리 부족은 매일의 식단 변화를 요구한다. 너무나 지나친 칼로리 억제 프로그램은 대부분의 사람들에게 적용되지 않는다. 운동실행자가 적당한 칼로리 감량을 위해 필요한 신체활동을 조절할 수 있다고 가정할 때, 총 섭취 칼로리의 10~15%를 감소시키는 것이 적당하다. 식단에서 칼로리가 감소될 때 감소분은 영양이 많지 않은 영역에서 이루어져야 한다. 지방, 당분, 가공 탄수화물을 줄이는 것이 가장 이상적인데 이러한 음식들은 대개 영양소도 적을 뿐만 아니라 대사성 질환을 일으키는 에너지원들이기 때문이다. 사람들은 대부분 영양소의 비율에는 변함없으면서도 상당한 칼로리를 억제시키는 것보다는 단지 특정 칼로리류의 점진적인 감소에 더 민감하게 반응한다. 한 연구에 따르면 지방을 포함하고 있는 식단보다 지방을 현저하게 줄인 식단을 사람들이 더 선호한다는 것이다.

식사 빈도와 양의 적절한 분배는 에너지 그 자체의 분배만큼 중요하다. 과식은 신진대사 체계에 많은 부담을 주고 영

Quick Insight

부분 감량

체중 감소는 몸이 단호한 결정권을 가지며 혹독한 칼로리 제한과 총 에너지 소비, 개인의 유전적인 성향에 의해 일어난다. 운동은 어떠한 특수 부위만의 지질대사를 지령하지 않는다. 다리 훈련은 하체의 체지방 저하를 책임지지 않고 같은 원리로 복부운동은 몸통 주변의 지질만을 동원시키지 않는다. 일반적으로 체중 감량 패턴은 부위별 운동보다 유전적 성향을 거쳐 조절된다. 예를 들어 달리기로 어떤 사람은 처음에 복부 지방이 감소하는 반면 다른 사람은 하체 지방이 감소한다.

부분 감량을 겨냥한 장치는 복부 고립 운동기기(ab-isolation machine), 저주파 전기치료 장치, 땀복과 셀룰라이트 크림이 있다. 지방 감량을 위해서 몸은 지방 소비를 위한 에너지를 적당히 유지하면서도 부정적인 칼로리 불균형 발생을 막아야 한다.

양분 사용의 효율성을 떨어뜨려 지방으로의 저장 위험을 높인다. 긴 식사 간격(공복기가 긴)과 높은 당부하가 결합되면 지방세포 생성활동을 촉진시킨다. 반대로 하루 동안 적은 양의 빈번한 영양 섭취는 배고픔을 줄이고, 인슐린 과다 분비 없이 더 효율적으로 사용되며, 신진대사활동을 촉진하고, 자주 소량을 먹는 것(소식)은 배고픔이 과식으로 이어질 수 있는 가능성을 줄여 준다.

신체활동과 식이요법에의 적응은 행동 수정 전략의 일부이지만 감량 행동 지침의 모든 범위를 완전히 나타내는 것은 아니다. 스트레스와 사회적 활동은 체중 조절 결과에 나쁜 영향을 미치는데 다른 수단을 통해서 유발된다. 감정적 · 심리적 스트레스는 코티졸 호르몬을 방출하게 하여 투쟁-도피반응(fight or flight response)을 조절하는 에너지를 증가시킨다. 단백질과 지방저장의 유도체는 혈액에서 신체활동을 위한 연료로 쉽게 쓰일 수 있도록 간으로 보내진다. 이 연료는 투쟁-도피를 위해 요구되는 신체활동을 위한 것이 된다.

그러나 현대에는 신체적 활동이 요구되지 않는 많은 스트레스가 존재한다. 초과된 인체 연료는 간의 가장 가까이에 내장지방으로 저장되거나 신체의 다른 부위에 저장된다(56). 따라서 스트레스를 피하거나 이에 잘 대처하는 것은 바로 체중 감소에 부정적인 요인을 감소시키는 것이다. 스트레스를 적절하게 조절하기 위해 스트레스의 가능성이 어디에 있는지 알아야 한다. 스트레스의 영향이나 심각성을 줄이기 위해 그 환경을 피하거나 바꾸는 가시적 전략을 짜는 것이 완벽한 스트레스 관리 방안이다.

사회적 행동과 체중 조절 Social Behaviors and Weight Management

사회적 행동은 호르몬을 이용해 체중 조절에 영향을 미치지는 않지만 식단과 신체활동을 충실히 하는 데 방해물이 된다. 앞서 언급했듯이 사회적 행동들은 칼로리 섭취의 증가를 촉진하며 일상에서 신체를 거의 사용하지 않게 한다. 사회적 활동은 식단으로부터 오는 에너지의 균형을 음에서 양의 에너지로 대체할 가능성을 높이고 체중 감소를 방해한다.

미국인들에게 알코올 섭취는 여가 생활의 일부로서 기분 전환을 위해서 사용된다. 알코올의 칼로리 밀도는 1g에 7kcal로 거의 지방만큼이나 높다. 알코올 음료는 100kcal의 가벼운 맥주에서부터 450kcal의 혼합 음료까지 종류가 다양하다. 일주일에 4~5개의 알코올 함유 음료를 섭취하는 것은 어쩌면 식단에 과잉 칼로리를 더할 수 있으며, 알코올과 함께 섭취되는 음식들 또한 보통 칼로리보다 높고 알코올 없이 섭취되었을 때보다 지질의 형태로 더 잘 저장되는 경향이 있다(68). 알코올은 위장에서 흡수를 시작할 때 우선적으로 대사된다. 이것은 다른 음식들이 산화작용을 할 필요 없이 순환하여 들어오도록 하고 지방 저장의 가능성을 더 높게 한다.

사회적 행동이 체중 감량 성공에 미치는 악영향을 줄이기 위한 대안이나 보충 행동들이 고려되어야 한다. 만약 고칼로리 섭취가 운동실행자에게 문제가 된다면 퍼스널 트레이너는 예방책을 계획해야 한다. 사람들에게 사회적으로 자극적인 환경에 참여하는 것을 중단하도록 하는 것은 적절하지 못하다. 책임을 더하고 유혹을 피하도록 하는 것이 좋다. 사회적 환경에 있을 때 나쁜 음식 선택을 피하고 적절한 행동의 전략을 갖는 것이 행사 참가의 충격(과도한 칼로리 섭취)을 줄이는 데 도움이 될 것이다.

사회 환경에서 나쁜 음식 선택을 피하는 전략

- 배고플 때 절대 외출하지 않기: 밖에 나가기 전에 건강에 좋은 저칼로리 음식을 먹는다.
- 알코올이 포함된 음료를 마시는 중간에 물이나 저칼로리 음료를 마신다.
- 고칼로리 스낵 음식을 피한다.
- 나쁜 음식을 선택하기 전에 건강에 좋은 음식을 고르고 결정한다.
- 접대의 주요 형태 중 먹고 마시는 것의 중요도를 줄이고 신체활동을 포함한 좋은 사회 활동을 하도록 노력한다.
- 알코올성 음료의 칼로리를 소모하기 위해 심혈관에 좋은 운동을 10분 더 한다.

체중 증가 Weight Gain

모든 사람이 체중 감량을 원하는 것은 아니다. 일부의 사람들에게는 다른 사람들이 체중을 감량하기 힘든 만큼 체중 증가가 매우 어렵다. 적절한 체중 증가는 적절한 체중 감량과 같은 방법으로 성취되지만, 부적(−) 칼로리 대신 현명하게 양적(+) 칼로리를 창출하는 것에 강조점을 둔다. 단순히 고칼로리 음식을 먹는 것만으로도 쉽게 양적(+) 칼로리가 달성될 것으로 보이지만 체중 증가는 제지방 부위로부터 발생

Quick Insight

단기 다이어트 Fad Diets

대중매체 홍보 때문에 최근 몇 년 사이에 단기 다이어트의 인기가 극적으로 올랐고 자신의 몸무게가 과체중이라고 생각하는 미국인이 증가했다. 그리고 최소의 노력으로 빨리 체중을 줄일 수 있을 것이라는 잘못된 생각을 가지게 되었다.

새로운 책과 체중 감량의 효과적인 치료법이 일상적으로 소비자들을 자극하고, 운동을 통한 체중 관리와 칼로리 제한 외 다른 방법의 메시지를 추구하게 한다.

운동을 하지 않고 전체적인 변화에 대한 관심 또는 특별한 영양 에너지를 선택하는 것으로 다이어트가 되지 않는다는 것은 명백한 사실이다.

만약 효과적인 특수한 다이어트 방법이 있다면 오로지 하나의 다이어트 책이나 전략만 필요할 것이고 모두 그리로 모여들 것이다.

몇몇 보편적인 잘못된 체중 감량 광고의 표기들:

- 빠르고 극적인 결과들
- 운동 없이 되는 다이어트
- 짧은 기간의 변화 강조
- 평범한 패턴에도 극적인 변화
- 유명인, 운동선수, '의사' 의 추천
- '독립적인 연구 판명' 과 같은 연구의 주장
- 호르몬기능이나 신진대사를 제자리로 돌려놓거나 혹은 더 활발하게 한다는 주장
- 하나의 영양소나 음식 선택 제한을 강조
- 칼로리 감소와 행동 수정에 대한 강조 부족
- 특수한 부위의 지방이나 셀룰라이트를 줄인다는 주장

해야 한다. 단순히 고칼로리 섭취만 강조하는 것은 지방을 증가시키고 병약한 혈중 지질 수준을 높은 위험 수준에 놓이도록 한다.

체중 증가 목표는 종종 허영심과 연관되어 있다. 건강한 체중 증가는 점진적으로 나타나며 체중 감량과는 반대로 작용한다. 적극적으로 행해지면 뒤따르는 좋은 결과가 있다. 과도한 칼로리 감소에 중점을 두는 식단은 지방이 아닌 부위의 손실을 유발시킨다. 반면에 과도한 칼로리가 포함된 식단은 지방 증가를 가져온다. 두 가지의 시나리오를 모두 피하기 위해 절제된 식단 변화와 참여하는 신체활동이 조직에 적합한 영향을 주도록 해야 한다. 체중 증가 시도는 신중한 식단의 칼로리 추가와 함께 저항성 트레이닝 병행이 강조되어야 한다. 주 단백질에 초점을 두고 하루에 150~300kcal를 추가 섭취하면서 저항성 트레이닝을 수행한다면 지방이 아닌 제지방량의 증가를 가져오기에 충분하다(3,35). 체중 증가가 매우 힘든 사람을 위해 더 적극적인 권장량을 제시할 수 있다. 살을 찌우려고 고군분투하는 아주 마른 운동실행자에게는 칼로리를 500~570kcal 더 섭취할 것이 권장된다(63). 과다하거나 부족한 섭취와 관련된 변화를 감지하기 위해 신체 구성과 칼로리 섭취가 함께 관찰되어야 한다.

단백질은 식단을 통하여 체중 1kg당 1.6~2.0g의 상한선을 유지하는 선에서 증가된 칼로리의 대부분을 차지해야 한다. 만약 추가적인 칼로리가 필요하다면 그 칼로리는 영양이 풍부한 탄수화물로부터 와야 한다. 지방 함량이 높은 음식은 칼로리는 높지만 부정적인 혈중 지질 조절의 위험을 높일 수 있기 때문에 좋은 선택이 아니다.

하루 섭취량 또한 체중 증가 목표에 긍정적으로 기여한다. 자주 먹는 것이 어려운 사람들에게는 식사 보충제가 칼로리 필요량을 충족시키는 데 도움이 될 수 있다. 만약 단백질 보충제가 필요하다면 유장 단백질이 운동 후 섭취에 이상적이며 카세인 단백질은 늦은 흡수율 때문에 밤에 섭취하는 것이 좋다. 궁극적으로는 개인적 선호가 이상적인 식단 전략을 규정지을 것이다.

섭식장애 Eating Disorders

퍼스널 트레이너는 운동실행자들이 체중 감량을 시도할 때마다 의식적으로 부적절한 행동의 가능성을 인지해야 한다. 섭식장애 유형은 주로 체중 감량 시도와 연관되어 건강 전략에 대해 교육을 받은 사람의 경우나 부적절한 행동 양식에 지친 사람의 경우에도 나타난다. 두 가지 일반적인 섭식장애 유형에는 음식 억제와 과도한 음식 섭취가 있다. 두 가지 모두 섭식장애의 특성이지만 이러한 행동을 하는 사람이 꼭 정신적 질병으로 고통받는 것은 아니다. 체중 감량을 가속화하고자 하는 마음에서 섭취 칼로리를 조절하는 사람들은 종종 심한 섭식 억제를 하게 된다. 이것은 과식을 보상하기 위한 부적(−) 칼로리가 야기된 것이거나, 운동실행자들이 체중 감량 목표를 달성하기 위해 적정한 칼로리보다 더 많이 섭취하게 되는 경우를 막기 위한 것이다. 즉, 이들은 저녁에 있을 행사에서 음식과 음료를 과다 섭취하게 될 것을 알면 의도적으로 하루 종일 아무 것도 먹지 않는다.

과도한 섭식 억제는 가장 좋지 못한 습관인데 지방이 아닌 제지방 부위의 손실을 촉진하고 지방 저장의 가능성을 높임으로써 내부 신진대사 환경을 바꾸기 때문이다. 억제 또한

섭식장애의 일반적인 특징

- 신체에 대한 불만족
- 체중에 대한 집착
- 음식과 용모에 집착
- 거식증이나 폭식증
- 우울증
- 식습관에 대한 죄의식, 후회 또는 자신에 대한 질책
- 몸 상태의 왜곡
- 지방이 있는 것에 대한 극심한 두려움
- 속성이뇨제나 변비약, 식욕억제제의 사용
- 불법적인 약품의 사용
- 혼자서 식사를 하거나, 단체로 하는 식사를 피하는 것
- 심한 운동
- 흡연

과도한 섭취에 이르게 될 가능성이 높다. 계속된 생리적 배고픔의 신호로부터 심리적 작용으로 인한 과식, 음식에의 열중이 발생한다. 폭식은 사람들이 칼로리 요구량을 훨씬 넘을 때 나타나며, 이것은 스트레스와 적극적 다이어트로 인한 피곤함이나 일시적인 감정 때문에 일어난다. 이러한 이유로 체중 감소는 너무 심한 방법으로 실행되지 않는 생활양식 변화의 일부가 되어야 한다. 작은 변화는 인간의 일반적인 행동 패턴에 큰 압박을 주지 않기 때문에 앞에서와 같은 상황을 유발할 가능성이 낮아진다.

섭식장애가 일상적이게 되면 그 행동은 자신의 통제를 넘어 심리적 자극이 된다. 섭식장애는 심리적 기저에 뿌리를 둔 생리적 패턴을 손상시키는 체중 조절을 시도하는 데서 시작된다. 섭식장애는 위험 가능성 때문에 미국심리학회에 의해 심리학적 질병으로 분류된다. 이것은 내부 충돌이나 뇌의 생화학적 변화에 뿌리를 둔 것으로 여겨지는 복잡하고 다면적인 건강 상태이다(34,52). 충족되지 못한 개인의 욕구와 제어의 문제는 감정적 기능장애를 다루기 위한 시도에서 가끔 보상적으로 먹는 행동으로 연결된다(8,61).

가장 흔한 세 가지 섭식장애에는 **신경성 거식증**, **신경성 식욕 항진증**, **폭식증**이 있다. 각각은 미국정신의학회의 정신 질병의 진단과 통계 매뉴얼에 명확한 진단기준이 열거되어 있다(16). 사람이 수척해지는 심한 거식증의 경우를 제외하고는 섭식장애를 겪는 사람들의 전형적인 신체적 특징은 존재하지 않는다. 사람들은 정상 체중이거나 약간 과다 체중이며 일종의 질병으로 고통받고 있다.

Key Terms

운동 후 초과 산소 소비(excess post-exercise oxygen consumption; EPOC): 심한 활동 뒤에 따르는 산소 섭취의 증가량

총 에너지 지출(total energy expenditure; TEE): 활동과 필수적인 신체기능을 위해 하루 종일 사용되는 에너지 총량. RMR과 더불어 활동대사량과 식이 섭취 시의 열발생이 포함된 것

거식증(anorexia nervosa): 정신생리적 질환. 비만이 되는 것에 대한 공포가 특징. 왜곡된 자기 이미지, 음식에 대한 끊임없는 혐오, 심각한 체중 감량

폭식증(bulimia nervosa): 폭식과 관련한 정신의학 및 의학적 장애 상태. 폭식 후 섭취 음식을 모두 토해 내는 특성이 있음

신경성 식욕 항진증(binge-eating disorder): 스트레스가 심한 일 뒤에 자주 발생하며 가능한 어떤 음식이든 과도하게 섭취하는데 이러한 식습관의 혼란이 반복됨

신경성 거식증 Anorexia Nervosa

거식증은 아마도 가장 잘 알려진 섭식장애이다. 이것은 신체 이미지에 대한 강박장애, 뚱뚱해지는 것에 대한 심한 두려움, 체중에 대한 선입견 등이 특징이다(14). 거식증은 일반적으로 여성들에게서 진단되기는 하지만 거식증 환자의 10%는 남성이다(37). 거식증의 가장 뚜렷한 증상에는 칼로리 억제를 통한 심한 체중 감량, 엄격한 식습관, 지나친 운동 참여가 있다(9). 거식증 환자의 증상으로 구토나 설사도 있지만 칼로리 억제가 가장 일반적이다(45). 거식증은 자살, 심장마비, 신진대사 합병증으로 10% 정도의 사망을 유발하는 심각한 상태이다. 운동실행자가 이 질병으로 고통받고 있는 것으로 의심되는 퍼스널 트레이너는 함께 논의하고 상담을 권해야 한다. 퍼스널 트레이너는 운동실행자가 18세 이하인 경우, 운동실행자의 주치의와 질병의 심각성이나 의심 가는 부분에 대해 상의해야 한다. 거식증으로 고통받는 사람은 스스로는 치료가 불가능하기 때문에 심리 상담이나 의과적 처치가 필요하다(4).

폭식증 Bulimia Nervosa

신경성 식욕 항진증은 쉽게 눈에 띄지 않기 때문에 거식증보다 더 구별해 내기가 어렵다. 실제로 많은 폭식증 환자들은 정상 체중이거나 아주 약간 과다 체중이다(39). 식욕항진증은 80%의 경우 폭식증과 완하제(설사유발제), 영양제의 과다한 사용이나 설사와 같은 부적절한 보상 행동으로 특징지어진다(76). 체중 변화는 폭식증 환자에게 제한되므로 증상의 확인이 힘들다. 통계에 의하면 인구의 1~3%가 폭식증 환자이며, 환자 10명 중 9명이 여성으로 여성의 폭식증 경향이 더 크다는 것을 보여 준다(37). 폭식증 환자들은 증상이 감소하는 기간 후에 많은 보상 행동을 한다. 자아존중감 저하와 신체에 대한 불만족이 체중과 연관되어 있어 종종 심한 행동을 유발한다(70). 다행스럽게 상담을 찾는 대부분의 폭식증 환자들은 스스로 정신적 고통을 줄이기 위해 노력한다.

폭식-섭식장애 Binge-Eating Disorder

폭식증은 죄책감이나 우울함, 자존심 저하를 느낀 후에 매우 많은 양의 음식을 소비하는 것을 말한다(58). 과도한 음식에의 열중이 일주일에 3~5차례 발생한 후 보상 행동이 나타나는데 매우 불규칙적이다. 폭식증은 인구의 4%까지 영향을 미치는 것으로 조사된다(55). 과도하게 먹는 사람들은 과다 체중이거나 비만일 가능성이 많고 그들은 먹는 것을 조절할 수 없다는 느낌을 받게 된다(14). 과도하게 먹는 사람들은 대부분 다이어트나 체중 감량 투쟁의 긴 역사를 갖고 있으며 그들의 신체에 대해 만족하지 못한다(58). 백인 여성들이 이 질병을 겪는 사람들 중 가장 많은 부분을 차지하고 있지만 모든 인종의 여성, 남성이 이 질병으로 고생하고 있다.

퍼스널 트레이너는 섭식장애의 징후와 증상들에 대해 알고 있어야 한다. 운동을 지나치게 많이 하거나 먹을 때마다 운동의 필요성을 느끼는 사람들은 이러한 기능장애의 후보들이다. 운동실행자와 이러한 상황에 대한 염려와 걱정을 의논하는 것은 증상에 대해 인지하고 그들의 나쁜 행동을 개선할 수 있도록 도와준다. 만약 운동실행자들이 장애 유형에 포함되어 있다면 그들은 건강 전문가에게 맡겨질 필요가 있다.

References

1. Position of the American Dietetic Association: very-low-calorie weight loss diets. *J Am Diet Assoc* 90: 722-726, 1990.
2. Position of the American Dietetic Association: very-low-calorie weight loss diets. *J Am Diet Assoc* 90: 722-726, 1990.
3. Promotion of healthy weight-control practices in young athletes. *Pediatrics*116: 1557-1564, 2005.
4. Position of the American Dietetic Association: Nutrition intervention in the treatment of anorexia nervosa, bulimia nervosa, and other eating disorders. *J Am Diet Assoc* 106: 2073-2082, 2006.
5. **Ades PA, Savage PD, Brochu M, Tischler MD, Lee NM and Poehlman ET.** Resistance training increases total daily energy expenditure in disabled older women with coronary heart disease. *J Appl Physiol* 98: 1280-1285, 2005.
6. **Arora S and Anubhuti.** Role of neuropeptides in appetite regulation and obesity--a review. *Neuropeptides* 40: 375-401, 2006.
7. **Bagaric M and Erbacher S.** Fat and the law: who should take the blame? *J Law Med* 12: 323-339, 2005.
8. **Blinder BJ, Cumella EJ and Sanathara VA.** Psychiatric comorbidities of female inpatients with eating disorders. *Psychosom Med*68: 454-462, 2006.
9. **Boris HN.** The problem of anorexia nervosa. *Int J Psychoanal* 65 (Pt 3): 315-322, 1984.
10. **Braun WA, Hawthorne WE and Markofski MM.** Acute EPOC response in women to circuit training and treadmill exercise of matched oxygen consumption. *Eur J Appl Physiol* 94: 500-504, 2005.
11. **Brownell KD, Greenwood MR, Stellar E and Shrager EE.** The effects of repeated cycles of weight loss and regain in rats. *Physiol Behav* 38: 459-464, 1986.
12. **Brownell KD, Greenwood MR, Stellar E and Shrager EE.** The effects of repeated cycles of weight loss and regain in rats. *Physiol Behav* 38: 459-464, 1986.
13. **Casey BR.** Kentucky's obesity epidemic. *J Ky Med Assoc* 104: 547-548, 2006.
14. **Cassin SE and von Ranson KM.** Personality and eating disorders: a decade in review. *Clin Psychol Rev* 25: 895-916, 2005.
15. **Chaudhri O, Small C and Bloom S.** Gastrointestinal hormones regulating appetite. *Philos Trans R Soc Lond B Biol Sci* 361: 1187-1209, 2006.
16. **Chizawsky LL and Newton MS.** Eating disorders: identification and treatment in obstetrical patients. *AWHONN Lifelines*10: 482-488, 2006.
17. **Daniels J.** Obesity: America's epidemic. *Am J Nurs* 106: 40-9, quiz, 2006.
18. **Dastgiri S, Mahdavi R, TuTunchi H and Faramarzi E.** Prevalenceof obesity, food choices and socio-economic status: a cross-sectional study in the north-west of Iran. *Public Health Nutr* 9: 996-1000, 2006.
19. **Diepvens K, Westerterp KR and Westerterp-Plantenga MS.** Obesity and thermogenesis related to the consumption of caffeine, ephedrine, capsaicin, and green tea. *Am J Physiol Regul Integr Comp Physiol* 292: R77-R85, 2007.

20. **Donnelly JE, Smith B, Jacobsen DJ, Kirk E, Dubose K, Hyder M, Bailey B and Washburn R**. The role of exercise for weight loss and maintenance. *Best Pract Res Clin Gastroenterol*18: 1009-1029, 2004.

21. **Druce M and Bloom SR**. The regulation of appetite. *Arch Dis Child* 91: 183-187, 2006.

22. **Druce M and Bloom SR**. The regulation of appetite. *Arch Dis Child* 91: 183-187, 2006.

23. **Druce M and Bloom SR**. The regulation of appetite. *Arch Dis Child* 91: 183-187, 2006.

24. **Erlanson-Albertsson C**. How palatable food disrupts appetite regulation. *Basic Clin Pharmacol Toxicol* 97: 61-73, 2005.

25. **Erlanson-Albertsson C**. How palatable food disrupts appetite regulation. *Basic Clin Pharmacol Toxicol* 97: 61-73, 2005.

26. **Erlanson-Albertsson C**. How palatable food disrupts appetite regulation. *Basic Clin Pharmacol Toxicol* 97: 61-73, 2005.

27. **Erlanson-Albertsson C**. How palatable food disrupts appetite regulation. *Basic Clin Pharmacol Toxicol* 97: 61-73, 2005.

28. **Ewing R, Brownson RC and Berrigan D**. Relationship between urban sprawl and weight of United States youth. *Am J Prev Med* 31: 464-474, 2006.

29. **Flier JS**. Neuroscience. Regulating energy balance: the substrate strikes back. *Science* 312: 861-864, 2006.

30. **Forbes AL and Stephenson MG**. National Nutrition Monitoring System: implications for public health policy at FDA. *J Am Diet Assoc*84: 1189-1193, 1984.

31. **Frankenfield DC, Rowe WA, Smith JS and Cooney RN**. Validation of several established equations for resting metabolic rate in obese and nonobese people. *J Am Diet Assoc* 103: 1152-1159, 2003.

32. **Golay A and Masciangelo ML**. [Burden of obesity: from epidemic to costs]. *Rev Med Suisse* 1: 807-10, 813, 2005.

33. **Goldstone AP**. The hypothalamus, hormones, and hunger: alterations in human obesity and illness. *Prog Brain Res*153: 57-73, 2006.

34. **Gorwood P**. Eating disorders, serotonin transporter polymorphisms and potential treatment response. *Am J Pharmacogenomics* 4: 9-17, 2004.

35. **Grandjean A**. Nutritional requirements to increase lean mass. *Clin Sports Med* 18: 623-632, 1999.

36. **Hansen D, Dendale P, Berger J, van Loon LJ and Meeusen R**. The effects of exercisetraining on fat-mass loss in obese patients during energy intake restriction. *Sports Med*37: 31-46, 2007.

37. **Hoek HW and van Hoeken D**. Review of the prevalence and incidence of eating disorders. *Int J Eat Disord* 34: 383-396, 2003.

38. **Holt SH, Miller JC, Petocz P and Farmakalidis E**. A satiety index of common foods. *Eur J Clin Nutr* 49: 675-690, 1995.

39. **Jenkins A**. Identifying eating disorders. *Br J Nurs* 14: 1034-6, 1038, 2005.

40. **Jirik-Babb P and Norring C**. Gender comparisons in psychological characteristics of obese, binge eaters. *Eat Weight Disord* 10: e101-e104, 2005.

41. **Jobst EE, Enriori PJ, Sinnayah P and Cowley MA**. Hypothalamic regulatory pathways and potential obesity treatment targets. *Endocrine* 29: 33-48, 2006.

42. **Johnson CA, Xie B, Liu C, Reynolds KD, Chou CP, Koprowski C, Gallaher P, Spruitj-Metz D, Guo Q, Sun P, Gong J and Palmer P**. Socio-demographic and cultural comparison of overweight and obesity risk and prevalence in adolescents in Southern California and Wuhan, China. *J Adolesc Health* 39: 925-928, 2006.

43. **Knol LL, Haughton B and Fitzhugh EC**. Dietary patterns of young, low-income US children. *J Am Diet Assoc* 105: 1765-1773, 2005.

44. **Loucks EB, Rehkopf DH, Thurston RC and Kawachi I**. Socioeconomic disparities in metabolic syndrome differ by gender: evidence from NHANES III. *Ann Epidemiol* 17: 19-26, 2007.

45. **Maddox RW and Long MA**. Eating disorders: current concepts. *J Am Pharm Assoc (Wash)* 39: 378-387, 1999.

46. **McCargar LJ**. Can Diet and ExerciseReally Change Metabolism? *Medscape Womens Health* 1: 5, 1996.

47. **McCargar LJ**. Can Diet and ExerciseReally Change Metabolism? *Medscape Womens Health* 1: 5, 1996.

48. **McCargar LJ**. Can Diet and ExerciseReally Change Metabolism? *Medscape Womens Health* 1: 5, 1996.

49. **Mello MM, Rimm EB and Studdert DM**. The McLawsuit: the fast-food industry and legal accountability for obesity. *Health Aff (Millwood)*22: 207-216, 2003.

50. **Mensah GA and Brown DW**. An overview of cardiovascular disease burden in the United States. *Health Aff (Millwood)*26: 38-48, 2007.

51. **Meyer C and Waller G**. The impact of emotion upon eating behavior: the role of subliminal visual processing of threat cues. *Int J Eat Disord* 25: 319-326, 1999.

52. **Monteleone P, Brambilla F, Bortolotti F and Maj M**. Serotonergic dysfunction across the eating disorders: relationship to eating behaviour, purging behaviour, nutritional status and general psychopathology. *Psychol Med* 30: 1099-1110, 2000.

53. **Moreno O, Meoro A, Martinez A, Rodriguez C, Pardo C, Aznar S, Lopez P, Serrano J, Boix E, Martin MD and Pico Alfonso AM**. Comparison of two low-calorie diets: a prospective study of effectiveness and safety. *J Endocrinol Invest* 29: 633-640, 2006.

54. **Park MI, Camilleri M, O'Connor H, Oenning L, Burton D, Stephens D and Zinsmeister AR**. Effect of different macronutrients in excess on gastric sensory and motor

functions and appetite in normal-weight, overweight, and obese humans. *Am J Clin Nutr* 85: 411-418, 2007.

55. **Patrick L**. Eating disorders: a review of the literature with emphasis on medical complications and clinical nutrition. *Altern Med Rev* 7: 184-202, 2002.

56. **Peeke PM and Chrousos GP**. Hypercortisolism and obesity. *Ann N Y Acad Sci* 771: 665-676, 1995.

57. **Pender JR and Pories WJ**. Epidemiology of obesity in the United States. *Gastroenterol Clin North Am* 34: 1-7, 2005.

58. **Pope HG, Jr., Lalonde JK, Pindyck LJ, Walsh T, Bulik CM, Crow SJ, McElroy SL, Rosenthal N and Hudson JI**. Binge eating disorder: a stable syndrome. *Am J Psychiatry*163: 2181-2183, 2006.

59. **Pudel V and Ellrott T**. [Social and political aspects of adiposis]. *Chirurg* 76: 639-646, 2005.

60. **Ramsey PW and Glenn LL**. Obesity and health status in rural, urban, and suburban southern women. *South Med J*95: 666-671, 2002.

61. **Sansone RA, Levitt JL and Sansone LA**. The prevalence of personality disorders among those with eating disorders. *Eat Disord* 13: 7-21, 2005.

62. **Shortt J**. Obesity--a public health dilemma. *AORN J* 80: 1069-1078, 2004.

63. **Smith NJ**. Gaining and losing weight in athletics. *JAMA* 236: 149-151, 1976.

64. **Speakman JR and Selman C**. Physical activity and resting metabolic rate. *Proc Nutr Soc* 62: 621-634, 2003.

65. **Steen SN, Oppliger RA and Brownell KD**. Metabolic effects of repeated weight loss and regain in adolescent wrestlers. *JAMA* 260: 47-50, 1988.

66. **Story M, Kaphingst KM and French S**. The role of schools in obesity prevention. *Future Child* 16: 109-142, 2006.

67. **Stubbs RJ**. Peripheral signals affecting food intake. *Nutrition* 15: 614-625, 1999.

68. **Suter PM**. Is alcohol consumption a risk factor for weight gain and obesity? *Crit Rev Clin Lab Sci* 42: 197-227, 2005.

69. **Toornvliet AC, Pijl H and Meinders AE**. Food and mood: a central connection. *Neth J Med* 41: 45-47, 1992.

70. **Tyrka AR, Waldron I, Graber JA and Brooks-Gunn J**. Prospective predictors of the onset of anorexic and bulimic syndromes. *Int J Eat Disord*32: 282-290, 2002.

71. **Weiss EP, Racette SB, Villareal DT, Fontana L, Steger-May K, Schechtman KB, Klein S, Ehsani AA and Holloszy JO**. Lower extremity muscle size and strength and aerobic capacity decrease with caloric restriction but not with exercise-induced weight loss. *J Appl Physiol* 102: 634-640, 2007.

72. **Weiss EP, Racette SB, Villareal DT, Fontana L, Steger-May K, Schechtman KB, Klein S, Ehsani AA and Holloszy JO**. Lower extremity muscle size and strength and aerobic capacity decrease with caloric restriction but not with exercise-induced weight loss. *J Appl Physiol* 102: 634-640, 2007.

73. **Westerterp KR, Wilson SA and Rolland V**. Diet induced thermogenesis measured over 24h in a respiration chamber: effect of diet composition. *Int J Obes Relat Metab Disord* 23: 287-292, 1999.

74. **Wild S, Roglic G, Green A, Sicree R and King H**. Global prevalence of diabetes: estimates for the year 2000 and projections for 2030. *Diabetes Care*27: 1047-1053, 2004.

75. **Wild S, Roglic G, Green A, Sicree R and King H**. Global prevalence of diabetes: estimates for the year 2000 and projections for 2030. *Diabetes Care*27: 1047-1053, 2004.

76. **Yamanaka G and Kuboki T**. [Bulimia nervosa (BN)--epidemiology, etiology, clinical features, treatment, prognosis]. *Nippon Rinsho*59: 540-543, 2001.

77. **Zarich SW**. Metabolic syndrome, diabetes and cardiovascular events: current controversies and recommendations. *Minerva Cardioangiol* 54: 195-214, 2006.

제 12 장

체력과 건강

Physical Fitness and Health

- 건강관련 체력 요소
- 경기력관련 체력 요소
- 운동 전의 위험 요소 차단
- 관상동맥질환
- 비만과 신체활동
- 당뇨와 신체활동
- 퇴행성관절염
- 골다공증
- 신체활동과 암

NATIONAL COUNCIL ON STRENGTH & FITNESS

CERTIFIED PERSONAL TRAINER

헬스와 웰니스의 이해 Understanding Health & Wellness

'헬스(health)' 라는 용어는 여러 측면에서 정의되어 왔다. 심지어 오늘날에는 모든 사람들이 똑같이 인정하는 뜻으로 일치되지도 않는다. 전통적으로 건강의 개념은 질병에 대한 인간의 감수성 측면에서 적용되어 왔다. 사람이 질병에 대한 진단 기록을 가지고 있지 않거나 어떠한 건강상 문제에도 노출되어 있지 않을 때 그는 '건강하다' 고 간주된다. 건강 전문가들은 혈압과 같은 특정적이며 정량화할 수 있는 측정 요인들과, 개인 스스로 서술한 건강 문제를 기반으로 하여 건강 상태를 평가한다. 건강의 정의를 이렇게 협의의 관점에서 볼 때 발생되는 문제점은 1) 개인에게는 알려지지 않았을지도 모를 질병이나 증상의 기준을 고려한다는 것이고, 2) 그것이 개인의 전체적인 안녕 상태를 확실한 특성으로 고려하지 않는다는 것이다. 70년대 후반과 80년대 초에 이르러 사람들의 건강을 독립적이고 생리적인 측정값들로 보기보다는 총체적으로 볼 것을 제안하는 건강에 관한 광의적인 철학 개념이 시사되었다. 즉, '웰니스(wellness)' 란 용어가 신체적, 정신적, 감정적, 지적, 사회적 및 환경적으로 종합적인 건강을 반영하는 것으로 제시되었다. 기본 원리는 건강 관련 웰니스 요소 각각이 전체적인 안녕 상태에 잠재적으로 영향을 미친다는 것이다. 개인이 이러한 생리학적이고 심리학적인 영역을 조절할 때 각각이 건강에 영향을 줄 수 있는 부정적 효과들이 줄어든다. 예를 들어 원만한 상호관계를 유지하고 자신감 있는 사회적 상호작용을 한다는 것은 사회적으로 건강하다는 것을 의미한다. 즉, 두 가지 요소 모두 스트레스와 우울증에 대한 위험 부담을 줄여 준다.

웰니스라는 개념이 건강 전문가들 사이에서 상당히 주류를 이루고 있으나 그것은 일반인들에게 명확히 이해된 개념은 아니다. 즉, 웰니스라는 용어가 일반인들의 건강 관련 대화 중에는 흔히 사용되지 않고 있다. 그 대신 사람들은 헬스라는 용어를 더 흔히 사용하고 있다. 그러므로 헬스라는 용어는 단순히 질병에 걸려 있지 않은 상태라기보다는 오히려 사람들의 신체적인 상태와 그 상태에 영향을 미치는 생활습관에 대한 행동들로서 더 잘 이해되어 왔다.

우리 몸의 건강은 몸으로 들어오는 것, 몸이 어딘가에 노출되는 것, 그리고 몸이 매일 필요로 하는 것에 의하여 영향을 받는다는 것은 잘 알려져 있으며 그 증거들도 많다. 그러므로 생활습관은 종합적으로 적용된 각 요소들에 의한 결과에 대해 가장 크게 영향을 미치는 결정 인자이다. 건강한 생활습관은 어떤 사람의 전반적인 안녕 상태에 긍정적으로 영향을 미치는 움직임과 행동으로 정의된다. 건강한 생활습관을 영위하는 사람은 스트레스를 피하고, 적절한 영양소가 함유된 음식을 먹으며, 건강에 부정적 영향을 끼칠지도 모르는 행위들을 회피하면서, 일상적으로 규칙적인 신체활동을 실행한다. 미국보건후생성 산하 질병예방 및 건강증진센터는 'Healthy People 2010' 미국 건강 마스터 플랜에서 건강한 생활습관을 장려하기 위한 여러 가지 목표들을 제시하였다. 이러한 국가 방침에도 미국인들은 생활습관 관리를 통하여 자신들의 건강에 책임을 지도록 요구받고 있다.

사람들의 건강을 향상시키기 위한 계획에서 가장 중요한 것은 신체활동(physical activities)을 일상적으로 실행하도록 하는 것이다. 대부분의 사람들에게 있어 신체활동이란 단어는 운동(exercise)이라는 단어와 동의어 개념이다. 그러나 건강이라는 관점에서 운동과 신체활동은 서로 구분되는 각기 다른 의미를 지니고 있다. 즉, 신체활동은 신체적인 행동들이 발생된 시간으로 정의된다. 신체활동에 대한 이러한 개념은 운동량이나 산소 소비량, 결과적으로 사용된 에너지 소비량과는 다른 것이다. 예를 들어 신체활동은 정원 가꾸기, 개와 산책하기, 집안 청소 등과 같은 것들이다. 반면에 운동은 한 가지 이상의 체력 요소를 증진 및 유지시키기 위하여 실행되는 계획적이고, 구조화되고, 반복적인 신체의 움직임으로 규정된다. 그러므로 운동은 신체활동일 수 있지만 신체활동은 운동이 아닐 수 있다. 다양한 신체활동은 전반적인 건강을 증진시킬 수 있지만 운동은 올바르게 수행하면 분명한 결과를 얻게 해주는 특정의 매개변인들에 의한 신체활동이다.

체력 Physical Fitness

체력은 두 가지 범주로 나뉜다. 건강과 관련된 체력과 운동경기력과 관련된 체력이다. 첫 번째 범주는 수량적으로 건강에 영향을 끼치는 요소를 포함하고 있으며 반면에 두 번째 범주는 운동경기력에 영향을 미친다. 건강에 관련된 요소는 **심폐지구력(cardiorespiratory fitness)**, 근력(muscle strength), 근지구력(muscle endurance), 유연성(flexibility), 신체 구성(body composition) 요소들이다. 몇 가지 측면에서, 대사성 건강 또한 건강과 관련된 요소로 인정되고 있다. 왜냐하면 그것이 비만과 당뇨병을 포함한 대사성 질환

Quick Insight

건강과 체력

많은 사람들은 건강과 체력이 같은 뜻이라고 믿지만 이것은 언제나 적용되는 것이 아닐 수 있다. 건강은 개인이 향상된 삶의 질과 독립성을 경험하게 하는 병이 없는 행복한 상태이다. 체력은 기준에 기반을 둔 물리적 행위의 측정이다. 사람은 건강해지기 위해서 체력을 갖출 필요가 없으며 체력을 갖추었다고 해서 건강을 보장받는 것도 아니다. 확실히 이 둘은 연관되어 있으나 구별되는 차이점이 존재한다. 차이의 한 예를 감정적, 심리학적 및 신체적 평가에서 엿볼 수 있다. 건강과 관계된 체력 요소에서 만족할 만한 점수를 얻은 사람은 정의된 기준에도 적합할 것이라 여겨지나 그는 직업으로 인해 높은 스트레스를 받고, 지방으로 가득 찬 음식을 먹고, 고혈압과 **고지혈증**을 앓고 있다. 그 사람은 체력이 있지만 필연적으로 건강하지는 않다. 반면에 어떤 사람은 체력 평가에서 점수를 잘 받지 못한 것 같지만 기능 수행 수준을 유지하기 위해 매우 건강한 식사를 하고, 충분한 신체활동을 하며, 낮은 혈압과, 합리적인 지질 수준을 갖추고 있다. 이 경우에 그 사람은 건강하다고 분류되지만 신체적으로 체력을 갖추지는 못한 것이다.

기술이나 경기력과 관련된 체력의 측정에서 이 차이점은 더욱 벌어질 수 있다. 어떤 사람이 민첩성이나 수직뛰기에서는 상당한 점수를 보여 주지만 동시에 몇 가지 범주의 측정에서 적절하지 못할 수도 있다. 경기력과 관련된 체력은 유전학, 운동, 신체활동에 영향을 받지만 신체적 수행을 향상시켜 주는 활동은 필연적으로 건강을 향상시켜 주지는 않는다. 역도 선수가 높은 수준의 힘을 가지는 동시에 낮은 수준의 심폐 능력을 보일 수도 있다. 이와 같이 어떤 사람이 훌륭한 균형과 협응능력을 보유하고 있지만 비만이라고 측정될 수도 있다. 기술 측정은 좋은 건강 측정 도구가 되지 못한다. 스포츠와 그와 관련된 신체활동에 종사하는 사람들은 기술적인 측면에서 높은 점수를 받는 사람이라도 다 건강하다고 할 수는 없다.

신체활동의 수준이 건강과 체력의 관계에서 평가될 때 적당한 가치의 정의에 사용되는 두 가지 다른 기준이 있다. 건강은 단순히 적당한 빈도와 기간을 수반한 일상적인 신체활동을 요한다. 체력은 건강과 관련된 체력의 특정한 요소를 발달시키기 위해 계획되고 조직화된 프로그램을 요구한다. 일반적으로 보통 수준의 체력은 1주일에 3일 정도 최대 강도의 60~70%로 수행되는 운동에 의해 얻을 수 있다. 그러나 높은 수준의 체력은 1주일에 4~6일 정도 75~90% 강도를 필요로 한다.

의 위험 요인이기 때문이다. 운동경기력과 관련된 체력 요소는 순발력(power), 스피드(speed), **협응성(coordination)**, 평형성(balance), **민첩성(agility)**이다. 이들 각각은 경기력에 있어서 중요한 역할을 하면서 이차적인 건강 요소로도 인식되고 있다.

건강과 관련된 체력 요소 Health Related Components of Fitness

건강과 관련된 체력 요소들은 사람들의 전반적인 행복을 누리는 데 있어서 기본적인 사항들이다. 각 요소들은 측정을 통해 신체 이동 능력의 효율성과 기능성을 적절하게 수량화시킬 수 있다. 각 요소들의 증진은 건강을 긍정적으로 향상시킬 것이다. 한편 이러한 체력 범주에서 고득점의 가치는 기본적인 건강 획득 이상으로 개인에게 유익을 줄 것이다. 비록 특정의 항목에서 높은 점수가 특정의 목표 달성을 위하여 바람직한 것이기도 하겠지만 각각의 다섯 영역에서 적정 수준의 체력을 유지하는 것이 더 중요하다. 즉, 한두 가지의 체력 요소에서 높은 점수를 낸 사람이 모든 건강 체력 요소에서 적정의 수준을 나타낸 사람보다 건강 수준이 더 낮을 수 있다.

심폐지구력 Cardiorespiratory Fitness(CRF)

심폐지구력(CRF)과 동일한 뜻을 가진 몇 개의 용어들이 있다. 즉 유산소성 체력과 지구력, 심혈관의 효율성과 지구력, 심폐의 효율성과 지구력 등으로 표현할 수 있는데 이들은 모두 심폐지구력과 동일한 의미이다. 이것은 체내로 산소를 흡입하고 이용하는 신체의 능력이다. 심폐지구력은 인체의 각 시스템들의 상승 효과(synergy) 요소인데, 심폐지구력은 심폐 계통, 심혈관 계통 및 근육 계통이 관계되기 때문이다. 심폐지구력은 건강과 관련된 체력 요소들 중 가장 중요하다. 그것은 질병이나 사망 요인과 직접적으로 관련되기 때문이다. 낮은 수준의 심폐지구력은 심장병과 당뇨, 비만을 유발하는

Key Terms

고지혈증(hyperlipidemia): 혈액 내에 순환되는 지방이나 지질의 수준이 증가된 상태

심폐지구력(CRF): 작업 및 활동 중인 근육에 산소를 공급하기 위한 호흡순환계의 능력과 효율성을 말함

협응성(coordination): 조화로운 동작 적응이나 부분 간의 상호작용

민첩성(agility): 동작의 방향을 바꾸는 신체 능력

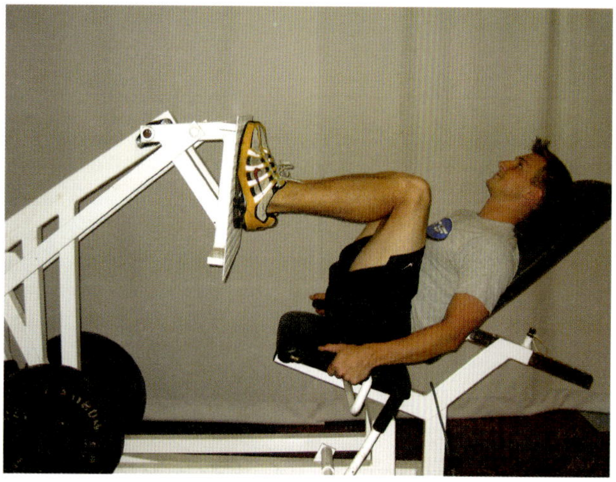

근력은 건강에 중요한데 이동 능력을 결정짓고, 관절 건강에 영향을 주며, 자세와 안정성 유지에 중요하기 때문이다.

위험요소이다(198). 반대로 높은 수준의 심폐지구력은 삶의 질을 포함한 건강 향상에 긍정적으로 도움이 된다(43).

근력 Muscular Fitness

근력은 힘을 발휘하고 유지하는 신체의 능력이다. 그것은 근력과 근지구력을 둘 다 포함한다. 근력은 한 근육의 최대 수축 시 힘을 발휘하는 능력으로 정의된다. 반면에 근지구력은 힘의 발휘를 유지하거나 장시간 동안 힘을 발휘하는 근조직의 능력을 말한다. 근력은 건강에 필수적인데 신체의 이동 능력을 결정짓고, 관절의 건강에 영향을 주며, 또한 자세와 안정성 유지에 중요한 역할을 하기 때문이다. 낮은 근력 수준은 신체기능의 쇠퇴와 독립성의 상실로 이어진다(20). 신체 기능적인 요구 수준을 넘어 개인에게 필요한 근력과 근지구력의 실제적인 수준은 일상적으로 참여하는 신체활동의 종류에 따라 다양하다.

유연성 Flexibility

유연성은 신체활동을 하는 대부분의 사람들에서 아마도 가장 덜 중요하게 생각되고, 가장 덜 강조되는 건강과 관련된 체력 요소일 것이다. 이는 다음 세 가지 이유 때문으로 생각된다. 1) 유연성이 좋아도 눈에 띄는 장점은 없다. 2) 대부분의 일상 신체활동 중에는 높은 수준의 유연성이 필요치 않다. 3) 유연성 운동은 지루하고 불편하며 시간 낭비이다.

유연성은 사실 체력 요소 중 중요한 요소 중의 하나다. 유연성은 관절의 기능, 동작 가동범위, 부상 위험, 만성적 통증 등과 관련성이 많기 때문이다. 더구나 건강 측면에서 유연성의 감소는 기능적인 쇠퇴와도 관련성이 높기 때문에 고령자들에게는 곧바로 장애로 이어질 수도 있다(37,160).

신체 구성 Body Composition

신체 구성은 제지방량(LBM)에 대한 지방량(fat)의 비율로 정의된다. 대부분의 사람들은 신체 구성을 개인의 몸에서 단순히 지방이 차지하고 있는 양이라고 생각한다. 중요한 것은 체지방률(% fat)이라고 흔히 표현되는 구성 비율의 요소이다. 예를 들어, 20%의 체지방률이 측정된 사람은 근육량을 증가시킴으로써 체지방의 비율이 감소하는 것을 볼 수 있다. 이것은 비율로서 표현되기 때문에 몸에 있는 체지방의 양을 실제적으로 바꾸지 않고도 변화가 생긴다. 그러나 반대로 체지방량의 감소 없이 근육량이 줄어든 경우 그것을 신체 구성 비율로 표현할 때 체지방률의 증가로 나타날 것이다. 건강상의 위험도를 분석할 때 몸에 있는 실제의 지방량이 아닌 백분율로 평가된다. 신체 구성은 대사성 체력과 건강에 아주 밀접한 관계가 있다(165,218). 한 개인이 더 많은 양의 제지방량(LBM)을 보유하고 있다는 것은 전반적인 칼로리 균형 조절 능력에 긍정적이며 체지방률이 낮다는 것을 의미한다(175). 신체 구성은 질병의 위험과 직접적으로 관련이 있는 것으로 언급되어 왔다(197). 체지방률이 높은 사람은 그렇지 않은 사람보다 유병률과 조기 사망 위험률이 그만큼 높아진다.

경기력과 관련된 체력 요소 Performance Related Fitness

경기력과 관련된 체력 요소는 고전적으로 스포츠와 관련된 운동을 강조하는 것이다. 경쟁적인 스포츠에서 뛰어나길 원하는 개인들은 이러한 특정한 요소를 강화시키기 위한 신경조직기능 향상을 위하여 자주 트레이닝을 해야 한다. 최근에는 경기력과 관련된 체력 요소가 전체적인 기능 향상을 위한 트레이닝으로 강조되어 왔다. 파워, 스피드, 평형성, 협응성 및 민첩성이 건강 요소에 포함되고 있다. 왜냐하면 그것들이 간접적으로 건강과 관련된 요소에 영향을 주기 때문이다. 어떤 사람에게 파워가 없다면 그는 의자에서 일어날 수가 없을 것이다. 또한 평형성과 협응성이 떨어진다면 여러 상황에서 넘어질 수 있는 위험성이 증가된다. 아울러 기능적인 능력의 감소는 보행속도의 감소로 이어진다(36,159). 따라서 퍼스널 트레이너들은 특정의 스포츠 경기력 향상을 위해서 훈련하지

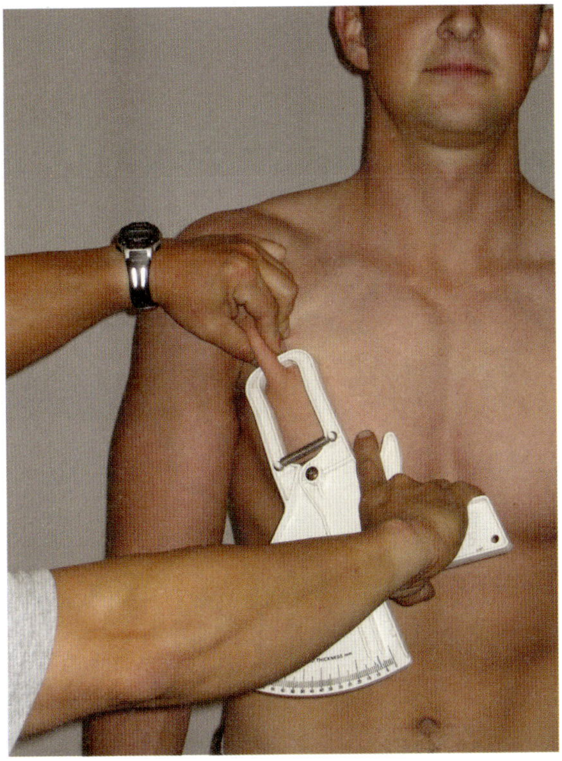

신체 구성은 질병의 위험과 직접적으로 관련이 있다.

않는 운동실행자들에게도 건강 증진을 위한 기능적 체력 요소까지 통합해서 운동을 처방하는 것이 바람직하다. 이것은 모든 운동실행자들이 파워클린이나 빠른 스피드의 민첩성 트레이닝을 하도록 하기 위해서가 아니라, 그보다는 사람들이 그 같은 영역에 대한 신경조직의 기능을 향상시키기 위한 신체활동들을 이용하도록 강조하기 위한 것이다.

순발력 Power

순발력은 운동이 수행될 때의 속도를 말한다. 순발력 강화에 있어서 중요한 점은 가속도다. 순발력이 컨디셔닝 프로그램에서 운동선수들에게 강조될 때 빠른 속도에서 저항을 움직일 수 있는 능력이 필수적이다. **올림픽 역도, 플라이오메트릭**(plyometric), 던지기 종목은 모두 가장 빠른 순발력을 발휘하는 신경 동원 패턴을 이용함으로써 나타나는 가속을 강조한다. 이것은 점핑 거리, 추진력 및 스피드를 향상시키는 데 필수적이다. 순발력을 기능적 측면에서 보면, 신체 분절들이 효율적으로 모멘텀을 이용할 수 있도록 적당한 힘의 속도를 내게 해준다. 예를 들어 앉은 자세에서 일어나기를 할 때 엉덩이와 무릎을 펴는 동작을 도울 수 있게 몸통을 앞으로 움직이기 위하여 엉덩이 굴근에 의한 강력한 동작을 요구하게 된다. 이 능력을 잃은 고령자들은 움직임의 독립성을 상실할 위험이 높다(35,158). 대부분의 고령자들은 근육 감퇴(근위축, muscle atrophy)로 인하여 의자나 차에서 일어서기 어렵다. 그러므로 퍼스널 트레이너들은 고령자의 운동 프로그램에서 근력의 증강을 장려해야 한다.

건강 및 경기력 관련 체력 요소

건강 관련 체력	경기력 관련 체력
심폐지구력	순발력
근력	스피드
유연성	평형성
신체 구성	협응성
	민첩성

스피드 Speed

스피드는 몸이나 신체 부위를 얼마의 시간에 어느 정도의 거리로 이동(위치 변화의 정도)시킬 수 있는 능력이다. 이동 스피드는 또한 신경의 동원 패턴과 적절한 근육의 능력에 달려 있다. 스피드는 성공적인 운동 수행에 결정적이며 많은 스포츠 종목에서 가장 가치 있는 경기력 측정 요소로 흔히 평가된다. 스피드 능력이 기능성 능력에 포함될 때 연령과 관련해서 눈에 띄는 감퇴가 고령자들에서 나타난다(206). 감퇴의 정도는 몇 가지 건강과 관련된 요소들에 따라 달라진다. 신체활동 수준이 높은 사람들은 비활동적인 사람들과 비

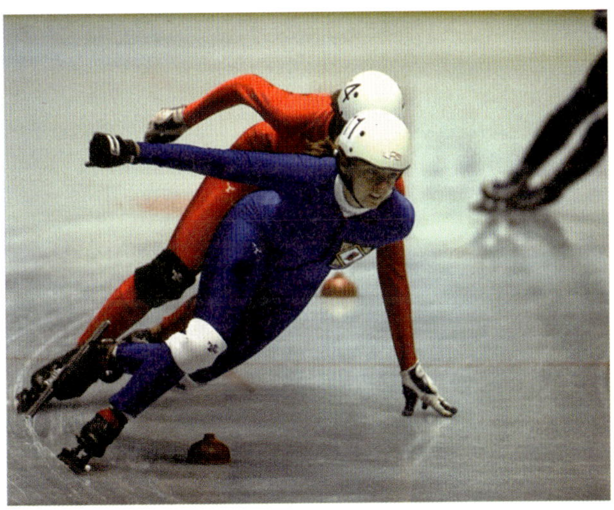

이동 스피드 또한 신경의 동원 패턴과 적절한 근육의 능력에 달려 있다.

교하여 그 쇠퇴 정도가 지연되고 있다. 이동 스피드는 신체 기능의 향상을 위하여 계획된 활동 범주에 적절하게 포함되어야 한다.

평형성 Balance

평형성은 신체의 안정성을 방해하는 요소들을 조절하는 능력으로 정의될 수 있다. 다른 경기력 수행 요소와 마찬가지로, 신경조직이 상황 조건을 수용하기 위하여 근육의 장력을 조절하는 데 가장 큰 역할을 한다. 평형성은 스포츠나 일상생활 중 불안정한 환경이나 변화가 일어나는 상황에서 마주치게 되는 외부의 힘을 적절히 조절하는 데 요구된다. 근육의 안정화 기능이 역동적인 동작 중에 효율적인 자세, 움직임과 컨트롤을 위하여 이용된다. 평형성을 향상시키기 위하여 적절한 근력, 힘과 신경계의 시너지 효과가 반드시 얻어져야 한다. 몸이 적절히 도전받을 때, 적용된 스트레스가 신경근육계의 협응성을 증가시키고 그 다음에 평형성을 강화시킨다. 전 연령층에 평형성 트레이닝을 채택하여 기능과 수행 능력의 향상을 장려해야 한다(11,84). 운동선수에게 이것은 더 높은 속도에서의 더 좋은 힘의 조절을 의미한다. 일반 대중들에게 이것은 추락이나 그와 관계된 사고들로부터의 위험이나 부상의 감소를 가져온다.

협응성 Coordination

협응성은 신경의 효율성과 동의어이다. 힘이 더 잘 조절되고, 몸은 주어진 역할을 더 쉽게 수행할 수 있다. 웹스터 사전의 정의에 따르면 협응성은 다양한 요소들을 통합적이고 조화롭게 작용하도록 조절하는 것을 의미한다. 협응성은 복합적인 동작을 성취해 내기 위하여 각기 다른 신체 부위를 통합하거나 함께 연결하는 것을 의미한다. 예를 들면 손과 눈의 협응성은 신경근육계의 조절로 시각적 자료를 합성하도록 한다. 높은 수준의 협응성은 스포츠 수행 능력에 통합적인 숙달과 관련된다. 적당한 수준의 협응성은 통제된 규칙 속에서 그 동작을 안전하게 실행하기 위해서 필요하다. 비록 협응성이 모든 신체활동에 있어 요구되는 요소이기는 하지만 건강 향상을 위해 높은 수준이 필요한 것은 아니다.

민첩성 Agility

민첩성은 빠르게 방향을 전환시키는 신체적인 능력을 말한다. 스포츠에서 민첩성은 운동선수가 공이나 아이스하키 퍽 또는 끊임없이 방향을 바꾸는 다른 대상을 신체적으로 추적할 수 있게 해준다. 민첩성은 운동의 목표에서 자주 나타나는 요소이며, 많은 스포츠 종목에서 좋은 성적을 내기 위해 효율적으로 기여하는 요소이다. 보통 사람이 미식축구의 러닝백이나 농구의 포인트 가드와 같은 민첩성을 필요로 하지는 않지만, 일반적으로 균형을 잃지 않고 방향 전환을 조절할 수는 있어야 한다. 또한 방해 작용하는 것으로부터 넘어지지 않고 부상을 피할 수 있도록 힘을 조절할 수 있어야 한다. 민첩성은 빠른 동작을 요구한다.

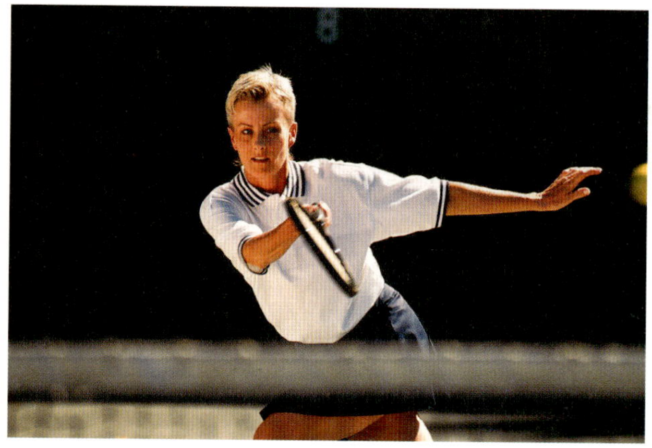

목표물을 기반으로 하는 스포츠에서 민첩성은 공이나 퍽 또는 끊임없이 방향을 바꾸는 다른 대상을 쫓는 데 중요하다.

그러므로 민첩성은 이동 속도가 빠른 상황에서 대부분 적용된다. 낮은 수준의 민첩성을 보유한 사람들은 빠른 속도로 이동하다 방향을 바꾸는 데 어려움을 겪게 될 것이다.

기준값에 영향을 주는 요소들 Factors that Affect Baseline Measures

몇 가지 요소는 체력 요소에 대한 측정값에 영향을 끼친다. 트레이닝 하지 않은 사람에 있어서 가장 강력하게 독립적으로 영향을 미치는 요소는 유전적 소인이다. 비록 유전적 요소로 체력 전체를 설명할 수는 없지만 그렇다고 무시할 수도 없는 요소이다. 유전적 요소에 더하여 환경적 요인, 개인의 흥미, 행동과 관계된 신체적 조절 능력이 모두 한 개인의 전반적인 체력에 기여한다.

유전(genetics) 또는 유전형질은 살아가는 동안에 측정 가능한 체력 요소들에 영향을 미치며 신체의 잠재 능력에도 작용한다. 사람의 유전은 체력에 영향을 주는 조절 불가능한 요인으로 약 40%까지 결정할 수 있다고 평가되었다(2,78). 그

체력에 영향을 미치는 통제 vs. 통제 불능 요인

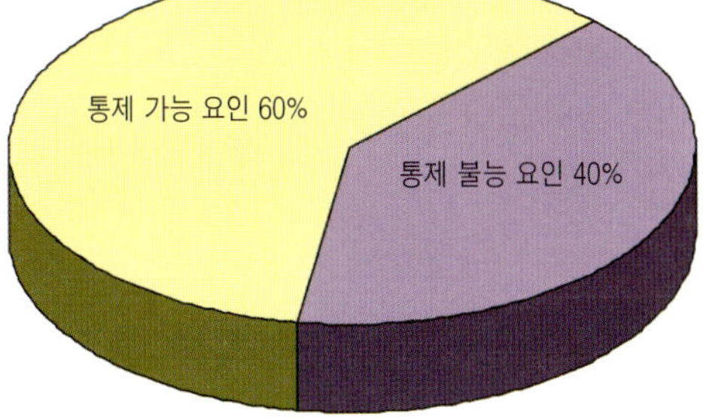

와 함께 조절되고 향상될 수 있는 요소가 최소 60% 남아 있다고 말한다. 거의 모두가 유전적 구성에 관계없이 신체에 긍정적으로 작용하는 활동이나 행위를 함으로써 건강이나 운동 경기력을 향상시킬 수 있는 능력을 가지고 있다.

체력에 영향을 주는 환경적 요인은 상당히 많으며 각각의 주요 요소는 또한 많은 하위 요인들을 지니고 있다. 이러한 요인들은 가족의 가치관, 개인적인 태도, 재정적인 요소, 그리고 환경 및 기회와 같은 사회적인 요인일 수도 있고 기후, 고도, 오염물질에의 노출과 같은 물리적 요인일 수도 있다. 어린 시절에 배운 행동은 성인으로서의 생활양식에 매우 강하게 영향을 미친다. 건강한 행위에 거의 가치를 두지 않는 가족 구성원으로 태어난 경우나 그러한 행위를 교육받지 않은 사람들은 건강한 행동을 할 가능성이 낮다. 반면에 건강 행동의 촉구, 적절한 영양, 건강에 부정적인 행위의 기피를 통해 건강을 강조하는 가족은 그러한 가치들을 자식들에게 전달할 가능성이 높고 그러한 행동들을 성인이 될 때까지 지속할 수 있도록 도와준다.

흥미는 또한 사람들이 참여하는 행동의 종류에서 중요한 역할을 한다. 여가 시간에 대한 개별적인 이용은 개인적인 책임감과 즐거움의 느낌으로 자주 연결된다. 그들이 즐겁지 않다고 느낀 행동에 자발적으로 참여할 사람은 거의 없다. 긍정적인 효과를 떠나 여가 활동에 참여하려 할 때 재미있는 활동이 사람들에게 우선적으로 선택된다. 청소년기에 다양한 활동에 노출되면 자신들의 흥미를 스스로 평가하게 되고 그것들을 건전한 생활습관으로 채택하도록 도움을 받는다. 몇 가지 경우에서 특정한 활동이나 행동으로부터 얻은 유익에 대한 지식은 심지어 어떤 활동의 즐거움이 다소 덜 할지라도 참여하는 데 영향을 끼친다. 비록 유익함이 다른 결정 요인들의 중요성에 크게 의미를 부여하지 않을지라도 건강에 대한 스스로의 책임감 때문에 운동하거나 올바른 식생활을 하도록 한다. 교육은 이러한 의사결정이 이루어지도록 하는 데 중요한 요인이다. 삶의 질이 건강과 밀접하게 연관된다는 것을 이해하는 사람들은 건강한 행동에 참여할 가능성이 매우 높다. 예를 들어 성공적인 은퇴를 원하는 사람은 그의 은퇴라는 목표를 달성할 수 있도록 하기 위하여 건강한 행동을 강조할지도 모른다.

신체활동과 삶의 질
Physical Activity & Quality of Life

세계보건기구는 건강과 관련된 삶의 질(HRQL)을 건강한 행동에서 비롯된 중요한 결과물로서 인정했다. 1982년에 카플란(Kaplan)과 부시(Bush)는 실제적으로 인식되는 삶의 질의 평가를 바탕으로 하여 건강 상태가 갖는 영향력을 인정하는 다차원적인 개념을 만들어 냈다. 개인의 의학적 자료를 보면 신체활동이 개인의 건강 관련 삶의 질에 긍정적으로 영향을 미치는 상당한 잠재력을 지니고 있다는 것을 보여 준다(18,39,55,82,193). 가장 직접적으로 영향을 받은 듯 보이는 분야는 신체적 및 심리적인 행복감, 인식된 신체기능 및 스트레스 감소이다(127). 부가적으로 긍정적인 요소는 신체활동과 모든 사람들의 자아존중감(self-esteem) 간에 긍정적인 관계가 나타났다.

신체활동에 따른 한 가지 중요한 요소는 하루하루의 행동에서 신체기능의 향상을 스스로 인식하게 된다는 것이다. 물론 대부분의 사람들이 일상적인 과업을 수행할 수 있지만 신체적인 작업을 성취하는 데 있어 쉽고 능숙한 처리 능력은 규칙적인 활동을 통하여 더 향상된다. 심장병이나 관절염과 같은 질환으로 고생하는 사람들은 신체활동 참여에 따라 일상수행 능력이 현저하게 증진된다(4,97,164,226). 의학적 진단을 통해 자신의 건강 상태를 알고 있으면서 신체활동에 참가한 사람들이 신체활동에 제한적인 사람들보다 더 좋은 신체기능과 건강 상태를 나타냈다(3). 또한 질병을 진단받은 사람들이 신체활동에 참여했을 때 신체적 및 심리적인 측면에서 가장 큰 효과를 보였다.

신체활동과 부상 위험
Physical Activity & Risk for Injury

많은 연구에서 나타났듯이 운동이 대부분의 사람들의 삶의

신체활동과 주요 부상

조깅/달리기	연골파열, 건염, 족저근막염, 피로골절
자전거타기	척골신경마비, 좌골점액낭염
수영	어깨 통증
에어로빅	신 스플린트, 족저근막염
테니스	상완골상과염, 건염

질 향상에 도움이 된다는 것은 분명하다(17,39,81,192). 이러한 사실은 건강한 사람들뿐만 아니라 질병을 앓고 있는 사람들에게도 모두 적용되는 말이다. 그러나 운동은 부정적인 결과를 초래할 잠재성 또한 안고 있다. 즉, 신체활동 수준을 증강시키고 있는 운동실행자들의 경우는 부상의 위험을 잘 숙지하고 있어야 한다. 몇 종류의 흔한 부상이 운동과 경기 참여와 관련이 깊다. 특히 새로 시작하는 운동의 경우는 근조직의 긴장과 파열, 심지어 부적절하게 부하된 스트레스와 반복된 동작으로 인하여 뼈에 금이 가는 경우와 같이 특별한 상해 위험성이 존재한다. 따라서 운동강도를 급증시키면 복합적인 원인에 따라 부상을 초래할 위험성이 더 커진다. 신체의 말단 부위의 부상이 흔하게 나타나는데, 특히 발목이나 무릎과 같은 관절 부위에서 주로 발생한다(62,74,156).

신진대사 이상 또한 운동 참여 과정에서 생길 가능성이 높다. 물론 그렇게 흔하지 않고 환경적인 영향과도 연관이 있지만 신진대사 이상은 생명을 위협할 수도 있다. **고열**, **저체온증**, 전해질의 불균형, **저혈당증**, **횡문근 융해증**과 같은 신체 상태는 상당히 위급한 상황으로 인식해야 한다. 따라서 저절한 수분 섭취, 스트레스 요소 조절 등과 같이 운동 전에 위험 요소들을 차단하는 것이 앞에 언급한 신진대사 이상 현상과 관련한 위험 발생을 낮출 수 있다.

운동 전 사전 검사 Pre-Exercise Screening

운동 전에 위험 요소를 차단하는 것은 운동 중에 심장과 관련한 문제가 발생하는 것을 줄이는 데 도움이 된다. 심혈관계의 이상으로 괴로워하는 운동실행자들에게 운동은 장점보다 더 많은 피해를 초래할 수 있다. 관상동맥의 순환 상태가 좋지 못한 경우에 운동할 때 부정맥(심장박동이나 리듬의 이상)을 일으킬 수도 있다. 부정맥, 급성 협심증, 심근경색(심장마비)은 신체적인 컨디션과 질환의 조합에 따라서 발생할 수 있다. 갑작스런 사망은 흔치 않지만 심장질환의 발생 위험이 높은 운동실행자의 경우에는 충분히 급사할 가능성도 있다. 그러한 급사의 위험은 운동 중뿐만 아니라 운동 직후에도 발생할 수 있다는 사실을 반드시 기억해야 한다. 그러나 위험성 대비 편익의 관점에서 의학적으로 본인의 상태를 잘 알고 있는 운동실행자들의 경우는 규칙적인 운동으로 인하여 발생할 수 있는 심혈관계 사고의 위험성보다는 긍정적인 측면이 훨씬 더 크다.

운동과 관련한 다른 건강 위험 요인들 또한 주의를 기울여야 한다. 지나친 훈련은 면역력 억제로 인한 감염의 위험성을 증가시키며 스트레스와 관련한 부상을 초래할 수도 있기 때문이다(61). 즉, 천식, 근골격계의 부상, 골다공증 및 관절염 등을 포함한 운동 전의 건강 상태는 운동 참여 중에 추가적인 건강 문제를 유발시킬 수 있다. 선행 연구들에 따르면 이전의 부상 경험과 현재의 상태가 신체활동과 관련이 있는 부상을 상당히 예방할 수 있다고 하였다(106,229). 비록 무

Key Terms

올림픽 역도(olympic lifting): 용상이라 하여 어깨까지 들어 올려 걸치고 다시 머리 위까지 들어 올리는 운동

플라이오메트릭스(plyometrics): 근육의 힘을 발달시키기 위하여 폭발적인 움직임을 이용하는 운동

유전학(genetics): 인간의 일생 동안 측정 가능한 체력의 요소에 기여하고, 몸의 잠재적 능력을 결정하는 데 도움을 주는 생물학적 유전을 연구하는 과학

건염(tendonitis): 힘줄(건)의 염증

족저근막염(plantar fasciitis): 과도한 족저근막(발바닥)의 마모로 인해 염증이 있는 상태

척골신경마비(ulnar nerve palsies): 척골신경의 외상, 압박, 조임으로 인해 나타나는 마비

좌골점액낭염(ischial bursitis): 대둔근과 좌골의 결절을 나누는 점액낭의 염증

상과염(epicondylitis): 상과 주위 근육과 연조직 염증

고열(hyperthermia): 비정상적으로 높은 몸의 온도

저체온증(hypothermia): 비정상적으로 낮은 몸의 온도

저혈당증(hypoglycemia): 비정상적으로 낮은 혈액 속의 포도당 농도

횡문근융해증(rhabdomyolysis): 골격근을 파괴하는 급성 질환. 잠재적으로 치명적인 병이며 소변 내에 미오글로빈이 배출되는 경우를 동반함

수히 많은 위험한 사고들이 신체활동과 연관될지라도, 운동 참여의 위험성은 좌업생활 방식과 관련한 건강 문제들에 비하면 그리 크지 않은 편이다. 위험 요소와 더불어 위험 요소가 발생할 수 있는 환경과 상황을 알아내기 위해 노력해야 한다. 운동실행자들의 위험 요소를 차단하고 구조화된 스트레스에 순화시키며, 개인의 능력에 맞게 운동을 처방하고, 부상 위험성을 피할 수 있도록 하면서 위급 상황에 대한 계획을 수립하고 있는 것 모두가 운동 참여의 위험성과 신체활동과 연관된 부상 발생 감소에 기여할 것이다.

신체활동과 질병위험 Physical Activity & Risk for Disease

미국인의 신체활동 참여율 저하는 국가 사회적인 건강의 문제이다. 흔히 신체활동의 부족은 부분적으로 서양식 질환의 발병률 증가의 원인으로 지적받고 있다. 미국질병통제센터(CDC)는 독립적인 위험 요인으로 볼 때, 좌업생활과 연관되는 사망자의 수가 약 1년에 20만 명이라고 추산하였다. 질 낮은 식사와 관련하면, 그 숫자는 30만 명까지 급증한다. 좌업생활과 연관된 위험 요소들은 어느 한 가지 요소에 대해 강조하기보다는 전체적인 건강상 문제가 생길 수 있음을 얘기하고 있는 것과 같은 맥락이다(28,53,166). 기타의 건강상 부정적인 요인들이 존재하는 한 단순히 한 가지 부정적 요인을 제거하는 것만으로는 사망률을 감소시킬 수 없을 것이다.

신체활동은 관상동맥질환, 고혈압, 인슐린 비의존성 당뇨병, 대장암 등과 같은 심혈관계 질환뿐만 아니라 기타 모든 원인의 사망률과도 연관이 있다(28,45,52,167). 이 장에서는 신체활동과 심폐지구력과 건강의 관련성에 대한 연구에 대하여 서술하고 있다. 역학 연구 결과에 따르면 신체활동과 건강 문제의 관련성, 그러한 관련성에 대한 각각의 크기와 강점, 그리고 원인 모를 질환에 대한 생물학적 메커니즘에 대하여 밝혀 왔다.

규칙적으로 신체활동을 수행하고 있거나 높은 수준의 심폐지구력을 보유하고 있는 운동실행자들은 좌업생활을 하거나 심폐지구력 수준이 낮은 사람들과 비교할 때 상대적으로 낮은 사망률을 보인다(29,45). 좌업생활을 하는 사람들과 심폐지구력 수준이 낮은 사람들의 사망률이 다른 모든 사망 원인으로 인한 사망률보다 1.2~2배 더 높았다(46,215). 신체활동 참여와 관련한 사망률의 감소와 더불어 수명과 체력 수준 사이에도 또한 상호연관성이 존재한다(46). 더 오랜 기간 동안 그리고 더 많은 신체활동을 하는 운동실행자들은 그들이 운동 참여를 시작한 나이에 상관없이 더 오래 사는 경향이 인식되었다(121,169).

연구 보고에 따르면 낮은 수준의 체력에서 적당한 체력 수준으로의 변화는 사망률에 크게 영향을 미치는 것으로 나타났다(44,120,168). 다시 말하면 적정 체력 수준에 도달하기 위하여 운동을 수행한 좌업생활자들은 이미 심폐지구력을 포함해 더 높은 체력 수준을 갖고 있는 사람들보다 질병 위험에 대하여 더 큰 변화를 보일 것이다. 심폐지구력에 대한 적정 수준으로의 향상은 낮은 체력 수준을 유지하고 있는 사람들과 비교하여 사망률을 44% 낮추었다. 다른 요인들을 조절한 후에 그러한 차이는 좌업생활을 유지하던 사람들과 비교해서 64%의 위험 감소로 더 크게 나타났다(178). 이러한 연구 결과는 신체활동에 참여하는 개인에서 모든 원인의 사망률에 대한 위험성이 줄어든다는 것을 말해 준다. 규칙적인 신체활동은 모든 사망률에 대한 강한 예측 지표이며 상당한 운동량-결과 반응관계를 나타낸다(177). 생활습관에 규칙적인 신체활동이 포함되도록 하는 것은 건강과 죽음의 위협을 조절할 수 있는 아주 중요한 부분이다. 높은 강도와 장기간의 트레이닝을 통하여 체력 수준을 더욱 증가시키면 사망률이 현저하게 감소한다(45).

신체활동과 심혈관계 질환 Physical Activity & Cardiovascular Disease

미국질병통제센터(CDC)는 심장병과 뇌졸중질환이 미국의 주요 사망 원인의 1위와 3위를 각각 차지하는 가장 흔한 질환이라고 하였다(27). 문헌에 따르면 이러한 질환에 따른 연간 사망률이 40%를 차지한다고 하였다. 이는 35초마다 한 명이 심혈관계 질환으로 사망하는 수치이다(128). 상당 부분 예방이 가능한 이러한 심혈관계의 질환들은 고령자들에서 더 흔하게 발생되지만 35세 미만의 젊은 사람들에게서도 급증하고 있는 실정이다(71,222,223). 관상동맥질환의 형태로 나타나는 심혈관계의 질환 또한 미국인들에서 조기에 영구적인 장애를 겪게 하는 주된 원인 중의 하나가 되고 있다(68). 더구나 뇌졸중질환 하나만으로도 1년에 백만 명 이상의 미국인들이 신체 불구가 되고 있다. 여러 가지의 심혈관계 질환은 600만 명 이상의 미국인을 입원하게 만들고 있다(54,221). 추정 보고에 따르면 7,000만 명 이상의 미국인들이 현재 몇 가지 형태의 심장질환을 겪으며 살아가고 있으

관상동맥질환
Coronary Heart Disease(CHD)

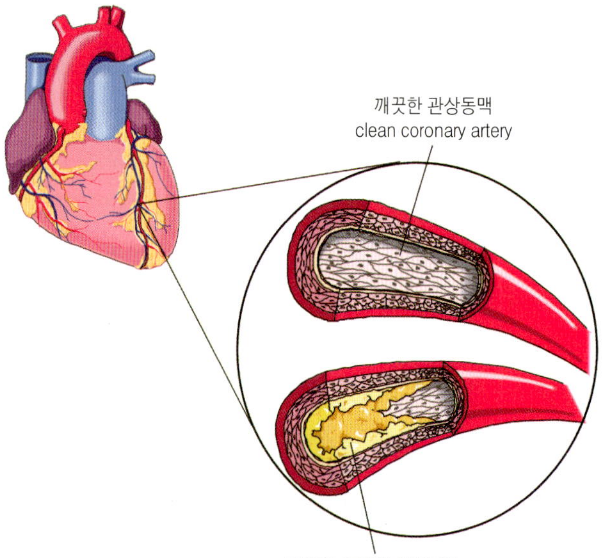

며, 심혈관계 질환과 관련한 의료 비용만도 2006년에 4,030억 달러로 집계되었다(224).

신체활동은 심혈관계 질환의 진행 위험을 줄일 수 있는 극적인 효과를 지닌다(12). 몇몇 연구들은 운동량-결과 반응의 원리가 적용됨을 시사하였는데 이는 규칙적인 신체활동의 필요성을 충분히 뒷받침해 주는 것이다(191,201,219). 앞서 언급했듯이 낮은 심폐지구력 수준은 사망 위험을 증가시키며 또한 심혈관계 질환과 관련한 사망과의 상관관계와도 일치한다. 가장 높은 수준의 심폐 체력을 가진 사람들은 위험성이 그만큼 큰 폭으로 감소함이 인식되었다(139). 운동량-결과 반응의 관계는 운동의 유익이 적절한 수준에서 시작하여 운동의 강도와 기간에 따라 지속적으로 증가된다는 것을 보여 주고 있다. 따라서 신체활동은 심혈관계 질환의 위험성과 매우 높은 상관관계가 있다(138). 많은 선행 연구들이 특정 신체활동이 심혈관계 질환의 위험성에 미치는 영향력에 대하여 분석하였다. 다음에서 다루고 있는 내용들은 질환들과 역학적인 조사 결과 간의 상호관계에 관한 것이다.

관상동맥심장질환 Coronary Heart Disease(CHD)

앞에서 진전된 관상동맥질환을 지닌 사람이 운동에 참여하는 경우 일시적인 급성 관상동맥질환 발생의 위험성이 있음을 공지하였다. 많은 선행의 연구들에서 신체활동과 관상동맥질환 간의 깊은 상관이 인식되었다(7,42,140,196). 사실, 활동적인 사람들은 좌업생활을 주로 하는 사람들이나 심폐지구력이 아주 낮은 사람들과 비교할 때 심혈관계 관련 사고가 발생할 위험이 상당히 낮다(220). 적정 수준의 강도(60~80% $\dot{V}O_2max$.)로 유산소운동에 참여하면 심폐지구력을 증가시키고 관상동맥질환의 발생 위험을 상당히 줄여 준다고 보고되었다(141). 저밀도 지단백질(LDL) 축적과 스트레스를 줄이는 적절한 식사와 생활습관은 그러한 운동 효과를 더욱 가속시켜 준다(100).

물론 관상동맥질환이 어린이들에게 흔하지는 않지만 유년기의 신체활동이 성인기의 관상동맥질환을 예방할 수 있다는 확실한 증거가 입증되었다(182). 관상동맥질환의 발생은 관상동맥의 플라그와 관련이 있는데 연구 자료에 따르면 아테롬성 동맥경화증이 이미 유년기부터 시작되고 있다고 한다(173). 이러한 결과의 타당성은 초기 관상동맥 플라그의 발생과 관계있는 유년기의 생활행동들이 성인이 되어서까지 지속된다는 것이다. 이와 같이 신체활동의 부족은 비만, 당뇨병, 고혈압, 고지혈증 등을 포함하는 심장질환의 발생 요인들과 관련이 있다(199).

관상동맥질환의 위험 요인의 제거는 유산소성 활동과 관련이 있으며 심폐지구력은 몇 가지 생리학적 메커니즘을 통하여 증가된다. 유산소성 운동은 심혈관계 질환에 영향을 주는 몇 가지 위험 요인에 긍정적인 영향을 미친다. 즉, 유산소성 운동은 혈장 내의 지질 성분의 개선뿐만 아니라 체지방, 혈압, 심근경색, 혈전증과 심장박동의 불규칙성(부정맥)의 감소 등에 긍정적인 효과를 준다(16,41,92,142).

관상동맥질환은 혈관벽의 손상으로 인한 관상동맥의 폐색에 의하여 일어나며 그것은 아테롬성 동맥경화증으로 이어진다. 관상동맥의 플라그나 아테롬성 동맥경화증은 동맥혈관의 내벽이 소용돌이치는 혈류와 혈관의 높은 압력에 의하여 손상될 때 발생한다. 혈관 내벽의 손상은 결과적으로 혈중지질들이 혈관 내벽에 쌓이게 하는 원인이 된다. 혈액순환하는 저밀도 지단백질(LDL)이 동맥벽의 손상 부위에 우선 콜레스테롤을 전달하게 된다. 그러면 염증반응이 일어나서 대식세포(macrophage)나 면역세포들이 모이게 되고 그들이 혈관내피세포벽을 더욱 두텁게 만들도록 지질들을 섭취하여 축적되게 한다. 또한 대식세포들은 그 손상 부위에 있는 근육세포들을 증식시키는데 그것들은 결국 콜라겐으로 대체된다. 방어적인 섬유성 캡이 지방적(작은 덩어리)과 동맥혈관 사이에 형성된다. 이 과정을 주로 동맥경화(딱딱해짐)라고 말한다. 이 시점에서 동맥의 내강이 좁아지지는 않는다. 그러나 시간이 경과하면서 플라그는 혈관의 내벽에 비정상적인 동맥류 비대(비정상적인 혈관 확대)를 형성하게 되는데 그러다 파열될 수도 있다. 플라그가 벽 속에서 파열될 때 혈전이 형성될 수 있는데 플라그가 동맥을 좁히거나 심지어는 차단해서 혈액이 거의 또는 전혀 통과하지 못하게 할 수 있다. 혈관 내벽의 손상은 지방 이물질, 혈소판 및 기타 순환물질들의 부가적인 축적에 영향을 받게 된다. 동맥을 따라 혈액의 흐름이 감소됨과 동시에 혈관에 의해 영양을 공급받던 세포조직들은 혈액이 부족해져서 결국 산소와 영양 부족으로 사멸된다.

운동과 동맥경화증 Exercise & Atherosclerosis

운동과 신체활동은 혈관내 플라그 형성의 주요 요인인 LDL 콜레스테롤을 순환시킬 뿐만 아니라 혈압을 낮추어 줌으로써 아테롬성 동맥경화증의 위험을 감소시켜 준다. 광범위한 연구들에서 고밀도 지단백질(HDL)이 유산소성 운동에 대한 효과 반응으로 간에서 생성이 증가되는 것이 인식되었다(15,91,99). 유산소운동은 동맥경화증에 맞서 보호적인 작용을 제공한다.

심근허혈증 Myocardial Ischemia

심장이 기능적인 메커니즘을 통하여 전달할 수 없는 산소량을 요구하게 될 때 심근조직은 허혈 상태에 이르게 된다.

심혈관계 질환에 대한 실제 사항들

- 미국인의 연간 사망 요인의 40% 차지
- 35초마다 1명이 사망
- 영구적인 신체장애의 주요 원인으로 작용
- 1년에 100만 명이 넘는 미국인이 장애인이 되며 600만 명 이상의 미국인이 입원하게 하는 원인
- 2006년 기준으로 4,030억 달러가 의료 비용에 쓰인 것으로 추산

흡연자의 위험

- 심장병이 발생할 위험이 70% 더 높음
- 하루에 담배 두 갑을 피우면 두세 배 더 높은 심혈관계 질환의 위험으로 이어짐
- 15년간 담배를 피우지 않으면 심혈관계 질환 위험이 비흡연자 수준으로 근접함
- 담배를 끊으면 심장마비나 뇌졸중 위험이 50% 감소함

산소 공급이 수요를 충족시키지 못하게 되고 시간을 거듭하여 반복적으로 그 같은 일이 일어나면 심근허혈증이 발생한다. 육체적으로 힘든 작업과 그로 인하여 발생하는 심근허혈 상태는 협심증(angina)이나, 가슴의 통증을 일으키며, 불규칙한 심장박동(부정맥)을 초래한다. 지구성 운동은 심근허혈 상태를 해소시킬 수 있는 관상동맥의 순환에 긍정적인 적응 효과를 가져다 주는 것으로 나타났다(129). 일상적인 유산소 운동은 관상동맥의 혈류와 심근조직의 산소 이용 능력에 향상을 가져온다. 향상된 효율성의 증가는 다양한 혈관의 발생, 산소 공급의 촉진, 산소 전달 능력을 향상시키는 혈관의 재구조화에 기인한다. 심근의 혈관 연결을 원활히 하기 위하여 혈관 직경이 증가하게 되는데, 그것이 새로운 모세혈관과 소동맥이 형성될 때 더 많은 혈액이 지날 수 있게 해준다. 향상된 혈류 개선은 혈관의 반응 및 탄력성과 연관이 되며, 그것은 혈액 분배에 더욱 촉진 작용을 한다. 트레이닝에 따른 이러한 작용들은 말초혈관저항과 관련한 감소를 가져다 준다. 아울러 그러한 부담 감소가 심근의 부담을 줄여 심근의 산소 요구량을 낮추어 준다.

관상동맥질환과 관련된 심장질환 관련 사고는 부정맥(arrhythmias)이나 혈전증(thrombosis)에 의하여 유발된다. **부정맥**은 심장 리듬의 불규칙으로 심장질환이 있을 때 흔히 발생한다. 부정맥은 동맥경화, 전해질 불균형, 특정 약물이나 치료에 따른 반응 및 탈수 등에 의해 건강한 퍼스널 트레이너들에게서도 발생 가능하지만 심근경색이 있는 사람들에서 일반적으로 나타난다. 부정맥으로 인한 가장 큰 위험은 심실세동과 함께 발생하는 것인데 심실이 차단됨으로써 심장 유도 시스템이 제 기능을 못하는 것이다. 결국 심실세동 발생과 함께 심장의 전기적 활동이 무너지게 된다. 이러한 현상이 발생하게 되면 심실들은 빠르게 비동기적(non-synchronize)으

심혈관계 질환의 주요 치료 약물

이뇨제: 체내 수분의 재흡수를 억제하기 위해 신장기능에 작용한다.

베타차단제: 심장과 혈관에 미치는 신경 자극을 차단함으로써 심근의 활성화를 억제시킨다.

안지오텐신전환효소(ACE) 억제물질: 혈관수축을 일으키는 호르몬인 안지오텐신 II의 형성을 억제함으로써 혈관이 이완될 수 있도록 작용한다.

안지오텐신 길항제: 안지오텐신 II를 차단하여 혈관수축을 억제한다.

칼슘채널길항제: 칼슘이 심근세포에 들어오는 것을 차단하여 심근수축을 억제한다.

알파차단제: 혈관에 미치는 신경 자극을 줄여서 혈액이 더 쉽게 이동할 수 있도록 한다.

신경계차단제: 신경 자극을 억제함으로써 혈관이 이완되게 한다.

혈관확장신경제: 혈관 벽에 분포하고 있는 내장근을 이완시켜 혈관이 확장되게 한다.

로 심실수축을 일으키게 되어 심장은 혈액을 거의 또는 전혀 펌핑 아웃하지 못하게 된다. 따라서 이때 심장을 제세동(defibrillation)시키지 않는다면 심장마비로 인한 사망을 초래할 것이다. 규칙적인 운동은 심근조직으로의 혈액 흐름을 증가시키고, 교감신경계의 활동을 촉진하면서, 심근의 산소 요구량을 더 잘 충족시키게 되어 심장이 부정맥을 발생시킬 위험을 줄여 준다. 이러한 혼합된 운동의 효과가 허혈과 신경자극이라는 두 가지의 주요한 요인들을 잘 조절함으로써 건강한 사람뿐만 아니라 심장질환으로 진단받은 사람들 모두 다 급사의 위험을 줄여 주게 된다.

혈전증 Thrombosis

혈전증 또는 혈액응고는 관상동맥을 폐쇄하여 심장의 어느 일부분에 산소 공급을 차단하거나 심장마비를 유발시킨다. 급성 혈전증의 발생은 혈관의 내벽을 파열시키는 아테롬성 동맥경화증 플라그의 혈류 방해 또는 파열에 따라 시작된다. 혈소판이 손상된 혈관 내벽에 모이게 되어 앞에서 말한 혈류 방해 과정을 불러일으킨다. 손상 혈관벽 주변에 혈액응고 반응과 혈전증이 혈액 흐름에 주요 방해 요인이 된다. 심지어 완전한 차단은 아니라도 허혈 발생은 심장마비로 이어지거나 심장의 규칙적인 리듬에 치명적인 방해 작용을 불러일으킬 수 있다.

물론 이러한 과정이 빠르게 발생하는 것은 아니다. 그것은 일반적으로 아테롬성 동맥경화증의 느린 과정을 따라가는데 혈전증은 이러한 과정을 더 빠르게 촉진시키는 작용을 한다. 이러한 혈관의 차단 과정이 관상동맥질환의 발생으로 이어지는 전이 과정인데, 이러한 과정 진행 중에는 심혈관의 내강이 그렇게 방해받고 있지도 않고, 비증후적이지만, 점차 시간이 경과하면서 상당한 혈류 차단과 그 차단에 따른 증후가 나타나기 시작한다. 이 시점에서 불안정한 협심증, 부정맥, 급성 심근경색 또는 급사를 일으킬 수 있는 흉통이 빈번히 재발하는 것을 경험할 수도 있다. 유산소성 운동은 발생 부위에 효소 활성도를 높여 줌으로써 혈전증의 위험을 낮출 수 있다. 지구성 트레이닝에 의해 생성된 효소들은 혈액응고를 깨뜨리고, 혈소판 응집을 감소시킴으로써 응고 형성 반응을 억제시켜 준다.

고혈압과 신체활동 Hypertension & Physical Activity

고혈압은 심혈관계 병리학에서 숨어 있는 주요 위험 요인 중의 하나로 간주되어 왔다. 그것은 심혈관계 질환과 사망률과 연관이 많다. 현재 미국에서는 세 사람 중 한 명은 고혈압으로 분류될 정도로 심각하다.

거대 집단을 대상으로 한 연구에서 신체활동과 고혈압 간의 상관관계에 대하여 규명하였다(51). 스포츠 활동 또는 체계화된 유산소성 운동과 같은 신체활동의 주당 참여 시간과

혈전증의 발전 단계
Development of a Thrombosis

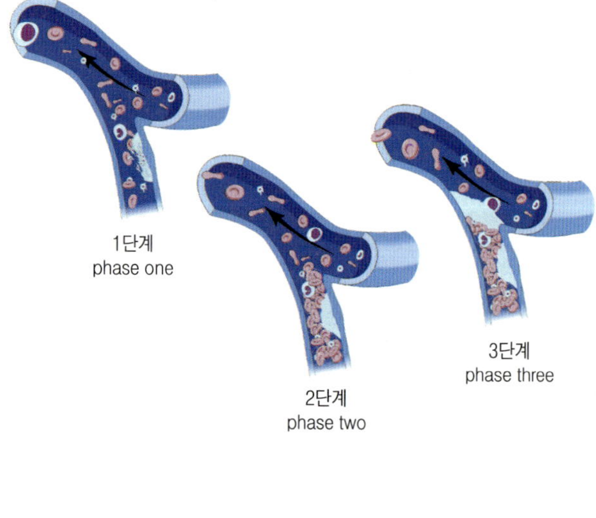

고혈압과 연관된 합병증

고혈압과 연관된 건강 문제와 질환

- 신장 손상
- 울혈성 심부전
- 출혈성 뇌졸중
- 동맥류와 대동맥박리
- 만성 신부전증
- 망막증

고혈압의 아테롬성 동맥경화질환

- 관상동맥 심장질환
- 허혈성 뇌졸중
- 혈관 외벽질환

고혈압 발생 위험 간의 반비례관계가 있음이 보고되었다(76, 208,214). 집단 역학 연구에서 주로 좌업생활을 하며 체력이 약한 사람들은 운동을 하며 신체적으로 건강한 사람들과 비교해서 고혈압 발생의 위험률이 20~50% 정도 더 높게 나타났다(123). 연령, 성별, 혈액형, 체질량지수(BMI)를 고려한 경우, 낮은 심폐지구력이 고혈압의 발생에 가장 독립적인 위험 요인으로 확인되었다. 낮은 심폐지구력은 차후 고혈압 발생 위험이 52% 더 높은 것으로 시사되었다. 다른 연구들과 일치하는 운동량-효과 반응의 관계가 신체활동량과 고혈압 발생의 예방 정도에서도 인식되었다(5,170,185). 가장 비활동적인 사람들이 매우 활동적인 사람들과 비교해서 고혈압 발생 위험이 30% 더 증가하는 것으로 나타났다. 이러한 결과는 소수의 고위험군을 대상으로 분석하여 얻은 결과가 아니라는 것을 염두에 두길 바란다.

관련 문헌들에 대하여 메타 분석을 한 결론은 유산소운동이 심장의 확장기 및 수축기 혈압 반응에 상당히 긍정적으로 작용한다고 주장하고 있다(49). 일주일에 3, 4번씩 최대산소섭취량의 60~70%의 강도로 하루에 30~60분씩 유산소운동에 참여하는 경우 확장기 및 수축기 혈압에서 모두 6~7mmHg 정도의 일반적인 감소가 나타났다(213). 10~36주간의 지속적인 운동 효과를 검증한 연구들에서 운동량-효과 반응의 관계를 규명하기 위하여 유산소운동의 적정 강도를 분석하였다(50,207,212). 흥미롭게도 낮은 강도에서의

혈압 분류

	수축기	확장기
최적 혈압	≦115	≦75
보통 혈압	<120	<80
전기 고혈압	120~139	80~89
고혈압	≧140	≧90
의료검진 요함	≧160	≧100

운동이 더 긍정적인 결과를 가져왔다(184). 낮은 강도의 운동 그룹(최대 강도의 50~53%)에서, 평균 6mmHg과 11~12mmHg의 확장기 혈압의 감소가 나타났고, 수축기에서는 각각 9~20mmHg가 감소되었다. 반면에 높은 강도의 운동 그룹(최대 강도의 73~75%)은 각각 확장기의 11~12mmHg과 5mmHg의 감소와 수축기의 8~3mmHg의 감소를 기록함으로써 낮은 강도에서의 운동보다 좋은 성적을 내지는 못했다. 이러한 연구들과 기타의 연구들을 바탕으로 볼 때 적절한 강도의 운동이 높은 강도의 운동보다 혈압을 낮추는 데 더 효과적이라는 것이 인식되었다(95). 이러한 결과의 원인은 확실히 주장하기 어렵지만 결론적으로 이러한 결과 도출을 확인하려면 더 많은 연구가 필요하다.

혈압은 심장의 박출량과 말초혈관의 저항력 간의 결과물이다. 운동은 혈관벽의 저항을 이완시켜 주는 효과가 있는 것으로 알려져 왔다(48). 한 차례의 유산소운동에 대한 몸의 급성 반응은 혈관의 이완을 통한 즉각적이고 일시적인 혈관 저항의 감소 효과로 나타난다. 이러한 반응은 한 차례의 운동 이후 몇 시간 동안 기록된다. 지속적이고 적당한 운동 스트레스는 교감신경계의 활동을 감소시켜서 말초혈관의 저항을 줄여 준다. 일상적인 유산소운동은 레닌-안지오텐신계(혈압을 조절하기 위하여 신장에서 분비하는 호르몬) 활동성의 감소, 동맥의 혈관 이완, 압수용기(뇌의 혈압 감시 시스템)의 조절을 증진시킨다(32). 게다가 유산소운동이 가진 긍정적인 효과는 인슐린에 의해 조절되는 신장의 나트륨 재흡수율을 줄임으로써 혈압 감소에 기여하는 순환 인슐린 농도를 조절해 준다(47).

비만과 신체활동
Obesity & Physical Activity

비만은 미국인들이 직면하고 있는 중요한 건강 문제이다. 그것은 당뇨, 심장병, 고혈압, 골관절염, 고콜레스테롤증, 다양한 암 및 모든 원인의 사망 위험 요인이다(56,232). 체중의 현저한 증가가 모든 인종과 성별 집단에서 나타나는데 발생 비율에 대한 염려가 커지고 있다. 높은 칼로리의 식사와 낮은 수준의 신체활동이 바로 에너지 불균형(칼로리의 잉여발생)의 근본을 이루며 점진적인 체중 증가의 원인이 된다. 이러한 체중 증가는 30~60대에서 가장 현저하게 나타난다(23,94). 최근에는 어린이 비만이 미국이 직면하고 있는 중요한 문제로 대두되었다. 신체활동의 감소와 질이 떨어지는 식사가 어린이들을 이전보다 더 과체중과 비만으로 만들고 있다. 어린이 비만은 성인 비만과 직접적으로 연관되어 있으며 과체중 어린이들은 고혈압, 당뇨병, 심혈관질환과 같은 성인병에 걸릴 위험이 상대적으로 더 높다(181).

많은 질병 및 만성질환들과 관련되어 있는 주요 문제는 세포들의 조절 불가능한 염증이다. 그것은 심혈관계 질환, 당뇨병, 암, 관절염, 자가면역질환 등과 관련한 질환의 상태에 대한 요인이다. 비만은 이러한 염증질환의 집단에 최근 추가되었는데 만성질환에 해로운 영향을 끼치며 흔히 심혈관계 및 신진대사 질환으로 이어지는 낮은 수준의 염증 반응을 일으키는 주요 요인으로 인식되고 있다(115). 과체중은 건강에 해롭다고 잘 알려져 왔지만 최근까지 알려진 과정은 제한적이었다. 최근 10년 동안 과학자들은 어떻게 비만이 갑작스런 죽음과 관련하는지에 관한 비밀을 밝히기 시작했다.

정의에 따르면 염증은 손상된 세포조직의 회복에서 주된 역할을 하는 보호 반응이다. 염증이 오래 가게 되면, 더욱이 비만과 함께 일어나는 경우라면 다른 세포 활동에서 나오는 화학적 매개 물질들이 염증을 점점 악화시켜서 그 역동성을 변질시킨다. 지방세포들은 수많은 면역조절 화학물질을 배출하는 다양한 면역기관으로 인식되고 있다(72,119). 특히, 내장지방은 인슐린 저항성을 통하여 대사성 질환에 상당히 기여하는 병리적인 기능이 있으며, 또한 순환계 혈관에 아테롬성 동맥경화증 형성을 촉진하는 요소로 보이는 낮은 수준의 염증과 관련이 있다(33). 높은 수준의 내장지방이 비신체적 활동, 영양의 과다 섭취, 연령의 증가와 함께 합쳐진다면 그 부정적인 효과는 더욱 명확해진다. 내장지방은 매우 대사적이며 사이토카인(cytokine: 세포들 간에 사용되는 화학적 신호)의 과다 활동에 기여한다(10). 지방조직에서 분비되는 아디포카인(adipokine)은 신진대사 과정에 영향을 주며 적절한 기능에 기여한다(86). 비만과 관련된 낮은 수준의 지속적인 염증은 아디포카인의 분비와 기능을 방해한다. 또한 아디포넥틴(adiponectin), 렙틴(leptin) 및 레지스틴(resistin)의 변화가 비만한 사람들의 몸에 해로운 영향을 끼친다는 것이 규명되었다(149).

아디포넥틴은 아테롬을 막는 물질인데 혈관 내의 아테롬성 동맥경화 플라그 형성을 막아 주고 관상동맥혈관에 아테롬성 동맥경화가 가중되는 것을 지연시켜 준다. 그것은 직접적으로 혈관벽에 작용하며 근접한 물질들이 플라그 형성을 차단함으로써 거품세포(foam cell)의 형성을 막는 역할도 한다. 골격근과 간에서 아디포넥틴은 인슐린의 민감성과 혈중에서 긍정적인 지질 성분을 증가시키는 작용을 한다. 내장 내의 지방 과다는 아디포넥틴의 농도를 감소시킨다(155). 아디포넥틴 농도의 감소는 심장을 보호하는 작용을 감소시키며 심혈관계의 위험을 증가시킨다.

렙틴은 뇌의 시상하부와 연계하여 에너지대사의 균형을 조절한다. 렙틴은 신진대사의 다른 기능들 사이에서도 심장을 보호하는 기능을 가지고 있다고 알려져 있다. 렙틴의 농도는 비만에 반응하여 조절되며 인슐린 저항성에 기여한다(147). 렙틴 농도의 변화는 또한 관상동맥질환의 위험 요소로도 간주된다. 마찬가지로 레지스틴 농도의 증가는 염증과 관련한 비만과 상호관계가 있으며, 아테롬성 동맥경화의 손상의 발생과 진행에 연관이 있을지도 모른다(150). 레지스틴은 비록 실제적인 메커니즘은 알려지지 않았지만 또한 인슐린 저항성을 증가시킨다.

아디포카인의 기능장애로 인한 인슐린 저항성은 내장의 지방조직으로부터 간 쪽으로 직접 방출된 유리지방산에 의하여 더욱 영향을 받게 된다(112,148). 내장의 지방은 문맥계(portal system) 내로 화학물질과 지방산을 방출한다. 그것들은 문맥계와 각각 연결되어 있는 장기들에 작용한다. 문맥 순환계는 내장의 기관들을 간과 연결하는 특수한 혈관의 연결망이다. 이 문맥 순환계에 지나친 지방은 인슐린 활동에 부정적인 영향을 미치는데 그것은 비만에 대한 반응인 교감신경계의 지나친 활성화로 인하여 악화된다. 교감신경계의 과잉 반응은 가속된 지방 분해 활동을 유발하여 혈중 유리지방산의 과잉 상태를 만든다. 베타세포의 과잉 분비와 고인슐린혈증(hyperinsulinemia)이 초래하는 감소된 인슐린 제거의 복합적인 작용이 초기 단계의 당뇨질환을 유도한다(111).

인터루킨-6(interleukin-6; IL-6)은 아마도 간문맥계에서 비만과 관계된 해로운 염증과 연관된 또 다른 요인이다. 높은 수준의 IL-6은 염증과 혈관의 병리 상태의 지표(마커)이다(118). 비만인들은 문맥에 IL-6 농도가 50% 더 높은 것으로 입증되었다. 문맥 IL-6은 C-반응성 단백질(CRP) 농도와 관계가 있다(154). C-반응성 단백질은 심장과 말초혈관 질환과 관련이 있다. C-반응성 단백질과 산화적 스트레스는 아테롬성 동맥경화증의 초기 염증 진행 과정에 상호작용하는 것으로 추정된다. 이것은 젊은 비만자들에게는 중요한 것이다. 물론 결정적인 관련성을 언급하기 위해서는 더 많은 연구가 필요하지만 C-반응성 단백질이 25세 이하의 관상동맥질환자들에게 새로운 위험 요인이 될지도 모른다(93).

염증 유발 자극의 증가와 동시에 항염증 작용 간의 불균형이 혈관 내피의 가속화된 기능장애와 비만과 관련한 인슐린 저항성 및 대사성 질환의 공존장애에 대한 근본 요인이 될 것이다. 특수한 관계를 명확히 서술하기 위해서는 연구가 더 필요하지만, 비만과 내장의 지방 과다로 인한 낮은 수준의 염증이 질환의 조기 발생을 불러오는 것이 명백해 보인다. 이것은 성장기 동안의 체중 조절과 더불어 일생 동안 체중 조절을 위한 꾸준한 노력의 필요성이 인식되는 것이다. 현재 비만 상태인 사람들도 아직은 희망은 있다. 체중의 감소는 산화적 스트레스와 염증을 감소시키는 것과 연관이 있으며 이러한 유익한 효과는 비만인들의 심혈관계 질환의 위험을 감소시킬 가능성이 높다(9). 이와 같이 약물 조절과 함께 운동과 식사 조절의 병행은 관상동맥질환의 초기 수준에서 아테롬성 동맥경화증으로의 진행을 반전시킨다(8,13).

운동은 고칼로리 소비와 염증과 관계된 비만으로의 진행을 막으며 몇 가지 부작용들도 방지해 준다. 신체활동에 참여하는 사람들은 체중이 감소될 가능성도 높고 좌업생활을 하는 사람들보다 비만의 발생률도 낮다고 인정된다. 이러한

체질량의 진단 기준

	남성	여성
과도한 체지방	21~24%	28~31%
비만 체지방	≥25%	≥32%
비만 BMI	≥30	≥30
비만 키-몸무게	>20% 평균	>20% 평균
병적인 비만 체지방	≥30%	≥40%

Key Terms

심근허혈(myocardial ischemia): 심근조직에 산소 부족

심혈관계 질환(cardiovascular disease; CVD): 일반적인 진단 분류로 심장과 순환계의 몇 가지 구분된 질병으로 이루어져 있음

관상동맥심장질환(coronary heart disease; CHD): 관상동맥의 좁아짐이나 막힘으로 인한 혈액 공급의 지속적 감소

부정맥(arrhythmia): 비정상적인 심장 리듬

혈전증(thrombosis): 심장이나 혈관에 핏덩어리가 생성되는 것

가정들이 연구 결과를 통하여 완전히 뒷받침된 것은 물론 아니다. 신체활동은 비만해질 위험성과 반비례적인 관계가 있다고 보인다(83,172). 그러나 다른 연구들은 이 같은 결론에 이르지는 않았다(40,90). 이것은 신체활동만으로는 식이 불균형을 해결할 수 없다는 것을 의미한다. 신체활동과 유년기의 체중 증가를 비교한 연구에서 비만하지 않은 아이들은 활동 수준이 높았으며 활동량의 증가에 따라 체질량지수(BMI)가 감소하는 것으로 나타났다(14). 그러나 신체활동과 낮은 BMI 및 피하지방 두께를 횡단적으로 연구한 결과에 따르면 선행의 연구 결과와 일치하지는 않았다.

체중과 비만에 대한 운동의 효과를 조사한 연구들에서는 더욱 긍정적인 결과들이 나타났다. 몇몇 연구 조사들은 운동과 신체활동은 지방량을 감소시키며 근육량을 유지함으로써 체중에 긍정적으로 영향을 미친다고 결론지었다. 더구나 활동의 빈도와 기간에 기초한 운동량-효과 반응의 관계 또한 인정되었다(190). 대부분의 연구들은 신체활동만으로도 긍정적인 변화를 제공한다고 하지만 그것만으로는 체중감소에 제한적이라고 하였다. 칼로리 조절과 신체활동을 병행하면 식사 또는 신체활동 중의 하나만을 처치하는 것보다 본질적으로 더욱 더 효과적이었다. 그러나 독립적으로 신체활동은 체지방 분포에 중요한 작용을 하는 것으로 보인다. 신체활동은 다음 장에서 서술될 몇 가지 피하지방 두께 측정을 통하여 복부비만에 우선적으로 영향을 미치는 것을 알게 될 것이다.

체중 증가는 에너지균형과 관련이 있다. 에너지 섭취량이 에너지 소비량보다 많게 되면 체중의 증가가 흔히 일어난다. 신체활동은 대사성 에너지 소비에 긍정적으로 기여하기 때문에 체중 감소에 중요한 요소가 된다. 신체활동의 증가는 대량의 칼로리 소비에 기여하며 결과적으로 긍정적인 방향으로 체중을 조절한다. 운동은 기초대사량의 유지에 긍정적

인 결과를 제공하며 반면에 식이 조절만으로는 유지가 어렵다. 이에 더하여 신체활동은 복부지방을 줄여 주는데 주로 대사성 질환의 위험을 줄이는 데 기여한다.

신체활동의 감소는 체중 증가의 원인이며 또한 그 결과가 되기도 한다. 성인의 체중 증가는 신체활동의 감소와 관계가 있다(189). 사람들이 칼로리 섭취에 대한 적절한 조절 없이 신체활동을 줄인다면 체중 증가 가능성이 높다. 이러한 사항이 발생되면 시간이 경과할수록 비만의 위험이 지속적으로 증가된다. 잠재해 있는 비만을 막으려면 규칙적인 신체활동과 더불어 식이 조절이 반드시 이루어져야 한다.

뇌졸중과 신체활동 Stroke & Physical Activity

뇌졸중은 주요 사망 원인 중 3위를 차지하고 장애 발생의 주요 요인으로 간주된다. 뇌졸중장애가 미국과 같은 선진국들에 있어 주요 건강 문제가 되고 있다. 뇌졸중은 뇌에 전달하는 산소 부족으로 인하여 뇌세포의 일부분이 갑작스럽게 사멸함으로써 발생한다. 주요 요인은 뇌혈관의 차단인데 즉, 뇌세포조직으로 혈액 흐름을 폐쇄(허혈성 뇌졸중)시키거나 동맥을 파열(출혈성 뇌졸중)시켜 뇌내의 출혈을 발생시킨다.

뇌졸중의 도표
Diagram of a Stroke

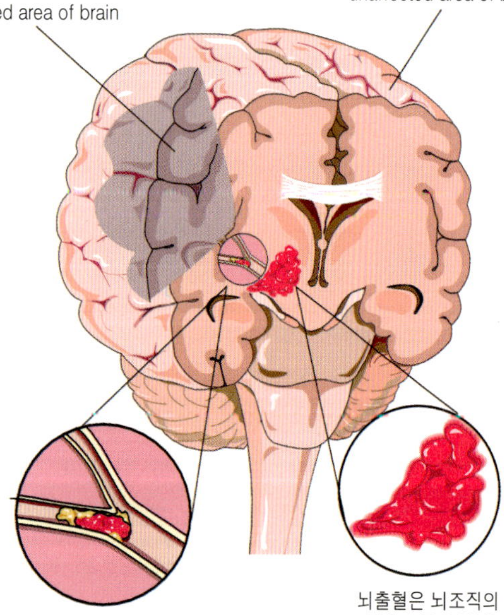

뇌졸중에 관한 사실

- 뇌졸중은 심각하고 장기적인 장애 발생의 요인이다.
- 뇌졸중의 25%는 65세 미만의 사람들에게서 발생한다.
- 뇌졸중으로 2005년 직간접적으로 570억 달러의 의료 비용이 사용되었다.
- 미국 남부가 뇌졸중과 관련된 사망률이 가장 높다.

허혈성 뇌졸중은 모든 뇌졸중의 80%를 차지한다(134). 허혈성 뇌졸중의 경우 뇌에 이르는 혈액 공급의 방해로 인하여 뇌세포조직의 낮은 관류로 인한 산소 결핍의 결과 뇌세포가 사멸하게 된다. 허혈성 뇌졸중의 발생에 포함되는 주요 메커니즘은 죽상동맥혈전성(atherothrombotic) 및 색전성(embolic) 질환들과 관련이 있다.

죽상동맥혈전성 질환의 경우 병리생리적 기전은 심장의 관상동맥질환과 유사하다(231). 지질의 축적은 플라그의 형성으로 이어지고, 그것이 혈관의 내강을 좁히게 되고, 그 협착 부위를 혈액이 소용돌이치면서 통과하게 만든다. 혈류의 격동과 그 결과 혈류 속도의 급변이 혈관 내벽의 손상 또는 플라그의 파열을 유발시킨다. 이러한 과정 모두가 혈액응고 과정을 촉진시킨다. 그리고 혈소판을 활성화시켜 플라그 표면에 달라붙게 하여 결국 그것들은 피브린(fibrin) 덩어리를 형성하게 만든다. 혈관의 내강이 더욱 차단되면 허혈증이 혈관내 방해 지점에서 말단 부위로 진행되는데 결국에는 그 혈관으로부터 산소 공급을 받고 있던 조직에서 경색(죽음)이 나타난다. 색전성 뇌졸중(embolic stroke)은 제거되지 않은 혈전들이 말단으로 흘러가서 그 아래로 흐르는 혈관을 차단할 때 발생한다.

모든 색전성 뇌졸중의 절반은 심장세동(atrial fibrillation: 심방의 비정상적인 리듬)에 의해 발생한다. 그리고 나머지는 급성 심근경색이나 심각한 울혈성 심부전에 의한 좌심실 기능장애와 아테롬성 색전증 등을 포함한 다양한 요인들에 의해서 발생된다. 이러한 후자의 색전증들은 대동맥궁, 경동맥, 추골동맥의 아테롬성 동맥경화의 파손으로부터 일어난다. 즉 파손된 부스러기가 뇌까지 이동되어 혈관을 차단시킨다. 뇌졸중에 대한 가장 위험한 요인 두 가지는 바로 흡연과 고혈압이다(75,107,108).

출혈성 뇌졸중(hemorrhagic stroke)은 앞서 언급했듯이 비외상성(뇌 내부의) 내출혈에 의한 것이며 뇌조직내 혈관의 파열로 인하여 발생한다. 이러한 파열의 주요 원인은 고혈압이다. 고혈압은 뇌동맥 내에 동맥류 이상 비대(비정상적인 혈관의 확장)가 형성되도록 한다. 이러한 동맥류의 비정상적인 비대는 갑자기 발생할 수 있으며 그로 인하여 뇌 내의 출혈을 발생시킬 수 있다. 비록 신체활동이 뇌졸중의 위험에 미치는 유익을 뒷받침하는 보고들이 있기는 하지만 어떤 연구 결과도 어떠한 종류의 뇌졸중 위험 감소에 대하여 신체활동 참여와 직접적으로 연결시키지는 못하였다(137). 한 연구에서 뇌졸중의 병리 · 생리와 신체활동 참여에 따른 차이를 규명해 내려고 시도했다(114). 그 결과 비활동적인 사람들은 활동적인 사람들보다 출혈성 뇌졸중을 일으킬 가능성이 더 높으며, 허혈성 뇌졸중의 위험은 신체활동에 따라 흡연자들에서는 줄어들었지만 비흡연자들에서는 그렇지 않았다고 보고하였다. 물론 신체활동과 뇌졸중 사이의 연관성을 모호하지 않게 확실히 뒷받침하려면 더 많은 연구들이 필요하지만 신체활동은 뇌졸중의 주요 원인인 고혈압의 위험을 줄이는 것으로 인정되고 있다.

당뇨병과 신체활동 Diabetes & Physical Activity

진성 당뇨병(diabetes mellitus)은 주로 당뇨병이라 불리는데 당분을 이용하는 인체의 비정상적 기능을 나타내는 만성질환이다. 건강한 사람들의 경우에는 혈류로 흡수된 탄수화물에 반응하여 췌장에서 인슐린 호르몬이 분비된다. 인슐린은 근육과 다른 세포들에게 포도당을 흡수하라고 신호를 보내서 혈당 농도를 낮추게 한다. 세포에 의해 흡수된 혈당은 정상적인 신진대사에 이용되고 잉여의 혈당은 글리코겐(glycogen)으로 저장된다. 그래도 남는 혈당이 있다면 나중에 사용하기 위하여 지방 형태로 전환시켜 몸에 저장한다. 당뇨병은 췌장에서 인슐린을 만드는 능력을 상실했거나 세포들이 인슐린에 반응하여 행동하지 못할 때(인슐린 비민감성) 진단된다.

당뇨병 역시 미국인의 건강에 가장 큰 위협 중 하나이다. 미국당뇨협회에 따르면 2000년 이후 출생자들은 인생에서 당뇨병에 걸릴 확률이 24%(남성)에서 33%(여성)까지라고 하였다(131). 당뇨병으로 추정된 1,600만 명의 미국인들 중에서 800만 명만이 진단되었다. 당뇨는 직접적 방식에 의한

당뇨에 관한 사실

- 제 I 형: 진단되는 경우의 5~10% 차지
- 제 II 형: 진단되는 경우의 90~95% 차지
- 가장 높은 위험: 아프리카계 미국 흑인, 히스패닉 · 라틴계 미국인, 인디언 및 태평양 제도 원주민
- 2000년 이후에 태어난 아이들은 제 II 형 당뇨를 지닐 가능성이 20~30%이다.
- 임신성 당뇨병을 겪는 여성은 향후 5~10년 내에 당뇨에 걸릴 확률이 20~50%이다.

사망 요인 중에서 7위를 차지하고 있으나 이 통계는 당뇨가 조기 사망과 장애에 미치는 역할을 매우 저평가하고 있다. 당뇨가 제2의 원인으로 분석될 때(증상을 촉진시킨 질병), 당뇨질환과 연관된 사망자 수는 두 배로 증가한다(34). 당뇨는 심혈관계 질환, 관상동맥질환, 말초혈관질환, 울혈성 심부전을 통하여 사망을 초래한다(205). 당뇨와 관계된 질병이나 부상이 병원 방문자의 1/10을 차지한다. 예측은 65세까지 약 40%의 미국인들이 당내성 장애(몸이 소화된 탄수화물을 적절히 조절하지 못하는 것)를 겪게 될 것으로 시사하였다(130).

당뇨병은 대사성 질환의 원인에 기반을 둔 그룹으로 분류된다. **인슐린 의존성 당뇨병**(insulin dependent diabetes mellitus; IDDM)은 제 I 형 당뇨병이라고 흔히 알려져 있는데 어린이들에게서 일어나는 유전적 자가면역장애에 따른 것으로 생각되고 있다. 인슐린 생산을 책임지는 췌장의 베타세포가 면역 시스템에 의해 파괴되어 인슐린 순환의 부족을 가져온다. **인슐린 비의존성 당뇨병**(non-insulin dependent diabetes mellitus; NIDDM)은 제 II 형 당뇨병이라 불리는데 근육세포들의 인슐린 비민감성 및 손상된 인슐린 분비샘으로 인한 인슐린 분비 감소 또는 이 두 가지의 조합으로 인하여 발생된다. 당뇨는 또한 태아의 성장 과정 중에 발생하는 대사이상으로 인하여 임신 중에도 발생할 수 있다.

NIDDM은 가장 흔한 형태의 당뇨이며 모든 당뇨 진단의 90%를 차지한다. 비록 가장 흔한 형태의 당뇨이기는 하지만 NIDDM은 제일 예방하기 쉽다. 비록 유전적 요인이 존재하고 질환이 고령자들에서 더욱 흔하지만 NIDDM의 주요 발생 요인은 모두 조절 가능하다. 신체활동 부족, 비만(특히 남성

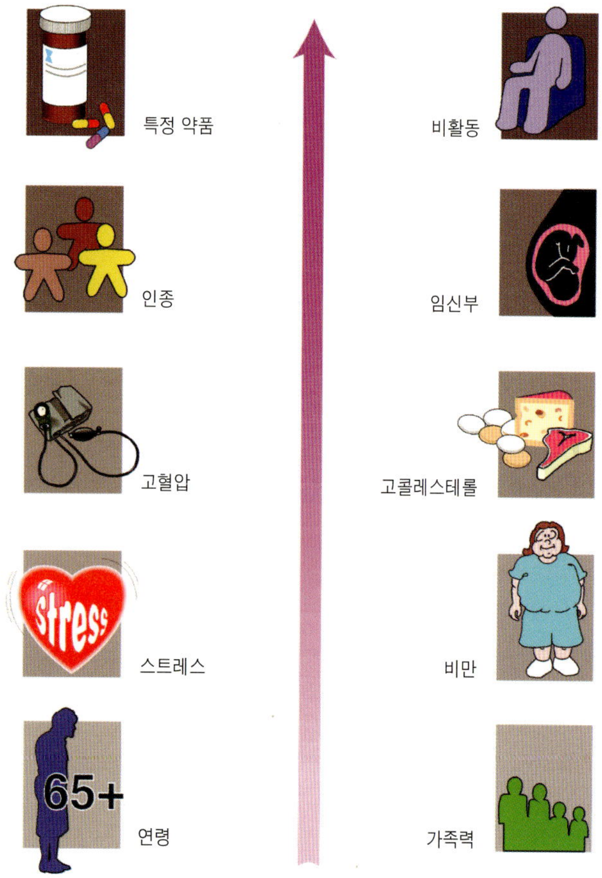

당뇨병 위험 요소

당뇨병 진단

당뇨 전단계

공복 혈당이 100~125mg/dL이면 손상된 수준이다.

2시간 당부하 테스트 후 140~199mg/dL이면 손상된 당내성 수준이다.

당뇨 진단의 척도

공복시 혈당 >126mg/dL

평상시 혈당 <200mg/dL

구강 당부하 테스트 >200mg/dL

형) 및 질이 떨어지는 식사는 인슐린 저항성의 유발, 당내성 저하, 고인슐린증(인슐린의 과다 분비)으로 이어진다. 순환하는 혈당이 조절되지 않고 계속해서 상승하게 된다면 그것은 크고 작은 혈관에 손상을 준다. 혈관에 가해진 당뇨의 피해는 만성적 증상을 불러오면서 질병과 관계된 유병률과 사망의 원인이 된다. 앞에서 언급했다시피 이들은 사망의 주요 원인인 관상동맥질환, 뇌졸중, 말초혈관질환을 포함한 큰 혈관계(macrovascular) 질환과 유병률(저하된 삶의 질과 장애)의 주요 원인이 되는 망막증(retinopathy), 신장해(nephropathy), 발기장애(erectile dysfunction) 및 신경증(neuropathy)을 포함한 작은 혈관계(microvascular) 질환으로 나눌 수 있다. 당뇨의 대혈관질환은 아테롬 발생의 촉진에 의한 것이다. 그러나 고혈당증(hyperglycemia)이 어떻게 미세혈관질환을 일으키는지는 명확히 밝혀지지 않았다. 그러나 선행의 당화 최종산물(advanced glycation endproduct; AGE) 이론과 반응성 산소 종(reactive oxygen species) 이론이 두 가지의 지배적 이론으로 제시되고 있다. 선행의 당화 최종 산물 이론은 고혈당증이 단백질 내의 글리케이션 증가(단백질 물질에 접근하는 당물질)에 의한 것이라는 사실에 기초를 두고 있다. 다양한 세포 내외의 글리케이션 산물은 선행의 당화 최종 산물(AGE)이라 명명되었다. 세포 밖의 AGE는 단백질 기능을 바꿀 수도 있고 세포 내의 AGE는 유전자 발현을 바꿀지도 모르는데 이러한 결과는 비정상적인 세포와 혈관이 되게 한다. AGE 억제제들은 동물 연구에서 사용되어 왔지만 그 효과는 독성으로 인하여 임상적 시도만으로 제한되었다. 당뇨에 의해 부추겨진 산화적 스트레스론은 고혈당증에 의한 미세혈관 피해에 대한 가장 오래된 이론 중의 하나이다. 혈당의 산화는 활성산소를 방출하고 그것은 수많은 세포의 기능성 장애의 원인이 된다. 최근의 사람을 대상으로 한 실험에서 불행하게도 항산화제(비타민C나 비타민E 같은)가 당뇨의 증상을 줄인다는 보장은 확인되지 못하였다.

비활동적인 생활습관은 NIDDM의 발병과 연관되어 있다. 좌업생활 습관이 NIDDM의 위험 요인이라는 것을 보여 주는 고려할 만한 증거들이 있다(30,157,230). 반면에 신체활동은 세포 내의 인슐린 민감성을 다시 불러일으키며 순환하는 혈당을 줄임으로써 NIDDM을 막아 주는 데 명백한 효과가 있다는 것이 인식되었다. 55~69세의 신체적으로 비활동적인 여성들은 활동적인 여성들에 비하여 NIDDM 발생 위험이 두 배라고 보고되었다(31). 전향적인 코호트 연구들은 신체활동이 보호 작용을 하며 당뇨 발생률과 역상관이 있다고 보고하였다(126,179,180). 연구들에서 밝혀진 가장 높은 위험 요인은 높은 BMI와 고혈압 및 당뇨에 의한 가족 사망 요인이었다. 신체활동을 통하여 주당 500kcal의 추가적인 에너지 소비로 NIDDM의 발생 위험이 6% 줄었다고 하였다(225). 게다가 더 활발한 신체활동은 더 큰 효과와 관련이 있다고 하였다. 최소 1주일에 한 번씩 활발한 신체활동에 참여하고 있다고 보고한 34~59세의 고령 여성들은 그렇지 않은 여성들과 비교해서 당뇨 발생 위험이 16% 낮은 것으로 나타났다(122).

운동은 세포의 당분 흡수를 강화함으로써 일어나는 탄수화물대사와 혈당내성에 있어 향상을 보여 주었다. 수축하는 근조직은 세포로의 혈당 수송을 촉진시키면서 인슐린과 세포 간의 당감수성에 대한 상승 효과를 초래할 가능성이 있다. 한 차례 지속적인 운동은 세포막의 침투력을 24시간 동안 증가시켜 주며, 세포들이 소모된 글리코겐 저장량을 보충하게 하면서 더 좋은 혈당 관리를 할 수 있게 해준다. 증가된 인슐린 감수성은 고인슐린증을 막아 주고, 당뇨의 발생 개시를 억제하는 보호 작용을 하며, 혈당내성을 향상시켜 준다.

지구성과 저항성 트레이닝이 모두 유익한 것으로 밝혀졌다(176,233). 지구성 운동선수들은 좌업생활을 하는 대조군들과 비교하여 특정의 혈당 농도를 상대적으로 더 낮은 인슐린으로 조절 가능하게 하는 인슐린의 민감성이 더 좋은 것으로 나타났다. 이와 같이 저항성 훈련을 받은 사람들도 유사한 혈당과 인슐린 간의 역동성을 경험한다고 보고되었다(183). 신체활동은 근육세포의 변화와 지방세포의 반응을 통해서 혈당 관리가 향상되는 것이 인식되었다. 신체활동은 또한 체중 관리, 복부지방량의 감소, 신진대사의 효율성을 포함한 많은 간접적인 유익을 가져다 준다.

식사와 운동의 병행은 당뇨병을 예방하고 관리하는 데 강력히 추천된다. 치료를 받지 않는 경미한 당뇨를 겪고 있는 사람들은 병행치료법을 통하여 가장 큰 효과를 경험할 것이다. NIDDM이 꽤 진행된 사람들은 과도한 운동에 따른 반응으로서 케톤증(ketosis: 혈중 케톤의 증가로 이어지는 비정상적인 대사 과정), 고혈당증(hyperglycemia: 높은 혈당 수준), 저혈당증(hypoglycemia: 낮은 혈당 수준)을 포함하여 합병증을 경험할 수도 있다. 더구나 발의 상처, 심혈관계의 합병증 및 망막증으로 인한 눈의 손상도 잠재적인 문제들이다. 적절한 의학적 평가와 사전 검사가 가장 위험스런 사람을 찾아내고 적절히 예방할 수 있도록 도와주게 될 것이다.

Key Terms

인슐린 의존성 당뇨병(IDDM): 제I형 당뇨병은 무질서한 자기면역성 때문에 몸이 자신의 췌장세포를 공격해 파괴되어서 생기며 충분한 인슐린이 필요함

인슐린 비의존성 당뇨병(NIDDM): 제II형 당뇨병은 인슐린 저항, 인슐린 결핍 및 고혈당증에 의해 신진대사의 혼란이 나타남

퇴행성관절염(osteoarthritis): 관절염의 한 형태로 대체로 나이 든 사람에게 나타나며 관절연골이 고질적으로 침식되는 특성

퇴행성관절염과 신체활동 Osteoarthritis & Physical Activity

관절염의 가장 일반적인 형태인 퇴행성관절염(osteoarthritis)은 단순한 질환이 아니고 인체의 하나 이상의 관절의 구조적 또는 기능적인 문제를 일으키는 여러 가지 장애의 최종 산물이다. 퇴행성관절염은 관절 주변의 근육, 연결되어 있는 뼈, 인대, 관절면(synovium), 관절낭(capsule)을 포함하여 관절 전체가 문제이다. 이것은 우선 관절연골의 마모로 특징지어진다. 연골이 그 자체를 수리하려 시도할 때 뼈는 재구조화를 일으키고 연골하의 뼈는 단단해지면서 뼈낭포를 형성한다. 연령은 퇴행성관절염의 핵심적인 위험 요소인데

퇴행성(골성)관절염

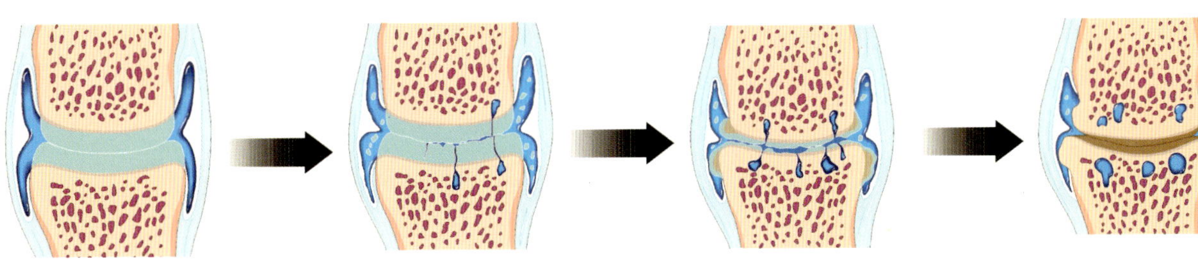

시간 경과에 따른 관절연골의 마모와 파손

고령자들에서 가장 빈발하다. 따라서 퇴행성관절염은 대부분의 고령자들의 신체활동을 제한하는 주된 요인으로 인정된다. 그러나 실제 퇴행성관절염의 발생 기전은 아직 모른다. 다만 경쟁 스포츠 선수들과 고강도의 트레이닝을 수행하는 사람들에서 더 흔하다(60). 육상, 미식축구, 축구, 역도 선수들의 경우 퇴행성관절염의 위험 발생 요인들과의 관련성이 높았다(116). 퇴행성관절염의 발생은 반복적이며 과도하게 사용되는 관절에서 빈번히 나타난다(24). 한 연구에 따르면 야구 투수들에 대한 소그룹 샘플에서 던지는 팔의 어깨와 팔꿈치에 더 높은 발생률이 있었다(200).

퇴행성관절염은 좌업생활자와 마찬가지로 활동적인 사람들의 상해와도 관련된다. 연구자들은 경쟁 스포츠에서 상해 발생률이 더 높게 나타나기 때문에 운동선수들이 비운동선수들보다 퇴행성관절염 발생이 더 빈번할 수도 있다고 하였다(59). 축구 선수 시절 부상을 경험하지 않았던 선수들은 일반 대조군과 비교해서 퇴행성관절염 발생률이 더 높게 나타나지는 않았다(171). 그것은 신체활동이 퇴행성관절염 발생의 원인이 아니라 부상 위험을 높일 뿐인데 그 부상이 질환 발생의 요인이 될 수 있다는 것이다(26). 적절한 강도의 비경쟁적인 신체활동은 부상당하지 않는 한 관절에 해롭지는 않은 것으로 보인다(101).

충격을 주지 않는 저항과 유산소운동 양식을 사용한 신체활동이 적당한 수준으로 수행될 때 관절기능을 향상시키며 관절의 부종을 감소시킬 수 있다. 즉, 그러한 활동들은 퇴행성 및 류머티스성 관절염의 증상을 모두 완화시켜 준다(145). 수준이 높아진 신체활동은 신체적, 정신사회적 및 기능적 측정 요인들에 대한 상태를 향상시킨다(146). 더구나 퇴행성관절염이 있는 피험자들에 의한 자기보고에 따르면 적당한 강도의 신체활동은 통증의 한계를 더 증가시켜 주며 활동에너지 수준과 자기효능감을 향상시킨다(203).

적당한 강도의 운동에 의한 유익은 자연적으로 관절을 건강하게 유지시키는 메커니즘과 비슷한 관계가 인식되었다. 관절은 영양을 받기 위해서 움직임이 필요하다. 영양소는 압박을 받을 때 액체가 흐르게 하는 압박경사도를 이용하여 연골 기질을 통해서 확산된다. 관절이 정상적인 가동범위를 통하여 적절히 부하될 때 충격 흡수를 유발하는 연골세포에 의하여 프로테오글리칸(proteoglycan) 합성이 증가한다. 반면에 높은 충격과 고강도의 부하는 반복적으로 이러한 과정을 방해하며, 연골세포 기질의 기능을 억제시킨다. 또한 비신체활동은 프로테오글리칸 합성과 연골 작용을 감소시킴으로써 연골세포의 기질에 영향을 미친다. 비신체적 활동(특히 관절의 고정)은 연골의 퇴화를 불러오고 관절이 부상당하기 더 쉽게 만든다. 오랫동안 사용하지 않으면 섬유성으로 대체되고 기능이 상실된다. 부상당한 관절과 그렇지 않은 관절을 비교하면 달리기는 건강한 관절의 수분 충족과 프로테오글리칸 합성에 긍정적 효과를 지니는데 부상당한 관절에서는 부정적인 결과가 나타남으로써 궁극적으로 퇴행성관절염으로 발전하게 된다(25,85).

자주 골절이 발생되는 부위

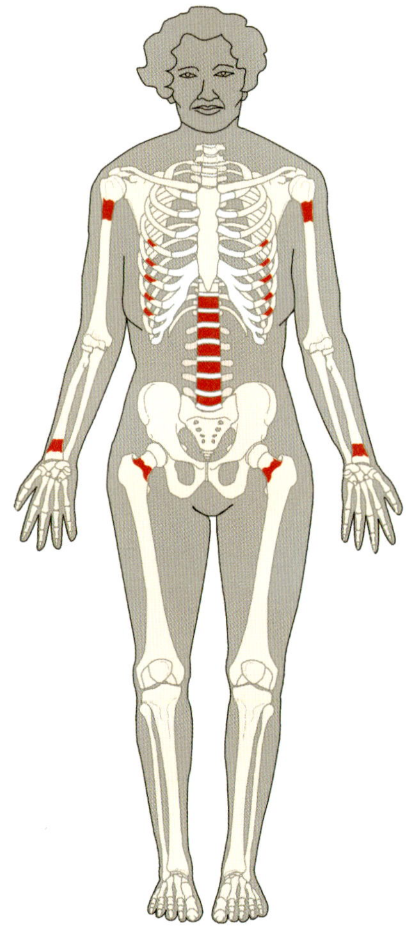

골다공증과 신체활동 Osteoporosis & Physical Activity

골다공증은 골질량의 소실과 골조직의 구조적 쇠퇴에 의하여 발생하는 진행성 골질환이다. 이 질환의 발생은 세 가지의 혼합 요소와 관계가 있다. 즉 최대 골량의 질적 저하,

30세 이후의 골량 감소 및 50세 이후의 추가적 손실이다. 골다공증은 뼈가 깨지고 부서지기 쉽게 만들고 골절의 위험성을 증가시킨다. 척추, 엉덩이 및 손목은 이 질환으로 인하여 부상당할 위험이 가장 높은 부위이다. 척추의 골절은 거의 징후가 없으며 척주후만증(kyphosis)으로 자주 나타나는 척추의 구조적 변화를 일으킨다. 척추후만증 또는 곱사등(hunchback)은 상당한 기능적 쇠퇴, 위장과 복부의 문제 및 만성적 요통과 관련이 있다. 엉덩이 부상은 넘어져서 발생하는 경우가 대부분이다. 엉덩이 골절은 골다공증 관련 골절에서 매년 16%를 차지한다(63,228). 사망이나 장애는 골다공증과 관련 있는 엉덩이 골절로부터 예상되는 결과들이며 12개월 내에 환자의 15~20%가 사망하게 된다(227). 골다공증은 남성보다 여성에게 더욱 흔한데 이는 최대 골질량이 낮고, 폐경기 이후의 급격한 골 손실, 그리고 여성이 남성보다 수명이 더 길기 때문이다.

신체활동은 뼈의 건강에 매우 중요한 부분이다. 신체활동에의 규칙적인 참여는 청소년기의 골질량을 최대로 증가시켜서 그 양을 성인 때까지 유지시킨다. 운동하는 젊은이들은 주로 앉아서 생활하는 좌업생활자들보다 더욱 높은 골질량을 보여 준다. 근력, 수행된 신체활동의 양과 강도, 심폐지구력의 수준은 골밀도(bone mineral density)와 상호관계가 있다. 이것은 뼈에 가장 큰 스트레스를 촉진시키는 활동이 골질량에 가장 큰 유익을 준다는 측면을 시사하는 것이다. 저항성 트레이닝, 플라이오메트릭, 체중이 부하되는(weight-bearing) 지구성 훈련과 같은 높은 파워의 방출을 장려하는 신체활동들이 뼈의 질량 유지에 가장 큰 영향을 끼친다. 모든 사람들은 적절한 뼈 건강을 유지하기 위해 체중부하의 신체활동에 규칙적으로 참가해야 한다. 이것은 폐경기 여성에게 특히 중요한데 폐경의 진행 중에 경험하는 에스트로겐 감소 때문이다. 몇 가지 증거들은 골다공증에 걸린 여성들이 운동을 통하여 뼈의 손실을 줄이며 골밀도를 향상시킬 수 있다고 하였다. 그러나 또 다른 연구들에서는 그런 증거들이 전혀 입증되지 않았다(143). 뼈에 미치는 스트레스의 정도가 그 결과를 결정할 가능성도 있다. 저항성 트레이닝은 지구성 운동과 비교하여 더 명확한 효과를 지니는 것으로 나타나는데 그것은 더 많은 근육군이 사용되고 더 큰 스트레스가 특히 축을 이루는 뼈대에 미치기 때문일지도 모른다. 남성과 여성 모두 에스트로겐양은 골질량의 향상에도 중요한 요소로 보인다. 폐경기 여성에서 에스트로겐 대체 치료

골다공증
Osteoporosis

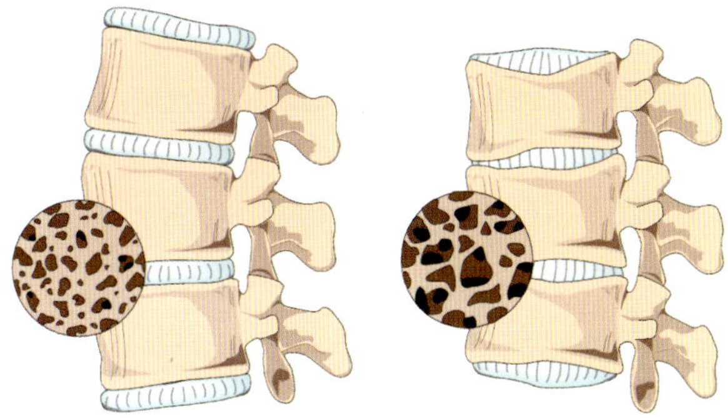

법(estrogen replacement therapy)을 실행한 경우 더 큰 증가가 나타났다(113).

부하가 가해지는 활동으로부터 오는 뼈에 대한 스트레스가 뼈의 리모델링에 가장 중요한 요소이다. 기계적인 부하에 반응하여 골세포 형성이 일어나고 그것은 뼈의 구조적 균형과 밀도를 증가시킨다. 뼈에 가해진 부하의 효과는 포도당-6-인산염, 프로스타글란딘(prostaglandins), 산화질소(nitric oxide) 및 적응 반응을 촉진시키는 모든 것들에 의해서 조절된다. 적당한 스트레스가 없다면 골질량은 상쇄된다. 기계적 요인에 더불어 영양, 약물, 여성호르몬 농도 및 나이가 각각 뼈 건강에 기여한다. 적당한 영양(칼슘과 비타민D의 형태)과 신체활동은 일생 동안의 골다공증 위험을 감소시키기 위해서 필요하다.

골다공증을 막는 골질량의 증가와 유지에 더하여 신체활동은 넘어짐으로 인한 골절의 위험성을 줄여 준다. 이전에 언급한 것처럼 골다공증으로 인한 엉덩이 골절은 다른 모든 골절들을 합친 것보다 더 높은 갑작스런 사망과 장애의 위험을 지니고 있다. 신체활동과 엉덩이 골절의 발생을 분석한 연구들에 따르면 더욱 활동적인 사람들은 위험성이 더 낮은 것으로 나타났다(19,202). 비록 걷는 운동이라도 보호 효과가 있기는 했지만 효과의 크기는 활동의 수준과 관계가 있어 보인다. 낙상 위험은 체력 점수와 기능성 활동의 효율성에 대한 측정값과 상호관계가 인식되었다(132). 불안정한 보행, 평형성, 반응 시간, 근력, 관절의 가동범위, 손상된 시각 등은 모두 낙상 위험에 영향을 미치는 요소들이다. 운동은 근력과 평형성을 강화시킴으로써 낙상 위험을 상당히 줄여 준

대장암의 종류
Types of Colorectal Cancer

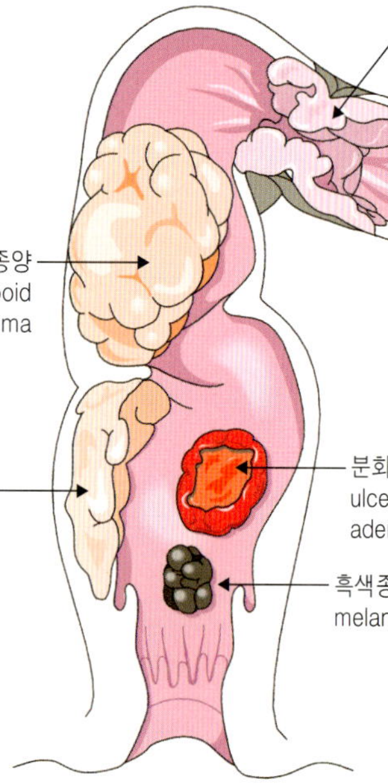

다. 더구나 기능적 수용력, 보행의 효율성 및 스피드와 반응 시간의 향상은 낙상 위험에 긍정적인 영향을 줄 것이다. 계단을 오르는 힘, 움직일 때의 걸음걸이 및 기타 기능적 동작의 측정에서 만성질환으로 시달리는 연약한 고령의 피험자들도 웨이트트레이닝을 통하여 근력 향상과 낙상 발생률의 감소가 나타났다(77,80). 낙상 위험이 높은 사람들은 부상과 엉덩이 골절의 위험을 줄이기 위하여 근력과 평형성 향상에 목표를 둔 저항성 훈련을 하도록 장려해야 한다.

암과 신체활동 Cancer & Physical Activity

암은 모든 질병 중에서 가장 무서운 것으로 시사되고 있다. 미국내 사망 원인의 2위를 차지하고 있으며 모든 사망자의 1/4을 차지한다(88). 미국암학회에 따르면 새로운 증례의 암 발생 비율이 증가하고 있고 새로 진단된 경우가 연간 100만 건이 넘는다고 추정하고 있다(89). 암은 실제로 몇 가지 질환이며 수많은 형태와 근원을 가진 세포들의 비정상적이고 통제 불가능한 성장과 확장이 특징이다. 모든 암 중에서 결장암이 신체활동과 연관되어 가장 많이 연구되었다. 흥미롭게도 독립적으로 보았을 때 신체활동이 대장암과 직장암에 미치는 효과 간에는 차이점이 있는 듯하였다. 비록 직장 선종성 혹(adenomatous polyps)을 조사한 두 연구에서 선종으로 인한 위험과 신체활동 수준 간에 역상관이 있음을 보고하기는 했지만, 다른 연구들에서는 그 같은 연관성을 찾아내지 못했다(64,66,87,110,117,216).

대장암은 직장암보다 예방적 조치로서 신체활동에 더 많은 가능성을 보여주는 듯하다(102). 비록 직위가 신체활동 상태에 대한 기준을 단순히 제시하는 것이기는 했지만, 많은 연구들에서 일관성이 나타났으며, 직무의 책임성과 관련된 신체활동과 암의 발생 위험성 간에 상관성이 인식되었다(163,194,211). 운동량-효과 반응의 관계를 조사하는 데 두 가지 범주의 신체활동을 적용한 연구들 중에서 10개 중 5개의 연구들이 운동량-암 발생 간의 유의한 역상관을 보고하였다(103,135,186,188). 이에 더하여 두 연구에서 신체활동량으로서 여가 시간의 활동을 적용하였을 때도 그와 같은 역상관이 인식되었다(162,209).

다이어트가 측정변인으로 추가될 때 상관성은 더 높게 나타났다. 식이섭취를 통제한 연구들은 다양한 신체활동과 암 발생 간의 상당한 역상관을 보고하였다(161,187,204). 연구들에 따르면 신체활동이 구조화된 여가 활동이든 직업의 책임성과 관련된 것이든 대장암의 위험을 줄여 준다. 직장암의 위험은 신체활동 참여로도 변하지 않는 것처럼 보이지만 최근의 연구들에서 가능성 있는 연관성을 보여 주고 있다.

유방암 또한 규칙적인 신체활동의 참여에 따라 영향을 받을 가능성이 있지만 이러한 가능성을 뒷받침할 만한 자료는 아직 거의 없다. 5개 중 2개의 연구에서 청소년기의 신체활동과 이후의 유방암 발생 간의 강한 상관이 인식되었는데, 반면에 신체활동과 유방암 위험을 분석하는 역학 연구에서는 단지 20%만이 상관성을 보여 주었다(104,210). 연구 실험에서 고려되지 않았던 혼동 요인(confounding factors) 때문에 일관성이 나타나지 않았을지도 모른다. 유방암에 미치는 신체활동의 유익은 체중 조절에 미치는 운동의 유익성을 통하여 존재할 수도 있다(96). 미국국립암협회에 의하면 대장, 유방, 자궁내막, 신장, 식도 등의 암 발생 위험은 비만과 관련이 있다(65,73,105,109). 그러므로 체중 증가의 위험을 줄이는 활동은 간접적으로 이러한 암들의 발생 위험을 줄이는 데 도움을 줄지도 모른다.

모든 암에 대해 신체활동이 위험에 미치는 효과에 관련한 참고 자료를 만들 정도의 정보는 거의 없다. 대장암에서 발견되는 운동 효과에 대한 가능성 있는 원인은 국소적인 프로스타글라딘 합성의 변경이다. 신체활동이 더 높은 강도로 수행될 때 프로스타글라딘(F2 α) 합성이 증가하고, 프로스타글라딘(E2)은 낮아질지도 모른다. 이것이 장 운동성의 증가로 이어지고 이는 이론적으로 발암물질(암을 일으키는 독소), 발암보조물질 및 장점막과 관련된 촉진제 간의 접촉 시간을 줄여 준다. 비록 최근의 실험에서 일치하지 않는 결과들이 보고되었지만, 과학자들은 운동성이 증가한 메커니즘이 대장암의 위험을 줄이는 데 도움을 줄 것이라 믿고 있다.

정신 건강과 신체활동
Mental Health & Physical Activity

우울증, 불안장애 및 자기가치에 대한 주관적 느낌은 심리적인 안녕감에 영향을 끼친다. 이러한 장애들은 수백만의 사람들에게 영향을 미치고 있으며 현재 미국의 주요 사망 요인 중 9위를 차지하는 자살과 연결되어 있다(136). 통계적인 보고에 따르면 성인 10명 중 1명이 몇 가지 우울장애로 인하여 고통받고 있으며 약 15%의 사람들이 매년 불안장애를 경험한다고 하였다(125). 한 연구에서는 15~54세의 사람들의 약 25%가 전년도에 정신적인 장애를 겪었다고 보고하였다(1). 정신 건강과 심리적 안녕감은 기분, 인격, 인지, 지각과 관련이 있다. 결과적으로 이러한 요인들은 신체적 건강과 지각되는 삶의 질과 연결된다(153). 이러한 관련성 때문에 신체활동은 기분(mood), 자아존중감(self-esteem), 자기효능감(self-efficacy) 및 인지기능(cognitive function)을 증진시킬 수 있다고 추론되고 있다.

역학적 연구에 따르면 신체활동과 우울 증상, 임상적 우울증, 불안 증상, 긍정적인 측면의 개선 및 전반적인 안녕감 간의 상관성이 인식되었다(69,152). 이러한 연구들은 진단된 장애를 지니고 있는 사람들과 기분의 혼란을 호소하는 일반인들에서 신체활동과 관련하여 증상의 개선이 일어났다고 하였다(124). 유산소운동을 적용한 연구에서 일회성 신체활동이 일시적인 정신 상태의 변화를 가져다 주었다고 입증하였다(144). 연구에 참여했던 피험자들은 운동 후 2~6시간 지속된 불안의 감소, 근육 긴장의 감소 및 일시적인 기분 향상을 보고하였다. 운동이 특성 불안에 영향을 미치기 때문에 운동 참여는 반드시 일상화되어야 한다고 제기되었다. 지속적인 운동 참여가 실제적인 특성 불안을 조절했는지 아니면 단순히 운동과 관련한 일시적인 상태 변화에 따른 것인지는 잘 모른다. 운동이나 스포츠를 통하여 일상적인 신체활동에 참여하는 사람들은 신체활동을 하지 않는 사람들과 비교해서 우울증과 불안 증상이 상대적으로 낮은 것이 인식되었다(151). 46,000명 이상이 참여한 횡단적 연구에서 신체활동은 기분과 전반적인 안녕감이 향상되고 불안과 우울 증상은 더욱 낮아지는 것과 관련된다고 하였다(70). 반면에 신체적인 비활동이 정신 건강에 미치는 영향을 분석한 연구에 따르면 레크리에이션 신체활동에 거의 또는 전혀 참여하지 않는 사람들은 우울 증상의 발생률이 더 높았다고 하였다.

참여하는 활동과 참여의 빈도가 신체활동과 관련된 정신적 변화에 영향을 줄지도 모른다(22). 여성들은 활동이 레크리에션이었을 때는 긍정적인 영향을 경험했지만 에너지 소비로 측정된 가사노동을 신체활동으로 하였을 때는 그 같은 결과가 인식되지 않았다. 남성들은 1주일에 3번 이상 신체활동에 참여했을 때 우울증의 발생률이 약 27% 감소했다고 하였다(195). 더구나 주당 1,000~2,499kcal를 운동으로 소비한 사람들은 우울증 발생 위험이 약 17% 감소를 보였으며, 주당 2,500kcal 이상 운동으로 소비한 사람들은 주당 1,000kcal 이하로 소비한 사람들과 비교해서 우울증 발생 위험이 약 28% 감소하였다(38). 유사한 연구에서 소비된 에너지와 우울증 발생률 간에 반비례적인 운동량-효과 반응의 관계가 인식되었다(58). 신체활동에 더 많이 참가하는 것이 우울증 발생의 위험을 감소시켜 주는 것처럼 나타난다. 즉, 운동량과 빈도에 따라 어느 시점까지는 일관되게 우울증 위험을 낮추어 주고 있다. 그러나 격렬하고 과도하게 신체활동을 한 경우 피험자들은 정신 건강에 더 부정적인 영향을 미쳤다고 하였다. 물론 운동 강도나 기간에 대한 역치 시점도 확인된 것은 없으며 또한 최적의 운동량도 밝혀진 적이 없지만 힘든 지구성 운동을 하는 선수들은 정신 건강에 부정적인 영향을 받는 것으로 인식되었다(57,133). 즉, 그들은 기분장애, 피로 증가, 불안, 걱정, 우울 증상을 나타냈다. 이러한 부정적인 효과들은 오버트레이닝 신드롬에서 나타나는 증상들의 일부와도 일치한다. 격렬하고 많은 운동량으로 인하여 좋지 않은 영향들은 과도한 운동과 관련되는데 이러한 과도한 운동을 점차 줄이면 기분은 향상된다.

운동으로 향상된 정신 상태에 대한 생물학적 메커니즘은 뇌의 신경전달물질(뇌신경세포에서 다른 뇌신경세포로 신호를 전달하는 화학적 물질)의 농도, 수용기와 관련이 있다. 엔돌핀(endorphine)과 엔케팔린(enkephaline)뿐만 아니라 도파민(dopamine), 노르에피네프린(norepinephrine) 및 세로토닌(serotonin)이 신체활동과 관련한 기분 전환 요소라고 알려지고 있다. 더구나 기온의 변화와 심부체온의 증가에 따른 생리적인 적응에 따라서도 피험자들은 긴장이 감소되었다고 보고하였다. 정신적 및 사회적인 효과도 운동으로 인하여 얻을 수 있는 긍정적인 효과 중 하나이다. 많은 사람들이 신체활동과 관련한 환경에서 경험하는 사회적 상호작용, 건강한 경쟁심 및 사회적 지지가 자아존중감, 자기효능감, 일일 스트레스의 감소에 기여할 수 있는 추가적 요인들이다. 다른 어떤 요인과 상관없이 적절한 수준으로 실행되는 신체활동은 정신 건강을 향상시키고 행복감을 주는 존재로 인식되고 있다.

References

1. Self-reported frequent mental distress among adults--United States, 1993-1996. *MMWR Morb Mortal Wkly Rep* 47: 326-331, 1998.
2. Nutrition and fitness: Diet, genes, physical activity and health. Proceedings of the 4th International Conference on Nutrition and Fitness. Athens, Greece, May 25-29, 2000. *World Rev Nutr Diet* 89: XI-191, 2001.
3. Physical activity programs and behavior counseling in older adult populations. *Med Sci Sports Exerc* 36: 1997-2003, 2004.
4. **Ades PA, Savage PD, Cress ME, Brochu M, Lee NM and Poehlman ET**. Resistance training on physical performance in disabled older female cardiac patients. *Med Sci Sports Exerc* 35: 1265-1270, 2003.
5. **Afghani A, Abbott AV, Wiswell RA, Jaque SV, Gleckner C, Schroeder ET and Johnson CA**. Central adiposity, aerobic fitness, and blood pressure in premenopausal Hispanic women. *Int J Sports Med* 25: 599-606, 2004.
6. **Afghani A, Abbott AV, Wiswell RA, Jaque SV, Gleckner C, Schroeder ET and Johnson CA**. Central adiposity, aerobic fitness, and blood pressure in premenopausal Hispanic women. *Int J Sports Med* 25: 599-606, 2004.
7. **Afghani A, Abbott AV, Wiswell RA, Jaque SV, Gleckner C, Schroeder ET and Johnson CA.**Central adiposity, aerobic fitness, and blood pressure in premenopausal Hispanic women. *Int J Sports Med*25: 599-606, 2004.
8. **Aldhahi W and Hamdy O**. Adipokines, inflammation, and the endothelium in diabetes. *Curr Diab Rep* 3: 293-298, 2003.
9. **Aldhahi W and Hamdy O**. Adipokines, inflammation, and the endothelium in diabetes. *Curr Diab Rep* 3: 293-298, 2003.
10. Aldhahi W and Hamdy O. Adipokines, inflammation, and the endothelium in diabetes. *Curr Diab Rep* 3: 293-298, 2003.
11. **Alexander NB and Goldberg A**. Gait disorders: search for multiple causes. *Cleve Clin J Med* 72: 586, 589-4, 2005.
12. **Amundsen BH, Wisloff U and Slordahl SA**. [Exercise training for prevention, treatment and rehabilitation of cardiovascular disease]. *Tidsskr Nor Laegeforen* 127: 446-448, 2007.
13. Bassuk SS and Manson JE. Physical activity and the prevention of cardiovascular disease. *Curr Atheroscler Rep* 5: 299-307, 2003.
14. **Berkey CS, Rockett HR, Gillman MW and Colditz GA**. One-year changes in activity and in inactivity among 10- to 15-year-old boys and girls: relationship to change in body mass index. *Pediatrics* 111: 836-843, 2003.
15. **Bertoli A, Di Daniele N, Ceccobelli M, Ficara A, Girasoli C and De Lorenzo A**. Lipid profile, BMI, body fat distribution, and aerobic fitness in men with metabolic syndrome. *Acta Diabetol* 40 Suppl 1: S130-S133, 2003.
16. Bertoli A, Di Daniele N, Ceccobelli M, Ficara A, Girasoli C and De Lorenzo A. Lipid profile, BMI, body fat distribution, and aerobic fitness in men with metabolic syndrome. *Acta Diabetol* 40 Suppl 1: S130-S133, 2003.
17. **Bish CL, Michels BH, Maynard LM, Serdula MK, Thompson NJ and Kettel KL**. Health-related quality of life and weight loss among overweight and obese U.S. adults, 2001 to 2002. *Obesity (Silver Spring)* 14: 2042-2053, 2006.
18. **Bish CL, Michels BH, Maynard LM, Serdula MK, Thompson NJ and Kettel KL**. Health-related quality of life and weight loss among overweight and obese U.S. adults, 2001 to 2002. *Obesity (Silver Spring)* 14: 2042-2053, 2006.
19. **Borer KT**. Physical activity in the prevention and amelioration of osteoporosis in women : interaction of mechanical, hormonal and dietary factors. *Sports Med* 35: 779-830, 2005.
20. **Brill PA, Macera CA, Davis DR, Blair SN and Gordon N**. Muscular strength and physical function. *Med Sci Sports Exerc* 32: 412-416, 2000.
21. Brooks AG, Withers RT, Gore CJ, Vogler AJ, Plummer J and Cormack J.Measurement and prediction of METs during household activities in 35- to 45-year-old females. *Eur J Appl Physiol* 91: 638-648, 2004.
22. **Brown DW, Brown DR, Heath GW, Balluz L, Giles WH, Ford ES and Mokdad AH.**Associations between physical activity dose and health-related quality of life. *Med Sci Sports Exerc*36: 890-896, 2004.
23. **Bruunsgaard H and Pedersen BK**. Age-related inflammatory cytokines and disease. *Immunol Allergy Clin North Am* 23: 15-39, 2003.
24. **Buckwalter JA**. Sports, joint injury, and posttraumatic osteoarthritis. *J Orthop Sports Phys Ther* 33: 578-588, 2003.
25. Buckwalter JA and Martin JA. Sports and osteoarthritis. *Curr Opin Rheumatol* 16: 634-639, 2004.
26. **Buckwalter JA and Martin JA**. Sports and osteoarthritis. *Curr Opin Rheumatol* 16: 634-639, 2004.
27. **Callow AD**. Cardiovascular disease 2005--the global picture.

Vascul Pharmacol 45: 302-307, 2006.

28. **Carlsson S, Andersson T, Wolk A and Ahlbom A.** Low physical activity and mortality in women: baseline lifestyle and health as alternative explanations. *Scand J Public Health* 34: 480-487, 2006.

29. Castillo Garzon MJ, Ortega Porcel FB and Ruiz RJ. [Improvement of physical fitness as anti-aging intervention]. *Med Clin (Barc)* 124: 146-155, 2005.

30. Choi BC and Shi F. Risk factors for diabetes mellitus by age and sex: results of the National Population Health Survey. *Diabetologia* 44: 1221-1231, 2001.

31. Choi BC and Shi F. Risk factors for diabetes mellitus by age and sex: results of the National Population Health Survey. *Diabetologia* 44: 1221-1231, 2001.

32. Cornelissen VA and Fagard RH. Effects of endurance training on blood pressure, blood pressure-regulating mechanisms, and cardiovascular risk factors. *Hypertension*46: 667-675, 2005.

33. **Das UN.** Obesity, metabolic syndrome X, and inflammation. *Nutrition* 18: 430-432, 2002.

34. Davidson JA. Introductory remarks: diabetes care in America - "a sense of urgency". *Endocr Pract* 12 Suppl 1: 13-15, 2006.

35. De Luca CR, Wood SJ, Anderson V, Buchanan JA, Proffitt TM, Mahony K and Pantelis C. Normative data from the CANTAB. I: development of executive function over the lifespan. *J Clin Exp Neuropsychol* 25: 242-254, 2003.

36. **De Luca CR, Wood SJ, Anderson V, Buchanan JA, Proffitt TM, Mahony K and Pantelis C.** Normative data from the CANTAB. I: development of executive function over the lifespan. *J Clin Exp Neuropsychol* 25: 242-254, 2003.

37. **De Luca CR, Wood SJ, Anderson V, Buchanan JA, Proffitt TM, Mahony K and Pantelis** C. Normative data from the CANTAB. I: development of executive function over the lifespan. *J Clin Exp Neuropsychol* 25: 242-254, 2003.

38. De Moor MH, Beem AL, Stubbe JH, Boomsma DI and De Geus EJ. Regular exercise, anxiety, depression and personality: a population-based study. *Prev Med*42: 273-279, 2006.

39. **de Vreede PL, van Meeteren NL, Samson MM, Wittink HM, Duursma SA and Verhaar HJ.** The effect of functional tasks exercise and resistance exercise on health-related quality of life and physical activity. A randomised controlled trial. *Gerontology* 53: 12-20, 2007.

40. **Dekker MJ, Lee S, Hudson R, Kilpatrick K, Graham TE, Ross R and Robinson LE.** An exercise intervention without weight loss decreases circulating interleukin-6 in lean and obese men with and without type 2 diabetes mellitus. *Metabolism* 56: 332-338, 2007.

41. **Duncan GE, Perri MG, Anton SD, Limacher MC, Martin AD, Lowenthal DT, Arning E, Bottiglieri T and Stacpoole PW.** Effects of exercise on emerging and traditional cardiovascular risk factors. *Prev Med* 39: 894-902, 2004.

42. **Duncan GE, Perri MG, Anton SD, Limacher MC, Martin AD, Lowenthal DT, Arning E, Bottiglieri T and Stacpoole PW.** Effects of exercise on emerging and traditional cardiovascular risk factors. *Prev Med* 39: 894-902, 2004.

43. Duscha BD, Slentz CA, Johnson JL, Houmard JA, Bensimhon DR, Knetzger KJ and Kraus WE. Effects of exercise training amount and intensity on peak oxygen consumption in middle-age men and women at risk for cardiovascular disease. *Chest* 128: 2788-2793, 2005.

44. **Dvorak RV, Tchernof A, Starling RD, Ades PA, Dipietro L and Poehlman ET.** Respiratory fitness, free living physical activity, and cardiovascular disease risk in older individuals: a doubly labeled water study. *J Clin Endocrinol Metab* 85: 957-963, 2000.

45. Erikssen G. Physical fitness and changes in mortality: the survival of the fittest. *Sports Med* 31: 571-576, 2001.

46. **Erikssen G.** Physical fitness and changes in mortality: the survival of the fittest. *Sports Med* 31: 571-576, 2001.

47. Evans EM, Racette SB, Peterson LR, Villareal DT, Greiwe JS and Holloszy JO. Aerobic power and insulin action improve in response to endurance exercise training in healthy 77-87 yr olds. *J Appl Physiol* 98: 40-45, 2005.

48. Fagard RH. Exercise is good for your blood pressure: effects of endurance training and resistance training. *Clin Exp Pharmacol Physiol* 33: 853-856, 2006.

49. Fagard RH. Exercise is good for your blood pressure: effects of endurance training and resistance training. *Clin Exp Pharmacol Physiol* 33: 853-856, 2006.

50. Fagard RH and Cornelissen VA. Effect of exercise on blood pressure control in hypertensive patients. *Eur J Cardiovasc Prev Rehabil*14: 12-17, 2007.

51. **Fagard RH and Cornelissen VA.** Effect of exercise on blood pressure control in hypertensive patients. *Eur J Cardiovasc Prev Rehabil*14: 12-17, 2007.

52. **Fattirolli F, Cellai T and Burgisser C.** [Physical activity and cardiovascular health a close link]. *Monaldi Arch Chest Dis* 60: 73-78, 2003.

53. Fattirolli F, Cellai T and Burgisser C. [Physical activity and cardiovascular health a close link]. *Monaldi Arch Chest Dis* 60: 73-78, 2003.

54. **Fox CS, Evans JC, Larson MG, Kannel WB and Levy D.** Temporal trends in coronary heart disease mortality and sudden cardiac death from 1950 to 1999: the Framingham Heart Study. *Circulation* 110: 522-527, 2004.

55. **Fox KR, Stathi A, McKenna J and Davis MG.** Physical activity and mental well-being in older people participating in the Better Ageing Project. *Eur J Appl Physiol* 2007.

56. **Fulop T, Tessier D and Carpentier A.** The metabolic syndrome. *Pathol Biol (Paris)* 54: 375-386, 2006.

57. **Galper DI, Trivedi MH, Barlow CE, Dunn AL and Kampert JB.**Inverse association between physical inactivity and mental health in men and women. *Med Sci Sports Exerc*38: 173-178, 2006.

58. **Galper DI, Trivedi MH, Barlow CE, Dunn AL and Kampert**

JB. Inverse association between physical inactivity and mental health in men and women. *Med Sci Sports Exerc* 38: 173-178, 2006.

59. Garrick JG and Requa RK. Sports and fitness activities: the negative consequences. *J Am Acad Orthop Surg* 11: 439-443, 2003.

60. **Garrick JG and Requa RK.** Sports and fitness activities: the negative consequences. *J Am Acad Orthop Surg* 11: 439-443, 2003.

61. Gerson LW and Stevens JA. Recreational injuries among older Americans, 2001. *Inj Prev* 10: 134-138, 2004.

62. Gerson LW and Stevens JA. Recreational injuries among older Americans, 2001. *Inj Prev* 10: 134-138, 2004.

63. Geusens P, Milisen K, Dejaeger E and Boonen S. Falls and fractures in postmenopausal women: a review. *J Br Menopause Soc* 9: 101-106, 2003.

64. **Giacosa A, Franceschi S, La Vecchia C, Favero A, Frascio F and Andreatta R.** Overweight and colorectal cancer risk. *Minerva Gastroenterol Dietol* 47: 235-240, 2001.

65. **Giovannucci E, Ascherio A, Rimm EB, Colditz GA, Stampfer MJ and Willett WC.** Physical activity, obesity, and risk for colon cancer and adenoma in men. *Ann Intern Med*122: 327-334, 1995.

66. **Giovannucci E, Ascherio A, Rimm EB, Colditz GA, Stampfer MJ and Willett WC.** Physical activity, obesity, and risk for colon cancer and adenoma in men. *Ann Intern Med*122: 327-334, 1995.

67. **Glueck CJ.** Nonpharmacologic and pharmacologic alteration of high-density lipoprotein cholesterol: therapeutic approaches to prevention of atherosclerosis. *Am Heart J* 110: 1107-1115, 1985.

68. **Goldberg RJ, Glatfelter K, Burbank-Schmidt E, Lessard D and Gore JM.** Trends in community mortality due to coronary heart disease. *Am Heart J* 151: 501-507, 2006.

69. Goodwin RD. Association between physical activity and mental disorders among adults in the United States. *Prev Med*36: 698-703, 2003.

70. **Goodwin RD.** Association between physical activity and mental disorders among adults in the United States. *Prev Med*36: 698-703, 2003.

71. Goraya TY, Jacobsen SJ, Kottke TE, Frye RL, Weston SA and Roger VL. Coronary heart disease death and sudden cardiac death: a 20-year population-based study. *Am J Epidemiol*157: 763-770, 2003.

72. **Greenberg AS and Obin MS.** Obesity and the role of adipose tissue in inflammation and metabolism. *Am J Clin Nutr*83: 461S-465S, 2006.

73. **Greenwald P.** Cancer prevention clinical trials. *J Clin Oncol* 20: 14S-22S, 2002.

74. **Grimmer KA, Jones D and Williams J.** Prevalence of adolescent injury from recreational exercise: an Australian perspective. *J Adolesc Health*27: 266-272, 2000.

75. **Guilmette TJ, Motta SI, Shadel WG, Mukand J and Niaura R.** Promoting smoking cessation in the rehabilitation setting. *Am J Phys Med Rehabil* 80: 560-562, 2001.

76. **Hagberg JM, Park JJ and Brown MD.** The role of exercise training in the treatment of hypertension: an update. *Sports Med*30: 193-206, 2000.

77. **Harada A.** [Exercise for fall prevention and osteoporosis treatment]. *Nippon Rinsho* 64: 1687-1691, 2006.

78. Harpending H and Cochran G. Genetic diversity and genetic burden in humans. *Infect Genet Evol* 6: 154-162, 2006.

79. Haskell WL. Physical activity and health: need to define the required stimulus. *Am J Cardiol* 55: 4D-9D, 1985.

80. Henderson NK, White CP and Eisman JA. The roles of exercise and fall risk reduction in the prevention of osteoporosis. *Endocrinol Metab Clin North Am* 27: 369-387, 1998.

81. **Herrero F, Balmer J, San Juan AF, Foster C, Fleck SJ, Perez M, Canete S, Earnest CP and Lucia A.** Is cardiorespiratory fitness related to quality of life in survivors of breast cancer? *J Strength Cond Res* 20: 535-540, 2006.

82. **Herrero F, Balmer J, San Juan AF, Foster C, Fleck SJ, Perez M, Canete S, Earnest CP and Lucia A.** Is cardiorespiratory fitness related to quality of life in survivors of breast cancer? *J Strength Cond Res* 20: 535-540, 2006.

83. **Hill JO and Wyatt HR.** Role of physical activity in preventing and treating obesity. *J Appl Physiol* 99: 765-770, 2005.

84. Hindmarsh JJ and Estes EH, Jr. Falls in older persons. Causes and interventions. *Arch Intern Med* 149: 2217-2222, 1989.

85. **Hohmann E, Wortler K and Imhoff A.** [Osteoarthritis from long-distance running?]. *Sportverletz Sportschaden* 19: 89-93, 2005.

86. Invitti C. [Obesity and low-grade systemic inflammation]. *Minerva Endocrinol* 27: 209-214, 2002.

87. Isomura K, Kono S, Moore MA, Toyomura K, Nagano J, Mizoue T, Mibu R, Tanaka M, Kakeji Y, Maehara Y, Okamura T, Ikejiri K, Futami K, Yasunami Y, Maekawa T, Takenaka K, Ichimiya H and Imaizumi N. Physical activity and colorectal cancer: the Fukuoka Colorectal Cancer Study. *Cancer Sci*97: 1099-1104, 2006.

88. **Jemal A, Siegel R, Ward E, Murray T, Xu J, Smigal C and Thun MJ.** Cancer statistics, 2006. *CA Cancer J Clin* 56: 106-130, 2006.

89. **Jemal A, Siegel R, Ward E, Murray T, Xu J and Thun MJ.** Cancer statistics, 2007. *CA Cancer J Clin* 57: 43-66, 2007.

90. **Kay SJ and Fiatarone Singh MA.** The influence of physical activity on abdominal fat: a systematic review of the literature. *Obes Rev*7: 183-200, 2006.

91. **Kelley GA, Kelley KS and Tran ZV.** Aerobic exercise and lipids and lipoproteins in women: a meta-analysis of randomized controlled trials. *J Womens Health (Larchmt)* 13: 1148-1164, 2004.

92. **Kelley GA, Kelley KS and Tran ZV.** Aerobic exercise and

lipids and lipoproteins in women: a meta-analysis of randomized controlled trials. *J Womens Health (Larchmt)* 13: 1148-1164, 2004.

93. **Kelly AS, Wetzsteon RJ, Kaiser DR, Steinberger J, Bank AJ and Dengel DR**. Inflammation, insulin, and endothelial function in overweight children and adolescents: the role of exercise. *J Pediatr* 145: 731-736, 2004.

94. Kennedy RL, Chokkalingham K and Srinivasan R. Obesity in the elderly: who should we be treating, and why, and how? *Curr Opin Clin Nutr Metab Care*7: 3-9, 2004.

95. **Keul J, Lehmann M and Dickhuth HH**. [Hypertension, the heart and physical activity (sports)]. *Z Kardiol* 78 Suppl 7: 199-209, 1989.

96. **Key TJ, Schatzkin A, Willett WC, Allen NE, Spencer EA and Travis RC**. Diet, nutrition and the prevention of cancer. *Public Health Nutr* 7: 187-200, 2004.

97. Knap B, Buturovic-Ponikvar J, Ponikvar R and Bren AF. Regular exerciseas a part of treatment for patients with end-stage renal disease. *Ther Apher Dial* 9: 211-213, 2005.

98. **Kokkinos PF and Fernhall B**. Physical activity and high density lipoprotein cholesterol levels: what is the relationship? *Sports Med*28: 307-314, 1999.

99. Kokkinos PF and Fernhall B. Physical activity and high density lipoprotein cholesterol levels: what is the relationship? *Sports Med*28: 307-314, 1999.

100. **Kokkinos PF and Fernhall B**. Physical activity and high density lipoprotein cholesterol levels: what is the relationship? *Sports Med* 28: 307-314, 1999.

101. Kraus JF, D'Ambrosia RD, Smith EG, Van Meter J, Borhani NO, Franti CE and Lipscomb PR. An epidemiological study of severe osteoarthritis. *Orthopedics* 1: 37-42, 1978.

102. Kruk J and Aboul-Enein HY. Physical activity in the prevention of cancer. *Asian Pac J Cancer Prev* 7: 11-21, 2006.

103. Kruk J and Aboul-Enein HY. Physical activity in the prevention of cancer. *Asian Pac J Cancer Prev* 7: 11-21, 2006.

104. Kruk J and Aboul-Enein HY. Physical activity in the prevention of cancer. *Asian Pac J Cancer Prev* 7: 11-21, 2006.

105. **Kruk J and Aboul-Enein HY**. Physical activity in the prevention of cancer. *Asian Pac J Cancer Prev* 7: 11-21, 2006.

106. **Kurowski K and Chandran S**. The preparticipation athletic evaluation. *Am Fam Physician* 61: 2683-2688, 2000.

107. **Kurth T, Kase CS, Berger K, Schaeffner ES, Buring JE and Gaziano JM**. Smoking and the risk of hemorrhagic stroke in men. *Stroke* 34: 1151-1155, 2003.

108. **Kurth T, Moore SC, Gaziano JM, Kase CS, Stampfer MJ, Berger K and Buring JE.**Healthy lifestyle and the risk of stroke in women. *Arch Intern Med* 166: 1403-1409, 2006.

109. Lagra F, Karastergiou K, Delithanasis I, Koutsika E, Katsikas I and Papadopoulou-Zekeridou P. Obesity and colorectal cancer. *Tech Coloproctol*8 Suppl 1: s161-s163, 2004.

110. Larsson SC, Rutegard J, Bergkvist L and Wolk A. Physical activity, obesity, and risk of colon and rectal cancer in a cohort of Swedish men. *Eur J Cancer* 42: 2590-2597, 2006.

111. **Lazar MA**. How obesity causes diabetes: not a tall tale. *Science* 307: 373-375, 2005.

112. Lazar MA. How obesity causes diabetes: not a tall tale. *Science* 307: 373-375, 2005.

113. Le Pen C, Maurel F, Breart G, Lopes P, Plouin PF, Allicar MP and Roux C. The long-term effectiveness of preventive strategies for osteoporosis in postmenopausal women: a modeling approach. *Osteoporos Int* 11: 524-532, 2000.

114. **Lee IM, Hennekens CH, Berger K, Buring JE and Manson JE**. Exercise and risk of stroke in male physicians. *Stroke* 30: 1-6, 1999.

115. Lender D and Sysko SK. The metabolic syndrome and cardiometabolic risk: scope of the problem and current standard of care. *Pharmacotherapy* 26: 3S-12S, 2006.

116. **Lequesne MG, Dang N and Lane NE**. Sport practice and osteoarthritis of the limbs. *Osteoarthritis Cartilage* 5: 75-86, 1997.

117. **Little J, Logan RF, Hawtin PG, Hardcastle JD and Turner ID.**Colorectal adenomas and energy intake, body size and physical activity: a case-control study of subjects participating in the Nottingham faecal occult blood screening programme. *Br J Cancer* 67: 172-176, 1993.

118. Lobner K and Fuchtenbusch M. [Inflammation and diabetes]. *MMW Fortschr Med* 146: 32-36, 2004.

119. **Lyon CJ, Law RE and Hsueh WA**. Minireview: adiposity, inflammation, and atherogenesis. *Endocrinology* 144: 2195-2200, 2003.

120. **Manini TM, Everhart JE, Patel KV, Schoeller DA, Colbert LH, Visser M, Tylavsky F, Bauer DC, Goodpaster BH and Harris TB.** Daily activity energy expenditure and mortality among older adults. *JAMA* 296: 171-179, 2006.

121. **Manini TM, Everhart JE, Patel KV, Schoeller DA, Colbert LH, Visser M, Tylavsky F, Bauer DC, Goodpaster BH and Harris TB.** Daily activity energy expenditure and mortality among older adults. *JAMA* 296: 171-179, 2006.

122. Manson JE, Rimm EB, Stampfer MJ, Colditz GA, Willett WC, Krolewski AS, Rosner B, Hennekens CH and Speizer FE. Physical activity and incidence of non-insulin-dependent diabetes mellitus in women. *Lancet* 338: 774-778, 1991.

123. **Marti B**. [Physical activity and blood pressure. An epidemiological brief review of primary preventive effects of physical exercise activities]. *Schweiz Rundsch Med Prax* 81: 473-479, 1992.

124. **Martinsen EW**. [Physical activity for mental health]. *Tidsskr Nor Laegeforen* 120: 3054-3056, 2000.

125. **Martinsen EW**. [Physical activity for mental health]. *Tidsskr Nor Laegeforen* 120: 3054-3056, 2000.

126. **Martinson BC, O'Connor PJ and Pronk NP.**Physical inactivity and short-term all-cause mortality in adults with chron-

ic disease. *Arch Intern Med*161: 1173-1180, 2001.

127. **Mielenz T, Jackson E, Currey S, DeVellis R and Callahan LF.** Psychometric properties of the Centers for Disease Control and Prevention Health-Related Quality of Life (CDC HRQOL) items in adults with arthritis. *Health Qual Life Outcomes* 4: 66, 2006.

128. **Minino AM, Heron MP and Smith BL.** Deaths: preliminary data for 2004. *Natl Vital Stat Rep* 54: 1-49, 2006.

129. **Moe IT, Hoven H, Hetland EV, Rognmo O and Slordahl SA.** Endothelial function in highly endurance-trained and sedentary, healthy young women. *Vasc Med*10: 97-102, 2005.

130. **Molitch ME, Fujimoto W, Hamman RF and Knowler WC.**The diabetes prevention program and its global implications. *J Am Soc Nephrol* 14: S103-S107, 2003.

131. **Molitch ME, Fujimoto W, Hamman RF and Knowler WC.** The diabetes prevention program and its global implications. *J Am Soc Nephrol* 14: S103-S107, 2003.

132. **Nakatsuka K, Kawakami H and Miki T.** [Exercise and physical therapy in osteoporosis]. *Nippon Rinsho* 52: 2360-2366, 1994.

133. **Netz Y, Wu MJ, Becker BJ and Tenenbaum G.** Physical activity and psychological well-being in advanced age: a meta-analysis of intervention studies. *Psychol Aging* 20: 272-284, 2005.

134. **Neu I and Schrader A.** [Clinical picture and therapy of cerebral apoplexy]. *Fortschr Med* 95: 904-908, 1977.

135. Nieman DC. Exercise immunology: practical applications. *Int J Sports Med* 18 Suppl 1: S91-100, 1997.

136. Nock MK and Kessler RC. Prevalence of and risk factors for suicide attempts versus suicide gestures: analysis of the National Comorbidity Survey. *J Abnorm Psychol* 115: 616-623, 2006.

137. **Oczkowski W.** Complexity of the relation between physical activity and stroke: a meta-analysis. *Clin J Sport Med*15: 399, 2005.

138. **Oja P.** Dose response between total volume of physical activity and health and fitness. *Med Sci Sports Exerc* 33: S428-S437, 2001.

139. **Okura T, Nakata Y and Tanaka K.** Effects of exercise intensity on physical fitness and risk factors for coronary heart disease. *Obes Res*11: 1131-1139, 2003.

140. **Okura T, Nakata Y and Tanaka K.** Effects of exercise intensity on physical fitness and risk factors for coronary heart disease. *Obes Res*11: 1131-1139, 2003.

141. **Okura T, Nakata Y and Tanaka K.** Effects of exercise intensity on physical fitness and risk factors for coronary heart disease. *Obes Res*11: 1131-1139, 2003.

142. Okura T, Nakata Y and Tanaka K. Effects of exercise intensity on physical fitness and risk factors for coronary heart disease. *Obes Res*11: 1131-1139, 2003.

143. **Paganini-Hill A, Atchison KA, Gornbein JA, Nattiv A, Service SK and White SC.** Menstrual and reproductive factors and fracture risk: the Leisure World Cohort Study. *J Womens Health (Larchmt)* 14: 808-819, 2005.

144. **Paluska SA and Schwenk TL.** Physical activity and mental health: current concepts. *Sports Med* 29: 167-180, 2000.

145. **Panush RS and Brown DG.** Exercise and arthritis. *Sports Med* 4: 54-64, 1987.

146. **Panush RS and Lane NE.** Exercise and the musculoskeletal system. *Baillieres Clin Rheumatol* 8: 79-102, 1994.

147. **Paquot N and Tappy L.** [Adipocytokines: link between obesity, type 2 diabetes and atherosclerosis]. *Rev Med Liege*60: 369-373, 2005.

148. **Paquot N and Tappy L.** [Adipocytokines: link between obesity, type 2 diabetes and atherosclerosis]. *Rev Med Liege* 60: 369-373, 2005.

149. **Paquot N and Tappy L.** [Adipocytokines: link between obesity, type 2 diabetes and atherosclerosis]. *Rev Med Liege*60: 369-373, 2005.

150. **Paquot N and Tappy L.** [Adipocytokines: link between obesity, type 2 diabetes and atherosclerosis]. *Rev Med Liege*60: 369-373, 2005.

151. **Penedo FJ and Dahn JR.** Exercise and well-being: a review of mental and physical health benefits associated with physical activity. *Curr Opin Psychiatry* 18: 189-193, 2005.

152. **Penedo FJ and Dahn JR.** Exercise and well-being: a review of mental and physical health benefits associated with physical activity. *Curr Opin Psychiatry* 18: 189-193, 2005.

153. **Penedo FJ and Dahn JR.** Exercise and well-being: a review of mental and physical health benefits associated with physical activity. *Curr Opin Psychiatry* 18: 189-193, 2005.

154. Pihl E, Zilmer K, Kullisaar T, Kairane C, Magi A and Zilmer M. Atherogenic inflammatory and oxidative stress markers in relation to overweight values in male former athletes. *Int J Obes (Lond)* 30: 141-146, 2006.

155. **Pihl E, Zilmer K, Kullisaar T, Kairane C, Magi A and Zilmer M.** Atherogenic inflammatory and oxidative stress markers in relation to overweight values in male former athletes. *Int J Obes (Lond)* 30: 141-146, 2006.

156. **Powell KE, Heath GW, Kresnow MJ, Sacks JJ and Branche CM.** Injury rates from walking, gardening, weightlifting, outdoor bicycling, and aerobics. *Med Sci Sports Exerc* 30: 1246-1249, 1998.

157. **Pradhan AD, Skerrett PJ and Manson JE.** Obesity, diabetes, and coronary risk in women. *J Cardiovasc Risk* 9: 323-330, 2002.

158. **Puggaard L.**Effects of training on functional performance in 65, 75 and 85 year-old women: experiences deriving from community based studies in Odense, Denmark. *Scand J Med Sci Sports* 13: 70-76, 2003.

159. **Puggaard L.** Effects of training on functional performance in 65, 75 and 85 year-old women: experiences deriving from community based studies in Odense, Denmark. *Scand J Med Sci Sports* 13: 70-76, 2003.

160. **Puggaard L**. Effects of training on functional performance in 65, 75 and 85 year-old women: experiences deriving from community based studies in Odense, Denmark. *Scand J Med Sci Sports* 13: 70-76, 2003.

161. **Quadrilatero J and Hoffman-Goetz L**. Physical activity and colon cancer.A systematic review of potential mechanisms. *J Sports Med Phys Fitness* 43: 121-138, 2003.

162. **Quadrilatero J and Hoffman-Goetz L**. Physical activity and colon cancer. A systematic review of potential mechanisms. *J Sports Med Phys Fitness* 43: 121-138, 2003.

163. Quadrilatero J and Hoffman-Goetz L. Physical activity and colon cancer. A systematic review of potential mechanisms. *J Sports Med Phys Fitness* 43: 121-138, 2003.

164. Quist M, Rorth M, Zacho M, Andersen C, Moeller T, Midtgaard J and Adamsen L.High-intensity resistance and cardiovascular training improve physical capacity in cancer patients undergoing chemotherapy. *Scand J Med Sci Sports* 16: 349-357, 2006.

165. **Reaven G**. Syndrome X. *Curr Treat Options Cardiovasc Med* 3: 323-332, 2001.

166. **Richardson CR, Kriska AM, Lantz PM and Hayward RA**. Physical activity and mortality across cardiovascular disease risk groups. *Med Sci Sports Exerc*36: 1923-1929, 2004.

167. **Richardson CR, Kriska AM, Lantz PM and Hayward RA**. Physical activity and mortality across cardiovascular disease risk groups. *Med Sci Sports Exerc* 36: 1923-1929, 2004.

168. **Rognmo O, Hetland E, Helgerud J, Hoff J and Slordahl SA**. High intensity aerobic interval exercise is superior to moderate intensity exercise for increasing aerobic capacity in patients with coronary artery disease. *Eur J Cardiovasc Prev Rehabil* 11: 216-222, 2004.

169. **Rognmo O, Hetland E, Helgerud J, Hoff J and Slordahl SA**. High intensity aerobic interval exercise is superior to moderate intensity exercise for increasing aerobic capacity in patients with coronary artery disease. *Eur J Cardiovasc Prev Rehabil* 11: 216-222, 2004.

170. **Rognmo O, Hetland E, Helgerud J, Hoff J and Slordahl SA**. High intensity aerobic interval exercise is superior to moderate intensity exercise for increasing aerobic capacity in patients with coronary artery disease. *Eur J Cardiovasc Prev Rehabil* 11: 216-222, 2004.

171. **Roos H**. [Increased risk of knee and hip arthrosis among elite athletes. Lower level exercise and sports seem to be "harmless"]. *Lakartidningen* 95: 4606-4610, 1998.

172. **Ross R and Janssen I**. Physical activity, total and regional obesity: dose-response considerations. *Med Sci Sports Exerc*33: S521-S527, 2001.

173. **Saakslahti A, Numminen P, Varstala V, Helenius H, Tammi A, Viikari J and Valimaki I**.Physical activity as a preventive measure for coronary heart disease risk factors in early childhood. *Scand J Med Sci Sports* 14: 143-149, 2004.

174. Sagiv M and Goldbourt U. Influence of physical work on high density lipoprotein cholesterol: implications for the risk of coronary heart disease. *Int J Sports Med*15: 261-266, 1994.

175. **Saltin B and Pilegaard H**. [Metabolic fitness: physical activity and health]. *Ugeskr Laeger* 164: 2156-2162, 2002.

176. **Saltin B and Pilegaard H**. [Metabolic fitness: physical activity and health]. *Ugeskr Laeger* 164: 2156-2162, 2002.

177. Samitz G. [Physical activity for decreasing cardiovascular mortality and total mortality. A public health perspective]. *Wien Klin Wochenschr* 110: 589-596, 1998.

178. **Samitz G**. [Physical activity for decreasing cardiovascular mortality and total mortality. A public health perspective]. *Wien Klin Wochenschr* 110: 589-596, 1998.

179. **Sawada S, Muto T and Tanaka H**. [Epidemiologic study on physical activity and type 2 diabetes]. *Nippon Rinsho* 58 Suppl: 379-384, 2000.

180. **Sawada S, Muto T and Tanaka H**. [Epidemiologic study on physical activity and type 2 diabetes]. *Nippon Rinsho* 58 Suppl: 379-384, 2000.

181. **Schwarzenberg SJ and Sinaiko AR.** Obesity and inflammation in children. *Paediatr Respir Rev* 7: 239-246, 2006.

182. **Scrutinio D, Bellotto F, Lagioia R and Passantino A**. Physical activity for coronary heart disease: cardioprotective mechanisms and effects on prognosis. *Monaldi Arch Chest Dis* 64: 77-87, 2005.

183. **Shaibi GQ, Cruz ML, Ball GD, Weigensberg MJ, Salem GJ, Crespo NC and Goran MI**. Effects of resistance training on insulin sensitivity in overweight Latino adolescent males. *Med Sci Sports Exerc* 38: 1208-1215, 2006.

184. Shephard RJ. Absolute versus relative intensity of physical activity in a dose-response context. *Med Sci Sports Exerc*33: S400-S418, 2001.

185. Shephard RJ. Absolute versus relative intensity of physical activity in a dose-response context. *Med Sci Sports Exerc* 33: S400-S418, 2001.

186. Shephard RJ.Absolute versus relative intensity of physical activity in a dose-response context. *Med Sci Sports Exerc*33: S400-S418, 2001.

187. Slattery ML. Physical activity and colorectal cancer. *Sports Med* 34: 239-252, 2004.

188. **Slattery ML**, Edwards S, Curtin K, Ma K, Edwards R, Holubkov R and Schaffer D. Physical activity and colorectal cancer. *Am J Epidemiol* 158: 214-224, 2003.

189. **Slentz CA, Duscha BD, Johnson JL, Ketchum K, Aiken LB, Samsa GP, Houmard JA, Bales CW and Kraus WE.** Effects of the amount of exercise on body weight, body composition, and measures of central obesity: STRRIDE--a randomized controlled study. *Arch Intern Med* 164: 31-39, 2004.

190. **Slentz CA, Duscha BD, Johnson JL, Ketchum K, Aiken LB, Samsa GP, Houmard JA, Bales CW and Kraus WE.** Effects of the amount of exercise on body weight, body composition, and measures of central obesity: STRRIDE--a randomized controlled study. *Arch Intern Med* 164: 31-39, 2004.

191. **Smith JK, Dykes R, Douglas JE, Krishnaswamy G and Berk**

S.Long-term exercise and atherogenic activity of blood mononuclear cells in persons at risk of developing ischemic heart disease. *JAMA* 281: 1722-1727, 1999.

192. **Sorensen JB, Kragstrup J, Kjaer K and Puggaard L**. Exercise on Prescription: Trial protocol and evaluation of outcomes. *BMC Health Serv Res* 7: 36, 2007.

193. **Sorensen JB, Kragstrup J, Kjaer K and Puggaard L**. Exercise on Prescription: Trial protocol and evaluation of outcomes. *BMC Health Serv Res* 7: 36, 2007.

194. **Steindorf K, Tobiasz-Adamczyk B, Popiela T, Jedrychowski W, Penar A, Matyja A and Wahrendorf J**. Combined risk assessment of physical activity and dietary habits on the development of colorectal cancer. A hospital-based case-control study in Poland. *Eur J Cancer Prev* 9: 309-316, 2000.

195. **Stephens T**. Physical activity and mental health in the United States and Canada: evidence from four population surveys. *Prev Med* 17: 35-47, 1988.

196. **Stewart KJ, Bacher AC, Turner K, Lim JG, Hees PS, Shapiro EP, Tayback M and Ouyang P.**Exercise and risk factors associated with metabolic syndrome in older adults. *Am J Prev Med*28: 9-18, 2005.

197. Stewart KJ, Bacher AC, Turner K, Lim JG, Hees PS, Shapiro EP, Tayback M and Ouyang P. Exercise and risk factors associated with metabolic syndrome in older adults. *Am J Prev Med*28: 9-18, 2005.

198. **Stewart KJ, Bacher AC, Turner K, Lim JG, Hees PS, Shapiro EP, Tayback M and Ouyang P**. Exercise and risk factors associated with metabolic syndrome in older adults. *Am J Prev Med*28: 9-18, 2005.

199. Strock GA, Cottrell ER, Abang AE, Buschbacher RM and Hannon TS. Childhood obesity: a simple equation with complex variables. *J Long Term Eff Med Implants*15: 15-32, 2005.

200. Stulberg SD. Sports injuries and arthritis. *Compr Ther* 6: 8-11, 1980.

201. Sundberg CJ and Jansson E. [Reduced morbidity and the risk of premature death. Regular physical exercise is beneficial for health at all ages]. *Lakartidningen* 95: 4062-4067, 1998.

202. **Suominen H**. Muscle training for bone strength. *Aging Clin Exp Res* 18: 85-93, 2006.

203. **Sutton AJ, Muir KR, Mockett S and Fentem P**. A case-control study to investigate the relation between low and moderate levels of physical activity and osteoarthritis of the knee using data collected as part of the Allied Dunbar National Fitness Survey. *Ann Rheum Dis* 60: 756-764, 2001.

204. **Tamakoshi K, Tokudome S, Kuriki K, Takekuma K and Toyoshima H.**[Epidemiology and primary prevention of colorectal cancer]. *Gan To Kagaku Ryoho* 28: 146-150, 2001.

205. **Tanasescu M, Leitzmann MF, Rimm EB and Hu FB**. Physical activity in relation to cardiovascular disease and total mortality among men with type 2 diabetes. *Circulation* 107: 2435-2439, 2003.

206. **Teixeira-Salmela LF, Santiago L, Lima RC, Lana DM, Camargos FF and Cassiano JG**. Functional performance and quality of life related to training and detraining of community-dwelling elderly. *Disabil Rehabil* 27: 1007-1012, 2005.

207. **Thiele H, Pohlink C and Schuler G**. [Hypertension and exercise. Sports methods forthe hypertensive patient]. *Herz* 29: 401-405, 2004.

208. Thiele H, Pohlink C and Schuler G. [Hypertension and exercise. Sports methods for the hypertensive patient]. *Herz* 29: 401-405, 2004.

209. **Thune I and Furberg AS**. Physical activity and cancer risk: dose-response and cancer, all sites and site-specific. *Med Sci Sports Exerc* 33: S530-S550, 2001.

210. Thune I and Furberg AS. Physical activity and cancer risk: dose-response and cancer, all sites and site-specific. *Med Sci Sports Exerc* 33: S530-S550, 2001.

211. **Thune I and Furberg AS**. Physical activity and cancer risk: dose-response and cancer, all sites and site-specific. *Med Sci Sports Exerc* 33: S530-S550, 2001.

212. Tsai JC, Yang HY, Wang WH, Hsieh MH, Chen PT, Kao CC, Kao PF, Wang CH and Chan P. The beneficial effect of regular endurance exercise training on blood pressure and quality of life in patients with hypertension. *Clin Exp Hypertens* 26: 255-265, 2004.

213. **Tsai JC, Yang HY, Wang WH, Hsieh MH, Chen PT, Kao CC, Kao PF, Wang CH and Chan P**. The beneficial effect of regular endurance exercise training on blood pressure and quality of life in patients with hypertension. *Clin Exp Hypertens* 26: 255-265, 2004.

214. **Tsai JC, Yang HY, Wang WH, Hsieh MH, Chen PT, Kao CC, Kao PF, Wang CH and Chan P**. The beneficial effect of regular endurance exercise training on blood pressure and quality of life in patients with hypertension. *Clin Exp Hypertens* 26: 255-265, 2004.

215. **Tuomainen P, Peuhkurinen K, Kettunen R and Rauramaa R**. Regular physical exercise, heart rate variability and turbulence in a 6-year randomized controlled trial in middle-aged men: the DNASCO study. *Life Sci* 77: 2723-2734, 2005.

216. **Vitetta L and Sali A**. Colorectal cancer and. *Aust Fam Physician* 35: 339, 2006.

217. **Vogel RA**. Coronary risk factors, endothelial function, and atherosclerosis: a review. *Clin Cardiol* 20: 426-432, 1997.

218. **Vsetulova E and Bunc V**. [Effect of body composition on physical fitness and functional capacity in obese women]. *Cas Lek Cesk*143: 756-760, 2004.

219. **Wannamethee SG and Shaper AG**. Physical activity in the prevention of cardiovascular disease: an epidemiological perspective. *Sports Med* 31: 101-114, 2001.

220. **Wannamethee SG and Shaper AG**. Physical activity in the prevention of cardiovascular disease: an epidemiological

perspective. *Sports Med* 31: 101-114, 2001.

221. **Watkins LO**. Epidemiology and burden of cardiovascular disease. *Clin Cardiol* 27: III2-III6, 2004.

222. **Watkins LO**. Epidemiology and burden of cardiovascular disease. *Clin Cardiol* 27: III2-III6, 2004.

223. **Watkins LO**. Epidemiology and burden of cardiovascular disease. *Clin Cardiol* 27: III2-III6, 2004.

224. **Watkins LO**. Epidemiology and burden of cardiovascular disease. *Clin Cardiol* 27: III2-III6, 2004.

225. **Wei M, Schwertner HA and Blair SN**. The association between physical activity, physical fitness, and type 2 diabetes mellitus. *Compr Ther*26: 176-182, 2000.

226. **Westby MD, Wade JP, Rangno KK and Berkowitz J.** A randomized controlled trial to evaluate the effectiveness of an exercise program in women with rheumatoid arthritis taking low dose prednisone. *J Rheumatol* 27: 1674-1680, 2000.

227. **White SC, Atchison KA, Gornbein JA, Nattiv A, Paganini-Hill A and Service SK**. Risk factors for fractures in older men and women: The Leisure World Cohort Study. *Gend Med*3: 110-123, 2006.

228. **White SC, Atchison KA, Gornbein JA, Nattiv A, Paganini-Hill A and Service SK**. Risk factors for fractures in older men and women: The Leisure World Cohort Study. *Gend Med*3: 110-123, 2006.

229. Woodfin BA. Orthopaedic sports medicine and the adult male athlete: a review of common exercise-related injuries. *J Med Assoc Ga* 87: 17-21, 1998.

230. **Wylie-Rosett J, Mossavar-Rahmani Y and Gans K**. Recent dietary guidelines to prevent and treat cardiovascular disease, diabetes, and obesity. *Heart Dis*4: 220-230, 2002.

231. **Wyndham CH**. The role of physical activity in the prevention of ischaemic heart disease. A review. *S Afr Med J*56: 7-13, 1979.

232. **Xavier Pi-Sunyer F**. The relation of adipose tissue to cardiometabolic risk. *Clin Cornerstone* 8 Suppl 4: S14-S23, 2006.

233. **Yeater RA, Ullrich IH, Maxwell LP and Goetsch VL**. Coronary risk factors in type II diabetes: response to low-intensity aerobic exercise. *W V Med J*86: 287-290, 1990.

제13장

운동 전 검사와 고려사항

Pre-Exercise Screening & Test Considerations

- 사전동의서
- 심장질환 간편설문지(PAR-Q)
- 건강상태설문지
- 행동습관설문지
- 안정시 신체검사 항목
- 심박수 검사
- 혈압 검사
- 신체검사 및 지질 검사
- 운동승낙서

운동 전 검사 Pre-Exercise Screening

규칙적인 운동이 성공적인 노화에 기초가 된다는 문헌들이 보고되어 왔다. 즉, 많은 연구 자료에 따르면 규칙적인 운동에 참여하는 사람들이 운동을 하지 않는 사람들보다 유병률이 훨씬 낮게 나타났다(4,13,14). 물론 규칙적인 운동의 참여가 건강 위험률을 낮추는 것이 분명할지라도 운동에 처음 참여하기 위해서는 퍼스널 트레이너와 함께 단계적으로 수행을 하는 것이 바람직하다. 따라서 퍼스널 트레이너는 사전 건강검진을 통하여 운동실행자에게 적절한 체력 관리 서비스를 제공하는 것이 매우 중요하다. 이러한 사전 검사의 일차적인 목적은 무엇보다도 운동 중에 발생 가능한 위험 요인들을 사전에 숙지하기 위한 것이다. 이러한 위험 요소들은 운동실행자가 운동검사 또는 신체활동 중에 부정적이고 원치 않는 결과를 초래할 수 있게 하는 것으로서 운동 수행 능력의 한계 사항이나 유의한 임상적인 소견과 행위들이다. 만일 어떤 운동실행자에 대하여 정확한 사전 검사를 해내지 못한다면 아마도 퍼스널 트레이너가 신체활동 중에 발생하는 사고의 책임을 전적으로 떠맡게 될지도 모르기 때문이다(15). 그러므로 사전 검사는 운동 수행 전에 반드시 점검해야 하는 필수 과정이다. 즉, 위험 상황 발생을 예방하는 것 외에도 여러 가지 장점이 있으며 부차적으로 유익한 점에 대하여 다음 목록에 제시하였다.

사전 검사는 운동처방을 하는 데 중요한 정보가 될 뿐만 아니라 운동실행자들의 적성과 취미, 다양한 활동 내용을 파악할 수 있는 유용한 기초 자료이다. 따라서 사전 검사의 목적에 가장 관련이 깊은 자료들을 우선 확인하는 것이 중요하다. 그것이 바로 운동 수행에 따른 목적 달성 가능성도 높여줄 뿐만 아니라 부상 없이 운동을 지속할 수 있게 하기 때문이다. 물론 운동 수행 전에 이루어지는 사전 검사들이 운동 참여에 장애물이 되거나 운동 프로그램을 시작하는 데 필요 이상의 부담이 되어서는 안 된다. 다시 말해서 각 개인의 특성을 세밀하게 반영하여 사전 평가계획을 수립해야 한다. 최근에는 불필요한 검사를 시행하는 것에 대한 논란이 많이 제기되고 있다(23,26). 운동에 따른 어떤 질병 혹은 징후가 염려될 수 있는 45세 이상의 남성이나 55세 이상의 여성의 경우에는 그 이하 연령의 운동참여 희망자들보다 더 정밀하고 엄격한 사전 검사들이 이루어져야 한다. 즉, 혈액 화학적 검사뿐만 아니라 운동 부하 검사 또한 수행되어야 한다. 이러한 검사의 목적은 운동 중에 치명적인 심장질환(예: 심근경색 등) 발생 가능성을 파악하기 위함이다. 물론 이러한 검사들은 철저한 검진 평가로 정밀성을 인정받고 있지만 운동 참여를 위한 건강 체력 검진 비용으로서는 상당히 고가로 인식되고 있다(6,11).

> **사전 검사에 따른 유익**
>
> 1. 운동실행자의 생활양식, 행위들, 병력 등과 관련하여 신체활동 중에 발생 가능한 건강상의 위험 요소들에 대하여 교육할 수 있다.
> 2. 권장 기준 범위와 비교하여 현재의 건강 상태를 확인해 줄 수 있다.
> 3. 운동처방의 기초 자료로서 운동실행자의 욕구분석을 위한 기초 자료로 이용할 수 있다.
> 4. 운동수행 전 상태와 향후 수행 능력의 변화를 예측할 수 있다.
> 5. 특별한 흥미나 소질 혹은 제한사항을 확인할 수 있다.

사전 검사는 운동 참여에 따른 심각한 부작용 발생의 위험성 없이 중강도 이상의 격렬한 운동이 가능한지를 검증하기 위하여 시행한다. 사실 대부분의 사람들이 적절한 운동 강도로 장시간 운동을 할 수 있기 전까지는 고강도 수준에서의 신체활동은 위험한 경우가 많다.

대부분의 운동 전 현장의 사전 검사 장비들은 사실상 여러 가지 제한점을 안고 있으며, 또한 대부분의 피트니스 센터에서 사전 검사 장비들을 어느 정도 갖추기에는 경제적 부담이 크다. 아울러 심장 관련 질환들은 그렇게 흔하지 않기 때문에 쉽게 예측하기도 어렵다. 그럼에도 불구하고 심장마비 검사 또는 자기진단 사전 설문지만으로 판단할 수밖에 없는 실정이다(5,8,22,23,29). 사전 검사는 대량의 검진 대상자들을 위해 현실적이고, 실용적이면서도, 운동의 위험성을 간파해 낼 수 있도록 효율적이어야 한다.

이 사전 검사를 하는 목적은 사람들이 안전하게 운동에 참여할 수 있도록 하는 데 있으며 또한 의학적 평가 및 의사의 승인이 필요한 사람들을 잘 파악해 내기 위함이다. 퍼스널 트레이너는 특이한 결과와 확인된 사실들에 근거하여 건강상의 문제와 잠재적인 위험성을 확인하고 운동처방을 내려야 한다. 사전 검사 과정에 도움이 되는 이 분야에서 사용되고 있는 매우 효율적이며 효과적인 여러 가지의 공문서들이 있다. 즉 본 장에서는 **사전동의서, 심장질환 간편설문지**

(PAR-Q), **건강위험평가서 및 병력조사**에 관한 양식들을 제시한다.

사전동의서 Informed Consent

사전동의서는 사전 검사에 있어 필수 사항이 아니라 건강 검진, 체력 평가 또는 운동 참여에 대해 개인의 허가나 동의를 받는 것을 말한다. 따라서 사전동의서는 검사 또는 운동 참여와 관련한 위험성과 관련 사항들을 적절하게 서술·조언을 한 후, 검사 과정을 알리고, 검사 및 신체활동에 의지적으로 참여하는 것에 대해 동의하는 것으로 정의된다. 이것은 퍼스널 트레이닝 서비스를 위한 중요한 문서 자료이다. 왜냐하면 운동실행자가 신체활동에 대한 위험과 프로토콜에 대한 정보를 받지 않았다고 주장을 하는 것에 대하여 강력한 법적인 효력을 지니기 때문이다. 법에 따르면 신체적 혹은 심리적 위험에 노출될 가능성이 있는 신체활동에 참여하려는 경우에는 사전에 설명된 동의서에 확인을 받아야 한다(7,18,25).

최대한의 사전 정보를 제공하기 위해서는 신체활동과 위험성에 관한 구체적인 사항들이 명시되어야 한다. 따라서 운동 프로그램 요소의 위험성, 유익한 점, 개념 및 기대 가치들이 포함되어야 한다. 모든 문서는 운동실행자가 충분히 이해하고 나서 서명할 수 있도록 쉬운 어휘들을 사용해야 한다. 또한 각 단락의 첫 문장 첫 글자는 대문자로 써서 운동실행자가 문서에 포함된 내용을 좀 더 잘 인식할 수 있도록 도움을 주어야 한다. 더불어 공지된 동의 요구 사항들을 완전히 이해하고 수행할 수 있도록 동의서의 독해 수준이 각 운동실행자들에게 적합하여야 한다. 즉, 개인의 교육 수준에 따라 문장 해독에서 차이가 발생해서는 안 된다(10,18).

사전동의서는 적절한 어휘로 작성되었으며 또한 증인의 서명이 있다는 측면에서 한 개인의 권리 양도와 같은 효력을 지닌다. 이러한 법률적 사항 때문에 변호사를 선임하여 요구 사항들이 모두 충족되었는지 확인하는 것이 필요할 수도 있다. 서명된 동의서가 운동실행자의 법률적 권리를 주장하는데 문제가 되어서는 안 된다. 그러나 유능한 법률가에 의해 의심 사항이 제대로 해결되었다면 합법적 보호를 받을 수가 있다. 운동실행자가 명시된 진행 절차와 예상되는 결과를 모두 알 수 있었기 때문에 퍼스널 트레이닝 서비스를 제공받는 것에 대한 허가증과 같은 작용을 한다고 볼 수 있다. 사전동의서를 작성하고 서명한 뒤 여러 가지 검사 프로토콜들을 진행하는 것이 바람직하다.

사전동의서의 구성 요소

- 배경과 목적
- 운동 참여에 따르는 잠재적인 위험성
- 예상되는 유익한 점
- 운동 절차에 대한 합리적인 설명
- 정상적인 생리적 변화에 대한 예측
- 상해의 가능성
- 거부의 권리
- 비밀 보장의 권리

심장질환 간편설문지 Physical Activity Readiness Questionnaire(PAR-Q)

이 PAR-Q는 신체활동 참여 시 심장질환의 위험성에 대한 간편설문지이다. 이것은 원래 캐나다인 체력 검사 프로그램에 사용되도록 고안된 것이다. 즉 자가진단 건강 평가용으로 이용하기 위한 것이었다. 특히 이 설문지의 주된 적용 대상은 심장질환 위험을 지니고 있는 사람들이다. 체력 검사나 운동을 시작하기 전에 의학적 진단이 요구되는 사람들을 확

Key Terms

사전동의서(informed consent): 신체활동 및 각종 검사를 받기 전에 그 참여자에게 받는 동의서로서 참가 시의 위험성, 유익한 점, 이론 개념, 기대 효과를 완전히 인지한다는 것을 의미

심장질환 간편설문지(PAR-Q): 7개의 문항으로 이루어진 설문지. 15~69세의 사람들을 대상으로 운동을 하기 전에 의사의 승인이 요구되는지를 간략히 확인하는 내용

건강위험평가서(health risk appraisal): 질문지, 위험도 평가 도구, 건강 조언 및 결과 보고서로 이루어진 하나의 건강 증진 도구

병력설문지(medical history questionnaire): 운동을 하기 전에 특정의 신체활동을 제약할 수 있는 개인의 의학적 기록 사항들을 작성해야 하는 서식

건강상태설문지(health status questionnaire): 스스로 작성하는 설문지로 신체기능, 건강 문제로 인한 제한 요소, 신체적인 통증, 건강 상태 인지도, 활력, 사회적 관계, 감정 및 정신 건강 상태 평가 내용 포함

사전동의서 (INFORMED CONSENT)

본 프로그램의 목적과 설명

본 운동 프로그램의 목적은 심폐기능, 신체 구성, 유연성, 근력과 근지구력을 강화하기 위함이다. 운동의 특이성 원리에 따라서 자신의 능력과 욕구에 맞게 운동처방이 이루어질 것이다. 모든 운동처방 요소는 적절한 운동 프로그램 조항에 따라 구성된다. 운동 프로그램은 유산소운동에만 국한되지 않고 유연성 운동, 근력운동까지 포함한다. 모든 프로그램은 전반적인 체력 향상을 위해 점진성의 원리로 운동량을 늘려 가도록 구성되어 있다.

위험성

나는 신체활동 프로그램에 참여하는 경우에 역효과가 나타날 가능성이 존재한다는 것을 이해하며 또한 설명을 받았다. 나는 여기에서 비정상적인 혈압, 실신, 부정맥, 뇌졸중, 심장마비 혹은 사망까지 이를 수 있다는 것을 설명받았다. 나는 적절한 검사나 예방 및 운동 시간 중에 받았던 주의와 관찰 등의 모든 노력이 이러한 역효과 발생의 가능성을 최소화시켜 준다는 것을 인지하였다. 운동 프로그램에 참여함으로써 발생할 수 있는 부상이나 심장마비 또는 사망의 위험성이 있지만 그러한 위험성을 사전에 인지하고 권장되는 신체활동에 참여하기를 희망한다.

장점

나는 운동 프로그램에 참여하면 건강과 관련된 많은 이익이 있다는 것을 이해한다. 여기에는 신체 구성, 관절의 가동범위, 근력과 근지구력, 심폐 능력의 향상과 같은 것이 포함될 것이다. 더구나 규칙적인 운동은 혈압, 지질 요인들 및 대사적 기능들을 개선시켜 줄 것이며 심혈관질환 위험률을 감소시켜 준다.

생리적 경험

나는 운동 프로그램에 참여하면 다음과 같은 생리적 증상과 반응들(심장박동수 향상, 혈압 상승, 땀 · 피로 · 호흡 증가, 근육통, 근육경련이나 메스꺼움 등)이 나타날 수도 있는 신체활동을 수행하도록 요구받을 것을 인지하였다.

정보의 이용과 비밀 보장

나는 이 운동 프로그램을 통하여 발생된 정보들이 인권적이고 비밀 보장적으로 다루어질 것이며 운동실행자 본인의 동의 없이 어느 누구에게도 누출되거나 밝혀지지 않는다는 것을 인지하였다. 그러나 얻어진 정보들은 필요에 따라서 본인의 운동 상태를 평가하기 위하여 운동 프로그램 스태프들에 의해서 사용될 수 있다는 것을 인지하였다.

질문과 동의의 자유

나는 운동 프로그램에 대해 질문을 할 수 있도록 기회를 제공받았다. 또한 다른 의외의 건강상 위험이 있다는 것도 알았다. 이 같은 또 다른 위험성에 관해 완전히 나에게 설명되지는 않았지만 이 운동 프로그램에 계속 참여하기를 여전히 원한다. 나는 전체를 다 읽었으며 또한 내가 읽지 못하는 경우에는 대신 읽어 줬다는 것을 인정한다. 나는 위의 운동 프로그램과 과정의 양도를 서약한다.

날짜 ______________________________

참여자 서명 ______________________________

증인 서명 ______________________________

퍼스널 트레이너의 서명 ______________________________

인하기 위한 7개의 문항으로 구성 · 제작되었다. 7문항 중에서 "예"라고 응답한 경우가 하나라도 있다면 반드시 운동 참여에 대한 의사 또는 전문가의 승낙을 받아야 한다. 이같이 아주 간단한 검사 도구는 검사 시간도 절약되고 대량의 검사 대상자들을 평가할 수 있기 때문에 현장에서 적용하기에 매우 적합하다. 그러나 이 PAR-Q 설문지는 저강도에서 중강도 수준의 신체활동에 참여하려는 경우 그 위험성을 평가하기에 적용 가능한 것이지 격렬한 신체활동에 참여하기 위한 위험성 평가 수단으로서 적용되어서는 안 된다.

퍼스널 트레이너에게 있어서 PAR-Q 설문지는 운동에 참여하려는 자가 의료적 승인이 필요한지 아닌지 정도를 단순히 확인하는 수준 내지 중저 강도의 운동 참여가 가능한지 아닌지에 대한 판단 정도의 가치를 지니는 것이다.

한편, 건강 상태 질문, 건강 위험 평가 및 병력 질문들을 포함하고 있는 종합질문지들은 한 개인이 운동을 하면서 발생할 수 있는 모든 사고의 위험 가능성을 예측하는 데 중요한 역할을 한다. 또한 이러한 평가도구들은 의료적 승인이 요구되는 사람들을 찾아내는 데도 도움이 되며 특정의 운동 프로그램 참여와 운동 형태에 대한 의사 결정에도 유용하다. 개인의 전반적인 건강 평가는 관상동맥질환의 위험 분석, 여러 가지 질환들에 대한 위험성 분류, 생활양식 및 건강 평가, 신체활동 수준 및 건강 위험 행동들의 수준들에 대한 기초 자료를 제공하여 준다. 따라서 이러한 자료들을 통한 지속적인 회원 관리는 운동실행자와 퍼스널 트레이너 간의 관계를 개선 · 증진시켜 주며 아울러 운동실행자에게는 건강상의 중요 지표들을 알 수 있게 해주는 한편, 트레이너에게는 회원의 현재 건강 상태에 대하여 교육하는 데 있어 아주 효율적일 수가 있다.

건강상태설문지
Health Status Questionnaire

건강상태설문지는 다음과 같이 나뉜다.

1. 운동실행자의 기본 정보
2. 현재 의료 정보
3. 병력
4. 자기평가에 의한 건강 및 체력 상태
5. 자기평가에 의한 심리적 고려사항들

위와 같은 많은 설문 내용들은 사전검사지로서 유용한데 설문지의 형식, 문항수, 각 문항의 정밀도와 함축성 수준에 따라 차이가 있다.

시간이 걸리더라도 설문지를 구어체로 표현하는 것이 운동실행자의 관련 자료를 수집하는 데 더 효율적이다. 이 방법을 통해 퍼스널 트레이너와 운동실행자 사이의 신뢰감이 쌓이게 되어 상세한 부분까지 알 수 있게 된다. 따라서 구어체로 설문지를 작성하게 되면 운동실행자에게 설문을 하는 목적을 보다 더 명확하게 전달받을 수 있으며 왜 이러한 기본적인 정보가 중요한지도 각인될 수 있다. 이때 퍼스널 트레이너는 전통적으로 유전되는 가족력인 심장질환이나 대사성 질환뿐만 아니라 흡연, 좌업생활, 비만, 고혈압, 좋지 않은 혈중지질 성분들, 손상된 혈당내성 능력 등에 주목해야 한다. 이와 같은 요인들은 질병 위험성을 높이며 여러 가지 합병증이나 심혈관질환 등과의 관련성도 높기 때문이다.

유용한 건강 진단 평가지에는 고혈압이나 당뇨병과 같은 진단이 된 질환을 확인할 수 있는 특이적 항목의 내용들을 포함시키고 있을 뿐만 아니라 운동 참가 이전의 진료와 진단받지 않은 질환을 나타내는 분명히 의료적 승인이 필요한 증후성에 대한 항목과 내용도 포함되어야 한다. 사전에 경고성을 나타내는 일반적인 예로는 만성 통증, 현기증, 호흡곤란, **빈맥**(heart palpitations), **부종**(edema), 과도한 피로감, 빈번한 갈증과 소변 등의 증후들이다. 그러므로 퍼스널 트레이너는 운동실행자들의 내재된 질환을 간파해 내기 위한 역할과 노력뿐만 아니라 운동 프로그램을 시작하기 전에 의학적 이상 소견과 검진을 필요로 하는 운동실행자를 식별하고 밝혀 내는 것 또한 중요하다.

Quick Insight

신체활동 사전 평가

완벽한 운동 전 사전 평가에는 체력검사와 심전도 평가가 포함되지만 신체활동 사전 검사는 흔히 비활동 프로토콜들을 이용한다. 퍼스널 트레이너는 운동부하 검사를 시행하기 전에 신체활동 사전 검사 도구들을 잘 준비해야 한다. 검사 및 신체활동 참여 전에 운동실행자를 사전 검사하지 못하였다는 것은 검사 대상 집단에 따라 다를 수는 있지만 무관심 혹은 불성실한 행동으로 볼 수도 있다. 신체활동 전 검사는 그 자료를 통하여 운동 프로그램을 결정하는 데 중요하다. 또한 운동실행자와 보다 친밀해질 수 있으며 행동 수정이 필요한 생활양식에 대한 적절한 조언도 줄 수 있다.

건강상태설문지 (HEALTH STATUS QUESTIONNAIRE)

제1단계 – 기본 정보

1. 날짜 ______________________
2. 이름 ______________________
3. 주소 ______________________ 전화번호(집) ______________
   ______________________ 전화번호(직장) ______________
   이메일 ______________________
4. *EI(긴급 정보)* 주치의 ______________________ 전화번호 ______________
   의사 주소 ______________________ 팩스 ______________
5. *EI(긴급 정보)* 응급 시 연락할 수 있는 보호자 ______________ 전화번호 ______________
6. 성별(동그라미): 여성 남성 *RF(위험 요인)*
7. *RF(위험 요인)* 생년월일 ________ / ________ / ________
8. 신장 ______________ 몸무게 ______________
9. 일주일 근무 시간: 20 미만 20~40 41~60 60 이상
10. *SLA(특이적 혹은 제한적 신체활동)* 일하면서 25% 이상 되는 시간에 주로 하는 것(해당되는 것에 모두 동그라미)
    앉기 짐 나르기 서 있기 걷기 운전

제2단계 – 최신 의학 정보

11. 마지막 종합 검사일:
12. 6개월 내에 처방받았거나 복용했던 약에 동그라미 하시오.
    혈액응고제 *MC* 간질약 *SEP* 니트로글리세린 *MC*
    당뇨처방제 *MC* 심장박동제 *MC* 기타 ______________
    디기탈리스 *MC* 항고혈압제 *MC*
    이뇨제 *MC* 인슐린 *MC*
13. 현재 외적 상태를 기술하시오. 지난 6개월 내에 신체적 부상이 있던 것도 포함하시오.
    ____

14. 다음은 빈번하게(한 달에 2회 이상)일어나는 증상들이므로 주의를 기울여야 한다. 적용되는 것에 체크하시오.

a. ____ 피가 나오는 기침 *MC*
b. ____ 복통 *MC*
c. ____ 허리 통증 *MC*
d. ____ 다리 통증 *MC*
e. ____ 팔 또는 어깨 통증 *MC*
f. ____ 흉통 *MC*
g. ____ 관절 부종 *MC*
h. ____ 어지러움 *MC*
i. ____ 현기증 *MC*
j. ____ 조금만 운동해도 숨이 참 *MC*
k. ____ 심장의 두근거림이나 빠른 심박수 *MC*
l. ____ 일상생활의 비정상적 피로 *MC*

기타 ____

제3단계 – 병원 입원 기록

15. 병원에서 진단받았거나 치료받은 병이 있으면 동그라미 하시오.

알코올중독 *SEP*
빈혈증 / 겸상세포 *SEP*
빈혈증 / 기타 *SEP*
천식 *SEP*
허리 *SLA*
출혈 *SEP*
만성 기관지염 *SEP*
뇌졸중 *MC*
갑상선 비대증 *SEP*
궤양 *SEP*
선천성 불구 *SEP*
당뇨 *SEP*
기종 *SEP*
간질 *SEP*
시력 감퇴 *SLA*
통풍 *SLA*
청력 감퇴 *SLA*
심장질환 *MC*
암 *SEP*
경변증 *MC*
뇌진탕 *MC*
고지혈증 *RF*
신장질환 *MC*
정신질환 *SEP*
목 *SLA*
비만 *RF*
정맥염 *MC*
류머티스성 관절염 *SLA*
스트레스 *RF*
고혈압 *MC*
에이즈 *SEP*
저혈당 *SEP*
기타 ____________________

16. 수술받았던 부위에 동그라미 하시오.

허리 *SLA*　　심장 *MC*　　신장 *SLA*　　눈 *SLA*　　관절 *SLA*　　목 *SLA*

귀 *SLA*　　탈장 *SLA*　　폐 *SLA*　　기타 ____________________

17. 55세 이전에 심장병으로 돌아가신 분에 동그라미 하시오.

할아버지　　아버지　　형제

18. 65세 이전에 심장병으로 돌아가신 분에 동그라미 하시오.

할머니　　어머니　　자매

제4단계 – 건강한 생활습관

19. 흡연 경험이 있는지? 예 아니오

20. *RF* 현재 흡연하는지? 예 아니오

21. *RF* 흡연자일 경우 일일 흡연 횟수를 고르시오.

 담배: 40개비 이상 20~39 10~19 1~9

 시가나 파이프: 5개 이상 흡연 또는 5개 미만 흡연

22. *RF* 규칙적으로 운동하는지? 예 아니오

23. 마지막 체력 검사 날짜: ____________________

 일주일에 중강도 신체활동을 30분씩 몇 번이나 하는지?

 0 1 2 3 4 5 6 7 (day/week)

24. 일주일에 격렬한(고강도) 운동을 최소 20분씩 몇 번이나 하는지?

 0 1 2 3 4 5 6 7 (day/week)

 일주일에 적어도 1회 이상 참가하는 신체활동은 무엇인지?

 ____ ______________

25. 현재 몸무게: __________ 1년 전 몸무게: __________ 21세 때 몸무게: __________

제5단계 – 건강 관련 태도

26. 다음에 제시된 특성은 CAD 위험 관련들이다. 가장 적당한 번호에 동그라미 하시오.

 나는 조급하고, 시간에 구애받고, 거친 성격의 소유자이다.

 가장 적당한 번호에 동그라미 하시오.

 6 = 매우 동의 3 = 약간 반대
 5 = 다소 동의 2 = 다소 반대
 4 = 약간 동의 1 = 매우 반대

27. 일상생활에서 부정적인 스트레스를 얼마나 자주 받는지?

	항상	보통	자주	조금	거의
직장:	______	______	______	______	______
가정 혹은 가족:	______	______	______	______	______
재정적 압박:	______	______	______	______	______
사회적 압박:	______	______	______	______	______
개인 건강:	______	______	______	______	______

28. 운동 프로그램 진행 시에 발생할 문제를 예방하기 위해 앞에 언급되지 않은 기타 사항을 적으시오.

____

____

____

____

약어 설명

EI(emergency information): 긴급 정보. 필히 읽어야 함

MC(medical clearance): 의사의 동의 없이는 운동할 수 없음

SEP(special emergency procedures): 특별한 응급 과정 필요. 절대 환자를 혼자 있게 해서는 안 됨. 응급 발생 시를 대비하기 위해 상대방이 사실을 알도록 해야 함

RF(risk factor of CHD): CHD의 위험 요소(교육 자료나 워크샵에 필요함)

SLA(special or limited activities): 제한적인 활동만 해야 함

기타: 개인 정보

행동습관설문지 Behavior Questionnaire

포괄적인 사전 검사에 있어서 건강상태설문지에는 행동 관련 설문 내용이 포함되어야 한다. 이 행동습관설문지를 통해 개인의 생활습관과 식이요법, 선호도, 행동 특성까지도 알 수 있다. 다음과 같은 요인들에 따라 행동습관설문지는 매우 유용할 수 있다.

1. 운동 프로그램 목표와 요구되는 건강 상태를 개선시키는데 있어 장애 요인들을 확인하는 것
2. 현재의 건강 상태와 관련되는 요인들을 확인하는 것
3. 운동실행자의 평소 생활습관이 건강에 어떻게 영향을 미치는지에 대한 교육 기회를 부여하는 것
4. 적절한 행동 관리 전략을 확인하는 것

건강에 해로운 행동들은 개인의 신체와 정신 상태에 많은 영향을 미친다. 설명하기 어렵지만 이러한 행동들은 운동 프로그램 처방과 구성이 아주 잘 이루어졌다 해도 운동 프로그램의 목표 달성에 큰 장애가 된다. 퍼스널 트레이너들은 한 주(168시간) 중에서 2~3시간 정도는 운동실행자의 운동 상황과 행동들에 대하여 상담해야 한다. 나머지 165시간은 물론 운동실행자 당사자의 몫이다. 만일 그들이 질 나쁜 식음료를 계속 섭취하고, 앉은 자세 위주의 생활을 하며, 많은 스트레스를 받는 환경하에 있다면 운동 시간에 쌓아 온 많은 것들을 상쇄시키게 될 것이다. 자신의 행동이 현재의 건강 상태를 더 악화시키고 있다면 이것은 더욱 확실하다. 더구나 당뇨, 고혈압, 고지혈증, 심장질환 및 비만 위험이 높은 사람들은 그들의 행동을 조절할 수 있는 권장사항들을 더 잘 따라야 한다. 특히 나쁜 식습관, 흡연, 좌업생활 습관들은 반드시 피해야 한다.

자료 수집 Compiling the Data

건강 행동 설문지는 결과들과 관련성을 보기 위하여 건강 상태 설문과 병행되어야 한다. 가령 한 운동실행자가 고혈압 진단을 받았다. 설문 결과서를 보니 섭취하는 음식들이 온통 짠 음식으로 가득했다. 이러한 경우 고혈압을 오히려 악화시킨 셈이 된다. 몸무게를 정확하게 측정하지 않았거나 규칙적인 운동을 하지 않는다면 건강에 문제가 생길 것이며 결국 비만에 노출될 것이다. 대부분의 건강 관련 설문지들은 건강상태설문지(HSQ)에서 밝혀진 어떤 건강문제에 대한 어느 정도의 인과관계를 알려 준다. 일반적으로 건전한 생활습관을 지닌 사람들은 흔치 않으며 대부분이 서양식 식생활 습관으로 질병을 겪는다.

건강상태설문지와 행동습관설문지의 결과를 토대로 퍼스널 트레이너는 운동실행자와 관련한 건강상의 문제를 진단해야 한다. 우선 목록을 작성할 때 건강 관련 위험성이 높은 순위에 따라 기록하여야 한다. 즉 이들은 건강 상태에 즉각적이고 주요 위험 요인으로 작용하는 1차적 요인들이다. 여기에는 우선 흡연, 운동 부족, 비만, 심혈관질환(CVD), **대사성 질환**이 포함되며 또한 기타 주요 건강 문제인 **천식**, 하지 통증, 만성 요통, 골다공증과 정형외과적 상해와 같은 것들이 포함된다. 다음은 이미 지니고 있는 질병을 더 악화시키거나 발병 가능성을 높일 수 있는 요인들을 적어야 한다. 가령 고열량 식사, 스트레스, 과음, 설탕 과다 섭취 등이 있다. 이러한 요소들도 첫 번째 요소들과 상호연관되기 때문에 매우 주의해야 한다. 이 모델을 토대로 하면 건강 상태를 진단하는 데 도움이 될 수 있을 것이며 또한 운동 참여에 따른 위험 분류뿐만 아니라 프로그램을 작성하는 데 있어서도 효율적으로 활용할 수 있다.

안정시의 신체검사 항목 Resting Battery of Physical Tests

사전 검사 과정의 수준을 높이기 위해서는 안정시 신체검

Key Terms

비만(obesity): 비정상적인 체지방 축적으로 대개는 이상적 체중의 20% 이상인 경우

심계항진증(heart palpitations): 불규칙적인 심장 박동 증상

부종(edema): 세포조직 사이 또는 체강에 체액이 과도하게 축적되어 부풀어 오른 상태

고혈압(hypertension): 동맥혈관의 높은 혈류 압력에 따라 나타나는 주된 증상

이상지혈증(dyslipidemia): 혈중에 비정상적으로 과도한 양의 지질이 포함된 경우

관상동맥질환(coronary artery disease; CAD): 심장에 산소와 영양소를 전달하는 동맥이나 혈관 통로가 좁아지는 증상

대사성 장애(metabolic disease): 탄수화물, 지질, 단백질, 수분, 핵산과 관련된 요소나 고혈압, 이상지혈증, 비만, 당뇨병과 같은 신진대사장애가 나타나는 증상

천식(asthma): 흔히 알러지에 의해 유발되는 만성 호흡기질환으로 호흡곤란, 기침 등이 갑자기 지속적으로 발생되는 증상

행동습관설문지 (BEHAVIOR QUESTIONNAIRE)

1. 하루에 과일이나 야채를 얼마나 섭취합니까?
   0　　1　　2　　3회 이상

2. 카페인이 든 음료(커피, 차, 코코아, 소프트드링크)를 하루에 몇 회 마십니까?
   0　　1~2　　3~4　　5회 이상

3. 하루에 물을 몇 잔 정도 마십니까?
   0~3　　4~5　　6~7　　8잔 이상

4. 하루에 식사를 몇 끼 먹습니까?
   1~2　　3~4　　5~6　　7끼 이상

5. 나는 지방식을 요리하거나 먹는다.
   ____ 항상 고지방 음식(튀김, 마가린, 버터, 크림)
   ____ 거의 고지방 음식
   ____ 고지방과 저지방 음식
   ____ 거의 저지방 음식
   ____ 저지방 음식만

6. 나의 곡물 또는 빵 식습관은:
   ____ 항상 정제 가공된 음식(밀, 곡물, 크래커, 시리얼, 말린 음식)만 먹는다.
   ____ 거의 정제된 곡물 제품만 먹는다.
   ____ 혼합해서 먹는다.
   ____ 거의 통곡물 제품만 먹는다.
   ____ 통곡물 제품만 먹는다.

7. 외식을 얼마나 자주 합니까?
   ____ 거의 매일 한다.
   ____ 매주 서너 번 한다.
   ____ 한 달에 몇 번 한다.
   ____ 거의 안 한다.

8. 짜게 먹는 식습관(해당 사항 모두 체크하시오.)
   ____ 거의 안 먹는다.
   ____ 가끔 먹는다.
   ____ 자주 먹는다.
   ____ 모든 음식에 소금을 넣어 먹는다.

9. 지난 한 달간 다이어트를 하신 적이 있습니까?

예　　아니오

있다면, 이유는: ______________________________

10. 나의 고열량 스낵 습관은:

_____ 매일 감자칩과 같은 고열량 간식을 먹는다.
_____ 매일 한두 번 정도만 먹는다.
_____ 일주일에 몇 번은 먹는다.
_____ 거의 안 먹는다.

11. 육류는 얼마나 자주 먹습니까?

_____ 매일 먹는다.
_____ 일주일에 몇 번 먹는다.
_____ 한 달에 몇 번 먹는다.
_____ 거의 안 먹는다.

12. 과자류는 얼마나 자주 먹습니까?

_____ 매일 먹는다.
_____ 일주일에 몇 번 먹는다.
_____ 한 달에 몇 번 먹는다.
_____ 거의 안 먹는다.

13. 술은 얼마나 자주 마십니까?

0~3　　4~5　　6~7　　8번 이상

14. 하루에 나는 _____ 시간 이상 잔다.

3~4　　5~6　　7~8　　8시간 이상

15. 야외에 나가서 하는 운동 혹은 사회활동은?

____

사를 실시하여야 한다. 이러한 검사는 신체활동을 통한 검사를 필요로 하지 않는 것으로 운동을 실행하기 이전의 안정시 신체적 상태를 파악하는 데 이용된다. 이것을 시행하는 목적은 기본적으로 잠재적인 운동 위험을 예측하기 위해서이다. 측정 항목에는 안정시 심박수, 혈압, 신체 조성 평가, 신장 및 체중의 측정, 엉덩이 둘레 및 체질량지수(BMI)가 있다.

이외에도 추가 검사의 필요성에 따라서 운동실행자 혈액의 화학적인 성분들을 검사하고 난 뒤에 일련의 운동 프로그램을 결정할 수도 있다. 이 같은 기본적인 자료들은 운동실행자들의 안정시 신체 상태에 대한 정보를 제공해 준다.

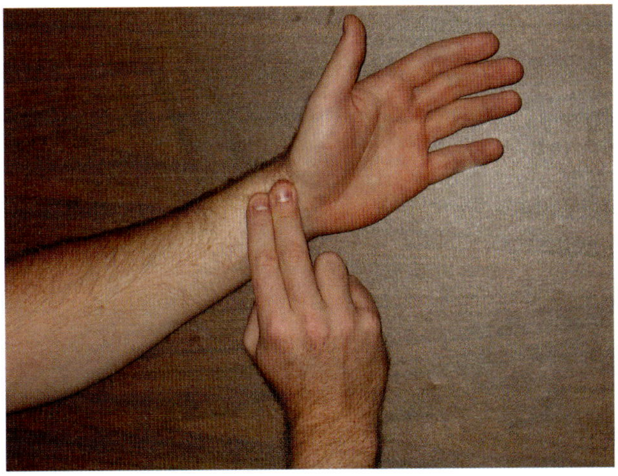

요골동맥의 안정시 심박수 측정의 예

안정시 심박수 Resting Heart Rate

안정시 심박수는 스트레스가 없는 상황에서 심장의 기능적인 효율성을 나타낸다. 안정시 심박수는 스트레스 요인에 따라서 증가한다는 사실 때문에 심장이 일상에 따라 대응해야 하는 인체 내적인 역동성을 나타내기도 한다. 심장기능의 효율성은 가변적이다. 심장이 적절한 양의 혈액을 방출하여 인체의 모든 세포조직에서 쉽게 산소를 이용할 수 있게 될 때 안정시의 심박수는 낮아지게 된다. 마라톤 선수들에게서 볼 수 있는 것과 같이 건강하고 마른 체형의 사람들이 달리기를 할 때 안정시의 심박수는 분당 30회 정도를 보일 것이다. 이것은 높은 1회 박출량(stroke volume)과 효율적인 산소 추출 능력을 지닌 저체중의 신체 조건이 바로 심장기능을 최적으로 작동하게 만들기 때문이다. 심장이 훈련되지 않았을 경우에는 혈액을 박출하는 효율성과 박출 능력 모두가 감소된다. 낮은 박출량, 부족한 산소 추출 능력, 지방량의 증가, 낮은 헤모글로빈 함량, 조절이 잘 이루어지지 않는 스트레스 호르몬 등은 안정시의 심박수를 모두 증가시키게 된다. 컨디션이 좋지 않은 사람들은 분당 80회 정도의 심박수를 보인다. 흥미롭게도 안정시의 심박수를 증가시키는 요인들은 나중에 심장의 기능장애를 일으키는 요인이 된다. 이와는 반대로 유산소 운동, 체중 조절 및 신체활동은 안정시의 심박수를 낮추게 하고 결국 이러한 것들은 이전보다 더 건강한 심장을 만든다. 제12장에서 입증한 것처럼 질병은 산소의 효율성과 관련이 있는데 이러한 효과에 중요한 역할을 심장이 한다.

요골동맥에서의 심박수 측정

1. 안정시 심박수는 조용하고 안정된 생리학적 환경에서 측정을 한다. 특정 자극, 스트레스 혹은 불안은 안정시 환경을 벗어나기 때문에 심박수의 증가를 유발한다.
2. 퍼스널 트레이너는 심박수를 측정하기 전에 카페인, 담배 같은 자극제를 삼가도록 운동실행자에게 알려 주어야 한다.
3. 측정 동안 운동실행자는 말을 삼가해야 하는데 심박수가 상승하기 때문이다. 운동실행자를 앉거나 눕게 하여 팔을 지지하도록 하고 측정한다. 검사에 따른 불안을 낮추도록 이야기를 해주며 2~3분 동안 동일 자세를 유지하도록 한다.
4. 측정의 위치를 확인한다. 팔을 심장 높이로 유지하게 하고, 측정자의 둘째와 셋째 손가락을 이용하여 요골동맥에서 심박수를 측정한다.
5. 안정시 심박수는 60초 동안 측정한다. 운동 중 심박수는 15초 동안 측정하여 4를 곱하여 60초로 환산한다. 여러 번의 측정을 통하여 평균 안정시 심박수를 산출할 수 있다.
6. 만약 심박수의 값이 100회 이상일 경우 운동실행자는 걷기 이상의 신체활동 혹은 어떤 체력검사라도 참여하기 전에 의사의 진단을 받도록 해야 한다.

남녀의 안정시 심박수(beats/min)

	남자					여자				
%	20~29세	30~39세	40~49세	50~59세	60+세	20~29세	30~39세	40~49세	50~59세	60+세
90	50	50	50	50	52	55	55	55	55	52
80	54	55	54	55	55	59	58	60	60	57
70	58	58	58	58	58	60	62	62	61	60
60	60	60	60	60	60	63	65	64	64	62
50	63	63	62	63	62	65	68	66	67	64
40	66	65	65	65	65	70	70	70	69	66
30	70	68	69	68	68	72	74	72	72	72
20	72	72	72	72	72	75	76	76	75	74
10	80	77	78	77	77	84	82	80	83	79

출처: 미국 보건복지부

혈압(Blood Pressure)

혈압은 안정시의 신체의 내적인 환경 상태를 나타내 주는 또 다른 심혈관기능 측정 요소 중의 하나이다. 특히 고혈압은 다양한 질병으로 이어진다(9,17). 혈관 손상, **뇌졸중**, 신장 손상, 울혈성 심부전증 등은 흔히 고혈압이 동반하는 질환들이다. 따라서 혈압은 115/75mmHg 혹은 그 이하로 유지해야 정상이다(24). 고혈압의 진단 기준은 수축기 140mmHg 이상과 확장기 90mmHg 이상이다.

경계고혈압은 수축기 120~139mmHg과 확장기 80~89mmHg이다. 고위험의 정상 범주는 수축기 130~139mmHg과 확장기 85~89mmHg이다. 최근에는 이러한 수치도 고혈압으로 발전 가능한 주의를 요하는 예측 수치로 간주되고 있다(1,9). 혈압 수치는 운동처방전을 작성하거나 행동 수정 전략을 세울 때 중요한 요소로서 고려되어야 한다. 만약 혈압이 위험 수위에 있다면 운동실행자는 자각증상이 없기 때문에 즉시 알려 주는 것이 매우 중요하다. 미국 보건복지부에 따르면 5,000만~6,000만의 미국인들이 고혈압 증상을 지니고 있다고 한다. 이것은 퍼스널 트레이너의 도움을 받아야 하는 대규모 집단이 있음을 의미하는 것이다.

혈압 측정

1. 검사 대상자는 발을 바닥에 평평하게 붙인 후 자리에 편히 앉는다.
2. 오른팔 소매를 알맞게 걷고 팔꿈치에서 손가락 두 개 정도 위에 커프를 고정시킨다.
3. 팔은 심장 위치에 맞게 올리고 고정한다. 자동혈압계를 사용한다면 상완 동맥 위에 센서가 위치하도록 한다.
4. 커프가 너무 작으면 측정값이 높아지고, 반면에 커프가 너무 크면 값이 낮아지는 측정 오류가 발생할 가능성이 높다.
5. 여자는 165mmHg, 남자는 185mmHg가 넘도록 커프를 부풀린다. 2회 측정인 경우에는 1차 측정에서 나타난 수축기혈압보다 약 20mmHg 더 높게 커프를 부풀린다. 첫 번째 결과의 타당성을 확인하기 위해 반복 측정을 한다. 이것으로 운동실행자의 첫 번째 측정이 무엇인가 잘못된 것은 아닌지 하는 의구심을 2차의 반복 측정으로 해소시켜 줄 수 있다.

Note

3일간 측정한 값이 분명히 높게 나타났다 할지라도 퍼스널 트레이너가 직접 고혈압 진단을 내릴 수는 없다. 140/90mmHg 이상의 혈압을 지닌 운동실행자에게 적절한 진단을 위하여 의사의 진찰을 받도록 권장하여야 한다. 혈압이 160/100mmHg 이상인 사람이라면 운동을 시작하기 전 반드시 의사의 승낙을 받도록 해야 한다.

성인의 혈압 분류

혈압 분류	수축기혈압(mmHg)	확장기혈압(mmHg)
정상군	<120	<80
경계고혈압군	120~139	80~89
고혈압 스테이지 1	140~159	90~99
고혈압 스테이지 2	≧160	≧100

신체 구성과 인체 측정
Body Composition and Anthropometrics

비만은 질병을 추가적으로 발병시키는 것으로 잘 알려져 있는데 이는 1차적인 질환 외에 다른 질환이 추가로 유발되게 하는 합병증과도 같은 것이다. 갑자기 몸무게가 증가한 사람은 다른 질환에 걸릴 확률이 높아진다(27,28). 따라서 체지방을 측정하고 평가하는 것은 매우 중요하다. 체지방률이 남자는 25%, 여자는 32%를 초과하면 고혈압, 당뇨병, 고지혈증, 암과 같은 질환에 걸릴 위험이 그만큼 높아진다. 남자 30%, 여자 40%의 체지방이 있는 사람은 병적인 비만이므로 운동에 참여하기 전에 전문인의 처방이 필요하다. 두드러지게 비만한 운동실행자들에게 피부두겹측정법은 권장되지 않는다. 대신에 그들은 신체부위둘레측정법이나 그와 비슷한 비침습적인 방법들이 권장된다. 이러한 측정법들을 선택하는 이유는 피부두겹측정법으로 지나치게 비만한 사람들을 측정하면 정확성이 매우 낮아지게 되며 이러한 경험이 운동실행자를 불안하게 만들 수 있기 때문이다.

신장과 체중 값은 체질량지수(BMI)와 체지방량, 안정시 대사량(RMR)을 산출할 때 필요하기 때문에 안정시 측정 항목에 포함되어야 한다. 물론 이것은 앞에서도 언급했지만 주로 사망률을 예측할 때 필요한 원자료이고 프로그램 참가에 영향을 미치는 중요한 변수는 아니다. 체질량지수는 질병에 걸릴 확률을 예측할 때 사용된다. 체질량지수가 27을 넘으면 위험 수준으로 분류하고 30인 경우는 비만으로 판정하며 매우 높은 위험자로 분류한다. 그러나 근육질의 운동실행자들의 경우는 체질량지수보다는 신체 구성의 값이 비만 위험성에 대한 더 좋은 예측자로 이용된다.

허리둘레는 질병 발생 위험도를 측정하는 데 중요한 요소이다. 허리둘레 측정을 통해 피하지방과 복부내장의 비만도를 평가할 수 있다. 즉 체질량지수와 허리둘레 수치가 높을수록 위험 수준이 높아진다(3,19~21). 남성의 경우 40인치(102cm), 여성은 35인치(89cm)를 넘으면 위험하다. 두 가지 수치가 모두 높을 경우 퍼스널 트레이너들은 당뇨나 고지혈증으로 발전되기 전에 검진을 먼저 받아 보도록 권고해야 한다.

신체검사 및 지질 검사
Physical Exam & Lipid Screening

자격증을 소지한 전문가만이 혈액 화학 검사를 수행할 수 있다. 검사를 통해 얻은 정보를 바탕으로 프로그램을 구성하고 변경할 수 있다. 공복 시 혈당과 혈중지질 특성은 질환을 진단하는 데 있어 중요한 기준이 된다(2). 다음과 같은 사항이 있을 경우 의학적 검진이 필요하다.

규칙적인 운동은 혈액 성분에 긍정적으로 영향을 미친다. 따라서 다소 높게 나온 수치 때문에 운동에 지장이 될 거라고 생각할 필요는 없다. 미국 콜레스테롤 교육 프로그램에 따르면 20세 이상의 성인은 5년마다 한 번씩은 혈중지질 검사를 받도록 권장하고 있다. 여러 가지 위험 요소들이 복합적으로 작용하면 혈액대사에 무리가 올 수 있으므로 사전에 검사를 받는 것이 무엇보다도 중요하다.

퍼스널 트레이너는 운동실행자가 매년 정기적으로 건강검진을 받도록 해야 한다. 조기에 문제를 발견하면 치료도 쉽고 이후에 나타날 문제점을 최소화시킬 수 있기 때문이다. 정기검진을 오랫동안 받지 않은 사람은 고혈압이나 합병증에 걸릴 가능성이 높다.

질병 발생 전 상태에서는 진단 기준치에 도달할 때와 비교하여 중재 처치에 더욱 긍정적으로 반응한다.

의학적 검진이 필요한 혈중지질 수준

LDL콜레스테롤	135mg/dL 이상
HDL콜레스테롤	40mg/dL 미만
총 콜레스테롤	240mg/dL 이상
콜레스테롤 비율	5% 이상
중성지방	200mg/dL 이상
혈당(공복)	110mg/dL 이상

질병의 증후와 증상

심혈관계
고혈압
저혈압
안정시 심박수 증가
하지 통증
고지혈증
가슴 혹은 왼쪽 팔의 통증
호흡곤란(dyspnea* on exertion)
부종
심계항진증

신진대사계
다음
다뇨
당내성
비만
고혈당 · 저혈당
만성 피로
갑작스러운 체중 감소
무월경
백내장
불면증
황달
상처의 치료 지연

폐질환계
호흡곤란(labored breathing)
숨가쁨(breathlessness)
야간 호흡곤란(nocturnal dyspnea)
빈번한 만성 기침
운동유발성 천식
각혈(hemoptysis)
천명음(wheezing)

*호흡곤란(dyspnea 혹은 shortness of breath[SOB])은 활동시 호흡이 어렵거나 호흡할 때 통증이 오는 증상이다.

의학적 검진이 필요한 생리적 지표

수축기혈압(SBP)	160mmHg 이상
이완기혈압(DBP)	100mmHg 이상
안정시 심박수	100beats/min^{-1} 이상
체지방률	
남성	30% 이상
여성	40% 이상

운동 참여의 승낙 Exercise Participation Clearance

안정시의 검사 결과에 대한 철저한 분석을 통해서 운동실행자의 욕구를 분석하고, 운동 참여 시에 발생 가능한 문제들에 대해서 충분히 검토가 이루어져야 한다. 이전에 언급한 검사 도구를 이용하여 수집한 자료들에 대한 정량적 평가는 운동실행자가 신체활동의 참여로부터 발생할 수 있는 역효과의 가능성에 대해서 매우 잘 예측할 수 있게 한다. 이 시점에서 운동 참여가 바람직한지 여부가 판단되어야 한다. 특별한 증상이 발견되지 않은 사람의 경우는 어떠한 제한을 두지 않고 체력검사를 실시한다. 질환의 증상과 증후 또는 위험 수준이 높은 사람들은 운동하기 전에 의학적 검진을 통하여 확인하는 것이 필요하다. 간혹 운동실행자가 의학적 검진이 요구되는 기준에 해당함에도 불구하고 퍼스널 트레이너가 이 사실을 간과한 채 신체활동에 곧바로 참여하게 하여 건강 상태를 악화시키는 경우가 있다. 의료진에 의해 확증된 경우에는 의료적인 관리 감독하의 프로그램에 참여하는 것이 필요하지만 이러한 경우는 일반적으로 드물다.

어느 누구도 의학적 검진 결과로 인하여 운동의 참여가 곤란하게 되는 경우를 원치 않을 것이다. 더구나 운동 참여를 통하여 건강 상태가 개선되고 증진된 경우에는 더욱 그럴 것이다. 그러므로 일반적으로 받아들이고 있는 프로토콜에 너무 집착하는 것은 타당성을 떨어뜨릴 수 있다. 운동처방 대상자가 최근 1년 동안 병원 진료를 위해 방문한 적이 있다면 그 사람에 대한 운동 참여 승낙 여부를 결정하기 위한 가장 좋은 방법은 주치의에게 현재의 건강 상태 자료를 보내고 자문하는 것이다. 그 자문요청서에는 운동에 참여할 수 있는지에 대한 의견 요청과 주치의로서의 조언을 구하는 내용이 담겨져야 한다. 이러한 과정을 거치면 병원 진료 과정 없이도 상당한 의학적 검진의 효과를 얻을 수 있게 된다. 운동 참여 희망자가 자신의 담당 주치의에게 팩스로 간단히 의뢰시를 보내는 방법으로 복잡한 의료 승인 절차를 단순화시킬 수 있다는 것에 의미가 있다. 이때 퍼스널 트레이너들은 주치의의 권장사항과 제한사항들을 준수하여야 한다. 또한 경우에 따라서 어떤 주치의들은 직접 방문을 요구할 수도 있다. 퍼스널 트레이너들은 가능한 한 주치의의 권고 사항을 따르도록 노력해야 한다.

의료적 승낙 요청서 (MEDICAL CLEARANCE FORM)

운동실행자 이름: ______________________________ 일자: ____________

귀하의 환자가 ____________ 에서 또는 ____________ (으)로 운동 프로그램에 참가하기를 바라고 있습니다. 1차 사전 검사 후, 이 사람은 ________________ 때문에 운동 프로그램 및 또는 체력검사에 참여하기 전에 우선 주치의 동의서가 필요합니다.

참가자는 다음과 같은 운동 프로그램에 참여할 예정입니다.

운동 프로그램	체력검사
_____ 근력	_____ 근력
_____ 유연성	_____ 근지구력
_____ 근지구력	_____ 유연성
_____ 심폐지구력	_____ 신체 구성
_____ 기타*	_____ 심폐 지구력

*설명: ______________________________

____

의사 권장사항

귀하의 환자가 다음 중 어느 것에 참여해도 되는지 아래에 체크해 주십시오.

근력 및 근지구력의 평가 과정

_____ 제한 없이 참여 가능 _____ 다음의 제한사항 내에서 참여 가능 _____ 운동 참여 절대 불가

제한/권고 사항: ______________________________

____

심폐지구력 평가 과정

_____ 제한 없이 참여 가능 _____ 다음의 제한사항 내에서 참여 가능 _____ 운동 참여 절대 불가

제한/권고 사항: ______________________________

____

유연성 능력 평가 과정

_____ 제한 없이 참여 가능 _____ 다음의 제한사항 내에서 참여 가능 _____ 운동 참여 절대 불가

제한/권고 사항: ______________________________

____

주치의 이름과 서명 ______________________________ 서명 일자 ______________

이 양식 그대로 되돌려 보내 주십시오.

주소 ______________________________

도 ________ 시 ________ 우편번호 ________

연락처: ______________________________

운동실행자가 운동 승낙을 받을 목적으로 의사를 방문하려 한다면 퍼스널 트레이너는 필요한 자료를 그에게 제공해야 한다. 또한 퍼스널 트레이너는 위험에 적절하게 대처할 수 있도록 작성한 운동실행자들의 건강 기록 자료들을 잘 보관하고 있어야 한다. 그 자료에는 운동처방 과정과 건강 체력 상태의 변화가 담긴 내용들이 포함되어 있어야 한다.

운동실행자의 개인 자료 파일을 만드는 것이 바로 적절한 서비스를 위한 첫 번째 순서이다. 모든 자료는 빠짐없이 기록되어야 한다. 그 문서에는 동의서, 건강 상태, 행동 양식, 안정시 측정 결과들, 의료적 승인 서류들, 체력검사 결과와 모든 후속 프로그램에 대한 것들이 담겨 있어야 한다. 퍼스널 트레이너는 운동실행자들에게 운동 지도 서비스를 하는 동안 체계적으로 자료를 계속 수집하고 추적하는 시스템을 구축하고 실행해야 한다. 비록 이러한 일이 퍼스널 트레이너들에게 업무 부담이 될 수도 있지만 성공적인 교육 사업을 위해서는 필수적이다. 자료를 점검하면서 지금 어떤 과정으로 운동 프로그램이 진행되고 있고 본래 계획된 사항에서 무엇을 수정해야 하는지도 알게 된다. 또한 이를 통해 권장사항을 정확하게 이행할 수 있을 뿐만 아니라, 목표를 성취하는 데 있어서 불필요한 요소들을 제거할 수도 있다.

운동검사 Exercise Testing

운동실행자에 대하여 사전 검사를 하는 목적 중의 하나는 운동 중에 심혈관질환 발생으로 손상되거나 고통을 받지 않게 하기 위함이다. 운동검사는 운동처방에 있어 가장 기본적인 부분이다. 운동의 결과를 통하여 퍼스널 트레이너는 운동실행자들 각각의 건강-체력 프로파일들을 만들고, 현재의 건강 상태에 맞춰 운동 프로그램을 결정하도록 해야 한다.

운동검사에 대한 기본적인 원리는 이미 언급하였다. 그러나 매우 포괄적이지만 개개인의 검사는 특정의 목적을 지니고 있어야 한다. 어떤 검사를 선택하고 결정하는 것은 임의적으로 하는 것이 아니다. 운동실행자에 대한 검사의 타당성, 신뢰성, 객관성을 높이기 위해서는 방법 선택에 있어 매우 심사숙고해야 한다. 즉, 검사 방법은 특정한 기준에 따라 선택될 필요가 있다.

설문지 문항에 답변하는 과정도 각 개인에게 맞게 어느 정도 개별화하는 것이 필요하다. 운동실행자에 따른 검사 방법 선택도 개별화하면 또한 검사의 효율성을 극대화시켜 좋은

질환의 위험성 분류

낮은 위험성 – 1개 미만의 위험 요인을 지니고 있는 무증상 상태

중간 위험성 – 2개 이상의 위험 요인을 지닌 무증상 상태

높은 위험성 – 여러 가지 위험 요인들과 증상 및 증후들이 출현하는 상태

운동검사 논리

체력 측정 기준 자료 마련
강한 부분과 약한 부분을 파악
능력 평가
운동 전 기본 상태 파악
신체활동 계획 작성
프로그램 설정과 점진성 기준 자료
목표 설정
심리적 고려사항 파악
운동실행자를 위한 교육 자료
프로그램 작성 및 효과 평가

운동검사 선택 준거

검사의 목적은 무엇인가?
검사에 타당도, 신뢰도, 객관도가 있는가?
데이터가 무엇을 제공하고 어떻게 사용될 것인가?
측정 결과가 트레이닝 목표 달성에 어떤 영향을 미치는가?
무엇을 예측할 수 있는가?
목표치와 일치하는가?
프로그램 구성 요소가 일관성이 있는가?
개인에게 적절한 검사의 특이성이 있는가?
운동실행자가 효과적으로 검사에 임할 수 있는가?
안전한가?
검사가 심리적 장애 혹은 불안 요인을 내포하고 있는가?
검사는 편안한 상태에서 할 수 있는가?

결과가 나오는 데 도움이 될 것이다. 운동실행자의 경력, 운동 능력, 운동 상태, 연령, 성별은 적절한 검사 방법을 선택하는 데 유용한 관련 정보들이며 최상의 결과를 도출하기 위해 요구된다. 퍼스널 트레이너는 검사상 좋지 못한 결과가 나오지 않도록 건강 위험 요인과 안전 요소들을 항상 잘 숙지하여야 한다.

어떤 특별한 운동실행자에 대한 운동검사 혹은 프로토콜을 결정할 때 검사의 타당도, 신뢰도, 객관성을 고려하는 것이 매우 중요하다. 어떤 요인을 측정하기 위해 선택된 도구가 측정하려는 것을 정확히 측정해 낼 수 있는 것이 바로 검사의 타당성이다. 검사의 목적은 적합한 연구 방법을 통하여 타당성이 입증된 측정 평가 프로토콜을 확인하고 운동실행자의 특성에 잘 맞게 하는 것이다.

운동검사가 임상시험에 의해 타당성이 입증되었고 측정할 대상에 적합할 때 퍼스널 트레이너는 일관성이 있는 검사 프로토콜을 사용함으로써 타당성 있는 좋은 기초 자료를 획득할 수 있게 된다. 즉 이것은 검사 프로토콜을 충분히 숙지하고 정확한 측정 환경에서 숙련된 측정자에 의해서 수행된다는 것을 의미한다. 다음에 서술된 사례를 통하여 운동검사의 타당성에 대한 유효성 여부를 이해할 수 있을 것이다.

예시 1. 어떤 퍼스널 트레이너가 37세의 여성 운동실행자에게 우선 고등학교 운동장 트랙을 1마일 뛰라고 지시하였다. 퍼스널 트레이너는 고등학교 때 경험으로 운동장 네 바퀴를 뛰면 1마일이 될 것으로 환산하고 따라서 한 바퀴는 396m가 될 것이라고 생각했다. 운동검사는 그들의 세 번째 만남에서 실행된 것이다. 그러나 퍼스널 트레이너는 그날 그녀에게 어떤 운동과 검사가 있을 것인지에 대해 사전에 아무런 얘기도 해주지 않았다. 그날 그녀는 낡은 운동화를 신고 있었으며 달리기에 적합하지 않은 준비 상태였다. 계절 또한 여름이었고 날씨는 무덥고 습해 이상적인 운동검사 환경은 아니었다.

예시 2. 한 퍼스널 트레이너는 28세의 청년을 대상으로 운동 프로그램 진행 전에 실내 육상 트랙에서 심폐지구력 평가를 고려하고 있었다. 그 청년은 지난 6개월 동안 그의 체력을 유지하기 위해서 매주 6~9마일 정도씩 뛰어 왔다. 퍼스널 트레이너는 그에게 1마일 달리기 테스트를 위해서 운동화를 준비해 올 것을 사전에 당부했다. 그는 이전에도 실내 트랙에서 몇 번 심폐지구력운동을 했기 때문에 그 장소에는 익숙해 있었다. 그리고 퍼스널 트레이너는 그에게 운동검사 이틀 전부터는 무리하게 운동하지 말 것을 당부하였다. 그리고 심폐지구력 검사 전에 따라야 할 체크리스트도 그에게 이미 전달해 주었다.

두 이야기를 살펴보면 예시 2의 경우가 훨씬 더 심폐지구력 검사의 적합성을 높인 경우라고 판단할 수 있다. 즉, 예시 2의 퍼스널 트레이너는 그의 능력과 경험을 바탕으로 검사를 준비시켜 주었고, 특이적 검사 요인들을 미리 경험시켜 주었으며, 정확한 거리를 산출하였다. 또한 환경적 요인들도 잘 고려해서 적절하게 잘 계획된 운동검사였다고 할 수 있다. 반대로 예시 1 경우는 완전히 위험 수준이다. 그 트레이너는 운동실행자에게 적합하지도 않은 심폐지구력 검사를 실행하였으며, 더구나 정신적인 마음의 준비도 시키지 않았다. 또한 환경적인 영향, 평가의 정확성을 가늠하는 운동검사에 대한 사전 정보도 알려 주지 않았다. 이 퍼스널 트레이너가 체력검사한 것은 완전히 무효화될 수 있는 모든 요인을 보여 주고 있다. 체력검사 이전에 그러한 요소들을 제거할 수 있도록 하는 것이 퍼스널 트레이너의 의무이다.

운동검사의 타당도는 만약 방법론적으로 적합한 프로토콜을 사용하지 않을 때 많은 영향을 받게 된다. 이것은 흔히 피험자가 평가에 이용된 측정 방법을 잘못 수행하였을 때 볼 수 있다. 즉, 부정확한 자세, 잘못된 생체역학적 측면, 모멘텀 이용 혹은 보다 높은 점수 획득을 위한 보상 작용(cheating motion) 등 이러한 모든 것들이 평가의 타당성을 낮춘다. 또한 검사 장비 혹은 평가 도구를 부적절하게 사용하였을 때 역시 타당도는 감소된다. 품질이 좋지 않은 측정 장비, 측정하기 전에 보정을 하지 않은 측정 기구 혹은 장비에 내장된 건전지의 방전에 따라서도 타당성은 낮아진다. 부적절한 평가 도구의 이용은 특히 시간과 노력을 헛되게 한다.

운동검사 오류가 최대한 발생하지 않도록 하고 검사가 진행될 때만 측정값들이 높은 타당성을 나타낼 수 있다. 퍼스널 트레이너는 운동실행자에 관련한 세부 항목, 검사 환경 및 프로토콜들을 잘 구성하여야 한다. 그럼으로써 운동 프로그램 후 재검사(retest) 결과 또한 신뢰도가 높아질 수 있다. 무엇보다도 신뢰도 높은 검사가 중요하다. 사전 검사와 비교할 때 데이터의 정확성을 극대화하기 위해 모든 세부 항목들이 동일해야 한다. 검사의 방법, 도구, 환경, 조건이 모두 동일해야 한다는 말이다. 일관성은 신뢰도의 중요한 부분이다. 재현성은 재검사의 신뢰도에 영향을 미치지만, 이 두 용어는 동의어가 아니다. 어떤 검사의 경우는 타당성이 낮아도 재현성은 좋을 수 있다. 예를 들어 좌전굴은 수년간 체력검사에서 이용되어 왔고 일정한 재현성도 입증되었다. 그러나 연구결과에 따르면 확실한 타당성은 입증되지 못하고 있다. 왜냐하면 좌전굴 결과에 영향을 미치는 요인들이 아주 많기 때문이다(12,16).

타당도와 신뢰도에 대한 오류를 완전히 제거하기란 불가능할지도 모른다. 왜냐하면 검사의 참여자가 사람들이고 검사의 결과에 미치는 수많은 생리적 및 심리적 변인들이 있기 때문이다. 그래도 검사의 신뢰도와 타당도를 높일 수 있는 방법은 측정을 한 사람이 책임지고 수행하는 것이다. 객관성이란 검사 참여자 간의 신뢰도를 말한다. 측정 교육을 잘 받고 검사 프로토콜에 능숙한 퍼스널 트레이너는 검사에서 두 가지 기준인 신뢰도와 타당도를 동시에 성취할 수 있다. 세심하게 모든 사항들을 검사 과정에 접목시킨다면 운동 프로그램에 좋은 구성 요소가 될 수 있을 것이다.

운동검사의 환경 Testing Environment

운동검사의 환경이 검사 자체에 대한 신뢰도와 타당도를 좌우할 수도 있다. 분명한 환경적인 요인에는 가스, 소음 및 독소를 포함한 오염, 대기, 고도, 습도 등이 있지만 운동검사의 환경에 영향을 미치는 이외의 많은 변인들은 확인이 어렵다. 무엇보다도 사람이라는 변수가 가장 어려운 부분인데 잘 통제하기가 어려운 것 중 하나이다.

주변 환경에 따라 운동실행자가 검사에 집중하지 않고 산만해질 수 있으며, 자만에도 빠질 수 있는데, 이러한 것들도 바로 검사에 영향을 미친다. 물론 안전은 철저하게 고려해야 할 요소이다. 안전한 영역에서 운동검사를 하는지, 장비는 안전한지, 검사 복장은 적절한지 등을 확인 점검해야 한다. 측정검사 이전에 올바른 평가를 위해서는 이러한 모든 것들이 오차 변인이 될 수가 있기 때문에 충분히 고려해야 한다.

검사의 타당도와 신뢰도 높이기

타당도

- 프로토콜의 타당성 확인
- 검사자가 프로토콜에 대한 기술과 경험이 풍부한지 확인
- 운동실행자가 검사 절차에 숙련되었는지 여부를 파악
- 측정의 명확한 차별화
- 심리적인 안정과 동기부여
- 장비의 준비 및 작동 유무 파악
- 검사 전 준비 사항 숙지
- 점수 척도를 명확히 정의

신뢰도

- 조건(시간, 환경, 장소, 회복)을 반복하여 숙지
- 프로토콜 준수
- 항상 중요한 준비운동: 몸 풀기, 동기 부여
- 점수 척도의 일관성
- 검사자의 일관성
- 동일한 평가 도구를 사용

운동검사의 적용 Test Administration

운동검사의 적용을 어떻게 하느냐에 따라서도 평가의 결과는 달라질 수 있다. 정밀하게 잘 구성하여 적용된 검사 절차는 운동 프로그램 구성에 있어 양질의 자료를 제공할 수 있다. 운동검사의 절차를 충분히 숙지하고 숙달하는 것이 우수한 퍼스널 트레이너가 되는 자격 중의 하나이다. 그러므로 측정에 대한 전문적인 실력과 풍부한 경험을 쌓아야 한다. 퍼스널 트레이너는 다양한 사람들을 대상으로 직접 검사해 보고 검사 프로토콜을 숙지해 나감으로써 운동검사의 정확성을 떨어뜨리는 환경 요인과 문제점들을 잘 파악할 수 있는 능력을 갖추게 된다. 검사 방법의 적용상의 오류나 부적절한 절차로 인하여 검사의 타당성이 낮아질 수 있다면 사전 검사 체계와 계획을 잘 설계하여 그러한 것들을 미연에 방지하도록 해야 한다. 따라서 체크리스트를 제작하여 그에 따라 운동검사를 실행한다면 그 이상으로 효율적이고 적절한 방법은 없을 것이다.

운동검사의 효율성 Test Economy

또 다른 변수인 운동검사의 효율성이 검사의 타당도에 영향을 미칠 수 있다. 검사의 효율성이란 지시된 운동검사 항목에 대한 검사 대상자의 수행 능력 요인을 말한다. 퍼스널 트레이너가 운동검사 대상자들에게 적절하게 운동검사 수행 방법에 대해서 가르쳐 주지 않았거나 검사에 있어 흔한 오류 등을 지적해 주지 않았을 때 운동검사의 결과는 정확성이 떨어지는 자료가 될 수밖에 없다. 퍼스널 트레이너들은 검사 프로토콜을 적용하기 전에 운동실행자가 적절한 측정 방법을 익히도록 지도하며, 적합한 측정 수행 기술을 획득하도록 하여야 한다. 운동실행자가 운동검사에 요구되는 기술에 익

숙할 때 타당도는 현저히 높아진다. 실제 검사를 하기 전에 그 검사에 필요한 기술들을 익힘으로써 운동실행자의 자신감은 증가하고 검사 및 새로운 경험으로 인한 불안감을 감소시킬 수 있다.

심리적인 요인도 결과에 영향을 미칠 수 있으므로 간과해서는 안 된다. 검사에 따른 심리적인 요인들이 항상 존재한다. 사람들은 각기 다른 수준의 불안감을 경험한다. 가령 잘 해야 한다는 압박감, 검사의 원활한 수행 기대 심리에서 자신의 능력에 대한 의구심이 초래되어 불안감이 생기거나, 운동검사 결과 수준이 낮게 측정되는 것에 대하여 염려하고, 또 당황하게 될까봐 근심하여 생겨나는 불안감들이 있다. 또 다른 경우로 이전 검사에 대해 좋지 않은 부정적인 경험을 하였거나 반대로 과거에 비슷한 운동검사에 대해 잘 수행한 경우이다.

예비 검사 항목의 체크 및 예비 실습은 많은 심리적인 요인들을 경감시키는 데 큰 도움을 줄 수 있다. 사전 검사 항목의 유형에는 두 가지가 있는데 하나는 검사자를 위한 것과 다른 하나는 운동실행자를 위한 것이다. 먼저 검사자 항목에는 검사가 안전하고 효과적으로 이루어질 수 있는지 확인되어야 한다. 또한 장비들이 바르게 있는지, 정확하게 작동하고 있는지, 적절할 형태와 준비된 환경에 놓여 있는지 등이 포함되어 있어야 한다. 검사 대상자들을 위한 사전 검사 지시사항에는 측정 결과에 영향을 미칠 수 있는 것들 즉, 적절한 옷차림, 충분한 휴식, 수분 섭취, 신경자극제 복용 금지 혹은 기타 섭취물에 대한 지침 등이 담겨 있어야 한다. 가장 훌륭한 검사자는 모든 면에 세심한 주의를 기울이는 사람이다. 모든 것이 완벽하게 준비되어 있다면 결과는 성공적이지만 반면에 준비가 미흡하다면 오류를 범할 가능성이 높아진다.

운동검사 전 체크리스트

운동실행자(검사 대상자)를 위한 사전 지침사항

___ 운동검사 전에 그 절차를 모두 알고 이해하였다.
___ 나는 수행할 운동검사에 익숙하다.
___ 전날 밤 충분한 수면을 취하였다.
___ 충분히 물을 마셨다.
___ 적당한 양의 식사를 하였다.
___ 담배나 흥분제, 의사 처방이 없는 약품을 취하지 않았다.
___ 운동하기에 적절한 옷차림을 갖추었다.
___ 아프거나 부상당한 곳이 없다.

검사자를 위한 체크리스트

___ 운동실행자의 동의하에 검사를 진행하겠다.
___ 측정장비를 적절하게 잘 갖추었고 그 상태는 양호하다.
___ 모든 측정기록 장치와 용지가 준비되어 있다.
___ 검사 프로토콜을 충분히 숙지하였다.
___ 검사 대상자를 측정 전에 사전 연습시켰다.
___ 검사 대상자에게 본 검사에 대한 적절한 교육을 시켰다.
___ 검사 환경은 세밀하게 준비가 이루어졌다.
___ 외부 환경상태는 검사에 적절하였다.
___ 검사 종료 기준을 설정하였다.
___ 준비운동과 정리운동 절차를 규정하였다.

운동검사 양식 Testing Format

하루에 한 종목 이상의 검사를 시행하는 경우에는 잘 갖추어진 형태의 검사 양식을 만드는 것이 중요하다. 우선 시간과 타당성을 고려해야 한다. 어떤 검사는 다른 검사보다 시간이 더 많이 소요될 수 있고, 또 어떤 것은 시간은 적게 걸리나 반복되는 검사로 인하여 피로가 누적될 수 있어 그로 인해 검사의 타당성이 떨어지는 결과를 초래할 수 있다. 측정 결과를 적절하게 확인하는 것이 검사의 효율성과 정확성에 도움을 줄 수 있다. 오히려 하루에 검사를 지나치게 많이 함으로써 시간을 절약한다는 것이 측정 결과를 오염시켜서 절약한 시간들이 의미가 없게 될 수도 있다.

전문 지식은 운동검사의 순서 혹은 어떤 검사를 함께 병행할 수 있는지를 결정할 때 핵심적으로 요구된다. 신경계 혹은 에너지대사계가 요구되는 운동검사 종목들이 우선적으로 먼저 시행되어야 한다. 그리고 피로가 유발되는 검사 종목들이 검사 후반부에 배치되어야 한다. 논리적 과정에 따라 다음에 제시된 가이드라인이 검사 순서를 정하는 데 도움이 될 것이다.

운동검사 순서 결정

1. 안정시 검사 항목 혹은 최소한의 피로 유발 검사 항목: 신체 구성, 유연성, 평형성, 협응성 등
2. 근력과 순발력 검사: 최대 반복 검사, 무산소성 파워 검사 등
3. 근지구력 검사: 팔굽혀펴기, 턱걸이 등
4.무산소성 능력 검사: 1분간 스쿼트, 400m 달리기 등

5. 유산소성 능력 검사: 12분 달리기, 스텝 테스트 등

측정 효과를 높이기 위해서 운동검사가 분할되거나 요일을 나누어서 시행해야 한다. 예를 들어 유산소성 검사, 무산소성 검사, 체력검사는 각기 다른 시기에 수행하는 것이 효과적이다. 만약 여러 가지 검사를 하루에 실시해야 하는 경우, 검사 대상자에게 휴식 시간을 충분히 제공하기 위해 검사 종목은 격렬한 신체활동과 관련 있는 운동검사 사이사이에 피로를 거의 유발하지 않는 검사 항목들로 배열하여 수행하도록 한다. 물론 이러한 결정은 적용되는 검사, 검사 대상자의 개인 능력과 기타 관련 요소들에 따라 상대적이 될 것이다. 가장 좋은 방법은 특별한 검사를 먼저 하고 체력검사를 다른 날짜에 각각 배정하여 실시를 하는 것이다.

건강과 안전상의 고려사항 Health & Safety Considerations

안전사항은 퍼스널 트레이너가 고려해야 할 가장 기본적인 원칙이다. 퍼스널 트레이너 감독하에서 운동검사 환경은 검사 대상자가 최대의 능력을 발휘할 수 있도록 조절되고 관리되어야 한다. 사전에 계획한 대로라면 사고 발생 가능성이 줄어들지만 응급상황을 항상 인지하고 있어야 한다. 검사 대상자들이 운동검사 전에 적절한 사전 교육을 모두 받았을지라도 신체활동이라는 본질적인 속성상 언제든지 부상당할 위험은 있다. 이 외에도 퍼스널 트레이너는 검사 프로토콜에 대해 설명을 잘해야 하고, 운동할 때에 부상을 당하지 않는 예방법을 설명해 주어야 한다. 또한 운동검사 장소를 사전에 답사하여 외부적인 위험 요인들을 파악하고, 검사 대상자가 몸과 마음이 준비가 되어 있는지를 파악해야 한다. 이와 같이 퍼스널 트레이너는 항시 응급상황이 발생할 경우를 대비하여 응급상황 대처 매뉴얼을 만들어야 한다. 예를 들면 세심한 고려사항으로 근골격계 상해 발생 시를 대비하여 항상 얼음 팩이 있어야 하고, 저혈당 쇼크 발생 대비를 위하여 유가당 주스나 당 성분이 들어간 음료를 상비해야 한다. 그리고 더 심각한 응급상황 발생을 대비하여 응급의료 서비스(EMS) 체계를 점검해야 한다.

운동검사 결과 해석 Test Interpretation

자료가 수집되었으면 분석해서 검사 대상자(운동실행자)에게 통보해 주어야 한다. 운동실행자는 다른 집단과 비교해서 자신이 얼마나 더 잘했는가에 관심이 있다. 따라서 연령대와 성별을 기준으로 자료를 분석해야 한다. 어떤 경우에는 평가 기준 척도가 검사 대상자의 현재 체력 수준을 확인하기 위한 범위(정상/비정상)를 이용한다. 또 다른 기준 척도로 검사 대상자가 수행한 검사 종목에서 어느 정도 순위에 해당하는지 백분위수 개념을 이용하기도 한다. 쉬운 용어로 그들의 운동검사 점수와 각기 기준별 등급을 설명해 주면 검사 대상자(운동실행자)들은 자신의 체력 수준 상황을 쉽게 인식할 수 있다. 가장 효과적인 것은 긍정적인 어휘를 사용하여 자신감을 북돋아 주는 것이다. 만약 부정적인 어휘로 체력의 수준이 매우 낮다고 설명하는 경우, 운동실행자들은 순간 당황하거나 실망감에 운동 참여 의지가 반감될 수도 있다. 따라서 반드시 긍정적인 어휘를 사용해야 한다. 퍼스널 트레이너가 있는 이유는 운동실행자의 자신감을 북돋아 주고, 운동능력을 향상시키려는 것이 주요 목적이기 때문이다. '별로', '최악' 등의 어휘는 금기어이다. 오히려 부족한 부분을 어떻게 향상시킬 수 있다는 동기 유발과 격려를 아끼지 않아야 한다. 또한 여러 사람들의 체력이 운동실행자와 거의 유사한 수준임을 인지할 수 있게 하고 주어진 조건이 비슷하다는 것을 공감시키도록 한다.

그러므로 퍼스널 트레이너는 현재 검사 대상자(운동실행자)의 부족보다는 운동 프로그램 참여 이후 최종적인 결과의 변화 가능성에 초점을 맞춘 결과 해석이 중요하다. 우선 적절한 시기에 운동실행자가 원하는 수준으로 향상될 수 있음을 알려 준다. 이러한 것은 동기 유발 전략의 시작이다. 목표에 도달할 수 있도록 운동실행자의 능력에 자신감을 심어 주고 또한 성공할 수 있도록 모든 초점을 맞추어야 한다. 프로그램 지시대로 따라 하기만 하면 다음 평가에서는 반드시 좋은 결과를 얻을 것이라는 신념을 심어 줘야 한다.

운동 프로그램을 결정하기 위해 측정한 자료들을 분석할 때, 퍼스널 트레이너들은 체력의 영역을 각각 평가하면서 아울러 운동실행자의 가장 큰 욕구 영역이 어느 것인지도 확인해야 한다. 체력 영역의 거의 혹은 모든 범주에서 낮은 집단에는 무엇보다도 심폐지구력이 프로그램 초기에 우선 강조되어야 하는데 그 이유는 건강과 질환 예방에 있어 주요 작용을 하기 때문이다. 물론 이것이 다른 체력 요소들을 간과하라는 의미는 아니다. 다만 심폐 능력의 수치가 낮으면 낮을수록 건강상 더 위험성이 높아지기 때문이다. 체력검사를 통하여 얻어진 모든 측정값들은 욕구 평가 목록에 함께 첨부하여 운동

프로그램 구성에서 적절하게 활용되어야 한다. 기타 다른 제 요소들도 적절하게 주의를 기울임으로써 운동 프로그램의 궁극적인 목표 달성을 이루는 데 도움을 줄 수 있다.

욕구분석 Needs Analysis

수집된 많은 자료들은 운동처방에 따라 발생할 수 있는 적절한 결과인지를 분석해 볼 수 있는 관련 기초 자료이다.

관련 자료들을 재검토하고 동 프로그램에 고려해야 하는 특정의 문제 요인들을 확인하는 것이 바로 욕구분석 파트에 관련한 부분이다. 이 과정에서 퍼스널 트레이너들은 수집한 자료들을 토대로 운동처방의 목표를 설정하고, 또한 건강에 긍정적이고 부정적인 요인들 간의 인과관계를 규명해야 한다. 1차 자료의 재검토를 통하여 운동실행자의 건강 증진에 현재 가장 크게 부정적인 영향을 미치며 큰 장애가 될 수 있는 요소를 제거하여야 한다. 운동실행자들이 현재 가지고 있는 문제점에 대해 바람직한 해결책을 찾기 위해서는 부정적인 요소들을 평가해야 하고 인지해야 한다. 만약 유연성 수치가 낮게 나왔다면 한계점을 파악하여 향상시키기 위한 효과적인 대책을 찾을 것이다. 목록 체계를 이용하여 목표에 부합되는 운동처방을 내리게 될 것이다. 이 운동처방전에 따라 퍼스널 트레이너는 운동 프로그램을 적절히 선택 구성할 수 있다. 욕구분석과 운동처방의 조합은 장기적 · 단기적 목표 및 일일 목표를 결정할 때 활용될 수 있으며, 또한 운동 목표를 달성하는 데 성공적인 지름길이 된다.

목표 설정 Goal Setting

대부분의 퍼스널 트레이너들은 운동 프로그램 목표를 설정하는 데 어려움을 겪는다. 따라서 오류가 빈번할 수 있다. 사람들은 지정된 시간 내에 세부 목표를 달성하는 것을 매우 어려워하고 대부분 실패한다.

세부 목표를 달성하지 못하면 사람들은 운동순응성(compliance)과 동기유발(motivation)이 떨어지고 운동 프로그램에 불만과 반감을 갖게 된다. 그러나 세부 목표가 알맞게 수정되어 시행되면 얼마든지 결과를 향상시킬 수 있다. 이러한 문제가 발생하는 이유는 우선 비현실적인 목표를 설정하고, 객관적으로 바라보지 않으며, 장기적인 목표에 필요한 단기 대책을 세우지 않기 때문이다.

효과적으로 운동의 목표를 달성하기 위해서는 운동실행자의 능력을 정확하게 분석하여 세부 목표를 세우고 그에 맞는 소요 시간과 달성에 필요한 노력 정도를

욕구분석 예시

확인된 욕구	처방전	장기적인 목표
위험 요소들		
운동 부족	일일 신체활동량 늘리기	하루 200kcal 이상 소비
스트레스 과다	스트레스 요인과 환경 파악	민감성 감소 대처 능력 증가
요통	복부근력 향상 고관절 신근과 굴근의 유연성 자세 안정성 높이기	자세 안정
안정시 검사		
안정시 혈압(RBP): 138/88mmHg	유산소운동 늘리기 체중 감량 식이 조절	120/80mmHg으로 낮춤
안정시 심박수(RHR): 82bpm	1회 박출량의 증가	75bpm으로 낮춤
체지방: 23%	칼로리 소비량의 증가 신진대사 증가 칼로리 제한 당분 및 고지방 식이 감소	18%로 조절
허리둘레: 39인치	운동량 증가	34인치
체력검사		
유연성: 힙신근의 강직도 척추의 신전 및 회전 부족	동적 · 정적 스트레칭	동작 가동범위(ROM) 개선
상지 근력: 평균	저항성 트레이닝	정상 수치
하지 근력: 평균	저항성 트레이닝	정상 수치
심폐 능력: 양호	유산소운동	정상 회복

산출해야 한다. 우선은 세부 목표 설정이 비현실적이고 비효과적인 양극단의 목표를 수정하는 것이다. 세부 목표에는 통제 가능한 행동들과, 구체적이고 도전적이지만 현실적이고, 의미가 있고, 가치가 있는 것들이 반영되어야 한다. 더불어 개인의 성격, 동기, 능력 등도 필수 고려 대상이다.

목표 설정은 기본적으로 활동 계획을 담고 있다. 대부분의 경우, 목표 달성을 위한 연속선상에서 측정 가능한 요소들로 구성될 계획된 세부 목표들로 제한하는 방법이 가장 효과적이다. 첫 번째 단계로 적당한 적응 기간을 설정하는 것이다. 퍼스널 트레이닝의 장기 목표인 경우는 두 가지 범주로 나누어야 한다. 즉, 1) 운동 프로그램을 통해 최종 성취하고자 하는 목표, 2) 단기 3~6개월 내에 성취되어야 할 하위의 목표. 예를 들어 30파운드를 감량하는 것이 궁극적인 장기 목표인 반면에 12주 운동 기간에 12파운드를 감소하는 것은 단기적인 목표이다. 개인의 상태에 따라 장 · 단기적인 대책 여부가 결정난다. 컨디션이 매우 좋지 않고, 이전에 좌업생활을 주로 하였고, 이제 운동을 막 시작하는 사람들은 잘 훈련된 사람들보다 최종 목표에 도달하는 데 더 많은 시간이 요구된다.

장기 목표는 단기 목표를 설정하는 데 도움이 된다. 같은 예로 12주 동안 12파운드의 체중을 감량한다면 주당 1파운드 혹은 1개월에 4파운드를 감량하는 것이 단기적인 목표라 할 수 있다. 단기 목표는 보통 1개월 이내에 성취가 되는 것으로 주당 목표로 더욱 세분화시킬 수 있다. 단기 목표는 동기 부여를 시키는 데 탁월하기 때문에 성취 가능하여야 한다. 주당 단기 목표는 하루의 목표량으로 더욱 세분화시킬 수 있다. 만약 장기 목표가 3개월에 12파운드 감량이라면 단기 목표는 주당 체중 감량 1파운드라 할 수 있으며 1일 목표는 마이너스 500cal로 나타낼 수 있다. 만약 제한된 칼로리 만큼만 먹고 500cal를 에너지로 배출하려 한다면 단기 목표로는 주말까지, 장기 목표로는 운동 주기가 끝나가는 기간쯤에 마무리될 것이다.

하루 목표치에 초점을 맞추는 것은 개념상으로 한 번에 한 발자국씩 걷는 것과 같다. 목표를 달성하지 못하는 이유는 비현실적인 목표를 세우기 때문이다. 사람으로서 할 수 없는 것을 하려 한다면 실패밖에 돌아오지 않을 것이다.

Key Terms

뇌졸중(stroke): 혈류 공급 부족으로 생긴 뇌세포의 급사

저혈압(hypotension): 비정상적으로 낮은 혈압 수치

호흡곤란(dyspnea): 폐나 심장질환과 관련된 호흡곤란 증세

각혈(hemoptysis): 폐나 기도로부터 혈액이나 혈액이 섞인 가래를 포함한 기침

월경불순(amenorrhea): 월경의 불규칙. 여성에게 있는 현상

불면증(insomnia): 만성적으로 적정 시간동안 잠을 못 이루는 질환

응급처치(emergency medical service; EMS): 응급진료사와 약품으로 병원 전 단계에 행하는 치료 과정

References

1. **Bakx JC, Deunk L, van Gerwen WH, van Aalst M, van den Hoogen HJ and van den Bosch WJ.** [Relationship between tegeneral practice guidelines for the diagnosis of hypertension and the indication for treatment and practice in the Nijmegen region, the Netherlands, 1983-2001]. *Ned Tijdschr Geneeskd* 147: 612-615, 2003.
2. **Ballantyne C, Arroll B and Shepherd J.** Lipids and CVD management: towards a global consensus. *Eur Heart J* 26: 2224-2231, 2005.
3. **Bergman RN, Kim SP, Hsu IR, Catalano KJ, Chiu JD, Kabir M, Richey JM and Ader M.** Abdominal obesity: role in the pathophysiology of metabolic disease and cardiovascular risk. *Am J Med* 120: S3-S8, 2007.
4. **Chinn DJ, White M, Howel D, Harland JO and Drinkwater CK.** Factors associated with non-participation in physical activity promotion trial. *Public Health* 120: 309-319, 2006.
5. **Corrado D, Basso C, Schiavon M and Thiene G.** Does sports activity enhance the risk of sudden cardiac death? *J Cardiovasc Med (Hagerstown)*7: 228-233, 2006.
6. **Cournot M, Taraszkiewicz D, Galinier M, Chamontin B, Boccalon H, Hanaire-Broutin H, Puel J and Ferrieres J.** Is exercise testing useful to improve the prediction of coronary events in asymptomatic subjects? *Eur J Cardiovasc Prev Rehabil* 13: 37-44, 2006.
7. **Dickens BM and Cook RJ.** Dimensions of informed consent to treatment. *Int J Gynaecol Obstet* 85: 309-314, 2004.
8. **Erbs S, Linke A and Hambrecht R.** Effects of exercise training on mortality in patients with coronary heart disease. *Coron Artery Dis*17: 219-225, 2006.

9. **Fattirolli F, Cellai T and Burgisser C.** [Physical activity and cardiovascular health a close link]. *Monaldi Arch Chest Dis* 60: 73-78, 2003.

10. **Geller G, Tambor ES, Bernhardt BA, Fraser G and Wissow LS.** Informed consent for enrolling minors in genetic susceptibility research: a qualitative study of at-risk children's and parents' views about children's role in decision-making. *J Adolesc Health* 32: 260-271, 2003.

11. **Hecht HS.** Recommendations for preparticipation screening and the assessment of cardiovascular disease in masters athletes. *Circulation* 104: E58, 2001.

12. **Hui SS and Yuen PY.** Validity of themodified back-saver sit-and-reach test: a comparison with other protocols. *Med Sci Sports Exerc*32: 1655-1659, 2000.

13. **Kappagoda CT, Ma A, Cort DA, Paumer L, Lucus D, Burns J and Amsterdam E.** Cardiac event rate in a lifestyle modification program for patients with chronic coronary artery disease. *Clin Cardiol* 29: 317-321, 2006.

14. **Kappagoda CT, Ma A, Cort DA, Paumer L, Lucus D, Burns J and Amsterdam E.** Cardiac event rate in a lifestyle modification program for patients with chronic coronary artery disease. *Clin Cardiol* 29: 317-321, 2006.

15. **Ladimer I.** Professional liability in exercise testing for cardiac performance. *Am J Cardiol* 30: 753-756, 1972.

16. **Lemmink KA, Kemper HC, de Greef MH, Rispens P and Stevens M.** The validity of the sit-and-reach test and the modified sit-and-reach test in middle-aged to older men and women. *Res Q Exerc Sport* 74: 331-336, 2003.

17. **Lloyd-Jones DM, Dyer AR, Wang R, Daviglus ML and Greenland P.** Risk factor burden in middle age and lifetime risks for cardiovascular and non-cardiovascular death (chicago heart association detection project in industry). *Am J Cardiol* 99: 535-540, 2007.

18. **Mozes T, Tyano S, Mano I and Mester R.** Informed consent: myth or reality. *Med Law* 21: 473-483, 2002.

19. **Ofei F.** Obesity - a preventable disease. *Ghana Med J* 39: 98-101, 2005.

20. **Onat A, Hergenc G, Turkmen S, Yazici M, Sari I and Can G.** Discordance between insulin resistance and metabolic syndrome: features and associated cardiovascular risk in adults with normal glucose regulation. *Metabolism* 55: 445-452, 2006.

21. **Onat A, Uyarel H, Hergenc G, Karabulut A, Albayrak S and Can G.** Determinants and definition of abdominal obesity as related to risk of diabetes, metabolic syndrome and coronary disease in Turkish men: A prospective cohort study. *Atherosclerosis* 191: 182-190, 2007.

22. **Peteiro JC, Monserrat L, Bouzas A, Pinon P, Marinas J, Bouzas B and Castro-Beiras A.** Risk stratification by treadmill exercise echocardiography. *J Am Soc Echocardiogr* 19: 894-901, 2006.

23. **Seto CK.** Preparticipation cardiovascular screening. *Clin Sports Med* 22: 23-35, 2003.

24. **Sever P.** New hypertension guidelines from the National Institute for Health and Clinical Excellence and the British Hypertension Society. *J Renin Angiotensin Aldosterone Syst* 7: 61-63, 2006.

25. **Shephard RJ.** Ethics in exercise science research. *Sports Med* 32: 169-183, 2002.

26. **Smith DM, Lombardo JA and Robinson JB.** The preparticipation evaluation. *Prim Care* 18: 777-807, 1991.

27. **Smith SC, Jr. and Haslam D.** Abdominal obesity, waist circumference and cardio-metabolic risk: awareness among primary care physicians, the general population and patients at risk--the Shape of the Nations survey. *Curr Med Res Opin* 23: 29-47, 2007.

28. **Stavropoulos-Kalinoglou A, Metsios GS, Koutedakis Y, Nevill AM, Douglas KM, Jamurtas A, Veldhuijzen van Zanten JJ, Labib M and Kitas GD.** Redefining overweight and obesity in rheumatoid arthritis patients. *Ann Rheum Dis* 2007.

29. **Whang W, Manson JE, Hu FB, Chae CU, Rexrode KM, Willett WC, Stampfer MJ and Albert CM.** Physical exertion, exercise, and sudden cardiac death in women. *JAMA* 295: 1399-1403, 200

제 14 장

체력 평가

Assessment of Physical Fitness

- 최대하 산소섭취량($\dot{V}O_2$) 검사
- 최대산소섭취량 추정 산출
- 근력 검사
- 검사의 오류
- 무산소성 파워 능력
- 유연성 평가
- 신체 구성 평가
- 현장 검사

서론 Introduction

심폐지구력(CRF)은 생리학적 기능에 미치는 역할뿐 아니라 질병과 수명과의 상관으로 인하여 아마도 가장 중요한 건강 관련 체력의 요소로 인식될 것이다(1,2,7,16). 심혈관계 증진 활동에 적극적으로 참여하는 것은 다른 건강 관련 체력 요소에 보다 더 긍정적인 영향을 주기 때문에 어떤 운동 프로그램에서든 반드시 필수적인 요소로 포함되어야 한다. 즉 전 생애에 걸쳐 적절한 수준의 유산소성 능력을 유지하기 위해서는 체력 평가 항목에 반드시 심폐지구력 평가가 포함되어야 한다.

심폐 능력 검사는 개인의 **최대산소섭취량($\dot{V}O_2max$)**을 측정하는 것이다. $\dot{V}O_2max$는 산소를 흡기하고, 운반하고, 활용하는 신체의 능력을 말한다. 이는 폐, 심장, 근육으로 혈액의 산소 공급과 운동 중 에너지대사를 위해 산소를 흡기하고 소비하는 근육의 능력 등의 효율성을 측정하는 것이다. 체내의 최대산소섭취량 측정은 거의 100%의 운동강도에서 최대의 운동을 수행하는 경우에 얻을 수 있다. 또는 최대하 강도에서 측정된 심박수로 외삽법(extrapolation)에 의해 최대산소섭취량을 추정할 수도 있다. 즉, $\dot{V}O_2max$ 추정 방법은 특정 부하 수준에서의 산소 소비량을 통하여 산출하거나, 운동 거리와 기록을 측정하여 추정될 수 있는데, 여러 가지 최대산소섭취량 추정식을 이용할 수 있다. 대부분의 경우에서 최대하의 운동부하법이 선호되고 있으며 장시간 동안의 주로 대근육 활동을 사용하는 형태(자전거 타기, 걷기, 달리기 등)의 다양한 검사 프로토콜을 통하여 이루어진다. 운동검사 중 측정된 심박수와 여러 가지 자료들이 최대산소섭취량을 추정하기 위한 추정식 또는 추정 노모그램에 적용된다.

최대하 산소섭취량 검사 Submaximal $\dot{V}O_2$ Testing

퍼스널 트레이너들은 부상 위험성 때문에 최대 운동검사를 좀처럼 시행하지 않는다. 안전한 검사를 위해서는 능숙한 기술을 숙달해야 하며 특별한 관리가 필요하다. 또, 운동부하 검사 중에 운동강도 혹은 스트레스를 신중히 고려하여야 하는 특수 집단의 대상자들에게 일정한 수준의 운동강도를 부여하면서 수행하는 최대 운동부하 검사 프로토콜 사용에 주의해야 한다. 반면에 최대하 운동검사는 적용하기 꽤 쉬운 것으로 상대적으로 위험부담도 적고, 심혈관계 질환에 대한 위험을 탐색할 수 있으며, 대부분의 사람들에 적용 가능한 심폐능력 검사법이다. 이러한 검사에는 걷기 또는 달리기 테스트, 고정식 자전거 테스트, 스텝 테스트 등이 있으며 검사 대상자가 허락할 경우 심지어 수영 프로토콜까지 포함할 수도 있다.

일부에서는 운동부하를 점진적으로 증가시키는 최대하 운동부하 검사를 적용하지만, 대부분의 최대하 운동부하 검사는 피험자들에게 페이스가 설정된 프로토콜로 운동검사를 수행토록 한다. 즉, 이러한 검사들은 특정 거리에 도달할 때까지 주어진 시간 동안 수행하거나 특정 운동강도에서 일정한 심박수에 도달할 때까지 진행된다. 검사 프로토콜들은 각각의 적용되는 측정 시스템과 종료 기준 사항을 지니고 있다. 검사 자료가 수집되면 추정값을 산출해 내기 위하여 적용된 프로토콜 특정의 계산식이나 노모그램을 이용하게 될 것이다. 최대 운동부하 검사 프로토콜은 직접적인 측정 결과인 반면에 최대하 운동부하 프로토콜은 개인의 $\dot{V}O_2max$에 대한 추정 산출값을 내는 것이다. 따라서 정확성이 떨어지는 등의 몇 가지 요소에 있어서 최대 운동부하 검사 프로토콜과는 다르다는 것을 명심해야 한다.

최대 심폐 능력 추정 Predicting Maximal Values

최대산소섭취량 추정식은 운동검사에서 측정된 단위를 산소 섭취 이용 단위로 환산한다. 추정된 산소 이용량은 분당/체중당 사용된 산소량인 상대적 단위($mL \cdot kg \cdot min^{-1}$)로 쓰거나 체중에 대한 반영이 없는 절대값 단위(mL/min 또는 L/min)로 표현된다.

상대적 단위 표현법은 분당 피험자의 체중에 의해 소비되는 산소량을 표현하는 반면, 절대값 단위는 분당 신체에서 소비되는 전체 산소 소비량을 말한다. 체격이 큰 사람과 작은 사람이 똑같은 산소 소비의 절대값을 보였다면, 체격이 작은 사람이 상대적으로 몸무게가 적기 때문에 당연히 체중당(파운드 또는 kg) 더 높은 산소 이용 능력을 가지고 있는 것으로 평가된다. 이러한 측면에서 산소섭취량에 대한 상대적 표기 방법이 더 자주 이용되며 측정값은 곧 각 피험자들 개개인의 심폐 능력 수준을 보여 주는 것이 되기 때문에 개인 간의 비교에 더욱 유용하다.

운동검사에 의해 확인된 산소 섭취 능력 측정값은 검사 대상자에게 별 의미가 없을지 모른다. 따라서 그 측정 결과는 이해하기 쉬운 언어로 설명되어야 하고 검사 대상자의 연령

운동부하 검사 중단의 지표

- 검사 대상자가 검사가 진행되는 동안 불편함을 느낀다.
- 검사 대상자의 얼굴과 피부가 창백해진다.
- 검사 대상자가 20초 또는 그 이상 운동 리듬을 유지하지 못한다.
- 검사 대상자가 주의 집중하지 못한다.
- 검사 대상자가 기절 또는 현기증, 어지럼증을 호소한다.
- 검사 대상자가 복통이나 구토 증상을 겪는다.
- 검사 대상자가 호흡 기능장애를 겪는다.
- 검사 대상자가 가슴의 통증을 호소한다.
- 검사 대상자가 옆구리 통증, 근경련, 염좌, 탈진을 호소한다.

과 성별에 따른 기준값에 따라 비교되어야 한다. 퍼스널 트레이너들은 다양한 집단들의 평균값이 얼마인지에 대해서도 잘 알아야 하는데, 그렇게 해야만 운동처방이 검사 대상자에게 정확한 목표를 세울 수 있도록 구성되기 때문이다.

각각의 최대하 운동부하 심폐 능력 검사는 적절한 실행 절차들을 가지고 있다. 제13장에서 검사 대상자별 신체적 특성 조건에 기초한 각 검사 대상자와 적합한 검사 선정 간 조화의 중요성에 대하여 논의하였다. 각각의 프로토콜을 진행함에 있어 검사 대상자가 미리 알려진 동의서에 서명했는지, 위험 요인들에 대해 완전히 알고 있는지, 진행되는 각 검사 단계마다 계속 검사 참여를 확실히 하였는지가 가정되어야 한다. 그들은 사전 검사 항목에 동의해야 하고 검사를 위해 적절한 준비를 해야 한다. 더구나 각각의 프로토콜들은 뜻하지 않은 사고나 문제가 발생했을 시의 응급계획에 따라서 엄격히 지켜져야만 하는 검사 중단 지침의 지표들을 잘 준수해야 한다.

근력 검사 Testing for Muscular Fitness

근력 검사는 **근력**(muscle strength)과 **근지구력**(muscle endurance)에 대한 검사 대상자의 능력을 평가하는 것을 말한다. 전통적으로 이러한 근력 요소의 측정에는 악력계, 케이블 장력계, 그리고 임상적으로 근력과 근지구력을 평가하기 위한 등속성 기구들이 사용되어 왔으며 운동선수 집단을 위해 1RM 동적 저항성 트레이닝을 위한 특별한 장비가 사용되있다. 근력과 지구력 검사가 차이를 보이는 것은 개별 근육과 관절의 움직임을 통하여 힘을 발현하고 유지하기 위한 능력이 다르기 때문이다. 단지 한두 가지 근력 측정을 통하여 몸 전체의 근력 발현 능력(근력)과 근력 발현 유지 능력(근지구력)을 평가하였을 때 근력 검사에 적용되고 사용되었던 측정 동작과 다른 움직임과 운동을 하는 경우에는 그 근력 검사 결과는 타당성이 없어질지도 모른다. 예를 들면 어떤 사람이 벤치프레스 검사 결과는 아주 좋았는데 턱걸이를 할 힘은 가지고 있지 못했을 때, 또는 상당한 중량으로 레그 프레스는 가능한데 다리의 굴근에 적당한 근력과 비율을 가지고 있지 않았을 때, 그들은 근력의 불균형 때문에 염좌의 위험이 높아지는 상태와 마주하게 될 것이다. 이러한 이유로 퍼스널 트레이너들은 상체, 하체, 그리고 몸통 각각에 대한 최소 3개 이상의 다른 근력과 근지구력 평가를 수행해야 한다.

인체의 모든 근육들이 적절한 근력과 근지구력을 지니는 것이 건강을 유지하는 데 중요하다. 벤치프레스나 레그프레스가 강조되는 근력 측정인 경우 근력 재검사 시의 기준은 정확히 사용되었던 근육으로 수행되어야 한다. 사실, 어떤 사람이 그 같은 근력 검사들을 잘 수행하였고 또한 근력 평가에서 높은 점수를 받았을지는 모르지만 그것이 전신의 근력 평가를 나타내는 것으로 보아서는 안 된다. 퍼스널 트레이너는 부족함과 불균형을 알아내기 위하여 모든 주요 근육군의 근력을 확인할 수 있을 것이다. 정상화된 자료들은 모집단의 준거가 잘 확립된 전통적인 근력 평가에서 사용될 수 있는 반면, 다중 반복 최대 평가와 1회 반복의 추정 평가는 현재 비교 가능한 자료를 확보하지 못한 움직임들에 관한 정보를 제공하는 데 도움을 줄 수 있다.

앞서 언급했듯이 주동근과 길항근 간의 적절한 근력의 균

각 근육군별 근력 비율의 목표

근육군	비율
몸통의 굴근: 신근	1:1
엉덩이 굴근: 신근	1:1
어깨 굴근: 신근	2:3
무릎 굴근: 신근	2:3
어깨 내전근: 외전근	3:2
팔꿈치 신근: 굴근	1:1
발목 저측 굴근: 배측 굴근	3:1

형은 관절의 적절한 안정성을 도와주고, 관절의 기능 저하로 유발되는 문제와 근력 발현의 불균형으로 인한 부상 위험을 줄여 준다.

각각의 주요 근육군은 반대 방향으로 체간을 움직이기 위한 역할을 가지는 근육군과 상반된 관계를 지니고 있다. 관절에 따라서 두 근육군 간의 근력 관계는 관절기능을 적절하게 유지하기 위하여 특정의 근력 비율을 필요로 한다. 각각의 근육군에 대한 적절한 근력 비율을 달성하는 것은 모든 운동 프로그램에서 주요 목표가 되어야 한다.

근력 평가 Muscular Strength Assessments

근력을 평가할 때, 특히 컨디션이 저하된 검사 대상자들의 경우 근육에 대한 스트레스 가중으로 인한 근골격계의 부상 위험도 높아진다. 그러한 위험을 줄이기 위해서 검사 대상자들은 검사 동작에 숙련되어야 하며 수행하는 움직임에 적절히 익숙해져야 한다. 마찬가지로 1RM 또는 3RM 이상의 여러 번 반복하는 검사(5~10RM)는 일반적으로 건강한 사람들에게만 추천돼야 한다. 건강한 집단도 안전하게 적은 반복횟수의 최대 근력 검사를 수행하는 것만이 가능하고 이러한 검사들이 비교적 정확한 자료를 제공할지라도 근본적인 여러 문제점들을 지니게 된다.

그 문제점들 중에는 근력 검사와 연관된 명백한 위험성이 포함되는데 들어 올릴 수 있는 최대 부하량을 확인하는 것이 어렵고, 또한 중량부하와 안정성에 필요로 하는 역학적인 동작의 전환 및 중량과 관련한 압박의 현저한 증가들이 그것이다. 건강한 운동선수 집단 이외에는 적은 반복수의 최대 근력 검사는 일반적으로 추천되지 않는다.

근력 검사를 위해서 매우 다양한 유형의 저항부하들이 적용된다. 일부 검사는 정적인 저항을 사용하고 또 다른 검사에서는 다양한 저항이나 일정한 저항기기를 활용한다. 물론 어떤 근력 검사는 프리 웨이트 방식을 적용하기도 한다. 비록 어떤 근력 검사든 그 선택 결정은 검사 대상자의 특성이 모두 반영되겠지만, 프리 웨이트 평가법이 다른 근력 측정기기들에 비하여 현장에서 선호되고 있다. 프리 웨이트 검사는 근력을 평가하는 것에 더하여 측정 동작을 수행하는 동안 상대적으로 관절의 안정성을 알아낼 수도 있다. 근력 측정기기를 이용한 검사의 경우는 단지 선형(linear)과 각(angular)의 힘을 측정할 뿐이고, 측정기기들에 고정된 관절동작만을 사용하기 때문에 불안정한 관절과 연관된 취약점을 확인하지 못할 것이다. 우리 몸은 실제 동작에서 힘을 발현하는 동안에 평형성, 협응성, 안정성이 요구되기 때문에 근력 검사 시에 이러한 요소들을 포함하는 것이 바람직하다.

근지구력 평가 Muscular Endurance Assessments

근지구력 검사는 검사 대상자가 장시간 동안 등척성 수축을 유지하거나, 주어진 시간 동안 근수축 동작을 최대한 반복 수행하거나, 특별한 동작을 더 이상 할 수 없을 때까지 지속적으로 수행하는 능력을 평가하는 것이다. 예를 들어, 오래 매달리기는 지속 시간으로 평가되는 정적 근지구력 측정의 한 예이다. 윗몸 일으키기 검사는 검사 대상자가 주어진 시간 내 또는 시간 제한 없이 일정한 리듬을 유지하면서 수행하는 것인데 검사 대상자가 더 이상 일정 리듬을 유지할 수 없을 때 검사를 중지하는 것으로 대표된다. 최대 동작 반복 검사는 1분 동안의 스쿼트 검사에서와 같이 시간 제한을 두거나, 팔굽혀펴기 검사의 경우처럼 검사 대상자가 더 이상 팔굽혀펴기를 할 수 없을 때까지 측정할 수도 있다. 어떠한 준거 기준이라 할지라도 목표는 장시간 동안에 근력의 발현율이 감소하는 것을 밝히는 것이다. 윗몸일으키기는 자세유지근의 근지구력에 중점을 두고 있기 때문에 전신지구력을 추정하기 위하여 사용되는 단일 근지구력 평가 방법 중에서 가장 일반적인 방법이다. 자세유지근의 근지구력은 다른 근육들의 근지구력을 반영한다고 추정되지만 항상 그렇게 정확한 것은 아니다. 국소 부위 근지구력은 흔히 개인의 신체활동 상태 및 일상적으로 수행하는 움직임이나 활동에 따라 달라진다. 거의 매일 자전거를 타는 사람은 다른 사람들에 비하여 그러한 동작에 사용된 근육의 지구력이 더 좋을 가능성이 높다. 비록 몸통의 자세유지근이 근지구력에 중요하기는 하지만 인체에서 몸통의 근육만이 근지구력을 요하는 유일한 것 또한 아니다.

근력 검사와 마찬가지로 근지구력의 검사 평가도 평가 목적달성을 위하여 비교집단 기준(norm) 없이도 평가가 가능한 지구성 동작 수행이 적합하다. 비록 상대적 비교를 위한 표준 자료들이 없다 할지라도 어떤 저항을 가지고 정확히 수행한 동작횟수는 근지구력에 관한 상세 자료를 제공하여 줄 뿐만 아니라 근지구력 재검사 목적으로도 반복 측정이 가능하다. 이러한 것을 통하여 퍼스널 트레이너가 개별 근육군의 변화를 추적해 낼 수 있다. 더구나 장애 요인 또는 부상 위험 증가가 될 수 있는 근지구력의 부족함을 파악하는 것은 효과적인 운동프로그램 실행을 하는 데 필수적이다.

근지구력 검사에서 한 가지 중요한 고려사항은 근지구력 검사를 완수하는 데 있어 적절한 근력이 필요하다는 것이다. 즉 3회의 팔굽혀펴기나 1회의 턱걸이를 수행한 경우는 근지구력이라고 평가되지 않는다. 오히려 그것은 근력 측정에 해당되는 것이다. 적절한 국소 부위 근지구력 평가를 위해서는 반복횟수가 적어도 10회 이상은 되어야 하며 무산소성 해당과정(젖산계)이 강조되어야 이상적이다. 검사 대상자가 주어진 평가에서 10회 이상 반복을 수행하지 못하면 다른 검사 방법을 선택하여야 한다. 검사 방법의 수정이란 측정 동작 중에 적용되는 저항을 줄임으로써 이루어질 수도 있다. 즉, 변형된 형태의 팔굽혀펴기나 턱걸이 검사는 비록 측정치에 대한 적절한 성별 기준이 없을지라도 전형적인 팔굽혀펴기나 턱걸이 평가의 대안으로 사용되어 왔다. 물론 비교 가능한 기준을 갖고 있다면 더 도움이 되겠지만 측정 자료의 주안점은 개별적인 운동 프로그램의 작성과 재평가에 초점을 두어야 한다. 어떤 개인이 모든 근력과 근지구력 검사를 제대로 수행하지 못했다면 12~15번 정도 반복할 수 있는 저항성 트레이닝이 권장되어야 한다. 이것은 검사 대상자에게 저항성 동작에 대한 적응력을 높여 주고 근력과 근지구력 향상을 가져다 준다.

근력 검사의 오류 Testing Error

근력 평가의 오류는 근력 검사를 위해 사용된 방법들에서 매우 흔하게 나타난다. 가장 흔한 오류는 4개의 주요 측정 요소에 의한 것으로 다음과 같다:

1. 계측을 위해 사용된 근력 검사의 과정과 실행 기준을 제대로 설명하지 않은 경우
2. 검사 대상자가 검사하는 동작에 숙련되거나 익숙하지 못한 경우
3. 측정자가 측정값에 대한 명확한 가이드라인을 주지 않았을 경우
4. 검사에 사용된 저항부하에 경험이 부족할 때이다.

오류의 발생 위험을 줄이는 방법은 있을 수 있는 오류들을 미리 알아서 적절하게 대처하는 것이다. 제13장에 제시된 지침을 따르는 것이 검사의 구성과 적용의 오류를 줄이는 데 도움이 될 것이다. 또한 검사 대상자와 관련한 오류도 줄일 수 있다. 평가를 하기 전에 모든 검사 과정이 엄격히 이루어지고, 검사 대상자가 측정동작에 익숙하고, 또한 적용된 부하량이 적절하며, 측정 연습을 수행했고, 그래서 검사 대상자가 측정 기준에 대해 잘 아는 것이 양질의 모든 근력 검사의 특징이며 검사의 타당도를 높여 주게 될 것이다.

고령자들을 평가하기 위한 근력 검사의 경우는 안전하고 성공적인 측정 결과를 얻기 위해서 추가적인 고려사항들이 잘 마련되어야 한다. 일반적인 근력 측정 프로토콜은 대부분의 노인들에게는 부적합하다.

기능성 검사 항목은 독립적이며 **일상생활 기본 동작**(activities of daily living; ADLs)을 성공적으로 수행할 수 있는지를 평가하기 위하여 만들어진 것이다. 즉, 일상생활 기본 동작에는 요리하기, 청소하기, 차량에 타고 내리기, 계단 오르기, 옷 갈아입기, 목욕하기 같은 것들이 포함된다. 가장 일반적인 고령자 근력 검사는 싱글 암컬(single arm-curl), 30초간 의자에서 앉았다 일어서기, 의자에서 앉았다 걸어서 전방 8피트 콘을 돌아와서 다시 의자에 앉기(time up and go; TUG)와 같은 것들이다. 이러한 실용적인 검사들은 이행하기도 쉽고, 60~94세의 고령자들에게 유용하며, 신뢰성과 타당성이 입증되고, 표준화된 자료를 얻을 수 있다. 측정값의 등급은 일상적인 생활기능의 연속선상으로 보아야 한다. 이러한 검사를 수행하지 못하거나 어려움이 있는 경우는 독립적인 생활을 할 수 없거나 생활장애를 겪는 것과 상관이 높다.

무산소성 파워와 능력 평가 Assessment of Anaerobic Power & Capacity

근력과 근지구력은 무산소성 파워와 무산소성 능력의 기능적 측정값에 기여할 수 있다. 물론 근력과 무산소성 파워, 근지구력과 무산소성 능력은 동의어가 아니다. 앞의 각각의 요인들은 서로 다른 요인들에 의해서 어느 정도 영향을 받지만 각 요인들은 특별한 생리학적 요소들에 의해서 각기 구분된다. 무산소성 파워와 무산소성 능력은 근섬유의 동원, 동기화(synchronicity) 및 신경 자극 빈도율(firing rate)과 같은 신경생리학적 근수축 요인들보다는 오히려 에너지 시스템의 효율성, 피로율 및 총 운동량과 같은 생화학적 변인들이 강조된다.

무산소성 파워는 주어진 시간 안에 수행된 일의 양이며 스포츠 종목에서 운동 경기력과 흔히 연관된다. 퍼스널 트레이너들은 무산소성 파워는 운동선수들을 위한 경기력 관련 체력 요소일 뿐만 아니라 또한 기능적인 건강 관련 체력 요소

의 주요 요소라는 것을 인식해야 한다. 적절한 무산소성 파워를 지니지 못한 개인들은 침대에서 일어나거나 의자에서 일어나는 데 어려움을 겪을 것이고 보행 속도도 상당히 감소하는 어려움을 겪게 될 것이다. 낮은 수준의 무산소성 파워는 생활장애나 독립성의 손실과도 연관된다.

무산소성 파워 측정값이 낮은 운동실행자는 기능적인 약화를 예방하기 위하여 움직임과 인체 분절의 동작 속도를 향상시키는 데 초점을 두는 운동처방이 되도록 세심한 주의가 필요하다. 기능적인 검사인 30초간 의자에서 일어섰다 앉기는 동작 속도를 높이려는 노인들을 위한 현실적인 무산소성 파워 검사이다. 일반적으로 건강한 사람들은 수직 점프(vertical jump)나 무산소성 파워 스테핑으로 검사한다.

무산소성 능력(anaerobic capacity)은 무산소성 파워의 감소율을 단순히 측정하는 것이다. 다시 말하면, 무산소성 능력이란 근육이 피로하기 전까지 ATP를 생성하기 위해 무산소성 해당 과정을 활용하여 신체활동을 지속할 수 있는 운동 시간의 길이이다.

한 개인의 무산소성 능력은 장시간 동안 고강도에서 운동을 지속할 수 있는 능력이다. 대부분의 무산소성 능력 검사는 운동 능력의 어떤 요소가 강조되느냐에 따라서 15, 30, 60, 90초 동안 수행된다. 무산소성 능력의 두 가지 요소는 짧은 시간 동안의 고강도 수준을 유지할 수 있는 능력이나 적절한 운동강도를 피로 시까지 얼마나 오래 지속할 수 있는지의 능력을 말한다. 30초 이하로 지속되는 무산소성 능력 테스트는 최대 파워를 유지할 수 있는 지속 시간으로 측정한다. 60초나 90초 지속되는 검사들은 파워의 감소율을 평가한다. 윈게이트 바이크(wingate bike) 테스트나 무산소성 파워 스텝 테스트와 같은 일부의 무산소성 검사들은 무산소성 파워와 무산소성 능력 모두를 측정하는 데 이용된다. 그것은 검사 프로토콜들이 검사의 전체 시간 가운데 일부 구간 시간대 별로 측정하도록 구성되었기 때문이다. 즉, 변인들의 측정은 5초와 15초, 그리고 다시 30초와 60초 시점에서 이루어진다. 각각의 측정값은 와트(watts)나 주울(joules: 파워의 단위)로 계산하기 위하여 추정 방정식에 적용된다. 무산소성 능력 검사는 아마 많은 생리학적 인자가 동원이 되기 때문에 근력 검사보다는 기능적 운동 능력 평가에 더 좋은 예측 인자가 될 수 있지만, 그것들 또한 건강 상태가 좋지 않은 집단에 적용할 경우에는 위험도가 매우 높다. 따라서 이 같은 무산소성 검사를 받으려는 검사 대상자들은 건강한 사람으로 분류되어야 하고 이러한 검사에 참여하기 전에 적당한 체력을 유지 확보해야 한다.

Key Terms

최대산소섭취량($\dot{V}O_2max$): 운동 중 산소를 섭취하고 이용할 수 있는 최대값

근력(muscular strength): 특정 중량에 대해 수량화 가능한 힘을 최대로 발현할 수 있는 능력

근지구력(muscular endurance): 일정한 시간 동안 지속적으로 근육이 발현하는 힘을 유지할 수 있는 능력

일상생활 기본 동작(ADLs): 기본적인 기능적 능력을 필요로 하며 앉기, 일어서기, 옷 입기, 목욕하기 등의 일상적인 신체활동들

무산소성 능력(anaerobic capacity): 근육이 피로하기 전까지 ATP 생성을 위해 무산소성 해당과정을 이용하여 활동을 수행할 수 있는 시간

유연성 평가 Flexibility Assessment

유연성 검사는 대부분의 체력 평가에서 자주 간과되거나 저평가된다. 이것은 또한 운동처방 내에서도 그렇다. 지식의 부족으로 인해서나 유연성이 눈에 띄게 인체의 외형적인 변화를 제공하지 않는다는 사실 때문에 유연성은 가장 관심이 적은 건강 관련 체력 요소가 되었다. 그러나 흥미롭게도 유연성은 중장년층의 기능적 독립성 유지와 직접적인 관계가 있으며 연령 증가에 따른 신체활동 감소의 주된 요인이기도 하다. 유연성은 신체활동 감소에 따라서 감소를 하며, 유연성이 감소함에 따라 감소된 동작 수행력으로 인하여 일련의 신체활동 범위 또한 감소되는데, 이러한 과정은 지속적인 악순환을 유발한다. 이것은 개인의 유연성을 더욱 감소시키고 삶의 다음 단계 전체에 걸쳐 신체활동의 상당한 감소로 이어진다. 유연성의 부족은 급성 및 만성 요통과 근골격계의 부상과도 많은 연관이 있다. 퍼스널 트레이너들은 운동 프로그램에서 유연성을 강조해야 하며, 또한 전 생애에 걸쳐서 적정 수준의 유연성이 유지될 수 있도록 유연성 검사 기구들을 통한 평가를 해야 한다. 이에 더하여 유연성이 특정 스포츠의 운동 수행 능력 향상에 기여한다는 사실을 주지하여야 한다. 따라서 유연성 운동은 일반적인 기능 이상을 필요로 하는 특정 경기 종목의 운동 수행력을 증가시키기 원하는 검사 대상자들에게 더욱 강조되어야 한다.

전통적인 건강과 체력 검사 항목에서 유연성 검사는 주된

평가 프로토콜로서 좌전굴(sit-&-reach)을 사용하여 왔다. 그러나 유연성이 관절 특이성이기 때문에 최근 10여 년 동안 건강 전문가들은 좌전굴 검사가 우리 몸 전체의 유연성 평가 방법으로서 한계가 많다는 것을 깨달았다. 더구나 좌전굴 검사의 타당성이 면밀히 검토되어 왔는데, 그것이 본래 의도하였던 것만큼 허리의 유연성을 평가하는 데에는 대부분 부적당한 것으로 시사되었다(3,4,8-12). 이 검사는 검사 대상자가 다리를 뻗어 발은 측정상자에 마주하여 평평히 한 채 앉아서, 엉덩이와 몸통의 구부러짐을 이용해서 팔을 뻗쳐 앞으로 도달하게 하는 것이다.

손발 길이의 불일치, 천골의 각, 척추 분절의 다양성 때문에 평준화된 기준값을 이용하여 각 개인을 비교하게 되면 평가의 타당성이 감소된다. 이러한 이유로 인해 수정된 좌전굴은 이전 것과 비교하여 햄스트링 근육군의 유연성을 더욱 잘 나타내는 지표가 될지도 모르지만 역시 몸 전체의 유연성을 추정하는 평가 도구로서는 한계가 있다(5).

앞에서 언급했듯이 근력과 마찬가지로 유연성은 특정 관절에 매우 제한적이다. 이것은 신체의 모든 움직임에서 관절 가동범위를 알아내기 위해서는 여러 관절의 유연성 평가가 이루어져야 한다는 것을 시사한다. 다양한 측정의 필요성은 대칭된 관절 간의 일반적인 차이점에 따라서 더욱 잘 확인된다. 어깨와 같은 외측의 관절에서는 개별적인 동작 수행이 가능하기 때문에 불균형이 흔히 나타난다. 따라서 오른쪽과 왼쪽을 모두 평가하는 것이 중요하다. 예를 들어 오른손으로 라켓을 사용하는 테니스 선수는 오른쪽 어깨의 유연성이 뛰어난 반면 활동 동작의 차이로 인하여 왼쪽 어깨의 유연성은 제한되어 있을 것이다. 게다가 근력의 고려 요인에서 보이듯이 각각의 관절에서 주동근-길항근도 비슷한 관계가 나타난다. 관절의 한 부분에서 가동범위의 부족은 구조적인 변화가 유발될 수 있는데, 이것은 많이 사용하지 않는 쪽의 유연성이 감소하여 양측 관절에 불균등한 견인력이 부가되기 때문이다. 그러한 불균형이 심각한 동작 제한이나 부상으로 이어지기 전에 교정해야 할 부위를 알아내는 것이 모든 운동 프로그램의 목표가 되어야 한다.

대부분의 유연성 평가의 어려움은 계측하는 방법에 있다. 이상적인 방법은 도달 가능한 가동범위 전체에 걸쳐 주어진 관절의 각도를 측정하는 **고니오메터**(goniometer)를 이용하는 것이다. 이 고니오메터는 수학의 각도계와 같은 기능을 지닌다. 즉, 회선축 부분 또는 회전의 축은 측정하려는 관절 위에 위치시키고 도구의 양 날개 부분은 개각도를 결정하기 위하여 관절의 양쪽 부위에 일직선으로 고정시킨다. 또한 **전자경사계**(electronic inclinometer)와 같은 특별한 장치들은 정확한 평가를 위해 사용될 수 있으나 일정 수준의 전문적 기술이 요구되고 가격도 매우 비싸다. 모든 유연성 평가에 적용할 수 있는 비교 기준값들은 아주 제한적이다. 따라서 본래 체력 평가의 목표가 운동실행자들의 운동처방을 위한 기초 자료와 재검사를 위한 것임을 인식하기 바란다.

정량화가 가능한 자료에 사용되는 또 다른 일련의 측정 도구는 **얼라인먼트 매트**(alignment mats)이다. 이러한 바닥 또는 벽 매트는 검사 대상자의 가동범위 각도를 알아내기 위해 360° 또는 일직선으로 그려진 도선 형태를 이용한다. 이러한 측정도구는 상대적으로 값도 싸고 사용하기도 쉽다. 또한 가동범위의 결정과 재검사의 결과 분석을 하는 데 좋은 자료를 제공해 준다. 인체 관절의 다양한 가동범위를 평가하기 위하여 도선의 매트 위에서 또는 앞에서 어떠한 동작도 실행할 수 있는 장점이 있다.

유연성 측정 장비가 사용되지 않는 경우에는 시각적 평가 방법이 적용 가능하다. 즉, 사전에 표시된 유연성 기능과 관련된 각도들은 잘 확인될 수 있으며, 유연성 평가 과정에서 적용될 수 있다. 즉, 디지털 카메라로 움직임의 범위 끝 시점에서 정지 사진을 찍고, 나중에 재검사 사진과 비교하면 아주 훌륭한 평가 자료를 확보할 수 있다. 이외에도 유연성 평가 중에 일어나는 생체역학적 자세 조정은 추후 평가 분석을 위하여 기록되어야 하며 측정 동작과 관련하여 발생하는 모든 통증들도 기록되어야 한다. 자세하고 체계적으로 기록하는 것은 효율적인 운동 프로그램에 도움을 주며 프로그램을 구성하는 데 필요한 의사 결정 과정에도 긍정적인 도움을 준다.

신체 구성 평가
Body Composition Assessments

제10장에서 일반적으로 사용되는 신체 구성 평가 프로토콜과 더불어 체지방 검사의 상대적 중요성을 다루었다. 이 장은 검사 원리의 몇 가지 중요한 요소와 검사 오류가 흔히 발생하는 부분에 중점을 두고 있다. 다른 체력 검사와 마찬가지로 신체 구성 측정 방법의 선택에서 가장 중요한 요소는 검사 대상자이다. 신체 구성 평가에 사용되는 유형은 검사에 관련한 장점과 단점을 가지고 있는데 어떤 것은 측정 집단의 제한성을 가지고 있다. 어떤 검사 방법이 다른 검사 방법보

다 더 흔히 사용되는 데 미치는 네 가지 주요 요인은 1) 검사의 타당도, 2) 검사 대상자 특성, 3) 퍼스널 트레이너의 측정 능력, 4) 검사 대상자에 미치는 심리적인 영향이다. 검사의 선택을 위한 수치화된 시스템이 있다면 어떤 검사 방법을 선택할지 결정을 내리는 데 도움을 줄 수도 있을 것이다.

이러한 4개의 요인들과 관련된 검사 프로토콜에 대한 깊은 이해와 능숙함이 신체 구성 측정과 평가의 정확성을 높일 수 있다. 검사 타당도는 검사를 뒷받침하여 주고 있는 입증된 문헌들을 재검토해 보고, 검사를 위해 설계한 평가 집단을 확인함으로써 쉽게 알아볼 수가 있다(제10장 참조). 검사 대상자 집단과 검사 대상자 집단의 특성에 맞게 설계된 검사와의 조합은 타당성에 도움을 줄 수 있다. 검사의 정확성은 퍼스널 트레이너의 숙련도뿐만 아니라 검사가 본래 지니고 있는 표준오류 값에 따라서 결정된다. 일반적으로 수용 가능한 측정 오류는 4% 미만이어야 한다. 그 이유는 검사 대상자의 체력 특성을 왜곡시킬 수도 있으며 또한 적절한 운동 프로그램을 결정하는 데도 영향을 미칠 수 있기 때문이다. 고려해야 할 마지막 요인은 검사가 검사 대상자에게 주는 심리적 영향이다. 대부분의 사람들은 그들의 체지방 수준에 대하여 감추고 싶어하며 자신의 몸에 대한 부정적인 이미지를 지니고 있다. 둘레 측정이나 생체전기저항과 같은 비침습적 측정 방법들은 매우 높은 수준의 체지방을 지닌 검사 대상자들에게 아주 적합한 측정법이다.

일반적인 원칙으로 마른 사람들에게는 스킨폴더 캘리퍼 측정기를 사용하고, 그 밖의 사람들에게는 둘레측정법을 사용한다. 이것은 다양한 측정 프로토콜에 능숙해야 할 필요성이 크지 않을 뿐만 아니라 두 검사 방법 모두 장 · 단점을 제공해 주기 때문이다. 게다가 적합한 집단을 대상으로 유효적절하게 적용하였을 때 추정 오류는 두 검사가 거의 유사하다. 신체 구성에 대해 더욱 정확한 측정값을 갖는 것이 필요하다고 여겨지면 검사 대상자는 **수중체중측정법**, **공기치환체적법** 또는 **에너지흡수계측법**(dual energy X-ray absorptiometry; DEXA) 등을 이용하여 임상적으로 정확히 검사를 받아야 한다. 대부분의 경우에는 이러한 검사들이 필요하지 않다.

신체 구성에 관계된 측정은 또한 질병과 관련된 위험을 알아내는 데 활용될 수 있다. 비록 간접적인 체지방 측정을 하였더라도 체질량지수(BMI)가 27 이상이면 질병이 발생할 위험이 높고 30 이상은 비만으로 간주한다(6,15,17). 허리둘레와 허리-엉덩이 둘레비 또한 도표의 결과들에 따라서 질병의 위험을 추정하기 위해 사용된다. 지나치게 높은 수준의 내장지방으로 나타났다면 질환 발생 위험의 증가와 관련이 높다(13,14).

퍼스널 트레이너들이 신체 구성 검사를 통하여 결과들을 설명할 때 많은 검사 대상자들은 놀랄 것이고 흔히 믿을 수 없는 기분을 느낄 것이다. 일반적으로 대부분의 사람들은 그들의 체지방량을 과소 평가한다. 체지방 결과를 다루는 부분에서는 어느 정도의 전문적 예의와 신중함이 요구된다. 즉, 정보와 관련한 부분으로 인하여 검사 대상자에게 급성 우울증이나 자아존중감의 상실과 같은 자기패배의 감정을 경험하게 하지 않도록 주의해야 한다. 도달 가능한 변화와 상황에 대하여 긍정적인 사고를 지니도록 강조하는 것이 검사 대상자들이 중요한 요소에 좀 더 집중하는 데 도움을 줄 것이다. 게다가 신체 구성의 변화에는 어느 정도의 시간이 필요하다. 따라서 퍼스널 트레이너들은 빈번한 검사로 인하여 동기유발이 오히려 떨어질 수도 있기 때문에 상당한 기간을 두고 재검사를 해야 한다.

Key Terms

고니오미터(goniometer): 도달 가능한 전체 동작 범위에서 특정 관절의 각도를 측정하는 데 사용되는 유연성 측정 기구

전자경사계(electronic inclinometers): 숙련자에 의해 효율적으로 사용될 경우 특정한 관절각을 정확히 측정할 수 있는 전자 측정 기구

수중체중측정법(hydrostatic weighing): 수중과 공기 중에서 체중을 재어 신체의 밀도를 산출하고 신체 구성비를 추정 산출하는 임상적인 분석 방법

공기치환체적법(air displacement plethysmography): 'Bod Pod' 라 불리는 기구에서 검사되는데, 검사 대상자의 신체 구성을 측정하는 이 방법은 몸의 질량을 측정하기 위해 공기치환을 사용

체력 검사 준비 확인 목록

검사 대상자 준비 사항

1. 검사 대상자는 알려 준 동의 절차를 완료했다. ______
2. 검사 대상자는 체력 검사를 위한 진단에서 이상이 없다. ______
3. 검사 대상자는 검사의 절차를 읽고 이해했다. ______
4. 검사 대상자는 시작과 종료 과정을 이해한다. ______
5. 검사 대상자는 검사를 중단해야 할 징후를 알고 있다. ______
6. 검사 대상자는 검사 각 단계별로 무엇을 하는지 이해한다. ______
7. 검사 대상자는 다음과 관련된 모든 검사 전 지침에 동의했다:
   - A. 휴식 ______
   - B. 음식 ______
   - C. 음료와 수분 공급 상태 ______
   - D. 약=처방, 흥분제, 진정제, 술, 담배 ______
   - E. 적당한 복장 ______
8. 검사 대상자는 병이나 부상이 없다. ______
9. 검사 대상자는 피곤하지 않고 스트레스를 받지 않으며 불안하지 않다. ______
10. 검사 대상자는 어떠한 약도 복용하지 않는다(처방이든 처방받지 않은 것이든). ______
11. 검사 대상자는 적절한 준비운동 절차에 참여했다. ______

퍼스널 트레이너 준비 사항

1. 실시할 검사가 결정되었다. ______
2. 적용할 프로토콜이 이해되었다. ______
3. 장비는 점검, 보정, 좋은 상태로 유지 작동되고 있다. ______
4. 모든 필요한 장비, 보급품, 기록 용지가 준비되었다. ______
5. 검사 환경은 다음 사항들에 대해 적절한 한계 범위 내에 있다:
   - A. 청결 ______
   - B. 온도 ______
   - C. 습도 ______
   - D. 소음 ______
6. 검사의 시기와 과정이 설정되었다. ______
7. 시작과 종료 지침이 명확하다. ______
8. 검사 대상자는 적절히 준비되었고 모든 검사 안내사항을 만족시킨다. ______
9. 검사의 분위기와 환경은 통제되고 있다. ______
10. 검사 후의 행동과 책임은 지정되어 있다. ______
11. 비상 시 절차는 결정되었으며 이해되고 있다. ______

일반 현장 검사

현장 검사	대상자	유형	점수화 방법
심폐 검사			
1마일 걷기	건강한 성인	최대하	추정식
12분 달리기	건강한 성인	최대하	추정식
일정 상태로 1.5마일 달리기	건강한 성인	최대하	추정식
스텝 테스트	건강한 청소년 · 성인	최대하	추정식
YMCA 자전거 테스트	건강한 성인	최대하	중다 추정식
근력 검사			
YMCA 벤치프레스	건강한 성인	최대	측정
반복 벤치프레스	운동선수	최대	추정식
5RM 스쿼트	운동선수	최대	추정식
10RM 레그프레스	건강한 성인	최대	추정식
턱걸이	건강한 성인	최대	측정
근지구력 검사			
팔굽혀펴기	건강한 성인	최대	측정
수정된 턱걸이	건강한 성인	최대	측정
컬업	건강한 성인	최대	시간/측정
순발력 검사			
수직 점프	운동선수	최대	측정
의자에서 앉았다 일어서기	노인	최대	측정
무산소성 파워 스텝	건강한 성인	최대	추정식
신체 구성 검사			
피부두겹측정법	비만하지 않은 사람		추정식
둘레 측정법	근육질이 아닌 사람		추정식
유연성 검사			
백 스크래치(back scratch)	모두		측정
토머스 검사	모두		측정
몸통 신전	모두		측정
엉덩이 굴곡	모두		측정
양 무릎 굴곡	모두		측정

심폐지구력 검사: 1마일 걷기 검사 (Cardiorespiratory Test: 1 Mile Walk Test)

준비물

1마일 코스
스톱워치

절차

1) **검사 준비:** 검사 대상자는 어떤 사전 검사 목록 요구에도 동의하여야 한다.
2) **검사 시작:** 측정된 마일의 시작 지점 뒤에서 검사 대상자에게 스스로 준비하도록 한다. 퍼스널 트레이너가 "준비", "출발"이라 말하면서 측정이 시작되며 스톱워치로 측정한다. 이때 검사 대상자는 가능한 한 빨리 코스를 걷기 시작한다.
3) **검사 종료:** 측정된 거리(표준 트랙 4바퀴)를 다 돌았다면 퍼스널 트레이너는 검사 대상자가 측정된 마일 표시선을 통과할 때의 시간을 확인하고 기록한다.

완주 시간 ____________________

4) **기록:** 1마일 골인 즉시 10초간 검사 대상자의 심박수를 촉진하여 평가한다. 검사 대상자의 10초간 심박수를 기록하고 6을 곱하여 검사 대상자의 1분간 심박수를 계산한다.
5) **정리운동:** 평가 이후에 검사 대상자가 적절한 정리운동을 수행하게 한다.
6) **자료 정리:** 검사 대상자의 체력 수준을 계산하기 위해서는 다음과 같은 검사 대상자의 자료가 필요하다: 연령, 체중, 성별(이 정보는 모든 신체활동 평가 이전에 이미 확보하고 있어야 한다)이다. 추가 기록 용지에는 검사 대상자의 1마일 걷기 시간과 3, 4단계에서 시행했던 1분간 심박수가 산출되어야 한다.
7) **체력 수준 산출:** 다음의 공식은 기록된 정보로부터 1마일 걷기의 $\dot{V}O_2max(mL \cdot kg^{-1} \cdot min^{-1})$를 계산하기 위해 사용된다. 아래의 방정식을 이용하여 추정 $\dot{V}O_2max$를 계산하라.

$\dot{V}O_2max(mL \cdot kg^{-1} \cdot min^{-1})$ = 132.853 − 0.0769(체중) − 0.3877(연령) + 6.315(성별) − 3.2649(기록) − 0.1565(심박수)

- 체중은 파운드 단위
- 성별 = 0은 여자, 1은 남자
- 기록은 1과 0.01분(예: 13분 6초인 경우 = 13.06)
- 심박수는 분당 박동 수

유산소성 능력 분류($mL \cdot kg^{-1} \cdot min^{-1}$)

남성					
	20~29세	30~39세	40~49세	50~59세	60+세
평균 이상	≧46.8	≧44.6	≧41.8	≧38.5	≧35.3
평균	42.5~46.7	41.0~44.5	38.1~41.7	35.2~38.4	31.8~35.2
평균 이하	<42.4	<40.9	<38	<35.1	<31.7
여성					
평균 이상	≧38.1	≧36.7	≧33.8	≧30.9	≧29.4
평균	35.2~38	33.9~36.6	30.9~33.7	28.3~30.8	25.9~29.3
평균 이하	<35.1	<33.8	<30.8	<28.2	<25.8

심폐지구력 검사: 12분 달리기 검사 (Cardiorespiratory Test: 12 Minute Run Test)

준비물

측정된 트랙
스톱워치

절차

1) **검사 준비:** 검사 대상자는 사전 검사 항목에 대한 운동순응성을 확인하고 적절한 준비운동을 해야 한다.
2) **검사 시작:** 검사를 시작할 준비가 되면, 검사 대상자는 미리 측정된 트랙의 출발선에 정렬하게 된다. 검사자는 "준비", "출발"이라 말하고 검사 대상자는 검사를 시작한다.
3) 검사 대상자는 지정된 시간(12분) 동안 가장 빠른 속도로 러닝, 조깅 혹은 걷기를 할 수 있다.
4) 퍼스널 트레이너는 동기유발을 제공해 주어야 하며 각각의 바퀴를 지날 때마다 남은 시간의 경과를 외쳐 주어야 한다.
5) **검사 종료:** 12분이 끝나면 퍼스널 트레이너는 검사 대상자의 주행 거리를 확인하기 위해 검사 대상자에게 가까이 접근하여 10야드까지의 거리를 추정해야 한다.
6) 검사 대상자가 정리운동을 하게 한다.
7) **체력 수준 산출:** 검사 대상자의 체력 수준은 아래의 표를 참조하여 결정된다.

13~59세 사이의 남성과 여성의 12분 달리기에 따른 체력 수준

체력 수준	성별	13~19세	20~29세	30~39세	40~49세	50~59세
		12분 달린 거리(mile)				
매우 낮음	남성	<1.30	<1.22	<1.18	<1.14	<1.03
	여성	<1.0	<0.96	<0.94	<0.88	<0.84
낮음	남성	1.30~1.37	1.22~1.31	1.18~1.30	1.14~1.24	1.03~1.16
	여성	1.00~1.18	0.96~1.11	0.95~1.05	0.88~0.98	0.84~0.93
보통	남성	1.38~1.56	1.32~1.49	1.31~1.45	1.25~1.39	1.17~1.30
	여성	1.19~1.29	1.12~1.22	1.06~1.18	0.99~1.11	0.94~1.05
좋음	남성	1.57~1.72	1.50~1.64	1.46~1.56	1.40~1.53	1.31~1.44
	여성	1.30~1.43	1.23~1.34	1.19~1.29	1.12~1.24	1.06~1.18
훌륭함	남성	1.73~1.86	1.65~1.76	1.57~1.69	1.54~1.65	1.45~1.58
	여성	1.44~1.51	1.35~1.45	1.30~1.39	1.25~1.34	1.19~1.30
월등함	남성	>1.87	>1.77	>1.70	>1.66	>1.59
	여성	>1.52	>1.46	>1.40	>1.35	>1.31

12분 달리기와 최대산소섭취량($\dot{V}O_2max$)

12분 거리(mile)	$\dot{V}O_2max$(mL · kg^{-1} · min^{-1})
<1.0	<25.0
1.0~1.24	25.0~33.7
1.25~1.49	33.8~42.5
1.50~1.74	42.6~51.5
1.75~2.0	51.6~60.2
>2.0	>60.2

심폐 검사: 1.5마일 지속적으로 달리기 (Cardiorespiratory Test: 1.5 Mile Steady State)

준비물

측정된 트랙

스톱워치

절차

1) **검사 준비:** 검사 대상자가 검사 전 확인 사항을 따랐는지 확인하고 적당한 준비운동을 하도록 한다.
2) **검사 시작:** 측정된 1.5마일의 시작 지점 뒤에서 검사 대상자가 스스로 준비하도록 한다. 퍼스널 트레이너는 "준비", "시작"이라 말하며 검사를 시작하고 검사 대상자가 1.5마일 거리를 달리기 시작했을 때 스톱워치를 작동시킨다(표준 트랙의 6바퀴).
3) **기록:** 검사 대상자가 출발/정지선을 통과했을 때 퍼스널 트레이너는 검사 대상자에게 그가 돈 바퀴 수와 시간을 알려 준다. 퍼스널 트레이너는 또한 신체적 고통의 징후를 살펴보아야 한다.
4) **검사 종료:** 6바퀴 또는 1.5마일이 완료되었을 때, 퍼스널 트레이너는 검사 대상자의 시간을 기록하고 정리운동을 하도록 한다.
5) **추정 공식:** 검사 대상자가 1.5마일을 달린 시간으로부터 체력 수준($\dot{V}O_2max$ 추정값)을 계산하는 것은 다음 공식의 이용을 포함한다.

$$\dot{V}O_2 = \text{수평 속도 } m \cdot min^{-1} \times \frac{0.2mL \cdot kg^{-1} \cdot min^{-1}}{m \cdot min^{-1}} + 3.5mL \cdot kg^{-1} \cdot min^{-1}$$

6) **수평 달리기 속도($m \cdot min^{-1}$) 알아내기:** 반드시 계산되어야 할 첫 번째 요소는 분당 미터로서 검사 대상자의 평균 수평 달리기 속도이다. 이것을 하기 위해 퍼스널 트레이너는 달린 거리를 미터 단위로 전환해야 하며 검사 대상자가 달리기를 완주한 데 걸린 시간을 분 단위로 환산하여 나누어야 한다.

미터 전환의 예

1.5마일 = 2,413.8m

그리고 2,413.8은 반드시 분 단위의 달리기를 완주하는 데 걸린 시간(분당)으로 나누어야 한다(전체 숫자를 쓸 것).

전환($m \cdot min^{-1}$)의 예

예 1: 달리기를 완주하는 데 12분이 걸렸다면 2,413m를 12로 나눈다.

2,413.8m ÷ 12분 = 201.15 $m \cdot min^{-1}$(수평 속도)

예 2: 달리기를 완주하는 데 12분 13초가 걸렸다면 12.21로 나누어야 한다.

{12 분 + (13초 ÷ 60초)}

퍼스널 트레이너가 전환하여 산출한 값을 아래의 식에 대입하라.

2,413.8m ÷ ____________ 분 = ____________ $m \cdot min^{-1}$(수평 속도)

7) **$\dot{V}O_2max$ 환산:** 반드시 수행되어야 할 마지막 계산은 퍼스널 트레이너가 검사 대상자의 추정 $\dot{V}O_2max$를 제공해 주는 것이다. 위의 예를 고려하라.

$$\dot{V}O_2max = \text{수평 속도 } m \cdot min^{-1} \times \frac{0.2mL \cdot kg^{-1} \cdot min^{-1}}{m \cdot min^{-1}} + 3.5mL \cdot kg^{-1} \cdot min^{-1}$$

$$\dot{V}O_2max = 201 \cancel{m \cdot min^{-1}} \times \frac{0.2mL \cdot kg^{-1} \cdot min^{-1}}{\cancel{m \cdot min^{-1}}} + 3.5mL \cdot kg^{-1} \cdot min^{-1}$$

$$\dot{V}O_2max = 43.7mL \cdot kg^{-1} \cdot min^{-1}$$

다음의 도표는 또한 빠른 참조를 필요로 할 때 사용될 수 있다.

1.5마일 시간(분:초)	$\dot{V}O_2max(mL \cdot kg^{-1} \cdot min^{-1})$	1.5마일 시간(분:초)	$\dot{V}O_2max(mL \cdot kg^{-1} \cdot min^{-1})$
<7.31	75	12:31~13:00	39
7:31~8:00	72	13:01~13:30	37
8:01~8:30	67	13:31~14:00	36
8:31~9:00	62	14:01~14:30	34
9:01~9:30	58	14:31~15:00	33
9:31~10:00	55	15:01~15:30	31
10:01~10:30	52	15:31~16:00	30
10:31~11:00	49	16:01~16:30	28
11:01~11:30	46	16:31~17:00	27
11:31~12:00	44	17:01~17:30	26
12:01~12:30	41	17:31~18:00	25

심폐 검사: 스텝 검사 (Cardiorespiratory Test: Forestry Step Test)

준비물

디딤판 또는 상자(15.75인치 또는 13인치)
메트로놈
스톱워치

절차

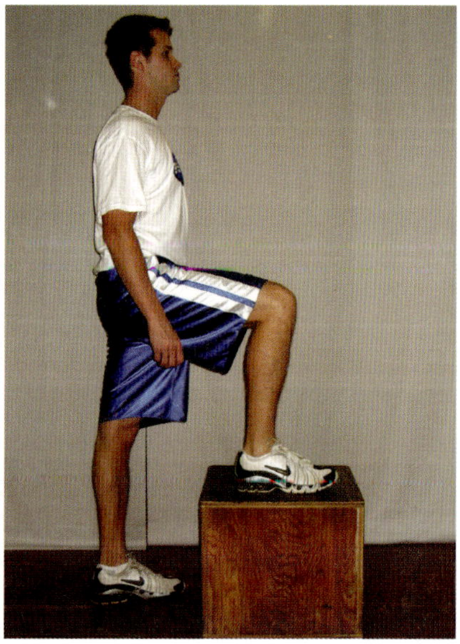

1) **검사 준비:** 검사 대상자가 검사 전 확인 사항을 따랐는지 확인하라. 40cm(15.75인치) 상자는 남성이, 33cm(13.0인치) 상자는 여성이 사용한다. 검사 대상자를 상자와 마주하고 서게 한다.

2) **연습 동작:** 메트로놈은 분당 90번 움직이도록 설정하고 검사 대상자는 오르고 내리는 것을 4박자로 연습해야 한다.
   '위로 하나' 발(#1)이 스텝의 위로 간다.
   '위로 둘' 다른 발(#2)이 스텝의 위로 따라간다.
   '아래로 하나' 발(#1)이 바닥으로 내려간다.
   '아래로 둘' 다른 발(#2)이 바닥으로 내려간다.
   검사 대상자는 박자를 습득할 수 있을 때까지 연습해야 한다. 능숙해지면 검사 대상자의 심박수가 휴식 상태로 돌아올 때까지 안정을 취하게 한다.

3) **평가 시작:** 나머지 간격을 따라 메트로놈의 주기를 분당 90번으로 재조정하고 검사 대상자가 시작 자세(박스를 마주보는 것)를 취하도록 한다. 준비가 된 듯하면 그들은 스텝 테스트를 시작할 수 있다. 검사 대상자가 최초의 스텝을 취하자마자 퍼스널 트레이너는 검사 시간을 계측해야 한다.

4) **검사 수행:** 검사 대상자가 박자를 맞추면서 5분간 상자에서 위아래로 스텝 테스트를 계속하게 한다.

5) **RPE(운동자각도):** 퍼스널 트레이너는 검사하는 동안 검사 대상자에 대한 시각적 관찰 평가를 계속해야 한다. 이것은 검사 정지 징후의 증상들을 적절히 알아내기 위한 것이다. 또한 주기적으로 RPE에 기초하여 검사 대상자에게 심리적인 상태를 물어야 한다. 이러한 종류의 최대하 평가에서 RPE는 1에서 10의 척도를 사용하는 경우는 7, 1에서 20까지의 척도를 쓰는 경우는 16을 초과해서는 안 된다.

6) **맥박수 촉진 준비:** 스톱워치가 5:00에 도달하면 검사 대상자의 스텝 테스트를 중지시키도록 한다. 검사 대상자의 회복기 심박수를 평가하기 위해 스톱워치가 작동되는지를 확실히 지켜보아야 한다. 스톱워치가 계속하여 정상적으로 작동이 될 때 즉시 검사 대상자의 요골동맥의 위치를 알아낸다. 검사를 시작하기 전에 위치를 확인하는 것은 재빠른 확인을 도울 것이다.

7) **회복기 심박수 촉진:** 스톱워치가 5:15를 가리키면 퍼스널 트레이너는 요골동맥의 촉진을 통해 검사 대상자의 회복기 맥박수를 세기 시작한다.

8) 검사 대상자의 심박수 기록, 산출은 5:15를 가리킬 때 시작하고 5:30에 마쳐야 한다. 이것은 검사 대상자의 심박수를 15초 안에 제공할 것이다.

9) 15초 회복기 심박수를 기록한다. 그리고 검사 대상자가 정리운동을 수행하도록 한다.

회복기 심박수(15초) ______________ min^{-1} 박동한다.

$\dot{V}O_2max$ 추정 과정

10) **체력 수준 점수 검사:** 9단계에 기록된 15초 회복기 심박수를 이용하여 표 A에 검사 대상자의 연령을 고려하지 않은 체력 점수를 알아낸다. 이것을 하기 위해서는 정확한 성별 표(표 A)를 참조해야 한다. 9단계에서 알아낸 검사 대상자의 15초 회복기 심박수를 나타내는 숫자를 찾아낼 때까지 왼쪽 기둥을 따라 살펴본다. 표의 아랫부분 목록에 있는 검사 대상자의 체중과 맞춰 보기 위하여 오른쪽 줄을 따라 살펴본다. 이 숫자가 검사 대상자의 연령을 고려하지 않은 체력 점수를 나타낼 것이다.

여기에 점수를 기입한다. ________________ 연령과 관계없이 조정된 체력 점수($mL \cdot kg^{-1} \cdot min^{-1}$)

11) **연령에 따라 조정된 추정 $\dot{V}O_2max$ 계산:** 연령에 따라 조정된 체력 점수를 알아내려면 위로부터의 값이 필요하다. 검사 대상자의 체력 점수를 연령에 따라 조정된 체력 점수(표 B)라고 명명된 표의 가장 윗줄에서 찾는다. 이 점수를 왼쪽 줄에 목록을 만든 가장 가까운 연령값과 맞춰 보면 검사 대상자의 연령에 따라 조정된 체력 수준 또는 $\dot{V}O_2max$($mL \cdot kg^{-1} \cdot min^{-1}$)를 알아낼 수 있을 것이다.

여기에 점수를 기입한다. ________________ 연령에 따라 조정된 체력 점수($mL \cdot kg^{-1} \cdot min^{-1}$)

12) **점수 평가:** 검사 대상자가 어떠한 체력 범주에 들어가 있는지 알아내기 위해서 남성과 여성의 유산소성 체력 범주(표 C)라 명명된 표를 참조한다. 왼쪽 줄에 있는 검사 대상자의 연령을 표 B에 있는 검사 대상자의 연령에 따른 체력 점수와 맞춰 본다. 이 체력 분류는 차트의 윗부분에 목록을 만들었다.

여기에 분류를 기입한다. ________________

표 A – 연령이 보정되지 않은 유산소 체력(mL · kg^{-1} · min^{-1}) – 남성용

심박수	최대산소섭취량												
45	33	33	33	33	33	32	32	32	32	32	32	32	32
44	34	34	34	34	33	33	33	33	33	33	33	33	33
43	35	35	35	34	34	34	34	34	34	34	34	34	34
42	36	35	35	35	35	35	35	35	35	35	35	34	34
41	36	36	36	36	36	36	36	36	36	36	35	35	35
40	37	37	37	37	37	37	37	37	37	37	36	35	35
39	38	38	38	38	38	38	38	38	38	38	38	37	37
38	39	39	39	39	39	39	39	39	39	39	39	38	38
37	41	40	40	40	40	40	40	40	40	40	40	39	39
36	42	42	41	41	41	41	41	41	41	41	41	40	40
35	43	43	42	42	42	42	42	42	42	42	42	42	41
34	44	44	43	43	43	43	43	43	43	43	43	43	43
33	46	45	45	45	45	45	44	44	44	44	44	44	44
32	47	47	46	46	46	46	46	46	46	46	46	46	46
31	48	48	48	47	47	47	47	47	47	47	47	47	47
30	50	49	49	49	48	48	48	48	48	48	48	48	48
29	52	51	51	51	50	50	50	50	50	50	50	50	50
28	53	53	53	53	52	52	52	52	51	51	51	51	51
27	55	55	55	54	54	54	54	54	54	53	53	53	52
26	57	57	56	56	56	56	56	56	56	55	55	54	54
25	59	59	58	58	58	58	58	58	58	56	56	55	55
24	60	60	60	60	60	60	60	59	59	58	58	57	
23	62	62	61	61	61	61	61	60	60	60	59		
22	64	64	63	63	63	63	62	62	61	61			
21	66	66	65	65	65	64	64	64	62				
20	68	68	67	67	67	67	66	66	65				
체중(파운드)	120	130	140	150	160	170	180	190	200	210	220	230	240

표 A – 연령이 보정되지 않은 유산소 체력(mL · kg^{-1} · min^{-1}) – 여성용

심박수	최대산소섭취량											
45										29	29	29
44								30	30	30	30	30
43							31	31	31	31	31	31
42			32	32	32	32	32	32	32	32	32	32
41			33	33	33	33	33	33	33	33	33	33
40			34	34	34	34	34	34	34	34	34	34
39			35	35	35	35	35	35	35	35	35	35
38			36	36	36	36	36	36	36	36	36	36
37			37	37	37	37	37	37	37	37	37	37
36		37	38	38	38	38	38	38	38	38	38	38
35	38	38	39	39	39	39	39	39	39	39	39	39
34	39	39	40	40	40	40	40	40	40	40	40	40
33	40	40	41	41	41	41	41	41	41	41	41	41
32	41	41	42	42	42	42	42	42	42	42	42	42
31	42	42	43	43	43	43	43	43	43	43	43	43
30	43	43	44	44	44	44	44	44	44	44	44	44
29	44	44	45	45	45	45	45	45	45	45	45	45
28	45	45	46	46	46	47	47	47	47	47	47	47
27	46	46	47	48	48	49	49	49	49	49		
26	47	48	49	50	50	51	51	51	51			
25	49	50	51	52	52	53	53					
24	51	52	53	54	54	55						
23	53	54	55	56	56	57						
체중(파운드)	80	90	100	110	120	130	140	150	160	170	180	190

표 B – 연령을 보정한 체력 점수

	표 A의 체력 점수																				
	30	31	32	33	34	35	36	37	38	39	40	41	42	43	44	45	46	47	48	49	50
연령	연령을 보정한 체력 점수(mL · kg^{-1} · min^{-1})																				
15	32	33	34	35	36	37	38	39	40	41	42	43	44	45	46	47	48	49	50	51	53
20	31	32	33	34	35	36	37	38	39	40	41	42	43	44	45	46	47	48	49	50	51
25	30	31	32	33	34	35	36	37	38	39	40	41	42	43	44	45	46	47	48	49	50
30	29	30	31	32	33	34	35	36	37	38	39	40	41	42	43	44	45	46	47	48	49
35	27	28	29	31	32	33	34	35	36	37	38	39	40	41	42	43	44	45	46	47	48
40	26	27	28	30	31	32	33	34	35	36	37	38	39	40	41	42	43	44	45	46	47
45	25	26	27	29	30	31	32	33	34	35	36	37	38	39	40	41	42	43	44	45	46
50	24	25	26	28	29	30	31	32	33	34	35	36	37	38	39	40	41	42	43	44	45
55	23	24	25	27	28	29	30	31	32	33	34	35	36	37	38	39	40	40	41	42	43
60	22	23	24	25	26	27	28	30	31	32	33	34	35	36	37	37	38	39	40	41	42
65	21	22	23	24	25	26	27	28	29	30	31	32	33	34	35	36	37	38	38	39	40

표 B – 연령을 보정한 체력 점수

	표 A의 체력 점수																				
	51	52	53	54	55	56	57	58	59	60	61	62	63	64	65	66	67	68	69	70	71
연령	연령을 보정한 체력 점수(mL · kg^{-1} · min^{-1})																				
15	54	55	56	57	58	59	60	61	62	63	64	65	66	67	68	69	70	71	72	74	75
20	52	53	54	55	56	57	58	59	60	61	62	63	64	65	66	67	68	69	70	71	73
25	51	52	53	54	55	56	57	58	59	60	61	62	63	64	65	66	67	68	69	70	72
30	50	51	52	53	54	55	56	57	58	59	60	61	62	63	64	65	66	67	68	69	71
35	49	50	51	52	53	54	55	56	57	58	59	60	60	61	62	63	64	65	66	67	69
40	48	49	50	51	52	53	54	55	55	56	57	58	59	60	61	62	63	64	65	66	68
45	47	48	49	50	51	52	52	53	54	55	56	57	58	59	60	61	62	63	64	65	66
50	45	46	47	48	49	50	51	52	53	53	54	55	56	57	58	58	59	61	61	62	64
55	44	45	46	46	47	48	49	50	51	52	53	53	54	55	56	57	58	59	59	60	62
60	42	43	44	45	46	46	47	48	49	50	51	51	52	53	54	55	56	57	57	58	60
65	41	42	42	43	44	45	46	46	47	48	49	50	50	51	52	53	54	54	55	56	58

표 C - 스텝 테스트의 남녀별 유산소 체력 분류

연령	성별	월등함	훌륭함	매우 좋음	좋음	보통	못함	매우 못함
15	남	57+	56~52	51~47	46~42	41~37	36~32	<32
	여	54+	53~49	48~44	43~39	38~34	33~29	<29
20	남	56+	55~51	50~46	45~41	40~36	35~31	<31
	여	53+	52~48	47~43	42~38	37~33	32~28	<28
25	남	55+	54~50	49~45	44~40	39~35	34~30	<30
	여	52+	51~47	46~42	41~37	36~32	31~27	<27
30	남	54+	53~49	48~44	43~39	38~34	33~29	<29
	여	51+	50~46	45~41	40~36	35~31	30~26	<26
35	남	53+	52~48	47~43	42~38	37~33	32~28	<28
	여	50+	49~45	44~40	39~35	34~30	29~25	<25
40	남	52+	51~47	46~42	41~37	36~32	31~27	<27
	여	49+	48~44	43~39	38~34	33~29	28~24	<24
45	남	51+	50~46	45~41	40~36	35~31	30~26	<26
	여	48+	47~43	42~38	37~33	32~28	27~23	<23
50	남	50+	49~45	44~40	39~35	34~30	29~25	<25
	여	47+	46~42	41~37	36~32	31~27	26~22	<22
55	남	49+	48~44	43~39	38~34	33~29	28~24	<24
	여	46+	45~41	40~36	35~31	30~26	25~21	<21
60	남	48+	47~43	42~38	37~33	32~28	27~23	<23
	여	45+	44~40	39~35	34~30	29~25	24~20	<20
65	남	47+	46~42	41~37	36~32	31~27	26~22	<22
	여	44+	43~39	38~34	33~29	28~24	23~20	<20

심폐 검사: YMCA 자전거 검사 (Cardiorespiratory Test: YMCA Bike Test)

준비물

자전거 에르고미터(Monark사)
혈압계
RPE 도표
스톱워치

절차

1) **검사 준비:** 검사 대상자가 검사 전의 확인 사항에 따랐는지 확인한다.
2) **검사 시작:** 메트로놈으로 박자(100beats/min)를 맞추고 검사 대상자에게 부하된 50rev/min으로 그리고 150kgm/min(.5kp)의 첫 단계 운동을 시작하자마자 타이머를 작동시킨다.
3) **혈압의 점검:** 1:30에 검사 대상자의 혈압을 확인하고 기록한다.
4) **심박수의 점검:** 2:00에 심박수(HR)를 확인하고 기록한다.
5) **RPE 평가:** 검사 대상자의 상태 및 RPE를 기록한다.
6) **다음의 운동량을 결정하기 위한 심박수 반응 점검:** 3:00에 심박수를 확인하고 기록한다. 검사 대상자의 심박수가 최대치의 85%보다 낮다면 혈압이 보통 상태로 반응하고 있는 것이다. 그리고 검사 대상자가 만족스럽게 수행하고 있으면 다음 단계로 부하 혹은 저항을 늘린다.
7) 다음 단계에 맞는 운동량을 알아내기 위해 아래의 표를 참조한다. 다음의 운동량은 첫 단계 마지막의 심박수 반응에 기초한다.
8) 1~5단계를 반복하고, 항정 상태의 심박수가 110beats/min 이상 획득될 때까지 정확한 증가량으로 운동량을 증가시킨다.
9) 검사 대상자는 심박수가 110beats/min에 도달한 이후에 단계를 하나 더 연속하여 수행해야 한다. 예를 들어, 2단계 시행 중에 검사 대상자의 2번째 분당 심박수가 113beats/min이고, 3번째 분당 심박수가 115beats/min이라면 그들은 꾸준한 상태에 도달한 것이며 검사 시에 바람직한 분당 110회 심박수에 도달한 것이다. 퍼스널 트레이너는 아래의 예에서 나온 운동량 계획에 따라 검사 대상자가 3분짜리 단계를 하나 더 진행하도록 해야 하며 나타난 모든 생리학적 값을 제공된 도표에 기록해야 한다.
10) 퍼스널 트레이너는 다음 페이지에 있는 그래프 위에 각 단계의 결과를 나타내야 한다.
11) 2번(또는 3번)의 운동량의 조합으로 심박수 값을 그래프로 나타내고 나면, Y축의 연령에 따라 추정된 최대 심박수를 외삽법으로 산출한다. 그리고 아래쪽으로 X축을 따라 선을 긋는다. 선이 X축을 가르는 곳이 검사 대상자의 $\dot{V}O_2max$의 추정값이다.
12) 추정한 $\dot{V}O_2max$의 값을 기록한다. __________ $L \cdot min^{-1}$
13) 상대적 $\dot{V}O_2max$로 전환한다. __________ $mL \cdot kg^{-1} \cdot min^{-1}$

YMCA 자전거 검사 단계에 따른 심박수 반응 및 운동부하량

시간	단계	심박수 반응과 그에 일치하는 운동부하량			
0:00~3:00	1단계	$150kgm \cdot min^{-1}$			
3:00~6:00	2단계	HR <80: 750 $kgm \cdot min^{-1}$ 2.5kp	HR 80~89: 600 $kgm \cdot min^{-1}$ 2.0kp	HR 90~100: 450 $kgm \cdot min^{-1}$ 1.5kp	HR >100: 300 $kgm \cdot min^{-1}$ 1.0kp
6:00~9:00	3단계	HR <80: 900 $kgm \cdot min^{-1}$ 3.0kp	HR 80~89: 750 $kgm \cdot min^{-1}$ 2.5kp	HR 90~100: 600 $kgm \cdot min^{-1}$ 2.0kp	HR>100: 450 $kgm \cdot min^{-1}$ 1.5kp
9:00~12:00	4단계	HR <80: 1050 $kgm \cdot min^{-1}$ 3.5kp	HR 80~89: 900 $kgm \cdot min^{-1}$ 3.0kp	HR 90~100: 750 $kgm \cdot min^{-1}$ 2.5kp	HR >100: 600 $kgm \cdot min^{-1}$ 2.0kp

YMCA 자료 기록 용지

이름:	성별:	연령:	체중:	최대 HR:	85% HR:
1단계 작업률	150kgm · min^{-1} (0.5kp)	150kgm · min^{-1} (0.5kp)	150kgm · min^{-1} (0.5kp)	150kgm · min^{-1} (0.5kp)	150kgm · min^{-1} (0.5kp)
0:00~3:00	2번째 분당 HR	3번째 분당 HR	항정 상태의 HR?	1:30 혈압(BP) mmHg	RPE: 1~10
			Y / N		
2단계 작업률	______ kgm · min^{-1}	______ kgm · min^{-1}	______ kgm · min^{-1}	______ kgm · min^{-1}	______ kgm · min^{-1}
3:00~6:00	2번째 분당 HR	3번째 분당 HR	항정 상태의 HR?	1:30 혈압(BP) mmHg	RPE: 1~10
			Y / N		
3단계 작업률	______ kgm · min^{-1}	______ kgm · min^{-1}	______ kgm · min^{-1}	______ kgm · min^{-1}	______ kgm · min^{-1}
6:00~9:00	2번째 분당 HR	3번째 분당 HR	항정 상태의 HR?	1:30 혈압(BP) mmHg	RPE: 1~10
			Y / N		
4단계 작업률	______ kgm · min^{-1}	______ kgm · min^{-1}	______ kgm · min^{-1}	______ kgm · min^{-1}	______ kgm · min^{-1}
9:00~12:00	2번째 분당 HR	3번째 분당 HR	항정 상태의 HR?	1:30 혈압(BP) mmHg	RPE: 1~10
			Y / N		

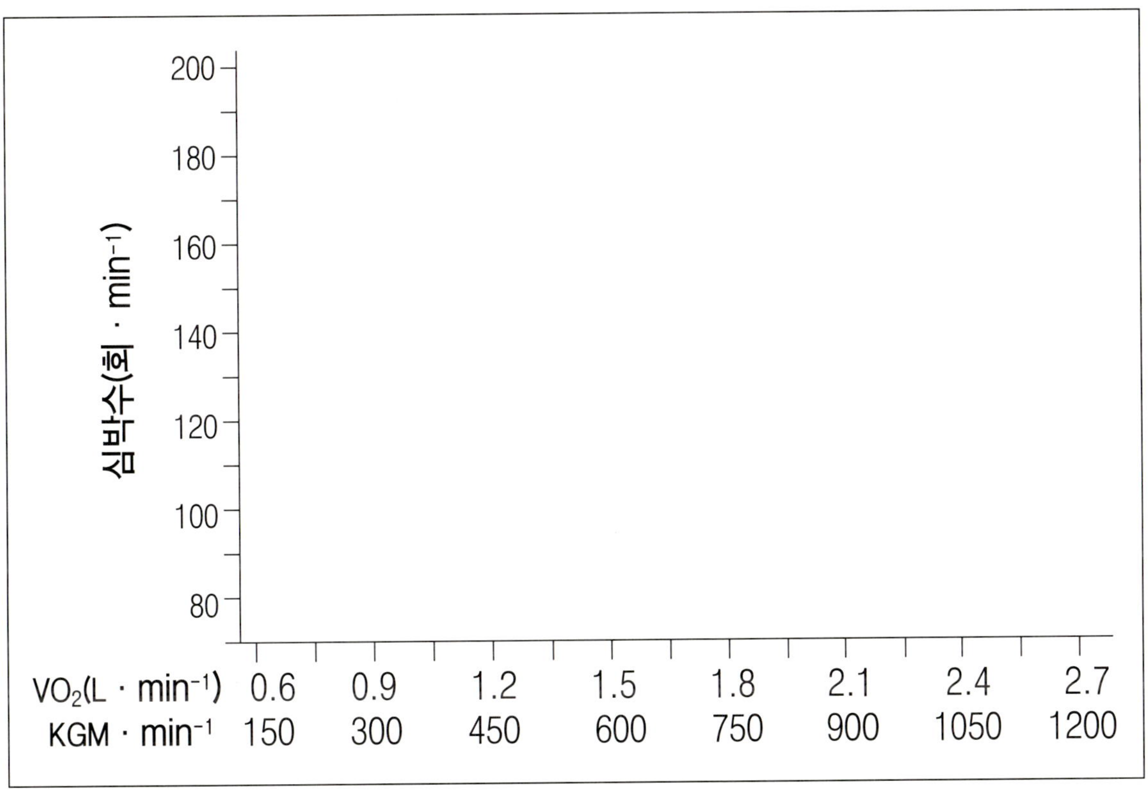

근력 검사: YMCA 벤치프레스 (Muscular Strength Test: YMCA Bench Press)

준비물

평평한 벤치
올림픽 바(bar)와 역기
메트로놈

절차

1) **설치하기:** 퍼스널 트레이너는 적절한 저항 중량으로 바를 설치해야 한다. 남성은 80파운드(36kg)를 사용하고 여성은 35파운드(16kg)를 사용한다.
2) 그러고 나서 퍼스널 트레이너는 메트로놈을 60회·min^{-1}의 박자로 맞춘다.
3) **시작 자세:** 검사 대상자는 무릎은 굽히고 발은 바닥에 평평히 한 채 반듯한 자세로 벤치에 눕는다.
4) 검사 대상자는 바를 손바닥이 밑으로 간 채로 어깨너비로 손을 맞추어 잡는다.
5) 퍼스널 트레이너는 검사 대상자가 시작할 준비가 되었을 때, 셋까지 세도록 하고 바에 중량을 달아 준다.
6) 검사 대상자는 메트로놈과 함께 팔이 완전히 펴질 때까지 바를 위로 움직이면서 속도에 맞춰 프레스를 수행하는데 가슴으로 돌아오기 전 즉, 한 동작을 완료하기 전까지 정지시켜서는 안 된다.
7) **호흡:** 검사 대상자는 구심성 수축을 하는 동안에 호기하고, 구심성 수축을 시작하기 위해 바가 맨 위에 있을 때 흡기하도록 한다. 검사 대상자는 또한 검사 동안 긴장해서는 안 된다는 것을 교육받아야 한다.
8) 검사 대상자가 메트로놈과 속도를 맞추지 못하거나 기술이 제대로 발휘되지 못할 때 퍼스널 트레이너는 검사를 중단해야 한다.
9) **기록:** 퍼스널 트레이너는 반복횟수를 기록해야 한다.
   점수 산출: 아래의 도표를 이용하여 점수와 상대적인 체력을 알아낸다.

YMCA 벤치프레스 분류

단위: 회

분류	18~25세		26~35세		36~45세		46~55세		56~65세	
	남	여	남	여	남	여	남	여	남	여
평균 이상	30~42	28~40	26~40	25~40	24~34	21~32	20~28	21~30	14~24	16~30
평균	22~29	20~27	20~25	17~24	17~23	13~20	12~19	12~20	8~13	9~15
평균 이하	<21	<19	<19	<16	<16	<12	<11	<11	<7	<8

근력 검사: 벤치프레스 (Muscular Strength Test: Multi-rep Bench Press)

준비물

평평한 벤치
올림픽 바(bar)와 역기

절차

1) **시작 자세:** 검사 대상자는 평평한 벤치에서 반듯이 누운 자세로 시작해야 한다. 검사 대상자는 그들의 발을 바닥에 평평하게 위치하고 중립적인 척추 자세(neutral spine position)를 취해야 한다.

2) 검사 대상자는 그들의 눈을 바와 나란히 위치시키고 손바닥이 밑으로 향한 자세를 이용하여 어깨너비 바깥으로 위치시켜야 한다.

3) 검사 대상자는 다음에 퍼스널 트레이너의 도움을 받아 받침대에서 바를 들어 올리고 팔을 쭉 뻗은 채로 가슴 위에 위치시킨다.

4) **아래로 움직이는 단계:** 검사 대상자는 느리고 조심스러운 동작으로 바를 가슴 쪽으로 내리기 시작해야 한다. 내리는 동작이 끝났으면 몸은 외적인 동작 없이 벤치 위에 고정된 상태를 유지해야 한다.

5) 바는 느리고 조심스럽게 가슴의 중간선과 접촉하도록 내려와야 한다. 내리는 단계는 약 2초간 지속되어야 한다.

6) **위로 움직이는 단계:** 검사 대상자의 가슴과 바의 접촉이 완료되었으면 검사 대상자는 바를 내리는 단계에 사용된 것과 똑같은 수준의 움직임으로 바를 위로 올린다.

7) 바는 팔이 완전히 뻗을 때까지 위로 힘이 가해진다. 올리는 단계는 또한 약 2초간 지속되어야 하며 추진력을 피하기 위해 움직임 전체에서 일정한 속도를 유지해야 한다.

8) **보조(자세 잡기):** 퍼스널 트레이너는 받침대에서 시작 위치로 바를 이동시켜야 한다. 이것은 이동시키는 동안 어깨관절(glenohumeral joint)의 스트레스를 줄여 준다.

9) 바가 원심성 수축 단계 동안 내려올 수 있기 때문에 퍼스널 트레이너는 아래로 내려오는 것의 신호를 주어 도움 없이 위치에 도달하도록 한다. 구심성 수축 동안 퍼스널 트레이너는 검사 대상자의 그립 자세가 회외된 상태에서 위로 향하는 동작의 단계를 기록한다.

10) 바를 다시 받침대에 둘 때는 받침대에 안전하게 위치되어야 한다. 받침대가 낮은 경우 퍼스널 트레이너는 바가 받침대의 높이를 지나치지 않도록 확인해야 한다. 이것은 팔다리가 긴 사람들과 좁은 그립으로 들어 올리는 동안에 특히 주의를 하여야 한다.

11) 추정 최대치는 다음의 공식을 사용하여 계산될 수 있다.

3% 공식

[(0.03× ________ 회) + 1.0] × 사용된 역기 ________ 파운드

[________ +1.0] × ________ 파운드

벤치프레스 점수 = ________ 파운드

12) *결과 해석.* 아래의 표는 남녀의 체중을 기초한 상대적인 벤치프레스 근력 기준을 보여 주고 있다. 검사 대상자의 근력 분류를 알고 싶다면 검사 대상자가 분류된 1회에 들 수 있는 무게(1RM)를 현재 체중으로 나눈다.

들어 올린 무게 ÷ 체중 = 상체 근력 정도

상체 근력 정도 ____________________

벤치프레스 분류

단위: 회

분류	20~29세		30~39세		40~49세		50~59세		60+	
	남	여	남	여	남	여	남	여	남	여
평균 이상	>1.17	>.72	>1.01	>.62	>.91	>.57	>.81	>.51	>.74	>.51
평균	.97~1.16	.59~.71	.86~1.00	.53~.61	.78~.90	.48~.56	.70~.80	.43~.50	.63~.73	.41~.50
평균 이하	<.96	<.58	<.85	<.52	<.77	<.47	<.69	<.42	<.62	<.40

근력 검사: 5RM 스쿼트 (Muscular Strength Test: 5 RM Squat)

준비물

스쿼트 받침대(rack)
올림픽 바와 역기

절차

1) **시작 자세:** 운동을 수행하기 전에 자신에게 맞는 바 높이가 설정되어야 검사 대상자가 안전하게 승모근에 바를 위치시킬 수 있으며 바 지지대에서 완전히 발돋움할 수 있다. 이것을 하기 위해서 바의 높이가 검사 대상자의 가슴 윗부분 높이에 약 맞춰져야 한다.

2) 바가 적당한 높이에 맞춰지면 검사 대상자는 바를 마주 보고 손바닥이 아래로 향하도록 잡는다. 손은 약간 어깨너비보다 넓게 벌려져 위치해 있어야 한다.

3) 그리고 검사 대상자는 바 아래에 견갑골의 위쪽에서 승모근의 최상위 부분에 걸쳐 위치한다. 바를 경추에 걸쳐 위치시키지 않는다. 견갑골은 경추의 견고함을 유지하도록 돕기 위해 쑥 들어가야 한다.

4) 올바른 시작 자세를 획득하기 위해 검사 대상자는 받침대로부터 바를 옮기기 위해 무릎을 펴야 한다. 일단 중량이 부가되면 검사 대상자는 부하를 견뎌낼 수 있도록 하여야 한다. 스쿼트를 실행하는 동안 받침대와 접촉하는 것을 피하기 위해 반드시 뒤로 천천히 발걸음을 옮겨야 한다(명확히 하나에서 두 발자국).

5) 받침대에서 떨어졌다면 검사 대상자는 다시 발을 어깨너비로 벌려 위치시켜 발의 자세를 취하며 전방 약간 외측으로 향하게 한다. 외측으로의 회전 정도는 검사 대상자의 자연스러운 선 상태의 보행과 일치할 것이고 엉덩이의 복잡한 해부학적 구조에 의해서 결정이 된다.

6) **아래로 움직이는 단계:** 검사 대상자는 엉덩이와 무릎을 동시에 구부림으로써 아래로 움직이기를 시작하는데 이때 둔근을 뒤로 민다. 횡극근(transversospinales)은 등척성 수축 상태로 있게 되고, 머리는 앞으로 유지하고, 검사 대상자가 내리기를 계속하기 위해 엉덩이와 무릎을 더 구부릴 때 가슴은 위로 올라간다.

7) 이상적인 최대 ROM은 허벅지의 윗부분이 바닥과 평형을 이룰 때이다. 그러나 이것은 검사 대상자에 따라 다르다. 기능적인 ROM을 넘어 내리거나 중량을 늘리기 위해 ROM을 조정하지 않는다. 게다가 전체의 내리는 동작 단계에서 무릎은 아래로 움직이는 전체 단계 동안 발면에서 꺾어지지 않도록 해야 한다. 내리는 단계는 약 2~3초간 유지되어야 한다.

8) **위로 움직이는 단계:** 최대 ROM에 도달했을 때 검사 대상자는 무릎과 엉덩이를 뻗는다.

9) 중량이 증가할 때 척추의 자세는 척추 심부 근육군의 등척성 수축을 통하여 유지되도록 하여야 한다.

10) 검사 대상자는 시작 자세로 돌아가야 하지만 무릎을 굳혀서는 안 된다. 운동시의 선 자세는 똑바로 선 시작 자세 동안 유지되어야 한다. 5번 들기가 완료되었다면 바를 다시 받침대에 올리고 바가 받침대 위에 안전하게 있는지 확인해야 한다. 오르는 단계는 약 2~3초간 지속되어야 한다.

11) **보조(자세 잡기):** 스쿼트를 보조하는 것은 상체와 손 위치 기술을 활용해야 한다. 퍼스널 트레이너 및 보조자의 손은 흉곽의 바깥, 즉 검사 대상자 뒤에 서 있는 퍼스널 트레이너의 가슴 바로 아래에 위치시켜야 한다. 받침대에서 들어 올릴 때 위치를 가정해 보고 시작 자세로 검사 대상자를 보조한다.

12) 퍼스널 트레이너는 검사 대상자의 자세와 속도를 거울을 통하여 볼 수 있도록 한다. 이것은 엉덩이를 더욱 뻗게 하여 검사 대상자가 위로 올리는 자세로 안전하게 이동할 수 있도록 한다.

13) 여성과의 가슴 접촉이 걱정된다면 퍼스널 트레이너는 흉곽 위에 약간 옆으로 손을 위치시켜 사용할 수 있다.

14) 들기가 완료되면 퍼스널 트레이너는 검사 대상자를 받침대 쪽으로 돌아가게 하고 바가 받침대에 바르게 올려졌는지 살펴야 한다.

15) 다음의 공식을 사용하여 1회에 들 수 있는 추정된 무게(1RM)를 계산하라.

1단계: 1.15 × ________ 사용된 역기 = ________ 추정된 1RM

2단계: ________ 추정된 1RM / ________ 몸무게

상대적인 스쿼트 근력운동 검사의 분류(1RM/체중)

단위: 회

분류	20~29세		30~39세		40~49세		50~59세		60+	
	남	여	남	여	남	여	남	여	남	여
평균 이상	>1.84	>1.36	>1.64	>1.21	>1.57	>1.13	>1.47	>1.08	>1.37	>1.00
평균	1.63~1.84	1.26~1.36	1.55~1.64	1.13~1.21	1.50~1.57	1.06~1.13	1.40~1.47	.86~1.08	1.31~1.37	.85~1.00
평균 이하	<1.63	<1.26	<1.55	<1.13	<1.50	<1.06	<1.40	<.86	<1.31	<.85

근력 검사: 10RM 레그프레스 (Muscular Strength Test: 10 RM Leg Press)

준비물

레그프레스 머신
적당한 무게의 역기

절차

1) **시작 자세:** 검사 대상자는 레그프레스 머신에 앉은 자세를 취한다.
2) 등은 뒤의 패드에 평평하게 붙이고 발은 발판에 평평하게 약 어깨너비로 벌려 위치한다.
3) 요추는 패드에 완전히 고정하며 무릎은 머신으로부터 중량을 받기 이전에 약간 굴곡되어 있어야 한다.
4) **굴곡 동작 단계:** 검사 대상자는 다리를 가볍게 신전하고 중량을 부과한다(보통 순환 핸들을 이용한다). 등은 뒤 패드에 단단히 고정된 채로 중량은 천천히 검사 대상자에게로 내려오며, 무릎이 검사 대상자의 가슴 앞에서 굴곡되도록 만든다. 중량이 부과되면 요부와 둔근은 뒷받침 지지 패드에 완전히 밀착되어 있어야 한다.
5) 레그프레스는 완전한 기능적 ROM이 가능할 때까지 내려온다. 이것은 사람마다 다르다. 둔근, 요부 및 슬와근의 유연성 한계는 특정한 ROM을 결정한다. 골반 뒤쪽이 기울어져서 동작이 이루어지기 때문에 어떠한 지점에서도 둔근이 뒤의 패드에서 떨어지면 안 된다.
6) 모든 복합적인 하지 동작의 불변 사항은 검사 대상자의 무릎이 90° 이상 굴곡되어서는 안 되며, 어느 지점에서도 무릎은 아래로 움직이는 전체 단계 동안 발면에서 꺾이지 않도록 해야 한다. 내려오는 단계는 약 2~3초간으로 이루어져야 한다.
7) **신전 동작 단계:** 완전한 기능적 ROM에 도달했거나 무릎이 90°로 굴곡되었다면 검사 대상자는 부가적인 힘을 발뒤꿈치를 통해 발의 받침판 부분에 주면서 다리를 편다.
8) 올리는 동작은 무릎 전체의 신전이 일어나기 전의 지점까지 계속된다. 무릎은 어떠한 실행 지점에서도 완전히 신전되거나 '고정' 자세를 취해서는 안 된다. 올리는 단계는 약 2~3초간 지속되어야 한다.

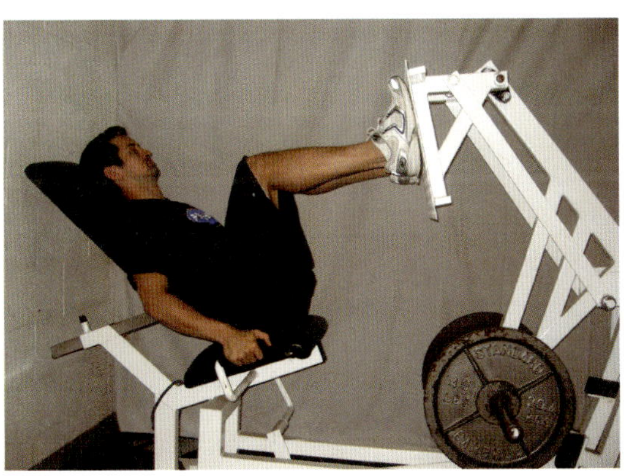

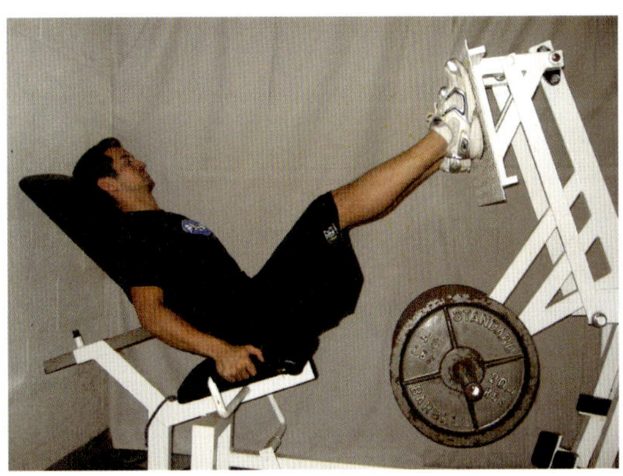

9) **보조(자세 잡기):** 레그프레스 머신은 퍼스널 트레이너가 옆에서 보조를 한다. 퍼스널 트레이너는 중량을 내릴 때 움직임 판을 받쳐 주어야 하며 검사 대상자가 중량을 지탱할 준비가 되었는지 확인해야 한다.

10) 퍼스널 트레이너들은 검사 대상자가 일정한 속도로 반복 수행하도록 해야 한다. 도움이 필요하면 퍼스널 트레이너는 발판에 힘을 가해 주고 검사 대상자가 손잡이로 중량을 고정시키는 동안 끝 점에서 잡아 주어야 한다.

11) 다음의 공식을 사용하여 10번 반복 수행한 결과로부터 예상 1RM을 계산해 낸다.

1단계: 1.3 × ________ 사용된 역기 = ________ 추정된 1RM

2단계: ________ 추정된 1RM / ________ 체중

상대적인 레그프레스 근력등급 검사의 분류(1RM/체중)

단위: 회

분류	20~29세		30~39세		40~49세		50~59세		60+세	
	남	여	남	여	남	여	남	여	남	여
평균 이상	>1.97	>1.42	>1.85	>1.47	>1.74	>1.35	>1.64	>1.24	>1.56	>1.18
평균	1.91~1.97	1.32~1.42	1.71~1.85	1.26~1.47	1.62~1.74	1.19~1.35	1.52~1.64	1.09~1.24	1.43~1.56	1.08~1.18
평균 이하	<1.91	<1.32	<1.71	<1.26	<1.62	<1.19	<1.52	<1.09	<1.43	<1.08

근력 검사: 턱걸이 (Muscular Strength Test: Pull-up)

준비물

턱걸이 바(철봉)

절차

1) **시작 자세:** 검사 대상자는 손바닥이 아래로 간 자세로 시작해야 하며 턱걸이 바를 약 어깨너비로 벌려 잡아야 한다.

2) 팔을 뻗고 천천히 몸의 무게를 뻗은 팔 쪽으로 이동시킨다. 발이 땅에 닿는다면 무릎을 굽힌다. 검사 동안 가장 적은 움직임의 범위로 어떠한 신체 부위도 땅에 닿지 않게 하는 것이 가능하다.

3) **위로 이동하는 단계:** 위로 움직이는 단계의 이동을 시작하기 위해 검사 대상자는 견갑골을 안쪽으로 회전시켜서 하강시킴(depressing)과 동시에 이두근을 축소시킴으로써 팔을 굴곡시켜야 한다. 올라가는 과정에서 견갑골이 더욱 안쪽으로 회전할 것이다. 위로 올라가는 것은 검사 대상자의 턱이 바의 끝부분을 통과할 때까지 지속해야 한다.

4) **아래로 이동하는 단계:** 턱이 바의 끝부분을 통과한 뒤에 검사 대상자는 팔을 신전시킴으로써 아래로 내려오는 동작을 시작해야 한다.

5) 내려오는 과정에서 견갑골은 전인되어(protract) 바깥으로 회전해야 한다. 내려오는 것은 완전히 팔을 신전시키고 제어되어야 한다. 내려오는 단계는 약 2~3초간 지속되어야 한다.

6) **보조:** 턱걸이 운동은 보통 중간에서 높은 수준의 근력을 유지하고 있는 사람들에게 해당된다. 트레이너들은 검사 대상자의 등과 몸통 윗부분의 바깥 위치에 도움을 줌으로써 효율적으로 운동을 배치시킬 수 있다. 발 또는 다리를 보조하는 것은 추천되지 않는데 척추가 비틀어지는 변화와 잡기의 실패가 우려되기 때문이다. 운동은 잡는 범위를 좁히고 손바닥을 위로 향한 손 위치를 사용하는 턱걸이로 바뀔 수 있다.

턱걸이 분류

단위: 회

남성용 분류(>17세)			여성용 분류(>17세)		
평균 이하	평균	평균 이상	평균 이하	평균	평균 이상
<7	8~10	≥11	0	1	>1

근지구력 검사: 팔굽혀펴기 (Muscular Endurance Test: Push-up)

준비물

타월이나 폼 롤러
스톱워치

절차

1) **준비 자세:** 검사 대상자가 몸을 쭉 펴고 바닥에 엎드린 자세에서 시작한다. 검사 대상자는 손을 대략 어깨너비로 벌려 엄지손가락이 어깨 아래에 위치하도록 해야 한다. **발은 6° 이상으로 벌려져 있으면 안 된다.**
2) 검사 대상자의 팔이 완전히 펴지고 몸이 적당히 나란한 선에 있을 때 몸을 들어 올리도록 한다(움직임의 어떤 단계에서도 몸이 엉덩이를 뻗거나 구부린 상태에 있으면 안 된다).
3) 타월(약 3겹 두께로 돌돌 만 것)을 준비하거나 폼 롤러를 잘라 검사 대상자의 가슴 아래에 둔다.
4) **평가 시작:** 타월이 그 위치에 있다면 퍼스널 트레이너는 "시작" 명령을 내리고 시간을 재야 한다. 검사 대상자는 자신의 몸을 곧고 똑바른 자세로 팔꿈치가 약 90° 구부러지는 지점, 가슴을 타월에 닿도록 해야 하는 지점까지 낮추어야 한다.
5) **동작 반복:** 검사 대상자는 팔꿈치가 완전히 뻗을 때까지 위로 힘을 주어 밀어서 팔을 뻗은 위치로 돌아간다.
6) 이 동작은 실패나 동작이 제대로 이루어지지 않을 때까지 수행되어야 한다. 퍼스널 트레이너는 검사 대상자가 동작을 바르게 수행할 때마다 반복횟수를 큰 목소리로 세 주어야 한다.
7) **주의사항:** 검사의 수행 중에 검사 대상자가 움직임을 완전한 ROM으로 수행하도록 확인해야 한다. 검사 대상자가 ROM을 제한하고 높은 점수를 얻는 경우는 흔하지 않다. 검사 대상자가 정확한 자세를 유지하는 것 또한 중요하다. 척추 · 몸통이 굴곡 혹은 과신전이 된 상태로 있어서는 안 된다.

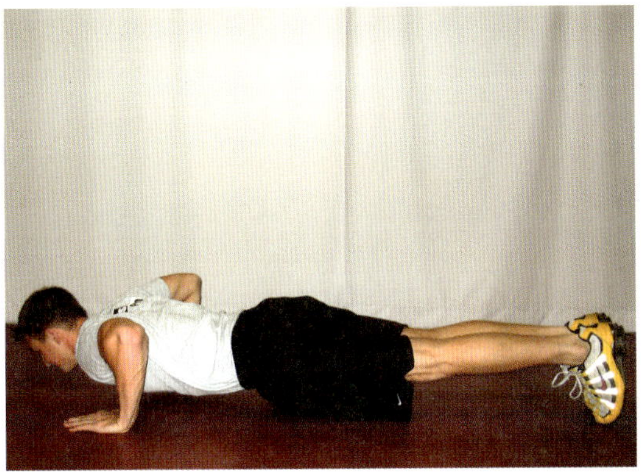
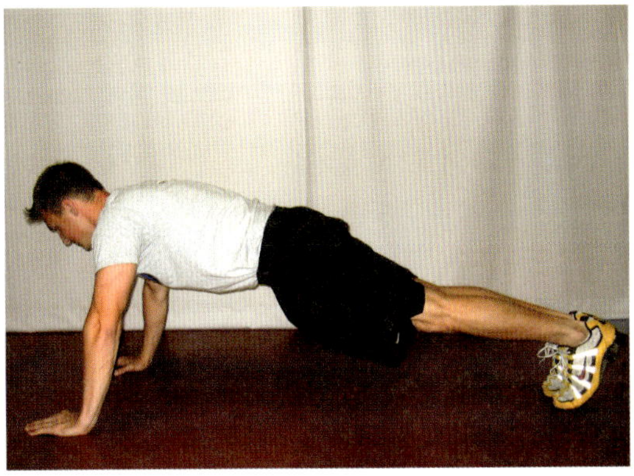

8) **기록:** 퍼스널 트레이너는 자료 기록표에 성공적으로 수행된 반복횟수를 기록해야 한다.

완료된 반복횟수 ______________________

팔굽혀펴기 검사의 분류

단위: 회

	15~19세	20~29세	30~39세	40~49세	50~59세	60~69세
남성						
평균 이상	>28	>28	>21	>16	>12	>10
평균	22~28	21~28	17~21	13~16	10~12	8~10
평균 이하	<22	<21	<17	<13	<10	<8
여성						
평균 이상	>24	>20	>19	>14	>11	>10
평균	18~24	15~20	13~19	11~14	7~11	5~10
평균 이하	<18	<15	<13	<11	<7	<5

근지구력 검사: 변형 턱걸이 (Muscular Endurance Test: Modified Pull-up)

준비물

스미스 머신이나 그에 상당하는 것

절차

1) **시작 자세:** 검사 대상자는 스미스 머신의 바에서 가슴 높이 아래의 지점(검상돌기)에 서야 한다.
2) 손을 위로 올리고 손바닥을 아래로 해서 잡기를 하여 검사 대상자는 바에 매달려 있는 동안 바닥으로부터 45° 로 몸의 자세를 만들 때까지 앞으로 걸어가야 한다.
3) **검사 시작:** 자세가 만들어졌다면 검사 대상자는 당기기를 시작하여 견갑골이 쑥 들어가게 하고 팔을 굴곡하여 바가 가슴에 닿거나 턱이 정해진 지점에서 바 위에 있을 때까지 동작을 계속할 수 있다.
4) 검사 대상자는 동작을 가능한 한 많이 반복하며 시작 자세로 돌아가야 한다.
5) **검사 중지:** 적당한 자세로 검사를 지속할 수 없거나 검사 대상자가 더 이상 반복할 수 없을 때 검사를 중단한다.
6) **기록:** 결과를 기록한다.

완료된 반복횟수 ______________________

변형 턱걸이 검사의 분류(17세 이상 성인)

단위: 회

분류	남	여
평균 이상	≥22	≥9
평균	14~21	4~8
평균 이하	<14	<4

근지구력 검사: 윗몸일으키기 (Muscular Endurance Test: Abdomianal Curl-up)

준비물

매트
메트로놈

절차

1) **시작 자세:** 검사 대상자가 무릎을 굴곡하고 발은 약 12° 정도로 벌려 바닥에 평평히 한 채 반듯이 누운 자세를 취하게 한다.
2) 팔은 뻗고 손은 허벅지 위에서 손바닥을 아래로 내린 자세를 취하며 손가락 끝은 무릎을 향하게 한다.
3) **평가 시작:** 메트로놈을 40회 · min^{-1}의 박자로 맞춘다.
4) "시작" 명령과 함께 퍼스널 트레이너는 메트로놈을 작동시키고 검사 대상자는 조절된 방법으로 박자가 울릴 때마다 손가락이 무릎 꼭대기에 닿을 때까지 상체를 구부린다.
5) 메트로놈은 동작의 이행적 변화를 대표한다. 움직임은 통제되어야 하고 메트로놈의 수준으로 속도를 유지해야 한다.
6) **동작 반복:** 검사 대상자는 시작 자세로 돌아간다(등 윗부분은 지면에 접촉한 상태). 동작은 반동을 주거나 가속도를 이용하면 안 된다. 검사 대상자가 더 이상 반복을 수행할 수 없거나 75회의 반복을 달성할 때까지 반복한다.
7) **자료 수집:** 퍼스널 트레이너는 각각의 올바른 반복횟수를 크게 세어야 한다.
8) **검사 중지:** 검사 대상자가 75회의 반복을 수행하면 검사를 중단하고 결과를 기록한다.
9) 최종 점수 이전에 멈춘 검사 대상자들은 그들의 점수를 검사가 끝날 때 기록한다.
10) **결과 해석:** 다음 표는 남녀의 몸통을 구부리는 지구력 정도를 가리키는 것이다. 이것은 각각의 연령 분류에 따른 윗몸일으키기 완성 횟수에 기반을 두고 있다.

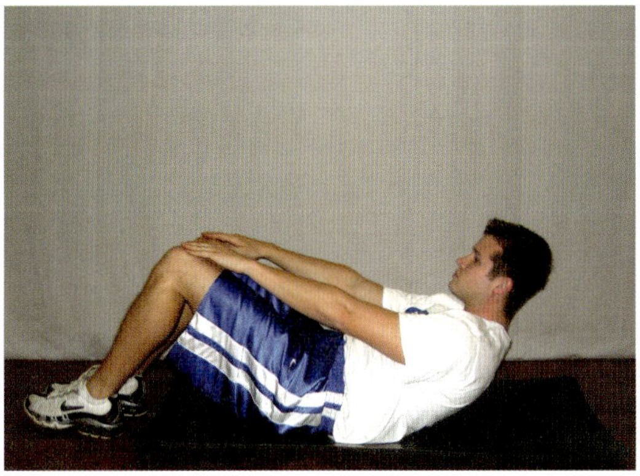
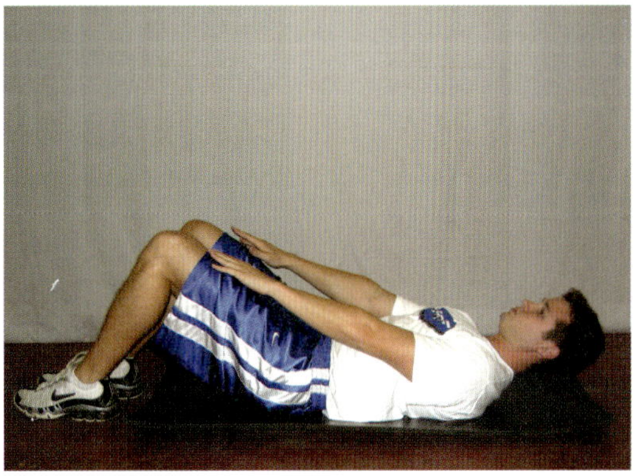

완료된 반복횟수 ____________________

윗몸일으키기 검사의 분류

단위: 회

	20~29세	30~39세	40~49세	50~59세	60~69세
남성					
평균 이상	≧21	≧18	≧18	≧17	≧16
평균	16~20	15~17	13~17	11~16	11~15
평균 이하	<16	<15	<13	<11	<11
여성					
평균 이상	≧18	≧19	≧19	≧19	≧17
평균	14~17	11~18	11~18	10~18	8~16
평균 이하	<14	<11	<11	<10	<8

근파워 검사: 수직 점프 (Muscular Power Tests: Non-Counter Movement Vertical Jump)

준비물

줄자
분필
스톱워치

절차

1) **검사 공간 설치:** 딱딱한 지면 또는 마루에서부터 최소 48인치 이상 수직 길이로 측정 눈금자를 설치한다.
2) **몸풀기:** 검사 대상자는 5~10분간 근육의 온도를 올리고, 신경 시스템의 흥분을 증진시키기 위해 계획된 활동으로 이루어져 있는 준비운동을 해야 한다.
3) **도달거리 측정:** 검사 대상자는 두 발을 바닥과 평평히 하고 시선이 벽이나 측정하려는 표면을 마주한 채 서 있어야 한다.
4) 검사 대상자는 한 팔이 최대로 닿을 수 있는 측정 거리로 측정하려는 표면에 손바닥을 마주한 채 주로 쓰는 팔을 똑바로 뻗는다. 도달하는 최고 지점은 가장 가까운 증가 지점까지 측정하고 기록해야 한다.
5) **닿은 팔 표시:** 검사 대상자는 최초로 시도하기 전에 주로 쓰는 손(닿은 팔)의 손가락 끝을 분필로 칠해야 하는데, 그래야 측정된 수치가 표시될 수 있고 최대 점프 높이가 정확히 평가될 수 있다.
6) **검사 준비:** 검사 대상자는 편안한 점프 자세를 취함으로써 최초의 시도 준비를 한다. 이것은 발을 어깨너비로 벌리고, 무릎을 구부리고, 엉덩이는 시상봉합의 평면을 지나도록 한다.
7) 검사 대상자가 발을 움직일 수 없는 점프 자세를 취했다면 검사 대상자가 몸의 자세를 바꿀 수도 없을 것이다. 검사 대상자가 몸을 신전하기 이전에 1회의 상지의 동작과 하지를 굴곡시키는 것을 제외하고 어떠한 다른 예비 동작을 취한다면 수직 점프를 인정할 수 없다.
8) **검사:** 검사 대상자는 점프하여 가능한 한 높이 도달함으로써 첫 시도를 해야 한다. 분필이 칠해진 손가락에 의해 측정 표면에 표시된다.
9) 퍼스널 트레이너는 닿은 지점을 보고 그 측정값을 기록해야 한다. 이상적으로, 퍼스널 트레이너가 눈높이로 읽어야 더욱 정확한 읽기가 가능하다.
10) **재검사:** 세 번의 시도가 시행되어야 하며(시도 중간에 90초간 쉰다) 가장 좋은 성적을 통계 기록에 사용한다.
11) **자료의 기록과 계산:** 검사 대상자의 결과를 기록한다.

12) 수직 점프를 계산하기 위해 최초의 도달 높이를 줄자에 기록된 높이에서 뺀다.

기록된 높이 ____________________

수직 점프의 분류

단위: 인치

분류	21~25세		26~30세	
	남	여	남	여
평균 이상	≧25.7	≧16.6	≧25.2	≧16.4
평균	18.7~25.6	11.6~16.5	18.6~25.1	11.6~16.3
평균 이하	<18.7	<11.6	<18.6	<11.6

Adapted from D. Patterson, D. Fred Peterson, 2004, "Vertical Jump and Leg Power Norms for Young Adults" Measurement in Physical Education and Exercise Science

근파워 검사: 30초간 의자에서 앉았다 일어나기 (Muscular Power Test: 30-second Chair Stand)

준비물

안정적인 의자
스톱워치

절차

1) 하지의 근력 검사를 위해 검사 동안 움직이지 않을 안정적인 의자를 선택한다. 의자의 높이는 시작 자세에서 약 90° 정도 무릎 굴곡이 이루어져야 한다.
2) **시작 자세:** 검사 대상자는 등을 곧게 펴고, 무릎은 굴곡하고, 발은 어깨너비로 바닥에 평평히 한 채 의자 중간에 앉아야 한다.
3) 팔은 가슴 위에 교차되어 있어야 한다.
4) **검사 시작:** 퍼스널 트레이너가 "시작"이라 하면 검사 대상자는 동작을 시작하고 곧은 자세로 섰다 의자에 앉기를 30초 동안 반복 시도해야 한다.
5) **검사 중지:** 30초가 끝나면 퍼스널 트레이너는 "정지"라고 외쳐야 한다. 정확히 의자에서 앉았다 일어나기가 완료된 횟수가 퍼스널 트레이너에 의해 기록되어야 한다.

의자에 앉았다 일어나기 횟수 ____________________

30초간 의자에 앉았다 일어나기(일어난 횟수)의 분류

단위: 회

분류	60~64세		65~69세		70~74세		75~79세		80~84세		85~89세		90~94세	
	남	여	남	여	남	여	남	여	남	여	남	여	남	여
평균 이상	>19	>17	>18	>16	>17	>15	>17	>15	>15	>14	>14	>13	>12	>11
평균	14~19	12~17	12~18	11~16	12~17	10~15	11~17	10~15	10~15	9~14	8~14	8~13	7~12	4~11
평균 이하	<14	<12	<12	<11	<12	<10	<11	<10	<10	<9	<8	<8	<7	<4

무산소성 능력 검사: 무산소성 파워 스텝 (Anaerobic Capacity Test: Anaerobic Power Step)

준비물

발돋움대나 상자
스톱워치

절차

1) **시작 자세:** 검사 대상자는 상자와 나란히 서야 한다. 상자의 높이는 무릎이 90°로 굴곡되도록 해야 한다.
2) 검사 대상자는 주로 쓰는 다리(검사하는 다리)의 발을 상자 위에 올려놓고 시작한다. 스텝 테스트하는 발은 검사하는 동안 계속 같은 위치를 유지한다.
3) **검사 시작:** "시작" 명령과 함께 퍼스널 트레이너는 타이머 작동을 시작하고 검사 대상자는 발 올리기를 시작한다. 각각의 스텝에서 검사 대상자의 다리와 등은 곧게 뻗어 있어야 하고 팔은 단지 균형을 잡기 위해서만 양쪽에 유지된다. 팔은 추진력에 도움을 주기 위한 목적으로 움직여서는 안 된다.
4) 검사의 주기는 하나, 둘로 세는데 "하나"는 올리는 것이고 "둘"은 내리는 것이다.
5) **점수 내기:** 한 스텝은 검사 대상자의 스텝 테스트하는 다리가 펴지고 시작 위치로 돌아가는 각각의 때마다 센다. 검사 대상자가 스텝 테스트하는 다리를 뻗지 않거나 검사 대상자의 등이 굽어 있을 때 그 스텝은 횟수로 인정되지 않는다.
6) 퍼스널 트레이너는 남은 15초마다 시간을 불러 주어야 한다. 스텝의 전체 횟수는 60초 간격으로 기록되어야 한다.
7) 검사는 페이스를 요하지는 않지만 전체 시간 동안 탈진 상태의 전력으로 실행되어야 한다.
8) **검사 중지:** 60초가 끝나면 퍼스널 트레이너는 검사를 중지하고 검사 완료 후에 스텝의 횟수를 기록해야 한다.

완료한 스텝 수 ____________

9) 검사 대상자의 활동근에 울혈이 생기지 않도록 정리운동을 수행하도록 한다.

계산하는 법

무산소성 능력 (kgm · min^{-1}) = {______ kg×[(0.4m× ______ 스텝 수) / 1]}×1.33
= [______ kg×(______)m/1]×1.33
= ______ kg× ______ m · min^{-1}×1.33
= ______ (kgm · min^{-1})
와트 = ______ (kgm · min^{-1})÷6.12W/kgm · m^{-1}

예

100kg(220파운드)의 남성이 전체 1분의 검사 시간 동안 60개의 스텝을 완료했다.

무산소성 능력(kgm · min^{-1}) = {100kg×[(0.40×60)/1]}×1.33
= [100×(24/1)]×1.33
= 100×24.0×1.33
= 3192(kgm · min^{-1})

와트로의 전환(6.12 kgm · min^{-1} = 1W)

와트 = 3192÷6.12
= 521.6W

무산소성 능력의 분류

단위: Watt

분류	남성의 파워(W)	여성의 파워(W)
평균 이상	≥507	≥339
평균	460~506	307~338
평균 이하	<460	<307

신체 구성 검사: 피부두겹측정 (Body Composition Test: Skinfold)

준비물

스킨폴드 캘리퍼
펜(측정 부위 표시)

절차

1) 퍼스널 트레이너들은 정확하게 성별로 해부학적 위치를 정해야 한다. 아래의 도표와 그림을 통하여 3부위의 Jackson-Pollock 모델의 세부적인 설명을 제시하였다. 퍼스널 트레이너는 정확하게 성별로 피하지방 위치를 정할 때 이것들을 참조해야 한다. 위치가 확인되면 퍼스널 트레이너는 그 위치를 지울 수 있는 마커로 표시한다. 그래야 퍼스널 트레이너가 일련의 측정을 위해 측정 위치로 정확하게 되돌아갈 수 있다. 이것은 또 퍼스널 트레이너가 위치를 알아내는 데 더욱 능숙해질 수 있게 하고 검사의 신뢰성을 증가시켜 준다.
2) **손의 위치:** 퍼스널 트레이너는 측정기를 오른손에 위치시키되 집게손가락이 측정기를 열 수 있는 자세로 두어야 한다. 오른손을 약간 손바닥이 아래로 가도록 하는데 이렇게 해야 측정기를 위에서 더욱 쉽게 읽을 수 있기 때문이다. 왼손은 왼손의 엄지손가락이 아래를 가리키는 지점까지 손바닥을 아래로 한다.
3) **지방 잡기:** 약 2인치 정도 잡을 수 있는 너비로 엄지손가락과 처음의 두 손가락 사이로 피하지방을 단단히 잡고 피하지방과 피부를 아래의 근육조직으로부터 들어낸다.
4) **측정기 위치:** 퍼스널 트레이너가 성공적으로 피하지방과 피부를 아래의 근육으로 이루어진 복부로부터 분리했다면 측정기는 접힌 부위에 위치해야 한다. 측정기의 잡는 부분은 정해진 부위에서 피하지방의 장축에 걸쳐 위치해야 한다.
5) 퍼스널 트레이너의 손가락 사이를 1cm 정도 벌려서 측정기가 손가락 압력의 영향으로부터 피하지방을 보호하도록 해야 한다. 측정기 위치의 깊이는 약 일반 피부 주변의 아랫부분과 피하지방의 끝부분 사이 거리의 절반이다.
6) 측정기의 턱을 피하지방의 위치와 수직이 되도록 한다.
7) **측정기 읽기:** 측정기는 10g · mm^2의 압축 긴장도를 가지고 있다. 이를 정확히 읽고 측정기로 인한 지방의 압박을 보호하기 위해서 퍼스널 트레이너는 측정기의 턱을 접힌 부분에서 푼 지 2초 내에 가장 가까운 절반의 mm 수치를 측정기에서 읽어야 한다.
8) 측정을 기록하고 검사는 다음의 측정까지 분당 15초를 주면서 2번 반복되어야 한다. 측정이 2mm 이상 다르다면, 3번째 측정이 시행되어야 하고 3번 측정의 평균이 사용된다.
9) 비만하지 않은 개인들의 경우 피하지방은 2mm 이상 달라서는 안 된다. 3회 측정값의 중간치가 평가와 추정에 사용된다.
10) **결과 계산:** 자료가 기록되었다면 퍼스널 트레이너는 세 부위 피하지방을 하나로 모아 피하지방의 합을 mm 단위로 획득한다.
11) 피하지방의 합은 개인의 추정 체지방을 결정하기 위해 그 다음에 도표화되거나 체내 밀도 방정식에 사용된다. 다음의 도표는 시리(Siri)의 방정식에 의해 계산된 연령에 의해 조정된 예상 신체 구조를 포함하고 있다. 퍼스널 트레이너는 다음의 성별 도표를 참조함으로써 검사 대상자의 추정 체지방을 알아내야 하며 왼쪽 행에 있는 피하지방의 합을 맨 윗줄에 있는 검사 대상자의 연령과 연결시켜야 한다.

남성의 3부위 측정 (Male Three Sites)

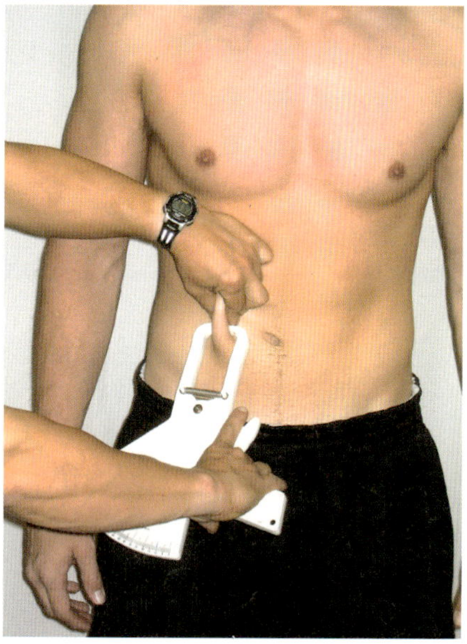

복부 측정(abdominal measurement)

검사 대상자의 오른쪽에 있는 배꼽의 정중선으로부터 수직으로 2cm를 잡아 측정한다. 측정 동안 측정기 집게나 측정자의 손가락이 배꼽 안으로 들어가서는 안 된다.

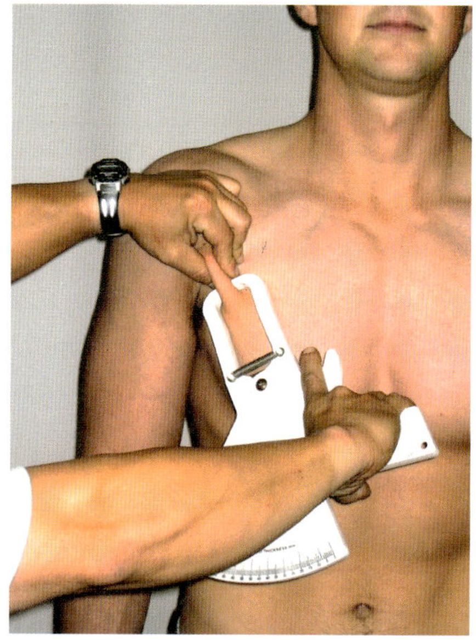

가슴 측정(chest measurement)

피하지방은 앞의 겨드랑이 선과 유두 사이의 중간 지점에서 대각선으로 잡는다. 집는 데는 오른쪽이 사용된다.

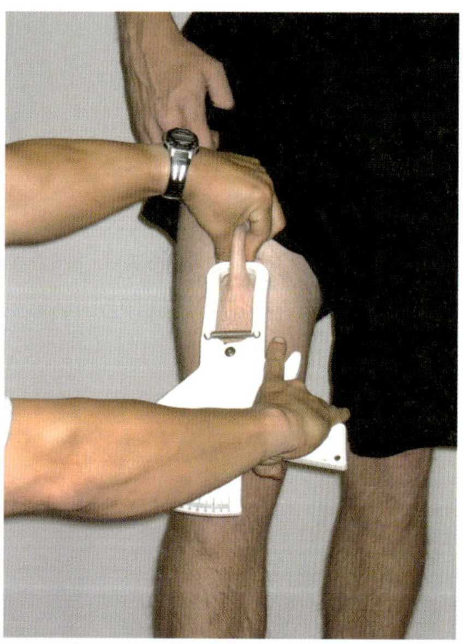

대퇴부 측정(thigh measurement)

측정은 오른쪽 대퇴부의 중간선에 있는 부위를 수직으로 집어 이루어진다. 측정은 서혜부의 주름과 슬개골의 맨 윗부분 사이의 중간에서 해야 한다.

여성의 3부위 측정 (Female Three Sites)

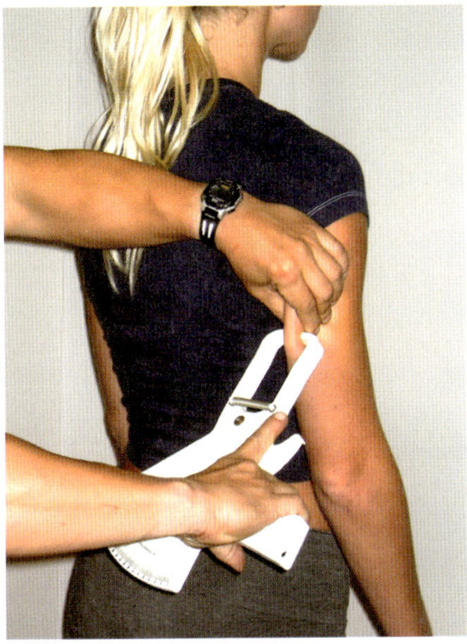

삼두근 측정(tricep measurement)

삼두근의 아랫부분을 수직으로 잡아서 측정한다. 검사 대상자는 팔에 힘을 빼도록 한다. 측정 지점은 오른쪽 삼두근의 중간선, 견봉과 팔꿈치 사이의 중간이다.

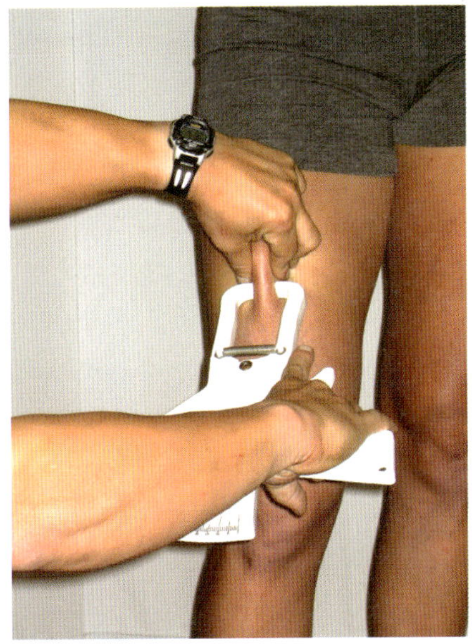

대퇴부 측정(thigh measurement)

측정은 오른쪽 대퇴부의 중간선에 있는 부위를 수직으로 잡아 실시한다. 측정은 서혜부의 주름과 슬개골의 맨 윗부분 사이의 중간 지점에서 해야 한다.

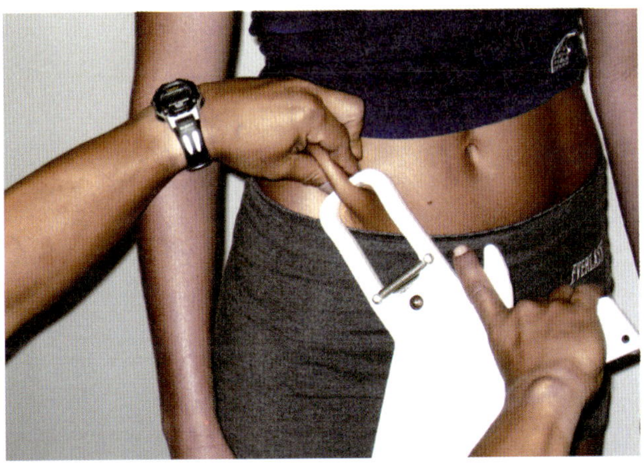

상장골능 측정(suprailiac measurement)

피하지방은 장골능선의 자연스러운 각과 나란히 대각선으로 접히는 곳이다. 측정은 오른쪽의 장골능선의 바로 위에 있는 전방 선을 따라 행해져야 한다.

연령과 삼두근, 상장골능, 대퇴부의 피부두겹측정에 따른 여성의 체지방률 추정

합(mm)	22 이하	23~27	28~32	33~37	38~42	43~47	48~52	53~57	58 이상
23~25	9.7	9.9	10.2	10.4	10.7	10.9	11.2	11.4	11.7
26~28	11.0	11.2	11.5	11.7	12.0	12.3	12.5	12.7	13.0
29~31	12.3	12.5	12.8	13.0	13.3	13.5	13.8	14.0	14.3
32~34	13.6	13.8	14.0	14.3	14.5	14.8	15.0	15.3	15.5
35~37	14.8	15.0	15.3	15.5	15.8	16.0	16.3	16.5	16.8
38~40	16.0	16.3	16.5	16.7	17.0	17.2	17.5	17.7	18.0
41~43	17.2	17.4	17.7	17.9	18.2	18.4	18.7	18.9	19.2
44~46	18.3	18.6	18.8	19.1	19.3	19.6	19.8	20.1	20.3
47~49	19.5	19.7	20.0	20.2	20.5	20.7	21.0	21.2	21.5
50~52	20.6	20.8	21.1	21.3	21.6	21.8	22.1	22.3	22.6
53~55	21.7	21.9	22.1	22.4	22.6	22.9	23.1	23.4	23.6
56~58	22.7	23.0	23.2	23.4	23.7	23.9	24.2	24.4	24.7
59~61	23.7	24.0	24.2	24.5	24.7	25.0	25.2	25.5	25.7
62~64	24.7	25.0	25.2	25.5	25.7	26.0	26.2	26.4	26.7
65~67	25.7	25.9	26.2	26.4	26.7	26.9	27.2	27.4	27.7
68~70	26.6	26.9	27.1	27.4	27.6	27.9	28.1	28.4	28.6
71~73	27.5	27.8	28.0	28.3	28.5	28.8	29.0	29.3	29.5
74~76	28.4	28.7	28.9	29.2	29.4	29.7	29.9	30.2	30.4
77~79	29.3	29.5	29.8	30.0	30.3	30.5	30.8	31.0	31.3
80~82	30.1	30.4	30.6	30.9	31.1	31.4	31.6	31.9	32.1
83~85	30.9	31.2	31.4	31.7	31.9	32.2	32.4	32.7	32.9
86~88	31.7	32.0	32.2	32.5	32.7	32.9	33.2	33.4	33.7
89~91	32.5	32.7	33.0	33.2	33.5	33.7	33.9	34.2	34.4
92~94	33.2	33.4	33.7	33.9	34.2	34.4	34.7	34.9	35.2
95~97	33.9	34.1	34.4	34.6	34.9	35.1	35.4	35.6	35.9
98~100	34.6	34.8	35.1	35.3	35.5	35.8	36.0	36.3	36.5
101~103	35.3	35.4	35.7	35.9	36.2	36.4	36.7	36.9	37.2
104~106	35.8	36.1	36.3	36.6	36.8	37.1	37.3	37.5	37.8
107~109	36.4	36.7	36.9	37.1	37.4	37.6	37.9	38.1	38.4
110~112	37.0	37.2	37.5	37.7	38.0	38.2	38.5	38.7	38.9
113~115	37.5	37.8	38.1	38.2	38.5	38.7	39.0	39.2	39.5
116~118	38.0	38.3	38.5	38.8	39.0	39.3	39.5	39.7	40.0
119~121	38.5	38.7	39.0	39.2	39.5	39.7	40.0	40.2	40.5
122~124	39.0	39.2	39.4	39.7	39.9	40.2	40.4	40.7	40.9
125~127	39.4	39.6	39.9	40.1	40.4	40.6	40.9	41.1	41.4
128~130	39.8	40.0	40.3	40.5	40.8	41.0	41.3	41.5	41.8

연령과 흉부, 복부, 대퇴부의 피부두겹측정에 따른 남성의 체지방률 추정

합(mm)	22 이하	23~27	28~32	33~37	38~42	43~47	48~52	53~57	58 이상
8~10	1.3	1.8	2.3	2.9	3.4	3.9	4.5	5.0	5.5
11~13	2.2	2.8	3.3	3.9	4.4	4.9	5.5	6.0	6.5
14~16	3.2	3.8	4.3	4.8	5.4	5.9	6.4	7.0	7.5
17~19	4.2	4.7	5.3	5.8	6.3	6.9	7.4	8.0	8.5
20~22	5.1	5.7	6.2	6.8	7.3	7.9	8.4	8.9	9.5
23~25	6.1	6.6	7.2	7.7	8.3	8.8	9.4	9.9	10.5
26~28	7.0	7.6	8.1	8.7	9.2	9.8	10.3	10.9	11.4
29~31	8.0	8.5	9.1	9.6	10.2	10.7	11.3	11.8	12.4
32~34	8.9	9.4	10.0	10.5	11.1	11.6	12.2	12.8	13.3
35~37	9.8	10.4	10.9	11.5	12.0	12.6	13.1	13.7	14.3
38~40	10.7	11.3	11.8	12.4	12.9	13.5	14.1	14.6	15.2
41~43	11.6	12.2	12.7	13.3	13.8	14.4	15.0	15.5	16.1
44~46	12.5	13.1	13.6	14.2	14.7	15.3	15.9	16.4	17.0
47~49	13.4	13.9	14.5	15.1	15.6	16.2	16.8	17.3	17.9
50~52	14.3	14.8	15.4	15.9	16.5	17.1	17.6	18.2	18.8
53~55	15.1	15.7	16.2	16.8	17.4	17.9	18.5	19.1	19.7
56~58	16.0	16.5	17.1	17.7	18.2	18.8	19.4	20.0	20.5
59~61	16.9	17.4	17.9	18.5	19.1	19.7	20.2	20.8	21.4
62~64	17.6	18.2	18.8	19.4	19.9	20.5	21.1	21.7	22.2
65~67	18.5	19.0	19.6	20.2	20.8	21.3	21.9	22.5	23.1
68~70	19.3	19.9	20.4	21.0	21.6	22.2	22.7	23.3	23.9
71~73	20.1	20.7	21.2	21.8	22.4	23.0	23.6	24.1	24.7
74~76	20.9	21.5	22.0	22.6	23.2	23.8	24.4	25.0	25.5
77~79	21.7	22.2	22.8	23.4	24.0	24.6	25.2	25.8	26.3
80~82	22.4	23.0	23.6	24.2	24.8	25.4	25.9	26.5	27.1
83~85	23.2	23.8	24.4	25.0	25.5	26.1	26.7	27.3	27.9
86~88	24.0	24.5	25.1	25.7	26.3	26.9	27.5	28.1	28.7
89~91	24.7	25.3	25.9	26.5	27.1	27.6	28.2	28.8	29.4
92~94	25.4	26.0	26.6	27.2	27.8	28.4	29.0	29.6	30.2
95~97	26.1	26.7	27.3	27.9	28.5	29.1	29.7	30.3	30.9
98~100	26.9	27.4	28.0	28.6	29.2	29.8	30.4	31.0	31.6
101~103	27.5	28.1	28.7	29.3	29.9	30.5	31.1	31.7	32.3
104~106	28.2	28.8	29.4	30.0	30.6	31.2	31.8	32.4	33.0
107~109	28.9	29.5	30.1	30.7	31.3	31.9	32.5	33.1	33.7
110~112	29.6	30.2	30.8	31.4	32.0	32.6	33.2	33.8	34.4
113~115	30.2	30.8	31.4	32.0	32.6	33.2	33.8	34.5	35.1
116~118	30.9	31.5	32.1	32.7	33.3	33.9	34.5	35.1	35.7
119~121	31.5	32.1	32.7	33.3	33.9	34.5	35.1	35.7	36.4
122~124	32.1	32.7	33.3	33.9	34.5	35.1	35.8	36.4	37.0

신체 구성 검사: 2, 3부위의 둘레 측정 (Body Composition Test: 2-3 Site Girth Measurements)

준비물
줄자

절차
1) 성별에 따른 검사 대상자의 적당한 해부학적 위치를 알아낸다.

2) 모든 둘레 측정은 검사 대상자의 적절한 피부 위에서 이루어져야 한다.

3) 줄자를 사용하여 각각의 부위를 평가하여 줄자가 지정된 부위의 위치를 넘어 바닥과 평행하게 위치하도록 한다. 줄자는 피부 위에 평평하게 있어야 한다. 각각의 둘레 측정은 인치 단위로 기록되어야 한다.

4) **남성의 경우:** 신장은 최소 0.5인치 단위까지 측정한다.

5) **복부둘레:** 줄자를 일직선으로 놓아 배꼽을 지나가도록 하여 복부둘레를 측정한다.

6) **목둘레:** 줄자를 앞부분으로 약간 아래로 미끄러지도록 하여 후두의 바로 아래에 있는 목의 둘레를 측정한다.

7) **여성의 경우:** 신장은 최소 0.5인치 단위까지 측정한다.

8) **상부 복부둘레:** 최소의 복부둘레 위치에서 측정한다(검상돌기와 배꼽 사이의 중간 지점 정도이다).

9) **목둘레:** 줄자를 앞부분으로 약간 아래로 미끄러지도록 하여 후두의 바로 아래에 있는 목의 둘레를 측정한다.

10) **엉덩이둘레:** 둔부근육이 가장 많이 튀어나온 부위의 둘레를 측정한다.

11) **검사 대상자의 측정한 둘레값을 계산한다:** 채집한 자료에서 성별의 차트를 이용하여 추정 체지방량을 산출한다.

12) 다음의 정확한 성별 방정식을 활용하여 검사 대상자로부터 산출한 둘레값을 알아낸다.

13) **남성:** 복부 − 목 = 둘레값

_______________ − _______________ = _______________

14) **여성:** 상부 복부 + 엉덩이 − 목 = 둘레값

_______________ + _______________ − _______________ = _______________

15) 다음의 도표는 2, 3부위의 둘레 표본에 따른 추정 체지방 비율을 포함하고 있다. 검사 대상자의 추정 체지방을 찾기 위해 퍼스널 트레이너는 우선 정확한 성별 도표를 참조해야 한다(도표 A는 남성을 위한 것이고, 도표 B는 여성을 위한 것이다).

16) 퍼스널 트레이너는 반드시 검사 대상자의 계산된 둘레값을 검사 대상자의 인치 단위의 신장과 맞춰 보아야 한다(추론한 둘레값은 왼쪽 행에 위치하고 있으며 신장값은 도표의 맨 위에 걸쳐 위치하고 있다).

17) **자료를 기록한다.** ___________________________________

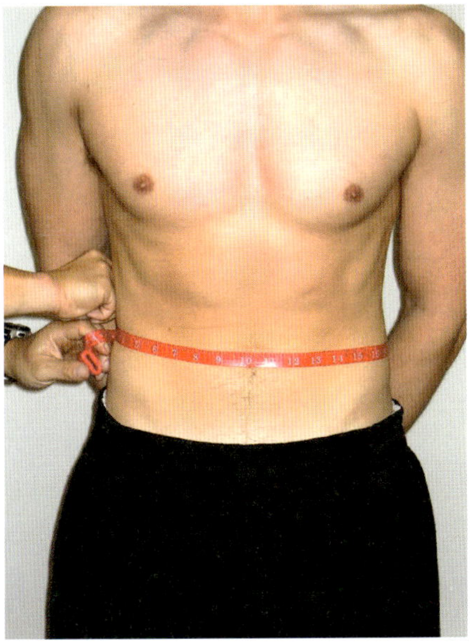

복부(abdominal)

배꼽 위치에서 둘레를 측정

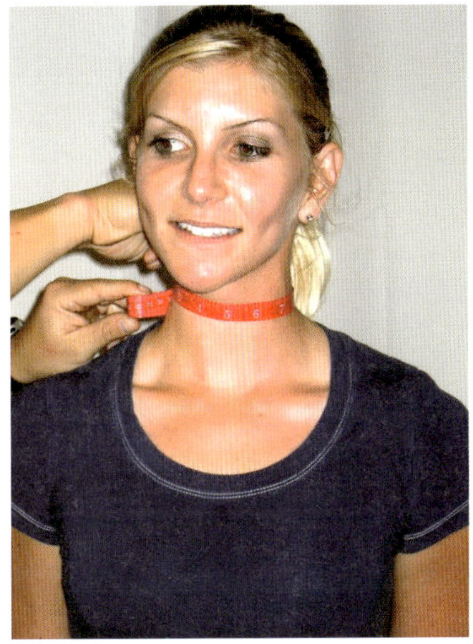

목(neck)

목 가운데 위치의 둘레를 측정

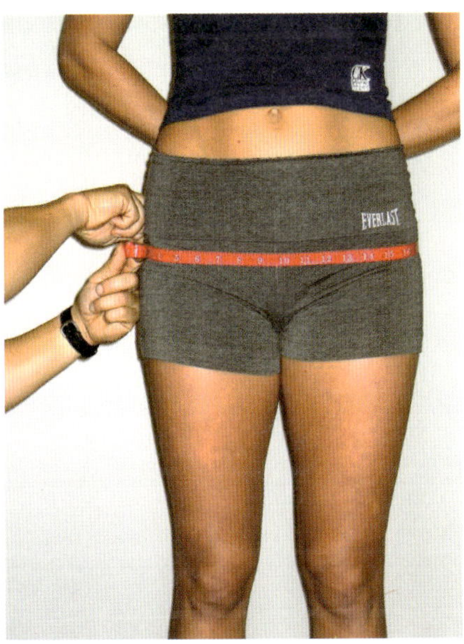

힙(hip)

엉덩이의 가장 두꺼운 부위를 수평으로 측정, 양발은 어깨 너비로 함

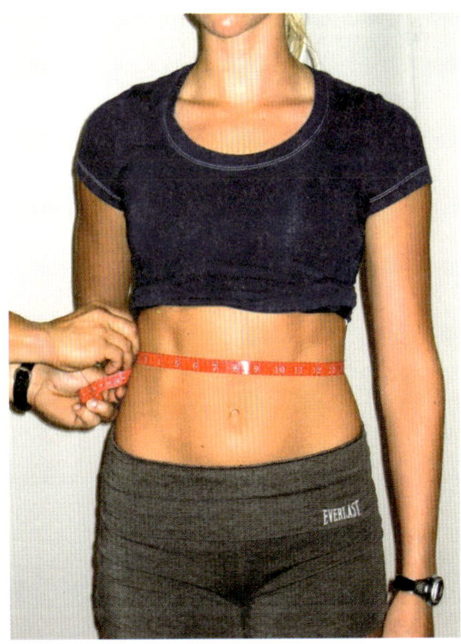

상복부(upper abdominal)

배꼽과 검상돌기 사이의 1/2 지점

표 A. 남성의 2, 3부위 둘레에 의한 체지방률 추정

둘레값 (inch)	신장(inch)									
	60	60.5	61	61.5	62	62.5	63	63.5	64	64.5
11.0	3	2	2	2	2	1	1	1	1	1
11.5	4	4	4	3	3	3	3	2	2	2
12.0	6	5	5	5	5	4	4	4	4	3
12.5	7	7	6	6	6	6	6	5	5	5
13.0	8	8	8	8	7	7	7	7	6	6
13.5	10	9	9	9	9	8	8	8	8	8
14.0	11	11	10	10	10	10	10	9	9	9
14.5	12	12	12	11	11	11	11	11	10	10
15.0	13	13	13	13	12	12	12	12	12	11
15.5	14	14	14	14	14	13	13	13	13	12
16.0	15	15	15	15	15	15	14	14	14	14
16.5	17	17	16	16	16	16	15	15	15	15
17.0	18	18	17	17	17	17	16	16	16	16
17.5	19	19	19	18	18	18	18	17	17	17
18.0	20	20	20	19	19	19	19	18	18	18
18.5	21	21	21	20	20	20	20	19	19	19
19.0	22	22	22	21	21	21	21	20	20	20
19.5	23	23	23	22	22	22	22	21	21	21
20.0	24	24	23	23	23	23	22	22	22	22
20.5	25	25	24	24	24	24	23	23	23	23
21.0	26	26	25	25	25	25	24	24	24	24
21.5	27	26	26	26	26	25	25	25	25	24
22.0	28	27	27	27	27	26	26	26	26	25
22.5	28	28	28	28	27	27	27	27	26	26
23.0	29	29	29	29	28	28	28	28	27	27
23.5	30	30	30	29	29	29	29	28	28	28
24.0	31	31	30	30	30	30	30	29	29	29
24.5	32	31	31	31	31	30	31	30	30	29
25.0	33	32	32	32	31	31	32	31	30	30
25.5	33	33	33	33	32	32	32	31	31	31
26.0	34	34	34	33	33	33	33	32	32	32
26.5	35	35	34	34	34	33	34	33	33	32
27.0	36	35	35	35	34	34	35	34	33	33
27.5	36	36	36	35	35	35	35	34	34	34
28.0	37	37	36	36	36	36	35	35	35	35
28.5	38	37	37	37	37	36	36	36	36	35
29.0	38	38	38	38	37	37	37	37	36	36
29.5	39	39	39	38	38	38	37	37	37	37
30.0	40	39	39	39	39	38	38	38	38	37
30.5	–	–	40	40	39	39	39	39	38	38
31.0	–	–	–	–	40	40	39	39	39	39
31.5	–	–	–	–	–	–	–	40	40	39
32.0~35.0	–	–	–	–	–	–	–	–	–	40

표 A. 남성의 2, 3부위 둘레에 의한 체지방률 추정

둘레값 (inch)	신장(inch)									
	65	65.5	66	66.5	67	67.5	68	68.5	69	69.5
11.0	0	0	–	–	–	–	–	–	–	–
11.5	2	2	1	1	1	1	1	0	0	–
12.0	3	3	3	3	2	2	2	2	2	1
12.5	5	4	4	4	4	4	3	3	3	3
13.0	6	6	6	5	5	5	5	5	4	4
13.5	7	7	7	7	6	6	6	6	6	5
14.0	9	8	8	8	8	8	7	7	7	7
14.5	10	10	9	9	9	9	9	8	8	8
15.0	11	11	11	10	10	10	10	10	9	9
15.5	12	12	12	12	11	11	11	11	11	10
16.0	13	13	13	13	12	12	12	12	12	11
16.5	14	14	14	14	14	13	13	13	13	13
17.0	16	15	15	15	15	14	14	14	14	14
17.5	17	16	16	16	16	16	15	15	15	15
18.0	18	17	17	17	17	17	16	16	16	16
18.5	19	18	18	18	18	18	17	17	17	17
19.0	20	19	19	19	19	19	18	18	18	18
19.5	21	20	20	20	20	19	19	19	19	19
20.0	22	21	21	21	21	20	20	20	20	20
20.5	22	22	22	22	22	21	21	21	21	20
21.0	23	23	23	23	22	22	22	22	22	21
21.5	24	24	24	24	23	23	23	23	22	22
22.0	25	25	25	24	24	24	24	24	23	23
22.5	26	26	25	25	25	25	25	24	24	24
23.0	27	27	26	26	26	26	25	25	25	25
23.5	28	27	27	27	27	26	26	26	26	26
24.0	28	28	28	28	27	27	27	27	27	26
24.5	29	29	29	29	28	28	28	28	27	27
25.0	30	30	30	29	29	29	29	28	28	28
25.5	31	31	30	30	30	30	29	29	29	29
26.0	32	31	31	31	31	30	30	30	30	29
26.5	32	32	32	32	31	31	31	31	30	30
27.0	33	33	32	32	32	32	32	31	31	31
27.5	34	33	33	33	33	33	32	32	32	32
28.0	34	34	34	34	33	33	33	33	33	32
28.5	35	35	35	35	34	34	34	33	33	33
29.0	36	36	35	35	35	35	34	34	34	34
29.5	36	36	36	36	35	35	35	35	35	34
30.0	37	37	37	36	36	36	36	35	35	35
30.5	38	38	37	37	37	37	36	36	36	36
31.0	38	38	38	38	37	37	37	37	37	36
31.5	39	39	39	38	38	38	38	37	37	37
32.0	40	39	39	39	39	38	38	38	38	38
32.5	–	–	40	40	39	39	39	39	38	38
33.0	–	–	–	–	40	40	39	39	39	39
33.5	–	–	–	–	–	–	–	40	40	39
34.0	–	–	–	–	–	–	–	–	–	40
34.5	–	–	–	–	–	–	–	–	–	–
35.0	–	–	–	–	–	–	–	–	–	–

표 A. 남성의 2, 3부위 둘레에 의한 체지방률 추정

둘레값 (inch)	신장(inch)									
	70	70.5	71	71.5	72	72.5	73	73.5	74	74.5
11.0	–	–	–	–	–	–	–	–	–	–
11.5	–	–	–	–	–	–	–	–	–	–
12.0	1	1	1	1	0	0	0	–	–	–
12.5	3	2	2	2	2	2	1	1	1	1
13.0	4	4	4	3	3	3	3	3	2	2
13.5	5	5	5	5	4	4	4	4	4	4
14.0	7	6	6	6	6	6	5	5	5	5
14.5	8	8	7	7	7	7	7	6	6	6
15.0	9	9	9	8	8	8	8	8	7	7
15.5	10	10	10	9	9	9	9	9	9	8
16.0	11	11	11	11	10	10	10	10	10	9
16.5	12	12	12	12	12	11	11	11	11	11
17.0	13	13	13	13	13	12	12	12	12	12
17.5	14	14	14	14	14	13	13	13	13	13
18.0	15	15	15	15	15	14	14	14	14	14
18.5	16	16	16	16	16	15	15	15	15	15
19.0	17	17	17	17	17	16	16	16	16	16
19.5	18	18	18	18	18	17	17	17	17	17
20.0	19	19	19	19	18	18	18	18	18	17
20.5	20	20	20	20	19	19	19	19	19	18
21.0	21	21	21	20	20	20	20	20	19	19
21.5	22	22	22	21	21	21	21	21	20	20
22.0	23	23	22	22	22	22	22	21	21	21
22.5	24	23	23	23	23	23	22	22	22	22
23.0	25	24	24	24	24	23	23	23	23	23
23.5	25	25	25	25	24	24	24	24	24	23
24.0	26	26	26	25	25	25	25	25	24	24
24.5	27	27	26	26	26	26	26	25	25	25
25.0	28	27	27	27	27	27	26	26	26	26
25.5	28	28	28	28	28	27	27	27	27	27
26.0	29	29	29	29	28	28	28	28	27	27
26.5	30	30	29	29	29	29	29	28	28	28
27.0	31	30	30	30	30	30	29	29	29	29
27.5	31	31	31	31	30	30	30	30	30	29
28.0	32	32	32	31	31	31	31	31	30	30
28.5	33	33	32	32	32	32	31	31	31	31
29.0	33	33	33	33	32	32	32	32	32	31
29.5	34	34	34	33	33	33	33	33	32	32
30.0	35	35	34	34	34	34	33	33	33	33
30.5	35	35	35	35	34	34	34	34	34	33
31.0	36	36	36	35	35	35	35	34	34	34
31.5	37	36	36	36	36	36	35	35	35	35
32.0	37	37	37	37	36	36	36	36	36	35
32.5	38	38	37	37	37	37	37	36	36	36
33.0	39	38	38	38	38	37	38	37	37	37
33.5	39	39	39	38	38	38	38	38	37	37
34.0	40	39	39	39	39	38	39	38	38	38
34.5	–	–	40	40	39	39	39	39	39	38
35.0	–	–	–	–	40	40	40	39	39	39

표 A. 남성의 2, 3부위 둘레에 의한 체지방률 추정

둘레값 (inch)	신장(inch) 75	75.5	76	76.5	77	77.5	78	78.5	79	79.5
11.0	–	–	–	–	–	–	–	–	–	–
11.5	–	–	–	–	–	–	–	–	–	–
12.0	–	–	–	–	–	–	–	–	–	–
12.5	1	1	0	0	–	–	–	–	–	–
13.0	2	2	2	1	1	1	1	1	1	0
13.5	3	3	3	3	3	2	2	2	2	2
14.0	5	4	4	4	4	4	3	3	3	3
14.5	6	6	5	5	5	5	5	5	4	4
15.0	7	7	7	6	6	6	6	6	6	5
15.5	8	8	8	8	7	7	7	7	7	6
16.0	9	9	9	9	8	8	8	8	8	8
16.5	10	10	10	10	10	9	9	9	9	9
17.0	11	11	11	11	11	10	10	10	10	10
17.5	12	12	12	12	12	11	11	11	11	11
18.0	13	13	13	13	13	12	12	12	12	12
18.5	14	14	14	14	14	13	13	13	13	13
19.0	15	15	15	15	15	14	14	14	14	14
19.5	16	16	16	16	16	15	15	15	15	15
20.0	17	17	17	17	16	16	16	16	16	16
20.5	18	18	18	18	17	17	17	17	17	16
21.0	19	19	19	18	18	18	18	18	18	17
21.5	20	20	20	19	19	19	19	19	18	18
22.0	21	21	20	20	20	20	20	19	19	19
22.5	22	21	21	21	21	21	20	20	20	20
23.0	22	22	22	22	22	21	21	21	21	21
23.5	23	23	23	23	22	22	22	22	22	21
24.0	24	24	24	23	23	23	23	23	22	22
24.5	25	25	24	24	24	24	24	23	23	23
25.0	26	25	25	25	25	25	24	24	24	24
25.5	26	26	26	26	26	25	25	25	25	25
26.0	27	27	27	26	26	26	26	26	25	25
26.5	28	28	27	27	27	27	27	26	26	26
27.0	28	28	28	28	28	27	27	27	27	27
27.5	29	29	29	29	28	28	28	28	28	27
28.0	30	30	29	29	29	29	29	28	28	28
28.5	31	30	30	30	30	30	29	29	29	29
29.0	31	31	31	31	30	30	30	30	30	29
29.5	32	32	31	31	31	31	31	30	30	30
30.0	33	32	32	32	32	32	31	31	31	31
30.5	33	33	33	33	32	32	32	32	32	31
31.0	34	34	33	33	33	33	33	32	32	32
31.5	34	34	34	34	34	33	33	33	33	33
32.0	35	35	35	34	34	34	34	34	33	33
32.5	36	35	35	35	35	34	34	34	34	34
33.0	36	36	36	36	35	35	35	35	35	34
33.5	37	37	36	36	36	36	36	35	35	35
34.0	37	37	37	37	37	36	36	36	36	36
34.5	38	38	38	37	37	37	37	37	36	36
35.0	39	38	38	38	38	38	37	37	37	37
35.5	39	39	39	39	38	38	38	38	38	37
36.0	40	40	39	39	39	39	39	38	38	38
36.5	–	–	40	40	39	39	39	39	39	38
37.0	–	–	–	–	–	40	40	39	39	39
37.5	–	–	–	–	–	–	–	40	40	40
38.0	–	–	–	–	–	–	–	–	–	–
38.5	–	–	–	–	–	–	–	–	–	–

표 B. 여성의 2, 3부위 둘레에 의한 체지방률 추정

둘레값 (inch)	신장(inch)									
	58	58.5	59	59.5	60	60.5	61	61.5	62	62.5
34.5	1	0	–	–	–	–	–	–	–	–
35.0	2	1	1	1	0	–	–	–	–	–
35.5	3	2	2	2	1	1	0	0	–	–
36.0	4	3	3	3	2	2	1	1	1	0
36.5	5	4	4	4	3	3	2	2	2	1
37.0	6	5	5	4	4	4	3	3	3	2
37.5	7	6	6	5	5	5	4	4	4	3
38.0	7	7	7	6	6	6	5	5	5	4
38.5	8	8	8	7	7	7	6	6	5	5
39.0	9	9	9	8	8	7	7	7	6	6
39.5	10	10	9	9	9	8	8	8	7	7
40.0	11	11	10	10	10	9	9	8	8	8
40.5	12	12	11	11	10	10	10	9	9	9
41.0	13	12	12	12	11	11	11	10	10	10
41.5	14	13	13	13	12	12	11	11	11	10
42.0	14	14	14	13	13	13	12	12	12	11
42.5	15	15	15	14	14	13	13	13	12	12
43.0	16	16	15	15	15	14	14	14	13	13
43.5	17	17	16	16	15	15	15	14	14	14
44.0	18	17	17	17	16	16	16	15	15	14
44.5	19	18	18	17	17	17	16	16	16	15
45.0	19	19	19	18	18	17	17	17	16	16
45.5	20	20	19	19	19	18	18	18	17	17
46.0	21	20	20	20	19	19	19	18	18	18
46.5	22	21	21	20	20	20	19	19	19	18
47.0	22	22	22	21	21	20	20	20	19	19
47.5	23	23	22	22	22	21	21	21	20	20
48.0	24	23	23	23	22	22	22	21	21	21
48.5	25	24	24	23	23	23	22	22	22	21
49.0	25	25	25	24	24	23	23	23	22	22
49.5	26	26	25	25	24	24	24	23	23	23
50.0	27	26	26	26	25	25	24	24	24	23
50.5	27	27	27	26	26	26	25	25	24	24
51.0	28	28	27	27	27	26	26	25	25	24
51.5	29	28	28	28	27	27	27	26	26	25
52.0	29	29	29	28	28	28	27	27	27	26
52.5	30	30	29	29	29	28	28	28	27	27
53.0	31	30	30	30	29	29	29	28	28	27
53.5	31	31	31	30	30	30	29	29	28	28
54.0	32	32	31	31	31	30	30	30	29	29
54.5	33	32	32	32	31	31	31	30	30	29
55.0	33	33	33	32	32	32	31	31	30	30
55.5	34	34	33	33	33	32	32	31	31	31
56.0	35	34	34	33	33	33	32	32	32	31
56.5	35	35	34	34	34	33	33	33	32	32
57.0	36	35	35	35	34	34	34	33	33	33
57.5	36	36	36	35	35	35	34	34	34	33
58.0	37	37	36	36	36	35	35	34	34	34
58.5	38	37	37	37	36	36	35	35	35	34
59.0	38	38	38	37	37	36	36	35	35	35
59.5	39	38	38	38	37	37	37	36	36	36
60.0	39	39	39	38	38	38	37	36	37	36
60.5	40	40	39	39	39	38	38	37	37	37
61.0	41	40	40	39	39	39	39	37	38	37
61.5	41	41	40	40	40	39	39	38	38	38
62.0	42	41	41	41	40	40	40	39	39	38
62.5	42	42	42	41	41	40	40	39	39	39
63.0	43	42	42	42	41	41	41	40	40	40

표 B. 여성의 2, 3부위 둘레에 의한 체지방률 추정

둘레값 (inch)	신장(inch)									
	63	63.5	64	64.5	65	65.5	66	66.5	67	67.5
34.5	–	–	–	–	–	–	–	–	–	–
35.0	–	–	–	–	–	–	–	–	–	–
35.5	–	–	–	–	–	–	–	–	–	–
36.0	0	–	–	–	–	–	–	–	–	–
36.5	1	1	0	–	–	–	–	–	–	–
37.0	2	2	1	1	1	0	–	–	–	–
37.5	3	3	2	2	2	1	1	1	0	–
38.0	4	3	3	3	2	2	2	1	1	1
38.5	5	4	4	4	3	3	3	2	2	2
39.0	6	5	5	5	4	4	4	3	3	3
39.5	7	6	6	6	5	5	5	4	4	4
40.0	7	7	7	6	6	6	5	5	5	4
40.5	8	8	8	7	7	7	6	6	6	5
41.0	9	9	8	8	8	7	7	7	6	6
41.5	10	10	9	9	9	8	8	8	7	7
42.0	11	10	10	10	9	9	9	8	8	8
42.5	12	11	11	11	10	10	10	9	9	9
43.0	12	12	12	11	11	11	10	10	10	9
43.5	13	13	13	12	12	12	11	11	11	10
44.0	14	14	13	13	13	12	12	12	11	11
44.5	15	15	14	14	14	13	13	13	12	12
45.0	16	15	15	15	14	14	14	13	13	13
45.5	16	16	16	15	15	15	14	14	14	13
46.0	17	17	17	16	16	16	15	15	15	14
46.5	18	18	17	17	17	16	16	16	15	15
47.0	19	18	18	18	17	17	17	16	16	16
47.5	19	19	19	18	18	18	17	17	17	16
48.0	20	20	20	19	19	18	18	18	18	17
48.5	21	21	20	20	20	19	19	19	18	18
49.0	22	21	21	21	20	20	20	19	19	19
49.5	22	22	22	21	21	21	20	20	20	19
50.0	23	23	22	22	22	21	21	21	20	20
50.5	24	23	23	23	22	22	22	21	21	21
51.0	24	24	24	23	23	23	22	22	22	21
51.5	25	25	24	24	24	23	23	23	22	22
52.0	26	25	25	25	24	24	24	23	23	23
52.5	26	26	26	25	25	25	24	24	24	23
53.0	27	27	26	26	26	25	25	25	24	24
53.5	28	27	27	27	26	26	26	25	25	25
54.0	28	28	28	27	27	27	26	26	26	25
54.5	29	29	28	28	28	27	27	27	26	26
55.0	30	29	29	29	28	28	28	27	27	27
55.5	30	30	30	29	29	29	28	28	28	27
56.0	31	31	30	30	30	29	29	29	28	28
56.5	32	31	31	31	30	30	30	29	29	29
57.0	32	32	32	31	31	31	30	30	30	29
57.5	33	32	32	32	31	31	31	30	30	30
58.0	33	33	33	32	32	32	31	31	31	30
58.5	34	34	33	33	33	32	32	32	31	31
59.0	35	34	34	34	33	33	33	32	32	32
59.5	35	35	35	34	34	34	33	33	33	32
60.0	36	35	35	35	34	34	34	33	33	33
60.5	36	36	36	35	35	35	34	34	34	33
61.0	37	37	36	36	36	35	35	35	34	34
61.5	38	37	37	37	36	36	36	35	35	35
62.0	38	38	37	37	37	36	36	36	35	35
62.5	39	38	38	38	37	37	37	36	36	36
63.0	39	39	39	38	38	38	37	37	37	36

표 B. 여성의 2, 3부위 둘레에 의한 체지방률 추정

둘레값 (inch)	신장(inch)									
	63	63.5	64	64.5	65	65.5	66	66.5	67	67.5
64.0	40	40	40	39	39	39	38	38	38	37
64.5	41	41	40	40	40	39	39	39	38	38
65.0	41	41	41	40	40	40	39	39	39	38
65.5	42	42	41	41	41	40	40	40	39	39
66.0	43	42	42	41	41	41	40	40	40	39
66.5	43	43	42	42	42	41	41	41	40	40
67.0	44	43	43	43	42	42	41	41	41	41
67.5	45	44	43	43	43	42	42	42	41	41
68.0	–	44	44	44	43	43	43	42	42	42
68.5	–	45	44	44	44	43	43	43	42	42
69.0	–	–	45	45	44	44	44	43	43	43
69.5	–	–	–	–	45	44	44	44	43	43
70.0	–	–	–	–	–	45	45	44	44	44
70.5	–	–	–	–	–	–	–	45	44	44
71.0~75.5	–	–	–	–	–	–	–	–	45	45

표 B. 여성의 2, 3부위 둘레에 의한 체지방률 추정

둘레값 (inch)	신장(inch)									
	68	68.5	69	69.5	70	70.5	71	71.5	72	72.5
34.5	–	–	–	–	–	–	–	–	–	–
35.0	–	–	–	–	–	–	–	–	–	–
35.5	–	–	–	–	–	–	–	–	–	–
36.0	–	–	–	–	–	–	–	–	–	–
36.5	–	–	–	–	–	–	–	–	–	–
37.0	–	–	–	–	–	–	–	–	–	–
37.5	–	–	–	–	–	–	–	–	–	–
38.0	0	0	–	–	–	–	–	–	–	–
38.5	1	1	1	0	0	–	–	–	–	–
39.0	2	2	2	1	1	1	0	0	–	–
39.5	3	3	3	2	2	2	1	1	1	0
40.0	4	4	3	3	3	3	2	2	2	1
40.5	5	5	4	4	4	3	3	3	2	2
41.0	6	5	5	5	5	4	4	4	3	3
41.5	7	6	6	6	5	5	5	4	4	4
42.0	8	7	7	7	6	6	6	5	5	5
42.5	8	8	8	7	7	7	6	6	6	6
43.0	9	9	9	8	8	8	7	7	7	6
43.5	10	10	10	9	9	8	8	8	7	7
44.0	11	10	11	10	9	9	9	9	8	8
44.5	12	11	12	11	10	10	10	9	9	9
45.0	12	12	12	11	11	11	10	10	10	10
45.5	13	13	13	12	12	12	11	11	11	10
46.0	14	14	14	13	13	12	12	12	11	11
46.5	15	14	15	14	13	13	13	12	12	12
47.0	15	15	15	14	14	14	13	13	13	13
47.5	16	16	16	15	15	15	14	14	14	13
48.0	17	17	17	16	16	15	15	15	14	14
48.5	18	17	18	17	16	16	16	15	15	15
49.0	18	18	18	17	17	17	16	16	16	15
49.5	19	19	19	18	18	17	17	17	17	16
50.0	20	19	20	19	18	18	18	18	17	17
50.5	20	20	20	19	19	19	19	18	18	18
51.0	21	21	21	20	20	20	19	19	19	18
51.5	22	21	22	21	21	20	20	20	19	19
52.0	22	22	22	22	21	21	21	20	20	20

표 B. 여성의 2, 3부위 둘레에 의한 체지방률 추정

둘레값 (inch)	신장(inch)									
	68	68.5	69	69.5	70	70.5	71	71.5	72	72.5
52.5	23	23	23	22	22	22	21	21	21	20
53.0	24	23	24	23	23	22	22	22	21	21
53.5	24	24	24	23	23	23	23	22	22	22
54.0	25	25	25	24	24	24	23	23	23	22
54.5	26	25	26	25	24	24	24	24	23	23
55.0	26	26	26	25	25	25	24	24	24	24
55.5	27	27	27	26	26	25	25	25	25	24
56.0	28	27	28	27	26	26	26	25	25	25
56.5	28	28	28	27	27	27	26	26	26	25
57.0	29	29	29	28	28	27	27	27	26	26
57.5	30	29	29	29	28	28	28	27	27	27
58.0	30	30	30	29	29	29	28	28	28	27
58.5	31	30	31	30	29	29	29	29	28	28
59.0	31	31	31	30	30	30	29	29	29	28
59.5	32	32	32	31	31	30	30	30	29	29
60.0	32	32	32	32	31	31	31	30	30	30
60.5	33	33	33	32	32	31	31	31	31	30
61.0	34	33	33	33	32	32	32	31	31	31
61.5	34	34	34	33	33	33	32	32	32	31
62.0	35	34	34	34	34	33	33	33	32	32
62.5	35	35	35	34	34	34	33	33	33	33
63.0	36	36	35	35	35	34	34	34	33	33
63.5	36	36	36	35	35	35	35	34	34	34
64.0	37	37	36	36	36	35	35	35	35	34
64.5	38	37	37	37	36	36	36	35	35	35
65.0	38	38	37	37	37	37	36	36	36	35
65.5	39	38	38	38	37	37	37	36	36	36
66.0	39	39	39	38	38	38	37	37	37	36
66.5	40	39	39	39	38	38	38	37	37	37
67.0	40	40	40	39	39	39	38	37	38	37
67.5	41	40	40	40	39	39	39	38	38	38
68.0	41	41	41	40	40	40	39	39	39	38
68.5	42	41	41	41	40	40	40	39	39	39
69.0	42	42	42	41	41	41	40	40	40	39
69.5	43	42	42	42	42	41	41	40	40	40
70.0	43	43	43	42	42	42	41	41	41	40
70.5	44	43	43	43	43	42	42	41	41	41
71.0	44	44	44	43	43	43	42	42	42	41
71.5	45	44	44	44	43	43	43	42	42	42
72.0	–	45	45	44	44	44	43	43	43	42
72.5	–	–	–	45	44	44	44	43	43	43
73.0	–	–	–	–	45	45	44	44	44	43
73.5	–	–	–	–	–	–	45	44	44	44
74.0	–	–	–	–	–	–	–	45	45	44
74.5	–	–	–	–	–	–	–	–	–	45

표 B. 여성의 2, 3부위 둘레에 의한 체지방률 추정

둘레값 (inch)	신장(inch)									
	73	73.5	74	74.5	75	75.5	76	76.5	77	77.5
34.5~39.5	0	–	–	–	–	–	–	–	–	–
40.0	1	1	0	0	–	–	–	–	–	–
40.5	2	2	1	1	1	0	0	–	–	–
41.0	3	2	2	2	2	1	1	1	0	0
41.5	4	3	3	3	2	2	2	2	1	1
42.0	4	4	4	4	3	3	3	2	2	2
42.5	5	5	5	4	4	4	3	3	3	3
43.0	6	6	5	5	5	5	4	4	4	3
43.5	7	7	6	6	6	5	5	5	5	4
44.0	8	7	7	7	6	6	6	6	5	5
44.5	8	8	8	8	7	7	7	6	6	6
45.0	9	9	9	8	8	8	7	7	7	7
45.5	10	10	9	9	9	9	8	8	8	7
46.0	11	10	10	10	10	9	9	9	8	8
46.5	12	11	11	11	10	10	10	9	9	9
47.0	12	12	12	11	11	11	11	10	10	10
47.5	13	13	12	12	12	12	11	11	11	10
48.0	14	13	13	13	13	12	12	12	11	11
48.5	14	14	14	14	13	13	13	12	12	12
49.0	15	15	15	14	14	14	13	13	13	13
49.5	16	16	15	15	15	14	14	14	14	13
50.0	17	16	16	16	15	15	15	15	14	14
50.5	17	17	17	16	16	16	16	15	15	15
51.0	18	18	17	17	17	17	16	16	16	15
51.5	19	18	18	18	17	17	17	17	16	16
52.0	19	19	19	18	18	18	18	17	17	17
52.5	20	20	19	19	19	19	18	18	18	17
53.0	21	20	20	20	20	19	19	19	18	18
53.5	21	21	21	20	20	20	20	19	19	19
54.0	22	22	21	21	21	21	20	20	20	19
54.5	23	22	22	22	21	21	21	21	20	20
55.0	23	23	23	22	22	22	22	21	21	21
55.5	24	24	23	23	23	22	22	22	22	21
56.0	25	24	24	24	23	23	23	22	22	22
56.5	25	25	25	24	24	24	23	23	23	23
57.0	26	25	25	25	25	24	24	24	23	23
57.5	26	26	26	26	25	25	25	24	24	24
58.0	27	27	26	26	26	26	25	25	25	24
58.5	28	27	27	27	26	26	26	26	25	25
59.0	28	28	28	27	27	27	26	26	26	26
59.5	29	28	28	28	28	27	27	27	26	26
60.0	29	29	29	28	28	28	28	27	27	27
60.5	30	30	29	29	29	28	28	28	28	27
61.0	31	30	30	30	29	29	29	28	28	28
61.5	31	31	31	30	30	30	29	29	29	28
62.0	32	31	31	31	30	30	30	30	29	29
62.5	32	32	32	31	31	31	30	30	30	30
63.0	33	32	32	32	32	31	31	31	30	30
63.5	33	33	33	32	32	32	32	31	31	31
64.0	34	34	33	33	33	32	32	32	32	31
64.5	34	34	34	34	33	33	33	32	32	32
65.0	35	35	34	34	34	34	33	33	33	32
65.5	36	35	35	35	34	34	34	33	33	33
66.0	36	36	35	35	35	35	34	34	34	33
66.5	37	36	36	36	35	35	35	35	34	34
67.0	37	37	37	36	36	36	35	35	35	34
67.5	38	37	37	37	36	36	36	36	35	35
68.0	38	38	38	37	37	37	36	36	36	36

표 B. 여성의 2, 3부위 둘레에 의한 체지방률 추정

둘레값 (inch)	신장(inch)									
	73	73.5	74	74.5	75	75.5	76	76.5	77	77.5
69.0	39	39	39	38	38	38	37	37	37	37
69.5	40	39	39	39	38	38	38	38	37	37
70.0	40	40	40	39	39	39	38	38	38	38
70.5	41	40	40	40	39	39	39	39	38	38
71.0	41	41	41	40	40	40	39	39	39	39
71.5	42	41	41	41	40	40	40	40	39	39
72.0	42	42	42	41	41	41	40	40	40	40
72.5	43	42	42	42	41	41	41	41	40	40
73.0	43	43	43	42	42	42	41	41	41	40
73.5	44	43	43	43	42	42	42	42	41	41
74.0	44	44	43	43	43	43	42	42	42	41
74.5	45	44	44	44	43	43	43	42	42	42
75.0	–	45	44	44	44	44	43	43	43	42
75.5	–	–	45	45	44	44	44	43	43	42

Adapted from Hodgdon and Backett, 1984.

유연성 검사 (Flexibility Tests)

백 스크래치 검사/어깨 회전 (Back Scratch Test/Shoulder Rotators)

평가 부위: 대원근, 견갑하근, 극하근, 소원근, 삼두근

절차

1) 퍼스널 트레이너는 검사 대상자가 일어서거나 곧은 자세를 취한 채 앉도록 한다.
2) 검사 대상자가 한 손을 자신의 등 뒤에 위치시키도록 하고 다른 팔은 어깨 너머로 옮긴다.
3) 퍼스널 트레이너들은 검사 대상자가 자신의 손가락 끝이 서로 닿도록 시도하도록 지도한다. 정상적인 운동 범위가 손가락 끝이 접촉하는 지점이다.
4) 퍼스널 트레이너들은 중지손가락의 끝 사이의 거리를 측정해야 한다.
5) 팔을 반대로 하여 검사를 확실히 반복한다.
6) 유연성 평가는 다음 중 하나로 분류된다: 좋음(good), 경계 수준(borderline), 노력이 필요함(needs work) (왼쪽에서 오른쪽까지의 어깨 회전으로 인해 다를 수 있음).

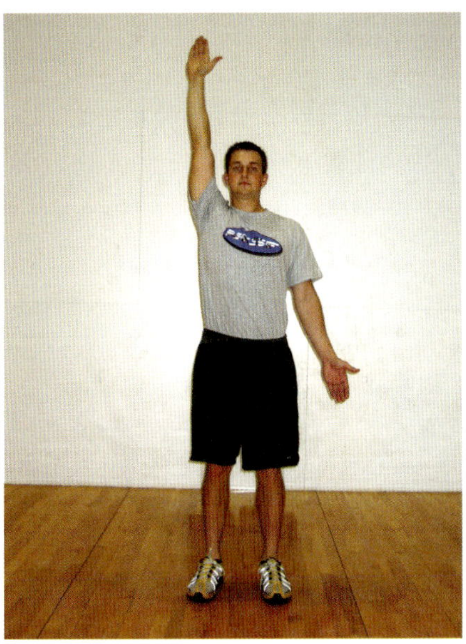

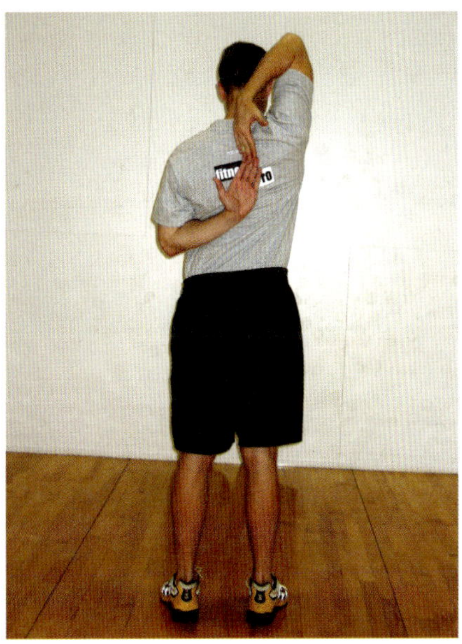

엉덩이 신전 (Hip Extension[Thomas Test])

평가 구조: 장요근

절차

1) 검사 대상자를 테이블이나 벤치에 반듯한 자세로 눕힌 채 퍼스널 트레이너는 그들이 양쪽 다리를 그들의 가슴 쪽으로 끌어당기도록 지도해야 한다.
2) 퍼스널 트레이너는 검사 대상자가 **한쪽 다리**를 펴서 그 다리를 테이블의 가장자리로 내리도록 해야 한다.
3) 펴진 다리의 슬와근은 정상적인 ROM을 위해 테이블 위에 닿아야 한다.
4) 양쪽 엉덩이를 평가한다.
5) 굴곡된 다리의 과도한 무릎 압박을 피하기 위해 손의 위치는 슬와근에서부터 다리를 걸도록 할 수 있다.
6) 유연성 평가는 다음 중 하나로 분류된다: 좋음(good), 경계 수준(borderline), 노력이 필요함(needs work) (왼쪽에서 오른쪽 엉덩이까지 늘어진 정도로 인해 다를 수 있음).

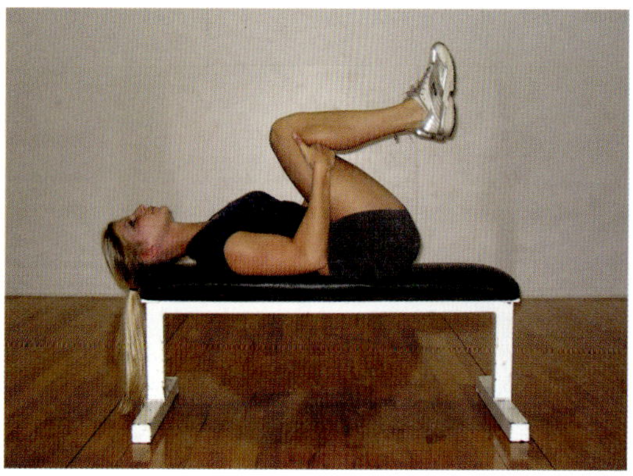

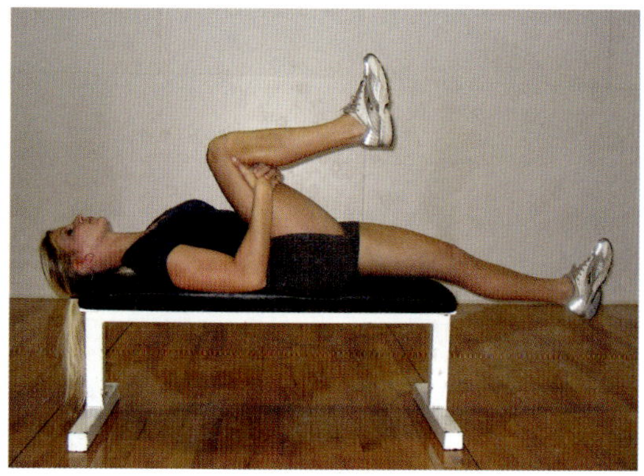

몸통 신전 (Trunk Extension)

평가 구조: 둔부 굴근, 복근

절차

1) 퍼스널 트레이너는 검사 대상자가 엎드린 자세로 눕게 한다.
2) 검사 대상자는 손을 그들의 어깨 바로 아래에 위치시켜야 한다.
3) 검사 대상자는 그들의 팔을 완전히 뻗어 골반(엉덩이)을 매트나 지면에 닿게 하여 그 상태를 유지해야 한다.
4) 엉덩이가 지면에서 떨어지면 검사 대상자가 복근이나 둔부 굴근의 유연성이 떨어짐을 말한다.
5) 여성들은 보통 남성보다 이 검사를 잘 수행한다.
6) **검사 대상자가 허리 통증(low back pain; LBP)을 가진 경험이 있다면 이 평가를 수행하지 않는다.**
7) 유연성 평가는 다음 중 하나로 분류된다: 좋음(good), 경계 수준(borderline), 노력이 필요함(needs work).

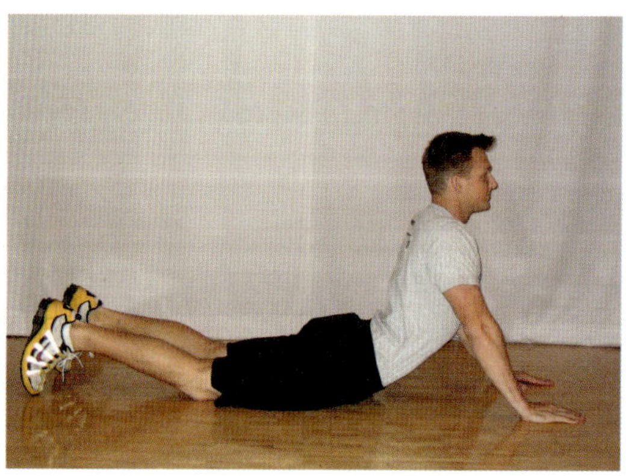

몸통 굴곡 (Trunk Flexion)

평가 구조: 등 신근

절차

1) 검사 대상자가 의자나 상자에 앉게 한다.
2) 허벅지는 지면과 평행해야 한다.
3) 다리는 45° 로 구부러져야 한다.
4) 검사 대상자가 다리 사이를 통해 아래로, 뒤쪽으로 팔을 뻗게 한다.
5) 검사 대상자의 팔이 가능한 한 멀리 닿는 동안 제자리로 되돌아오지 않도록 한다.
6) 이 검사의 정상 ROM은 지면과 수평을 이룬 등 혹은 고관절에 평행한 면의 견관절 상태이다. 등을 둥글게 구부리는 것이 이 검사에서는 가능하다.

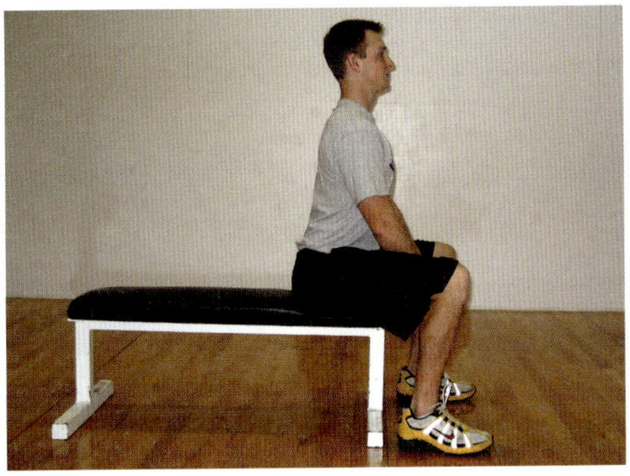

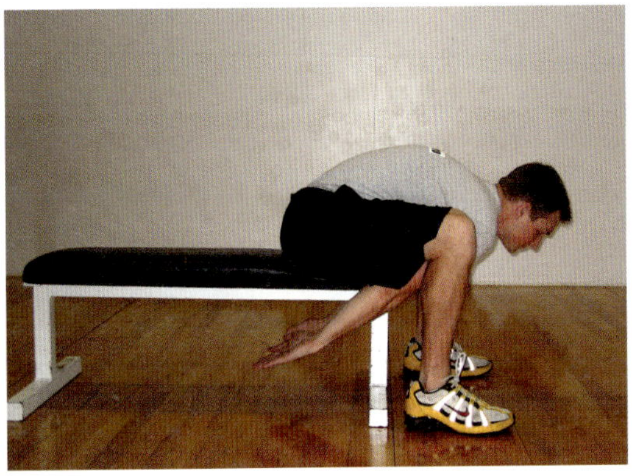

양측 무릎 굴곡 (Bilateral Knee Flexion)

평가 구조: 대퇴사두근

절차

1) 검사 대상자가 양다리를 모은 상태로 엎드린 자세를 취하고, 퍼스널 트레이너는 검사 대상자가 한쪽 다리를 구부려서 발뒤꿈치를 같은 쪽의 둔근으로 당기도록 한다.
2) 퍼스널 트레이너는 검사 대상자가 자신의 발목을 잡고 가능한 한 둔근에 가깝게 당기도록 해야 한다.
3) 정상적인 ROM은 발뒤꿈치가 둔근에 2인치 안으로 접근해야 한다.
4) 양쪽의 대퇴사두근을 평가한다.
5) 유연성 평가는 다음 중 하나로 분류된다: 좋음(good), 경계 수준(borderline), 노력이 필요함(needs work) (유연성 평가는 좌우의 차이가 있을 수 있음).

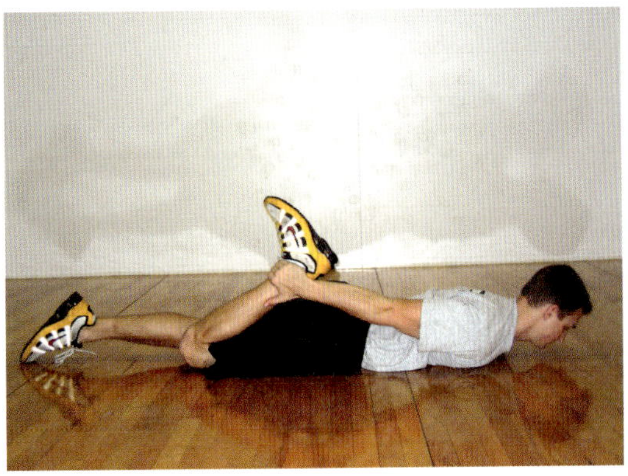

대퇴 굴곡 (Knee Extension)

평가 구조: 슬건(hamstrings)

절차

1) 검사 대상자를 반듯한 자세로 눕게 하고 무릎을 가슴 쪽으로 가져오도록 한쪽 다리를 구부리게 한다.
2) 검사 대상자는 구부러진 다리를 위로 신전하도록 한다.
3) 정상적인 ROM은 검사 대상자가 아래쪽 다리를 바닥에 붙인 상태로 고관절로부터 90° 굴곡에서 **완전히 신전된 상태**를 유지할 수 있어야 한다.
4) 양쪽 슬와근을 평가한다.

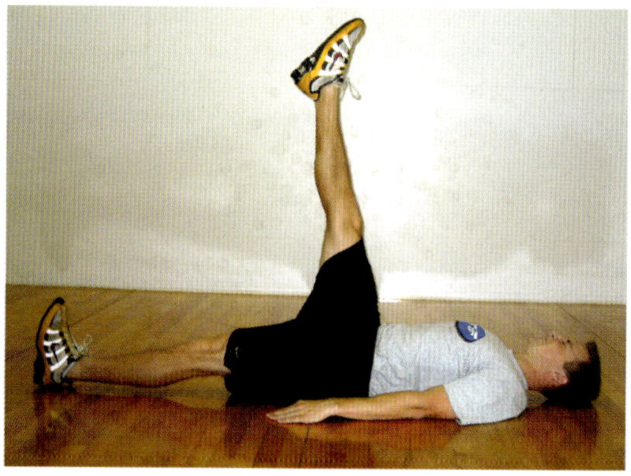

프로 민첩성 검사 (Pro Agility Test)

준비물

줄자
원뿔 기둥이나 그에 상당하는 것
스톱워치

절차

1) **검사 준비:** 전체 길이가 10야드로 측정된 공간을 이용하여 측정된 거리의 각각 끝에 두 개의 표시를 세우고 10야드 거리를 두 개의 5야드 부분으로 분리하는 중간에 표시 하나를 세운다. 검사 대상자는 직선 이동이 일어날 방향을 향해 측면으로 선 자세로 시작해야 한다.
2) **검사 시작:** 퍼스널 트레이너는 "준비", "출발"이라는 말과 동시에 스톱워치를 작동시킨다.
3) 옆으로 달리기 시작하여, 검사 대상자는 시작 지점으로부터 첫 번째 표시까지 5야드(약 4.5m)를 달린다.
4) 검사 대상자는 첫 번째 표시에 있는 선(땅)에 손을 대고 방향을 180° 바꾼다(시작 선으로 돌아간다).
5) 검사 대상자는 시작 지점을 지나 두 번째 표시를 향해 달린다(반대 방향으로 시작 표시를 지나 5야드).
6) 검사 대상자는 두 번째 표시에 있는 선(땅)에 손을 대고 방향을 180° 바꾼다.
7) **검사 종료:** 마지막 라인(시작 라인)을 향해 5야드를 달린다. 시간 재기는 검사 대상자의 몸이 마지막 라인을 거쳤을 때 끝낸다.
8) **결과를 기록**한다.

완료 시간 ____________ 초

프로 민첩성 검사

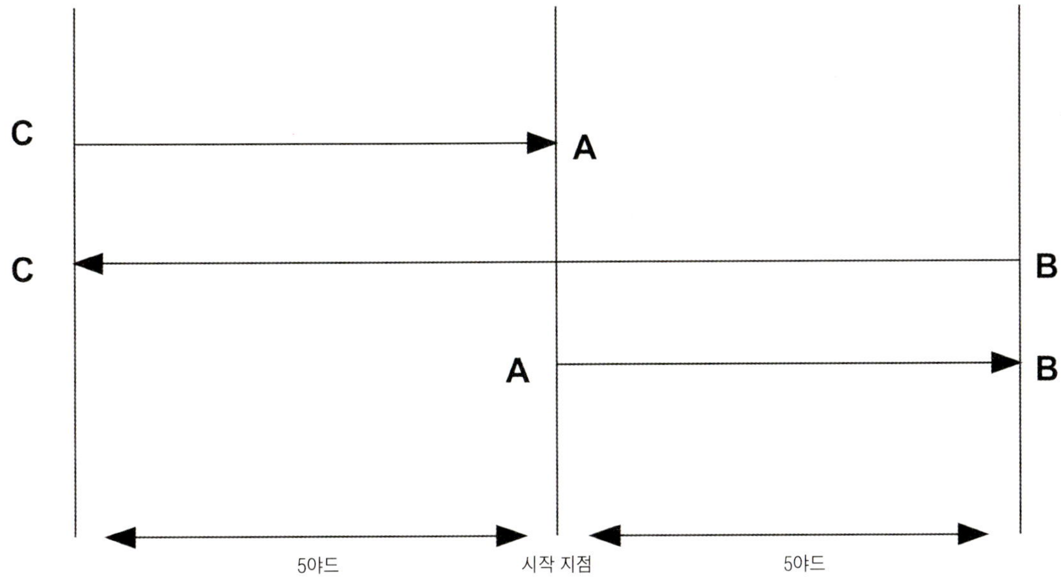

속도 검사: 40야드 전력 (Speed Test: 40 yard Dash)

준비물

줄자
원뿔 표지(cone)나 그에 상당하는 것
스톱워치

절차

1) **검사 준비:** 지정된 출발선으로부터 40야드 거리를 측정하고 마커를 사용하여 종료 지점을 만든다.

2) 검사 대상자는 시작 지점에서 움직이는 방향과 수직으로 서 있어야 한다.

3) 검사 대상자는 시작 선에서 편안한 시작 자세를 취해야 한다.

4) **검사 시작:** 검사 대상자가 시작 선에서 앞으로 처음 이동할 때 시간을 재기 시작한다.

5) **검사 중지:** 검사 대상자 몸의 어떤 부분이 40야드의 종료 지점을 통과한 시간을 측정한다.

6) **결과를 기록**한다.

완료 시간 ____________ 초

References

1. **Al Khalili F, Janszky I, Andersson A, Svane B and Schenck-Gustafsson K.** Physical activity and exercise performance predict long-term prognosis in middle-aged women surviving acute coronary syndrome. *J Intern Med* 261: 178-187, 2007.

2. **Amundsen BH, Wisloff U and Slordahl SA.** [Exercise training for prevention, treatment and rehabilitation of cardiovascular disease.]. *Tidsskr Nor Laegeforen* 127: 446-448, 2007.

3. **Baltaci G, Un N, Tunay V, Besler A and Gerceker S.** Comparison of three different sit and reach tests for measurement of hamstring flexibility in female university students. *Br J Sports Med* 37: 59-61, 2003.

4. **Baltaci G, Un N, Tunay V, Besler A and Gerceker S.** Comparison of three different sit and reach tests for measurement of hamstring flexibility in female university students. *Br J Sports Med* 37: 59-61, 2003.

5. **Baltaci G, Un N, Tunay V, Besler A and Gerceker S.** Comparison of three different sit and reach tests for measurement of hamstring flexibility in female university students. *Br J Sports Med* 37: 59-61, 2003.

6. **Carey DG, Jenkins AB, Campbell LV, Freund J and Chisholm DJ.** Abdominal fat and insulin resistance in normal and overweight women: Direct measurements reveal a strong relationship in subjects at both low and high risk of NIDDM. *Diabetes*45: 633-638, 1996.

7. **Ekelund U, Griffin SJ and Wareham NJ.**Physical activity and metabolic risk in individuals with a family history of type 2 diabetes. *Diabetes Care* 30: 337-342, 2007.

8. **Hoeger WW and Hopkins DR.** A comparison of the sit and reach and the modified sit and reach in the measurement of flexibility in women. *Res Q Exerc Sport* 63: 191-195, 1992.

9. **Hoeger WW and Hopkins DR.** A comparison of the sit and reach and the modified sit and reach in the measurement of flexibility in women. *Res Q Exerc Sport* 63: 191-195, 1992.

10. **Jackson A and Langford NJ.** The criterion-related validity of the sit and reach test: replication and extension of previous findings. *Res Q Exerc Sport* 60: 384-387, 1989.

11. **Minkler S and Patterson P.** The validity of the modified sit-and-reach test in college-age students. *Res Q Exerc Sport*65: 189-192, 1994.

12. **Minkler S and Patterson P.** The validity of the modified sit-and-reach test in college-age students. *Res Q Exerc Sport*65: 189-192, 1994.

13. **Panagiotakos DB, Pitsavos C, Yannakoulia M, Chrysohoou C and Stefanadis C.**The implication of obesity and central fat on markers of chronic inflammation: The ATTICA study. *Atherosclerosis* 183: 308-315, 2005.

14. **Shen W, Punyanitya M, Chen J, Gallagher D, Albu J, Pi-Sunyer X, Lewis CE, Grunfeld C, Heshka S and Heymsfield SB.** Waist circumference correlates with metabolic syndrome indicators better than percentage fat. *Obesity (Silver Spring)* 14: 727-736, 2006.

15. **Stranges S, Dorn JM, Muti P, Freudenheim JL, Farinaro E, Russell M, Nochajski TH and Trevisan M.** Body fat distribution, relative weight, and liver enzyme levels: a population-based study. *Hepatology* 39: 754-763, 2004.

16. **Turesson C and Matteson EL.** Cardiovascular risk factors, fitness and physical activity in rheumatic diseases. *Curr Opin Rheumatol* 19: 190-196, 2007.

17. **Van Pelt RE, Evans EM, Schechtman KB, Ehsani AA and Kohrt WM.** Waist circumference vs body mass index for prediction of disease risk in postmenopausal women. *Int J Obes Relat Metab Disord* 25: 1183-1188, 2001.

제15장

운동 프로그램의 구성 요소

Exercise Programming Components

- 준비운동 유형
- 정리운동
- 운동 선택
- 트레이닝 빈도
- 트레이닝 시간
- 트레이닝 강도
- 휴식 간격
- 트레이닝의 양
- 회복기
- 운동(트레이닝) 원리
- 프로그램 안전 요소

서론 Introduction

운동 프로그램을 설계할 때 운동처방전을 내리기 전에 여러 가지 요인들과 변수들을 고려할 필요가 있다. 운동처방전은 운동실행자의 운동 프로그램 목표를 성취하는 데 초점을 맞춘 총체적인 자료들의 상호관련성과 처방된 개별적인 운동에 대한 기록이다. 모든 운동실행자의 운동 프로그램 결정에서 가장 중요한 요소는 운동검사와 평가 프로토콜을 통하여 이루어진 욕구분석이다. 이러한 욕구분석의 결과들로 운동실행자의 주요 욕구와 목표에 역점을 두고 운동처방을 효율적으로 구성할 수 있을 것이다. 우리 몸은 운동이 수행되는 다양한 동작 속도와 셀 수 없는 매순간의 동작 선택을 해야 하기 때문에 목표의 달성을 위한 운동 프로그램의 선택은 보다 다양할 필요성이 있다. 유일하게 변하지 않는 것은 운동 프로그램 설계의 원칙들이다. 희망하고 있는 운동의 목표를 이루기 위해서는 운동 프로그램 설계의 원칙들을 조절할 수도 있다. 그것들에는 다음이 포함된다:

- *점진적 웜업(progressive preparation):* 고강도 수준에 인체를 적응시켜 나가는 것(준비운동)
- *대사계(metabolic system):* 운동하는 데 요구되는 에너지 체계
- *운동 선택(exercise selection):* 운동 종류 혹은 운동 유형의 선택
- *운동 순서(exercise order):* 운동의 실행 순서
- *트레이닝 빈도(training frequency):* 주당 운동 횟수
- *트레이닝 시간(training duration):* 신체활동에 참여하는 시간
- *트레이닝 강도(training intensity):* 수행되는 운동의 수준
- *트레이닝의 양(training volume):* 운동 수행 세트와 반복횟수
- *휴식 시간(rest periods):* 각각의 운동 중 휴식
- *회복기(recovery periods):* 운동 기간 사이의 시간

또한 이러한 트레이닝 원칙들은 트레이닝 변수 및 트레이닝 요소로서 간주되며 운동 프로그램을 통하여 원하는 목표 달성을 이루기 위해 조정될 수도 있다. 하나 또는 그 이상의 변수들의 변화는 완전히 다른 운동의 결과를 나타낼 수 있으므로 퍼스널 트레이너는 각 변수의 독립적인 특성들을 명확히 알아야 하고, 특정 변수를 바꾸는 효과가 운동 프로그램상에 나타나야 한다. 나아가 조화롭고 유효한 프로그램을 적절하게 만들기 위해서는 변인 간의 상호관련성을 잘 알아야하며 한편으로는 변인 간의 부조화와 상충을 동시에 예방하여야 한다. 이러한 운동 프로그램의 조화를 검토하는 데 가장 좋은 방법은 각각의 프로그램 요소들을 운동처방의 조미료로 간주하는 것이다.

적절한 양적 측면에서 각 요소들은 예측 가능하고 원하는 결과를 만들어 내기 위하여 다른 요소들을 상호 보완하는 것이다. 변수들 간의 불균형 또는 불일치가 발생할 때, 결과는 의도하는 목표와 비교하였을 때 완전히 예측 불가능이거나 원하지 않는 결과를 초래하게 될 수 있다.

준비운동 Warm-up

운동학(kinetics)의 이해에 기초하여 볼 때 어떤 기계적인 물체들은 그 저항력이 감소되고 조절될 때 기능을 잘한다. 즉, 물체가 마찰이나 장력, 그리고 다른 억제성 기전에 의해 발생된 저항 상태하에서 움직일 때는 동일한 가속력을 지닐 수가 없다. 인체도 이와 같이 반응한다. 인체조직이 저온일 때는 움직임이 둔화된다. 저체온의 인체조직은 유연성이 떨어지며, 세포 내의 일부 효소반응도 불활성화되고, 신경전도율 또한 감소된다(22,31). 따라서 인체가 활동 중에 최적의 상태에서 기능을 발휘하기 위해서는 반드시 충분한 준비운동이 이루어져야 한다.

일반적으로 준비운동은 고강도의 신체활동 전에 먼저 수행하는 것이 상식이지만 많은 사람들은 아직도 이러한 우선순위에 대한 과학적 근거에 대해서 이해하지 못하고 있다. 준비운동은 주된 신체활동 이전에 몸을 준비시키는 것으로 사용되는 광의적인 용어이다. 놀이활동이든 경쟁적 시합이든 준비운동은 신체활동을 하기 이전에 실시하는 것이다. 용어에서 알 수 있듯이 준비운동은 강도가 증가되는 본 운동 전에 인체조직의 체온을 높이는 것으로 설정된다. 체온 상승은 다음과 같은 몇몇의 제안된 생리학적 기전을 통하여 인체 세포조직의 기능을 촉진시킨다(11,14,22,28,31).

- 근육 활동과 이완 속도의 증가
- 활동근의 점성 저항력의 저하로 동작의 효율성 증가
- 체온 상승으로 헤모글로빈이 산소를 쉽게 해리시켜 근육으로의 산소 운반 능력 증가
- 근세포 내의 가스교환 증가
- 체온상승으로 체내 신진대사 처리 과정의 가속 효과로

신경전도, 효소 활성 및 근육 대사 과정 촉진
- 대사 과정과 근육 온도를 상승시키는 혈류량의 증가
- 근육과 심부의 체온 상승에 따른 관절의 가동범위 증가

과학적 연구 결과들에 따르면, 근육의 온도 상승은 세포 수준에서의 가스교환을 증가시키고, 모세혈관의 확장으로 혈류량을 증가시키며, 젖산 생성률을 낮춘다. 또한 산소섭취량을 증가시켜 근육에서의 에너지대사율을 촉진시켜 주는 것으로 나타났다(19). 실제로 신체활동 전에 준비운동을 실시한 운동실행자의 이러한 생리학적인 변화들이 상해의 위험을 감소시키는지에 대한 논란의 여지는 물론 남아 있다. 하지만 대부분의 전문가들은 준비운동을 하는 것이 신체활동과 관련한 부상(염좌, 파열) 위험을 줄일 것이라는 점에는 동의를 한다(11,28). 이러한 견해는 체온이 상승함에 따라서 근육조직의 유연성이 증가되며, 근육-건조직의 길이가 늘어나고, 신경근조절을 더 좋게 하여 신경근의 반응시간이 빨라진다는 사실에 기초하고 있다.

준비운동의 또 다른 장점은 심장근으로의 혈류가 점진적인 운동강도 증가와 함께 반영될 때에 알 수 있다. 저강도에서 고강도에 이르는 점진적인 운동강도 증가는 심장근의 스트레스를 완화시키는 데 도움(골격근에서의 산소 결핍 및 젖산 축적의 감소)을 준다. 이것은 수축기혈압의 급상승(spike)을 방지하고 비정상적인 심전도(심장 부정맥)의 발생 위험을 줄이는 데도 도움이 된다.

뿐만 아니라 준비운동을 진행하면 심리적 향상이 동반된다. 준비운동 중에 정신적인 집중과 각성 수준이 증가되며 이로 인하여 활성화된 신체활동을 더욱 촉진시켜 준다(11, 13,28). 특정한 동작, 컨디션 및 환경에 집중함으로써 운동 수행 능력의 향상을 가져온다. 정신적 및 신체적인 준비 태세는 신체 능력을 향상시키는 데 있어서 더 효과적인 상태를 만들 수 있다.

준비운동의 종류 Types of Warm-ups

준비운동은 보통 두 가지(일반적인 방법 또는 특이적 방법) 중의 하나로 수행된다(27). 각각의 방식은 운동 전 또는 운동 중의 것으로 특별한 장점을 지니고 있다. 일반적인 준비운동 방식은 활동근의 혈류와 체온의 증가를 가져올 수 있는 대근 활동이라는 특징이 있다. 일반적인 준비운동 방법은 정해진 시간 동안 지속적으로 반복하는 기본적인 동작의 형태가 이용된다. 이러한 준비운동 형태의 예로는 걷기, 낮은 속도의 조깅, 줄넘기, **유연체조**, 자전거 타기 등이 포함된다. 준비운동은 운동실행자들이 운동 수행을 준비하는 활동과 그들의 체력 수준에 따라서 보통 3~10분 정도 실시한다. 강도 높은 운동을 하려면 참여하기 전에 더욱 장시간의 준비운동이 요구된다. 실제적으로 준비운동 소요 시간은 운동실행자가 실행하려는 트레이닝의 강도에 따라서 결정된다. 올림픽 선수들은 최적의 운동생리적 준비 태세를 위해 최소한 30분 정도의 점진적인 준비운동법을 적용한다.

특정 준비운동 유형 Specific Warm-up

특정 준비운동은 신체의 일부분 혹은 전체가 실제의 신체활동과 유사하게 이루어지도록 하며 특정의 신체활동 중에 사용될 근육과 동작을 이용하는 것이다. 따라서 근육을 풀어주는 기능뿐만 아니라 특정의 신경근 전달 경로의 기능을 촉진시켜 주는 것이 중요하다(27). 고중량의 트레이닝을 하기 전에 벤치프레스에서 가벼운 중량으로 많은 반복횟수를 사용하는 것이 일반적인 예이다. 전력으로 스프린트를 하기 전에 특정의 스프린트 주법으로 약간 느린 속도로 스프린트 연

일반적인 준비운동의 예

걷기

천천히 걷기

줄넘기

유연성 체조

자전거 타기

특정 준비운동의 예

활동 종류	특정 준비운동
벤치프레스	저중량 벤치프레스
달리기	저강도 달리기 또는 컨디셔닝 달리기
스쿼트	저중량 또는 체중을 이용한 스쿼트
투구(야구)	저강도로 던지기

습을 하는 것 또한 좋은 예이다. 두 방법 모두 특정의 준비운동이지만 앞서 언급한 생리적이고 심리적인 향상과 반응을 이끌어 낸다. 어느 경우이든 부상 위험을 줄이면서 기능을 향상시킨다는 목적은 동일하다.

운동 수행을 위한 준비운동 Performance Warm-up

기존의 일반적인 방법과 특정의 방법 외에 두 가지를 혼합한 방식의 준비운동이 다양한 트레이닝 환경에서 최근 각광을 받고 있다. 혼합 방식은 운동 수행을 위한 기능성 준비운동이다. 운동 수행을 위한 준비운동은 순발력 및 근력 트레이닝을 준비하는 한편 특정 운동 수행의 체력 영역을 향상시키기 위해 일반적인 방법과 특이적인 준비운동 방법을 결합한 것이다. 혼합 방식의 준비운동법은 신체활동에서 이용되는 에너지 시스템과 스피드에 좀 더 특수하게 작용되기 전에, 점진적으로 동작의 범위를 광범위하게 증가시키면서 대근육의 안정된 동작과 전체적인 특수한 스포츠 운동 동작들을 조합시킬 수 있도록 하는 것이다. 준비운동 시간은 격심한 운동을 하기 전에 15~20분 정도가 적절하다. 예를 들어 낮은 강도의 민첩성 운동인 도트드릴(dot drills)을 하기 전에 먼저 줄넘기 3분을 하고 나서 스킵(skips), 앵클팝(ankle pops), 래터럴셔플(lateral shuffles), 홉스(hops)와 같은 저강도의 플라이오메트릭 트레이닝과 래더운동(ladder work) 그리고 메디신볼을 이용한 던지기운동 등을 실시하는 것이다. 이때 운동강도는 실제 트레이닝 강도보다 20~30% 낮게 하면 된다. 그리고 운동 목적은 운동선수의 최대 수행 능력을 향상시키는 기술과 운동형태에 초점을 두는 것이다.

기능성 준비운동 Functional Warm-up

세 번째로 분류되는 준비운동 형태는 '기능성 준비운동'이다. 기능성 트레이닝은 재활 트레이닝을 하기 위해서 개발되었다. 작업치료사나 물리치료사와 같은 건강관리 전문가들은 부상이 발생한 이후에 움직임 능력을 향상시키기 위해 다른 치료적 방법에 보충하여 기능성 트레이닝을 활용해 왔다. 기능성 트레이닝은 **고유감각기능**의 향상과 운동사슬(kinetic chain)을 통한 에너지의 전달 능력을 증가시키며 이것은 또한 관절의 안정성을 이끌어 낼 수 있는 동작패턴의 통합을 만들어 내려는 데 그 목적이 있다. 이것은 움직임 효율성과 기능을 향상시키기 위해 더욱 안정적이며 가동성 있는 관절 상태를 만들기 위한 것이다. 체력전문가들은 트레이닝 반응과 동작 효율성의 향상을 촉진하는 데 도움을 주기 위하여 이러한 기능성 준비운동 개념들을 체력 향상 프로그램에 적용해 오고 있다.

준비운동의 요소에 기능성 트레이닝의 개념을 적용하는 것에는 몇 가지 장점이 있다. 가장 명확한 것은 기능성 향상의 장점을 추가하면서도 활동은 일반적인 또는 특이적인 준비운동을 수행한 것과 마찬가지로 많은 생리학적 및 심리학적 장점을 얻고 있다는 것이다. 둘째로 기능성 준비운동은 체력 향상 프로그램과 관련한 부상을 예방해 주며 안정된 활동을 할 수 있도록 도움을 준다. 비록 일부 활동들은 기능성 준비운동 방법을 적용하기에는 적합하지 않을 수도 있지만 부상 방지와 안전성의 측면에서 보면 기능성 준비운동이라고 단언할 수 있다. 제20장의 기능적 저항성 트레이닝 파트에서 기능적인 운동의 기술과 이론 개념을 제시하고 있다.

준비운동의 형태로 분류가 되기 위해서는 동작들이 지속적인 것으로 구성되어야 한다. 많은 트레이닝 세션을 앞두고 10분 정도 트레드밀에서 걷는 것으로는 충분한 준비운동이라고 하기는 어렵다. 걷기는 사실상 지속적인 움직임 형태이지만 짧은 시간에 자신의 최대 신체 컨디션으로 끌어 올리려는 준비운동의 목적과는 거리가 멀다. 이는 운동실행자와 퍼스널 트레이너가 주당 만나는 시간이 보통 120~180분(2~3

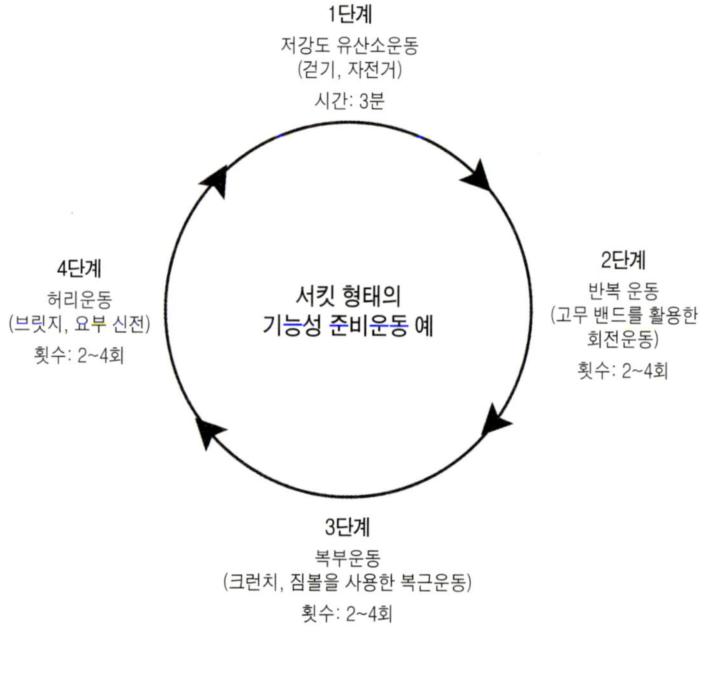

회)일 때 확실히 입증된다. 퍼스널 트레이너를 고용하는 대부분의 운동실행자들에 있어 근력과 안정성에 대한 욕구와 동작의 효율성과 협응성, 근골격계 기능의 향상이 가장 중요한 요소이며 이전에 걷기 또는 자전거 타기로 준비운동을 10분 이상 선행해야 한다. 그러나 유산소 기구 위에서 10분간의 준비운동은 프로그램 목적 달성에 비효과적일지도 모른다. 하지의 근육을 이용한 10분 정도의 저강도 운동보다는 오히려 지속적인 전신 동작들을 조합하여 준비운동으로 하는 것이 운동실행자의 욕구를 더 잘 충족시켜 줄 수 있다. 따라서 준비운동을 더욱 효과적으로 잘할 수 있으며 목표 달성을 위한 운동 시간을 더 늘릴 수 있다.

퍼스널 트레이너들은 운동실행자들에게 투자한 시간과 비용에 대한 성과를 보여 주려는 마음으로, 기능성 능력이나 관절가동범위의 향상을 목표로 하는 운동 형태에서 외형적이며 시각적인 변화가 흔히 나타나는 운동 형태로 교체할 수도 있다. 특정의 부분을 의도적으로 배제할 경우에는 신체적 결함이나 취약과 같은 문제들이 나타날 수도 있다. 요통, 어깨탈골과 같은 증상들은 운동 참여 의욕을 저하시킨다. 이러한 문제점을 방지하기 위해서 퍼스널 트레이너들은 예방 요령을 포함한 준비운동을 꼭 해야 하고, 이렇게 준비운동을 하는 목적이 운동실행자의 생리적인 준비 태세를 갖추기 위한 것임을 명심해야 한다. 서킷(circuit) 형태의 운동을 하면 다양한 신체활동이 지속적으로 이루어지는 운동 유형에 기능성이 가미된다. 이러한 형태의 운동은 작용 근육의 온도를 높여 주어 상해 예방뿐만 아니라 기능의 향상도 유발시킨다.

준비운동의 구성 Designing Warm-ups

운동 프로그램의 구성 요소는 운동실행자의 개인 정보 및 욕구를 토대로 하여야 한다. 이러한 것은 준비운동에도 동일하게 적용되어야 한다. 올바른 준비운동의 구성은 달성할 목표, 운동 경험 및 현재의 운동 능력에 근거해야 한다. 전통적이고 일반적인 준비운동의 형태는 운동을 안 하던 사람이 운동에 점차적으로 적응해 가고 있는 경우에 가장 적합할 수 있다. 잘 훈련된 선수의 경우는 운동 초급자의 전체 운동량보다 더 공격적인 준비운동을 한다. 준비운동의 중요성을 한편으로는 각인하면서 운동동작과 난이도 선택은 운동실행자의 능력에 따라 고려되어야 한다.

이와 같이 퍼스널 트레이너들이 준비운동에 반영시키기 위해서 선택하는 준비운동들은 운동실행자의 특별한 욕구를 위해 진행되고 있는 운동 형태로부터 흔히 파생된 여러 가지 요인들에 달려 있다. 준비운동의 형태는 난이도와 강도로 범주화할 수 있다. 퍼스널 트레이너가 운동실행자의 현재 체력과 운동 능력에 맞는 운동법을 선택하는 것도 중요하다.

준비운동을 하는 목적은 점진적으로 체온, 관절가동범위와 운동강도를 증가시키기 위한 것이다. 시합이나 기능성 동작 개선에 초점을 둔 준비운동을 하든 아니면 전통적이고 일반적인 준비운동을 하든 운동 진행 순서는 세심하게 고려되어야 한다. 즉, 안정된 페이스로 대근 활동이 가능한 동작을 더 빠르고 특수한 동작들보다 먼저 수행해야 한다. 동작의 선정은 논리적으로 다음에 이어질 운동을 지원하면서 바라는 목적을 달성하도록 이루어져야 한다.

운동 프로그램의 구성 요소를 결정하는 것은 퍼스널 트레이너가 할 일인데 운동실행자의 최고 관심사에 기초하여 결정되어야 한다. 전문가의 재량으로 각 준비운동 처방 요소에 최적의 선택을 할 수 있을 것이며 그것은 전문지식, 개인적인 운동철학, 지도 경험을 바탕으로 이루어질 것이다. 더불어 각각의 효과를 잘 알고 있다면 목표를 달성하는 데 도움이 된다. 그리고 이러한 개념으로 준비운동 시작부터 운동의 전체 수행 기간 동안 좋은 운동 효과를 거둘 수 있다.

Key Terms

운동학(kinetics): 신체동작에서 힘의 영향을 연구하는 학문분야

유연체조(calisthenics): 근육과 신체적 건강을 향상시키도록 구성된 운동. 보통 준비운동에 활용

고유감각(proprioception): 기능성 트레이닝에 관련된 공간지각과 움직임에 대한 무의식적인 신체인지능력

카테콜아민(catecholamine): 교감신경계 분비 호르몬 또는 신경전달물질들

정리운동 Cool Downs

준비운동이 신체적 활동을 위한 준비에 해당된다면 정리운동은 그와 정반대의 개념이다. 즉, 정리운동의 목적은 운동하기 이전의 몸 상태로 되돌려 놓는 것이다. 따라서 주요 운동 직후 저강도로 리드미컬하게 대근육 활동이 이루어져야 한다. 정리운동에 대한 생리학적 원리는 다음과 같이 설명할 수 있다(32,33,38):

1. 혈중 및 근육 내 젖산 감소

2. 하지울혈 방지(blood pooling)
3. 심박출에 긍정적 영향을 미치는 정맥 회귀율의 증가
4. 혈중 **카테콜아민** 농도의 감소
5. 운동 후 심장의 불규칙적인 반응 위험 감소

정리운동은 중강도에서 고강도 사이의 유 · 무산소성 운동 이후에 바로 실시한다. 이러한 조치가 압박에 눌려 있었던 세포조직들에 산소 공급을 원활히 해준다.

따라서 근세포의 허혈과 근육경련과 같은 지연발생근육통(delayed onset muscle soreness; DOMS)을 감소시키는 데 도움이 된다. 또한 울혈의 예방과 신체활동의 점진적인 감소는 심근의 산소 운반과 심장에로의 정맥혈액 회귀량을 증가시켜 주며 그로 인한 심박출량의 증가를 가져다 준다(32, 34,37). 정리운동의 주요 형태는 가벼운 유산소성 운동이지만 유연성 운동을 정리운동 마지막에 부가함으로써 근육의 이완 상태를 더욱 촉진시켜 주며 상승된 근육 온도를 유지하는 데 유익하다.

에너지대사 시스템 Metabolic System

제4장에서 언급했던 바와 같이 인체는 에너지를 생산하는 데 있어서 각기 다른 대사 시스템을 이용한다. 각각의 시스템은 특정의 운동 스트레스를 다룰 수 있는 특성을 지니고 있다. 예를 들어 ATP-PC 시스템은 인산 결합이 깨졌을 때 엄청난 순간 에너지를 발산한다. 물론 근피로가 매우 빠르게 증가하지만 운동에너지 생산량은 근육이 가지고 있는 최대 발현 능력에 도달한다. 이러한 이유로 순발력(power)과 절대근력(absolute strength)의 증진을 위한 트레이닝 프로그램에서 이 시스템이 사용된다. 만일 좀 더 긴 시간 동안 근파워가 요구되는 운동을 수행할 경우에는 에너지대사 시스템이 무산소성 해당과정(anaerobic glycolysis)으로 넘어간다.

ATP-PC 시스템(20초 미만 운동)을 사용하여 운동 수행을 하는 경우 근조직과 혈액에 젖산이 축적되기 전까지는 아주 큰 파워를 발휘하게 된다.

최대 또는 최대하의 중량으로 8~10회 정도 반복하는 근력 트레이닝은 어느 정도 근력 증가에 도움이 되겠지만 아마도 더 중요한 것은 근조직의 비대(muscle hypertrophy)일 것이다. 운동 지속 시간이 30초 이상으로 길어질 때 트레이닝을 통해 국소적인 근지구력이 향상되는데 '근긴장 상태 조절(muscle tone)' 을 위한 트레이닝으로도 적용된다. 최대하의 수준으로 60~90초 정도 지속하는 형태의 운동을 하게 될 때 무산소성 능력(anaerobic capacity)이 개선된다. 90초 이상 수행하는 운동 형태는 무산소성 에너지대사 시스템에서 유산소성 에너지대사 시스템(aerobic metabolism)으로 전환된다. 유산소성 에너지대사 시스템은 장시간의 신체활동에서 주로 이용되고 있으며 지속적이고 간헐적인 고강도 운동 상황에서는 무산소성 에너지대사 시스템과 동반적으로 이용될 것이다. 유산소성 운동 형태들은 에너지대사 관련 효소 농도의 증가, 1회박출량(stroke volume)의 증가, 모세혈관

에너지대사 연속체

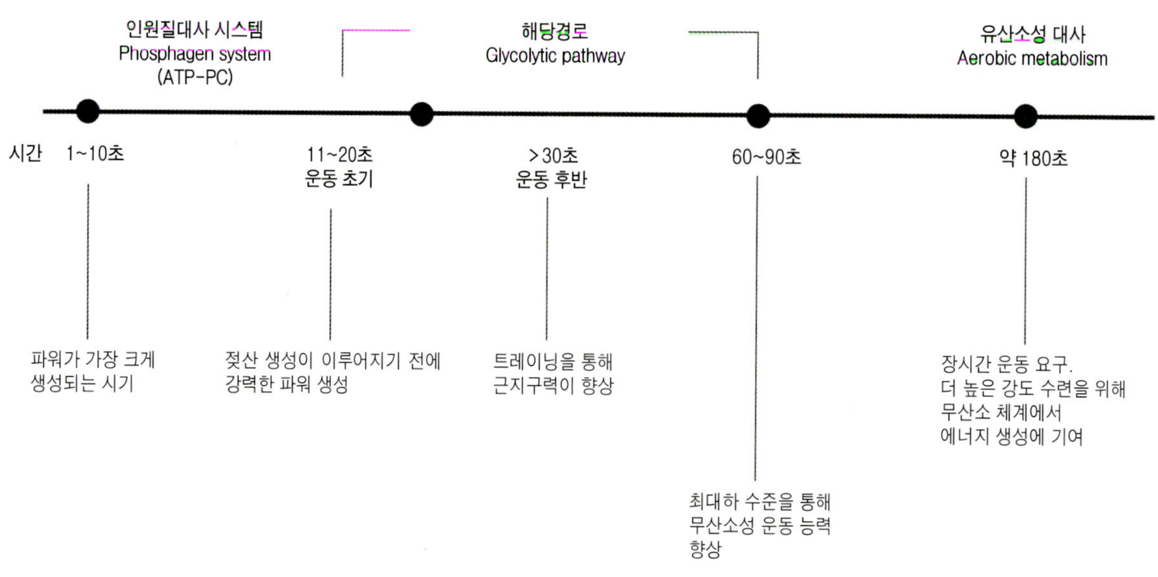

밀도의 증가, 근섬유 내의 미토콘드리아 수의 증가 등의 유산소성 운동 효과를 이끌어 낸다(6,12,17,20,23).

분명한 것은 운동 시간과 **강도**로 표현할 때 에너지대사 시스템은 특정인의 신체 활동 능력으로 정의할 수 있다. 운동 목표와 에너지 체계를 일치시키는 것은 정확한 운동처방전의 기본이다. 즉, 정확한 에너지대사 시스템 선정과 그 에너지 동원 체계에서 벗어나지 않고 운동을 지속하는 것이 좋은 결과를 가져다 준다. 가령 15회 반복의 어떤 중량을 들어 올리는 것과 6RM을 트레이닝 주기에 따라 비교할 때 완전히 다른 결과를 초래한다. 이러한 시스템을 이해하는 것은 운동 프로그램을 위해서도 좋을 뿐만 아니라 효율적인 목표 달성을 하는 데에도 필수적이다.

운동 방법의 선택 Exercise Selection

운동 방법을 선택하는 일은 적절한 의료처방을 하는 것처럼 중요하다. 일단 트레이닝에서 에너지대사 시스템이 확인되면 에너지대사 시스템을 극대화하여 운동실행자의 욕구를 최대로 반영할 수 있는 운동의 형식과 유형을 즉시 선택할 수 있다. 운동 프로그램을 구성하는 데 여러 가지 선택 항목들이 있듯이 구체적으로 운동 내용을 구성할 때도 여러 가지 고려사항이 있다. 유산소성 운동은 조깅이나 바이크, 수영 또는 계단 오르내리기와 같은 장시간 가능한 운동 양식을 선택한다. 물론 이런 형태가 아니어도 좋다. 창의적인 운동처방은 운동하는 전반적인 시간 동안 증가된 심박수를 유지하기 위하여 여러 동작들을 지속적인 형태로 수행시킬 수도 있다. 운동 양식(modality)은 특정 기간의 운동 주기 동안 15번 바뀔 수 있지만, 그것은 유산소성 에너지대사 시스템으로 일관되게 진행이 될 때 허용 가능한 것이다. 반드시 고려해야 할 점은 운동실행자의 특성과 설정된 운동 시간 동안 상승한 심박수를 일정 수준으로 유지하는 것이다. 심혈관계의 **순환운동**(circuit training)은 심장박동수를 유지하면서 유산소성 운동을 종합적으로 적용할 수 있는 대표적인 운동법이다.

무산소성 트레이닝은 아주 많은 선택사항뿐만 아니라 선택사항에 또 하위 항목들을 포함하고 있기 때문에 훨씬 더 복잡하다. 욕구분석이 운동을 선택하는 데 있어서 다시 한 번 좋은 지침 자료가 된다.

동작이나 특정 부위의 개선을 위한 욕구 혹은 결함은 근력, 파워, 스피드, 유연성, 평성성 등의 적응을 원하는 부위나 계획된 근육을 특별하게 제안하는 근육군으로부터 올바르게 선택되어야 한다. 일단 운동 범주가 확정되었다면, 운동실행자의 특이적인 기준(criteria)이 운동 수행과정을 결정하는 데 적용되어야 한다. 이러한 과정을 이용하여 운동은 고려사항들이 적절하게 확인되어야 하고, 또한 그것도 개인과 시간에 따라 다르다는 것을 이해해야 한다. 예를 들어, 어떤 운동실행자가 대퇴이두근이 약하여 무릎관절의 굴근력과 신근력 비율의 균형이 떨어지는 상태라면 무릎 굴곡운동을 통한 슬와근의 국소적인 부하운동이 가장 논리적인 선택일 것이다. 또 한편 힙 신전에서 낮은 가동범위(ROM)가 나타나는 것과 같은 추가적인 고려사항이 발생되면 루마니안 데드리프트와 같은 운동으로 기능을 향상시키는 것이 옳은 선택일 것이다. 각 평가 요소들은 운동실행자의 능력과 트레이닝

Quick Insight

기술 습득과 동작 효율성

모든 운동 프로그램과 건강 활동을 수행하는 데 있어서 첫 번째 할 일은 운동요법 내에서 사용하게 될 활동에서 운동실행자가 익숙해질 수 있도록 가르치는 것이다. 프로그래밍의 원리가 표시되지 않았을 지라도 이러한 작업들은 운동 지시에 있어서 중요한 부분이다. 트레이닝의 준비 부분으로 언급되며 또한 운동실행자는 어떻게 정확한 생체역학적인 기술로 각각의 움직임을 적절하게 이행하는지에 관해 교육받는다. 퍼스널 트레이너가 신체와 언어적 지시를 사용하면 운동실행자가 각각의 운동 움직임을 효율적으로 행하는 데 도움을 줄 수 있다. 운동실행자가 운동 기술을 완벽한 폼으로 할 수 있기 전에 보다 더 복잡하거나 저항성 트레이닝으로 진행하는 것은 올바른 자세를 무너뜨리는 결과를 낳는다. 잘못된 자세로 인한 일반적인 증상은 트레이닝의 결과를 제한하게 되는 반복적 **근미세손상**(microtrauma)이 유발되며, 이러한 손상은 관절의 부분 혹은 전체에 걸친 급성 염증증후군으로 나타난다(3,18,24,29). 퍼스널 트레이너는 각각의 트레이닝 부분 동안 정확한 동작 실행을 하도록 해야 한다. 운동실행자로 하여금 부정확한 운동을 수행하게 하는 퍼스널 트레이너는 자신의 의무에 태만한 것이다.

스포츠에서 운동선수들은 경기에서 발생하는 동작이나 움직임을 매일 연습한다. 이렇게 연습을 하기 때문에 경쟁 상황에서 정확한 수행을 위한 힘을 조절하여 보다 효율적으로 움직일 수 있게 된다. 지속적인 반복 트레이닝에 의해서 인체는 신경효율성 증가를 통해 운동유형의 협응성을 익히게 된다. 운동 유형을 한번 익히면 신경은 운동경험의 유형을 유지하게 되는데 이러한 상황을 운동 패턴(motor pattern)이라고 부르며 이를 통해서 인체는 무엇을 해야 하는지를 정확히 안다. 이러한 현상은 사람들이 예전에 했던 것처럼 매일 반복적으로 움직임을 수행하지 않아도 어른이 되었을 때까지 어떻게 자전거 타기와 공 던지기 같은 것을 잊어버리지 않는지를 설명한다.

의 목표에 따라서 특정의 운동이 적합하거나 또는 적절하지 않은 것으로 정의할 수 있을 것이다.

오늘날의 체력전문가들이 과거보다 트레이닝에 관한 더 많은 선택 사양들을 가지고 있지만, 운동 전문 과학자들이나 운동 실기 선구자들은 각각의 운동이 인체를 어떻게 변화시키는지, 그리고 트레이닝 프로그램에 있어서 무엇이 가장 유익한지 등을 규명하는 데 도움을 주어 왔다. 특히 그들의 연구 결과는 유익한 운동과 제한사항들을 포함하여 각각 운동의 특성과 형태를 분류하는 데 활용되어 왔다. 따라서 퍼스널 트레이너들은 운동의 요법과 그 장단점을 재검토하면 운동실행자의 욕구에 부합하는 최적의 운동 프로그램 해결책을 제안할 때 도움이 될 것이다. 다음 장에서 이 세 가지를 다시 한 번 살펴보고 구체적인 상황에서 현명하게 선택할 수 있는 방법을 제시할 것이다.

운동 순서 Exercise Order

운동 종목 선정은 각기 다른 에너지 시스템을 한 세션의 운동 중에서 사용되게 할 때 어느 정도 논리적인 운동 순서 배열이 고려되고 적용되어야 한다. 우선 고려 대상은 '특이적인 욕구(specific need)' 이다. 어떤 사람이 운동을 통해서 건강이 좋아질 수 있는 취약점이나 건강 위험 요소를 가지고 있다면, '운동 순서' 에 대한 우선순위가 있어야 한다. 전형적으로 한 운동주기에 두 가지 운동 형태가 혼합되었을 때는 저항성 트레이닝을 한 후에 유산소성 운동을 실시하여야 한다. 이러한 순서의 이유는 유산소성 트레이닝으로 근 글리코겐(muscle glycogen)을 소진시킨 뒤 저항성 트레이닝을 하면 근육에 과부하를 주기 위한 운동실행자의 능력이 떨어지기 때문이다. 그러나 운동실행자의 운동에 대한 욕구분석 결과, 최우선 순위가 유산소성 운동이라면 그때는 유산소성 운동을 무산소성 운동보다 먼저 실시한다. 고혈압 운동실행자, 낮은 심폐 능력(CRF)을 가진 사람 혹은 심장질환에 대한 위험 인자를 지니고 있는 사람들은 유산소운동이 적합하다(1,2,9,39). 또한 심폐지구력 향상을 위한 사람들을 위한 것이기도 하다. 후자의 예를 보면 심폐지구력 강화가 운동에서 가장 중요하다. 저항성 트레이닝은 보완 요소로 사용한다. 따라서 트레이닝이 지구성 선수들을 위하여 유산소와 무산소 활동들을 적용하는 경우 그때는 유산소운동을 먼저 해야 한다. 우선 순위 강조 사항이 없는 일반 건강인을 위한 1회 운동 세션에서 유산소와 무산소 운동이 병행되어야 할 때, 운동 순서는 사전에 계획한 일정한 형태로 진행될 것이다. 일반적으로 운동 순서는 다음과 같다:

1. 준비운동
2. 동적 유연성 운동
3. 근력 트레이닝
4. 근비대(muscle hypertrophy) 트레이닝
5. 무산소성 지구력(anaerobic endurance) 트레이닝
6. 유산소성 트레이닝
7. 정리운동
8. 정적 스트레칭

무산소성 운동의 종류는 운동실행자에 따라 달라지며 한 세션의 운동 중에 다른 모든 트레이닝 선택사항들이 포함되지 않을 수는 있지만 적용된 에너지 시스템과 운동강도는 순서를 결정하는 데 반드시 반영되어야 한다. 무산소성 운동에는 운동 세션에서 사용될 실제적인 운동 순서를 정할 때 추가적으로 고려되어야 하는 특성들이 있다. 즉 빠르고, 합성적이며, 무겁고 복잡한 동작들이 우선 순위로 결정된다. 그리고 가볍고, 단일 관절을 사용하며, 국소적인 동작들이 운동에서 후순위가 된다.

마찬가지로 사용되는 근육군의 수와 크기가 운동 시행 순서에 고려되어야 한다. 즉, 큰 근육군의 운동이 작은 근육군보다 더 먼저 실시되어야 한다. 예를 들어 다리운동이 팔운동보다 우선해야 하며, 고관절 교차운동(cross-joint hip movement)을 견관절 교차운동(cross-joint shoulder movement)보다 먼저 해야 한다. 생리학적으로 가장 도전적인 활동들을 운동 세션에서 가장 먼저 끝내야 한다는 것을

Key Terms

운동강도(intensity): 활동이 수행되는 크기와 정도의 수준. 흔히 최대 비율(%)로 나타냄

서킷 트레이닝(circuit training): 정해진 시간에 따라 각기 다른 운동/기구로 이동하면서 진행되는 트레이닝. 주된 목적은 저항 트레이닝 동안 증가된 심박수를 유지하는 것

근미세손상(microtrauma): 신체에 작은 부상, 보통 근섬유의 작은 손상이 지속되는 것

운동 빈도(frequency): 주어진 시간 동안 운동에 참여하는 횟수

운동 시간(duration): 한 세션의 운동이 지속되는 시간

뜻한다. 이러한 요인들은 무산소성 운동처방에 관한 장에서 더 소개될 것이다.

트레이닝 빈도 Training Frequency

어떤 사람이 특별한 활동에 참여한 횟수를 참여 빈도로 정의한다. **빈도(frequency)**는 운동 적응(결과)의 정도와 비율에 중요한 역할을 하며 적절하게 조절되면 오버 트레이닝(overtraining)을 예방하는 요인으로도 제공되기 때문에 운동 프로그램의 구성 요인이 된다. 일반적인 건강 성취를 위한 운동 프로그램에서 빈도 선택은 최소 주당 3회이다. 주당 3회 수행으로 계획된 운동이 많은 건강상의 장점을 제공한다 할지라도 그 빈도를 모든 운동 프로그램에서 적절한 빈도로 정의하고 적용하는 것은 무지한 행동이다.

일반적으로 말해서 모든 요인들이 적절하게 고려되었다면 운동 참여를 많이 하면 할수록 운동 적응률이나 크기가 더 커진다는 것이다. 그러나 "많이 할수록 좋다"는 원칙을 선택하기에 앞서 몇 가지 핵심적인 요소들을 명확히 해야 한다. 첫째, 우리 몸이 셀리에의 일반적인 적응 증후(general adaptation syndrome)의 탈진 단계에 도달하기 전까지 최대로 감당해 낼 수 있는 한계점이 있다는 것을 알아야 한다(10,21,30). 이러한 최대 한계점은 운동 유형, 운동강도, **운동 지속 시간(duration)**뿐만 아니라 개개인에 따라서도 다양하다. 중강도의 수준에서 매일 조깅하는 것이 일주일에 두세 번 하는 것보다 더 유익할 것이다(16,26). 반대로 강도 높은 트레이닝을 매일 하게 되면 오버트레이닝으로 인하여 부정적인 결과를 초래할 수 있다. 심지어 엘리트 장거리 선수들도 일주일에 몇 번 정도만 장거리 러닝 트레이닝을 하고 나머지 다른 날들은 비교적 짧은 거리를 달린다. 따라서 운동의 강도, 시간, 빈도의 균형이 잘 맞아야 한다. 이러한 내용은 저항성 트레이닝에서도 마찬가지이다. 보디빌더는 일주일에 6일 트레이닝을 하지만 그들은 사용하는 근육군을 각기 다른 날로 정하여 훈련하기 때문에 각각의 근육들은 무리 없이 고강도 훈련으로부터 회복할 수 있는 적절한 휴식을 얻게 된다. 단련된 보디빌더와 같은 시간과 강도로 저항성 트레이닝 운동을 시도하는 초보 운동자들은 2~3일 트레이닝 후에는 잠자리에서 일어나기도 힘들 것이다. 이는 운동 빈도 역시 트레이닝의 경험과 신체적 상태의 한 요인인 것을 확인시켜 준다.

스트레스 자극은 생리적 적응 반응을 위해 기본적인 것이고, 빈도는 인체에 노출되는 스트레스의 양에 있어서 주요 요인이다. 스트레스가 과도하면 그 결과는 오히려 부정적이다. 다른 한편, 스트레스가 부적절할 때도 의미 있는 결과를 보이지 못한다. 매우 적게 스트레스가 부하되었을 경우는 인체가 스트레스에 대한 적응에 저항하기 때문이다. 여기서 나타나듯이 주당 운동 시행 횟수가 고려될 경우 매우 많은 빈도는 오버트레이닝에 관련한 문제를 발생시킬 것이고, 반대로 매우 낮은 트레이닝 빈도가 적용될 경우는 적절한 운동 스트레스를 경험하지 못하여 효과를 얻을 수 없게 된다. 퍼스널 트레이너는 트레이닝 자극을 통해서 적절하게 지원되는 적응을 확실히 할 수 있는 각기 다른 프로그램 구성 요소와 운동 빈도를 조절해야 한다. 운동실행자의 능력과 목표에 기초한 적절한 빈도를 설정하는 데 도움을 줄 수 있는 지침서들이 있다.

트레이닝 지속 시간 Training Duration

어떤 사람이 1회의 운동 중에 경험하게 되는 트레이닝 스트레스 시간의 양을 '트레이닝 지속 시간'이라고 한다. 트레이닝 빈도와 마찬가지로, 트레이닝 지속 시간도 운동실행자의 운동 목적과 능력에 따라 영향을 받는다. 그러나 트레이닝 빈도와는 달리 트레이닝 지속 시간은 피로율에 영향을 받는다. 운동실행자의 저장된 글리코겐이 빨리 고갈되면 될수록 더 빨리 운동의 효력을 상실하게 된다. 피로가 운동 세션의 지속 시간을 제한하는 가장 큰 요인이다. 피로의 이차적인 영향은 의도된 운동 적응을 일으키는 데 필요한 스트레스의 지속 시간이다. 무산소성 운동에서 근육에 부과되는 스트

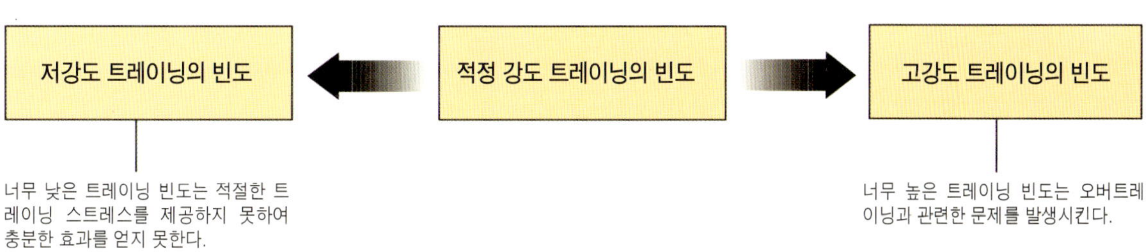

레스 시간은 상대적으로 짧다. 반면 장시간에 걸친 유산소성 적응에 필요한 운동 스트레스의 지속 시간은 비교적 더 길다. 운동 지속 시간은 의도한 목적에 따라서 심지어 에너지 시스템 내에서도 차이가 있다. 근력 트레이닝은 단시간에 과도한 중량이 요구된다. 총 근력운동 시간이 1시간인 경우 12분이 저항성 트레이닝이다. 어떤 사람이 1시간 동안 체육관에 있었다 해도 몸은 저항성 기구와 접촉한 시간만큼 적응반응이 일어난다. 근육이 커지는 비대가 트레이닝 목적이라면 저항성 트레이닝의 지속 시간을 근력 증가에 필요한 시간 이상 증가시켜야 한다. 실제로 들어 올린 부하중량은 약간 감소하지만 들어 올린 반복횟수의 증가로 부하중량 차이를 보완해야 한다. 이것이 근조직에 더 오랜 시간 동안 동화작용 호르몬의 반응을 유도해 내는 데 필요한 더 높은 수준의 스트레스를 주게 된다. 무산소성 에너지 시스템을 두 트레이닝법이 모두 이용한다 할지라도 근비대를 위한 트레이닝 지속 시간이 근력을 위한 트레이닝의 지속 시간보다도 2~3배 더 걸릴지 모른다.

운동 시간과 운동강도 사이에는 일관된 관계가 있다. 운동강도가 높을수록 운동을 수행하는 시간은 짧아진다. 낮은 강도에서 운동을 하면 더 오랜 시간 할 수 있지만 강도가 높아지면 쉽게 지친다. 효과적인 운동처방을 위해서 운동강도와 운동주기 사이에 균형이 있어야 한다. 더욱이 적절한 에너지 저장량은 운동 수행 시간을 고려하는 데 있어서 중요한 요인이다. 따라서 효과적이고 적절한 처방을 하는 것이 중요하다. 만약 운동실행자가 트레이닝 초기에 낮은 에너지 저장량을 가지고 있다면 적절하고 효과적인 운동처방을 작성하기 어려울 것이다.

트레이닝 강도 Training Intensity

트레이닝 강도는 운동으로 유발되는 적응 요소에 있어서 흔히 핵심적인 요인으로 인정되고 있다. 비록 그것이 독립적으로 운동처방에서 존재할 수 없을지라도 몸에 의해서 발휘되는 노력의 정도이기 때문에 적절한 트레이닝 강도는 생리적인 스트레스 인지와 호르몬 반응을 위해서 필수적이다. 앞서 언급했던 바와 같이 운동 지속 시간이 부가될 때 이 둘의 상호관계는 명확해진다. 이 두 가지 요인을 잘 조절하는 것이 성공적인 운동 목표 달성을 위한 첫걸음이다.

운동 적응을 위해 필요한 특정의 트레이닝 강도와 지속 시간에 대해서는 유산소성 트레이닝과 무산소성 트레이닝을 다루고 있는 제17, 18장에서 설명되겠지만 일부의 포괄적인 지침은 폭넓은 운동처방 관점을 논할 때 제시될 것이다. 트레이닝 강도는 운동처방전에서 그 정도를 결정하는 데 있어 두 가지 관련 논제가 있다. 첫째 문제는 운동실행자의 신체적 자질과 능력이다. 운동 프로그램에 있어 기본적인 요소는 안전과 운동실행자의 상대적인 능력이다. 지나친 운동은 오히려 상해를 유발할 수 있고 운동 참가에 대한 심리적인 방해를 줄 수도 있다. 트레이닝 강도 설정에 있어 두 번째로 고려할 사항은 이용될 에너지 시스템이다. 운동피로를 조절하는 것이 바로 트레이닝 강도와 지속 시간의 문제이다. 그러므로 부적절한 운동부하는 스트레스에 대한 인체의 적응반응에서 효율성을 감소시킨다. 트레이닝 강도와 에너지 시스템의 부조화는 운동의 성공적인 목표 달성에 장애가 된다.

휴식 간격 Rest Intervals

휴식 간격 또는 휴식 시간은 트레이닝 강도를 처방하는 데 있어 추가적인 필수 고려사항이다. 휴식 간격은 각각의 신체적 활동 사이의 시간으로 정의된다. 고강도로 트레이닝을 하면 조직 내에 엄청난 양의 에너지를 소모한다. 일단 저장된 에너지가 고갈되거나 에너지대사 피로물질인 젖산이 축적되면 모든 동작이 생리적으로 중단된다. 운동을 반복하기 위해 인체에서는 재인산화 과정이 일어나고 젖산을 제거하는 동안 휴식을 취하여야 한다(25,36). 바람직한 결과를 얻기 위해서 또는 에너지 재충전을 위해서 얼마나 휴식을 취했냐가 관건이다. 유산소성 운동에서는 운동과 휴식을 1:1 또는 1:3으로 하고 무산소성 운동에서는 1:3~1:12로 한다. 예를 들어, 7분에 1마일을 반복해서 달리기를 하는 경우에 휴식 시간은 최소한 러닝 기록 시간과 동일해야 할 것이다. 즉, 이 경우 휴식 시간은 7분이다. 5RM 스쿼트와 같은 과도한 저항의 경우는 비록 15초 만에 그 운동이 완료되었다 하여도 회복 시간은 2분 이상을 주어야 한다. 다시 말해서 다음 활동

운동 수행과 휴식 비율의 권장

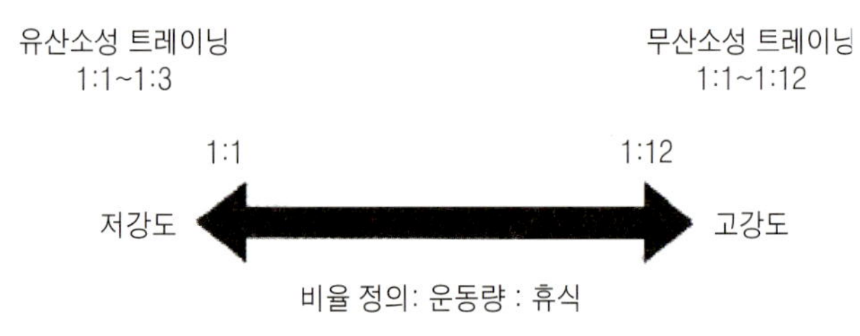

에 이용될 에너지 보충 시간과 트레이닝 강도는 이러한 수치들로 정의할 수 있다.

트레이닝의 양 Trainming Volume

분명히 트레이닝 강도와 다른 변수들은 상호의존적인 관계가 있다. 운동강도의 수준은 휴식 간격, 트레이닝 지속 시간, 빈도, 그리고 1회의 운동 및 주당 트레이닝 주기에서 사용된 트레이닝의 양으로 규정된다. 트레이닝의 양은 수행된 전체 운동량 값이다. 즉 그것은 세트, 반복횟수, 들어 올린 중량의 조합이다. 예를 들어, 체중이 155파운드인 사람이 자기체중으로 10회 반복하는 런지운동을 4세트 수행했다면 트레이닝의 양은 6,200파운드(4×10×155파운드 체중)로 계산된다. 만약 운동강도가 정확히 일치한다면 이때 전체 세트수와 반복수가 트레이닝의 양으로 대신해서 사용될 수 있다. 정량적인 트레이닝 양의 사용 목적은 원하는 일일 또는 주당 운동량을 적절하게 산출하고 그에 맞게 회복시간을 부여하기 위한 것이다. 만일 운동량과 트레이닝 강도가 높다면 회복 시간 또한 증가할 것이다. 이러한 변인들을 고려하는 것이 훈련 적응 효과에 도움이 되고 오버 또는 언더 트레이닝에 대한 위험을 줄여 줄 수 있다.

회복기 Recovery Period

회복기는 운동 시기 간의 사이 시간이다. 이것은 같은 날 유산소성 트레이닝과 무산소성 트레이닝 사이의 4시간 간격일 수도 있고, 또한 특정의 근육에 대하여 고강도 저항성 트레이닝을 시킨 후 그 근육에 다시 트레이닝을 시킬 때까지 2~3일 간의 간격일 수도 있다. 회복기는 고갈된 에너지원(글리코겐)을 보충하는 시기이며, 또한 근세포들이 앞서 운동으로 받았던 스트레스에 대한 적응을 일으키는 데 필요한 것이다. 간단히 말하면 회복기는 향상을 위해 필요한 것이다. 만일 인체가 지속적으로 스트레스를 받게 된다면 우리 몸은 탈진되거나 고장날 것이다. 상해, 질병 및 오버트레이닝에 따른 기타 부작용들은 불충분한 휴식으로 쉽게 발생할 수 있다.

운동 원리 Exercise Principles

운동처방 원리의 신중한 적용이 성공적인 운동 프로그램 매트릭스를 구성할 수 있다. 운동 프로그래밍에 있어서 어려움은 상호보완적인 구조에서 균형을 잡는 것에 있는데 운동처방은 논리적이고, 운동실행자에게 적합하며, 목표 지향적이고, 결과에 기초해야 하기 때문이다. 운동 프로그램 매트릭스가 운동실행자에게 초점을 두고 짜였는지를 확실히 하기 위하여 퍼스널 트레이너는 프로그램 성분을 개선시킬 수 있는 부가적인 변화를 만들 수 있다. 프로그램 성분들은 운동의 원리에 따라 일관되게 평가되어야 한다. 이러한 원리는 기준(criteria)을 가지고 있는데, 그 기준들이 운동실행자들이 희망하는 결과를 효과적으로 가져다 줄 수 있는 운동처방 능력을 향상시켜 준다. 운동의 원리에는 **특이성 원리**(specificity), **과부하의 원리**(overload), **점진성의 원리**(progression)가 있다. 근본적으로 이 세 가지 원리들은 운동의 목적이 운동실행자의 목표를 반영하고 있고, 운동이 희망하는 효과를 낼 수 있도록 적절한 스트레스를 제공하며, 인체의 기능이 지속적으로 향상될 수 있도록 운동이 점진적으로 부하되고 있는지를 확실히 하기 위해서 함께 작용한다. 이러한 운동의 원리들은 운동 스트레스의 양과 필수적인 항목들을 적절히 설명하는 프로그램 성분들을 움직인다.

특이성의 원리 Principle of Specificity

특이성의 원리는 그 적용에 있어 매우 논리적이다. 특이성의 원리는 바람직한 적응현상이 생리학적 시스템 내에서 일어나게 하기 위하여 운동 스트레스 부하가 그 생리학적 시스템에 대하여 적절하고 명확하게 적용되어야 한다는 원리이다. 근본적으로 적응반응은 적용된 생리학적 스트레스의 형태와 그 양에 특이적이다. 만약 적절한 스트레스가 어떠한 운동대사 시스템에 적절한 양으로 노출되었다면 그 시스템은 스트레스에 대한 적응으로 반응하게 될 것이다. 특이성의 원리는 원하는 기능 향상을 위한 적절한 요소들이 존재하는지를 확실히 할 수 있는 운동 선택과 기타 프로그램 성분들을 포함한다.

과부하의 원리 Principle of Overload

과부하의 원리는 인체가 적응된 수준 이상의 생리적인 시스템에 도전하는 트레이닝 스트레스로 정의된다. 과부하는 하나 이상의 트레이닝 성분 즉, 가장 일반적인 강도, 시간 및 휴식 간격 조작으로 적용된다. 그러나 가능한 조작 인자는 이 세 가지 요인만으로 제한되는 것은 아니다. 운동 선택, 트레이닝의 양과 빈도 또한 생리학적으로 더 스트레스를 줄 수 있는 트레이닝 경험을 만들어 낼 수 있다. 과부하가 인체에 의하여 더 이상 인식되지 않을 때 고정 상태가 일어나고 적응반응도 지속되지 않을 것이다. 이러한 현상을 흔히 고원 상태(plateau) 또는 정체(staleness)라 한다. 운동 프로그램 내에서 계획된 변화들은 지속적인 과부하 스트레스를 적용할 수 있게 하며 인체의 생리학적 시스템에 의한 향상이 지속되게 한다.

점진성의 원리 Principle of Progression

운동 스트레스의 계획적이고 점진적인 증가는 점진성의 원리로 언급되며 지속적인 적응을 유발시켜 준다. 점진성의 원리는 적용된 스트레스에 적절히 적응한 생리적인 시스템이 새로운 스트레스를 지속적으로 인지할 수 있도록 하려는 것이다. 운동 프로그램에서 점진성은 과부하를 필요로 하지만 과도할 필요는 없다. 신체적 스트레스의 급격한 증가는 적응 과정의 비율과 스트레스 수준 증가 간의 불균형을 발생시킨다. 점진성의 급격한 비율은 과부하의 양으로 조절하기에 너무 크기 때문에 실패하고 잠재적으로 부상을 일으킬 수도 있다. 실제적인 점진성의 양은 다음의 요인들에 의해 영향받을 것이다:

1. 운동실행자의 트레이닝 경험
2. 운동실행자의 신체적인 상태
3. 운동실행자의 유전적인 잠재성

점진성은 개인 특이적이며 변화율은 과거의 스트레스에 대한 노출 정도와 운동실행자의 신체적 상태에 따라 달라진다. 트레이닝 경험이 많지 않은 운동실행자는 종종 신경계 적응을 통한 빠른 향상 비율을 보인다. 반대로 높은 수준의 특별한 스트레스에 적응했던 운동실행자들은 운동 스트레스에 대하여 상대적으로 훨씬 느린 변화율을 보인다. 점진성의 원리에 대한 적용에서 또 다른 중요한 관점은 개인의 체력 수준이다. 더 좋은 신체적 상태에 있는 사람들은 상대적으로 체력이 나쁜 사람들보다 더 높은 수준의 운동 스트레스를 감당할 수 있다. 일반적인 원리로서 운동 스트레스의 증가량은 주당 2~5% 정도가 적당하다. 일부 더 적극적인 참여자들은 주당 10% 정도의 증가량을 추구하지만 이러한 양에 상응하는 적응 비율을 유지해 나갈 가능성은 거의 없다.

운동 프로그램의 안전 요인들 Exercise Program Safety Factors

운동 프로그램을 안전하고 효율적으로 실행하기 위해서는 몇 가지 외적인 요인들이 다루어질 필요가 있다. 프로그램 구성 또는 운동 원리들 그 자체에서 반드시 직접적인 역할을 수행할 필요가 없기 때문에 이들은 외적인 요인들로 간주되었지만 적절한 운동 프로그램의 실행을 위해서 반드시 고려되어야 한다. 이러한 요인들이 적절히 관리되었는지 확실히 하는 것이 운동실행자의 안전성을 높이고 트레이닝 프로그램과 관련한 타당성 위험 요인을 감소시킬 것이다.

퍼스널 트레이너는 그의 지도와 관리 감독하에 진행되고 있는 신체활동에 운동실행자들이 참여할 때 항상 안전한지

과부하와 점진적 부하의 개념

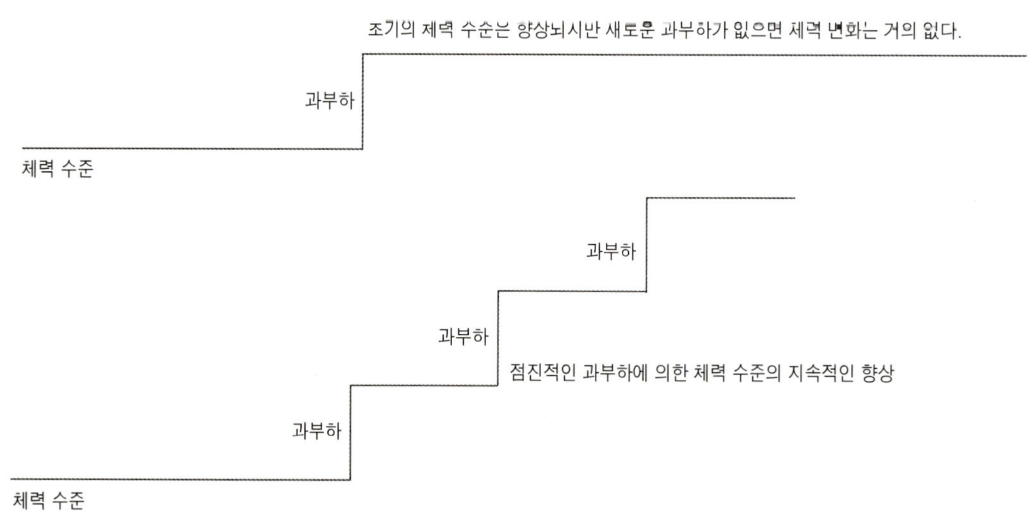

를 확실히 해야 한다. 운동은 본래 부상에 대한 위험을 동반한다고 잘 알려져 있지만 퍼스널 트레이너가 문제를 일으킬 수 있는 많은 요인들을 관리함으로써 여러 위험을 줄일 수 있다. 안전한 환경을 만드는 것은 퍼스널 트레이너의 직업 규정에서 중요한 부분이다. 안전한 환경에 대한 인식은 트레이닝 전체 부분과 운동실행자에 영향을 미치는 상태에 대한 모든 것에 미쳐야 한다. 그것은 운동실행자의 현재 상태, 기온과 습도, 안전지역의 위험물, 트레이닝 공간, 장비 및 적절한 감독을 포함하여야 한다. 각각의 요인들은 별개이지만 운동 시간 동안 다른 요인들을 관리하지 않을 때 안전 문제가 발생할 수도 있다.

운동실행자의 예민한 컨디션은 여러 가지 일일 변인에 의존한다. 그것은 운동 중에 영향을 미칠 수도 있고 아닐 수도 있다. 몇 가지 급성 고려사항에는 정신 혼미, 초점 상실, 급성 질환, 탈수증, 약물 및 알코올 남용, 저혈당, 과로 등이 포함된다. 이러한 변수는 운동 중에 사고로 이어질 수 있다. 따라서 운동 참가에 대한 상대적 금기사항으로 고려되어야 한다. 퍼스널 트레이너는 운동실행자가 적절하게 운동을 수행하지 못하거나 또는 부상의 위험을 증가시킬 수 있는 문제의 상황이라는 것을 인식하게 된다면 트레이닝을 즉각 중지시키고 문제점이 진정된 다른 어떤 날로 운동 스케줄을 조정해야 한다. 전문가로서 이러한 판단을 하지 못한다면 이는 퍼스널 트레이너 자격이 적절하지 못한 것으로 여겨진다.

운동 환경조건이 안전한지 분석할 때 기온과 상대적 **습도 (humidity)**는 우선적으로 평가되어야 한다. 몇몇 경우에는 공해와 기압 또한 평가 요인이 될 수 있지만 대부분의 환경에서 운동을 수행하는 데 일반적인 지표가 되지는 않는다. 고온 다습한 상황은 탈수와 열 관련 질환 등의 위험을 증가시키는 생리적 스트레스를 발생시킨다. 증발과 대류를 통해서는 열을 적절히 제거할 수 없기 때문에 체열을 제거하는 기전은 기능장애를 일으킬 수 있다(5,15,35). 실내 트레이닝은 기온과 관련한 염려를 흔히 완화시켜 준다. 그러나 만약 트레이닝이 밖에서 이루어졌다면 기온과 습도는 반드시 고려되어야 한다. 하루 중 가장 적절한 시간대를 선택하는 것은 이러한 상태를 관리하는 것을 포함한 가장 쉽고 조절 가능한 요인이다.

불확실한 계획을 사전 조정하는 것은 환경적 상황을 조절하는 데 있어서 고려해야 할 필요가 있는 부분이다. 운동 수행을 위해 사용되는 장비와 운동 공간이 안전을 위하여 평가되어야 한다. 어느 때라도 신체를 역동적으로 움직여도 남을 만큼의 충분한 넓은 공간이어야 한다. 운동이 수행되기 전에 운동 공간에 운동실행자에게 부상 위험이 될 만한 요인들이 없는지 확실히 평가해야 한다. 다른 사람과의 간격이나 여러 가지 운동을 동시에 할 수 있을 만큼의 공간이 필요하다. 모든 장비는 제대로 작동되고 있는지 확인해야 한다. 갖가지 도구를 사용한다면 부상을 당할 위험을 최대한 줄여야 한다. 장비를 고르기 전에 개인의 능력을 먼저 파악해야 한다. 고혈압 환자는 압박을 줄 수 있는 장비는 피해야 한다(4,7,8).

퍼스널 트레이너는 적절한 감시를 통해 안전과 효용성을 증대시켜야 한다. 운동실행자에 대한 감독, 운동 평가, 적절한 조언은 트레이닝에 큰 도움이 된다. 철저한 관리 감독과 운동 보조는 운동 프로그램을 진행하는 데 큰 도움이 된다. 퍼스널 트레이너는 항상 적극적으로 운동실행자의 안전을 위해 최선의 노력을 다해야 한다.

안전한 트레이닝 환경을 만드는 것

- 운동실행자의 현재 상태
- 기온
- 상대적 습도
- 확실한 운동 공간 설치
- 장비들의 작동 상태
- 적절한 관리 감독

Key Terms

특이성의 원리(principle of specificity): 원하는 적응 결과가 인체에 발생되게 하기 위하여 스트레스가 원하는 결과를 발생시키도록 적절하고 특별하게 적용되어야 함

과부하의 원리(principle of overload): 익숙해져 있는 수준보다 더 나은 인체의 생리적 시스템으로 변화시키려는 트레이닝 스트레스

점진성의 원리(principle of progress): 생리적 시스템에 지속적으로 적응하도록 하기 위하여 새로운 스트레스가 계속 인지되도록 적용되는 스트레스

습도(humidity): 운동 중의 체온조절에 영향을 미치는 대기 중에 있는 수증기의 양

References

1. **Banz WJ, Maher MA, Thompson WG, Bassett DR, Moore W, Ashraf M, Keefer DJ and Zemel MB**. Effects of resistance versus aerobic training on coronary artery disease risk factors. *Exp Biol Med (Maywood)* 228: 434-440, 2003.

2. **Belanger M and Boulay P**. Effect of an aerobic exercise training program on resting metabolic rate in chronically beta-adrenergic blocked hypertensive patients. *J Cardiopulm Rehabil* 25: 354-360, 2005.

3. **Blevins FT**. Rotator cuff pathology in athletes. *Sports Med* 24: 205-220, 1997.

4. **Braith RW and Stewart KJ**. Resistance exercise training: its role in the prevention of cardiovascular disease. *Circulation*113: 2642-2650, 2006.

5. **Coris EE, Ramirez AM and Van Durme DJ**. Heat illness in athletes: the dangerous combination of heat, humidity and exercise. *Sports Med*34: 9-16, 2004.

6. **Dickhuth HH, Rocker K, Mayer F, Konig D and Korsten-Reck U**. [Endurance training and cardial adaptation (athlete's heart)]. *Herz* 29: 373-380, 2004.

7. **Ewert R, Opitz CF, Wensel R, Winkler J, Halank M and Felix SB**. Continuous intravenous iloprost to revert treatment failure of first-line inhaled iloprost therapy in patients with idiopathic pulmonary arterial hypertension. *Clin Res Cardiol* 2007.

8. **Fagard RH and Cornelissen VA**. Effect of exercise on blood pressure control in hypertensive patients. *Eur J Cardiovasc Prev Rehabil*14: 12-17, 2007.

9. **Fattirolli F, Cellai T and Burgisser C**. [Physical activity and cardiovascular health a close link]. *Monaldi Arch Chest Dis* 60: 73-78, 2003.

10. **Fry RW, Morton AR and Keast D**. Overtraining in athletes. An update. *Sports Med* 12: 32-65, 1991.

11. **Gamalei IA and Kaulin AB**. [Microscopic viscosity of muscle fibers. II. Temperature relations]. *Tsitologiia* 14: 1322-1327, 1972.

12. **Giada F, Bertaglia E, De Piccoli B, Franceschi M, Sartori F, Raviele A and Pascotto P**. Cardiovascular adaptations to endurance training and detraining in young and older athletes. *Int J Cardiol* 65: 149-155, 1998.

13. **Ingraham SJ**. The role of flexibility in injury prevention and athletic performance: have we stretched the truth? *Minn Med* 86: 58-61, 2003.

14. **Jacobson AL and Henderson J**. Temperature sensitivity of myosin and actomyosin. *Can J Biochem* 51: 71-86, 1973.

15. **Kamijo Y and Nose H**. Heat illness during working and preventive considerations from body fluid homeostasis. *Ind Health*44: 345-358, 2006.

16. **Karacabey K**. Effect of regular exercise on health and disease. *Neuro Endocrinol Lett* 26: 617-623, 2005.

17. **Kemi OJ, Haram PM, Loennechen JP, Osnes JB, Skomedal T, Wisloff U and Ellingsen O**. Moderate vs. high exercise intensity: differential effects on aerobic fitness, cardiomyocyte contractility, and endothelial function. *Cardiovasc Res* 67: 161-172, 2005.

18. **Kiefhaber TR and Stern PJ**. Upper extremity tendinitis and overuse syndromes in the athlete. *Clin Sports Med* 11: 39-55, 1992.

19. **Kreuzer F**. Facilitated diffusion of oxygen and its possible significance; a review. *Respir Physiol* 9: 1-30, 1970.

20. **Lambert CP and Evans WJ**. Adaptations to aerobic and resistance exercise in the elderly. *Rev Endocr Metab Disord* 6: 137-143, 2005.

21. **McGowan CM, Golland LC, Evans DL, Hodgson DR and Rose RJ**. Effects of prolonged training, overtraining and detraining on skeletal muscle metabolites and enzymes. *Equine Vet J Suppl* 257-263, 2002.

22. **Mutungi G and Ranatunga KW**. Temperature-dependent changes in the viscoelasticity of intact resting mammalian (rat) fast- and slow-twitch muscle fibres. *J Physiol* 508 (Pt 1): 253-265, 1998.

23. **Pogliaghi S, Terziotti P, Cevese A, Balestreri F and Schena F**. Adaptations to endurance training in the healthy elderly: arm cranking versus leg cycling. *Eur J Appl Physiol* 97: 723-731, 2006.

24. **Renstrom P and Johnson RJ**. Overuse injuries in sports. A review. *Sports Med* 2: 316-333, 1985.

25. **Sesboue B and Guincestre JY**. Muscular fatigue. *Ann Readapt Med Phys* 49: 257-54, 2006.

26. **Sharman JE, Geraghty DP, Shing CM, Fraser DI and Coombes JS**. Endurance exercise, plasma oxidation and cardiovascular risk. *Acta Cardiol* 59: 636-642, 2004.

27. **Shellock FG and Prentice WE**. Warming-up and stretching for improved physical performance and prevention of sports-related injuries. *Sports Med* 2: 267-278, 1985.

28. **Shellock FG and Prentice WE**. Warming-up and stretching for improved physical performance and prevention of sports-related injuries. *Sports Med* 2: 267-278, 1985.

29. **Sheon RP**. Repetitive strain injury. 2. Diagnostic and

treatment tips on six common problems. The Goff Group. *Postgrad Med* 102: 72-8, 81, 85, 1997.

30. **Shephard RJ**. Chronic fatigue syndrome. A brief review of functional disturbances and potential therapy. *J Sports Med Phys Fitness* 45: 381-392, 2005.

31. **Sidell BD**. Intracellular oxygen diffusion: the roles of myoglobin and lipid at cold body temperature. *J Exp Biol* 201: 1119-1128, 1998.

32. **Takahashi T, Okada A, Hayano J and Tamura T**. Influence of cool-down exercise on autonomic control of heart rate during recovery from dynamic exercise. *Front Med Biol Eng* 11: 249-259, 2002.

33. **van Mechelen W, Hlobil H, Kemper HC, Voorn WJ and de Jongh HR**. Prevention of running injuries by warm-up, cool-down, and stretching exercises. *Am J Sports Med*21: 711-719, 1993.

34. **van Mechelen W, Hlobil H, Kemper HC, Voorn WJ and de Jongh HR**. Prevention of running injuries by warm-up, cool-down, and stretching exercises. *Am J Sports Med*21: 711-719, 1993.

35. **Walsh NP and Whitham M**. Exercising in environmental extremes : a greater threat to immune function? *Sports Med* 36: 941-976, 2006.

36. **Westerblad H and Allen DG**. Cellular mechanisms of skeletal muscle fatigue. *Adv Exp Med Biol* 538: 563-570, 2003.

37. **Whitney JD, Stotts NA and Goodson WH, III**. Effects of dynamic exercise on subcutaneous oxygen tension and temperature. *Res Nurs Health*18: 97-104, 1995.

38. **Whitney JD, Stotts NA and Goodson WH, III**. Effects of dynamic exercise on subcutaneous oxygen tension and temperature. *Res Nurs Health*18: 97-104, 1995.

39. **Zanettini R, Bettega D, Agostoni O, Ballestra B, del Rosso G, di Michele R and Mannucci PM**. Exercise training in mild hypertension: effects on blood pressure, left ventricular mass and coagulation factor VII and fibrinogen. *Cardiology* 88: 468-473, 1997.

제 16 장

유연성 평가와 프로그램 편성

Flexibility Assessment & Programming

- ROM의 중요성
- 연조직의 특성
- 관절가동범위에 영향을 주는 요소
- 유연성 검사
- 관절각도측정법
- 프로그램 편성
- 정적 스트레칭
- 능동적-보조 스트레칭
- PNF 스트레칭
- 동적 유연성
- 동적 스트레칭
- 유연성 운동 기술

서론 Introduction

유연성에 대한 정의는 여러 가지가 있고 이는 유연성을 어떠한 관점에서 보느냐에 따라 달라진다. 웹스터사전(Webster's Dictionary)에서는 "구부리는 것 혹은 구부릴 수 있는 것"으로 정의한다. 운동에 있어서 유연성은 대부분 관절을 최대 운동 범위까지 움직일 수 있는 능력이라 정의된다. 이 글의 목적상, **유연성과 관절가동범위(ROM)**는 동의어로서 사용될 것이다. 유연성은 기준점으로 관절의 위치를 이용하여 측정되기 때문에 이 정의가 적당하다. 어떤 경우에 측정은 각도의 단위나 움직임의 정도로 측정된다. 다른 경우에는 길이로 측정하며 센티미터나 인치로 거리를 전환하여 나타낸다. 유연성은 측정되는 방법과 상관없이 관절이 축(axis) 주위를 움직이는 능력을 나타낸다.

관절의 기능적인 능력을 정의한다는 점에서 특정한 관절의 가동범위는 매우 중요하다. 인체의 각 관절은 동작이 가능한 범위로 특성을 지니고 있다. 가동범위는 **근골격계** 조직의 관절기능에 따라 결정된다. 예를 들어 고관절과 어깨 관절은 구조면에서 매우 유사하다. 그러나 고관절은 신체적 제한으로 인해 제한된 관절가동범위를 가진다. 고관절은 상체 전체의 무게를 지탱해야 하는 반면 어깨는 팔 무게만 지탱하면 되므로 더 큰 기능적 범위를 허용하면서 관절가동범위가 훨씬 크다. 일반적으로 관절가동범위가 작은 관절들은 더 많은 안정감을 주는 반면 관절가동범위가 큰 관절들은 선천적으로 안정감이 부족하다. 이것은 '왜 어깨 탈골이 고관절에 비해 훨씬 더 빈번하게 발생하는지'를 설명해 준다(44). 관절의 가동범위는 좌우 양측의 관절(예를 들어 오른쪽과 왼쪽 어깨)을 비교했을 때도 달라질 수 있다. 즉 한쪽 어깨에서 움직일 수 있는 정도와 다른 한쪽의 관절 범위가 동일하지 않을 수도 있기 때문이다. 이것은 한 개 또는 몇 개의 관절 움직임을 측정하는 것만으로는 신체 전체의 유연성이나 심지어 좌우 양측의 유연성조차도 정확하게 예측할 수 없다는 것을 의미한다. 좌우 양측 관절의 가동 능력의 차이는 유전적 변화, 운동 참여, 결합조직의 어긋남과 관절 부상과 같은 몇 가지 요인들로 인해 발생할 수 있다(36,57). 예를 들면, 직업의 특성상 오른쪽을 주로 사용하는 사람은 오른쪽 어깨를 최대 관절가동범위까지 자주 사용함으로써 일반적으로 왼쪽에 비해 오른쪽 어깨가 더 큰 관절가동범위를 가질 것이다.

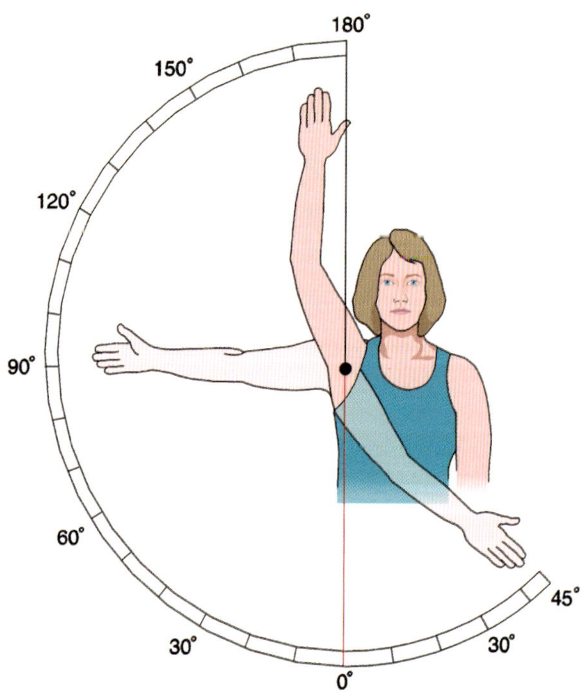

관절가동범위(ROM)의 예

유연성은 선천적인 운동 능력의 요소이므로 인간기능과 육체적 활동을 통해 건강을 얻는 능력에서 중요한 역할을 한다. 흥미롭게도 유연성은 신체를 움직이는 능력에서 주된 결정 요소임에도 불구하고 대다수의 운동 프로그램에서 그 중요성이 간과된다. 건강의 측면에서 보면 운동의 다른 요소들 못지 않게 중요하지만 단지 유연성이 실제적으로 기여한 것에 대해서만 소극적인 인정을 받는다. 대부분의 퍼스널 트레이닝 운동실행자들은 트레이닝 효과를 수량화할 수 있는 것처럼 자신의 체형에서도 시각적인 변화를 기대한다. 많은 프로그램들의 공통된 목표는 체지방은 감소시키고 근육의 양은 증가시키는 것이다. 예를 들어, 운동과 향상된 자신감 사이에는 강한 심리사회적 관계가 있다. 운동하는 개개인 대다수는 자신들 노력으로 더 나아 보이길 갈망하고 자신들에게 일어난 긍정적인 변화를 다른 사람이 알아볼 수 있다는 점에서 기쁨을 얻는다. 유연성은 시각적으로 관찰되기 어렵고 사람의 외모를 거의 향상시키지 않는다. 이러한 사실 때문에 훨씬 많은 관심을 근육 강화나 체지방 감소에만 기울인다.

건강 증진에 대한 마크(표시)가 외관상 좋은 것들만 염두에 둔다면 유연성은 그야말로 다른 목표들과 비교했을 때 운동처방에서 부차적인 것이 된다. 개인 트레이너들은 적당히 그들의 운동실행자들의 요구를 만족시키기 위해 이러한 일반적 실수를 범하는 것을 피해야 한다. 유연성의 중요성에 대한 이해는 운동처방 프로그램에서 유연성 운동의 필요성

유연성의 장점

- 가동범위의 증가
- 신체기능 약화의 감소
- 자세 교정
- 스트레스 감소
- 장력 완화
- 근육 이완
- 근육 경련의 발생 감소
- 부상 위험 감소
- 근육 통증 제거
- 삶의 질 향상

을 이해하는 데 도움이 된다.

ROM의 중요성 The Importance of ROM

관절이 움직일 수 있는 범위는 관절의 기능과 수행력에 영향을 미친다. 그러므로 최적의 유연성 수준을 유지하면 다양한 운동 속도에서 효율적인 움직임과 관절 건강의 높은 수준을 제공한다. 또한 적절한 기능성 범위는 가동범위 감소와 연관되어 나타나는 결과들을 감소시킨다. 일생 동안의 유연성 유지는 신체기능 약화의 감소 및 높은 독립성으로 이어진다(26,82). 가동범위 감소의 결과들 중에서 가장 해로운 것은 운동 능력의 제한성이다. 앞의 제15장에서 언급했듯이 유연성의 감소가 일으키는 문제는 몸의 경직으로 신체활동을 제한하는 것이다. 이는 저하된 신체활동이 운동 범위를 더욱 제한하게 되는 부정적인 피드백을 발생시킨다. 점진적인 하향세가 악순환이 되므로 그로 인해 만성적인 통증, 기능장애 및 삶의 질 저하를 유발한다(25,81).

유연성의 부족은 다양한 근골격의 부상들로 연결된다. 핵심 요인은 자세 교정이다. 경직된 근육들은 골격을 잡아당겨 정상적인 골격의 정렬을 뒤틀리게 한다. 운동사슬이 제 역할을 하지 못할 때 연조직(근육, 건, 인대)은 관절의 부적절한 정렬로 인해 발생되는 변화들을 보상하기 위해 장력이 발생한다. 이것은 관절 부상을 촉진하는 두 가지 문제를 유발한다. 첫 번째 문제는 잘 정렬된 골격의 변화가 연결 구조에 필요 이상의 장력을 일으키는 편중된 동작을 야기하는 것이다(84). 이는 왜 고관절 부상을 입은 달리기 선수가 적절한 치료를 받지 않고 훈련을 계속하면 무릎 부상까지 입게 되는지 설명해 준다. 두 번째 문제는 신체가 소모적인 혹사에 지속적으로 시달리는 것이다. 정렬된 골격의 일반적인 변화에 대한 예로는 상체교차증후군(upper cross syndrome)이라 불리는 어깨가 앞쪽으로 오그라드는 것과 골반경사 때문에 나타내는 골반불안정증 등이 있다. 모든 근골격의 유연성 부족은 관절의 불편함을 야기하고 만성적인 통증까지 이어질 수 있다. 특히 허리의 통증은 고관절과 요추를 움직이는 근육의 유연성 결핍과 자주 관련된다(37,46,58). 또한 경직된 근육조직을 관절이 움직일 수 없는 가동범위나 최고 속도까지 강제적으로 움직이면 부상이 초래된다. 근골격의 불균형과 연관된 유연성의 결핍은 자주 근육조직의 장력과 운동경기 중 결합조직의 염좌를 일으킨다(21,45).

일상적인 유연성 운동과 향상된 가동범위는 스트레스에 긍정적인 효과가 있다. 조직의 이완이 향상됨으로써 근육의 장력이 감소하며 이는 스트레스가 유의하게 감소하는 결과와 관련된다(8,11,75). 이와 같이 요가와 같은 운동들도 심한 스트레스에 효과가 있음을 보여 준다(9,11). 유연성 운동의 일반적인 효과는 장력 완화, 심리운동성 이완(psychomotor distraction), 총체적 이완의 상태 제공 등이다. 이러한 정보는 건강과 행복의 향상을 위해 유연성이 유용함을 더욱 지지해 준다.

연조직의 특성 Properties of Soft Tissue

연조직은 근육, **근막**, 건 및 인대를 포함한다. 이들 조직들

Quick Insight

과운동성(hypermobility)

사람이 비정상적인 관절가동범위 이상까지 움직이게 되면 '이중 관절' 또는 뛰어난 유연성을 가졌다고 한다. 사실 두 가지 개념 모두 진실이 아니다. 유연성은 조직의 확장력이나 생리학적으로 조절되는 관절가동범위를 일컫는다. 과운동성 관절은 조직의 유연성이 요인이라기보다는 관절안정성의 결핍이다. 느슨함은 관절의 불안정성을 뜻한다. 그러므로 자발적인 조절로 관절을 분리해 내는 능력은 사실 과도한 관절 이완으로 인해 발생한다. 과운동성은 관절계의 안정성을 위태롭게 하기 때문에 바람직하지 않다. 과운동성 관절을 가진 개개인은 관절의 안정성을 높이기 위해 부착된 근육조직을 강화하도록 노력해야 한다. 그러면 발생 가능한 부상을 예방할 수 있다.

은 모두 늘어나는 성질과 손상 가능성을 가진다. 늘어난 조직이 원래대로 또는 늘어나기 이전의 형태로 돌아가도록 하는 특성을 가리켜 조직의 탄력성이라고 한다. 늘어난 고무 밴드는 확연하게 원래의 형태에서 변형되지만 밴드를 늘어나도록 당기고 있는 힘을 제거하면 고무 밴드는 처음 상태로 되돌아간다. 원래의 형태로 되돌아가는 능력은 고무 밴드의 탄력적 특성에 근거한 것이다. 연조직의 탄력성도 이와 비슷하게 작용하고 조직이 휴식 상태를 넘어 변형되도록 한다. 늘어날 수 있는 길이는 조직이나 저항력에 의해 발생되는 내적 작용과 이것을 늘리는 외적 작용 사이의 관련 요소에 따라 정해진다. 조직의 저항력이 낮고 외부에서 늘리는 힘이 조직의 내적 작용을 넘어서면 조직은 외부에서 늘리는 힘의 크기만큼 늘어날 것이다.

가소성 Plasticity

가소성은 조직이 변형되었거나 늘어난 뒤 새로운 길이에 도달할 수 있게 되는 특성이다. 적절한 수준의 조직을 늘리는 힘을 꾸준히 작용시키면 결합조직이 오랫동안 가소 상태로 있거나 새로 영구적인 길이가 생긴다. 이것은 어떻게 건이 유연성 프로그램에 적응되는지 설명해 준다. 제한된 건의 탄력성 때문에 지속적으로 이완되는 범위가 향상된다. 만약 외적으로 작용되는 힘이 저항력을 훨씬 능가한다면 조직은 그 탄력적인 한계를 넘어서 늘어나게 될 것이다. 이때 조직은 손상을 입을 수도 있고 영원히 변형될 수도 있다. 가소성의 부정적인 결과의 예로 앉는 자세가 잘못된 상태로 장기간 지속되면 척추의 지속적인 장력으로 인해 척추인대가 영구적으로 이완되는 결과가 발생한다(17,32). 이러한 경우 골격계 정렬이 안정성이 제 기능을 발휘하지 못하고 부상이 유발되는 결과를 가져온다.

점성 Viscosity

연조직에 영향을 주는 또 다른 특성은 점성이라고 하는 변형 가능한 유체의 저항성이다. 이 특성은 탄력성이나 가소성만큼 일정하지는 않지만 조직의 급성 요인들에 따라 보다 다양해진다. 어떤 끈끈한 것이 조직들에 추가되면 조직은 변화에 저항하게 된다. 따라서 점성이 감소되면 조직에 저항성이 감소된다. 이 개념은 스트레칭을 하기 이전에 미리 가볍게 몸을 풀어 주는 것을 생각해 보면 된다. 스트레칭 전에 조직을 풀어 주는 것은 조직의 점성을 줄여 줄 것이고 결과적으로 탄력성을 증가시킨다. 점성의 변화는 일시적이며 직접적으로 유연성 훈련에서 조직의 적응에 기여하지는 않는다(70,83,86). 감소된 점성은 간접적으로 저항성의 감소를 유발하며 유연성 프로그램의 수행 중에 더 큰 가동범위를 허용하게 한다. 점탄성(viscoelasticity)은 외적 부하와 내적 상태의 특성들이 연관된 조직의 움직임을 의미한다.

관절 움직임에 영향을 주는 요소들 Factors Affecting Joint Range of Motion

근육 요소들 Muscle Factors

신경계가 근육 내의 장력을 조직하더라도 근원성 기전(근조직 자체 내에서 유래되는 메커니즘) 역시 관절가동범위의 증감에 기여한다. 관절가동범위의 변화는 부분적으로 근섬유 속의 근원섬유와 관련된다. 근절의 수와 신전 능력은 근육의 운동 범위에 영향을 준다. 근절(sarcomere)의 늘어나는 능력은 타이틴 세사의 탄력성에 달려 있다(10,18,50). **타이틴 세사(titin filaments)**는 수축하지 않는 단백질 세사로서 근절의 끝부분을 연결해 준다(76). 반면에 수축하는 세사인 액틴과 미오신은 힘을 생산하기 위해 단단함이 필요하므로 길이가 변하지 않는다. 이런 특징들은 근원섬유가 최대한 신전하는 동안 수축성 단백질들이 발생한 힘을 유지하도록 해준다. 액틴과 미오신이 탄력성을 가지고 있었다면 장력에 적응현상으로 신전되므로 힘을 발현할 수 있는 능력이 감소될 것이다.

근절은 또한 조직의 수동적인 길이 변화에 있어 중요한 역할을 한다. 근조직이 석고붕대 사용으로 늘어난 위치에 고정되었을 때, 근육은 거쪽 끝에서 근원섬유를 따라 근절이 추가되는 결과가 나타난다(72,73). 반대 효과는 근육의 길이가

Key Terms

유연성(flexibility): 관절이 최대의 운동 범위까지 움직일 수 있는 능력

관절가동범위(range of motion; ROM): 관절의 단축된 위치와 늘어난 위치 사이의 도달할 수 있는 거리이며 측정이 가능함

근골격(musculoskeletal): 근육과 골격

과운동성(hypermobility): 정상적인 관절가동범위보다 더 많이 움직이는 관절을 나타냄

짧게 고정되었을 때 발생한다. 근절의 수와 길이는 단축된 위치에 따라 감소한다. 이러한 현상에 기초하여 근섬유의 탄성은 근원섬유로 연결된 근절의 수와 그들 각각의 신전 능력에 달려 있다고 추측할 수 있다.

근육을 최대한 늘리려면 조직은 이완된 상태로 있어야 한다. 근육 이완은 근육이 장력을 위한 신경신호를 더 이상 받지 않을 때 발생하는 수동적 행동이다. 대부분의 연구자들은 근육 이완이 수축성 단백질의 분리를 야기하는 트로포닌에서 칼슘을 제거하는 현상에 따라 일어난다는 것에 동의한다(31). 외적 작용의 결과로 근육이 늘어나는 것은 근섬유 스스로 신전될 수 있는 능력이 없기 때문이다. 이런 작용은 길항근육군의 수축, 중력, 탄력 또는 스트레칭을 도와주는 파트너의 힘 등에 의해 발생된다. 근육의 수축 성질은 안정시 근절의 길이보다 최고 67%까지 신전시킬 수 있다(42,56). 이는 관절가동범위를 크게 허용해 준다. 늘어났을 때 근육의 이완 능력은 근육의 확장 능력이라는 특징의 한 요소이다.

이완된 근육을 신전시키는 데 필요한 힘을 수동적 장력이라고 한다. 이완된 근육에 존재하는 신전성 저항에 가장 크게 기여하는 것은 조직 내의 결합조직 **근외막(epimysium), 근주막(perimysium), 근내막(endomysium)을 포함하는 조직 내의 결합조직인 근막(fascia)**이다(48,49). 근섬유가 이완된 상태에서 늘어날 때 저항적인 특성은 감소된다. 일상적인 유연성 운동의 순간적 반응은 수동적인 장력의 감소이다. 이것은 '왜 유연성 프로그램 참여가 유연성 운동을 수행하기 전에 할 수 있던 것보다 훨씬 더 큰 범위까지 도달할 수 있게 해주는지' 설명해 준다. 이는 탄력성에 대한 것이기도 하다. 유연성 훈련이 일상적인 생활 속에서 활용되면 근육의 탄력성은 증가하고 반대로 수동적인 장력은 감소하여 가소성의 원리에 따라 관절가동범위가 향상된다.

결합조직 요소 Connective Tissue Factors

콜라겐(collagen)은 인체에서 단백질 구조 성분 중 약 33%를 차지한다. 이것은 강한 장력과 비신전성의 고유 특성으로 인해 제한성을 나타낸다. 콜라겐은 건(tendon)과 인대의 가장 중요한 구성물인데 건과 인대의 기능적인 역할은 매우 제한적인 신전 능력을 가진다. 어떤 부위에 더 많은 콜라겐이 있으면 조직을 잡아 늘이거나 변형시키는 데 더 많은 저항이 생긴다(29,62). 이러한 특성이 관절가동범위를 제한시키는 요인이다. 실제로 관질낭을 구성하고 있는 결합조직은 관절

움직일 때 저항성에 미치는 요인들

조직 구조	저항성
관절낭	47%
근막	41%
건	10%
피부	2%

움직임을 지지하는 저항력의 거의 50% 책임이 있다(28,63). 반면에 탄성섬유는 더 큰 규모의 이완 작용을 제공한다. 탄성섬유는 일반적으로 콜라겐 섬유와 함께 위치한다. 탄성섬유가 특정한 조직 내에서 콜라겐 섬유보다 더 많은 양이 발견되면 그 조직은 더 큰 신전성을 가지게 된다. 탄력성은 신전된 조직이 신전 후 다시 원상태로 되돌아갈 수 있게 해준다.

탄성조직은 근육의 결합조직 또는 근막 안에 각기 다른 밀도로 존재하며 근육의 신전성을 결정하는 데 중요한 역할을 한다. 주로 콜라겐으로 구성된 건과 인대에 비해서 근육 결합조직은 더 많은 탄성섬유를 가지고 있다. 이것이 근육이 신전될 수 있게 하는 탄력 성분이다. 또한, 조직 내의 탄성섬유들

Quick Insight

근막 이완 기술 Myofacial Release Technique

근육조직이 강한 압박을 받으면 다각적인 제한으로 인해 근막의 정렬이 변하게 된다(27). 이러한 제한들은 조직의 기능장애를 일으키고 통증을 유발시킨다. 몇몇 경우에는 불편함이 국소화되기도 한다. 그러나 근막은 연결되어 있으므로 조직에 대한 제한은 다른 부위에도 영향을 줄 수 있다. 어떤 경우에는 통증이 근막의 발통점과 관련되어 있다. 발통점은 신경말단의 반응과 다양한 기능장애 지점의 비정상적인 수축 작용에 응하여 척수 안에서 통증이 순환하는 구조와 결합하여 나타난다(40). 근막의 제한과 발통점은 스트레칭, 손으로 하는 마사지, 이열치료법 및 전기요법 등을 포함한 여러 가지 치료 방법을 통해 완화시킬 수 있다(2,66). 근막 제한이 두드러지게 나타날 때는 영향 받는 부위를 눌러 주는 지압요법과 근막 이완 기술 같은 것이 제기능을 발휘하지 못하는 조직의 신경생리학적 상태를 다시 기능을 수행하도록 돌려 놓을 수 있다(85). 폼 롤러, 롤링 스틱, 그리고 관련 기구들은 신체활동 및 운동과 관련된 근막 제한의 치료에 있어 인기를 얻고 있다. 기구들은 연조직을 관리하기에 효율적인 방법으로 알려진 혼자 하는 마사지를 할 수 있게 해준다. 조직의 정렬이 제한에 의해 기능을 발휘하지 못하는 일이 없고 신경생리학적 작용 기전이 적절하게 기능하면 조직은 그 기능이 향상될 것이다.

은 몇몇 중요한 기능을 담당하는데 즉, 근육이 이완 중에도 적절한 장력을 유지하도록 하고, 신체의 연결 동작의 협응성을 높여 주며, 과도한 압력에 적응할 수 있게 하고, 힘의 작용으로 변형된 본래의 형태로 되돌려 주는 역할을 한다.

결합근막은 신체의 근육량 중 거의 1/3 정도를 구성한다. 결합근막은 여러 가지 기능을 제공하는데 체형, 뼈대 연결, 섬유, 혈관 및 신경 배열에 작용하며, 심지어 힘이 근육에 전달되도록 한다. 수동적으로 늘어난 경우, 근막은 움직임에 두 번째로 큰 저항 요인이다.

신경 요인 Neural Factors

관절가동범위와 관련된 연조직의 신경조절에 사용되는 세 개의 주요 수용기들은 근방추(muscle spindle), 골지건기관(Golgi tendon organ), 관절의 **기계적 수용기(mechanoreceptors)**이다. 근방추는 근복 내에 근섬유와 평행하게 놓여 있다. 근방추는 늘어나는 근 길이와 속도를 감지하는 주로 팽창 수용기의 기능을 제공한다. 천천히 조절된 방법으로 늘어날 때, 근방추는 활동하지 않고 조직이 늘어나도록 허용한다. 그러나 늘어나는 속도가 빨라지면 근방추는 저항성 장력을 증가시켜서 조직이 과신전되는 것을 방지한다. 이런 이유로 빠른 속도의 움직임과 **탄성적 스트레칭** 기술은 실제로는 최대로 도달할 수 있는 길이를 감소시키는 상반적인 장력 발생으로 근조직이 이완되지 못하도록 작용한다(7,61,69). 이러한 기전은 부상 방지를 위한 필수적인 방법이다. 근방추는 조직이 과신전되어 손상되기 바로 직전에 작동한다.

골지건기관은 근건연접부(musculotendinous junction)에 위치한다. 최근 임상연구에서 수용기의 몇 가지 역할이 입증되었다 할지라도 조직 보호를 위해 가장 중요한 기능은 과도한 작용에 대한 **자발적 억제(autogenic inhibition)**이다(47,65). 수용기는 근력의 급격한 변화를 감지하고 근육수축을 억제하여 조직이완을 증진시키는 작용을 한다. 이것은 능동적 스트레칭을 하는 동안 조직에 손상을 줄 수 있는 힘이 가해지는 것을 예방하기 위해 작동하는 것이다.

관절의 기계적 수용기는 활액 관절에서 네 가지 형태로 발견된다. 기계적 수용기는 관절의 변화를 감지하는 다양한 기능을 제공한다. 그 기능들을 살펴보면:

1. 관절 움직임의 방향, 폭, 속도에 대한 신호를 보낸다.
2. 관절 압력의 변화를 조절한다.
3. 자세와 근운동 감각에 기여한다.
4. 근장력을 조절할 때 중추신경계를 촉진한다.
5. 통증에 대한 억제성 효과를 생성한다.
6. 관절 움직임의 빠른 변화를 계측한다.
7. 관절에 작용하는 근육들의 반사 억제를 일으킨다.
8. 관절 내의 통증 발생 신호를 보낸다.

이러한 기전들은 관절을 보호하고 관절이 효과적으로 기능하도록 돕는 신경 조절에 기여한다. 관절의 기계적 수용기에 의해 수행되는 기능들의 결합은 적절한 방법의 스트레칭이 사용되었을 때 관절가동범위가 향상되도록 촉진하는 작용을 한다.

조직이 늘어나는 데 영향을 주는 또 다른 신경 요소는 상호신경지배(reciprocal innervation)라고 불리는 반사 억제의 한 종류이다. 한 근육 또는 근육군이 수축하면 길항근 또는 근육군이 이완 작용을 일으킨다. 상호신경지배는 대퇴사

관절가동범위를 제한하는 요소들

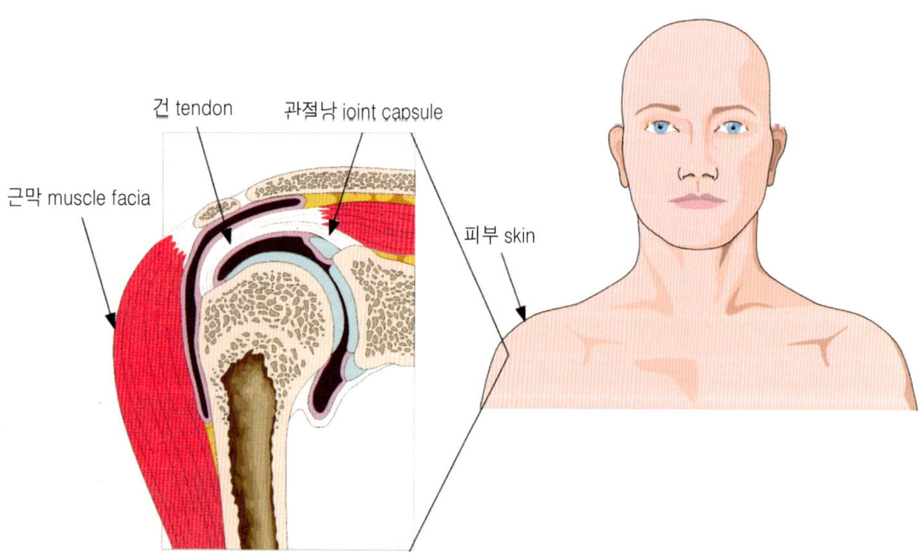

어깨의 횡단면
cross section of shoulder

건방추 Golgi tendon organ

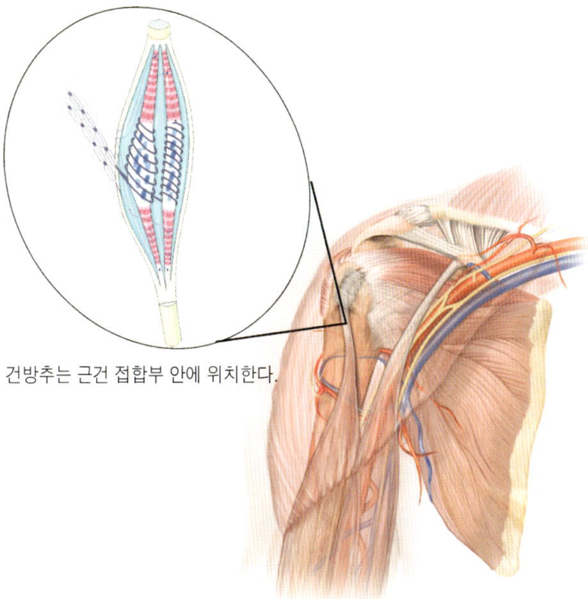

건방추는 근건 접합부 안에 위치한다.

Key Terms

근절(sarcomeres): 가로무늬근의 소섬유가 나누어진 한 부분

타이틴 세사(titin filaments): 수축하지 않는 단백질 세사로서 근절의 끝부분을 연결

근외막(epimysium): 근육 전체를 둘러싸고 있는 결합조직의 층

근주막(perimysium): 근섬유다발을 덮고 있는 결합조직의 층

콜라겐(collagen): 뼈, 연골, 건 및 기타 결합조직의 구성 요소인 경단백질

기계적 수용기(mechanoreceptors): 장력, 압력 또는 전치 등과 같은 기계적 자극에 반응하는 분화된 감각종말기관

동적 스트레칭(ballistic stretching): 수동적이거나 역동적인 형식의 스트레칭, 보통 힘찬 동작으로 근육이 아직 이완되지 않았을 때 팔다리나 관절을 관절가동범위까지 늘리는 것

자발성 억제(autogenic inhibition): 장력의 증가를 통해 건방추를 자극하면 발생함, 근방추를 억제하는 효과 만듦

근육감소증(sarcopenia): 골격근의 양과 힘의 퇴행성 손실

두근이 수축되는 동안 대퇴이두근은 이완되도록 한다. 이 반사작용의 목적은 길항근 장력에서 저항이 추가적으로 가속화되는 것으로부터 주동근을 보호하기 위함이다. 상호신경지배는 근육의 협응성 작용을 할 수 있게 해준다. 이는 만약 상호작용을 하는 근육이 수축된다면, 흥분성 신경 자극으로 신전된 근육에서 더 큰 이완 작용을 일으키기 때문에 유연성이 의미가 있다.

나이 Age

신체의 다른 조직들처럼 근육 역시 나이와 함께 기능이 감소한다. 이런 기능 저하가 일어나는 실제 나이는 유전적 특성, 건강 상태, 상대적인 건강 수준, 그리고 신체활동의 양과 형태 등을 포함한 많은 요인에 따라 달라진다(16,17). 신체활동을 하지 않는 사람들이 질병과 부상에 의해 더욱 악화되는 급격한 쇠퇴를 경험하는 데서 알 수 있듯이 마지막 요인인 신체활동의 영향이 가장 크다. **근육감소증(sarcopenia)**은 근섬유의 크기와 수가 줄어들어 근육량이 계속적으로 감축되는 것을 일컫는 용어이다. 근육량의 감소는 파워, 근력, 지구력, 스피드, 유연성에 부정적인 영향을 준다.

나이에 따른 유연성의 감소는 근육의 길이에 따라 지방질과 콜라겐 섬유로 대체되는 근절의 감소에 기인한다(20). 섬유증(fibrosis)이라고 부르는 과정에서 결합조직의 강직성은 콜라겐 수의 추가를 통하여 증가하게 되는 생화학적 변화에 따라 근조직이 그 탄성을 잃게 된다. 조직은 또한 더욱 탄성을 감소시키는 석회화 작용을 포함한 일련의 무기화 작용을 겪는다.

어릴 때 바람직한 수준의 유연성을 가지게 되면 성인이 되어서 특히 많은 나이에 유연성 프로그램을 시작한 것과 비교할 때 일생 동안 그 유연성을 유지하는 것이 훨씬 쉬워진다. 서미브(Sermeev) 박사에 의한 초기의 연구에서 유연성 훈련을 시작하기에 최적의 때가 있다고 시사하였다. 서미브는 '결정적 시기(critical period)' 라고 불리는 7~11세 사이, 최대한 늘인다면 15세까지의 기간 동안 최고의 향상을 보인다는 것을 관찰했다(15,33). 이것은 15세를 넘는 사람들은 유연성 훈련의 효과가 없다는 것이 아니라, 어린 나이의 육체적 건강과 관련된 행동들이 건강한 상태를 오랫동안 유지할 수 있는 가능성을 높여 주며 노화로 인한 기능 감소를 지연시킬 수 있다는 뜻이다. 유연성 훈련은 모든 신체적 건강 프로그램에서 운동실행자의 나이와 상관없이 중요한 부분이 되어야 한다.

성별 Gender

여성은 남성보다 더 유연하다는 사실이 비록 몇몇 임상실험에 의해 지지받고 있지만 이 사실을 증명하기에는 근거가

명확하지 않다(39,77). 단순하게 거리에서 두 명을 무작위로 선택한다 해도 이 이론이 틀린 것임을 금세 입증할 수 있을 것이며 많은 요인들로써 이 주장의 오류를 쉽게 증명할 수 있다. 몇몇 요인의 결과로 제시되는 방어 연구에서 여성이 남성과 비교하여 몇 움직임에서 가동범위가 더 큰것을 보여 줄 것이다. 비록 변수가 존재할지라도 관찰에 따르면 여성의 골반은 두드러지게 넓고 남성의 골반은 아랫부분이 매우 좁다. 이런 현저한 성별에 따른 차이가 여성의 더 큰 골반 활동 범위를 허용해 준다. 게다가 여성은 주두돌기(olecranon process)의 구부러진 정도가 달라서 팔꿈치도 훨씬 더 많이 움직일 수 있고, 남성과 비교해서 신장이 작고 무게중심이 더 낮기 때문에 몸통의 유연성도 훨씬 더 좋다(68,80). 어쨌든 성별이 유연성을 책임지거나 방해하지는 않을 것이라고 말할 수 있다.

여성은 또한 호르몬의 효과 및 임신과 관련된 신체적 변화로 인해 관절가동범위의 조절을 겪기도 한다. 임신 동안 주위의 관절 이완이 증가하는 것은 잘 알려져 있고 릴랙신(relaxin) 호르몬을 요구하게 되는 것도 요인이겠지만 이 주장을 뒷받침할 수 있는 증거가 불충분하다. 사실 말단의 관절 이완(laxity)이 여성 호르몬의 에스트라디올, 프로게스테론(6,12) 또는 릴랙신 수준과 상관관계가 없다는 연구 결과가 나왔다. 그럼에도 불구하고 퍼스널 트레이너들은 임신 중이거나 출산 직후의 관절 이완에 대한 정형외과적 위험을 인식하고 적절한 프로그램을 작성해야 한다.

체질량 Body Mass

근육량의 증가는 가동범위를 감소시킨다고 알려져 왔다. 그러나 실제로 이 사실을 증명하고자 하면 전혀 정확하지 않은 얘기다. 유연성에 대한 제한은 유연성이 감소할 것이라는 몇몇 기전들을 포함하여 논의되어 왔으나 어느 것도 근섬유의 비대화를 다루고 있지는 않다. 조직은 직경에 상관없이 같은 탄력성을 가지고 있다. 이것은 근비대 트레이닝과 관련되는 몇몇 요소와 거의 유사한 오해이다. 무거운 저항이 제한된 관절가동범위에 전해지면 근육은 환경에 적응한다. 일상적으로 수행되는 제한적인 범위의 움직임은 유연성의 감소로 이어질 수도 있다. 무거운 벤치프레스와 로잉머신 운동은 둘 다 등 윗부분과 어깨의 가동범위를 감소시킨다. 저항성 트레이닝을 하는 사람들은 그들의 능력에 맞게 적당한 저항으로 관절가동범위의 끝까지 움직여야 조직의 탄력성을 잃지 않을 것이다. 실제, 저항성 트레이닝을 바르게만 수행한다면 유연성 향상에 도움을 줄 수 있다. 양측성으로 움직일 때 팔다리와 연결된 구조들의 고정에 더 흔히 영향을 받기 때문에 단측성 활동의 움직임보다 관절가동범위의 향상이 잘 이루어진다.

스테로이드 사용의 유행 역시 일반인들로 하여금 저항성 트레이닝과 큰 근육이 자신들의 유연성을 감소시킬 것이라고 믿게 하는 요인이 될 것이다. 앞에서 언급한 가능성들에 덧붙여 스테로이드를 사용하는 사람들은 일반적으로 달성 가능한 수준을 넘어서 급격히 근육량이 증가한다. 근육이 지나치게 비대해진 오늘날의 보디빌더들은 운동 과다로 근육이 경직되는 현상 때문에 가동범위에 제한이 생길지도 모른다. 이런 사람들은 꾸준한 유연성 운동을 통해 나아진다 하더라도 비대화가 지나쳐 움직일 때 신체적 제약이 따르게 될 것이다.

근육이 가동범위를 방해하는 유일한 조직은 아니다. 과도한 지방이 내장과 피하에 축적된 사람은 동작에 제한을 받을 수 있다. 이것은 앉은 자세로 몸을 구부렸을 때 다른 신체 부분 특히 몸통의 중앙 부분과 충돌하는 것을 보면 확실하다. 비만은 간접적으로 가동범위에 영향을 미칠 수 있다. 비만인 사람들은 신체활동에 덜 참여하고, 더 제한된 범위로 움직이며, 요통과 외과적인 제한 같은 근골격의 문제를 경험하는 경향이 흔하다. 이러한 요인들은 관절가동범위의 감소에 기여하고 만약 운동이 처방되지 않을 시 움직이는 능력에 심각한 제한을 겪게 될 것이다.

신체 부위의 고정(부동) 상태 Immobility

부동 상태는 근조직에 부정적인 영향을 미친다. 근력과 유연성의 유의한 감소가 상대적으로 짧은 기간 안에 발생할 수 있다(54,79). 특히 관심을 끄는 것은 결합조직이 탄력성을 잃는 것이다. 이러한 영향은 조직에만 국한되는 것이 아니다. 화학적 구조의 변화 또한 콜라겐 섬유 간의 공간이 감소하는 결과를 초래하기 때문에 관련성이 있다. 섬유 간의 밀착이 콜라겐 섬유와 접촉이 발생할 정도까지 감소하면 섬유들 사이에 가교결합이 중첩되어 발생된다(3,24,41). 이로 인해 신장성이 감소되고 결과적으로 관절가동범위를 감소시킨다.

부동 상태는 근육이 수축된 상태로 있을 때 더욱 좋지 않은 영향을 끼친다. 단축된 근섬유 길이가 근절의 손실로 인해 신장성이 감소되는 것이 그 예이다(4). 특히 근육이 수축한 상태로 부동 상태가 길어지면 조직의 기능적인 가동범위는 부동화되기 이전 상태에 비해 현저한 감소가 일어난다.

통증 Pain

스트레칭 시 불편함과 통증에 대한 내성은 도달 가능한 범위를 결정하는 요인이다. 최대 관절가동범위까지 스트레칭할 때의 자세는 조직 내의 수용기에 의해 조절되는 통증 억제 정도에 따라 각기 다른 불편함 정도를 일으킬 수 있다. 개개인은 불편함에 대해 다양한 내성을 나타낸다. 그러므로 조직의 길이가 늘어나는 것은 개인에 따라 상대적인 통증 역치 수준에 의해 제한될 것이다. 웜업으로 조직을 우선적으로 이완시키는 것이 유연성 운동의 기본이지만 또한 저항과 최대하 범위에서의 불편함을 감소시킬 것이다.

부상 Injury

최대 관절가동범위의 손실로 인한 근골격계의 손상은 급성 외상이나 관절의 만성적인 지나친 사용 때문에 온다(60). 최대 관절가동범위 문제로 인한 일반적 손상은 **활액낭염**(bursitis), 건염, 충돌증후근, **근막염**(faciitis) 등이다(43,51,74). 활액낭염이란 활액낭의 통증을 동반한 감염이나 자극을 말한다. 활액낭이란 관절 주위 뼈, 건, 근육들 사이에 위치하는 운동의 쿠션 역할을 하는 액체로 찬 부드러운 주머니이다. 활액낭염은 보통 어깨근육 밑, 팔꿈치(테니스 엘보), 고관절와, 발뒤꿈치 뼈, 무릎에서 발생하며 급성이나 만성 형태로도 발생할 수 있다.

관절을 과도하게 사용하거나, 장시간 동안 압력을 받거나, 긴장했을 때 활액낭 근처에 염증이 일어날 수 있다. 활액낭에 초과하여 채워진 액체는 조직 주위에 대해 압박을 초래하고 활액낭염을 야기시킨다. 일반적으로 활액낭염은 외상에 의해 발생한다. 활액낭염은 관절 부위의 과도한 사용이나 손상, 일할 때나 쉴 때의 부적절한 자세, 운동이나 스포츠 참가 시 나쁜 컨디션, 비정상적 또는 나쁜 자세의 관절이나 뼈가 연조직 구조를 압박해서 오며 이런 것들이 특정적 요인으로 작용한다(23,59). 활액낭염을 동반한 운동시의 통증은 통증을 없애려는 보상적인 행위와 제한을 유발한다. 건염은 건이 감염되어 붓고 자극을 받은 상태를 말한다. 이것은 건이 붓는 자리 모두가 아프다. 건이란 섬유체의 밴드로서 근육을 뼈에 부착시킨다. 이것이 자극받으면 붓고 감염되어 건염을 일으킨다.

건염의 가장 흔한 발생 이유는 건의 과도한 사용이다. 건염의 가장 흔한 형태는 아킬레스 건염, 슬개골 건염, 팔꿈치 건염 등이다(35). 건염은 여러 다른 원인에 의해 발생할 수 있다. 그러나 육체활동 중에 발생하는 과도한 건(tendon)의 사용이 가장 흔한 원인으로 작용하고 있다. 테니스와 골프는 반복적인 팔꿈치운동으로 팔꿈치의 건염을 일으키는 일반적인 원인으로 알려져 있다. 건의 직접적 부상은 건염을 일으킬 수 있고 류머티스성 관절염 같은 여러 염증 상태를 유발할 수 있다(1,22). 결과적으로 나이를 먹는 것은 건염을 유발하는 전제 조건이 될 수 있다. 나이를 먹으면 건은 탄력성을 잃고 자극이나 감염에 쉽게 노출된다. 만성건염은 활동성과 운동성을 감소시켜 통증과 불편을 유발한다.

충돌증후근은 관절의 뼈에 건이 끼임으로써 통증을 유발한다. 어깨 충돌증후근이 가장 많다. 어깨 충돌증후근은 **극상근 건**(supraspinatus tendon), **견봉하-삼각근하 활액낭**(subacromial-subdeltoid bursitis) 또는 상완 이두건이 상완골 골두(humeral head)와 **오구견봉 궁**(coracoacromial arch) 사이에 끼여 발생한다. 이것은 수영, 테니스 서브, 배구 스파이크 또는 볼 던지기처럼 반복적이고 과도한 오버헤드 동작 사용으로 발생한다(22). 다른 손상과 마찬가지로 운동의 모든 범위를 이루는 데 장애 요인이 된다.

근막염이란 조직의 표면을 싸는 근막이 감염된 것을 말한다. 이것은 아무 근막에나 다 올 수 있지만 발바닥근막염이 제일 많다. 발바닥근막염은 발바닥을 길게 주행하는 긴 섬유질의 발바닥인대가 조직 내에서 찢어져 통증과 염증을 유발한다. 이 통증은 보통 발뒤꿈치에 부착하는 근막 근처에 있다. 가장 흔한 원인은 육체활동과 운동이 심해서이다. 과도

유연성에 영향을 주는 요인들

- 스트레칭 기술이나 스트레칭에 대한 지식
- 시간 이용 가능성
- 알려진 결함
- 개인의 통증에 대한 내성 및 흥미
- 불균형 상태
- 부상
- 정형외과적 한계(운동 제한)
- 질병

한 러닝, 점핑 또는 반복적이고 과도한 억제가 근막을 찢고 염증을 유발하여 중등도, 심한 정도의 통증을 만들어 활동과 운동 범위에 제한을 준다(14,38).

질병 Disease

몇몇 질병은 관절가동범위를 제한하는 원인이 될 수 있다. 이들 중 가장 일반적인 것으로 **퇴행성관절염**(osteoarthritis), **류머티스성 관절염**(rheumatoid arthritis), **통풍**(gout)이 있다. 퇴행성관절염(OA)은 어느 관절에도 영향을 줄 수 있는 노화에 따른 퇴행성 장애이지만 대부분 고관절, 무릎, 발가락, 척추에서 진단된다(13,55,85). 퇴행성관절염은 수분량을 증가시키고 연골을 구성하는 단백질이 감소하는 것이다. 연골은 연약해지면서 마모되고 얇아져서 쿠션기능을 잃어버리기 시작한다. 이러한 결과로 관절의 마찰력이 발생하게 된다. 일반적으로 '돌기(spurs)'라고 불리는 **골증식증**(osteophytes: 새로운 뼈의 성장)은 관절 표면의 가장자리 부분에서 형성되며 관절낭과 활액막을 두껍게 한다. 관절의 공간은 협소해지고 안정성을 잃는다. 이러한 모든 변화들이 통증, 염증, 제한된 움직임을 유발한다. 비만도 노화처럼 퇴행성관절염의 발전에 중요한 요인이다. 다른 요인들로는 관절에 대한 반복적인 압박, 감염 또는 이전의 부상 등이 있다(13,52,55,85).

류머티스성 관절염(RA)은 병인이 밝혀지지 않은 염증장애이다. 이것의 증상은 일반적으로 사람의 면역 체계가 자신의 관절을 공격하여 염증을 일으키는 것이다. 류머티스성 관절염은 대칭적, 활막염(관절의 염증), 몇몇 경우에서 관절 외부와 관련되는(관절의 바깥쪽과 관련된) 특징을 지니고 있다. 류머티스성 관절염에 걸린 대부분의 사람들은 만성적으로 시달리며 치료법의 적용에도 불구하고 질병의 과정은 점진적인 관절 손상, 기형, 장애, 조기 사망 등으로 이어질 수 있다(5,53,64). 류머티스성 관절염으로 발생하는 염증은 허리, 어깨, 무릎, 발목, 발의 윤활관절에 손상을 준다. 관절들 가까이에서 형성되는 류머티스성 결절과 기타 피부질환이 류머티스성 관절염 환자들 중 약 25%에서 나타날 수 있으며 이는 질병이 가장 급격히 진행되고 있는 상황이라는 신호이다. 류머티스성 결절은 대개 신체 중에서 **천골**(sacrum)과 팔꿈치(elbow)처럼 압력이 작용하는 부위에서 발전한다. 류머티스성 관절염은 몸을 쇠약하게 하고 관절의 기능장애로 인해 제대로 움직이지 못하게 할 수도 있다.

통풍(gout)은 주로 나이 많은 남성에서 나타나는 관절염의 한 형태이다. 이것은 증상이 매우 빨리 나타나며 종종 밤새도록 부기와 통증을 일으킨다. 엄지발가락 아래의 볼은 통풍이 가장 많이 발생하는 부위이다. 통풍은 신진대사로 만들어지는 요산(uric acid)이 정상 수준을 넘어선 상태이다. 요산은 일반적으로 소변을 통해 몸 밖으로 배출된다. 사람이 통풍에 걸리면 요산은 결정화되어 관절에 축적된다. 이 요산 결정체의 축적이 염증을 일으키고 통증, 부기, 발진으로 이어지게 하는데 관절이 도달할 수 있는 가동범위를 제한한다. 통풍은 선진국에서 더 자주 발생하고 거의 대부분 다이어트와 관련된다. 이 질환은 약물 투여로 쉽게 치료할 수 있고 개인별 식이요법을 통해 예방할 수 있다.

유연성 검사 Testing Flexibility

관절가동범위의 변화는 신체의 가동범위를 확인할 수 있는 유연성 평가를 필요로 한다. 이상적인 것은, 각 관절의 움직임이 회전하는 범위를 움직인 각도로 측정하는 직접적인 검사를 통해 평가되는 것이다. 고니오미터(goniometer), 경각계(inclinometer), 그리고 유연도 측정기(flexometer) 등은 관절가동범위를 수치화된 자료로서 직접 평가하는 데 사용 가능하다. 만약 직접 측정할 수 없다면 다른 관절이 움직일 때의 가동범위를 측정하는 간접적인 평가가 실행될 수 있다. 몇몇 경우에서 간접적인 측정은 좌전굴과 같이 수치를

Key Terms

윤활낭염(bursitis): 활액낭의 염증

근막염(fasciitis): 근막의 염증

극상근건(supraspinatus tendon): 어깨 위를 따라 계속되는 면과 위팔뼈의 윗부분이 들어가는 부위

견봉하 및 삼각근하 활액낭(subacromial-subdeltoid bursa): 액낭이 오구견봉 궁과 어깨의 회선건판 사이에 위치함

오구견봉 궁(coracoacromial arch): 견갑골 바깥쪽 돌기 끝의 부드러운 아랫면과 견갑골의 오훼골을 보호하는 아치 모양

류머티스성 관절염(RA): 염증과 관절의 기형을 일으키는 만성적인 자기면역질병

통풍(gout): 요산 신진대사의 혼란. 보통 남성에게 발생하고 관절의 통증이 따르는 염증을 특징으로 함. 전형적으로 발과 손에서 발생

골증식증(osteophytes): 작고 비정상적인 뼈의 성장

천골(sacrum): 다섯 개의 척추골에 붙은 뼈로 이루어진 삼각골, 골반의 뒷부분을 형성

제공해 주는 유연성 보조 기구들을 사용한다. 다른 경우에서 움직임은 시각적 관찰이나 범위를 측정하는 줄자 등을 사용해 정량화된다.

측각기를 사용한 직접적인 측정은 유연성을 평가하는 데 효과적인 방법이다. 측각기는 0도에 고정되어 움직이지 않는 측정 도구와 신체 각 부위 골격과 함께 움직이는 측정 도구로 각도기와 유사한 측정 기구이다. 측각기의 회전축은 관절의 축에 맞춰 정렬되고 기구의 팔들은 신체 부위의 세로축을 따라서 골표적(bony landmark) 위에 위치시킨다. 신체 부위가 최대 관절가동범위까지 움직인 후 각도계가 각각의 마크 위에 놓여서 움직인 각도를 측정하고 기록할 때까지 고정된 자세를 유지해야 한다. 각각의 관절마다 기준이 되는 관절가동범위가 있다. 이 평가 방법은 가동범위를 재는 데 사용될 수 있는 질적 자료를 제공해 주고 기본적인 측정인 만큼 비교적 사후 측정에 사용될 수 있다.

측정에 대한 타당도와 신뢰도는 엄격한 프로토콜과 전문적 지식이 있느냐에 달려 있다. 가장 주된 오류는 회전축과 마크가 부적절하게 정렬되는 것이다. 특히 하체의 몇몇 관절들은 상체를 측정할 때와 비교해서 신뢰할 수 있는 타당도를 얻기가 매우 힘들다. X-ray 자료와 비교할 때, 적절하게 사용된 측각기 기술은 높은 수준의 타당도를 보여 준다.

간접적인 측정 방법은 약간의 전문 기술과 장비를 요구하는 만큼 상대적으로 사용하기 쉽기 때문에 비임상적인 경우에 많이 사용된다. 대부분의 경우 줄자와 같은 선형적 측정 기구는 필드테스트에서 이루어지는 관절가동범위 평가에서 일반적으로 사용된다. 좌전굴과 V자로 앉아 윗몸 앞으로 굽히기, 수정된 좌전굴, 등 보호 좌전굴, 수정된 등 보호 좌전굴 등이 체력평가 시 유연성 측정에 주로 사용되고 있다. 이러한 검사들은 허리와 대퇴이두근의 가동범위를 측정할 때 도움이 되고 때때로 요통(LBP)의 위험성을 예측하게 해준다. 이러한 검사들은 측정의 타당성과 요통 발생을 예측하는 데 주의 깊게 사용되어야 한다. 따라서 많은 전문가들은 이 검사들 외에 다른 정밀 검사 프로토콜을 사용하고 있다.

측각기를 이용하여 ROM 평가하기

건강한 성인의 평균 관절가동범위(ROM)

관절	ROM(도)	관절	ROM(도)
어깨		**엉덩이**	
굴곡	150~180°	굴곡	100~120°
신전	50~60°	신전	30°
외전	180°	외전	40~45°
내회전	70~90°	내전	20~30°
외회전	90°		
팔꿈치		**무릎**	
굴곡	140~150°	굴곡	135~140°
신전	0°	신전	0~10°
요추		**발목**	
측면굴곡	25~35°	배측굴곡	20°
회전	30~45°	저측굴곡	40~50°

Data form the American Academy of Orthopedic Surgeons(Greene and Heckman 1994) and the American medical Association(1988).

측각기 평가가 이루어지는 과정

관절	자세	회전축	고정 팔	이동 팔	안정화	특별히 고려할 사항들
어깨						
신전	엎드림	견봉돌기	정중액와선	상완골의 외측상과	견갑골과 가슴	팔꿈치는 약간 구부리고 손바닥은 몸쪽을 바라보게 함
굴곡	누움	견봉돌기	정중액와선	상완골의 외측상과	견갑골과 가슴	손바닥이 몸쪽을 바라보게 함
외전	누움	견봉돌기의 전축	흉골 앞면의 정중선	상완골의 내측정중선	견갑골과 가슴	손바닥이 앞쪽을 바라보게 함, 상완골은 바깥쪽으로 돌리고 팔꿈치는 폄
내/외 회전	누움	주두돌기	바닥에 대한 수직선	척골의 경상돌기	상완골의 말초부와 견갑골	팔은 90도로 외전됨, 반쯤 엎드리게 누워서 팔뚝을 표면과 수직으로 하여 지탱함, 상완골은 패드 위에 놓아 견봉돌기와 수평이 되게 함
팔꿈치						
굴곡(상완삼두)	누움	상완골의 외측상과	상완골의 외측중선	요골두의 외측정중선과 경상돌기	상완골의 말초부	상완골은 바닥과 수식으로 하고 팔뚝은 완전히 눕힘
신전(상완이두)	누움	상완골의 외측상과	상완골의 외측중선	요골두의 외측정중선과 경상돌기	상완골의 말초부	팔뚝의 외전운동을 억제하는 동안 팔꿈치를 폄
고관절						
굴곡	누움	고관절 관절의 외측(대퇴부 대전자를 이용)	골반의 외측정중선	대퇴골의 외측중선(외측정상과를 이용)	골반	무릎은 고관절의 굴곡 측정이 완료될 때까지 굽힘, 무릎은 고관절 신전을 측정하는 동안 폄
신전	엎드림					
무릎						
굴곡(사두근)	누움	외측상과 위	대퇴골의 외측정중선(대퇴부 대전자를 이용)	종아리뼈의 외측정중선(측부 복사뼈와 비골두를 이용)	대퇴골의 회전, 외전, 내전을 방지	무릎을 굽히듯이 고관절도 굽힘, 사두근군에서 대퇴직근을 빼고 평가함
굴곡(대퇴직근)	엎드림	외측상과 위	대퇴골의 외측정중선(대퇴부 대전자를 이용)	종아리뼈의 외측정중선(측부 복사뼈와 비골두를 이용)	대퇴골의 회전, 외전, 내전을 방지	양발을 실험 테이블의 끝에서 떼고 평가를 시작
신전(햄스트링지)	누움	대퇴골의 외측상과 위	대퇴골의 외측정중선(대퇴부 대전자를 이용)	종아리뼈의 외측정중선(측부 복사뼈와 비골두를 이용)	대퇴골의 회전, 외전, 내전을 방지	검사는 저항이 느껴질 때까지 하고 무릎이 펴질수록 고관절도 펴짐
발목						
배측굴곡(비복근)	일어섬	측부 복사뼈의 외측면 위	종아리뼈의 외측정중선(종아리뼈의 윗부분을 이용)	제5중족골의 외측에 평행하게	경골과 종아리뼈	무릎을 편 채로 유지하고 몸을 앞으로 기울여 발목을 등쪽으로 굽힘, 더욱 배측굴곡되면 무릎이 굽혀져 종점에 이름

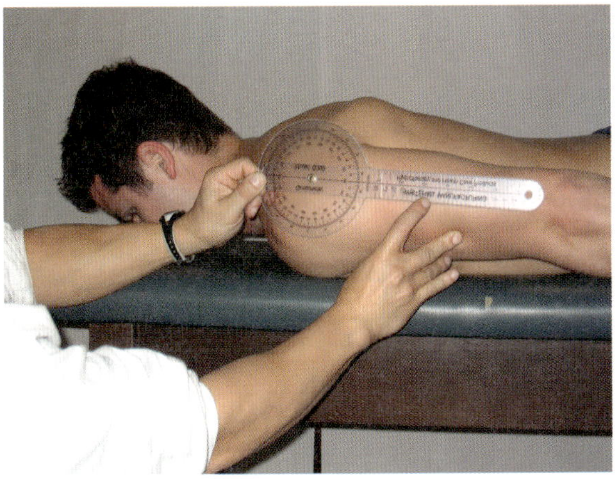
시작

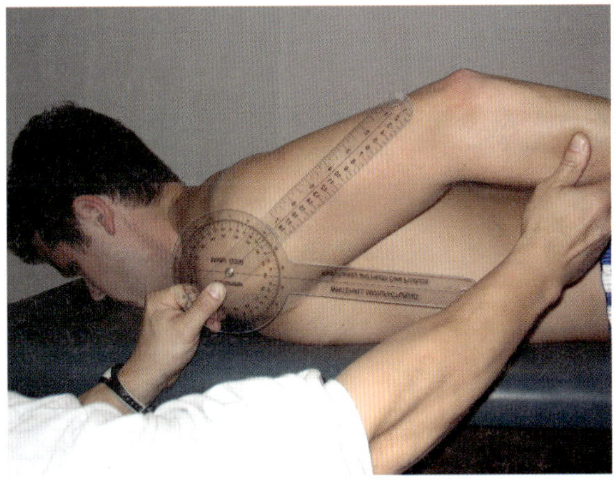
끝

어깨 신전 Shoulder Extension

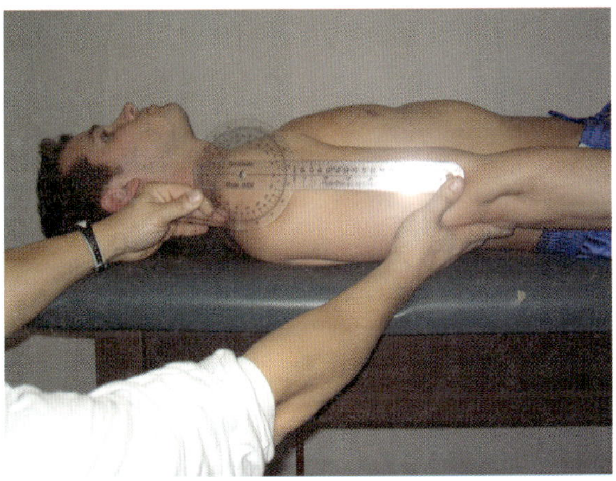
시작

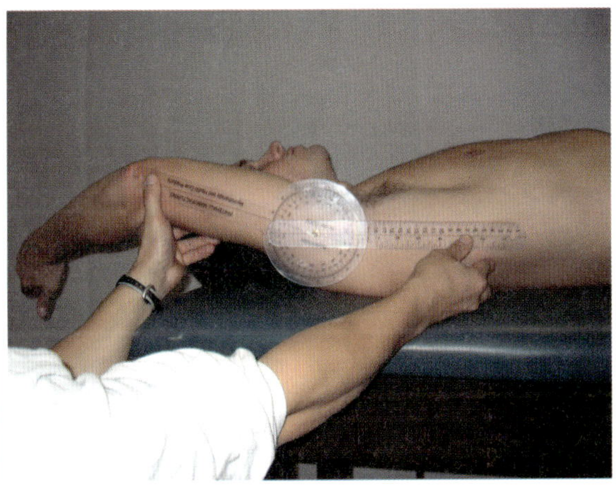
끝

어깨 굴곡 Shoulder Flexion

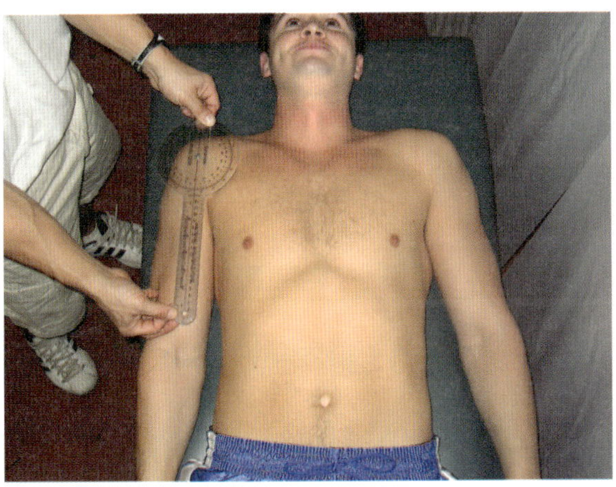
시작

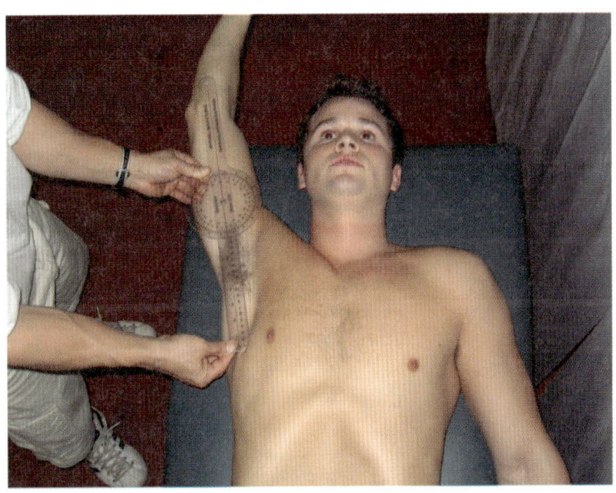
끝

어깨 외전 Shoulder Abduction

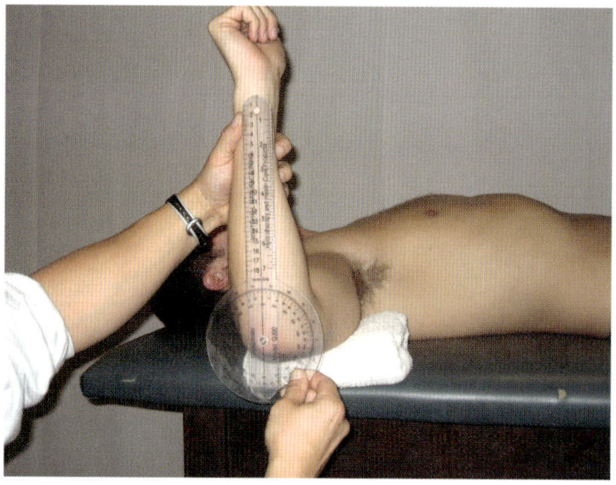

외회전 시작

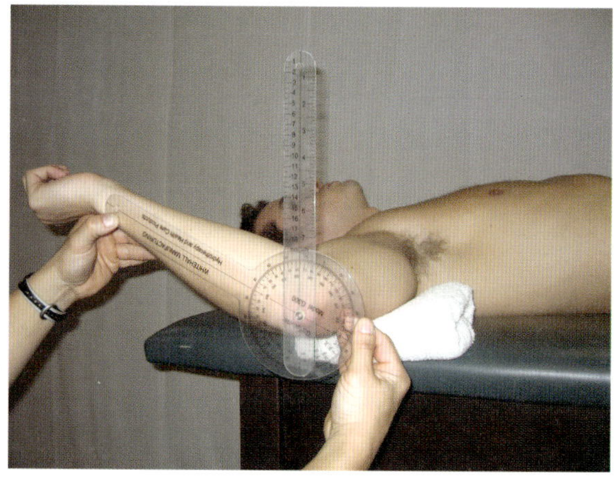

외회전 끝

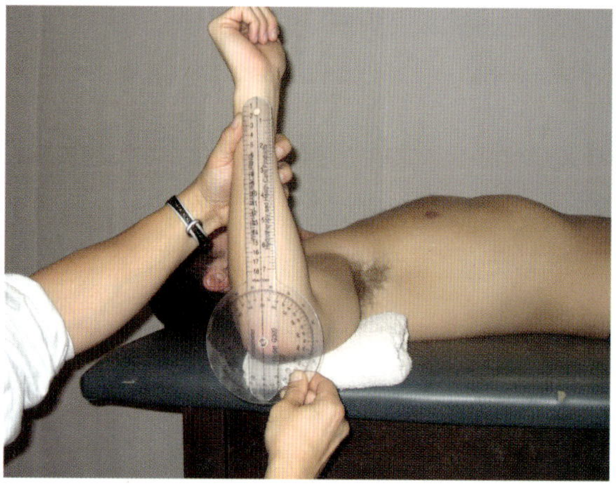

내회전 시작

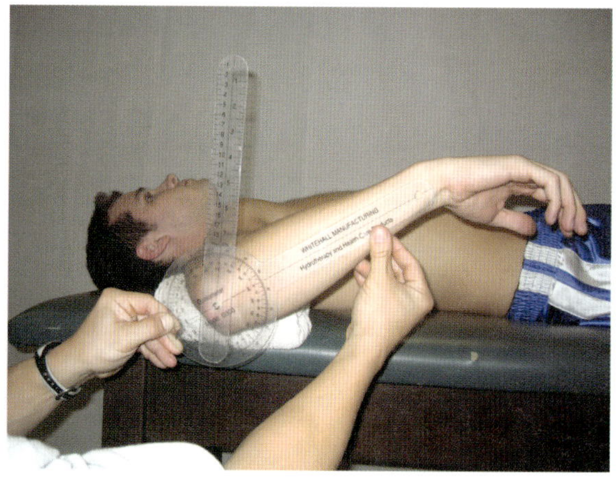

내회전 끝

내 · 외 어깨 회전 Medial/Lateral Shoulder Rotation

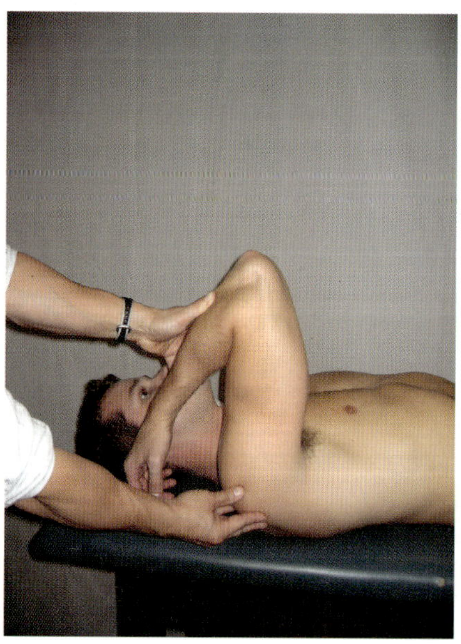

시작

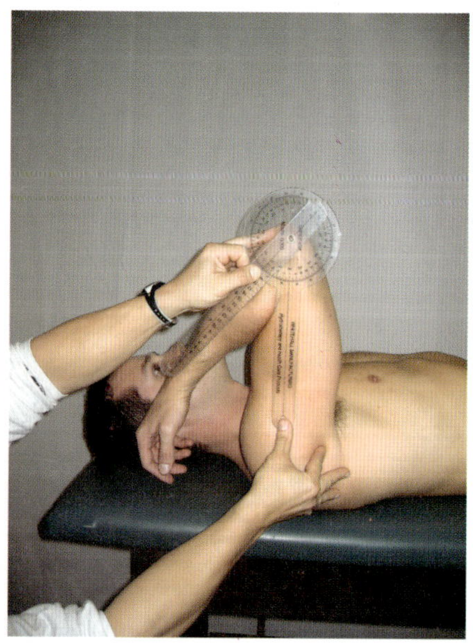

끝

팔꿈치 굴곡(상완삼두) Elbow Flexion(Triceps Brachii)

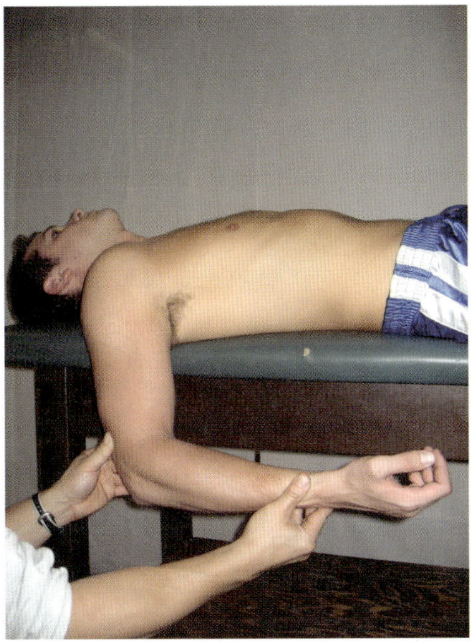

시작

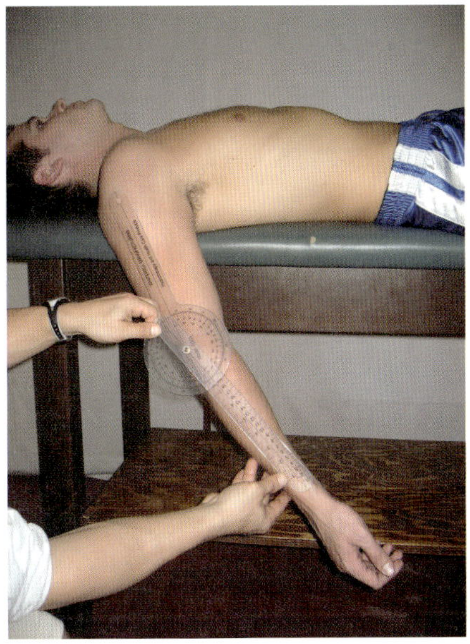

끝

팔꿈치 신전(상완이두) Elbow Extension(Biceps Brachii)

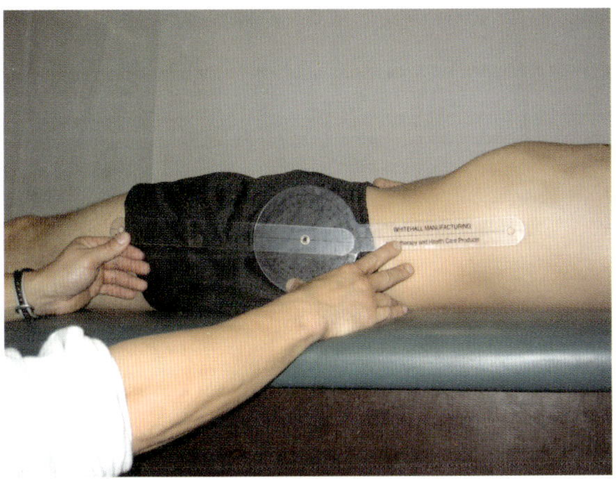

시작

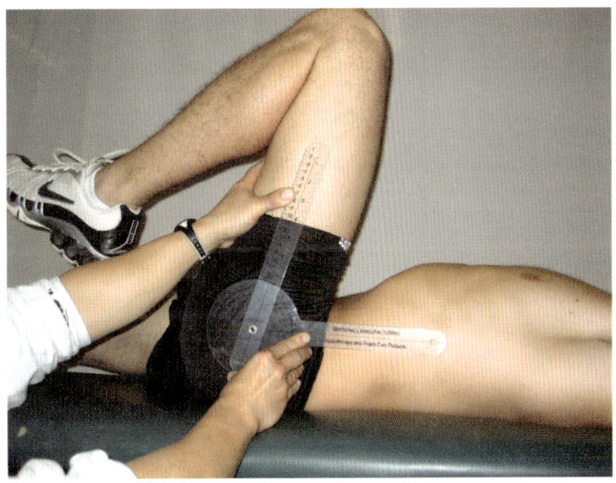

끝

고관절 굴곡 Hip Flexion

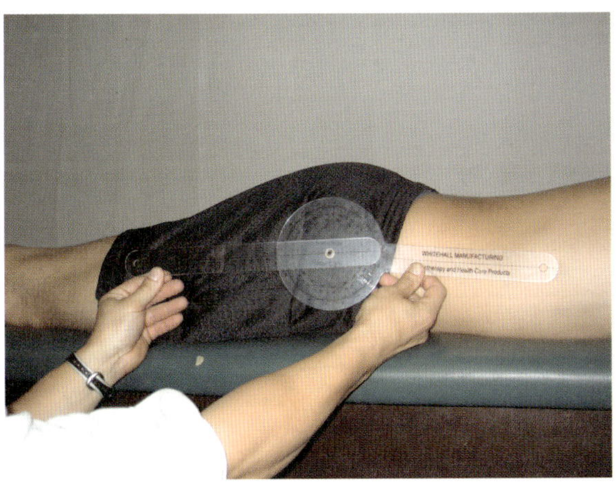

시작

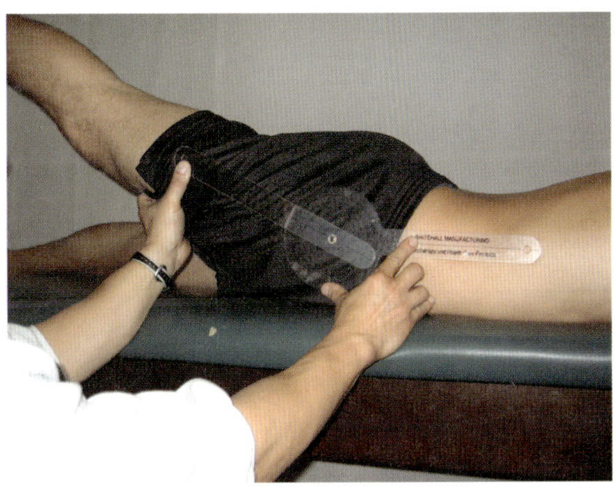

끝

고관절 신전 Hip Extension

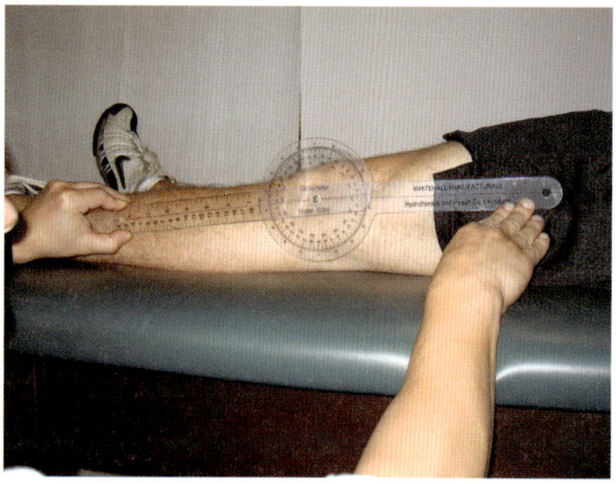
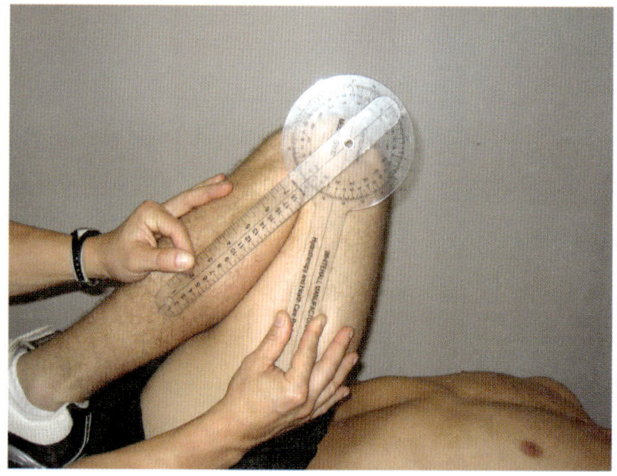

시작 끝

무릎 굴곡(대퇴사두근) Knee Flexion(Quardricep)

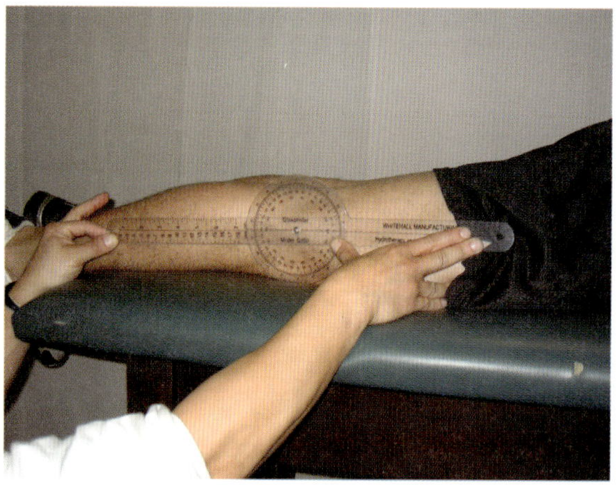
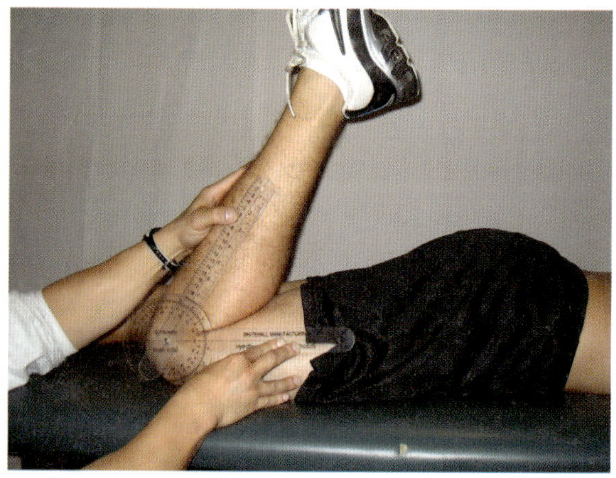

시작 끝

무릎 굴곡(대퇴직근) Knee Flexion(Rectus Femoris)

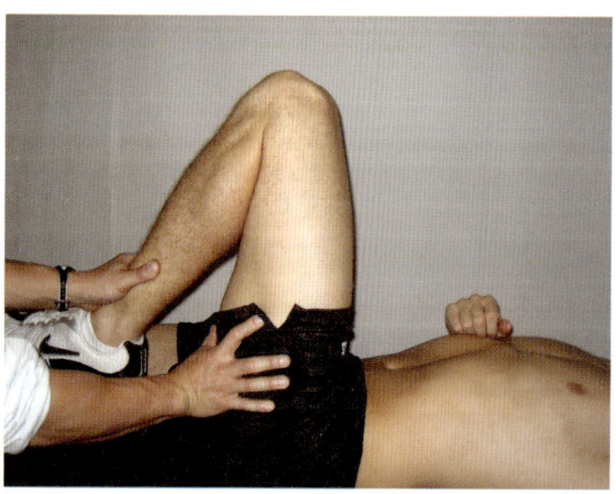
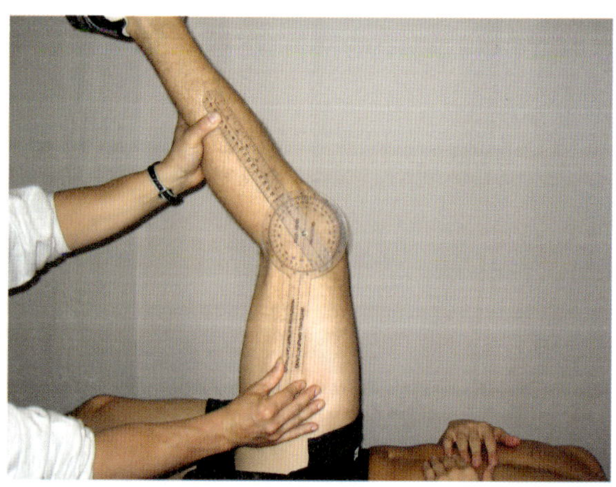

시작 끝

무릎 신전(햄스트링) Knee Extension(Hamstring)

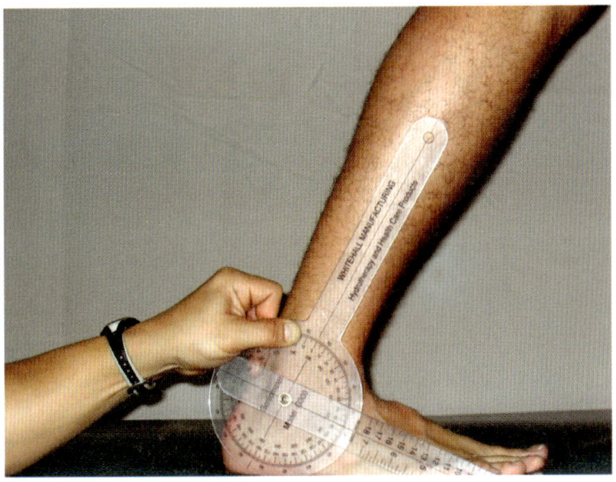

끝

발목 배측굴곡(비복근) Ankle Dorisflexion(Gastrocnemius)

프로그램 편성 Programming

다른 건강 관련 체력 요소들처럼 유연성을 위한 프로그램도 구조화되고 계획적인 형식 안에서 전체적인 조직화가 필요하다. 유연성 훈련의 목표는 점진적으로 적용된 스트레칭을 이용하여 조직의 신전 능력이 계속 유지되도록 하는 것이다. 스트레칭은 신전될 근육 내 저항성을 감소시키는 것을 강조하는 한편, 조직의 탄력성을 최대한으로 이끌어 내야 한다. 다음은 유연성을 강화시키는 과정에서 효율성을 보여주고 있는 몇몇 다른 기술들을 보여 줄 것이다.

유연성 프로그램 실행에 있어 첫 단계는 조직이 신전되기에 최적의 조건을 확보하는 것이다. 이는 적절한 준비운동을 함으로써 조직의 점성이 감소되도록 촉진하고 신장성을 증진시킬 수 있다고 제시해 준다. 근막 이완(myofascial release) 기술을 사용하면 또한 최적의 조직 탄력성을 제한하는 근막의 억제성을 감소시킬 수 있다. 전체적인 워밍업 후에 경직 부위를 문지르거나 지압을 해줌으로써 유연성 능력을 향상시킬 수 있다. 준비운동들은 모든 스트레칭 활동 전에 반드시 실행되어야 한다.

몇몇 기술들은 관절가동범위의 강화를 위해 사용될 수 있다. 이들은 능동적 스트레칭과 수동적 스트레칭으로 분류된다. 능동적 스트레칭에서는 스트레칭을 하는 사람이 스스로 조직이 늘어나도록 힘을 가해 스트레칭을 한다. 수동적 스트레칭에서는 외부의 힘이 신체 부위를 움직이게 하는 방법이다. 이 힘은 파트너, 중력 또는 스트레칭 기구 등을 이용하면 가속화될 수 있다.

두 가지 범주의 유연성 기술들을 이런 분류 안에 다 포함된다. 정적 스트레칭은 조직이 늘어나고 정해진 시간 동안 관절가동범위를 유지하는 것을 말하며 동적 스트레칭은 관절가동범위에 걸려서 동작수행을 요구하는 움직임이다. 정적 유연성은 스트레칭 기술들에 대한 가장 큰 범주이며 정적 스트레칭(static stretching), 능동적 보조 스트레칭(active-assisted stretching), 고유 수용기 신경근 촉진법(proprioceptive neuromuscular facilitation; PNF), 능동적 고립(active isolation) 스트레칭 등을 포함한다. 동적 유연성은 동적 수행 스트레칭, 느린 속도의 동적 스트레칭, 그리고 탄성적 스트레칭 등을 포함한다. 모든 방법이 유연성을 향상시키는 데 각각의 장점을 가지고 있다. 방법을 선택하는 것은 주어진 기술, 운동실행자와의 조화, 실행 시간, 운동 프로그램 실행 장소 등에 대한 퍼스널 트레이너의 지식과 전문성의 수준에 달려 있다.

정적 스트레칭 Static Stretching

정적 스트레칭은 유연성 향상에 사용되는 가장 일반적인 기술일 것이다. 기본 프로토콜은 조직을 천천히 그리고 잘 조절된 방법으로 관절가동범위 끝까지 신전토록 하는 것이다. 최대 관절가동범위에 도달하는 것을 억제시키는 신장반사를 피하기 위해 천천히 움직이는 것이 매우 중요하다. 요구되는 자세에 도달하면 운동실행자는 조직을 이완시키는 데 집중해야 한다. 천천히 통제된 호흡 기술은 운동실행자들이 겪는 불편함을 해결하는 데 도움을 주며 또한 조직이완

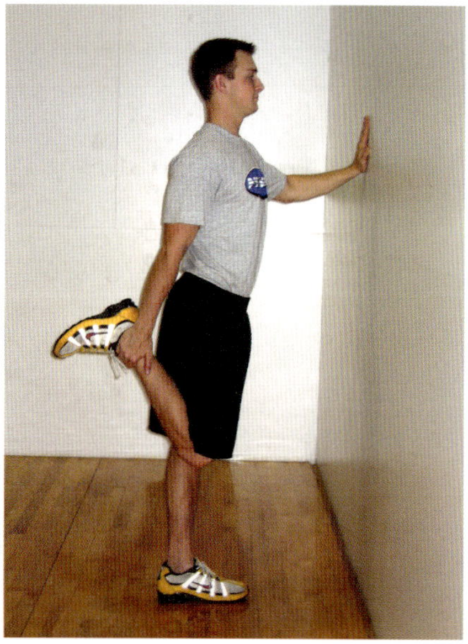

정적 스트레칭의 예

상태의 개선에도 도움이 될 것이다. 스트레칭은 최적의 효과를 내기 위해서 30초간 자세를 유지해야 한다. 자세를 유지하고 있는 시간을 달리한 연구들에서 30초간의 유지가 더 긴 시간 동안 유지한 만큼의 효과가 있음을 증명하였다.

정적 스트레칭은 근력운동이나 파워 운동 스케줄이 있는 경우, 운동 초기에 수행하기보다는 운동 스케줄 끝부분에 수행하는 것이 이상적이다. 정적 스트레칭을 저항성 트레이닝이나 근력운동 이전에 수행하게 되면 파워의 생산을 감소시킨다. 비교적 짧은 정적 스트레칭이라 할지라도 근력운동 전에 수행하는 것은 권고되지 않는다. 운동 과정의 마지막에 이루어지는 정적 스트레칭은 맥박이나 호흡을 정상으로 되돌리거나(쿨다운) 회복을 돕는 긍정적인 결과를 가져온다.

능동적-보조 스트레칭 Active-Assisted Stretching

능동적-보조 스트레칭은 정적 스트레칭과 같은 기본 전제를 이용하지만 도달 가능한 범위를 증가시키기 위해 추가적인 힘을 사용한다. 이 힘은 조직이 늘어나게 되는 방향으로 팔을 사용하여 팔다리 및 신체 부위를 당기거나, 파트너가 스트레칭이 되도록 신체에 압력을 추가할 때, 또는 더 큰 가동범위에 이를 수 있게 해주는 운동 보조 기구를 사용할 때 얻을 수 있는 힘이다. 자세를 유지하는 시간은 30초로 동일하다. 조직이 지나치게 늘어나지 않도록 주의를 기울이는 것이 필요하다. 이는 특히 파트너가 추가적인 힘을 가할 때 더

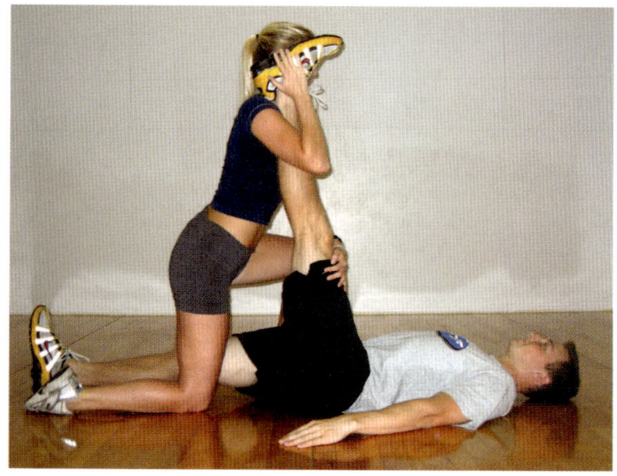

능동적-보조 스트레칭의 예

욱 그렇다. 의사소통이 확실하고 간결해야 적절한 범위를 판단할 수 있다. 만약 퍼스널 트레이너가 능동적-보조 스트레칭을 자신의 운동실행자에게 사용하고자 할 때는 반드시 먼저 과정을 설명하고 잠재적 부상을 피하기 위해 계속 지속적 의사소통의 중요성을 이해시켜야 한다. 보조자가 없는 정적 스트레칭은 능동적-보조 스트레칭의 사용에 앞서 이루어져야 한다. 그러면 운동실행자는 운동 프로토콜이 편안해지고 자신의 한계를 알 수 있게 된다.

고유 수용기 신경근 촉진법 Proprioceptive Neuromuscular Facilitation(PNF)

고유 수용기 신경근 촉진법(PNF)은 기본적으로 정적 유연성과 동적 유연성이 혼합된 것이다. 왜냐하면 이것은 각각의 프로토콜마다 각기 다른 측면을 이용하기 때문이다. 이 기술은 임상에서 부상자의 재활 훈련을 위해 널리 사용되었지만 헬스 전문가들 사이에서 두드러지는 효과로 인해 많은 호응을 얻고 있다. 이 기술은 위험성이 있으므로 전문적 지식과 경험이 있는 사람들에 의해 실행되어야 한다.

PNF 프로토콜은 최대 관절가동범위에 도달하기 위해 적용된 기술에 따라 약간의 차이가 있다. 기본 기술은 견딜 수 있는 최대 범위까지 수동적인 스트레칭을 활용하고 그런 다음 10초간 자세를 유지한다. 10초의 마지막 시점에 파트너는 능동적-보조에 의한 압력을 가한다. 이때 운동실행자는 늘어난 근육을 수축시키며 저항하여 버텨야 한다. 이 정적 장력을 6초간 지속한다. 과도한 장력은 건방추(GTO)를 자극해 자발성 억제를 일으킨다. 6초의 마지막 시점에 다시 파트너에 의해 수동적으로 최대한 도달할 수 있는 범위까지 스트레

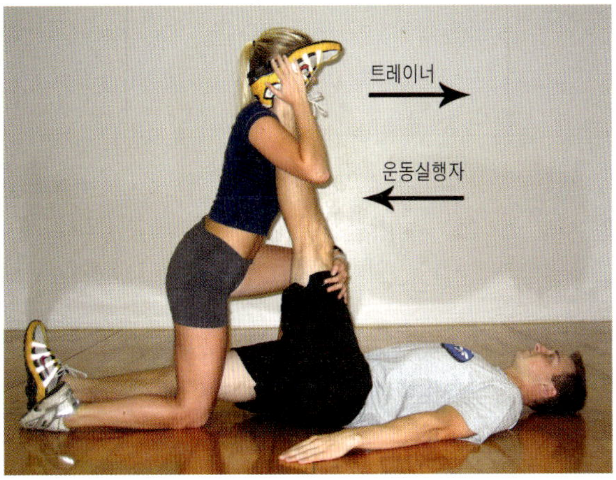

PNF 스트레칭의 예

칭 한 다음, 견딜 수 있을 때까지 또는 30초간 버틴다.

약간 다른 형태의 수축-이완 순서에 의해 운동실행자는 능동적 또는 수동적으로 최대 관절가동범위에 이르게 된다. 견딜 수 있는 최대한의 범위에 도달하면 파트너는 늘어난 자세에서 신체 부위를 안정화시킨다. 이 자세는 10초간 지속된다. 10초의 마지막에 운동실행자는 파트너를 저항으로 이용하여 늘어난 근육을 수축시키도록 한다. 이때 운동실행자는 인체의 지렛대가 변할 수 있는 어떤 자세 변경도 해서는 안 된다. 스트레칭을 돕는 파트너가 견고한 자세로 신체 부위가 움직이거나 균형을 깨지지 않도록 하는 것도 마찬가지로 중요하다. 대부분의 경우 강력한 움직임은 파트너를 원래의 자세에서 약간 움직이게 할 것이다. 이 수축 단계는 6초간 지속되어야 한다. 다시 파트너는 팔다리를 최대한 도달할 수 있는 범위까지 수동적으로 스트레칭시키고, 이 자세는 견딜 수 있을 때까지 또는 30초간 지속되어야 한다. 몇몇 기술에서 마지막의 수동적 스트레칭은 운동실행자가 스트레칭 방향으로 신체 부위를 더 움직임으로써 반대 근육군의 능동적 수축의 도움을 받는다. 이 방법은 반사 억제를 활용하고 PNF 기술과 관련하여 최대한의 유연성을 얻을 수 있다.

비록 PNF가 탁월한 효과를 제공해 주지만 기술의 한계는 있다. 진행 과정상 전문 파트너가 필요하고 부상의 위험을 줄이기 위해 진행 방법이 엄격하게 지켜져야 한다. 심지어 프로토콜을 정확하게 지켜도 PNF를 통한 스트레칭은 전통적인 정적 스트레칭보다 부상이 더욱 잘 발생한다. 운동실행자들은 자신의 몸에 신경을 집중하고 적절한 통증역치를 따르도록 철저히 교육받아야 한다. 일부 운동실행자들은 잘하기 위해서 노력하지만 경고 증상을 무시함으로써 진행 과정 중에 부상을 당하기도 한다. 어떤 운동실행자들은 불편함이 극심하므로 이 방법을 선호하지 않기도 한다. 만약 이런 경우라면 진행 과정은 좀 더 운동실행자가 선호하는 것으로 바뀌어야 한다.

능동적 고립(active isolation)은 능동적 스트레칭과 수동적 스트레칭을 혼합한 또 다른 모델이다. 이 기술은 운동실행자가 주동근(스트레칭되는 근육의 반대편)을 수축시켜서 능동적으로 최대 관절가동범위에 이르도록 하는 것이다. 최대 관절가동범위에 이르면, 파트너가 신체 부위를 잡아준다. 안정화되면 운동실행자는 스트레칭을 증가시키기 위하여 또 다시 주동근을 수축시키고 이때 파트너도 약간 도와준다. 이 자세는 6초간 유지되어야 한다. 수축이 풀리면 견딜 수 있는 범위까지 수동적인 스트레칭이 적용되고 15초간 버틴다. 이 방법 또한 상호신경지배(reciprocal innervation)를 전제로 하여 작용한다.

동적 유연성 Dynamic Flexibility

스트레칭의 또 다른 범주는 그것의 동적인 특성 때문에 정적인 자세 유지를 사용하지 않는다. **동적 유연성**은 모든 신체활동이 더 나은 운동 수행 능력을 발휘할 수 있게 돕는 방식으로 작용한다. 일반적으로 조직이 최대 관절가동범위까지 움직일 때 그 조직은 탄성력을 유지할 수 있다. 동적 유연성은 신체가 운동 프로그램 전이나 중에 사용될 수 있는 동작들로부터 유연성을 얻을 수 있게 해주므로 유익하다. 동적 유연성은 육상경기 종목들에서 인기를 얻고 있고 많은 다른 운동 종목에서도 경기나 연습 전의 준비에 효과적인 모델로서 채택되었다. 또한 한정된 운동 시간 중에도 유연성 향상을 위한 운동 프로그램으로 적용되고 있다. 동적 유연성은 주로 일반적으로 준비운동 다음에 사용되고 몇몇 경우에서는 수행하려고 하는 운동을 모방하는 특정의 준비운동 형식으로도 사용되고 있다.

동적 운동동작 스트레칭은 특정 운동과 유사한 또는 어떤 활동에서 강조되고 있는 근육들을 활용하는 다양한 움직임들을 이용한다. 이런 움직임들은 종종 최대로 도달 가능한 범위의 동작을 지나치게 조장하기도 한다. 예를 들어 무릎 높이 올리기, 다리 펴고 제자리걸음, 허들을 이용한 스텝-언더 또는 스텝-오버, 롱 스텝 런지 등이 있다. 이런 동작들은 잘 조절된 방식으로 수행되기 때문에 스트레칭을 억제시키는 근방추의 반응을 이끌어 내지는 않는다.

느린 속도의 동적 스트레칭은 동적 운동동작 스트레칭 기술과 매우 유사하지만 더 국소화된 느린 동작을 사용한다. 몇 가지 일반적인 예로 느린 딥 스쿼트, 싱글 레그 런지, 플로어 투 실링 리치(바닥에서 천장 닿기) 등이 있다. 이 기술은 잘 조절된 신장성 수축과 단축성 수축이 어떠한 반사적 반응 없이 수행되도록 하기 위해서 반복 동작 횟수 또는 주어진 시간 동안 수행하는 것이다. 느린 속도의 동적 스트레칭은 최대 관절가동범위를 이루면서 어떤 동작을 수행할 수 있다. 그래서 그 선택에는 한계가 없다. 만약 이런 움직임들이 특정한 준비운동 형식으로 사용되지 않는다면 일반적으로 수행되지 않고 있는 움직임들을 선택해서 하고 있는 것이다. 일상적으로 거의 수행되지 않는 동작들을 이용한 유연성 운동은 모든 인체 동작 면에서의 유연성을 유지하는 데 도움이 될 것이다.

탄성적 스트레칭 Ballistic Stretching

탄성적 스트레칭은 잠재적인 부상의 위험성 때문에 종종 금기시되는 스트레칭 방법으로 고려된다. 이 기술은 반동동작(momentum)을 이용해 신체 부위를 최대 관절가동범위까지 움직이도록 하는 것이다. 반동을 이용한 발끝(토우) 터치와 런지, 다리와 팔 휘두르기, 무릎 끌어올리기 등은 가장 일반적인 예이다. 가라데와 발레는 유연성 향상의 핵심 요소로서 탄성적 스트레칭에 중점을 두고 있다. 이 기술은 가동범위를 향상시키지만 현저히 부상 위험이 뒤따른다. 이 기술을 훈련하는 사람 중 지지론자는 경기 중에 사용되는 동작들을 모방한 것이라고 주장하지만, 반대론자는 조직과 관절에 대한 이 동작들의 파괴적 성질에 근거하여 반대하고 있다. 반대론 측의 주요 논점은 탄성적 스트레칭의 속도가 근육, 결합조직, 관절에 주는 스트레스 외에도 탄성 속도가 너무 빨라서 조직이 휴식할 틈을 주지 않는다는 것이다. 빠르고 격렬한 움직임이 적용되면 근육에 장력을 발생시켜 바람직한 효과와는 정반대인 신장반사가 일어난다. 퍼스널 트레이닝 프로그램 속에 안전한 유연성 훈련을 위해 이용할 수 있는 모든 실행 가능한 기술들이 있으므로 탄성적 스트레칭을 포함하는 것이 반드시 현명한 선택만은 아니다.

Key Terms

고유 수용기 신경근 촉진법(PNF): 수동적인 스트레칭과 등척성 운동을 섞어서 사용하는 스트레칭 기술로서 근육이 수동적으로 늘어난 다음 증가된 관절가동범위를 얻기 위해 수축시킴

동적 유연성(dynamic flexibility): 유연성 훈련의 한 형식. 최대 관절가동범위의 끝에서 끝까지 수행되는 통제된 움직임을 사용함

유연성 프로그램 편성 Flexibility Programming

유연성 훈련 프로그램을 구성할 때 여러 가지 요인이 고려되어야 한다. 각 요인은 훈련 방식의 효과성을 최적화시키기 위해 고려되어야 한다. 그리고 각 요인은 유연성 프로그램을 설계할 때 세심한 주의를 필요로 한다. 모든 프로그램 편성처럼 유연성에 있어서 부족한 부분을 먼저 다루는 것이 중요하다. 근력 또는 유연성 결핍에 의해서 근육 불균형이 초래되면 부상으로 이어진다. 그러므로 주요 문제에 집중 대처하여 더 심한 불균형과 컨디션 악화와 연관된 부정적인 결과들을 방지해야 될 것이다. 시간 역시 프로그램에 제한을 주는 주요 문제이다. 대부분의 효과적인 스트레칭 지속 시간은 30초다. 따라서 중요한 동작들을 수행하기 위한 스트레칭의 적절한 순서를 정하는 것이 바람직하다. 스트레칭을 할 수 있는 시간이 상대적으로 짧다면 중요한 흥미 있는 특정 부위에 맞추면 된다. 한 가지 중요한 것은 특정 부위의 경우는 시간이 얼마가 걸리든 등한시해서는 안 된다는 점이다.

건강한 가동범위를 보여 주는 움직임들이 충분한 기초 위에 자주 다루어지지 않는다면 시간이 지남에 따라 더욱 어렵게 될 것이다. 유연성을 향상시키는 것보다 유지하는 일이 훨씬 더 쉽다.

운동실행자가 외과적인 문제, 부상 또는 관절조직과 관련된 질병이 있다면 부상에 위협이 되지 않는 자세를 취하거나 문제를 악화시키지 않는 유연성 활동만 선택해야 한다. 운동실행자가 특정 유연성 기술을 다른 것보다 선호한다면 프로그램 속에 그 방법을 활용하는 것이 좋은 방법이다. 운동실행자의 만족 범위 안에서 운동을 하는 것이 운동에 대한 순응률이 높으며 또한 지속성도 높다.

만약 앞에서 언급된 요인들에 아무런 문제가 없다면 그 유연성 프로그램은 상당히 다양하게 제공될 수 있다. 안전하고 효과적인 유연성 프로그램 편성을 위한 일반적인 지침은 다음 페이지의 박스 내용과 같아야 한다.

이런 권고들은 운동 프로그램에 유연성 운동을 포함하려 할 때의 결정에 도움을 줄 수 있다. 어떤 경우에 유연성 운동

일반적인 처방 지침

방식: 정적 또는 동적 유연성

운동량: 10~12가지 동작, 2~4세트, 15~30초간 자세 유지, PNF일 경우 5~10초, 자세 유지일 경우 6~12초간 수축

동작: 각 근육군마다 1~2분간씩 스트레칭을 축적

강도: 통증 없이 불쾌감을 견딜 수 있는 만큼

시간: 15~30분

빈도: 일주일에 최소 2~3일, 가능한 모든 날

은 다른 운동들과 독립적으로 수행될 수도 있을 것이다. 또 다른 경우에 그것은 좀 더 포괄적인 프로그램 틀에서 유산소 또는 무산소운동과 함께 수행될 수도 있을 것이다. 유연성 운동이 퍼스널 트레이닝의 운동실행자를 위한 하루 운동 프로그램으로 만들어진다면 운동량이 변한다 하더라도 똑같은 지침이 적용될 것이다. 각각의 근육군을 일주일에 두 번씩 스트레칭 해주고 동작의 면을 다양하게 해서 스트레칭이 번갈아 일어나도록 한다. 만약 스트레칭을 하는 데 한정된 시간이 장애가 된다면 역동적인 활동들을 프로그램에 포함시킨다.

단순하게 체중을 이용한 느린 속도의 동적인 스쿼트 직후, 중량을 이용한 스쿼트 운동이 바로 그러한 문제를 어떻게 해결할 수 있는지 보여 주는 한 예가 된다. 만약 최대한 근력을 키우는 것이 목적이 아니라면 운동실행자들은 근력운동을 쉬는 동안 스트레칭을 할 수 있다. 들어 올리기 운동을 한 다음 길항근을 스트레칭 하면 일시적으로 상호신경지배를 활용할 수 있으며 운동 시간을 최대화시킬 수 있다.

유연성 운동 프로토콜

- 스트레칭 방법과 프로토콜을 운동실행자에게 설명하고 열린 대화를 한다.
- 적절한 준비운동을 수행한다.
- 주요 관절이나 근육군마다 최소한 한 가지의 동작을 선택한다.
- 부족한 부위를 먼저 수행하고 나머지는 필요에 따라 수행한다.
- 30초간 자세 유지를 2~4세트 수행하거나 다수의 세트로 지속 시간을 누적해 간다.
- 천천히 시작하고 점차 가동범위를 늘려 나간다.
- 각각의 근육군에 대하여 다양한 인체 면에서의 움직임을 사용하도록 한다.
- 운동 시간은 15~30분으로 한다.
- 프로토콜에 충실히 따를 것을 요구한다.
- 정적 유연성에 앞서 동적 유연성을 수행한다.
- 정적 스트레칭에 숙달된 후 PNF를 포함한다.
- 통증 없이 불쾌감을 견딜 수 있는 만큼 스트레칭 한다.
- 규칙적인 방식으로 잘 조절된 숨쉬기를 사용한다.
- 동작 중에 경험한 어떤 통증이라도 기록하고 보충할 동작을 찾아본다.

유연성 운동 기술들 Flexibility Training Techniques

일반적인 엉덩이와 무릎 스트레칭

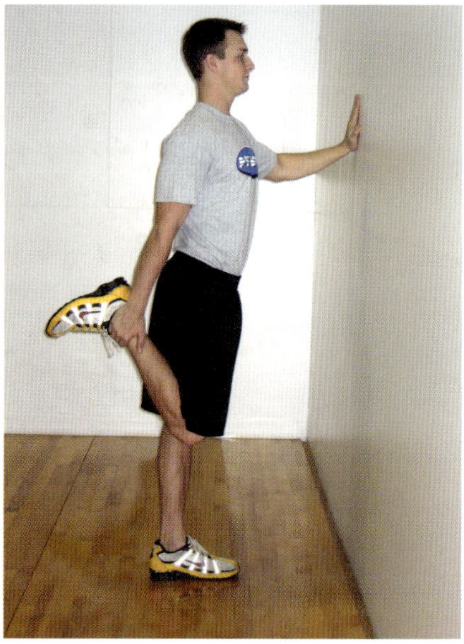

서서 대퇴사두근 스트레칭

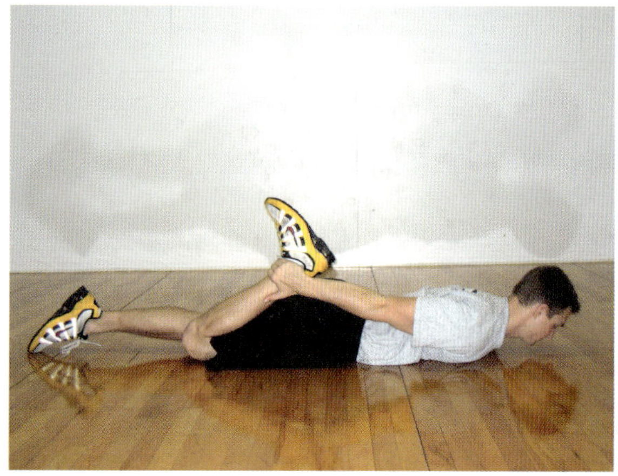

엎드려 대퇴사두근 스트레칭

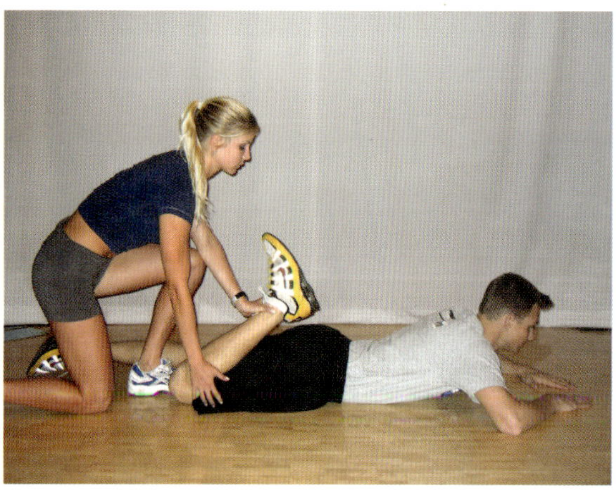

파트너 보조의 대퇴사두근 스트레칭

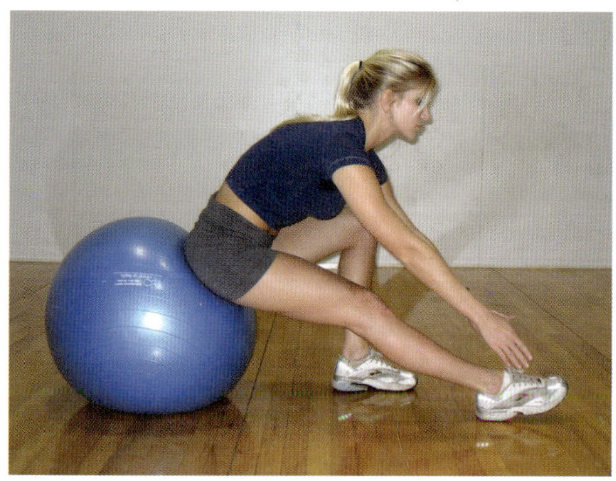

앉아서 햄스트링 스트레칭

(계속)

(계속) 일반적인 엉덩이와 무릎 스트레칭

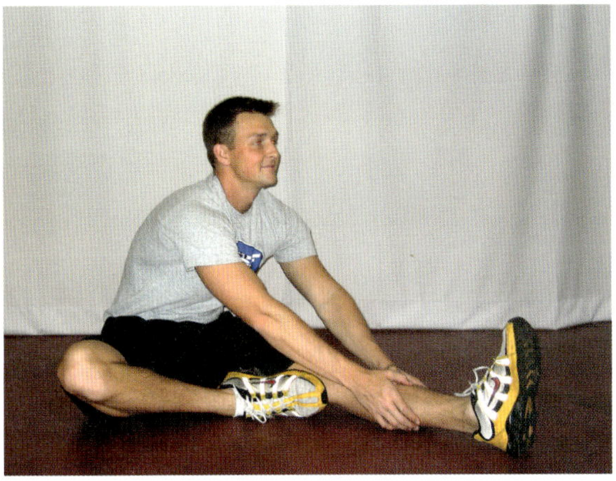

변형 허들링 스트레칭

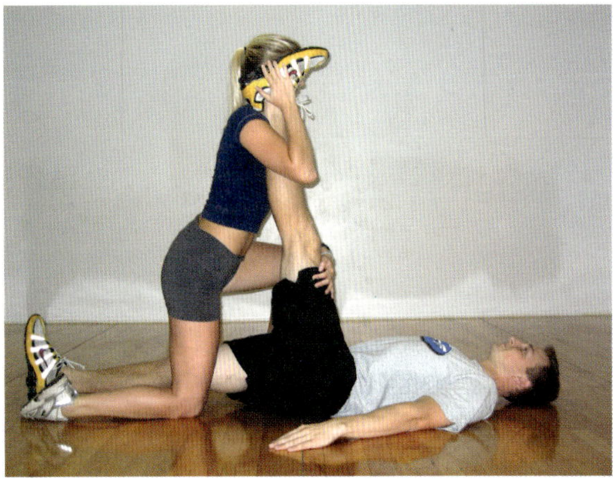

파트너 보조의 햄스트링 스트레칭

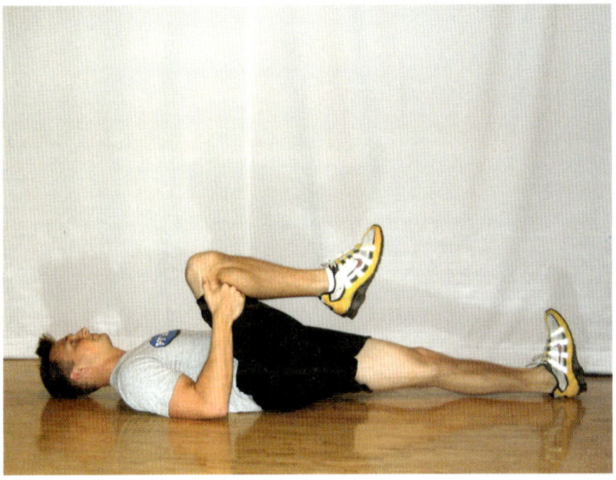

누워서 엉덩이 신근 스트레칭

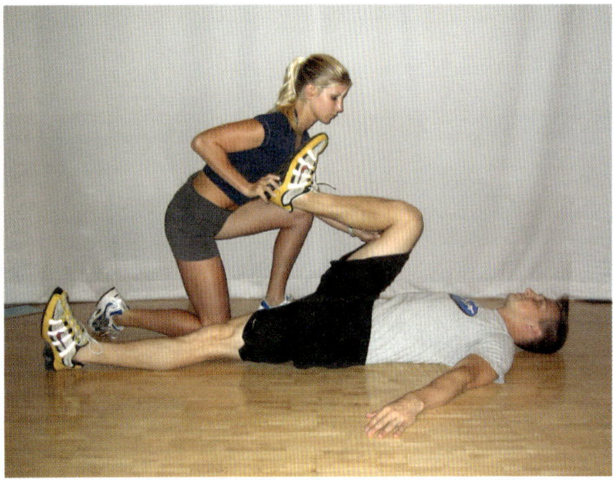

파트너 보조의 엉덩이 신근 스트레칭

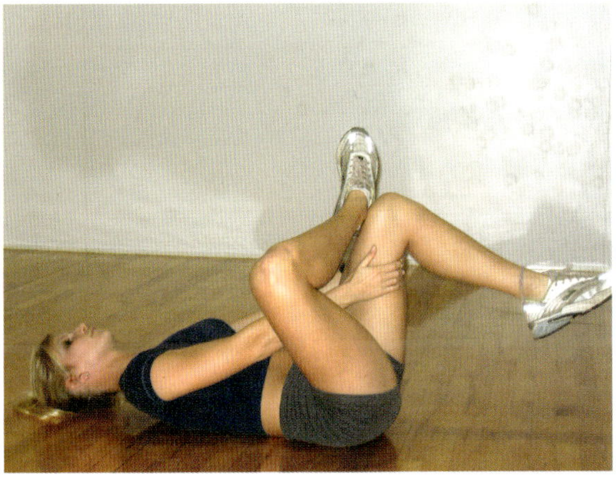

이상근 스트레칭

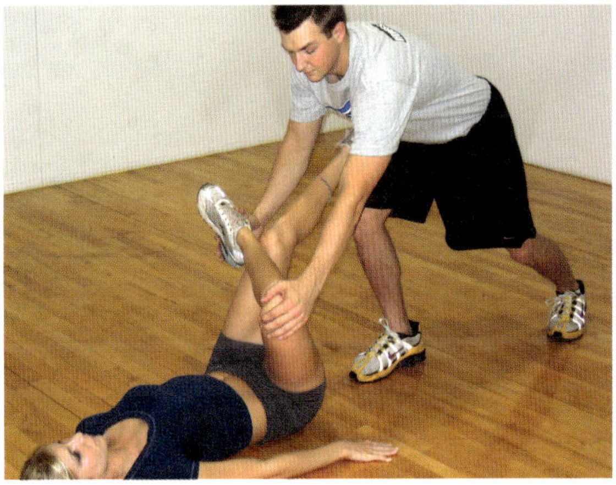

파트너 보조의 이상근 스트레칭

(계속)

(계속) 일반적인 엉덩이와 무릎 스트레칭

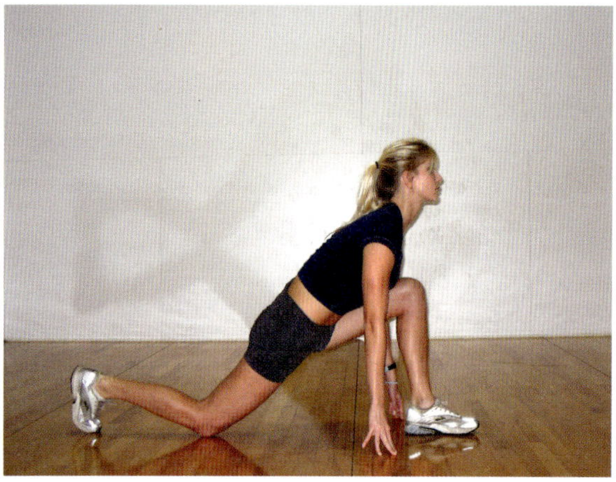

엉덩이 굴근 스트레칭

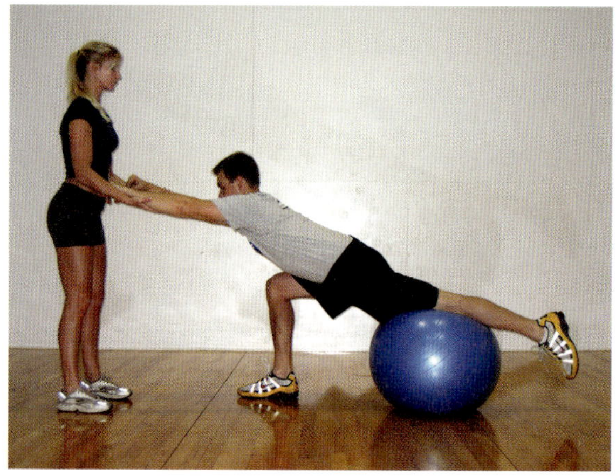

파트너 보조의 엉덩이 굴근 스트레칭

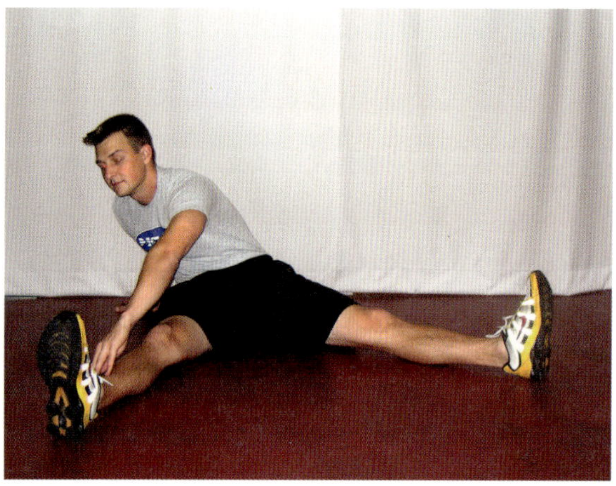

앉아서 스트레칭(엉덩이 내전근)

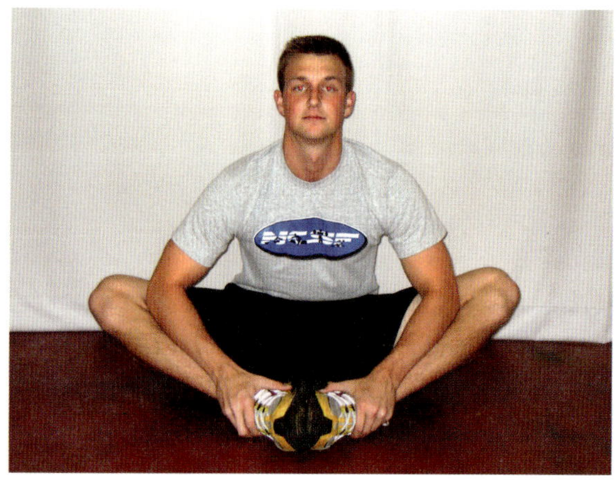

나비 스트레칭(엉덩이 내전근)

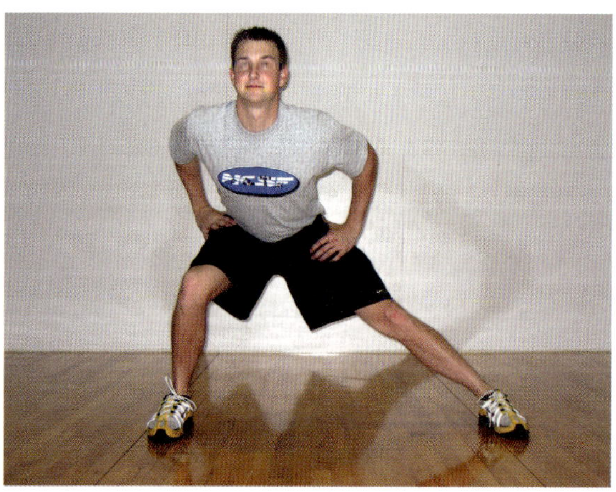

서서 엉덩이 내전근 스트레칭

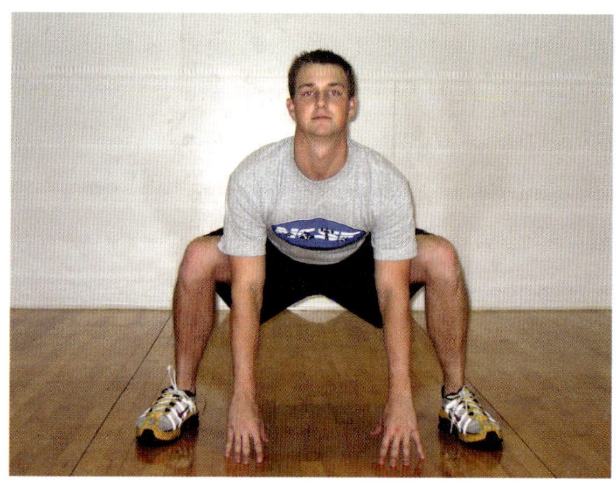

엉덩이 내전근/신근 스쿼트 스트레칭

일반적인 발목 스트레칭

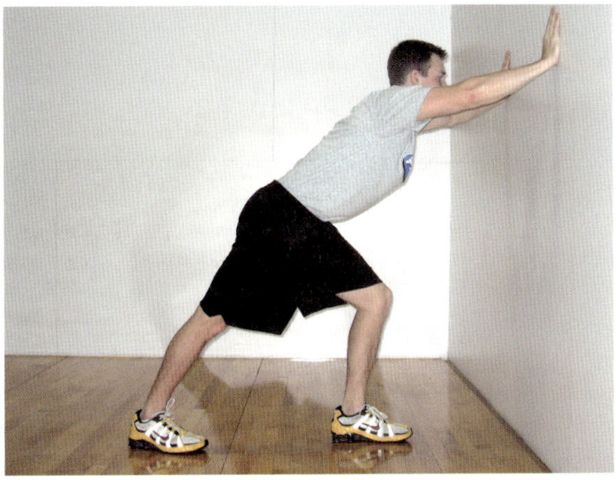

서서 비복근 스트레칭

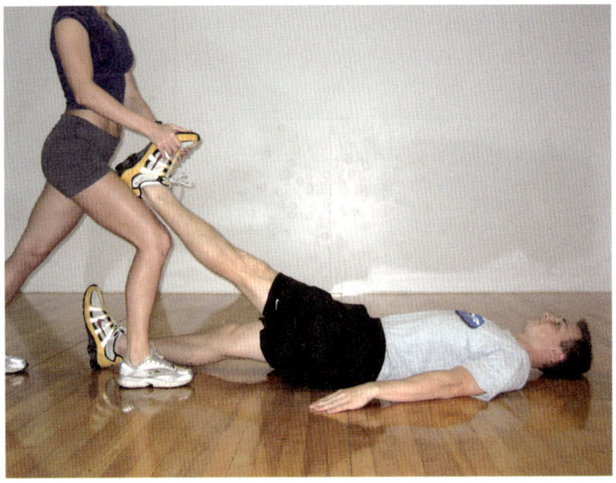

파트너 보조의 비복근 스트레칭

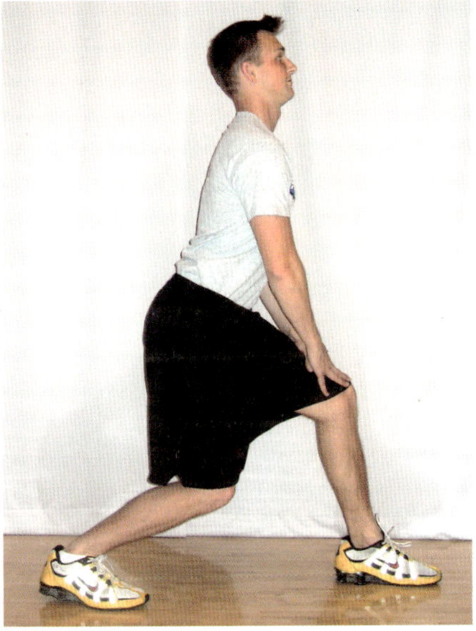

서서 가자미근 스트레칭

일반적인 몸통 스트레칭

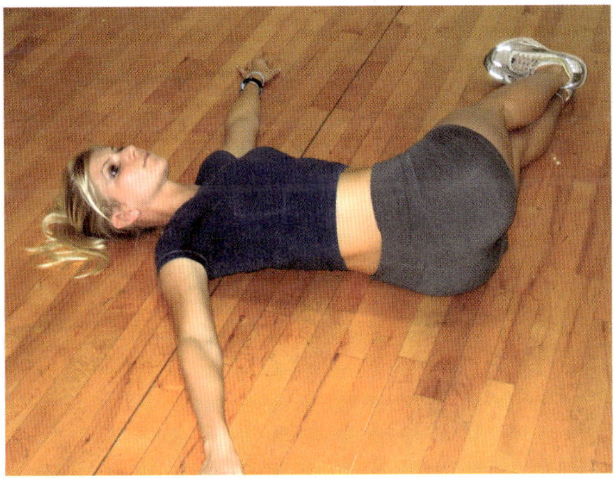

누워서 몸통 회전 스트레칭

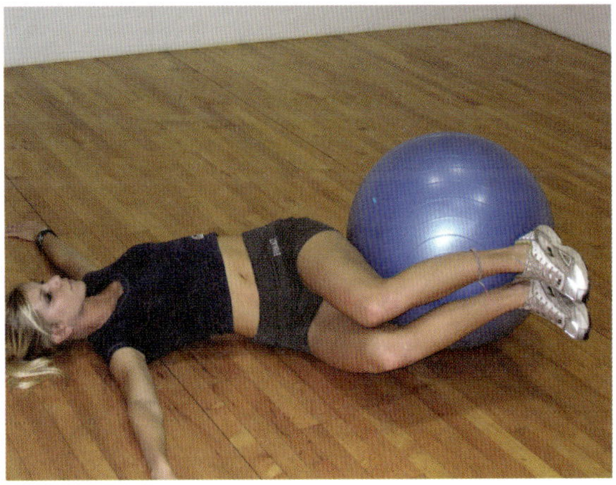

누워서 볼 가지고 몸통 회전 스트레칭

(계속)

(계속) 일반적인 몸통 스트레칭

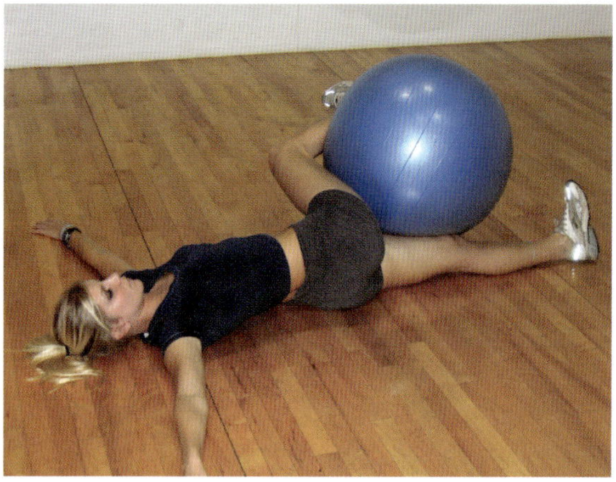
볼 끼고 누워서 몸통 회전 스트레칭

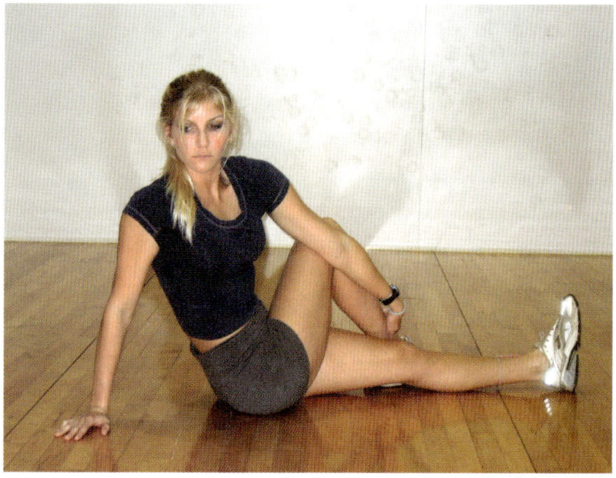
앉아서 몸통 스트레칭

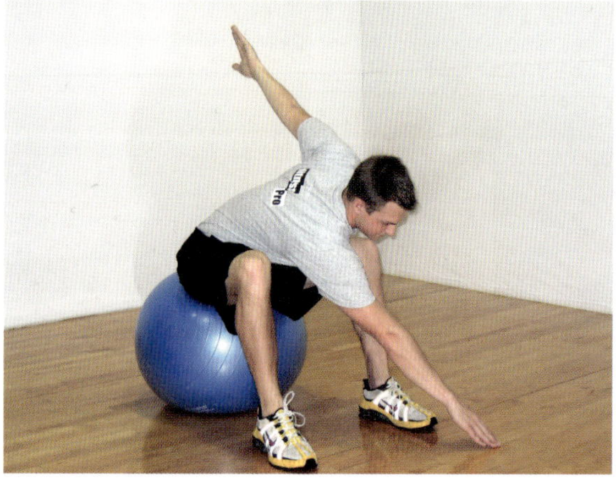
앉아서 발끝 터치 몸통 회전 스트레칭

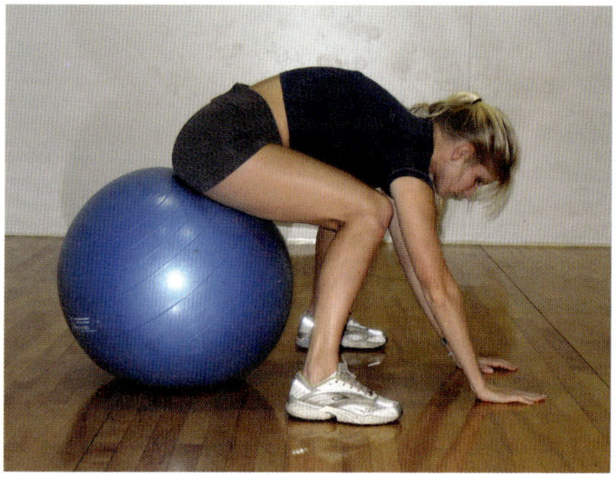
앉아서 몸통 신근 스트레칭

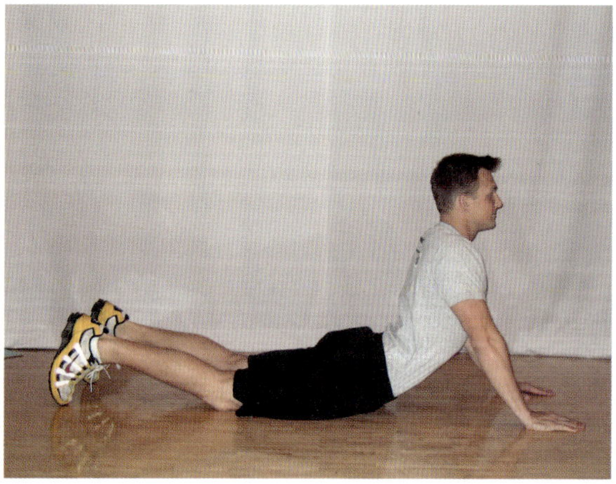
엎드려 몸통 굴근 스트레칭

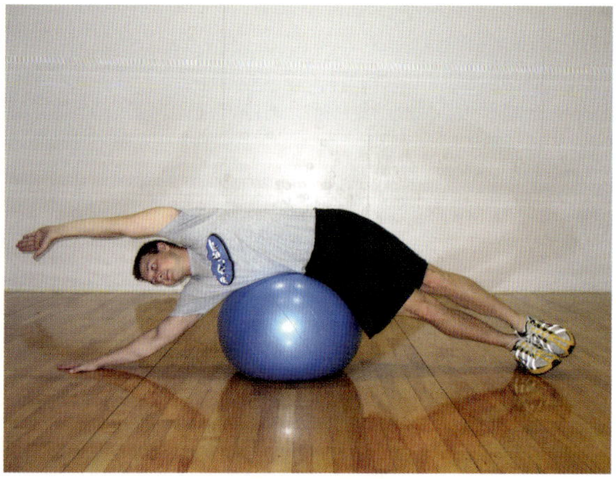
측면 몸통 굴근 스트레칭

(계속)

(계속) 일반적인 몸통 스트레칭

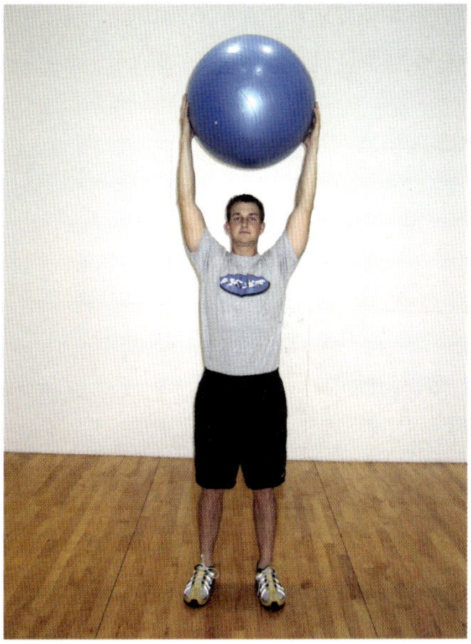

서서 측면으로 몸통 굽근 스트레칭의 시작 자세

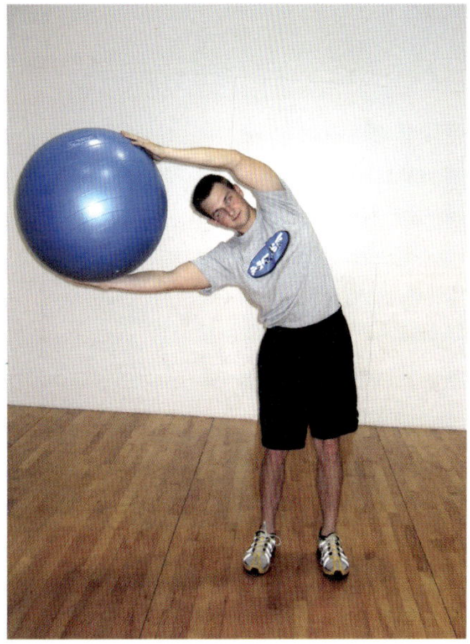

서서 측면으로 몸통 굽근 스트레칭의 끝 자세

일반적인 상체 스트레칭

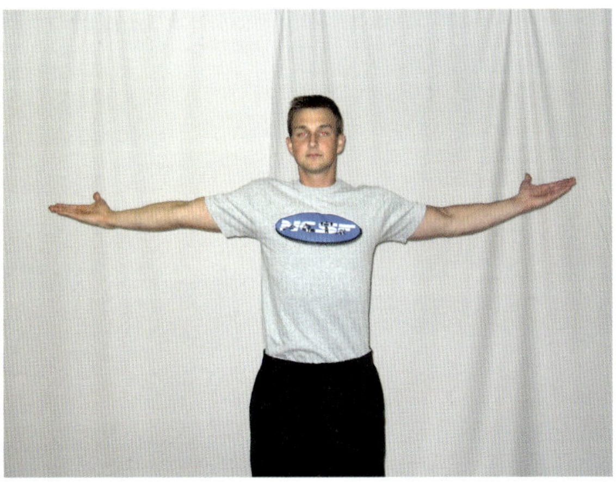

T자 가슴 스트레칭

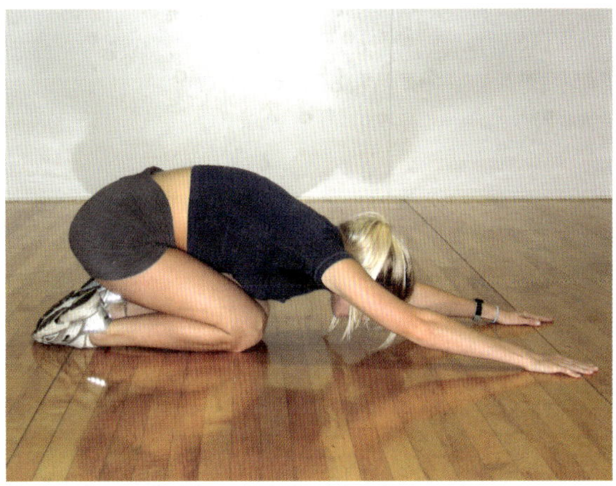

바닥에서의 광배근 스트레칭

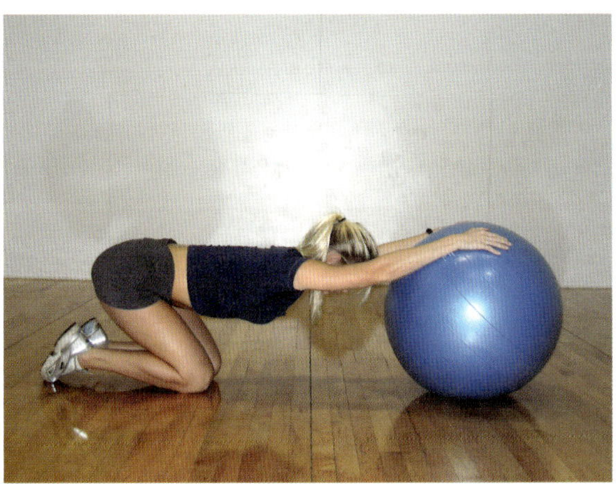

볼로 하는 광배근 스트레칭

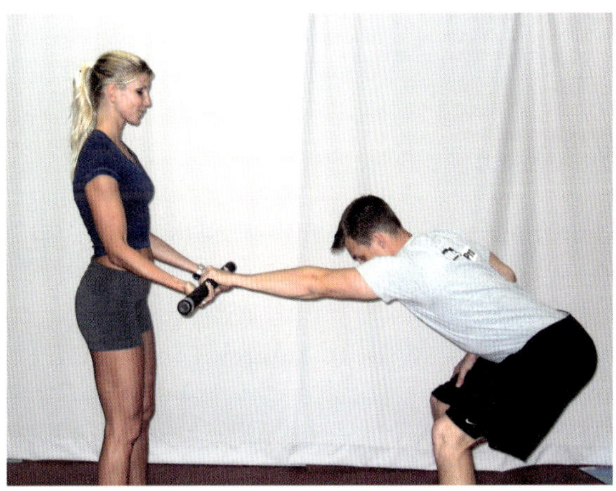

서서 하는 광배근 스트레칭

(계속)

(계속) 일반적인 상체 스트레칭

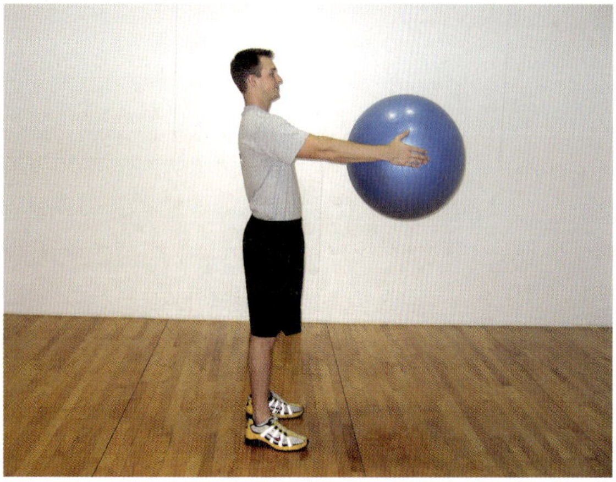

회전근개 스트레칭의 시작 자세

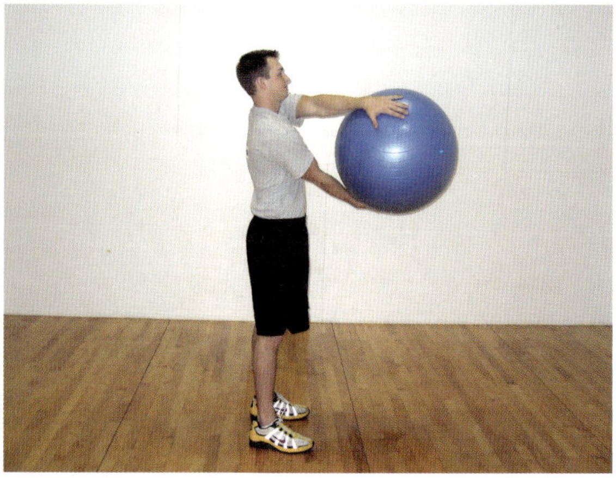

회전근개 스트레칭의 끝 자세

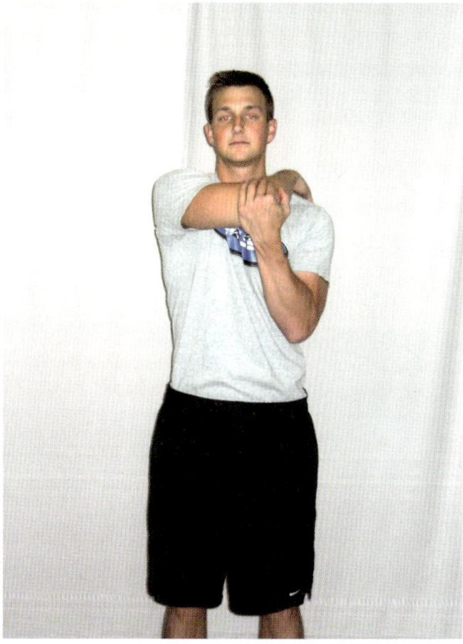

등으로 상완 스트레칭

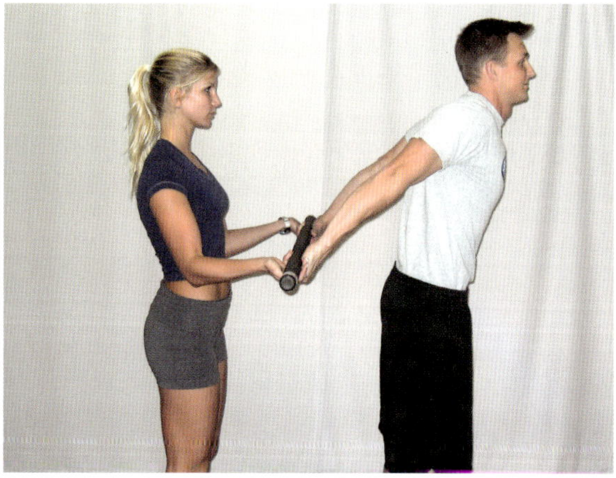

어깨 굴근 스트레칭

References

1. **Almekinders LC and Temple JD**. Etiology, diagnosis, and treatment of tendonitis: an analysis of the literature. *Med Sci Sports Exerc* 30: 1183-1190, 1998.

2. **Anderson RU, Wise D, Sawyer T and Chan C**. Integration of myofascial trigger point release and paradoxical relaxation training treatment of chronic pelvic pain in men. *J Urol* 174: 155-160, 2005.

3. **Baker JH and Matsumoto DE**. Adaptation of skeletal muscle to immobilization in a shortened position. *Muscle Nerve* 11: 231-244, 1988.

4. **Baker JH and Matsumoto DE**. Adaptation of skeletal muscle to immobilization in a shortened position. *Muscle Nerve*11: 231-244, 1988.

5. **Blalock SJ, DeVellis BM, Holt K and Hahn PM**. Coping with rheumatoid arthritis: is one problem the same as another? *Health Educ Q* 20: 119-132, 1993.

6. **Blecher AM and Richmond JC**. Transient laxity of an anterior cruciate ligament-reconstructed knee related to pregnancy. *Arthroscopy* 14: 77-79, 1998.

7. **Bradley PS, Olsen PD and Portas MD**. The effect of static, ballistic, and proprioceptive neuromuscular facilitation stretching on vertical jump performance. *J Strength Cond Res* 21: 223-226, 2007.

8. **Carlson CR and Curran SL**. Stretch-based relaxation training. *Patient Educ Couns* 23: 5-12, 1994.

9. **Carlson CR and Curran SL**. Stretch-based relaxation training. *Patient Educ Couns* 23: 5-12, 1994.

10. **Cavagna GA, Heglund NC and Mantovani M**. Muscle work enhancement by stretch. Passive viscoelasticity or cross-bridges? *Adv Exp Med Biol*453: 393-407, 1998.

11. **Cavagna GA, Heglund NC and Mantovani M**. Muscle work enhancement by stretch. Passive viscoelasticity or cross-bridges? *Adv Exp Med Biol* 453: 393-407, 1998.

12. **Charlton WP, Coslett-Charlton LM and Ciccotti MG**. Correlation of estradiol in pregnancy and anterior cruciate ligament laxity. *Clin Orthop Relat Res*165-170, 2001.

13. **Clyman B**. Exercise in the treatment of osteoarthritis. *Curr Rheumatol Rep* 3: 520-523, 2001.

14. **Dyck DD, Jr. and Boyajian-O'Neill LA**. Plantar fasciitis. *Clin J Sport Med* 14: 305-309, 2004.

15. **Feldman D, Shrier I, Rossignol M and Abenhaim L**. Adolescent growth is not associated with changes in flexibility. *Clin J Sport Med* 9: 24-29, 1999.

16. **Frankel JE, Bean JF and Frontera WR**. Exercise in the elderly: research and clinical practice. *Clin Geriatr Med* 22: 239-256, 2006.

17. **Frost HM**. Skeletal structural adaptations to mechanical usage (SATMU): 4. Mechanical influences on intact fibrous tissues. *Anat Rec* 226: 433-439, 1990.

18. **Gajdosik RL**. Passive extensibility of skeletal muscle: review of the literature with clinical implications. *Clin Biomech (Bristol, Avon)* 16: 87-101, 2001.

19. **Girouard CK and Hurley BF**.Does strength training inhibit gains in range of motion from flexibility training in older adults? *Med Sci Sports Exerc* 27: 1444-1449, 1995.

20. **Goffaux J, Friesinger GC, Lambert W, Shroyer LW, Moritz TE, McCarthy M, Jr., Henderson WG and Hammermeister KE**. Biological age--a concept whose time has come: a preliminary study. *South Med J* 98: 985-993, 2005.

21. **Granata KP and England SA**. Stability of dynamic trunk movement. *Spine* 31: E271-E276, 2006.

22. **Hawkins RJ and Kennedy JC**. Impingement syndrome in athletes. *Am J Sports Med* 8: 151-158, 1980.

23. **Hawkins RJ and Kennedy JC**. Impingement syndrome in athletes. *Am J Sports Med* 8: 151-158, 1980.

24. **Heslinga JW, te KG and Huijing PA**. Growth and immobilization effects on sarcomeres: a comparison between gastrocnemius and soleus muscles of the adult rat. *Eur J Appl Physiol Occup Physiol* 70: 49-57, 1995.

25. **Hessert MJ, Gugliucci MR and Pierce HR**. Functional fitness: maintaining or improving function for elders with chronic diseases. *Fam Med*37: 472-476, 2005.

26. **Hessert MJ, Gugliucci MR and Pierce HR**. Functional fitness: maintaining or improving function for elders with chronic diseases. *Fam Med*37: 472-476, 2005.

27. **Hong CZ and Simons DG**. Pathophysiologic and electrophysiologic mechanisms of myofascial trigger points. *Arch Phys Med Rehabil* 79: 863-872, 1998.

28. **Hurschler C, Loitz-Ramage B and Vanderby R, Jr.**A structurally based stress-stretch relationship for tendon and ligament. *J Biomech Eng*119: 392-399, 1997.

29. **Hurschler C, Loitz-Ramage B and Vanderby R, Jr.**A structurally based stress-stretch relationship for tendon and ligament. *J Biomech Eng*119: 392-399, 1997.

30. **Ingraham SJ**. The role of flexibility in injury prevention and athletic performance: have we stretched the truth? *Minn Med* 86: 58-61, 2003.

31. **Ishiwata S, Shimamoto Y, Suzuki M and Sasaki D**. Regulation of muscle contraction by Ca2+ and ADP: focusing on the auto-oscillation (SPOC). *Adv Exp Med Biol* 592: 341-358, 2007.

32. **Iwasawa T, Iwasaki K, Sawada T, Okada A, Ueyama K, Motomura S, Harata S, Inoue I, Toh S and Furukawa KI**. Pathophysiological role of endothelin in ectopic ossification of human spinal ligaments induced by mechanical stress. *Calcif Tissue Int* 79: 422-430, 2006.

33. **Kanbur NO, Duzgun I, Derman O and Baltaci G**. Do sexual maturation stages affect flexibility in adolescent boys aged 14 years? *J Sports Med Phys Fitness* 45: 53-57, 2005.

34. **Kell RT, Bell G and Quinney A**. Musculoskeletal fitness, health outcomes and quality of life. *Sports*

Med 31: 863-873, 2001.

35. **Kiefhaber TR and Stern PJ**. Upper extremity tendinitis and overuse syndromes in the athlete. *Clin Sports Med* 11: 39-55, 1992.

36. **Klassbo M, Harms-Ringdahl K and Larsson G**. Examination of passive ROM and capsular patterns in the hip. *Physiother Res Int* 8: 1-12, 2003.

37. **Koopman FS, Edelaar M, Slikker R, Reynders K, van der Woude LH and Hoozemans MJ**. Effectiveness of a multidisciplinary occupational training program for chronic low back pain: a prospective cohort study. *Am J Phys Med Rehabil* 83: 94-103, 2004.

38. **Krivickas LS**. Anatomical factors associated with overuse sports injuries. *Sports Med* 24: 132-146, 1997.

39. **Krombholz H**. Physical performance in relation to age, sex, birth order, social class, and sports activities of preschool children. *Percept Mot Skills* 102: 477-484, 2006.

40. **Kuan TS, Hong CZ, Chen JT, Chen SM and Chien CH**. The spinal cord connections of the myofascial trigger spots. *Eur J Pain* 2006.

41. **Lieber RL and Friden J**. Functional and clinical significance of skeletal muscle architecture. *Muscle Nerve* 23: 1647-1666, 2000.

42. **Linari M, Bottinelli R, Pellegrino MA, Reconditi M, Reggiani C and Lombardi V**. The mechanism of the force response to stretch in human skinned muscle fibres with different myosin isoforms. *J Physiol* 554: 335-352, 2004.

43. **Marx RG, Sperling JW and Cordasco FA**. Overuse injuries of the upper extremity in tennis players. *Clin Sports Med* 20: 439-451, 2001.

44. **McMahon PJ and Lee TQ**. Muscles may contribute to shoulder dislocation and stability. *Clin Orthop Relat Res* S18-S25, 2002.

45. **McQuade KJ, Turner JA and Buchner DM**. Physical fitness and chronic low back pain. An analysis of the relationships among fitness, functional limitations, and depression. *Clin Orthop Relat Res* 198-204, 1988.

46. **Mikkelsson LO, Nupponen H, Kaprio J, Kautiainen H, Mikkelsson M and Kujala UM**. Adolescent flexibility, endurance strength, and physical activity as predictors of adult tension neck, low back pain, and knee injury: a 25 year follow up study. *Br J Sports Med* 40: 107-113, 2006.

47. **Moore JC**. The Golgi tendon organ: a review and update. *Am J Occup Ther* 38: 227-236, 1984.

48. **Mutungi G and Ranatunga KW**. Tension relaxation after stretch in resting mammalian muscle fibers: stretch activation at physiological temperatures. *Biophys J* 70: 1432-1438, 1996.

49. **Mutungi G and Ranatunga KW**. The visco-elasticity of resting intact mammalian (rat) fast muscle fibres. *J Muscle Res Cell Motil*17: 357-364, 1996.

50. **Mutungi G and Ranatunga KW**. Sarcomere length changes during end-held (isometric) contractions in intact mammalian (rat) fast and slow muscle fibres. *J Muscle Res Cell Motil* 21: 565-575, 2000.

51. **Myers JB, Laudner KG, Pasquale MR, Bradley JP and Lephart SM**. Glenohumeral range of motion deficits and posterior shoulder tightness in throwers with pathologic internal impingement. *Am J Sports Med* 34: 385-391, 2006.

52. **O'Grady M, Fletcher J and Ortiz S**. Therapeutic and physical fitness exercise prescription for older adults with joint disease: an evidence-based approach. *Rheum Dis Clin North Am* 26: 617-646, 2000.

53. **O'Grady M, Fletcher J and Ortiz S**. Therapeutic and physical fitness exercise prescription for older adults with joint disease: an evidence-based approach. *Rheum Dis Clin North Am* 26: 617-646, 2000.

54. **Pathare NC, Stevens JE, Walter GA, Shah P, Jayaraman A, Tillman SM, Scarborough MT, Parker GC and Vandenborne K**. Deficit in human muscle strength with cast immobilization: contribution of inorganic phosphate. *Eur J Appl Physiol* 98: 71-78, 2006.

55. **Peat G, Croft P and Hay E**. Clinical assessment of the osteoarthritis patient. *Best Pract Res Clin Rheumatol* 15: 527-544, 2001.

56. **Rassier DE, Herzog W and Pollack GH**. Dynamics of individual sarcomeres during and after stretch in activated single myofibrils. *Proc Biol Sci* 270: 1735-1740, 2003.

57. **Rayan GM, Brentlinger A, Purnell D and Garcia-Moral CA**. Functional assessment of bilateral wrist arthrodeses. *J Hand Surg [Am]* 12: 1020-1024, 1987.

58. **Renkawitz T, Boluki D and Grifka J**. The association of low back pain, neuromuscular imbalance, and trunk extension strength in athletes. *Spine J* 6: 673-683, 2006.

59. **Renstrom P and Johnson RJ**. Overuse injuries in sports. A review. *Sports Med* 2: 316-333, 1985.

60. **Renstrom P and Johnson RJ**. Overuse injuries in sports. A review. *Sports Med* 2: 316-333, 1985.

61. **Sady SP, Wortman M and Blanke D**. Flexibility

training: ballistic, static or proprioceptive neuromuscular facilitation? *Arch Phys Med Rehabil* 63: 261-263, 1982.

62. **Schwartz MH, Leo PH and Lewis JL**. A microstructural model for the elastic response of articular cartilage. *J Biomech* 27: 865-873, 1994.

63. **Schwartz MH, Leo PH and Lewis JL**. A microstructural model for the elastic response of articular cartilage. *J Biomech* 27: 865-873, 1994.

64. **Semble EL, Loeser RF and Wise CM**. Therapeutic exercise for rheumatoid arthritis and osteoarthritis. *Semin Arthritis Rheum*20: 32-40, 1990.

65. **Sharman MJ, Cresswell AG and Riek S**. Proprioceptive neuromuscular facilitation stretching : mechanisms and clinical implications. *Sports Med* 36: 929-939, 2006.

66. **Simons DG and Mense S**. [Diagnosis and therapy of myofascial trigger points]. *Schmerz* 17: 419-424, 2003.

67. **Singh AS, Chin APM, Bosscher RJ and van Mechelen W**. Cross-sectional relationship between physical fitness components and functional performance in older persons living in long-term care facilities. *BMC Geriatr* 6: 4, 2006.

68. **Smith LK, Lelas JL and Kerrigan DC**. Gender differences in pelvic motions and center of mass displacement during walking: stereotypes quantified. *J Womens Health Gend Based Med* 11: 453-458, 2002.

69. **Smith LL, Brunetz MH, Chenier TC, McCammon MR, Houmard JA, Franklin ME and Israel RG**. The effects of static and ballistic stretching on delayed onset muscle soreness and creatine kinase. *Res Q Exerc Sport* 64: 103-107, 1993.

70. **Stewart M, Adams R, Alonso A, Van Koesveld B and Campbell S**. Warm-up or stretch as preparation for sprint performance? *J Sci Med Sport* 2006.

71. **Stone MH, Fleck SJ, Triplett NT and Kraemer WJ**. Health- and performance-related potential of resistance training. *Sports Med* 11: 210-231, 1991.

72. **Sun JS, Hou SM, Hang YS, Liu TK and Lu KS**. Ultrastructural studies on myofibrillogenesis and neogenesis of skeletal muscles after prolonged traction in rabbits. *Histol Histopathol* 11: 285-292, 1996.

73. **Tamai K, Kurokawa T and Matsubara I**. In situ observation of adjustment of sarcomere length in skeletal muscle under sustained stretch. *Nippon Seikeigeka Gakkai Zasshi* 63: 1558-1563, 1989.

74. **Thacker SB, Gilchrist J, Stroup DF and Kimsey CD, Jr.**The impact of stretching on sports injury risk: a systematic review of the literature. *Med Sci Sports Exerc* 36: 371-378, 2004.

75. **Toft E, Espersen GT, Kalund S, Sinkjaer T and Hornemann BC**. Passive tension of the ankle before and after stretching. *Am J Sports Med* 17: 489-494, 1989.

76. **Trombitas K and Pollack GH**. Elastic properties of the titin filament in the Z-line region of vertebrate striated muscle. *J Muscle Res Cell Motil* 14: 416-422, 1993.

77. **Trost SG, Pate RR, Dowda M, Saunders R, Ward DS and Felton G**. Gender differences in physical activity and determinants of physical activity in rural fifth grade children. *J Sch Health* 66: 145-150, 1996.

78. **Tseng CN, Chen CC, Wu SC and Lin LC**. Effects of a range-of-motion exercise programme. *J Adv Nurs* 57: 181-191, 2007.

79. **Urso ML, Clarkson PM and Price TB**. Immobilization effects in young and older adults. *Eur J Appl Physiol* 96: 564-571, 2006.

80. **Wang SC, Brede C, Lange D, Poster CS, Lange AW, Kohoyda-Inglis C, Sochor MR, Ipaktchi K, Rowe SA, Patel S and Garton HJ**. Gender differences in hip anatomy: possible implications for injury tolerance in frontal collisions. *Annu Proc Assoc Adv Automot Med* 48: 287-301, 2004.

81. **Whitehurst MA, Johnson BL, Parker CM, Brown LE and Ford AM**. The benefits of a functional exercise circuit for older adults. *J Strength Cond Res*19: 647-651, 2005.

82. **Whitehurst MA, Johnson BL, Parker CM, Brown LE and Ford AM**. The benefits of a functional exercise circuit for older adults. *J Strength Cond Res*19: 647-651, 2005.

83. **Williford HN, East JB, Smith FH and Burry LA**. Evaluation of warm-up for improvement in flexibility. *Am J Sports Med* 14: 316-319, 1986.

84. **Wilson GJ, Wood GA and Elliott BC**. The relationship between stiffness of the musculature and static flexibility: an alternative explanation for the occurrence of muscular injury. *Int J Sports Med* 12: 403-407, 1991.

85. **Yap EC**. Myofascial pain - an overview. *Ann Acad Med Singapore* 36: 43-46, 2007.

86. **Zakas A, Doganis G, Zakas N and Vergou A**. Acute effects of active warm-up and stretching on the flexibility of elderly women. *J Sports Med Phys Fitness* 46: 617-622, 2006.

제 17 장

심폐지구력을 위한 운동 프로그램

Programming for Cardiorespiratory Fitness

- 심폐지구력 평가
- 운동자각도(RPE)
- 토크(talk) 테스트
- 트레이닝 심박수(THR)
- 심박수 보유량 산출
- 유산소성 운동의 형태
- 에너지 소비량
- METs의 이해
- 유산소성 운동의 고려사항
- 과다 운동에 따른 상해
- 유연성 운동 기술

서론 Introduction

심폐지구력(cardiorespiratory fitness; CRF)은 수명과 삶의 질에 있어 가장 중대한 영향을 미치는 요소이다(42). 이러한 이유에서 사람들은 심폐 능력을 유지하기 위하여 일상적인 유산소성 운동에 참여하게 된다. 혈액과 산소를 조직에 적절하게 운반 및 유지시키는 인체 해부 구조와 기관에 대하여 이미 제6장에서 다루었다. 풍부한 산소를 함유한 혈액을 모든 인체조직에 효율적으로 전달하고 그 산소를 이용해 에너지를 만들어 내는 신체의 능력이 유산소성 운동의 기본이며 또한 본 장에서 다루는 내용이 될 것이다.

통계 자료에 따르면 이전에 좌업생활자였으며 운동을 처음 시작하는 운동실행자들은 일반적으로 유산소성 운동이 부족했기 때문에 역설적으로 더 높은 심폐지구력 수준에서 운동을 처음 시작하는 것과 마찬가지이다(22,23). 그러나 여러 가지 건강 구성 요소들은 운동실행자들 간에도 상당한 차이가 있으며 많은 요인들이 개인의 체력 수준을 결정한다. 일반적으로 유산소성 능력의 평가는 산소를 이용하는 상대적인 능력을 알기 위한 것이며 또한 운동의 내성, 관심, 운동 프로그램 전의 수준 등을 확보하기 위해 필요하다.

심폐지구력 평가 Assessing Cardiorespiratory Fitness

운동 참여를 위한 사전 검사 과정 이후에 운동실행자는 자신의 심폐지구력을 알아보기 위해 몇 가지 검사를 받아야 한다. 검사 방법에 대한 선택은 운동실행자의 특성, 체력 검사를 위한 트레이너의 지식과 경험 및 그 밖의 고려사항 등을 포함한 요소들에 따라 이루어질 것이다. 최대하 운동검사(최대 운동보다 강도가 낮은 운동)는 개인 운동 설정에서 최대 운동검사와 비교하여 훨씬 일반적이며 적절하게 진행될 때 운동처방에 매우 유용한 자료로 이용될 수 있다. 운동을 처음 시작하고 유산소성 운동에 거의 경험이 없는 운동 초보자를 위한 검사 규준은 다음 사항들이 고려되어야 한다.

예를 들어, 처음 운동하는 사람에게 1마일 전력질주 검사를 시키는 것은 매우 어리석은 짓이다. 그들은 쉽게 피곤해할 것이고 끝까지 완주하지 못하게 될 것이다. 그리고 부상을 당할 수도 있다. 너무 부적합한 측정 방법을 선택하여 운동 프로그램 참여에 대한 흥미를 오히려 상실시키는 것도 흔한 일이다. 또한 심리 상태 측면에서도 처음 운동하는 사람들은 다소 불안해하는데 특히 과거에 비슷한 운동을 잘하지 못한 경험이 있을 때는 새로운 운동과 관련하여 일종의 불안감을 느끼는 경우가 더 많다.

운동 초보자를 위해 적절한 검사를 선택하는 것은 그렇게 어렵지 않다. 각 검사 방법이 검사 대상자에게 실행이 가능한지 아닌지에 따라 구별하는 기준으로 적용할 수 있다. 최대하 운동검사 방법에는 대상자의 성격에 따라 각기 다른 장점과 단점이 있다. 측정 대상자의 능력에 맞는 적절한 검사 선정으로 신뢰성 높은 양질의 자료를 얻을 수 있다.

만약 유산소성 능력 검사 방법을 선택할 때 대상자에게 아주 적절한 선택 기준을 엄격하게 적용했다면 그 검사 결과는 양질의 기초 자료를 확실하게 제공할 것이다. 일부 경우에서 최대산소섭취량($\dot{V}O_2max$) 자료를 제공하기도 한다. 다른 경우에서는 수행 기록이 측정되고 체력의 수준이 결정된다. 두 경우 모두 운동처방은 산소섭취량($\dot{V}O_2$)이나 MET의 강도보다는 심박수에 기초한 운동강도를 설정하게 되는데, 산소섭취량이나 MET를 이용하여 운동강도를 설정하려면 나중에 산소 이용에 대한 값의 산출이나 산소 소비량 측정 장비를 사용할 때 상당한 전문 지식이 요구되기 때문이다. 물론 최대산소섭취량이 유산소성 운동강도를 설정하는 데는 정확한 방법이라 할지라도 운동처방을 위한 최대산소섭취량의 퍼센티지 사용은 보통 심장기능 재활운동 프로그램들에서나 매

심폐기능 검사 방법 간의 비교

스텝 검사(step test): 수행하기 쉬움. 약간의 장비가 필요함. 대체로 사람들에게 적당하지만 가끔 건강 상태가 과대평가된 사람들, 고도비만인 사람들, 건강이 매우 나쁜 사람들에게는 적용되어서는 안 됨. 다리 근력이 박자 유지에 중요한 요인

걷기/조깅 검사(walk/jog test): 수행하기 쉬움. 제한된 장비. 건강이 나쁘거나 운동 경험 없는 사람들도 실행 가능. 동기 유발과 운동 내성 및 측정된 거리의 정확성에 따라 신뢰도에 영향을 줌. 건강 상태가 과대평가된 사람들에게 추천

달리기 검사(run test): 수행하기 쉬움. 제한된 장비. 건강한 사람들이 실행 가능. 페이스, 참가 동기, 러닝의 효율성, 측정된 거리의 정확성 등에 관한 검사의 경험에 따라 신뢰도에 영향을 줌. 건강한 상태의 사람들에게만 추천됨

자전거 검사(bike test): 수행하기 다소 어려움. 장비에 의존. 기술적 전문지식 필요. 다수의 사람들에게 실행 가능하나 어느 정도의 건강 수준이 필요. 엄격한 규약이 첨부되면 높은 타당도 유지. 다리 근력이 중요 요인

우 제한적으로 적용되고 있다.

심박수를 통한 운동강도 설정 Measuring Intensity Through Heart Rate

심박수는 유산소성 활동과 직선적인 관계가 있으므로 운동강도를 설정하기 위한 합리적인 측정 변수이다. 유산소성 운동시 운동강도가 강해질수록 많은 산소가 요구된다. 결과 적으로 심장은 혈액의 산소 요구가 증가하는 것에 맞추기 위해 더 많은 심박출량을 보내야 한다. 이러한 관계는 운동에 대한 심박수의 반응을 측정하면서 간접적으로 운동강도를 측정 가능하게 한다. **심박수 트레이닝 범위**(heart rate training zone; HRTZ)는 유산소성 운동에 따른 심폐 적응력을 최대한 끌어올릴 수 있는 운동부하 수준을 나타내는 용어이다.

심박수에 의한 운동강도를 결정하기 위한 첫 번째 단계에서는 개인의 최대 심박수 측정 및 추정이 필요하다. 직접 최대 심박수를 측정하는 것이 가장 높은 타당성을 나타내겠지만 대부분의 운동 현장 상황에서 실용적이지는 못하다. 직접 측정법은 트레드밀을 이용한 **점진적 운동부하 검사**(graded exercise test; GXT)에 따라 최대 심폐지구력 검사를 수행하는 것이다. 이 운동부하 검사에서의 문제는 고가의 장비, 검사 방법에 대한 전문지식, 측정 대상자의 최선의 노력을 퍼스널 트레이너가 어떻게 창의적으로 유도해 낼 것인지이다. 이러한 이유로 최대 심박수 추정 공식이 훨씬 더 일반적으로 사용되고 있다. 최대 심박수를 예측하기 위한 기존의 공식은 단순히 220에서 나이를 빼는 것(220-나이)이었다. 여기서 얻어진 수치를 개개인이 그 나이에서 도달할 수 있는 최대의 심박수로 인정한다. 이 공식의 문제는 특정 나이에 이른 모든 사람들이 동일한 최대 심박수를 가지고 있다고 가정하는 것이다(38). 이 추정식에 대한 표준편차는 10~12beats · min이다. 즉 정규분포곡선을 통해 살펴보면 주어진 나이의 68%의 사람들에서 정확하게 최대 심박수를 추정할 수 있다. 같은 이론을 이용해서 나머지 32%의 사람들도 최소 10~24beats · min의 범위 내에서 과대 또는 과소로 최대 심박수를 추정할 수 있다. 이것은 정확한 추정값이 아니므로 운동의 효과성을 감소시키는 트레이닝 범위가 되지 않도록 주의해야 한다(19).

운동자각도 Rate of Perceived Exertion

최대 심박수 추정 공식을 개선시키는 방법 중의 하나는 운동자각도의 수치로 추정된 최대 심박수를 비교해 보는 것이다. **운동자각도**(rate of perceived exertion; RPE)는 심혈관의 측정보다 운동 부담에 대한 자각을 관찰한 보그(Borg)의 연구에 근거를 두고 있다. 보그는 인지된 긴장, 불안감과 같은 국소적 요인들과 호흡수나 심박수를 포함한 주요 요인들을 복합시켜 상대적인 작업 강도 수준을 나타내는 데 이용할 수 있다고 하였다. 보그의 척도에서 6~20은 분당 심박수 60~200을 의미한다. 자각된 노력을 정의하는 척도와 운동의 강도 사이에는 정적 상관관계가 인식되었다(15,36). RPE 척도 12~14는 심박수 60~80% 정도의 상관관계를 가지고

Key Terms

메트로놈(metronome): 운동부하 중에 실행되어야 할 일정한 리듬을 알려 주는 박자계(예: 스텝 검사 시 사용)

MET: 주어진 운동강도에서 섭취되는 산소의 양을 나타내는 단위. 1MET는 3.5mL/kg/min임

심박수 운동 범위(HRTZ): 유산소성 운동에 대한 효과를 최대한 끌어올리기 위한 심박수 범위

점진적 운동부하 검사(GXT): 개인의 심박수 운동 범위를 정하기 위해 사용되는 점진적 운동부하 검사 방법

운동자각도(RPE): 부여된 운동강도의 정도에 대해 스스로 느끼는 부담도. 보통 6~20까지의 수치로 나타냄

Borg의 RPE 척도

6	전혀 힘들지 않음
7	극히 쉬움
8	
9	매우 쉬움
10	
11	쉬움
12	
13	다소 어려움
14	
15	어려움
16	
17	매우 어려움
18	
19	극도로 어려움
20	전력을 다함

13~14는 젖산역치와 유사한 관련을 갖는다(35). 트레이닝 범위와 자각도를 근거로 연령에 의한 추정 최대 심박수를 이용하면 일정한 목표 심박수 범위 내에 있을 것으로 예상되는 사람은 최대 심박수의 50% 이상의 강도에서 운동을 할 때, 운동자각도에 의해 정의된 트레이닝 범위와 대략 일치해야 한다(13). 자각도 범위가 정해지면, 측정된 심박수는 운동처방을 위한 자료로 향상된 정확성을 위해 첨부될 수 있다.

많은 운동과학자들이 일반 사람들의 최대 심박수 추정치에 대한 정확성을 증가시키기 위하여 새로운 공식들을 연구해 왔다. 연구에 따른 성과로서 전통적인 최대 심박수 예측 공식을 적용할 때 나이, 비만, 건강, 흡연 상태 등 모든 것들이 추정 오차를 일으킨다는 것이 확인되었다(54). 따라서 최대 심박수를 추정하는 변형된 공식은 이것이 개발된 이유에 맞게 각각의 사람들에게 적용되었을 때 통계적으로 더 정확성을 나타냈다. 다음의 공식은 특정 집단의 최대 심박수 추정 공식으로 사용할 수 있다. 수정된 공식처럼 다소 심박수 추정에 정확성이 향상되었다 할지라도 예상된 운동 범위의 정확성을 떨어뜨리게 만드는 표준편차는 여전히 존재한다. 퍼스널 트레이너들은 최대 심박수의 예측과 관련된 변수들을 해결하기 위해 운동자각도와 다른 척도들을 활용해야 한다.

토크(말하기) 검사 Talk Test

최대 심박수 추정에 대한 또 다른 비공식적이고 주관적인 방법은 토크 테스트이다. 이 방법에는 운동을 하면서도 대화가 가능한 운동강도가 있다는 가정이 필요하다. 운동강도는 운동하는 사람이 일반적인 대화를 유지하기 힘들 때까지 점진적으로 증가시킨다. 이 시점에서 개인은 거의 환기역치(ventilatory threshold)에 도달한다. 환기역치(V.T)란 혈액

최대 심박수 추정을 위한 다요인 공식

남자

Max HR = 203.9 − (0.812×나이) + (0.276×RHR) − (0.084×kg) − (4.5×흡연 코드)

여자

Max HR = 204.8 − (0.718×나이) + (0.162×RHR) − (0.105×kg) − (6.2×흡연 코드)

나이 = 세
RHR = 안정시 심박수
Kg = 체중(kg)
흡연 코드 = (1) 흡연자, (0) 비흡연자

비만인 최대 심박수

Max HR = 200 − (0.5×나이)

노인 최대 심박수

Max HR = 208 − (0.7×나이)

예제

68세 남성 노인
161파운드
RHR 75bpm
현재 흡연자

Max HR = 203.9 − (0.812×68) + (0.276×75) − (0.084×73) − (4.5×1)
Max HR = 203.9 − 55.2 + 20.7 − 6.1 − 4.5
최대 심박수 = 159bpm

온도의 상승과 혈중 산성도의 감소로 인하여 고강도의 운동에서 비직선적인 호흡의 증가율을 나타내는 시점을 말한다. 호흡은 직선적인 증가율이 깨어지는 환기역치에 다다를 때까지는 확실히 직선적인 증가를 나타낸다. 연구에 따르면 토크 테스트, 산소섭취량, 환기역치, 심박수 간의 밀접한 상관관계가 인식되었다(30,56). 토크 테스트는 운동자각도 척도와 함께 사용하면 심박수에 의한 운동강도의 정확성을 더 증가시킬 수 있다. 운동자각도에서 14는 일반적으로 토크 테스트에서 대화 진행에 어려움을 겪는 것과 거의 같은 수준이다(55).

최대 심박수 산출 방법

최대 심박수 산출 공식

예) 20세 남성인 경우

220−20세 = 200beats · min^{-1}

추정된 최대 심박수 = 200beats · min^{-1}

트레이닝 강도 산출

200×0.75(75% 수준의 강도) = 150beats · min^{-1}

200×0.90(90% 수준의 강도) = 180beats · min^{-1}

트레이닝 강도 범위 = 150~180beats · min^{-1}

목표(트레이닝) 심박수의 범위 Heart Rate Training Zones

추정된 최대 심박수는 목표 심박수의 범위를 설정하여 운동강도를 처방하는 데 이용될 수 있다. 물론 트레이닝 범위를 계산하기 위해 또 다른 공식이 사용될 수도 있다. 가장 널리 사용되는 두 가지 방법으로 최대 심박수 적용 방식과 **여유 심박수**(heart rate reserve; HRR) 적용 방식이 있다. 최대 심박수 적용 방식은 매우 적용하기 쉽고 심혈관계 운동기구들에서 볼 수 있는 대부분의 운동강도에 대한 도표를 만드는 데 사용되는 방법이다. 그러나 이 방식은 결정적인 결함이 있다. 이것은 간단히 최대 심박수의 몇 퍼센트(%)로 나타내기 때문에 최대 심박수를 결정할 때 어떤 오류가 발생하면 곧바로 목표 심박수의 범위를 벗어나게 된다. 또 다른 문제는 목표 심박수에서의 운동강도가 평가절하(상향 보정되지 않도록 만들어졌을 때가 아니면)되거나 동일한 나이의 사람들은 모두 같은 목표 심박수로 계산된다는 것이다. 이것은 같은 연령의 모든 사람들은 동시에 각각의 운동강도에서 유사한 심박수를 가질 것이라는 부적절한 전제하에 제안된 것이다.

최대 심박수 적용 방식

목표 심박수 = 최대 심박수 × 트레이닝 강도(%)

여유 심박수 적용 방식 Heart Rate Reserve Method

여유 심박수(HRR) 적용 방식은 심박수에 따른 트레이닝 범위를 결정하는 데 있어서 심혈관의 가변성과 안정시 심박수 등을 추가적으로 고려했기 때문에 최대 심박수 방식보다는 더 정확한 산출 방법이라고 할 수 있다. 제6장에서 안정시 심박수와 심폐의 효율성 사이의 관계를 학습했고, 더 나아가 안정시 심박수가 낮을수록 심박동시 심박출량이 증가한다고 설명되었다. 이 공식은 운동 전에 안정시 심박수를 측정해 개인별로 트레이닝 범위를 조정하는 데 적용된다. 여유 심박수(HRR)는 위에 언급된 최대 심박수 추정 공식을 이용하여, 추정된 최대 심박수에서 안정시 심박수를 뺀 것으로 산출한다. 그리고 그 산출된 심박수 값에 운동하고자 선택한 강도(%)를 곱해 주고 다시 안정시 심박수를 더하여 산출한다.

여유 심박수 산출 방식은 트레이닝 심박수가 안정시 심박수와 최대 심박수 산출 사이의 어느 지점에 있다는 논리적 전제하에 적용된다. 개인의 가변성으로 인해 그 범위는 대부분의 사람들에서 각기 다르다. 그러므로 트레이닝 강도를 정확하게 산출하는 것이 필요하다.

권장되는 트레이닝 강도

체력이 낮은 사람들의 트레이닝 강도 범위

40~60% $\dot{V}O_2max$

50~60% 여유 심박수

60~70% 최대 심박수

체력이 우수한 사람들의 트레이닝 강도 범위

60~80% 여유 심박수 또는 $\dot{V}O_2max$

75~90% 최대 심박수

여유 심박수 산출법

여유 심박수(HRR) = 최대 심박수(Max HR) − 안정시 심박수(Resting HR)

트레이닝 심박수 = (HRR×트레이닝 %) + RHR

예제) 20세 남자, 최대 심박수 200, 안정시 심박수 60

HRR = 200 − 60 = 144

60% 운동 강도: (140×0.60) + 60 = 144

80% 운동 강도: (140×0.80) + 60 = 172

트레이닝 강도 범위 = 144 − 172beats · min^{-1}

항정 상태(steady state)는 유산소성 운동에서 가장 일반적인 형태일 것이다. 이것은 운동하는 사람이 주어진 상황에서 운동의 속도 또는 저항으로 운동부하 요인들을 점진적으로 증가시키지 않고 일정하게 수행하는 것을 말한다. 항정 상태라는 용어는 운동을 수행하는 동안 심박수가 일정하게 유지되는 것을 말한다. 분당 5박동수 미만의 심박수 조절은 조직에서 요구되는 산소 요구량을 만족시켰다는 측면에서 유산소성 에너지대사가 일정한 수준을 유지하고 있다는 것을 의미한다.

심혈관기능을 향상시키기 위한 적절한 자극은 개개인에 따라 다양하다. 일반적인 지침은 심혈관에 어떠한 효과라도 일으키기 위해서는 운동강도가 최대산소섭취량($\dot{V}O_2max$)의 최소 40% 이상은 되어야 한다는 것이다(61). 그럼에도 불구하고 이 수치는 일반 사람들의 운동 수행 능력을 향상시키기에는 충분하지 않다. 다음의 트레이닝 범위가 대다수의 사람들의 건강과 체력을 향상시키기 위해 적절할 것이다.

현재의 체력 수준, 운동 내성력, 질병에 대한 위험 요인을 포함한 여러 가지 요인들을 기초로 하여 특정의 운동강도가 결정될 것이다. 산소섭취량($\dot{V}O_2$)과 여유 심박수(HRR)는 운동강도가 낮아지면 운동강도가 높을 때만큼 상관관계가 잘 나타나지 않는다. 그러므로 체력 수준이 낮은 사람들을 위해서는 운동강도가 조금씩 조절되어야 한다. 운동실행자에게 사용할 정확한 유산소성 운동강도를 결정하는 것은 다른 건강 관련 요소들과 마찬가지이다. 운동 적응 기간에는 운동과 친숙해지도록 하면서 운동이 일상적인 활동으로 연결되도록 도와주어야 한다. 운동처방 작성 시 운동의 원리들이 적절하게 적용되어서 적당하고 점진적인 운동량 증가가 부여되어야 한다. 과도하게 시작하거나 진행하면 손상 또는 부상을 유발할 수 있다.

유산소성 트레이닝의 종류 Types of Aerobic Training

다양한 종류의 유산소성 운동은 적절한 체력 향상을 이끌어 내는 데 적용될 수 있다. 일반적으로 유산소성 운동은 항정 상태나 구간별 심박수 변화가 있는 형태로 이루어진다.

인터벌 트레이닝 Interval Training

반면에 인터벌 트레이닝은 심박수와 저항 또는 속도에 변화를 주는 것이다. 심박수는 주어진 시간의 운동강도에 따라서 계속 변화한다. 더 높은 운동강도에 도달하기 위해서 인터벌 트레이닝은 매우 효율적인 방법이다. 이것은 심지어 더 높은 강도에서 운동한 시간이 전체 운동 시간과 비교해 상당히 제한적이었다 할지라도 우리 몸은 가장 높게 인지된 운동 스트레스에 적응할 것이라는 것을 전제하고 있다. 운동 세션 중에 더 높은 항정 상태를 계속 유지하는 것과 비교할 때 우

인터벌 트레이닝 샘플 차트

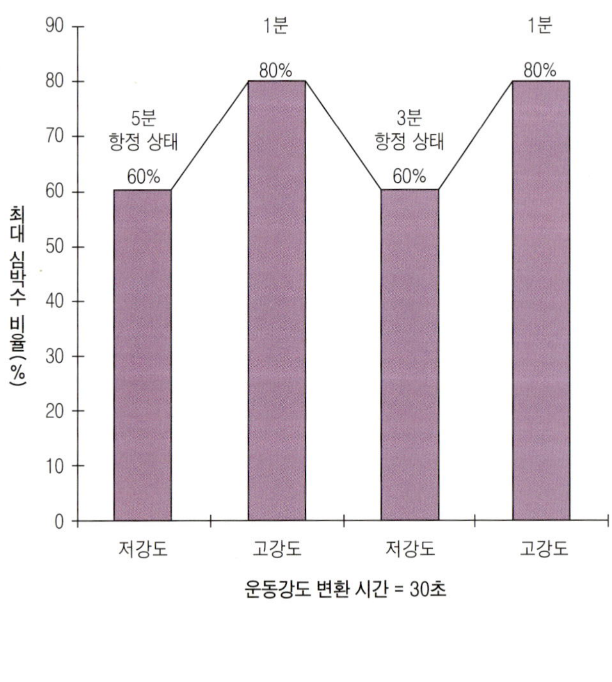

Quick Insight

지방 연소 영역

체중 감량을 위해 유산소성 운동을 할 때의 모든 시도는 칼로리 소모에 중점을 두며 체중 감량을 촉진하기 위해 지방 연소 구역에서의 운동이 몇몇 전문가들에 의해 추천되었다. 낮거나 약간 낮은 강도의 운동은 보통 또는 높은 강도의 운동과 비교해서 더 높은 비율의 지방대사를 유발시킨다. 그러나 이런 운동강도들은 전체 칼로리 소모를 비교할 때는 상대적으로 더 적은 총량을 나타낸다(26,43).

체중이 150파운드인 사람의 경우

3mph 걷기	30분	117kcal 소비	소비된 지방 64kcal
6mph 달리기	30분	357kcal 소비	소비된 지방 117kcal

자료에서와 같이 운동강도가 낮아질수록 지방으로부터 연소되는 칼로리의 비율이 높아진다 할지라도 증가된 달리기 강도는 전체 걷기 칼로리 연소량보다 두 배가 넘을 뿐만 아니라 운동 중에 더 많은 지방을 사용하였다(70). 더구나 달리기에서 지방으로 소비된 칼로리의 양(117kcal)이 걷기운동에서 소비한 총 칼로리(117kcal)와 같다. 뿐만 아니라 고강도의 운동은 운동 후 초과 산소섭취량(EPOC: 소비된 총 칼로리의 10~13%)도 더 높기 때문에 체중 감량에 훨씬 더 기여하는 것이다(44,71).

리 몸은 단시간 동안 고강도로 밀어붙이는 것을 훨씬 더 쉽게 받아들인다. 즉, 인터벌 트레이닝을 활용하면 경험하거나 유지할 수 없었던 운동강도에 도달할 수 있는 것이다. 인터벌 트레이닝이 항정 상태의 운동을 수행했을 때와 비교하여 같은 시간 동안 적절하게 적용된다면 더 높은 운동 적응 효과를 가져올 수 있음을 시사한다(53).

고강도 대 저강도 트레이닝
High Intensity vs. Low Intensity Training

운동강도의 선택 또한 요구되는 목적에 따라 다르다. 고강도 운동은 운동 수행 능력 향상을 위한 심혈관계 증진과 유의한 운동 칼로리 소비에 최적이다(39). 중강도는 고강도의 운동에 비교해서 건강 증진, 칼로리 소비, 질병 예방, 부상의 위험 감소에 더 적합하다(40). 또한 운동하는 많은 사람들도 고강도로 운동할 때와 비교해 운동으로부터의 고통 부담이 적기 때문에 중강도의 운동을 더 선호한다(29). 저강도의 유산소성 운동은 운동에 적응하는 데 도움을 준다. 그리고 더 높아진 운동강도의 운동을 진행할 때 건강상 문제가 생기는 사람들에게 적합하다.

저강도의 운동은 지질대사를 강조하기 때문에 체중 감량을 위해 권장된다. 비록 수면, 휴식 및 저강도의 운동 중에 유산소성 에너지대사가 더 우선적으로 지방 에너지원을 사용하는 것이 사실이라 할지라도, 낮은 에너지대사량을 요구하는 동작을 하여 소비된 총 칼로리는 고강도의 운동을 단시간 했을 때보다 에너지 소비량은 상대적으로 적다(41). 즉, 지방으로부터 연소되는 칼로리의 비율은 저강도의 운동(걷기, 조깅)에서 더 높다 할지라도 실제로 연소된 총 운동 칼로리는 더 적다는 것이다(68). '지방 연소 구역' 에서의 운동으로 체중을 감소하려는 사람들은 실제로 체중 감량에 가장 중요한 요인인 운동의 총 소비 칼로리양이 매우 제한적이다(45). 만약 '지방 연소 구역' 이 연료로서 사용되는 지방비율에 근거한 최적의 체중 감량 구역이라면, 대사에너지원으로서 가장 높은 비율로 지방을 사용하고 있는 수면이 체중 감량을 위한 최고의 선택이 되어야 할 것이다. 그러나 실제로 수면 중에 사용되는 분당 소비 칼로리는 상당히 적기 때문에 그 같은 논리는 올바르지 않다. 다시 말해 소량에서 차지하는 비율이 아무리 높아도 결국 그것을 다 합친 총량이 그리 크지는 않다. 중강도, 고강도와 비교해서 저강도의 운동은 칼로리 소비도 줄이고, 심혈관계 효과도 감소시키고, 어떤 경우(운동 지속 기간이 동일한 경우)에는 운동 중 사용되는 총 지방량을 감소시킨다(69).

운동강도에 맞춘 적절한 트레이닝 빈도와 운동 지속 시간이 바람직한 운동 프로그램의 결과를 가져다 줄 것이다. 다른 종류의 운동과는 달리 유산소성 운동은 최적의 결과를 얻기 위해 늘 해야 되고 변함없는 참여가 필요하다(16). 최선의 건강 증진을 위해 권장되는 유산소성 운동은 거의 매일 해야 하며 1주마다(week)/14~20kcal/kg(체중)의 소비가 권장된다(9,32). 경기력 향상을 위해서도 거의 동일하다. 유산소성 운동은 최소한 주 3~5회는 해야 한다(8). 건강이 좋지 않은 사람들은 심폐기능을 향상시키기 위하여 거의 매일 30분 정도씩 수행해야 한다. 반면에 건강한 사람들은 주당 3~5회 30분 이상씩 수행하면 된다(11,66). 추가적으로 체력이 좋은 사람들은 주당 최소 2번 이상은 10~15분 정도 격렬한 강도의 신체활동을 해야 한다. 흥미롭게도 건강이 좋지 않은 운동실행자들은 하루 30분 운동을 하루 중 여러 번으로 나누어 운동해도(3×10분) 심박수가 심폐 능력 향상을 위한 최소 이상의 역치 수준에 있게만 된다면 한 번에 30분 운동을 하는 것과 거의 동일한 효과가 나타난다(10). 그리고 건강이 좋지 않은 사람들은 주 2, 3회 정도만 유산소운동에 참여해도 향상을 나타내었다(65).

건강의 관점에서 일주일의 대부분을 고강도로 운동을 하면 더욱 자주 그리고 오래 유산소성 운동을 할 때 나타날 수 있는 근골격계의 부상 위험이 증가하여 운동 비용-편익(cost-benefit)의 불균형을 초래할지도 모른다. 마찬가지로 최대산소섭취량의 80%를 넘는 운동은 더 높은 부상 위험과 관련이 있다(37,64). 사실 장시간 고강도의 운동은 더 높은 경기력과 경쟁능력을 육성하기 위해서는 필수적이다. 그러나 만약 최적의 건강 수준에 운동 목적이 있다면 최대산소섭취량의 약 80% 수준으로 주 4, 5일, 약 30분 정도 하는 것이 가장 적절하다.

일반적인 유산소성 운동의 지침

목적	빈도	시간
건강	거의 매일	1일 30분
체력 향상	3~5일	30~60분
경기력 향상	5~7일	45~90분

에너지 소비량 Energy Expenditure

하루 200~400kcal의 에너지 소비는 건강을 위한 다른 유산소성 운동처방 지침들과 같이 심폐지구력 향상을 위한 지침이다(46,62). 주당 · 체중당 14kcal 이상을 소모할 수 있는 운동 지속 시간과 운동강도로 구성한 유산소성 운동이 실행될 때 건강 수준이 향상된다는 것이 관측되어 왔다. 1회 트레이닝당 소비 칼로리 또는 유산소성 운동시 소비된 칼로리양이 건강에 대한 다인성 역치(multifactoral threshold)의 일부로 인식된다(31). 칼로리와 유산소성 운동과의 관계는 에너지의 산화 가치에 따라 다르다. 체내에서 1L의 산소를 사용하면 약 5kcal의 에너지를 방출한다. 따라서 운동에서 소비된 칼로리나 운동 중 체내에서 사용된 산소량의 측정은 동일하다. 사실 에너지 소모는 운동하는 동안 사용된 산소나 칼로리의 양을 모두 반영하는 여러 가지 방법으로 나타낼 수 있다.

일반적인 에너지 소비량 표시 단위

분당 산소섭취량(L)	$L \cdot min^{-1}$
분당 kcal	$kcal \cdot min^{-1}$
분당 체중당 산소섭취량(mL)	$mL \cdot kg^{-1} \cdot min^{-1}$
산소의 대사당량	METs
시간당 체중당 kcal	$kcal \cdot kg^{-1} \cdot hr^{-1}$

MET의 이해 Understanding METs

얼마나 많은 운동이 수행되었고 얼마나 많은 산소와 칼로리가 운동시 필요한지 추정하는 데 여러 가지 변수들을 적용하여 에너지 소비량을 나타내는 방법들이 있다. 가장 일반적인 방법 중 하나가 바로 MET로 언급되는 단위를 통하는 것이다.

어떤 신체활동에 대한 MET의 강도는 안정시와 비교하여 신체가 수행한 작업의 크기를 반영하는 것이다. 따라서 1MET는 신체가 안정된 휴식 상태일 때 분당 1kg의 체중이 3.5mL($3.5mL \cdot kg^{-1} \cdot min^{-1}$)의 산소를 소비하는 것을 의미한다. 이 수치는 모든 사람에게 똑같이 적용된다. 이 수치는 개인의 몸무게와 산소 소비량 그리고 소모 시간 등을 고려하여 각 사람들에 따라 상대적인 값으로 산출할 수 있다. 즉, 휴식하는 수준보다 더 높은 신체활동을 한다면 MET값은 산소 소비량이 반영되어 그만큼 높아지게 될 것이다. 예를 들어, 걷기(산책)는 일반적으로 2.8MET, 책상에서 사무를 보는 것은 1.5MET, 세차하고 왁스 칠하는 것은 4.5MET 수준이다. 각각의 MET 수치들을 산소 소비량으로 전환시키려면 각 수치에 $3.5mL \cdot kg^{-1} \cdot min^{-1}$만 곱하면 된다. 어떤 활동 중 사용된 산소의 총량을 알게 되면 사용된 산소량의 리터당 5kcal가 연소되므로 그 활동 중에 소비된 칼로리의 양을 쉽게 계산할 수 있다.

앞의 예제는 개인마다 상대적인 변수들을 고려해야 함을

MET 계산의 예제 1

예) 60분 동안 220파운드(100kg) 남성이 앉아 있을 때(1MET)

$$3.5\text{mL} \cdot \cancel{\text{kg}^{-1}} \cdot \text{min}^{-1} \times 100\cancel{\text{kg}} = 350\text{mL} \cdot \text{min}^{-1}$$

$$350\text{mL} \cdot \cancel{\text{min}^{-1}} \times 60\cancel{\text{min}} = 21{,}000\text{mL}$$

$$21{,}000\cancel{\text{mL}} \times \frac{.001\text{L}}{\cancel{\text{mL}}} = 21\text{L}$$

$$21\cancel{\text{L}} \times 5\text{kcal} \cdot \cancel{\text{L}^{-1}} = 105\text{kcal}$$

보여 준다. MET 수치는 산소의 사용과 소비된 칼로리를 측정값으로 산출할 수 있다. 220파운드의 어떤 남자가 한 시간 동안 의자에 앉아 있는 경우 그의 세포조직들이 제기능을 발휘하기 위해서는 21L의 산소 또는 105kcal가 요구되었을 것이다. 이미 알고 있는 변수들을 통하여 산소나 에너지가 특정 작업을 수행하는 데 어느 정도 요구되는지 알 수 있게 해준다. 앞에서 사용된 방정식은 필요한 변수가 알려지면 어떠한 수준의 일을 하는 데 필요한 산소 소비량과 칼로리를 확인하는 데 사용될 수도 있다. 이것은 운동 중에 칼로리 소모량을 측정하는 유산소성 장비들의 산출 공식과 동일하다.

유산소성 장비를 이용하여 운동할 때 요구되는 중요한 사항 중 하나가 체중의 입력이다. 유산소성 운동 장비들은 쉽게 파운드(lbs) 단위를 킬로그램(kg) 단위로 전환하여 방정식에 대입하게 된다. 그 다음 운동 장비가 자주 요구하는 입력 자료는 운동 지속 시간이다. 이 수치 역시 방정식에 대입된다. 마지막 정보 요구는 속도 조절이나 운동강도의 선택이다. 운동 장비는 선택된 단계나 속도에 근거해 MET의 강도를 기본 프로그램 데이터로 넣는다. 다음의 예는 유산소성 운동 장비의 정보 전환이 사용자의 칼로리 수치를 제공하는 것을 설명한다.

이 방정식은 과학적으로 측정된 어떠한 신체활동에 대해서도 적용된다. 임상과학자들은 산소 소비량과 에너지 소모량을 결정하는 데 이용할 수 있는 MET 강도를 제공하기 위하여 수백 가지의 신체활동들을 분석해 왔다. 예를 들면 계단 오르기와 같은 체중부하(weight-bearing)의 신체활동들이 있다. 체중부하운동은 운동하는 사람이 자신의 체중을 들어 올려 이동시켜야 하는 형태이다. 또 다른 경우는 개인의 몸무게가 산소 소비량을 산출하는 데 상대적으로 관련이 없는 자전거 타기와 같은 비체중부하(non-weight-bearing)의 형태이다. 체중이 작업하는 데 하나의 요인이 되는 신체활동인

MET 계산의 예제 2

예) 30분 동안 계단 오르기 8단계 수준에서 220파운드(100kg) 남성이 운동할 때

체중: $220\cancel{\text{lbs}} \div \dfrac{1\text{kg}}{2.2\cancel{\text{lbs}}} = 100\text{kg}$

강도: Level 8 = 10MET(저항과 속도를 기준으로 산출한 값)

시간: 30분

1MET = $3.5\text{mL} \cdot \text{kg}^{-1} \cdot \text{min}^{-1}$

$$10\cancel{\text{MET}} \times \frac{3.5\text{mL} \cdot \text{kg}^{-1} \cdot \text{min}^{-1}}{1\cancel{\text{MET}}} = 35\text{mL} \cdot \text{kg}^{-1} \cdot \text{min}^{-1}$$

$$35\text{mL} \cdot \text{kg}^{-1} \cdot \text{min}^{-1} \times 100\text{kg} = 3500\text{mL} \cdot \text{min}^{-1}$$

$$3500\text{mL} \cdot \cancel{\text{min}^{-1}} \times 30\cancel{\text{min}} = 105{,}000\text{mL}$$

$$105{,}000\cancel{\text{mL}} \times \frac{.001\text{L}}{\cancel{\text{mL}}} = 105\text{L}$$

$$105\cancel{\text{L}} \times 5\text{kcal} \cdot \cancel{\text{L}^{-1}} = 525\text{kcal}$$

경우의 산소섭취량은 상대적 단위($\text{mL} \cdot \text{kg}^{-1} \cdot \text{min}^{-1}$)로 나타내고, 반면에 체중부하 없이 하는 신체활동의 경우는 절대적 단위($\text{L} \cdot \text{min}^{-1}$)를 사용한다.

체중부하 없이 수행되는 자전거 타기와 같은 형태의 운동은 분당 페달 회전수와 선택된 저항을 사용하여 MET 강도가 결정된다. 따라서 그 뒤의 에너지 소모량도 오직 얼마나 길게 MET 강도로 운동했는가에 달려 있다. 즉, 몸무게가 150파운드의 사람이 5단계의 페달링으로 운동하고 체중 200파운드의 사람이 똑같은 시간 동안 똑같은 강도로 운동을 했을 때, 두 사람 모두 똑같은 소비 칼로리를 연소시키는지를 설명해 준다. 물론 체력 크기에 따라 고려한다면 체격이 작은 사람이 상대적으로 더 많은 작업을 수행했는데, 산소섭취량($\text{L} \cdot \text{min}^{-1}$)은 상대적인 운동량 단위($\text{mL} \cdot \text{kg}^{-1} \cdot \text{min}^{-1}$)로 바꾸어 표현해야 한다.

체중부하(weight-bearing)운동시 체중은 수행될 운동량을 결정한다. 사람의 체중은 거의 대부분 움직이기 위해 극복해야만 하는 수직적이고 수평적인 저항력을 나타내기 때문이다. 이러한 체중 변인은 운동하는 사람이 기댈 수 있는 가이드 레일(guide rail)이나 운동을 쉽게 해주는 서포트 바(support bar) 등의 장비가 있는 신체활동을 할 때 중요한 요인이 된다. 저항으로부터 증가된 체중과 장비의 가이드 레일에 적용된 것은 실제로 뛰거나 오를 때 필요로 하는 수직이나 수평적인 작용 요소가 아니다.

만약 체중 30%가 다리의 저항력으로 없어졌다면 유산소성 장비가 보여 주는 칼로리의 결과는 실제 연소된 칼로리값보다 30% 더 높게 나온다. 대개 운동하는 사람은 유산소성 장비의 운동강도를 높은 레벨에 맞추어 놓고는 그 장비를 임의로 조작하면서 운동 시간을 상쇄시키는 경우가 많다. 이러한 행동들은 자신이 운동으로 소모한 칼로리보다 실제로 50%나 더 과대평가되도록 한다.

체중부하 없는 운동에서도 유사한 함정이 존재한다. 운동 단계에 따라 정해진 MET 수치는 보통 약 70RPM(분당 회전수)의 기본 속도를 기초로 산출된다. 만약 운동시 너무 높은 수준의 운동 레벨을 선택하면 그 운동부하를 감당하지 못하고 천천히 페달링을 하게 되어 결국 기준 페달링 RPM에 맞게 산출된 소비 칼로리를 제대로 소비하지 못하게 된다. 지금까지 대부분의 유산소성 장비들은 운동부하의 가변에 맞춰 소비 칼로리를 보정 산출할 정도로 진보되지는 못했고, 다만 RPM이 낮아졌다는 것을 알려 주기 위해 경고 램프에 불이 들어오는 정도이다. 대부분의 사람들이 속임수를 통한 운동부하량의 감소가 실제로는 그만큼의 칼로리를 의미하지 않는다는 것을 알아야 한다. 하지만 대부분의 사람들은 그들의 운동량이 실제로 연소되는 칼로리보다 과대 추정된 운동 장비의 데이터가 보여 주는 것과 일치하는 줄 안다.

MET를 어떤 사람의 추정 또는 측정된 최대산소섭취량에 적용하면 그가 수행 가능한 작업량의 정도가 분명히 증가된다. 물론 최대산소섭취량을 MET 단위로 전환하는 방법은 아주 간단하다. 즉, 1MET는 $3.5mL \cdot kg^{-1} \cdot min^{-1}$과 같고 최대산소섭취량도 같은 단위를 사용하여 표현할 수 있다. 따라서 어떤 사람이 가지고 있는 최대 MET를 확인하려면 최대산소섭취량을 $3.5mL \cdot kg^{-1} \cdot min^{-1}$로 나누어 주기만 하면 된다. 일단 이 최대 MET값이 확인되면 한 개인의 현실적인 에너지 소비 능력을 산출하는 데 적용될 수 있다.

예를 들어, 37세의 남성의 몸무게가 200파운드이고, 유산소성 검사를 통해 그의 최대산소섭취량이 $43mL \cdot kg^{-1} \cdot min^{-1}$로 확인되었다면, 그의 최대 MET 강도는 12.25MET가 될 것이다.

$$43mL \cdot kg^{-1} \cdot min^{-1} \div \frac{3.5mL \cdot kg^{-1} \cdot min^{-1}}{1MET} = 12.25METs$$

만약 어떤 사람이 체중을 감량하고 싶다면 몇 가지 능력에 근거하여 그것이 소요될 시간을 쉽게 산출해 낼 수 있다. 우선 건강한 사람은 60~80% 사이의 여유 심박수나 최대산소섭취량에 준하는 운동강도를 설정해야 한다. 이 사람의 경우 최대산소섭취량은 $43mL \cdot kg^{-1} \cdot min^{-1}$ 또는 12.25MET이다.

$$60\% \times 12.25METs = 7.35METs$$
$$80\% \times 12.25METs = 9.8METs$$

트레이닝 강도는 이 사람의 경우 7.35~9.8METs에서 유산소성 운동을 수행해야 함을 제시한다. 이 사람이 낮은 강도로 30분 동안 유산소성 운동을 지속할 수 있다고 가정하면 유산소성 운동이 체중 감량에 기여하는 정도를 예상하여 계산할 수 있다.

$$7.35\cancel{MET} \times \frac{3.5mL \cdot kg^{-1} \cdot min^{-1}}{1\cancel{MET}} = 25.7mL \cdot kg^{-1} \cdot min^{-1}$$
$$25.7mL \cdot \cancel{kg^{-1}} \cdot min^{-1} \times 91\cancel{kg} = 2{,}338mL \cdot min^{-1}$$
$$2{,}338mL \cdot \cancel{min^{-1}} \times 30\cancel{min} = 70{,}140mL$$
$$70{,}140\cancel{mL} \times \frac{.001L}{\cancel{mL}} = 70.1L$$
$$70.1\cancel{L} \times 5kcal \cdot \cancel{L^{-1}} = 350kcal$$

이러한 근거에 기초하여 건강한 남성은 운동 프로그램 초기 단계에 유산소성 운동으로 350kcal의 연소가 가능하다고 기대할 수 있다. 이런 예상은 매우 도움이 된다. 왜냐하면 예측된 칼로리 소모량이 운동을 통한 체중 감량의 가능 정도와 식사 조절량을 확인하는 데 도움이 되기 때문이다. 운동실행자들이 12MET 또는 그 이상의 운동 능력을 가졌을 때 더 높은 에너지 소비 능력을 가졌으므로 바람직한 운동 반응을 이끌어 내고 체중 감량 목표에 도달하는 것도 쉬워진다. 반면에 운동실행자의 건강 상태가 좋지 않고 현재의 MET 능력도 10MET 미만인 경우에는 체중 감량의 목표에 도달하는 것이 그만큼 더 어려워진다(12).

MET와 일일 칼로리 소비량 METs & Daily Caloric Expenditure

MET는 일일 칼로리 소비량을 확인하여 에너지 균형을 맞추는 데도 사용할 수 있다. 앞에서 설명했듯이 체중 관리 측면에서 평균적인 일일 칼로리 소비량이 어느 한 부분(운동)에서 높은 에너지를 소비하는 것보다 중요하다. 따라서 평균적

MET를 이용한 일일 소비 칼로리 계산

시간	활동 내용	MET	kcal
8:00 ~ 8:30 am	샤워와 옷 입기	2.5	91
8:30 ~ 8:50	아침식사	1.5	36
8:50 ~ 9:30	차로 출근하기	2.0	97
9:30 ~ 9:40	걸어서 출근	3.0	36
9:40 ~ 10:45	앉아서 일하기	1.5	136
10:45 ~ 12:00	회의	1.5	136
12:00 ~ 1:00 pm	점심식사	1.5	109
1:00 ~ 2:30	앉아서 일하기	1.5	163
2:30 ~ 2:50	걸어서 업무 이동	3.0	72
2:50 ~ 5:00	서서 발표하기	2.3	361
5:00 ~ 5:15	차에 걸어가기	3.0	54
5:15 ~ 5:35	집으로 운전	2.0	48
5:35 ~ 6:00	씻고 옷 갈아입기	2.5	76
6:00 ~ 6:45	저녁식사	1.5	82
6:45 ~ 11:00	TV 시청	1.0	308
11:00 ~ 11:10	정리	1.0	12
11:10pm ~ 8:00am	수면	0.9	576

총 에너지 소비량 2,393kcal

에너지 소비량의 확인은 체중 감량이나 건강 수준에 도달하기 위해 추가적으로 신체활동이 더 필요한지 평가하는 데 도움이 된다. 동일한 방법으로 음식 일지를 작성하면 일일 칼로리 섭취량을 확인할 수 있고, 신체활동 일지는 칼로리 소모량을 계산하는 데 도움이 된다. 신체활동과 참여한 시간을 기록하는 것은 일일 에너지 소비량을 계산하는 데 필요한 기초 자료를 제공한다. 위의 표는 152파운드가 나가는 39세의 여성이 24시간 동안 활동한 사례다.

이 사례에서 일일 총 산소 소비량은 475L이며 또한 분당 1.65kcal를 소비함을 나타낸다. 추가적인 신체활동을 생활 방식에 적용시키면 일일 칼로리 소비량은 더 증가할 것이다. 단순히 일일 산소 소비량을 평균 시간당 1L씩만 더 증가시키면 칼로리 소비량은 120kcal까지 증가할 것이다. 그러므로 하루에 신체활동량을 더욱 늘리도록 권고하면 눈에 띄게 체중 감량이 나타나서 감량 프로그램의 성공 가능성이 확실해질 것이다 (27). 일주일에 최소 1,000~2,000kcal를 신체활동으로 소비하는 사람들은 건강이 개선되며 질병의 발생 위험이 감소하였다(47,60).

유산소성 운동의 형태 Mode

신체활동에는 다양한 형태가 있을 수 있다. 심폐지구력의 향상을 목표로 한 유산소성 운동의 경우에는 그 효과가 거의 동일하지만 운동 형태는 다양하다. 유산소성 운동의 주요 요소는 운동 지속 기간, 운동강도, 운동 빈도, 각 운동 세션별 에너지 소비량이다. 이것은 많은 근육군이 운동에 참여하며 지속적이고 리드미컬한 활동들이 심폐지구력 향상 프로그램에 포함될 수 있다는 것을 시사한다. 선택된 운동의 형태는 운동실행자의 능력, 흥미, 경험에 근거해야 한다. 각각의 운동 형태는 운동참여에 맞춰져야 하고, 평가되어야 할 장 · 단점을 가지고 있다. 운동실행자가 흥미를 느끼며 운동 참여를 지속할 수 있는 운동을 선택해야 운동처방에 성실히 참여하게 된다. 운동실행자가 흥미로워하는 몇몇 형태가 있으며 운동처방은 그 운동들의 조합을 포함해야 한다. 흔히 크로스 트레이닝(cross training)이라고 언급하는데 다양한 유산소성 운동의 형태는 운동의 지루함과 특정 운동에 따른 혹사로 인한 부상 위험을 감소시키며 다른 근육군의 사용을 강조한다. 이러한 형태들은 물론 한 운동 프로그램 내에서도 조합될 수 있다. 예를 들어 달리기, 노 젓기, 자전거 타기 등을 각각 10분씩 나누어 30분 동안의 유산소성 운동으로 활용하는 것이다. 운동의 형태와 사용되는 근육조직의 변화는 정신집중력을 높여 주어 더 높은 운동강도에 적응할 수 있게 한다. 긴 시간 동안 어떤 활동이 늘 기본적으로 수행되면 지루해진다. 따라서 다양한 형태의 유산소운동은 단순한 형태와 항정 상태의 트레이닝에서 느끼게 되는 심리적인 지루함을 줄여 줄 수 있다.

트레이닝 시스템 Systems of Training

선택된 유산소성 운동의 형태 내에서도 운동 적응 효과를 이끌어 낼 수 있는 각기 다른 트레이닝 시스템들이 있다. 각각의 시스템은 운동 스피드, 운동 지면, 저항과 같은 운동강도를 변경시킬 수 있는 특정 요인들에 따라 달라질 수 있다. 이러한 시스템들은 독립적으로 또는 프로그램의 목표와 운동실행자의 흥미에 따라 조절되어 적용될 수 있다. 일반적인 트레이닝 시스템으로 젖산역치 또는 템포 트레이닝, 크로스 트레이닝, 카디오 서킷 및 파트렉 트레이닝이 있다.

젖산역치 트레이닝 Lactate Threshold Training

젖산역치 트레이닝은 유산소성 운동 프로그램 세션 중에 무산소성 대사의 기여도에 변화를 주는 방법이다. 이 트레이닝 기술은 체력과 젖산내성의 향상을 위해 운동강도를 점증시킬 수 있는 건강한 사람들에게 사용 가능하다. 무산소성 또는 젖산역치는 젖산 생성이 젖산 제거율과 같아지는 시점이다. 이 상태는 양쪽 에너지 시스템(유산소성과 무산소성)을 모두 사용하지만 무산소성 시스템의 동원에 따른 젖산 생성 효과는 완충 기전(buffering)에 의하여 조절되어 운동 심박수가 항정 상태로 유지되면서 작업이 수행될 수 있게 하는 것이다. 그러나 운동 속도가 젖산역치를 넘어서 올라가면 무산소성 대사물질인 젖산을 상쇄시킬 수 있는 버퍼링 기전을 더 이상 지속할 수 없게 된다. 따라서 혈중 및 근육 내 젖산의 축적이 급격히 증가되면서 운동동작의 불편함과 환기량 및 자각도를 급격히 동반 상승시킨다. 이러한 결과는 결국 운동실행자에게 운동 속도를 늦추거나 운동을 중지하도록 압박하게 된다. 따라서 이것은 운동실행자가 최적의 심폐지구력 향상을 위해서 운동할 때, 운동 속도를 젖산역치 수준에 맞추거나 그 이하로 수행해야 한다는 것을 의미한다(20,24). 이러한 형태의 트레이닝을 '템포 트레이닝(tempo training)'이라고 부른다. 많은 지구성 운동선수들의 특정 트레이닝 날에는 항정 상태 템포 페이스와 이후 교차되는 젖산역치가 사용되고, 다른 날은 에너지 시스템의 높아진 요구를 이겨내기 위해 밀어붙여져 $\dot{V}O_2max$ 증강을 위한 인터벌이 사용될 것이다. 젖산 인터벌 운동은 일반적으로 운동강도와 운동자의 상태에 따라서 적어도 2~5분 사이이다. 이 운동방법은 운동강도에 적응된 사람들에 한해서만 사용되어야 한다(25).

크로스 트레이닝 Cross Training

앞에서 언급했듯이 크로스 트레이닝은 유산소성 능력의 향상을 위해 각기 다른 형태의 운동들을 활용하는 것이다. 어떤 경우에는 운동 형태가 운동 시간에 따라 달라질 수 있다. 또 다른 경우에는 다른 형태의 운동들이 같은 운동 안에 적용될 수도 있다. 따라서 이 트레이닝은 특정 근육이나 근육군의 과사용(overuse)과 지루함으로 인한 부상 위험의 감소와 건강 증진을 위한 각기 다른 근육군의 사용, 운동 시간 동안 지속적인 정신집중력을 높여 주는 장점들이 있다. 크로스 트레이닝은 특정 형태의 운동에서 효율성을 극대화하는 데 도움이 되도록 주기적으로 사용될 수 있다. 12주의 운동주기 동안, 세 가지의 다른 형태로 각각 4주씩 적용될 수도 있다. 가령 첫 4주에는 하지관절에 충격 없이 유산소성 능력을 향상시키기 위해 자전거 타기를 적용하고, 그 다음 4주간은 계단 오르기 운동을 한다. 그리고 마지막 4주에는 조깅을 적용할 수 있을 것이다. 이러한 방법은 특정의 운동 형태로 바뀌었을 때 특이적 적응을 일으키며 신경의 효율성을 촉진시킨다.

카디오 서킷 트레이닝 Cardio Circuit Training

카디오 서킷 트레이닝은 유산소성 컨디셔닝 형태인데, 운동 세션 중에 각기 다른 운동 형식으로 신체 전부를 활용하는 특징이 있다. 카디오 서킷 트레이닝은 간헐적인 저항성

카디오 서킷 트레이닝의 예

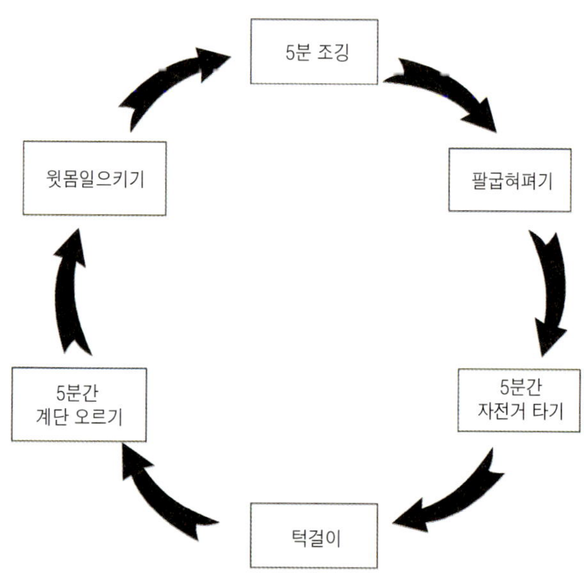

트레이닝 종목과 함께 지속적인 유산소성 운동을 병행하여 수행하는 것이다. 일반적인 예로 정해진 페이스로 조깅을 하다가 지정된 위치에 멈추어서 유연성 운동, 턱걸이, 팔굽혀펴기 등의 무산소성 운동 종목들을 실행하고 다음 지점까지 다시 일정한 페이스로 조깅을 하면서 코스를 순환하는 파 코스(par course)가 있다. 파 코스는 흔히 지역공원에 많이 설치되어 있다. 이러한 코스들은 헬스 센터에서 유산소성 운동을 하고 저항성 트레이닝으로 전환하는 것 같은 형태로 모방될 수도 있다. 대부분의 경우, 운동 종목은 각 신체 부위에 맞춰서 선택되고 순환 코스 과정은 1회 3분 정도 소요될 것이다. 카디오 서킷 트레이닝은 퍼스널 트레이닝 환경에 매우 적합한데, 이는 유산소성 기반의 운동 프로그램의 여러 가지 측면들을 부가시킬 수 있기 때문이다.

파트렉 트레이닝 Fartlek Training

파트렉은 '스피드 플레이(speed play)'라는 스웨덴 말이다. **파트렉 트레이닝**은 속도와 경사도를 주기적으로 조절하면서 일정한 페이스를 유지하는 인터벌 트레이닝의 형태이다. 기존의 인터벌 트레이닝과 가장 큰 차이는 지표면의 경사도에 따라 인터벌 구간 내에서의 주행속도와 거리에 변화를 주는 것이다. 파트렉 트레이닝은 일정한 주행 페이스 사이에 각기 다른 간격의 평평한 지면, 오르막 질주, 전력 질주, 내리막 질주 등의 구간을 이용한다. 이때 구간별 주행의 거리와 속도는 운동의 목표와 운동실행자의 개인 능력에 따라 결정된다.

유산소성 운동의 고려사항 Aerobic Training Considerations

유전적 요인 Genetics

통상적으로 유산소성 운동을 하면 최대산소섭취량이 약 10~30%까지 증가를 보이는데 평균적으로는 약 15%가 향상된다(5,6). 그 향상의 정도는 현재 트레이닝된 수준, 운동 내성, 운동 참여 정도, 유전적 특성에 달려 있다. 이런 요인들 중에 가장 큰 변수는 35%까지 차이를 보이는 유전적 요인이다(2,28). 이것은 특히 최대 심박출량과 산소 추출 능력의 적응 효과에 크게 영향을 미친다. 즉, 더 큰 1회 박출량(SV), 더 높은 Type I 근섬유와 미토콘드리아, 모세혈관 및 미오글로빈의 농도, 더 효율적인 신경계와 신진대사의 경로를 가진 사람들이 더 큰 향상을 나타낸다(52,73). 어떤 사람이 생리적으로 더욱 효율적인 유산소성 대사경로를 가지고 있으면 그로 인하여 트레이닝에 따른 최대의 향상을 보인다(52,74).

나이 Age

건강한 좌업생활자들의 경우 최대산소섭취량이 매년 약 1%씩 감소하는 것을 알 수 있다. 이러한 유산소성 능력의 손실은 비신체활동, 체중 증가, 나이와 관련한 근육량과 최대 심박수의 감소에 따른 것이다(4). 트레이닝을 하는 남자들의 경우는 매년 약 0.5%의 감소율을 보이지만, 트레이닝을 하는 여성들의 경우는 비활동적인 동년배들과 거의 비슷하게 감소한다(1,7,63). 높은 수준의 유산소성 능력을 어릴 때 얻어서 그 수준을 유지하기 위하여 지속적으로 운동한 사람들은 일생 동안 명백히 높은 수준을 유지할 것이며, 그로 인하여 인체의 기능성 저하가 조기에 나타나는 것을 늦출 수 있다. 과거에 좌업생활자였던 고령자가 유산소성 운동을 했을 경우에 젊은 사람들과 비교하여 비슷한 트레이닝 효과(10~20%)가 나타났다(72). 그러나 고령자들은 아주 낮은 수치로 시작하기 때문에 높은 수준의 유산소성 능력에 도달하기까지는 많은 어려움이 있다. 나이든 남성과 여성의 트레이닝 적응은 다르다. 남성은 모세혈관과 미토콘드리아의 밀도 증가로 인해 최대 심박출량과 산소 추출 능력이 모두 향상되었다. 그러나 유산소성 능력의 향상에 있어서 여성의 경우는 단지 산소 추출 능력만 증가하는 것으로 나타났다(33).

Key Terms

여유 심박수(HRR): 최대 심박수와 안정시 심박수 간의 차이(최대 심박수–안정시 심박수)

파트렉 트레이닝(fartlek training): 일정 속도로 주행 중에 속도와 경사도의 변화를 주기적으로 주는 인터벌 트레이닝의 형태

복사(radiation): 신체의 냉각 방법 중 하나로 신체의 열을 아주 가까이 위치한 더 차가운 고체를 통해 대기 중으로 발산하는 것

대류(convection): 신체의 냉각 방법 중의 하나로 신체의 열을 공기 중으로 전도시키는 것

전도(conduction): 더 차가운 물체의 접촉을 통하여 신체의 열을 이동시키는 것

증발(evaporation): 수분이 피부를 통과하여 냉각 효과를 일으키며 수증기로 전환되는 과정

환경적 요인들 Environmental Factors

우리 몸은 노출된 환경적 상황을 포함하여 외부 요인들에 영향을 받는다. 열(heat), 습도(humidity), 고도(altitude) 등은 신체활동을 할 때 신체에 잠재적인 부정적 영향을 끼친다. 열은 체온 조절 반응을 가중시키기 때문에 인체 내부 환경에 상당한 스트레스를 준다. 인체의 근조직들이 수축하면 열이 발생되는데 이러한 열은 인체 기관들의 온도가 위험 수준까지 올라가지 않도록 몸에서 방출된다. 인체는 **복사**(radiation), **대류**(convection), **전도**(conduction), **증발**(evaporation) 네 가지 방법을 통해 스스로 체온을 낮춘다. 복사는 신체로부터 나온 열이 아주 가까이 접근한 더 차가운 고체를 향해 공기를 통과하는 것이다. 이것은 태양으로부터 나온 열이 지구를 따뜻하게 하는 것과 같은 원리이다. 대류도 비슷한 방식으로 작용하지만 열이 공기 중으로 이동된다. 바람이 불면 열이 피부로부터 신체 위를 지나가는 공기 중으로 이동하게 된다. 전도는 신체와 접촉한 더 차가운 물체에게 열을 뺏기거나 심부 조직으로부터 피부로 열이 이동되는 것을 말한다. 차가운 물로 뛰어드는 것이 이 개념을 아주 잘 설명해 준다. 사실 물에서의 열손실은 똑같은 온도의 공기에서의 열손실보다 25배나 크다. 열을 식히는 마지막 방법은 신체가 과열되지 않도록 막아 주는 최선의 방어 수단으로 사용된다. 증발은 수분이 피부를 통해 냉각 효과를 일으키며 수증기로 전환되는 과정이다. 열손실은 호흡할 때의 수증기를 통해서도 발생한다. 이 네 가지 방법이 모두 잘 조화되어 일정하게 체온을 잘 유지해야 한다.

아주 더운 날씨에서 복사, 대류, 전도를 통한 체열의 손실은 효과적이지 못하거나 아예 작동할 수 없다. 이때는 증발만이 몸으로부터 열을 제거할 수 있는 유일한 기능적 방법으로 남게 된다. 그러면 인체는 세포외액을 증발시키기 위해 피부 쪽으로 이동시키기 시작한다. 이는 곧바로 혈액 속의 수분을 감소시켜 탈수증(dehydration)으로 이어진다. 그러므로 더운 환경에서의 운동은 혈장량을 감소시키면서 해야 하기 때문에 힘들어진다. 혈장의 감소는 심장의 활동을 어렵게 함으로써 동일 운동 속도에서도 운동이 상대적으로 더 힘들어지는 것이다.

이러한 문제는 열과 높은 습도가 결합될 때 즉, 고온다습한 경우에는 더 악화된다. 습도가 높으면 대기압과 수증기압이 피부의 그것과 동일해지기 때문에 증발 발생 과정이 현저하게 감소한다. 즉, 땀이 나더라도 공기 중으로 증발되지 못하게 된다. 이렇게 되면 인체는 체온을 낮추려고 땀을 더 흘리게 하여 더 많은 양의 수분을 손실시킨다. 그러므로 고온다습한 환경에서 운동을 하는 것은 열질환 발생과 체온조절 기능에 문제가 발생할 위험이 높으므로 삼가야 한다.

고도 Altitude

고도 또한 유산소성 활동에 영향을 준다. 고도가 높아질수록 산소 밀도는 낮아지는데 이것은 호흡 중에 추출될 수 있는 사용 가능한 산소의 양적 감소로 이어진다. 높은 고도에서 신체활동이 수행될 때 인체의 말초조직에까지 산소를 전달하기 위해서 더 많은 호흡과 심박수 증가를 유도하는 생리적 스트레스가 필수적이다. 고도가 높아질수록 산소분압은 계속해서

고도의 영향

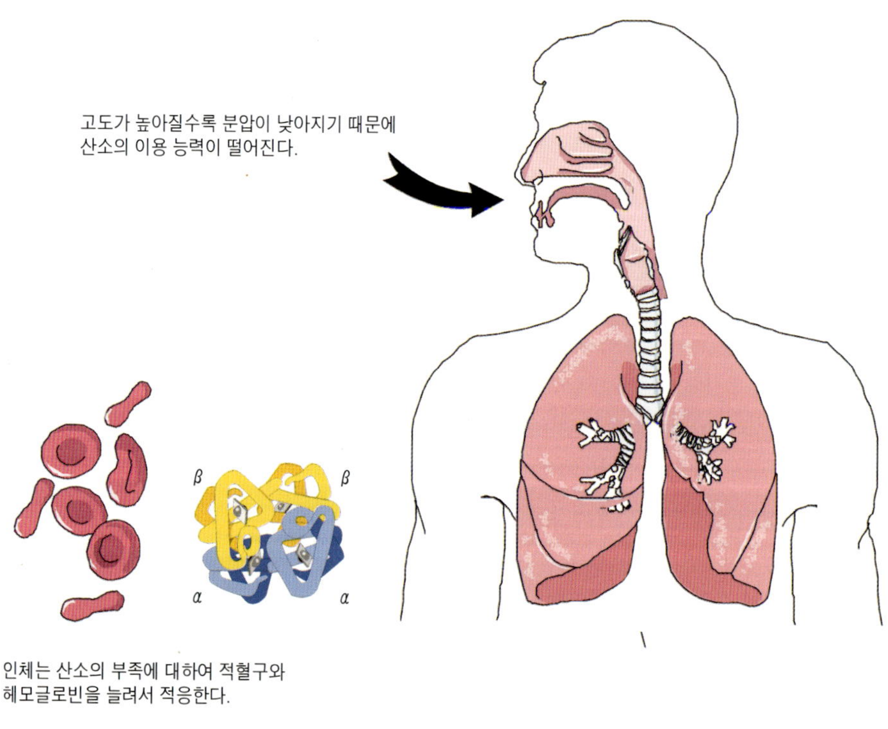

인체는 산소의 부족에 대하여 적혈구와 헤모글로빈을 늘려서 적응한다.

떨어지기 때문에 우리가 높이 올라갈수록 호흡을 포함한 모든 신체활동이 더 힘들어진다. 네팔에 있는 에베레스트처럼 아주 높은 고산지대를 등산하던 사람들 중에는 혈중 산소 농도가 치사 범위까지 떨어져서 결국 저산소증(hypoxia)으로 사망에 이르는 경우도 있다. 높은 고지대에서는 산소분압이 낮아지기 때문에 자연스럽게 산소 이용도도 감소한다. 인체는 적혈구와 헤모글로빈의 밀도를 증가시킴으로써 상대적인 산소의 부족에 적응하려고 한다.

이 같은 고도에 따른 취약점은 인체가 그 환경에 순응되었을 때는 장점으로 바뀐다. 고도에 대하여 수주간 느리게 적응되는 과정 중에서 생리적 적응 반응으로 헤모글로빈과 적혈구의 농도가 증가되는데, 이러한 변화는 해수면 위치로 돌아왔을 때 유산소성 기능에 유익할 수 있다(14,58). 그리하여 많은 운동선수들이 높은 고도에 생리적인 유익을 얻으려고 콜로라도와 같은 고지대에서 트레이닝을 한다. 그 후 운동선수들이 다시 낮은 고도의 경기장으로 돌아왔을 때 이산화탄소를 훨씬 더 잘 처리할 수 있게 되고 더 많은 적혈구를 보유함으로써 동맥의 산소 농도 수준이 상대적으로 더 높아지게 된다. 또한 근육의 모세혈관과 미토콘드리아의 농도도 증가되었기 때문에 이러한 모든 요인들이 유산소성 경기 능력을 더욱 향상시키게 되는 것이다(48).

열 순응 Acclimation to Heat

열 순응은 인체가 오랜 시간 동안 열에 노출되었을 때 발생한다. 계속되는 열 노출에 인체는 더 높은 열 저항력을 공급하는 생리적 조절기전이 발생한다. 땀을 유발하는 발한역치(sweat threshold)는 낮추고, 땀 생성률은 증가시키면서, 더 많은 증발이 이루어질 수 있도록 더 넓은 피부면에서 땀이 나도록 한다(3). 상대적으로 혈장량은 발한 효율성의 향상을 위해 그리고 땀 속의 나트륨 농도가 감소로 인해 증가된다. 심혈관계 또한 혈액순환을 높여서 더 많은 열이 피부로 이동할 수 있도록 피부의 혈액 분포량을 증가시킨다. 이러한 적응이 신체가 더욱 효과적으로 열을 제거하게 하며 더운 환경에서의 활동력을 강화시킨다.

성별 Gender

성인 남성과 여성의 최대산소섭취량은 약 15%의 차이가 난다. 성별 간의 생리적인 차이는 획득 가능한 최대 상한값 간의 차이가 있기 때문이다(34). 즉 여성은 비교적 작은 심장, 낮은 심박출량, 낮은 헤모글로빈 농도, 상대적으로 더 적은 근육량을 지니고 있다. 게다가 여성은 남성과 비교하여 더 높은 체지방률을 나타낸다(49). 동일한 운동강도에서 최대하 운동을 하는 경우 여성들은 성별에 따른 차이들을 보충하기 위하여 더 높은 심박수와 더 큰 심박출량을 발생시켜야 한다(67). 하지만 여성이 유산소성 운동을 통해 향상되는 지구성 능력은 남성과 유사하다(21).

회복 Recovery

회복 시간은 에너지대사 활동의 증가로 야기되는 세포 환경의 변화와 조직의 손상을 일으킬 수 있는 고강도 신체활동을 수행할 경우 반드시 고려해야 한다. 여유 심박수의 50~60% 수준으로 운동을 한 경우는 체내의 에너지대사 상태가 유의하게 떨어지지는 않는다. 즉, 혈중의 수소이온 축적은 아데노신삼인산(ATP)의 가수분해 발생이 느리게 일어나도 되고 지방대사에 더 크게 의존하고 있기 때문에 억제된다. 따라서 고에너지 인산염(ATP)의 재합성, 산소의 재보충, 기타 회복 작용들이 안정시보다 오히려 빠르게 일어난다. 젖산 농도가 증가하면 고강도 운동을 하는 동안 대부분의 저장된 근글리코겐과 고에너지 인산염(ATP)을 소모한 것으로 더 긴 정리운동을 통해서 회복기를 가져야 한다. 동적인 회복은 작용하고 있는 근섬유로 혈류를 증가시켜 주는데 특히, 유산소성 회복기 운동에 작용하고 있는 근육세포들로 젖산의 이동률을 높여서 결국 간으로 이동하는 혈중 젖산량을 증가시켜 간에서 글리코겐의 재합성률을 높여 준다.

근육 피로는 회복에 대한 또 다른 요인이다. 특정의 근육만을 사용하여 반복된 운동은 그 운동에 순응되지 않은 근조직에 미세한 외상(microtrauma)을 발생시킬 수 있다. 이것이 더 긴 회복기의 필요성을 요구하게 된다. 새로이 운동을 하는 사람들은 운동 초기에서부터 지속적으로 적용되는 진행 과정으로서 하루 운동하고 하루 휴식하는 방법이 도움이 된다. 유산소성 지구력을 키우려는 사람들은 흔히 6~7일간을 연속해서 운동하는 방식을 주로 사용하는데 이것은 근조직에 많은 스트레스를 부과하는 것이다. 근조직의 회복을 돕기 위하여 그들은 한 차례 운동 후 다음 운동으로 넘어갈 때 주행거리와 속도를 바꾸어 준다. 지구성 경기력을 높이려는 사람들의 경우 7~9일을 운동하고 다음 날 하루 종일 휴식을 취하는 것이 일반적이다. 만약 더 많은 날을 휴식 없이 훈련을 하는 경우는 크로스 트레이닝을 적용하면 역시 회복에 도움이 된다. 수영이나 자전거 타기처럼 체중 부담 없는 운동은 달리기를 대신해서 할 수 있다. 회복에 큰 기여를 하는 이런 활동들은 달릴 때보다 낮은 운동강도에서 수행해야 한다.

트레이닝 중단 Detraining

유산소성 운동을 완전히 중단하면 비교적 짧은 기간 안에 지구성 능력에 심각한 저하 현상이 나타난다. 무엇보다도 디트레이닝의 초기 몇 주 안에 혈장과 심박출량의 감소로 인해 심폐지구력이 감소한다(17,50,57). 지구성 운동을 3주 이상 멈추면 근육세포 내의 에너지 생산 소기관인 미토콘드리아의 대량 손실로 인해 산소 추출 능력이 감소된다(18). 단지 지구성 운동량만 줄인 경우는 비슷한 감소 현상들을 경험할 수 있지만 그 감소는 완만히 진행된다. 따라서 최대산소섭취량의 감소를 방지하기 위해서는 운동강도가 에너지 시스템에 과부하되도록 증가되어야 한다. 운동량을 6일에서 3일로 줄이는 경우 최대로 견딜 수 있는 단계까지 지구성 운동강도를 증가시킴으로써 상대적으로 감소 효과를 낮출 수 있다. 예를 들어, 여유 심박수의 70% 강도로 30분씩 주 4일 운동하던 것을 주 2일로 줄여야 한다면 운동강도를 여유 심박수의 80~85%까지 높여야 한다. 이것은 인터벌 트레이닝과 젖산역치 수준의 강도를 이용하면 된다. 심지어 운동강도가 오랜 기간 유지될 수 없다 하더라도 몸은 현재의 유산소성 능력을 유지하기 위해 어느 정도의 스트레스를 경험해야 한다.

과사용에 따른 일반적인 부상의 예방 Preventing Common Overuse Injuries

본래 어떠한 신체활동이라도 많아지면 부상의 위험 또한 높아진다. 유산소성 운동의 반복 특성상 과사용으로 인한 부상은 흔하게 발생한다. 이런 부상의 원인에는 다양한 요인이 있다. 문제의 원인이 되는 가장 흔한 변수에는 너무 과격한 스타팅 동작, 급격한 운동량 증가, 근육의 불균형과 관절가동범위의 부족, 부적절한 운동화 착용, 평평하지 않은 지면에서의 달리기 등이 있다. 유산소성 운동과 관련한 빈번한 부상에는 **연골연화증**(chondromalacia), **족저근막염**(plantar faciitis), **장경인대증후군**(IT band syndrome), 급성 요통 및 쉰 스프린트(shin splint)가 있다.

연골연화증 Chondromalacia

연골연화증은 격렬한 유산소성 활동과 연관된 일반적인 부상이다. 이것은 무릎관절의 연골에 손상이 있을 때 발생한다. 또한 외상, 과다 사용, 바르지 못한 관절 배열, 근육의 불균형 등에 의해서도 발생할 수 있다. 연골연화증은 슬개골이 대퇴부 아래쪽 끝에 마찰되면서 슬개골 밑에 있는 연골에 손상을 입힐 때 자주 발생한다. 손상 정도는 관절 표면의 미미한 손상부터 뼈까지 노출시키는 연골 표면의 완전한 마모까지 다양하다. 연골연화증은 또한 둔기에 의한 외상으로도 발생할 수 있는데 그때 관절연골의 작은 조각 또는 뼈의 일부까지 포함된 큰 조각이 파손되어 떨어져 나온다. 이러한 상해는 대개 침습적인 수술이 요구된다.

연골연화증에는 대퇴내측광근과 무릎관절을 연결하고 있는 주변 연조직들을 강화시키는 닫힌 사슬(closed-chain)운동이 처방될 수 있다. 무릎을 90° 이상 구부리지 않는 비충

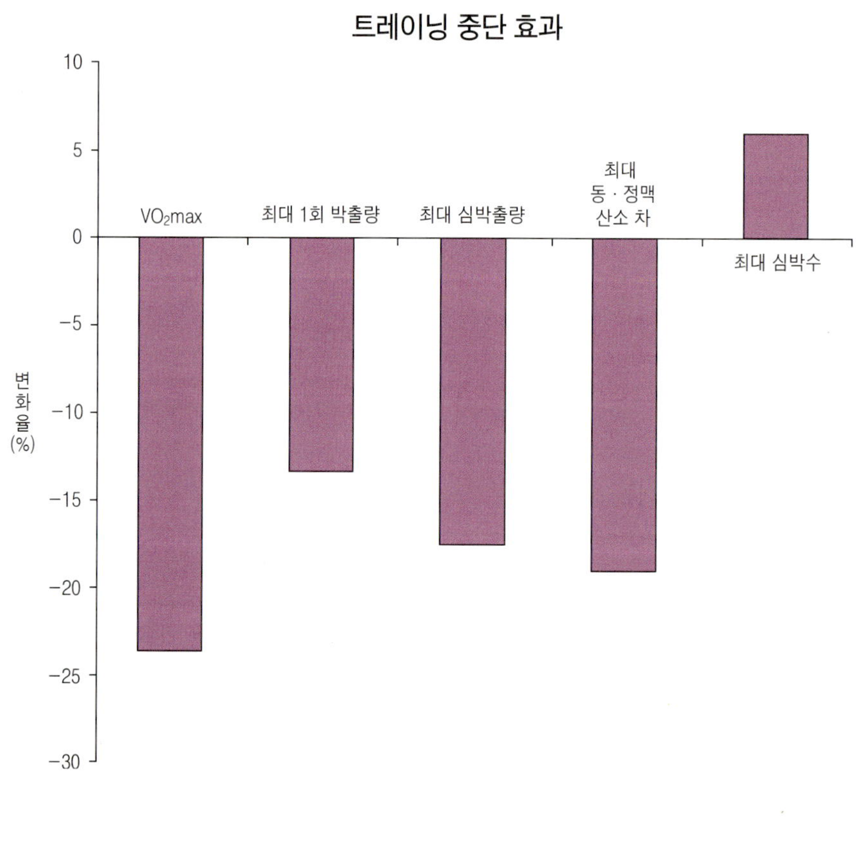

격성 유산소성 운동은 컨디셔닝을 위해 허용될 수 있다. 치료 형식에는 휴식, 항염증약 투약, 얼음치료 등이 있다. 이런 치료들로 호전되지 않으면 아마도 관절경 수술이 관절의 연골 표면을 매끄럽게 하고 염증을 유발하는 연골 조각들을 제거하는 데 사용될 것이다.

족저근막염 Plantar Fasciitis

족저근막염은 유산소성 운동으로 비롯된 가장 흔한 뒤꿈치 통증의 한 원인이다. 발바닥의 납작한 인대가 종골(calcaneous bone)과 발가락을 연결시키는데 이것을 족저근막이라고 한다. 이 근막은 발의 아치(족궁)를 지지해 준다. 이 근막 조직이 팽팽하게 강직되면 족저근막이 부어오르고 염증을 일으키는데 체중이 뒤꿈치나 발바닥에 가해지면 통증을 유발한다. 조직의 손상에 대한 정확한 원인은 알려지지 않았지만 정상 보행 중 족저근막이 힐 터치될 때 늘어나면서 반복적으로 미세하게 찢어지기 때문일 것으로 본다. 족저근막염은 강직된 아킬레스건, 갑작스럽게 늘어난 운동의 반복 횟수 또는 부적절한 족궁의 지탱에 의해서도 발생할 수 있다. 족저근막염의 치료법은 근막 스트레칭, 테니스공이나 그와 비슷한 기구를 이용한 근막 이완운동, 항염증약 투약, 마사지, 발에 부목 대기, 족궁 보조, 휴식 등이 있다.

장경인대증후군 Iliotibial Band Syndrome

장경인대증후군(iliotibial band syndrome; ITBS)은 달리기 선수에게 흔히 발생하는데 모든 달리기 관련 부상 중에서 약 10% 이상을 차지한다. 손상은 허벅지 바깥쪽을 따라 엉덩이 윗부분과 무릎의 바깥쪽을 연결하는 인대에서 발생한다. 장경인대조직은 울퉁불퉁한 지면에서 달리기, 요방형근의 강직, 또한 준비운동 부족 및 지나치게 빠른 주행거리의 증가 등으로 인하여 염증이 발생할 수 있다.

이 장경인대증후군은 장경인대 스트레칭, 근막 이완치료법, 얼음치료 및 열치료 등을 통해 약 몇 주 안에 호전될 수 있다. 또한 문제가 일어날 수 있는 첫 단계에서 예방하는 것이 중요하다. 치료는 통증이 가라앉더라도 6주까지는 지속하는 것이 좋다.

요통 Low Back Pain

유산소성 운동은 몇몇 참가자들에게 요통(low back pain; LBP)을 유발할 수도 있다. 근육의 불균형, 유연성의 부족, 생체역학적으로 문제가 있는 동작과 자세 등은 일반적인 상태 악화나 앞에서 언급한 것들과 조합되어 요통 발생의 원인이 되고 있다. 새로 운동을 접하는 사람들은 이전에 해본 적이 없는 장시간의 운동을 시도할 때 급성 요통을 겪기 쉽다. 즉, 이것은 등쪽의 척추기립근육들이 지속되는 운동 중의 적절한 자세를 유지하는 데서 오는 긴장에 대비한 능력이 부족하기 때문이다. 또한 걷거나 뛸 때 자세의 편위성이 문제 발생의 원인이 되기도 한다.

대부분의 경우, 급성요통은 원인이 다른 요통을 위한 전통적인 치료법과 비슷하게 치료된다. 즉, 강직된 등과 엉덩이 부위 근육의 스트레칭과 복부와 그 주변 관련 근육의 근력 강화, 열치료 등이 상태를 호전시킬 수 있다. 만일 똑바로 선 자세로 하는 운동이 요통의 요인이 된다면 자전거 타기나 수영으로 바꾸는 것이 요통 증상을 완화시켜 줄지도 모른다.

쉰 스프린트 Shin Splints

쉰 스프린트 또는 경골내측 스트레스 증후군(medial tibia stress syndrome)은 경골의 내측 가운데 또는 아래쪽 부위의 통증과 과민한 상태를 통틀어서 이르는 말이다. 주로 과다한 운동이 원인인 이 증상은 전경골근과 외측전경골근 부위의 염증으로 이어진다. 쉰 스프린트는 여러 가지 요인에 의해서 발생할 수 있다. 갑작스런 운동량의 증가, 평평하지 않은 지면에서의 달리기, 부적절한 운동화 착용, 무리한 운동 등이 요인이 된다. 통증이 느껴지는 정확한 위치도 역시 경골의 내측 가운데와 측면 사이에서 다양할 것이다. 경골 내측의 스프린트는 통상적으로 과도한 내전운동(pronation)이나 평발(flat feet), 반복적으로 충격을 주는 신체활동들이 원인이다.

Key Terms

연골연화증(chondromalacia): 관절연골의 비정상적인 퇴화(특히 무릎). 일반적으로 격렬한 유산소성 활동과 관련됨

장경인대증후군(IT band syndrome): 과대 운동으로 인한 손상으로 일반적으로 달리기와 관련됨. 허벅지 바깥쪽을 따라 계속되는 장경인대 영역의 염증으로 인해 따끔따끔함

쉰 스프린트(shin splints): 경골스트레스증후군으로도 알려진 이것은 일반적으로 무리한 운동과 연관되고, 경골 중간 내측에서의 통증이나 과민성이 특징

쉰 스프린트는 휴식, 마사지, 얼음치료, 스트레칭과 근력 강화 등으로 약 치료한다. 하퇴의 스트레칭과 근력 강화는 근육의 불균형과 강직에서 유발되는 발생률을 줄이는 데 도움이 된다. 얼음치료와 준비운동을 길게 하는 것도 마찬가지로 효과적이다. 운동화 착용과 지면 역시 쉰 스프린트가 발생 가능한 요인으로 검토되어야 한다. 만약 증상이 계속 지속된다면 피로골절이 발생했는지 검사해야 한다.

References

1. American College of Sports Medicine Position Stand. Exercise and physical activity for older adults. *Med Sci Sports Exerc* 30: 992-1008, 1998.
2. **An P, Perusse L, Rankinen T, Borecki IB, Gagnon J, Leon AS, Skinner JS, Wilmore JH, Bouchard C and Rao DC**. Familial aggregation of exercise heart rate and blood pressure in response to 20 weeks of endurance training: the HERITAGE family study. *Int J Sports Med* 24: 57-62, 2003.
3. **Armstrong LE and Maresh CM**. Effects of training, environment, and host factors on the sweating response to exercise. *Int J Sports Med* 19 Suppl 2: S103-S105, 1998.
4. **Atomi Y and Miyashita M**. Effect of training intensity in adult females. *Eur J Appl Physiol Occup Physiol* 44: 109-116, 1980.
5. **Blumenthal JA, Emery CF, Madden DJ, George LK, Coleman RE, Riddle MW, McKee DC, Reasoner J and Williams RS**. Cardiovascular and behavioral effects of aerobic exercise training in healthy older men and women. *J Gerontol* 44: M147-M157, 1989.
6. **Blumenthal JA, Matthews K, Fredrikson M, Rifai N, Schniebolk S, German D, Steege J and Rodin J**. Effects of exercise training on cardiovascular function and plasma lipid, lipoprotein, and apolipoprotein concentrations in premenopausal and postmenopausal women. *Arterioscler Thromb* 11: 912-917, 1991.
7. **Bortz WM and Bortz WM**. How fast do we age? Exercise performance over time as a biomarker. *J Gerontol A Biol Sci Med Sci* 51: M223-M225, 1996.
8. **Braun LT**. Exercise physiology and cardiovascular fitness. *Nurs Clin North Am* 26: 135-147, 1991.
9. **Braun LT**. Exercise physiology and cardiovascular fitness. *Nurs Clin North Am* 26: 135-147, 1991.
10. **Braun LT**. Exercise physiology and cardiovascular fitness. *Nurs Clin North Am* 26: 135-147, 1991.
11. **Braun LT**. Exercise physiology and cardiovascular fitness. *Nurs Clin North Am* 26: 135-147, 1991.
12. **Brooks AG, Withers RT, Gore CJ, Vogler AJ, Plummer J and Cormack J**. Measurement and prediction of METs during household activities in 35- to 45-year-old females. *Eur J Appl Physiol* 91: 638-648, 2004.
13. **Buckley JP, Sim J, Eston RG, Hession R and Fox R**. Reliability and validity of measures taken during the Chester step test to predict aerobic power and to prescribe aerobic exercise. *Br J Sports Med* 38: 197-205, 2004.
14. **Burtscher M, Nachbauer W, Baumgartl P and Philadelphy M**. Benefits of training at moderate altitude versus sea level training in amateur runners. *Eur J Appl Physiol Occup Physiol* 74: 558-563, 1996.
15. **Chen MJ, Fan X and Moe ST**. Criterion-related validity of the Borg ratings of perceived exertion scale in healthy individuals: a meta-analysis. *J Sports Sci* 20: 873-899, 2002.
16. **Cox MH**. Exercise training programs and cardiorespiratory adaptation. *Clin Sports Med* 10: 19-32, 1991.
17. **Coyle EF, Hemmert MK and Coggan AR**. Effects of detraining on cardiovascular responses to exercise: role of blood volume. *J Appl Physiol*60: 95-99, 1986.
18. **Coyle EF, Martin WH, III, Bloomfield SA, Lowry OH and Holloszy JO**. Effects of detraining on responses to submaximal exercise. *J Appl Physiol* 59: 853-859, 1985.
19. **Davis JA and Convertino VA**. A comparison of heart rate methods for predicting endurance training intensity. *Med Sci Sports*7: 295-298, 1975.
20. **Denis C, Dormois D, Castells J, Bonnefoy R, Padilla S, Geyssant A and Lacour JR**. Comparison of incremental and steady state tests of endurance training. *Eur J Appl Physiol Occup Physiol* 57: 474-481, 1988.
21. **Deschenes MR, Hillard MN, Wilson JA, Dubina MI and Eason MK**. Effects of gender on physiological responses during submaximal exercise and recovery. *Med Sci Sports Exerc* 38: 1304-1310, 2006.
22. **Duncan GE, Sydeman SJ, Perri MG, Limacher MC and Martin AD**. Can sedentary adults accurately recall the intensity of their physical activity? *Prev Med* 33: 18-26, 2001.
23. **Escolar Castellon JL, Perez Romero de la Cruz**

and Corrales MR. [Physical activity and disease]. *An Med Interna* 20: 427-433, 2003.

24. **Faria EW, Parker DL and Faria IE**. The science of cycling: physiology and training - part 1. *Sports Med* 35: 285-312, 2005.

25. **Faria EW, Parker DL and Faria IE**. The science of cycling: physiology and training - part 1. *Sports Med* 35: 285-312, 2005.

26. **Friedlander AL, Jacobs KA, Fattor JA, Horning MA, Hagobian TA, Bauer TA, Wolfel EE and Brooks GA**. Contributions of working muscle to whole body lipid metabolism are altered by exercise intensity and training. *Am J Physiol Endocrinol Metab* 292: E107-E116, 2007.

27. **Gal DL, Santos AC and Barros H**. Leisure-time versus full-day energy expenditure: a cross-sectional study of sedentarism in a Portuguese urban population. *BMC Public Health* 5: 16, 2005.

28. **Gaskill SE, Rice T, Bouchard C, Gagnon J, Rao DC, Skinner JS, Wilmore JH and Leon AS**. Familial resemblance in ventilatory threshold: the HERITAGE Family Study. *Med Sci Sports Exerc*33: 1832-1840, 2001.

29. **Glass SC and Stanton DR**. Self-selected resistance training intensity in novice weightlifters. *J Strength Cond Res*18: 324-327, 2004.

30. **Goldberg L, Elliot DL and Kuehl KS**. Assessment of exercise intensity formulas by use of ventilatory threshold. *Chest* 94: 95-98, 1988.

31. **Gordon NF, Scott CB, Wilkinson WJ, Duncan JJ and Blair SN**. Exercise and mild essential hypertension. Recommendations for adults. *Sports Med* 10: 390-404, 1990.

32. **Gordon NF, Scott CB, Wilkinson WJ, Duncan JJ and Blair SN**. Exercise and mild essential hypertension. Recommendations for adults. *Sports Med* 10: 390-404, 1990.

33. **Hagberg JM, Goldberg AP, Lakatta L, O'Connor FC, Becker LC, Lakatta EG and Fleg JL**. Expanded blood volumes contribute to the increased cardiovascular performance of endurance-trained older men. *J Appl Physiol* 85: 484-489, 1998.

34. **Harms CA**. Does gender affect pulmonary function and exercise capacity? *Respir Physiol Neurobiol* 151: 124-131, 2006.

35. **Irving BA, Rutkowski J, Brock DW, Davis CK, Barrett EJ, Gaesser GA and Weltman A**. Comparison of Borg- and OMNI-RPE as markers of the blood lactate response to exercise. *Med Sci Sports Exerc* 38: 1348-1352, 2006.

36. **Irving BA, Rutkowski J, Brock DW, Davis CK, Barrett EJ, Gaesser GA and Weltman A**. Comparison of Borg- and OMNI-RPE as markers of the blood lactate response to exercise. *Med Sci Sports Exerc* 38: 1348-1352, 2006.

37. **Jones BH, Cowan DN and Knapik JJ**. Exercise, training and injuries. *Sports Med* 18: 202-214, 1994.

38. **Katch V, Weltman A, Sady S and Freedson P**. Validity of the relative percent concept for equating training intensity. *Eur J Appl Physiol Occup Physiol* 39: 219-227, 1978.

39. **Kemi OJ, Haram PM, Loennechen JP, Osnes JB, Skomedal T, Wisloff U and Ellingsen O**. Moderate vs. high exercise intensity: differential effects on aerobic fitness, cardiomyocyte contractility, and endothelial function. *Cardiovasc Res* 67: 161-172, 2005.

40. **Kemi OJ, Haram PM, Loennechen JP, Osnes JB, Skomedal T, Wisloff U and Ellingsen O**. Moderate vs. high exercise intensity: differential effects on aerobic fitness, cardiomyocyte contractility, and endothelial function. *Cardiovasc Res* 67: 161-172, 2005.

41. **Knechtle B, Muller G and Knecht H**. Optimal exercise intensities for fat metabolism in handbike cycling and cycling. *Spinal Cord*42: 564-572, 2004.

42. **Kohut ML, McCann DA, Russell DW, Konopka DN, Cunnick JE, Franke WD, Castillo MC, Reighard AE and Vanderah E**. Aerobic exercise, but not flexibility/resistance exercise, reduces serum IL-18, CRP, and IL-6 independent of beta-blockers, BMI, and psychosocial factors in older adults. *Brain Behav Immun* 20: 201-209, 2006.

43. **Kuo CC, Fattor JA, Henderson GC and Brooks GA**. Lipid oxidation in fit young adults during postexercise recovery. *J Appl Physiol* 99: 349-356, 2005.

44. **Lacour JR**. [Lipid metabolism and exercise]. *Rev Prat* 51: S36-S41, 2001.

45. **Laforgia J, Withers RT, Shipp NJ and Gore CJ**. Comparison of energy expenditure elevations after submaximal and supramaximal running. *J Appl Physiol*82: 661-666, 1997.

46. **Leaf DA and Reuben DB**. "Lifestyle" interventions for promoting physical activity: a kilocalorie expenditure-based home feasibility study. *Am J Med Sci* 312: 68-75, 1996.

47. **Lee IM, Sesso HD, Oguma Y and Paffenbarger RS, Jr.**Relative intensity of physical activity and risk

of coronary heart disease. *Circulation*107: 1110-1116, 2003.

48. **Levine BD and Stray-Gundersen J**. A practical approach to altitude training: where to live and train for optimal performance enhancement. *Int J Sports Med* 13 Suppl 1: S209-S212, 1992.

49. **Lewis DA, Kamon E and Hodgson JL**. Physiological differences between genders. Implications for sports conditioning. *Sports Med*3: 357-369, 1986.

50. **Madsen K, Pedersen PK, Djurhuus MS and Klitgaard NA**. Effects of detraining on endurance capacity and metabolic changes during prolonged exhaustive exercise. *J Appl Physiol* 75: 1444-1451, 1993.

51. **Malek MH, Housh TJ, Berger DE, Coburn JW and Beck TW**. A new non-exercise-based $\dot{V}O_2max$ prediction equation for aerobically trained men. *J Strength Cond Res*19: 559-565, 2005.

52. **Maughan RJ**. The limits of human athletic performance. *Ann Transplant* 10: 52-54, 2005.

53. **McManus AM, Cheng CH, Leung MP, Yung TC and Macfarlane DJ**. Improving aerobic power in primary school boys: a comparison of continuous and interval training. *Int J Sports Med* 26: 781-786, 2005.

54. **Narita K, Sakamoto S, Mizushige K, Senda S and Matsuo H**.[Development and evaluation of a new target heart rate formula for the adequate exercise training level in healthy subjects]. *J Cardiol* 33: 265-272, 1999.

55. **Persinger R, Foster C, Gibson M, Fater DC and Porcari JP**. Consistency of the talk test for exercise prescription. *Med Sci Sports Exerc* 36: 1632-1636, 2004.

56. **Persinger R, Foster C, Gibson M, Fater DC and Porcari JP**. Consistency of the talk test for exercise prescription. *Med Sci Sports Exerc* 36: 1632-1636, 2004.

57. **Petibois C and Deleris G**. Effects of short- and long-term detraining on the metabolic response to endurance exercise. *Int J Sports Med* 24: 320-325, 2003.

58. **Rusko HK, Tikkanen HO and Peltonen JE**. Altitude and endurance training. *J Sports Sci* 22: 928-944, 2004.

59. **Scharff-Olson M, Williford HN and Smith FH**. The heart rate $\dot{V}O_2$ relationship of aerobic dance: a comparison of target heart rate methods. *J Sports Med Phys Fitness* 32: 372-377, 1992.

60. **Smekal G, Pokan R, Baron R, Tschan H and Bachl N**. [Amount and intensity of physical exercise in primary prevention]. *Wien Med Wochenschr* 151: 7-12, 2001.

61. **Swain DP and Franklin BA**. VO(2) reserve and the minimal intensity for improving cardiorespiratory fitness. *Med Sci Sports Exerc*34: 152-157, 2002.

62. **Sykes K, Choo LL and Cotterrell M**. Accumulating aerobic exercise for effective weight control. *J R Soc Health* 124: 24-28, 2004.

63. **Tanaka H, Desouza CA, Jones PP, Stevenson ET, Davy KP and Seals DR**. Greater rate of decline in maximal aerobic capacity with age in physically active vs. sedentary healthy women. *J Appl Physiol* 83: 1947-1953, 1997.

64. **Walther M, Reuter I, Leonhard T and Engelhardt M**. [Injuries and response to overload stress in running as a sport]. *Orthopade* 34: 399-404, 2005.

65. **Wenger HA and Bell GJ**. The interactions of intensity, frequency and duration of exercise training in altering cardiorespiratory fitness. *Sports Med* 3: 346-356, 1986.

66. **Wenger HA and Bell GJ**. The interactions of intensity, frequency and duration of exercise training in altering cardiorespiratory fitness. *Sports Med* 3: 346-356, 1986.

67. **Wiebe CG, Gledhill N, Warburton DE, Jamnik VK and Ferguson S**. Exercise cardiac function in endurance-trained males versus females. *Clin J Sport Med*8: 272-279, 1998.

68. **Yoshioka M, Doucet E, St Pierre S, Almeras N, Richard D, Labrie A, Despres JP, Bouchard C and Tremblay A**. Impact of high-intensity exercise on energy expenditure, lipid oxidation and body fatness. *Int J Obes Relat Metab Disord* 25: 332-339, 2001.

69. **Yoshioka M, Doucet E, St Pierre S, Almeras N, Richard D, Labrie A, Despres JP, Bouchard C and Tremblay A**. Impact of high-intensity exercise on energy expenditure, lipid oxidation and body fatness. *Int J Obes Relat Metab Disord* 25: 332-339, 2001.

70. **Yoshioka M, Doucet E, St Pierre S, Almeras N, Richard D, Labrie A, Despres JP, Bouchard C and Tremblay A**. Impact of high-intensity exercise on energy expenditure, lipid oxidation and body fatness. *Int J Obes Relat Metab Disord* 25: 332-339, 2001.

71. **Yoshioka M, Doucet E, St Pierre S, Almeras N, Richard D, Labrie A, Despres JP, Bouchard C and Tremblay A**. Impact of high-intensity exercise

on energy expenditure, lipid oxidation and body fatness. *Int J Obes Relat Metab Disord* 25: 332-339, 2001.

72. **Young A**. Exercise physiology in geriatric practice. *Acta Med Scand Suppl* 711: 227-232, 1986.

73. **Zhang CF, Wang L, Zhang T and Jin F**. [Human genetics of physical performance]. *Yi Chuan Xue Bao* 31: 317-324, 2004.

74. **Zhang T, Zhang CF, Jin F and Wang L**. [Association between genetic factor and physical performance.]. *Yi Chuan* 26: 219-226, 2004.

제 18 장

무산소성 운동

Anaerobic Training

- 저항성 트레이닝의 역할
- 저항성 트레이닝과 EPOC
- 저항성 트레이닝과 골밀도
- 저항성 트레이닝과 에너지 경로
- 욕구분석
- 트레이닝 시스템
- 트레이닝 지침사항
- 운동 고려사항
- 흔한 부상

서론 Introduction

무산소성 운동(anaerobic exercise)은 운동을 수행하고 있는 근육의 산소 요구량을 충족시켜 줄 수 없는 신체활동들을 말한다. 그 결과, 근섬유들은 글리코겐이나 ATP, PC와 같은 저장된 에너지 물질들로부터 근수축을 위한 에너지를 얻어야 한다. 이것은 근육이 근수축을 위해 구연산회로(TCA)를 통하여 지속적으로 ATP를 생성시키는 유산소성 운동과 다른 것이다. 이 두 에너지 시스템 간의 차이점은 운동강도에 있다. 무산소성 운동은 유산소성 운동보다 더 많은 양의 근력(더 큰 강도)을 발휘한다. 이러한 이유로 더 강한 저항과 수축 속도가 근 파워와 근력의 적응을 촉진시키기 위해 요구된다. 비록 유산소성 운동이 건강상 많은 장점을 제공하지만 무산소성 운동은 유산소성 운동만으로는 얻을 수 없는 체력 향상과 적응을 위해 필요하다.

무산소성 에너지 시스템을 이용하는 트레이닝은 저항력을 통해서 신체를 자극한다. 저항은 유산소성 시스템의 에너지 생산 능력을 초과하는 일을 수행하기 위하여 신체가 극복해야만 하는 어떤 힘일 것이다. 중력과 덤벨, 저항 기구, 메디신볼들은 모두 움직임의 에너지 수요를 증가시키는 저항의 일반적인 예들이다. 신체 움직임 또는 가속 방식에서 일반적 움직임을 수행하기 위해 저항을 극복해야 할 때 힘을 생산하기 위해 이용되는 시스템은 장애 또는 스트레스이다. 이런 스트레스가 반복적으로 적절하게 적용될 때 신체는 그 특정의 요구에 적응한다. 이런 적응은 다양한 조건의 스트레스에서 효율적인 운동 수행을 위한 신체적인 능력을 향상시킨다. 저항성 트레이닝의 장점은 보편적이며 모든 연령층의 운동 실행자들은 일상적으로 참여하도록 권장되어야 한다.

근력, 파워 및 근지구력은 모두 근신경계의 힘 발휘 능력과 관련된다. 그러므로 근육조직에 저항 스트레스가 주어지는 활동들은 근육에 적응을 자극시키는데, 그것은 스트레스 형태에 따라 근신경계의 효율성을 향상시킨다. 운동 프로그램들은 이러한 각각의 구성 요소들에 초점을 둔 신체활동들을 포함해야 하는데 일상 업무를 수행하고 신체적인 활동을 돕기 위해 근 파워와 근력 및 근지구력의 적절한 수준이 필요하기 때문이다. 이러한 근력 구성 요소들의 부적절한 수준은 신체활동의 부족과 함께 나이와 관련된 감소에 기인할 수 있다.

저항성 트레이닝의 장점

- 근력, 파워 및 근지구력의 증가
- 근육량의 유지 및 증가
- 신진대사량 증가
- 골밀도 증가
- 운동 능력 향상
- 움직임 효율성 향상
- 신체 구성의 향상
- 인슐린 민감도 향상
- 운동 가동범위 향상
- 삶의 질과 기능 향상

저항성 트레이닝의 역할 Role of Resistance Training

근육량의 손실 또는 근위축(muscle atrophy)은 근력과 무산소성 파워의 감소와 연관이 된다. 앞에서 언급했듯이 이러한 신체적 특성들은 적절한 인체기능 수행에 필수적이다. 미국 노인들의 근골격량의 손실은 특히 노인 여성들에게 있어서 기능적인 손상이나 장애와 매우 유의하게 관련이 있는 가장 일반적인 현상이다. 사실상 근육량 감소는 좌업생활자의 경우 25세 정도의 이른 나이에서부터 일어날 수 있다(102). 근감소증(sarcopenia)은 근육량의 손실로 특징되는 나이와 관련된 질환이라고 앞에서 논의하였다. 이것은 기능적 능력을 저하시키고 결국 독립생활을 일찍 어렵게 만든다(6). 이러한 관찰을 통하여 근감소증은 노인들에 있어 주요 사항이며 가역적인 유병률과 사망률의 원인일 수 있다는 견해를 강력히 지지한다.

저항성 트레이닝은 근감소증의 발병을 예방하는 데 중요한 작용을 할 수 있다(4). 만약 적절히 적용된다면 저항성 트레이닝은 근육량을 유지하거나 증가시키는 데 이용될 수 있다. 선행의 문헌들에 따르면 근력, 평형성, 민첩성, 점프 트레이닝(특히 이러한 것들을 병행하면)은 노인들의 기능적 능력 감소를 막아 주는 것으로 나타났다(5,25). 또한 운동이 뼈가 약해져 부러지기 쉬워지는 것을 막는 데 중요한 역할을 할 수 있다고 언급하며, 체중이 부하되는 경골의 구조에 운동의 효과가 긍정적으로 나타났음을 입증하였다(3,60). 이 연구들은 특히 하지에 있어서 근력의 적절한 유지가 적절한 신체 균형을 유지하는 데 결정적이라는 것을 강조하며 그 또한 동적 평형성은 표준화된 삶의 질을 평가하는 데 독립적인 예측 척도라고 시사하였다.

기능적 능력의 감소와 함께 낙상의 두려움은 노인들에서 일반적인 것이며, 이동성 감소와 삶의 질 손실에 대한 독립적인 위험 요인이다(118). 신체적인 자신감의 부족은 낙상에 대한 두려움으로 신체활동을 위축시키기 때문에 아주 기능이 좋은 노인들까지도 신체적이고 건강과 관련된 활동을 기피하고 부족하게 만들어 심각한 문제가 된다. 근력과 건강 상태의 두드러진 감퇴가 독립적이고 건강한 노인들 사이에서도 발견되는데 낙상 공포증이 건강한 노인들에게 잠재적인 위험 요소로서의 심리적 부담을 준다는 심각성을 분명히 나타내었다(11). 근력운동을 하는 사람들은 자신의 신체적인 능력에 대하여 더 큰 자신감을 스스로 보고하였는데, 그것은 아마도 고령자가 신체활동에 참여하는 데 미칠 수 있는 심리적 영향을 상쇄시킬지도 모른다(66).

저항성 트레이닝과 운동 후 초과 산소 섭취 Resistance Training & EPOC

저항성 트레이닝은 근력을 향상시키고 근육량을 증가시키는 것으로 알려져 왔다. 근육량의 증가는 비례적으로 신진대사를 증가시킨다. 1파운드의 근육량이 증가하면 일일 안정시 대사량(RMR) 11~15kcal를 추가적으로 소비시킨다(49). 이러한 가치는 근조직이 활동적인 스트레스를 받을 때 전신의 산소 이용력 증가에 기여하면서 더 유의해진다. 추가된 근육량은 신체로 하여금 움직일 때마다 더 많은 일을 하도록 요구하며 일일 에너지 소비량을 더욱 증가시킨다. 저항성 트레이닝은 운동 후 초과 산소섭취량(excess post-exercise oxygen consumption; EPOC)과 관련이 있기 때문에 추가적인 장점을 제공한다(94). 산소섭취량($\dot{V}O_2$)과 운동 시간이 조합된 서킷 저항성 트레이닝은 EPOC 초기의 더 큰 에너지 대사와 관련이 있다(9). 총 2시간의 EPOC는 안정시 대사보다 18.6%의 상승을 보였다(8). 이러한 결과가 더 의미 있는 것은 호흡 교환율 또는 **호흡상**(respiratory quotient; RQ)이 0.85에서 0.75로 낮아졌는데, 이것은 안정시 대사율의 호흡상과 비교할 때, 서킷 저항성 트레이닝 후에 지방에너지 대사율이 더 높아졌기 때문이다. 저항성 트레이닝이 인체에 주는 효과는 수많은 연구에서 입증되어 왔다. 비록 운동 기간도 하나의 요인이겠지만 고강도 무산소성 트레이닝은 EPOC에 영향을 미치는 가장 확실한 요인이다(7). 이러한 결과로부터 고강도 저항성 트레이닝의 일상적인 참여가 평균적인 안정시 대사량(RMR)의 값에 주목할 만한 긍정적인 영향을 미친다는 것을 알 수 있다.

저항성 트레이닝과 골밀도 Resistance Training & Bone Density

본 장의 앞부분에서 이미 나이에 따른 골질량의 감소를 예방하는 데 있어서 체중부하와 저항성 트레이닝의 중요성을 강조하였다. 골질량과 뼈에 붙어 있는 근육의 근력 간의 확실한 상관이 보고되었다(104,109). 골질량의 손실은 어느 연령대에서나 일어날 수 있지만 30대 초반부터 거의 일정하게 감소를 나타내는데, 골질량의 심각한 감소는 노년기에 일어난다(59,116). 전체적인 근력의 향상을 목표로 하는 저항성 트

골다공증으로 인한 점진적인 척수 변형

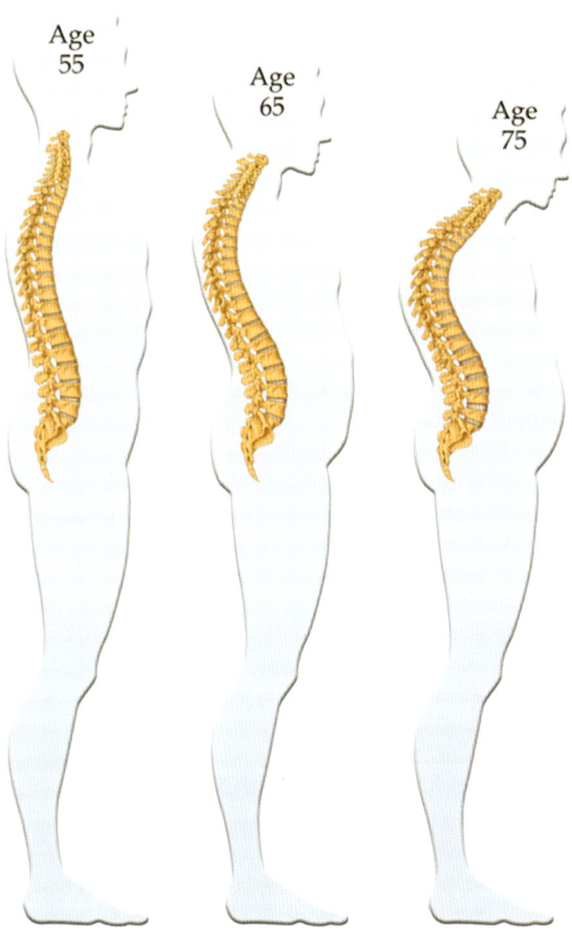

뼈의 손상은 어느 연령에서나 일어날 수 있지만 골질량 감소에 있어 가장 심각한 손실이 노년에 일어나기 때문에 30세 이후의 성인에서 상당히 진행되고 있다.

레이닝은 조기에 골량 감소의 위험과 골감소증(osteopenia) 및 골다공증(osteoporosis) 진행의 위험성을 감소시키는데 상당히 긍정적인 영향을 줄 수 있다. 이러한 향상 효과는 연령에 제한받지는 않는다. 사춘기 전의 어린이, 사춘기 청소년과 성인 모두 체중부하(weight-bearing)운동으로 골질량의 향상이 보고되어 왔다. 신체활동은 일생동안 적절한 스트레스를 반복적으로 가해 뼈의 직경이 계속 증가하도록 자극시킨다. 이러한 운동으로 자극받은 뼈는 질량을 증가시키면서 기계적으로 약한 뼈의 부분을 강화함으로써 골절의 위험을 감소시키고 골다공증을 억제시킬 수 있다(108). 골질량의 향상 또는 골다공증의 발생을 예방하기 위해서는 역동적이고 역치 강도 이상의 그라운드(지면)에 기반한 저항성 트레이닝들이 권장되며 또한 규칙적으로 일정 기간 이상 반복하고 지속하여야 한다(19). 게다가 뼈에 특이적인 부하를 주게 되면 각기 다른 자극으로 인하여 주변 근육군의 동원이 촉진되고 트레이닝에 대한 적응이 더 향상되는 데 기여할 수 있다. 그러한 활동에 칼슘이나 비타민D와 같은 적절한 에너지 섭취가 보충되면 더욱 바람직하다(40).

스포츠 경기력 향상을 위한 컨디셔닝 Conditioning for Sports Performance

저항성 트레이닝은 스포츠 경기력 향상을 위한 컨디셔닝의 일부로서 인기를 얻어 왔다. 저항성 트레이닝과 관련한 근력과 근 파워의 향상은 에너지 시스템이 다양하게 적용되는 스포츠에서의 경기력 향상으로 나타났다. 무산소성 운동선수와 유산소성 운동선수들은 모두 여러 가지의 무산소성 운동 방법을 통하여 경기력의 증강을 경험해 왔다. 무산소성 운동이 적절히 적용되었을 때 나타나는 근신경계의 적응은 더 빠른 동작, 동작의 효율성 향상, 파워의 증가, 동일 강도의 최대하 수준에서의 피로율 감소, 근육의 균형 증진과 관련 있음이 인식되어 왔다(46,51,79,89).

동작 효율성의 증가 Improved Movement Economy

저항성 트레이닝으로 인한 동작의 효율성 증가는 경기력과 기능적 수행 능력 모두에 기여한다. 훈련된 장거리달리기 선수를 예로 들면, 저항성 트레이닝 프로그램에 참여한 뒤 러닝의 효율성이 8% 향상되었다(52,73). 약간의 효율성 개선이 마라톤에서 상당한 기록 향상을 가져왔다. 이러한 기록 향상은 운동 단위(motor unit)의 동원과 더 빠른 신경 자극을 포함한 근신경계의 특성과 관련되며, 이것이 결국 러닝 중에 지면과의 접촉 시간을 줄여 주었다. 러닝 효율성의 향상은 경기력 향상을 위한 트레이닝의 일부로 저항성 트레이닝을 적용해 온 단거리 선수들에서도 관찰되어 왔다. 마찬가지로 노인들의 걸음걸이 효율성에서도 유사한 향상이 나타났다. 저항성 트레이닝은 평균 17%의 하지근력 향상을 가져왔는데 그것이 보행 변수들 특히, 피크 중외측 속도(peak mediolateral velocity)와 안정성과 관련이 있는 기저면을 증진시켜 주었다(12). 이러한 결과들은 걷기의 효율성이 저항성 트레이닝을 통하여 향상될 수 있다는 것을 나타낸다.

신체 구성의 개선 Improved Body Composition

저항성 트레이닝은 신체 구성, 체중 조절과 관련된 몇 가지 측면에서 그 중요성을 보여 왔다. 비만은 특히 복부비만증(central adiposity)과 관련하여 중요한 건강 위험 요인이다. 그러므로 체중조절은 대사증후군(metabolic syndrome)의 위험을 줄이는 데 필수적인 요소이다. 그러나 칼로리를 줄이기 위한 방법의 일환으로 섭취 칼로리를 제한시킬 때 체중 감소는 때때로 제지방조직(lean body mass; LBM)의 감소를 유발시킨다(106). 제지방조직의 감소는 체중 감소의 진행을 방해하거나 장기간 유지하는 데 어려움을 가속시킬 수도 있다. 저항성 트레이닝은 제지방조직을 일반적으로 증가시키며 그것은 안정시 대사량(RMR)을 결정하는 중요한 요인이기도 하다. 체중 조절 프로그램의 장기적인 효과 측면에서 제지방량은 초기의 감량 노력을 돕게 되며, 일단 지방이 적절하게 감소되면 그것을 유지시키고 지속하는 데 있어서 핵심적인 요소이다(23).

신체 구성에 대한 저항성 트레이닝의 효과를 분석하는 연구들에 따르면 저항성 트레이닝은 에너지 소비와 제지방량의 증가와 관련이 있다. 따라서 이러한 연구들은 섭취 칼로리가 일정하게 유지되면 신체 구성과 체중의 변화를 촉진시킨다고 언급하였다(21,71). 또 다른 연구들에서는 저항성 트레이닝이 신체 구성에 긍정적인 효과를 주지만 체지방량에 있어서 유의미한 변화를 일으키진 못했다고 밝혔다(42,86). 가장 큰 효과는 유산소성 운동, 저항성 트레이닝, 칼로리 조절이 복합 처치되었을 때 나타났다(41). 지방량이 감소하고 제지방량은 유지되거나 증가되었다는 즉, 신체 구성에 긍정

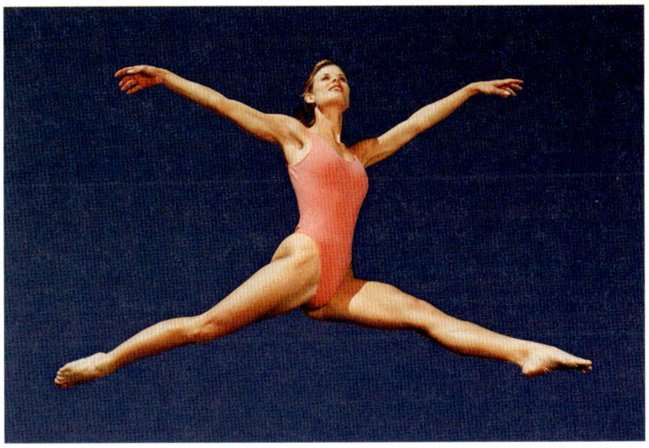

저항성 트레이닝과 함께 이루어진 유연성의 향상은 운동 중 사용된 관절 가동범위 향상과 관련되는 것으로 보인다.

적인 변화가 있었다 할지라도 그러한 결과는 아마도 더 많은 칼로리 소비량 때문일지 모른다.

인슐린 민감성의 증가 Improved Insulin Sensitivity

근력 트레이닝은 인슐린의 민감성을 향상시키고 근육과 지방조직의 인슐린 반응도를 개선시킨다(93). 이것은 특히 낮은 수준의 염증 상태를 보이는 비만자들과도 관련이 있는데, 그러한 염증은 증가된 인슐린 저항성을 야기시키는 것으로 시사되었다. 일부의 연구들은 일상적이고 동적인 근력운동을 하는 비만자들의 경우 인슐린의 민감성이 향상되었다고 보고하여 왔다(10,20,55). 이것은 또한 어린이의 경우에도 유사한 것으로 나타났다(100). 인슐린 저항성은 Ⅱ형 당뇨와 같은 아동들의 비만 관련 질병들에 대한 병태생리학적인 주요 문제로 인식되어 왔다(99). 주 2회, 16주간 저항성 트레이닝의 수행은 신체 구성 요소의 변화와 함께 과체중인 사춘기 소년의 인슐린 민감성과 근력을 유의하게 증가시켰다(101).

인슐린 민감도의 증가는 비만이 아닌 일반 노인에게도 의미가 있다. 앞서 언급했듯이 노화는 근육량의 손실과 관련이 있고, 근골격조직의 질적인 신진대사의 감소는 종종 근감소증(sarcopenia)을 초래하며 일상적인 기능도 감소시킨다. 더구나 나이와 관련된 근량의 변화는 인슐린 저항성과 Ⅱ형 당뇨의 발생 위험을 증가시킨다(32). 가장 위험한 것은 나이와 관련된 신체 활동 수준의 감소와 관련한 생리적 감퇴이다. 근력운동은 건강한 노인과 당뇨병 환자 모두에게서 인슐린으로 자극되는 포도당 섭취를 향상시키는 것으로 보고되었다(33). 게다가 저항성 트레이닝은 건강한 사람, 건강한 노인, 만성질환을 가진 노인들의 근력을 향상시킨다(20,121). 고혈압을 가진 노인을 대상으로 4개월간의 저항성 트레이닝 프로그램 수행 후 인슐린으로 전달되는 혈당 조절과 제지방량이 유의하게 향상되었다(92).

운동 가동범위의 증가 Improved Range of Motion

저항성 트레이닝은 노인들의 유연성을 향상시키는 것으로 나타났다(27,31). 1RM의 60~80%를 사용한 저항성 트레이닝 프로그램을 6~10주간 수행한 연구 결과, 운동 가동범위가 유의하게 증가되었다고 보고하였다(26). 그러나 저항이 낮은 부하를 사용한 경우는 긍정적이기는 하였지만 효과는 크지 않았다. 그러나 비슷하게 구성된 건강한 젊은이들을 대상으로 한 연구에서는 유연성의 향상은 유의하지 않게 나타났다. 흥미롭게도 같은 연령대의 올림픽 역도 선수들은 엉덩이, 어깨, 몸통의 운동 가동범위에서 인상적인 유연성 능력을 보여 주었다(37).

저항성 트레이닝과 연관된 유연성의 향상은 운동하는 동안 사용되는 운동 가동범위와 관련 있는 것처럼 보인다(107). 노인에게서 가동범위의 향상은 신체적 활동의 일반적인 증가와 관련성이 인식되었는데, 그것은 왜 젊고 건강한 사람들에게서는 그 같은 향상이 나타나지 않는지를 설명해 주는 것이다. 일부 문헌에서는 저항성 트레이닝이 근력의 향상으로 인하여 비활동적인 노인들의 여러 관절가동범위를 증가시킬 수 있을 것으로 언급하였다(30). 이러한 결론은 전체 근력과 근력의 균형이 모두 관절가동범위에 영향을 줄 수 있다는 점에서 신뢰할 만하다.

저항성 트레이닝과 함께 이루어진 유연성의 향상은 운동 중 사용된 관절가동범위와 관련 있는 것으로 보인다.

삶의 질과 기능의 향상 Improved Quality of Life & Function

적절한 근력과 파워는 노인들의 기능적인 독립과 매우 연관이 깊다. 연구 결과에 따르면 심지어 이전에 좌업생활을 한 노인들 사이에서도 저항성 트레이닝으로 기능적인 체력의 다양한 요소에서 향상이 나타나는 것이 입증되었다(13,43). 관상동맥질환을 가진 불편한 할머니들이 고강도의 저항성 트레이닝에 참여한 후 집안에서 하는 신체활동의 범위를 훨씬 더 넘어서는 신체적 능력의 향상을 보였다. 연구자들은 지구력, 평형성, 조정력과 유연성 모두가 증가함에 따라 저항성 트레이닝의 효과가 근력과 관련된 활동들 이상으로 나타난다는 것을 알게 되었다. 또 다른 연구에 따르면 강력한 운동량-반응(dose-response) 관계가 저항성 트레이닝과 노인들의 근력 증가뿐만 아니라 근력 증진과 기능적인 향상에서도 인식되었다(44,47). 이러한 결과들은 건강한 노인들을 대상으로 중-고강도(60~80% 1RM)의 운동을 지지하는 다른 연구들과 일치하였다. 저강도 또는 저-중강도의 저항성 트레이닝은 아마도 기능성 수행에 있어서 최적의 향상을 달성하기에는 충분하지 못할지 모른다. 건강한 노인들에 대한 고강도 프리웨이트를 기초로 한 저항성 트레이닝도 저강도의 트레이닝처럼 안전해 보인다. 하지만 생리적 · 기능적 향상에 있어서는 훨씬 더 효과적이다.

저항성 트레이닝과 에너지대사 경로 Resistance Training & Energy Pathways

무산소성 운동에는 무산소성 에너지 시스템의 더 큰 가동력 때문에 여러 가지 형태, 트레이닝 시스템, 운동 기술들이 포함된다. 앞서 언급했듯이 유산소성 대사 시스템이 조절할 수 있는 것 이상의 장력 발휘를 요구하는 신체활동들은 무산소성 에너지를 요구한다. 제5장으로 돌아가 보면 무산소성 대사는 두 가지 중요한 경로를 가지고 있다. 즉, 저장된 아데노신3인산(ATP)과 포스포크레아틴(PC)을 포함하는 인원질 시스템(phosphagen system)과 포도당과 글리코겐에 의존하는 젖산 시스템(glycolytic system)이다. 이 두 에너지 시스템 간의 특이한 차이는 특정한 일이나 트레이닝 기술이 강조되었을 때 결정된다. 이러한 사실에 근거하여 에너지대사 시스템은 특정의 결과를 얻기 위하여 의사 결정을 할 때 고려될 측면들 중 한 가지일 것이다.

무산소성 인원질 시스템은 고에너지 인산염 결합 때문에 가장 큰 힘을 제공한다. 많은 양의 에너지가 필요할 때 인원질 시스템이 그 일을 달성하는 데 이용된다. 즉각적으로 에너지를 공급하는 시스템의 문제점은 에너지의 고갈이 매우 빠르다는 것이다. 따라서 그것은 단거리 스프린팅이나 파워리프팅 그리고 파워 트레이닝과 같이 고강도의 파워를 발휘하는 10초 미만의 활동들에 매우 이상적이다.

만약 운동이 더 길게 지속된다면 인체는 해당과정(glycolysis)을 이용해야 한다. 연료로 혈당을 사용하는 경우에는 그것이 근육 내에 더 많은 양을 저장하고 있기 때문에 중-고강도의 운동에서 고에너지를 발휘하면서 더 긴 지속 시간을 갖게 한다. 이 에너지 시스템을 조절하는 핵심적인 요소는 근글리코겐의 고갈 정도가 아니라 젖산염(lactate) 생산과 세포 **허혈**(ischemia)의 비율이다. 파워의 발휘가 크면 클수록 더 많은 에너지가 필요하다. 따라서 과도한 저항성 트레이닝을 하는 경우에는 젖산염의 생성-제거율에 있어 불균형이 발생되는데, 젖산이 더 빠르게 근세포 내에 축적되어 결국에는 근수축을 억제시키게 된다. 이런 사실은 어떤 일을 수행하는 데 필요한 힘의 양이 궁극적으로 그 운동이 수행될 수 있는 지속 시간을 결정한다는 것을 말해 준다. 당원분해 경로가 주요 에너지 시스템이 될 때 운동은 최대 약 90초 정도까지 지속될 수 있을 것이다.

요구되는 결과를 위한 운동 Training for a Desired Outcome

적절한 무산소성 운동의 형태를 결정할 때 고려해야 할 두 번째 측면은 활동에서 요구되는 결과 즉, 운동의 목표이다. 무산소성 운동과 관련된 근신경계 시스템의 적응은 인체에 요구되는 파워를 생산하는 데 있어 필수적이다. 만약 운동의 목표가 파워라면 수행되는 일은 가능한 한 가장 빠른 비율로 완성되어야 한다. 이것은 그 운동들이 빠르게 비교적 짧은 시간에 수행될 것이라는 것을 의미한다. 파워는 근수축 속도가 중요하기 때문에 근신경계에서 신경성 주도를 강조한다.

만약 근력이 원하는 성과라면 그것 역시 근수축에서 신경 요소에 더 중요성을 둘 것이다. 그러나 근력 트레이닝은 최대 근력이 약간 더 느린 근수축 속도에서 일어나기 때문에 특정의 근섬유들을 이용한다. 최대 파워와 근력은 모두 인원질 에너지 시스템에 의존한다. 이에 따라 운동 수행 시간은 짧아진다.

이와는 반대로 근비대(hypertrophy)를 위한 트레이닝은

Key Terms

호흡상(respiratory quotient; RQ): 산소를 섭취한 세포조직에서 신진대사에 의해 발생되는 이산화탄소의 비율

허혈(ischemia): 신체의 특정 부위로 산소가 불충분하게 공급되는 현상

중-고강도의 근력과 장력하에서 더 많은 반복횟수를 필요로 한다. 적절한 자극에 필수적인 사항은 더 긴 시간 동안 근육에 스트레스를 주는 것이다. 이 경우 에너지의 공급은 주로 해당과정에 의존하게 된다. 보다 느리게 근력을 발휘하게 되면 그 근력을 유지하기 위해서 더 많은 근섬유의 동원을 필요로 한다. 그러므로 주도적인 근섬유 동원 패턴을 강조해야 한다. 근비대 트레이닝은 동화작용을 자극시키기 위해 가능한 한 많은 근섬유들이 동원되고 과부하가 되도록 하는 운동 기술들이 적용되어야 한다.

근지구력(muscle endurance) 트레이닝의 적응은 좀 더 근조직에 기초를 두고 당원분해에 의존적이지만 낮은 근 파워를 이용하기 때문에 근력 트레이닝과 유사하다. 근지구력이 목표일 때 근조직은 젖산 내성과 젖산 제거에서 더 효율적이 되어야 한다. 그리고 근섬유 동원은 많은 힘의 생산에 있기보다 필수적인 근수축력을 유지하는 데 중점을 두어야 한다. 낮은 파워의 요구는 근육이 피로에 도달하기 전까지 더 긴 시간 동안 운동이 가능하도록 해준다.

무산소성 운동 과정에서 고려할 또 다른 점은 수행 능력과 체력 검사에 근거한 운동실행자들의 확실한 욕구와 관련이 있다. 파워, 근력, 근지구력은 각각 독립적이면서 상호의존적인 특성을 지니고 있다. 어떤 사람이 파워에서는 우수해도 근지구력에서는 같은 수준에 이르지 못할지 모른다. 마찬가지로 어떤 사람은 근력에서 인상적인 기록을 보일 수 있지만 근지구력에서 취약한 능력을 나타낼 수 있다. 이러한 이유들로 인해 운동검사는 프로그램 의사 결정 과정에서 도움을 주도록 이행되어야 한다.

체력 검사 Fitness Testing

앞서 언급한 체력의 각 요소들을 측정하는 검사를 이용하면 운동실행자의 근신경계 요인들을 발달시키는 데 도움이 된다. 제14장에서 각각의 체력 구성 요소에 대한 몇 가지 검사 방법들을 소개하였다. 앞서 서술한 바와 같이 모든 검사들은 나이와 집단 특성에 적합해야 하며, 운동실행자의 능력과 관련된 특성들이 맞아야 한다. 예를 들어, 파워 검사는 고등학교 배구 선수들에 대한 수직 점프 검사로부터 노인들을 위한 '30초간 의자에서 일어섰다 앉았다'를 반복하는 검사까지 다양할 수 있다. 근력과 무산소성 지구력의 측정 범위 또한 마찬가지다. 운동실행자에게 적합한 운동검사의 선택은 안전성, 타당성, 그리고 그에 따른 신뢰성과 관련하여 매우 중요하다.

운동실행자의 특이적인 요소들 외에도 이러한 변수들에 대한 검사에서는 유연성 검사에서 재검토되었던 유사한 고려사항들이 제고되어야 한다. 한 근육군에서의 파워, 근력, 근지구력은 또 다른 근육군, 또 다른 신체 부위와 상당히 독립적이다. 이러한 이유로 파워는 상체와 하체에서 모두 독립적으로 측정되어야 하고, 근력 검사는 모든 주요 근육들에 대해서 수행되어야 하며, 근지구력 검사는 하체, 몸통, 상체가 각각 평가되어야 한다. 추가적으로 주동근과 길항근은 무산소성 운동과 관계가 있는데 특히 부상 예방과 관계가 있다. 근육의 불균형이나 확실한 부족은 운동 프로그램에서 우선순위가 정해져야 한다. 확인된 것과 관련한 개별적인 고려사항을 적용하면 운동 프로그램에서 사용되는 운동 형태와 기술의 적절성을 규정하는 데 도움이 될 것이다.

욕구분석 Needs Analysis

앞서 논의되었듯이 운동 프로그램이 구성되기 전에 여러 가지 평가들이 먼저 이루어져야 한다. 부족함을 보이는 검사 자료들은 욕구 리스트에서 우선적으로 다루어져야 한다. 부족 요소를 언급하지 않고 목표 지향적인 운동 효과만을 추구하면 흔히 부상을 초래하거나 운동 프로그램에서 얻을 수 있는 성과에 방해가 될 수 있다. 만약 파워, 근력, 근지구력 모두를 위한 검사에서 낮은 수준이 나타났다면 운동처방은 각각의 구성 요소를 향상시킬 수 있는 운동법들을 포함시켜야 한다. 무산소성 운동 프로그램은 세 가지 근력 구성 요소들이 논리적으로 배열되는 한, 한 세션의 운동 중에서 모두 이용될 수 있다.

근육의 불균형 문제 또한 부족함의 평가 범주에 포함되어야 한다. 어떤 관절에서 작용하는 근육들 간의 각각의 관계는 그 관절의 건강과 매우 관계가 깊다. 이러한 불균형의 근육군은 운동 선택 과정에서 적절한 주의가 필요하다. 대부분의 경우에 부족함과 불균형은 효율적인 방식으로 목표 중심적인 활동들과 잘 섞일 수 있는데, 그것이 전체적인 운동 프로그램 조합에 방해가 되는 것은 아니다.

욕구 리스트에 마지막으로 추가할 것은 운동실행자 중심의 운동 목표이다. 근력, 근비대, 스포츠 경기력, 체중 감량, 무산소성 트레이닝에 의해 영향을 받을 수 있는 기타 다른 목표들이 적절하게 나열되어야 한다. 검사들을 통하여 확인된 것들과 함께 이러한 운동실행자 개인의 특정한 욕구가 운

욕구분석의 예

범주	욕구	처방전	운동 종목
근력 Strength			
힙 신전	X	둔근 강화	Mod. Deadlift
힙 굴곡			
무릎 신전			
무릎 굴곡	X	햄스트링 강화	Leg curls
족저 굴곡			
몸통 굴곡	X	복근 강화	Ab curl-ups
몸통 신전	X	등의 신근 강화	Good morning
어깨 굴곡	X	전면삼각근 강화	Front raise
어깨 신전			
어깨 내전			
어깨 외전	X	내삼각근 강화	DB press
어깨 수평 굴곡			
어깨 수평 신전	X	후면삼각근 강화	Rear delt pull
어깨 내전			
어깨 외전	X	외전근 강화	Band rotation
파워 Power			
하체			
상체	X	상체 파워 증대	MB chest pass
근지구력 Muscle endurance			
하체			
상체	X	힙 신근 지구력 증대	Body squats
몸통	X	복근 굴곡 지구력 증대	Trunk drill
프로그램 목표 Program goal			
근육 상태 개선	X	저항성 트레이닝	60~70% 1RM
체중 감량	X	칼로리 소모	서킷 트레이닝

동 프로그램 구성을 위한 의사 결정 과정에서 반드시 분석되어야 한다. 에너지 시스템과 욕구 항목을 도입시키는 데 필요한 스트레스에 대하여 적절히 이해하는 것 또한 올바른 의사 결정과 관계가 있다.

저항성 트레이닝 프로그램에 대한 주된 욕구를 파악하면 각 문제에 대한 적절한 운동동작들을 적용할 수 있다. 운동실행자 중심의 특성이 문제에 대한 최고의 해결책을 찾는 데 적용될 수 있도록 운동처방전의 범위는 폭넓어야 한다. 예를 들어, 만약 운동실행자의 무릎 굴근이 약하다면 대퇴이두근에 안전하게 저항을 줄 수 있는 어떤 운동들이 고려될 수 있다. 퍼스널 트레이너가 알고 있는 많은 운동의 형태들이 어떤 문제나 상황에 대하여 해결책을 줄 것이다. 여기에서 운동실행자에게 최선의 것이 무엇인지가 중요하다. 일찍이 고려해 본 것을 떠올려 보면 운동의 결정은 질병이나 부상, 신체 조건, 운동 능력의 범위, 운동 상태, 운동 경험, 나이 등에 기초해야 할 것이다. 또한 추가적인 고려사항들이 생길지도 모르고 그에 따라서 다루어져야 한다.

욕구분석은 운동 프로그램의 의사 결정 과정이 운동실행자가 제공하는 확인된 목표 또는 문제들에 대한 적절한 치료와 해결책을 만들어 내도록 유도할 것이다. 운동 프로그램 구성 요소들은 바라는 적응의 구체적인 욕구 조건들에 기초하여 확인된다. 운동 선택, 운동량, 운동강도, 휴식 시간, 운동 지속 시간, 운동 빈도, 특정의 운동대사 시스템 모두는 의도된 운동의 목표와 일치해야만 한다. 만약 이러한 매개 변수들 중에 어떤 것이라도 적절하게 적용되지 않는다면 의도된 결과는 일어나지 못할 것이다.

트레이닝 시스템 Training Systems

근육계에 부가되는 다양한 요구 조건들이 근조직의 각기 다른 적응 반응을 일으킨다는 것은 확실히 증명되어 왔다. 특정의 요구-결과 관계를 인식하는 것은 트레이닝 적응의 크기를 향상시키고 적응이 잘 일어나도록 효율성을 향상시키는 데 의미가 있다. 저항성 트레이닝 범주 내에서 몇 가지 트레이닝 시스템들은 하나 이상의 무산소성을 기초로 한 체력 요소에서 희망하는 트레이닝 결과를 이루는 데 있어 그 효과가 입증되었다.

각각의 트레이닝 시스템은 근신경계로부터 구체적인 반응을 이끌어 내는 독특한 특성들을 지니고 있다. 특정의 시스템에 대한 이론적 근거는 특별한 욕구 사항에 의존한다. 어떤 경우에는 시스템들이 운동하는 시간 안에 동시에 사용될 것이지만 반면에 다른 시스템들은 전혀 사용되지 않을 수도 있다. 어떤 시스템을 사용하는 결정은 다른 프로그램 구성 요소들과 같은 고려사항에 따른다.

우선순위 시스템 Priority System

우선순위 시스템은 운동에 대한 매우 논리적인 접근이다. 그것은 운동 세션에서 우선적으로 부족한 근육군에 적절한 주의를 기울이며 최대의 에너지를 활용하는 것을 의미한다. 즉, 불균형적이고 부족함을 보이는 근육들이 운동의 가장 우선순위에 놓이게 된다. 우선순위 체계는 새로운 운동실행자들과 근골격계의 문제로 부정적인 결과만을 경험해 온 사람들에게 특별한 느낌을 주게 된다.

피라미드 시스템 Pyramid System

피라미드 시스템은 특정의 준비운동과 유사하게 신경계 준비 태세의 원리를 활용한다. 고유의 피라미드 시스템은 매우 높은 운동량을 적용하는 것인데 즉, 각 세트마다 부하중량은 올리고 반복횟수는 줄여 가는 시스템이다. 일단 정해 놓은 최저의 반복횟수까지 도달하고 나면 이번에는 반대로 각 세트마다 부하중량은 줄이면서 반복횟수는 늘려 가는 것이다. 이러한 과정은 대부분의 트레이닝 목적상 상당히 실용적이지 못하다. 특히 운동 시간과 운동 수행 빈도에 한계가 있기 때문에 퍼스널 트레이너들에게 부적합하다.

가장 일반적인 시스템은 실제로 하프-피라미드형인데 반복횟수는 낮추면서 부하중량은 높여 가는 것이다. 사용되는 부하저항의 반복과 운동량은 설정된 근력의 목표에 달려 있다. 경우에 따라서 더 무거운 부하중량에 대비하여 운동 초

대중적인 트레이닝 시스템들

- 우선순위(priority) 시스템
- 피라미드(pyramid) 시스템
- 슈퍼세트(superset) 시스템
- 대조(contrast) 시스템
- 복합(complex) 시스템
- 드롭세트(dropset) 시스템
- 서킷(circuit) 시스템
- 젖산 내성(lactate tolerance) 시스템
- 네거티브 세트(negative set) 시스템

피라미드 모델의 예

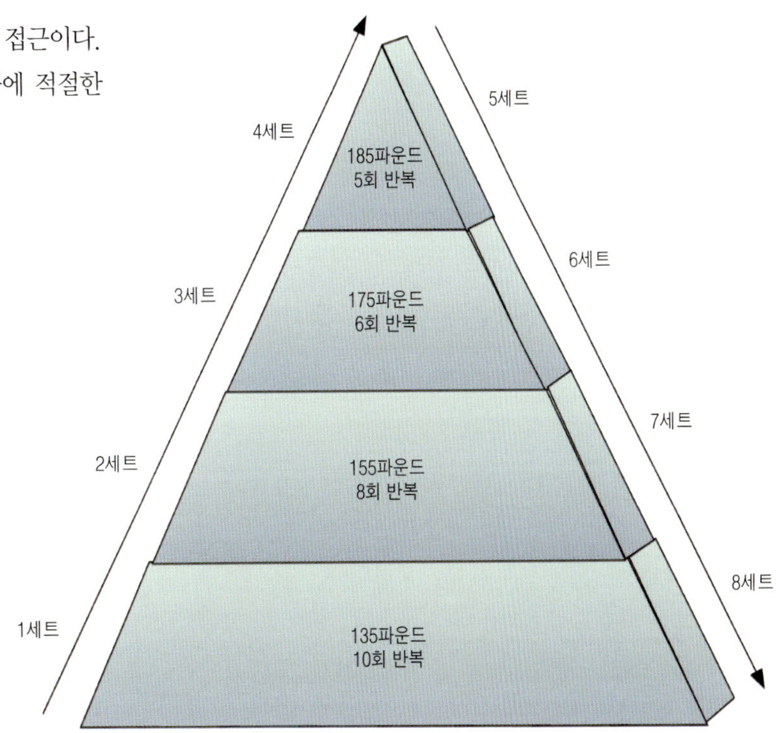

기의 세트들에서는 적용하지 않는다. 또는 설정된 반복횟수 틀 안에서 각 세트를 최대한 수행할 수 있는 선택된 저항을 이용하는 것이다. 피라미드 트레이닝은 근력을 얻는 데 매우 효과적이다. 그리고 운동 세트 계획이 12회에서 8회 반복으로 낮아지는 근비대 트레이닝으로 적용될 수도 있다. 피라미드 시스템에 선택되는 실제적인 반복횟수는 의도된 목표와 운동실행자의 능력에 따라 다양할 것이다. 새로운 운동실행자들을 위해 예제와 비슷한 모형으로 20회 반복으로 시작해서 12회 또는 15회 반복으로 끝나는 반복 범위가 적용될 것이다. 이런 방법의 한 가지 장점은 전통적인 운동 세트와 비교해서 반복과 저항 스트레스의 범위를 더 넓힐 수 있다는 것인데, 예를 들어 10회씩 3세트와 같이 일반적으로 각 세트에 같은 수의 반복을 사용한다.

슈퍼세트 시스템 Superset System

슈퍼세트 시스템은 디자인은 단순하지만 다양한 목표를 달성하는 데 매우 효과적일 수 있다. 전반적인 개념은 한 세트의 운동을 수행하고 곧바로 다른 형태의 운동을 실행하는 것인데 이때 휴식은 세트 간의 이동만으로 한다. 두 가지 운동이 함께 놓일 수 있다는 사실 때문에 무리한 조합이 일어날 수 있다. 트레이닝에 따른 의도된 적응 현상은 슈퍼세트에서 선택된 운동들에 따를 것이다. 만약 근비대가 목표라면 근조직에 장시간 스트레스가 더 큰 근섬유의 동원을 자극할 것이기 때문에 슈퍼세트는 같은 근육군을 목표로 하는 두 가지 운동을 결합할 수 있다. 만약 근력 향상이 목표라면 슈퍼세트는 서로 정반대의 근육군이나 상체와 하체의 운동군을 결합할 수 있다. 그래서 주동근이 이전의 세트로부터 피로해지지 않게 하는 것이다. 만약 전반적인 체력이나 칼로리 소비가 목표라면 프로그램 목표와 일치하는 어떤 조합이라도 적용될 수 있다.

슈퍼세트 시스템의 예

근비대	벤치프레스	푸시업의 슈퍼세트
근력	백 스쿼트	시티드 로우의 슈퍼세트
체력	트라이셉 딥스	바이셉스 컬의 슈퍼세트

슈퍼세트는 때때로 3종 세트(Tri-set) 시스템으로 불리는 세 번째의 운동을 추가함으로써 더 복합적일 수 있다. 추가적인 스트레스가 부가될 때 피로도와 안정성의 요건이 고려되어야 한다. 동일한 자세유지근과 관절고정근에 부하를 주는 세 가지 운동을 이용하여 피로와 운동 수행력을 감소시킬 수 있다. 그러므로 세 가지 운동의 조건들이 운동 프로그램에 들어가기 전에 검토되어야 한다.

이것은 특히 무거운 저항과 운동이 복잡한 경우일 때 그렇다. 체력이 낮은 사람들에 대한 복합운동은 몸을 각각의 세 번째 운동에 맞추어 분할시켜야 한다. 즉 각각의 상체와 하체, 몸통 근육에 대한 운동을 제안한다. 만약 운동실행자가 잘 트레이닝된 상태라면 수행 능력에 기초하여 다른 운동 조합이 적용될 수도 있다.

3종 세트의 예

	첫 번째 운동	두 번째 운동	세 번째 운동
초보자	Seated floor reach	Body squats	Side raise
중급자	Step ups	Push-ups	Ab-curl up
상급자	Pull-ups	Lunge	Body dips

반복횟수의 범위는 높아지는 요구에 따라 또는 운동 부위에 따라 달라질 수도 있고 그대로 유지될 수도 있다. 슈퍼세트는 운동실행자의 노력을 일정하게 유지될 수 있도록 하기 위해서 반복횟수에 대한 일정 범위를 정해 주는 것보다 오히려 정해진 시간 동안 수행할 수도 있다. 더 높은 강도로 운동하는 사람들은 의식적인 노력을 자각도(Borg 척도)상에서 더 높여 가면서 아마도 환기역치를 넘어서게 될 것이다. 개별적인 변수들은 궁극적으로 프로그램 활동의 선택을 규정하는 요소로 제공될 것이다.

콘트라스트 시스템 Contrast System

콘트라스트 시스템은 슈퍼세트의 개념을 기초로 하지만 그 이름이 나타내듯 대조적인 것들이 운동 매개변수에서 존재한다. 이 트레이닝 시스템은 보통 경기력 향상에 사용되는데 근력과 파워 간의 근신경 교차 부분의 연결을 강조한다. 트레이닝 첫 세트는 실패 지점에 이를 때까지 최대한 반복횟수를 실행한다. 첫 세트 후에 좀 더 가볍고, 더 빠른 스피드로 똑같은 동작을 수행한다. 따라서 상대적으로 느리고 무거운 부하로 최대 운동을 한 경우에서는 근력의 요인에 근거하여 근섬유들을 동원하는 반면에, 빠르고 가벼운 부하의 트레이닝에서는 더 강력한 동작 수행 능력을 자극한다. 이러한 트레이닝 기술들은 고강도의 저항성 트레이닝과 마찬가지로 생리적으로 충분한 휴식 시간을 요구한다. 어떤 책에서는 콘트라스트 트레이닝을 일정한 에너지대사 시스템에서의 운동이라기보다는 에너지대사 시스템이 교차하는 트레이닝 시스템으로 언급한다는 것도 알아야 한다.

콘트라스트 시스템 예

1. 중량이 부하된 백 스쿼트 슈퍼세트와 점프 스쿼트
2. 벤치프레스 슈퍼세트와 짐볼 체스트 패스
3. 덤벨 풀오버 슈퍼세트와 짐볼 춥 리바운드

복합 시스템 Complex System

복합 트레이닝 또한 출처에 따라서 다양하게 정의되어 왔지만 이 교재의 목적에 따르면 복합 트레이닝을 움직임 패턴의 집단화로 본다. 복합 트레이닝은 다양한 휴식 시간으로 집단화에 사용된 운동들을 주동근(agonist) 또는 주동근 및 길항근(antagonist)별로 조합하는 것이다. 트레이닝의 집단화는 특정 부위의 피로 유발을 목적으로 하나의 근육군을 대상으로 할 수 있는데, 그것은 근비대를 위하여 더 많은 근섬유의 동원을 자극하기 위한 것과 근지구력과 체력 향상을 위해 특정의 관절에 동작을 배열시키려는 것이다. 휴식 시간은 종목의 이동 시간 정도로 짧거나 1분 정도가 될 것이다. 복합 트레이닝은 더 많은 운동을 더 짧은 시간 안에 수행할 수 있게 한다. 휴식 간격은 복합 트레이닝을 하는 동안 운동실행자가 적절한 자세를 유지하기에 '견딜 수 있을 만큼'으로 정의된다. 세트와 반복횟수는 희망하는 효과와 맞추어야 한다.

복합 트레이닝 시스템 예

운동 1	운동 2	운동 3	운동 4
Front squat	Step-up	Lunge	Leg extension
Triceps dip	Straight bar curl	Triceps pushdown	Dumbbell curl
Shoulder Press	Push-up	Front raise	Flyes

드롭세트 시스템 Drop Set System

스트립세트(strip set)라고도 불리는 드롭세트 트레이닝은 특정의 근육에 대한 또 다른 근비대 트레이닝 기술이다. 이 시스템은 한 세트에서 반복 동작을 못할 때까지 수행했던 똑같은 운동을 활용하는 것이다. 즉, 반복 실패 후 즉시 중량을 낮추어서 두 번째 세트를 휴식 없이 시작하는 것이다. 이렇게 운동 근육이 피로해질 때까지 3세트 또는 4세트 동안 지속한다.

똑같은 운동을 30회 반복하는 것은 아마 근지구력운동과 같을 것이다. 하지만 운동강도는 동작이 수행되는 시간에 거의 최대에 이를 것이다. 그것은 근조직의 많은 젖산 축적 시에 나타나는 내분비반응을 일으킨다. 이 시스템은 최대의 운동내성 강도에 기초하기 때문에 전체 세트 동안 동일한 중량을 사용하여 30회 반복하는 운동과는 완전히 다른 반응이다.

드롭세트 시스템의 예

Lat pulldown
10회 반복 또는 실패 시까지
175파운드

⇩

Lat pulldown
10회 반복 또는 실패 시까지
150파운드

⇩

Lat pulldown
10회 반복 또는 실패 시까지
130파운드

서킷 시스템 Circuit System

서킷 트레이닝 시스템은 높은 칼로리 소비, 가벼운 부하, 상대적으로 짧은 운동 소요 시간 때문에 많은 피트니스 시설에서 인기를 얻고 있다. 대부분의 저항성 트레이닝 서킷은 12~15가지 운동들이 운동 시작 전에 미리 정해진 시간이나 반복 범위 동안 실행되는 것이다. 근본적으로 이것은 전신 복합 시스템 혹은 길고 연속적인 슈퍼세트이다. 피트니스 운동에서 사용될 때 운동 선택은 보통 각 주요 근육군에 대하여 하나의 운동 종목을 적용한다. 휴식 시간은 보통 15~30초 정도거나 운동 종목 간의 이동 시간 정도이다. 서킷은 지정된 시간 동안 계속해서 수행되거나 특정한 주기 동안 행해질 것이다. 운동실행자의 운동내성력이 흔히 최고의 척도가 된다. 어떤 서킷은 높아진 심장 박동수를 자극하기 위해 저항성 트레이닝 운동들 사이에 심혈관계 운동들을 혼합 배치한다. 서킷 시스템을 사용할 때 어떤 운동이라도 운동실행자에게 적절하다면 운동 순서에 포함시킬 수 있다.

젖산 내성 시스템 Lactate Tolerance System

서킷 트레이닝의 개념에 흥미로운 반전은 젖산 내성 시스템이다. 특이한 시스템으로 하나의 운동군을 설정하고 반복횟수를 수행하는 것이다. 이 트레이닝의 목표는 가능한 한 최단 시간 내에 설정된 모든 운동 종목들을 반복 수행하는 것이다. 고통은 고빈도의 반복 운동이 진행되는 동안 발생되는 젖산을 견뎌 내는 데 있다. 어떤 운동실행자들은 2, 3세트를 수행할 수 있을 것이며 반면에 또 다른 사람은 피로 유발에도 4, 5세트를 할 수 있을 것이다. 그리고 이 운동 시스템은 아주 짧은 시간 안에 한 세션의 운동이 완전히 끝날 수 있다. 세트 간의 휴식 시간은 운동자의 회복 능력과 불편함을 참아 내는 능력에 달려 있다. 이러한 상대적인 조건들을 고려하여 동일한 트레이닝을 개별화할 수도 있다.

선택된 운동 종목과 반복횟수는 운동실행자의 능력에 따라 결정될 것이다. 이 트레이닝에서 가장 어려운 구성 요소 중의 하나는 젖산 피로로 인해 운동 기술이 방해되거나 운동을 중단하지 않도록 하기 위해서 페이스를 잘 조절하는 것이다. 따라서 운동실행자는 얼마나 많은 반복횟수를 수행할지 다음 운동으로 이동하기 전에 자각도(RPE)에 근거하여 결정해야 한다. 이 시스템을 잘 이용하려면, 운동실행자는 과피로를 막기 위해 한 번에 모든 반복횟수를 다 완수하지 말고 각 세트마다의 최대 반복횟수를 지정하여 수행하고 또한 장기 휴식을 취하도록 해야 한다. 이런 트레이닝 시스템은 잘 훈련된 운동실행자나 운동선수를 위해서 고안된 것이다. 똑같은 운동 형태로 한 세트 완수 시간을 줄이려는 목표를 가지고 몇 주의 트레이닝 주기 동안 반복적으로 사용한다.

젖산 내성 시스템의 예

Body squat	100회
Push-ups	80회
Modified pull-ups	60회
Lunge	80회
Triceps dips	60회
Step-up	60회
Calf raise	100회

네거티브세트 시스템 Negative Set System

네거티브세트 시스템은 힘 발현을 최대화하기 위한 시도로 근력운동 선수들에서 인기가 높다. 트레이닝 기술 이면의 목적은 동작의 신장성 수축기에 더 많은 힘을 발휘하게 한 다음 단축성 움직임의 단계에서 힘을 발휘할 수 있게 하는 신체 능력이다. 이 트레이닝 기술은 운동자가 조절된 신장성 동작을 수행하면서 동작 보조를 받으며 단축성 동작으로 연결하며, 1RM보다 더 큰 저항(보통 최대 105~125%)을 들어 올리도록 요구된다(22). 이때는 파트너의 보조에 의해 실시한다.

네거티브세트 시스템은 앞에서 설명된 것처럼 일반적으로 퍼스널 트레이닝 참가자들에게는 적절하지 않지만 좀 더 적절한 기구와 환경에서는 적용될 수 있다. 예를 들어, 풀업(pull up) 동작에서 국소적인 보조 국면인 단축성 수축에 이어 국소 보조 없이 하는 신장성 수축은 안전하며 긍정적인 결과를 얻을 수 있다. 이와 마찬가지로 노인들의 벤치 스쿼트 시에 단축성 국면에서 보조 다음에 오는 조절된 신장성 국면은 퍼스널 트레이닝에서 이러한 기술을 실행 가능하게 하는 또 다른 예이다.

저항성 트레이닝의 목표 Goals of Resistance Training

저항성 트레이닝에 대한 각각의 바람직한 적응 반응은 그 성취를 위해 이용되는 스트레스에 요구되는 특별하게 정의된 특성을 가진다. 저항성 트레이닝의 결과는 요리할 때의 결과와 비슷하다. 만약 조리법이 요구하는 모든 재료가 올바른 부분에 첨가되었다면 음식은 바람직하게 나올 것이다. 그러나 만약 어떤 재료들이 바뀌거나, 줄어들거나, 누락되었다면 결과는 항상 바람직하거나 예측 가능할 수 없을 것이다. 저항성 트레이닝의 적응은 그와 같은 방식으로 작동한다. 저항성 트레이닝을 사용하여 적절한 적응을 가져오기 위해서는 정확한 트레이닝법이 필요하다. 만약 운동법의 어떤 부분이 변한다면 적응 반응도 영향을 받을 것이다. 다음 부분에서 의도된 적응에 필요한 증거 기반의 트레이닝 스트레스를 다룬다.

Key Terms

우선순위 시스템(priority system): 운동 기간의 처음에 부족한 근육군을 위한 운동을 수행하는 특히 새로운 운동실행자를 위한 운동 접근 방식

피라미드 시스템(pyramid system): 중량을 높이면 다음 세트에서는 반복횟수를 줄여 가는 특정의 준비운동과 유사한 신경 준비 태세의 원리를 이용하는 운동 접근 방식

슈퍼세트 시스템(superset system): 일반적인 개념으로 한 세트의 운동을 하고 다음 운동으로 넘어가면서 세트 간에 휴식을 잠깐 취하는 운동 접근 방식

콘트라스트 시스템(contrast system): 슈퍼세트 개념을 기초로 하고 주로 경기력 향상에 초점을 두고 있으며, 근력과 파워 간의 근신경 교차 조합을 강조한다. 특정의 중량으로 정해진 반복횟수를 수행하고 이어서 바로 좀 더 가벼운 무게를 가지고 더 빠른 스피드로 반복하는 운동 방식

복합 시스템(complex system): 휴식 시간이 다른 근육군에서 사용되는 운동인 작용근과 길항근의 조합을 이용하는 운동 방식

드롭세트 시스템(drop set system): 스트립세트라고도 불리며, 실패 시까지 반복함으로써 특정 근육에서 근섬유 동원의 수요를 증가시키고 나서 무게를 감소시켜 휴식 없이 바로 다음 세트를 시작하는 근비대 트레이닝 접근 방식

서킷 시스템(circuit system): 다음 운동으로 넘어가기 전에 보통 미리 정해진 시간이나 반복 범위 동안 수행되는 12~15가지 운동으로 구성된 전신 복합운동 시스템

젖산 내성 시스템(lactate tolerance system): 가장 짧은 시간 안에 모든 운동의 반복을 끝내기 위한 목표를 가지고 각 종목에 정해진 반복 운동을 하는 방식

네거티브세트 시스템(negative set system): 국소 보조하는 단축성 동작이 따라오는 조절된 신장성 움직임을 수행함으로써, 1RM 보다 더 큰 저항을 들어 올리도록 하는 접근 방식

인체성장호르몬(HGH): 신체의 뼈와 근육 성장을 촉진시키는 데 관여하는 뇌하수체에 의해 분비되는 호르몬

근비대 트레이닝 Hypertrophy Training

근비대 트레이닝은 근육량을 증가시키는 데 사용된다. 비록 근육을 성장시키는 데 사용될 수 있는 많은 시스템과 기술들이 있을지라도 그것들은 모두 일정한 형식을 따라야 한다. 근육 크기가 증가하려면 동화호르몬에 의해 자극받아야 한다. 제4장을 떠올려 보면 동화호르몬들은 특정한 형태의 스트레스에 의해 분비된다. 호르몬이 목표로 삼은 근육조직들이 더 많으면 많을수록 근비대 반응은 더 커진다. 그것은 근조직의 성장을 지원하기 위한 적절한 에너지와 영양이 있다는 것을 가정하기 때문이다. 이것으로 근육 증가를 위해 운동할 때 더 많은 근섬유들의 동원을 자극할 필요가 있다는 것을 알 수 있다. 앞의 장에서 묘사되었듯이 이것은 대량의 근조직 재구조화의 과정을 증가시키는 데 필요하다.

근비대 트레이닝의 구체적인 요건으로 운동은 70~85%의 1RM 강도를 사용하여 8~12회 반복으로 실패 지점까지 수행되어야 한다. 휴식 시간은 완전 회복이 불가할 정도로 짧아야 한다. 이러한 복합적인 스트레스가 **인체성장호르몬(human growth hormone; HGH)**을 증가시키는 것으로 나타났으며 다른 어떤 트레이닝 스트레스보다도 더 큰 근육량의 증가를 보였다. 운동자가 근비대 트레이닝을 통해서 그들이 바라는 결과를 얻지 못하는 주요 원인은 휴식 시간이 종종 너무 길다는 것이다. 더 짧은 휴식으로 인한 혈액의 낮은 산성도(pH)는 호르몬 반응을 자극하는 하나의 변수이다(58). 적절한 휴식 시간을 확실히 하기 위해서는 세트 간에 스톱워치를 사용하여야 한다. 더 높은 강도의 운동 세트는 회복에 60초(거의 최대의 저항이 사용될 때는 90초까지)가 걸린다. 하지만 적당한 강도의 세트는 단 30초만 허용해야 한다(117). 짧은 휴식 시간은 몸의 단련을 생리학적으로 매우 불편하게 만드는데, 이것은 대부분의 운동자가 세트 사이에 왜 너무 긴 시간을 휴식하게 되며 그 결과 동화작용 효과를 경험하지 못하게 되는지를 설명한다.

추가적으로, 근육량의 증가는 더 높은 강도의 전신운동과 일치한다. 다리와 등과 같은 큰 근육 집단을 포함한 운동은 더 큰 호르몬의 반응을 유도한다. 근비대가 호르몬 반응에 달려 있고 호르몬 반응은 전신성이기 때문에 더 큰 근육 집단이 포함된 운동들은 또한 작은 근육 집단에 유익을 줄 것이다. 예를 들어, 오직 팔만 가지고 리프트를 수행하는 사람은 마치 다리와 등 근육을 통하여 복합적인 운동을 수행하는 것처럼 최대한의 근비대를 이루지는 못할 것이다. 이것은 백 스쿼트, 데드리프트, 벤치프레스, 밀리터리 프레스, 벤트 오버 로우 그리고 기타 복합 동작들이 가능한 한 자주 포함되어야 한다. 가장 무거운 중량은 신경 적응 준비를 위하여 피라미드 세트에 의해 수행되는 것이 좋다. 만약 근육량 증가가 운동실행자의 의도에 의한 것이라면 이러한 변수들은 운동처방전에 나타나야 한다. 대부분의 개인적인 운동 상황에 대한 제한 요소는 주당 낮은 운동량이다. 일주일에 2, 3회 하는 보디빌딩 운동으로는 큰 근육량을 만들기에 불충분하다. 흥미롭게도 운동의 경험 빈도 또한 근성장률에 의미를 가진다. 경험이 있는 보디빌더들은 초기 18개월과 이후의 18개월간 운동 효과를

근비대 트레이닝의 지침

운동 부위	8~12
운동량	30~40세트, 운동마다 3~5세트씩, 8~12회 반복
강도	1RM의 70~85%
휴식 시간	30~60초
빈도	일주일에 4~6일
회복	일주일에 1~3일 휴식
강조사항	근섬유 동원, 국소부위 근육
운동 시스템	슈퍼세트, 드롭세트, 피라미드

비교했을 때 더 큰 근육량의 증가가 있었다. 근육량의 증가는 많은 운동량, 적절한 중량의 저항, 가중된 고통에 대한 내성이 요구되는 느리고 고된 일이다.

퍼스널 트레이닝 운동자들을 위한 근비대는 확실히 성취 가능하지만 한계를 가지게 된다. 앞서 말한 근비대성 반응의 지침 사항을 적용하는 것은 운동하지 않던 운동실행자들이 단지 주 2~3일의 운동을 할 때 근육량을 증가시켜 줄 것이다. 이러한 근비대성 반응은 보통 약 4~6주 내에 명백하게 나타난다(98). 근력이 상당히 약한 사람들의 경우는 더 빠르게 나타날 수도 있다. 근비대 향상에 있어서 어려움은 앞서 언급된 시간 제약에 근거하여 초기 적응 후에 근육량의 증가 과정을 지속하는 데 있다. 운동하지 않던 운동실행자들은 몇 달 또는 몇 년 동안 운동해 왔던 참가자들에 비해서 같은 기간에 상대적으로 더 많은 근량의 향상을 얻을 것이다. 더불어 비록 퍼스널 트레이닝이 운동실행자의 목표에 도달하고 있을지라도 다른 많은 중요한 요구들이 운동 세션 중에 우선 고려되어야 한다. 오로지 근비대 트레이닝만을 강조하는 것은 운동 프로그램에서 더 중요한 건강 증진의 목표를 제한할지도 모르기 때문이다.

근비대 트레이닝이나 저항성 트레이닝과 관련된 한 가지 일반적인 염려는 비대화에 대한 두려움인데 특히 여성들에서 흔하다. 그로 인해 모든 저항성 트레이닝을 피하려 한다. 그러나 남성과 비교했을 때 여성들의 경우 테스토스테론이 매우 낮기 때문에 근육이 비대해진다는 것은 매우 어려운 일이다. 사실, 체지방의 감소량과 동일한 양으로 근육량을 1~2파운드 증가시켜서 비록 체중의 변화는 없었다 해도 체형은 더 작아 보이게 될 것이다. 이것은 체적(부피)이 감소하였기 때문이다. 이러한 근육량의 증가는 적당한 부하중량으로 8~12회 반복하는 트레이닝 형태와 가장 관련이 크다. 더 많은 반복 범위는 같은 근비대 결과를 일으키지 못하며 따라서 여성들의 저항성 트레이닝을 자극시킬 확실한 선택 사항으로 적용될 수 있다.

근비대 운동 수행은 회복 시간에 근거하여 견딜 수 있을 만큼의 반복횟수로 근육을 운동시키려고 시도한다. 대부분의 경우에 운동은 적어도 주 2회, 각 근육군에 수행한다. 그러나 대부분의 보디빌더들도 운동 프로그램을 일주일(7일) 내내 지속하지는 않는다. 트레이닝의 변화는 일반적이고, 7일 주기는 동화작용 효과를 극대화하는 데 필요한 운동량과 회복 시간으로 부적합하다. 사용된 운동강도의 수준은 휴식 없이 수행되는 운동을 한 날을 말한다. 무거운 저항성 트레이닝은 특히 더 많은 운동량을 했을 때 회복 요구가 더 증가된다.

근력 트레이닝 Strength Training

근력은 최대의 수축력을 생산하는 근육의 능력이다. 따라서 근조직의 최대 능력에 도전하는 동작의 저항은 가장 큰 적응 반응을 일으킬 것이다. 최대 근력의 운동은 무거운 저항과 세트 사이의 충분한 회복을 필요로 한다. 최대 근력의 발휘 요건은 지속 시간을 제한시키게 되는 인원질 에너지 시스템의 아주 빠른 고갈에 있다. 이것은 반복 범위가 상대적으로 적다. 즉 6, 7회 반복횟수보다 흔히 더 적다는 것을 나타낸다.

그리고 이 에너지대사 시스템을 충분히 재인산화하는 데 더 긴 휴식 시간이 필요하다. 최대 근력 발휘 시 운동 수행 간에 2~5분의 휴식이 요구된다. 이러한 사실에 기초하여 볼 때 근력 증가는 근비대운동과 비교했을 때 저항이 근조직에 부하되는 시간이 상대적으로 아주 짧기 때문에 신경계의 요소가 더 많이 작용한다. 비록 근조직을 성장시키려는 자극이 무거운 중량의 경우는 제한적이기는 하지만 그래도 근육량의 증가는 발생한다. 근력의 증가는 근 단면적의 증가에 비례하여 나타난다. 따라서 근육량의 증가는 근력의 향상과 동일하다. 흥미롭게도 보디빌더들은 비록 그들이 최대의 근육량은 가질 수 있을지라도 최고의 근력 수준을 나타내지는 못한다. 이것이 근력 향상에 있어서 신경계의 역할을 설명해 주는 것이다. 근육조직은 근섬유의 동원, 근신경 자극 발현율, 동기성의 역동성 때문에 흔히 이용되지 않고 있는 잠재성을 가지고 있다. 절대근력운동을 강조하는 사람들은 근비

Quick Insight

적응 관점에서 보면 운동 기간 사이의 회복은 운동의 스트레스만큼이나 중요한 것으로 생각될 수 있다. 생리적 적응은 주로 조직이 움직일 수 없는 상태에 있을 때 일어난다. 휴식시 조직은 일할 책임을 줄이는데 그것은 조직이 치료 과정에 초점을 맞추도록 해준다. 신체세포들은 운동 중 조직의 운동 피로에 의해 발생하는 부상을 야기한다. 저항성 트레이닝은 근육조직에 현저한 부담을 주는데 그것은 근원섬유마디를 따르는 근원섬유에서 아주 작은 부상을 야기한다. 이런 상처의 치료는 근육량과 힘의 증가를 가져온다. 만약 회복하고 치유하기에 부적절한 시간이 조직에 주어진다면 그것은 손상된 채 남을 것이다. 적절한 회복이 없으면 일정한 스트레스가 기능장애를 야기할 것이고, 그것은 과도한 운동으로 인한 증후군으로 발전하기 전에 과도하게 긴장시키는 것으로 날카롭게 나타날 것이다.

비대운동과 근력운동은 특히 높은 양의 조직 손상을 가져오고 따라서 그 근육 집단을 다시 운동시키기 48~72시간 전부터 어디서든지 추가적인 회복 시간을 필요로 한다. 새로운 운동실행자는 저항성 트레이닝을 포함하는 운동 기간 사이에 하루 종일 휴식을 취해야 한다. 더 많은 저항이 들어 올려지고 전체 크기가 더 커지면 커질수록 회복은 더 중요하게 요구된다. 상당한 저항을 들어 올리는 동안 운동량과 빈도는 계획된 회복 전략을 요구한다. 특정 근육 집단 운동을 이용하는 것과 더 높고 낮은 신체운동을 상쇄하는 것은 회복 노력을 도와줄 수 있다. 비대 운동과 근력 운동을 위해 근육 분리는 다른 부분이 쉬는 동안에 특정 부분을 강조하기 위해 사용될 수 있다.

근비대		근력	
1일	가슴, 어깨, 삼두근	1일	상체
2일	대퇴사두근, 햄스트링, 대둔근	2일	하체
3일	등, 상완이두근, 종아리	3일	휴식
4일	휴식		

근비대운동의 예

1일차	2일차	3일차	4일차
Bench press	Back squat	Bent-over row	off
Incline press	Leg press	Pull-ups	
Chest fly	RDL	Seated row	
S/S push-ups	Lateral lunge	Lat pull-down	
DB press	Step-up	Pull-over	
Upright row	Leg extension	S/S rev. grip pull	
Front raise	S/S leg curl	Straight bar curl	
S/S rear delt pulls	Hip adduction	Preacher curl	
Close grip press	Calf raise	Hammer curl strip set	
Tricep dips	Seated calf raise	Forearm curl	
Tricep extension			
기타 예			
1일 가슴, 등 2일 다리 3일 어깨, 팔	1일 대퇴사두근, 상완이두근 2일 가슴, 삼두근 3일 등, 어깨 4일 햄스트링, 종아리, 전완		

S/S = 슈퍼세트

대운동을 수행하는 사람들보다 근조직을 덜 사용하면서도 효과적으로 더 큰 힘을 발휘한다. 또한 스트레스 자극은 근조직의 적응에 특이적인 것이다.

좌업생활자들이 근력운동 프로그램을 시작할 때 신경계가 근력 향상에 미치는 영향은 훨씬 더 명확해진다. 운동 초기의 근력 증가는 상당히 크며 매우 빠르게 일어난다. 운동신경의 패턴은 반복되고 저항성 트레이닝의 수행을 통해서 발생되는데 신경계가 더 효율적으로 힘을 발휘하게 한다. 신경계는 주로 운동 후 처음 3~5주간의 근력 향상에 주도적으로 반응한다(74,97). 이러한 반응은 퍼스널 트레이닝에서 매우 가치가 있는데 운동실행자에게 동기 부여와 함께 눈에 띄는 향상을 보여 주기 때문이다. 근력운동에 사용되는 동작들은 당연히 복합적이기 때문에 부하된 저항을 움직이기 위하여 많은 근육들을 자극시키게 된다. 높은 강도의 운동에서 큰 근육의 사용은 작은 근육 집단의 사용과 비교해서 더 많은 양의 테스토스테론의 분비를 자극한다. 이러한 요소는 더 강한 근력의 발달에 도움이 된다. 추가적으로 닫힌 사슬 형태인 관절교차운동은 근력운동 기구를 이용한 저항성 트레이닝과 비교하여 안정화시키는 데 사용되는 근육들을 훨씬 더 크게 강화시킨다. 지면상(ground based)의 운동이든 적절한 동작 수행을 위해 추가적인 컨트롤을 필요로 하는 비지면상(non ground)의 운동이든 둘 다 안정성을 증가시키며 근력운동의 수행 능력을 향상시킨다. 예를 들면 스쿼트, 데드리프트, 밀리터리 프레스, 풀업, 보디웨이트딥스 운동들이다. 이러한 동작들은 몸이 흔들리는 것을 막아야 한다. 그래야 힘이 더 효율적으로 리프트의 수직 방향으로 잡힐 수 있다. 몸통의 근육은 이러한 운동을 안정화시키는 데 중요하다.

새로운 운동실행자에게 사용되는 근력운동은 절대근력 운동처방 프로그램에서 수정되어야 한다. 어떠한 새로운 스트레스에서와 마찬가지로 운동실행자들은 운동이 진행되기 전에 적절하게 순응되어야 하고 적절히 지도를 받아야 한다.

근력 트레이닝 프로그램의 예

1일차	2일차	3일차
Bench press	Deadlift	휴식
Military press	Front squat	
Incline press	Weighted lunge	
Upright row	Seated row	
Body dips	Leg curl	
Front raise	One arm row	
Triceps extension	Calf raise	
Shrugs	Hammer curls	

운동강도 vs. 기대 결과

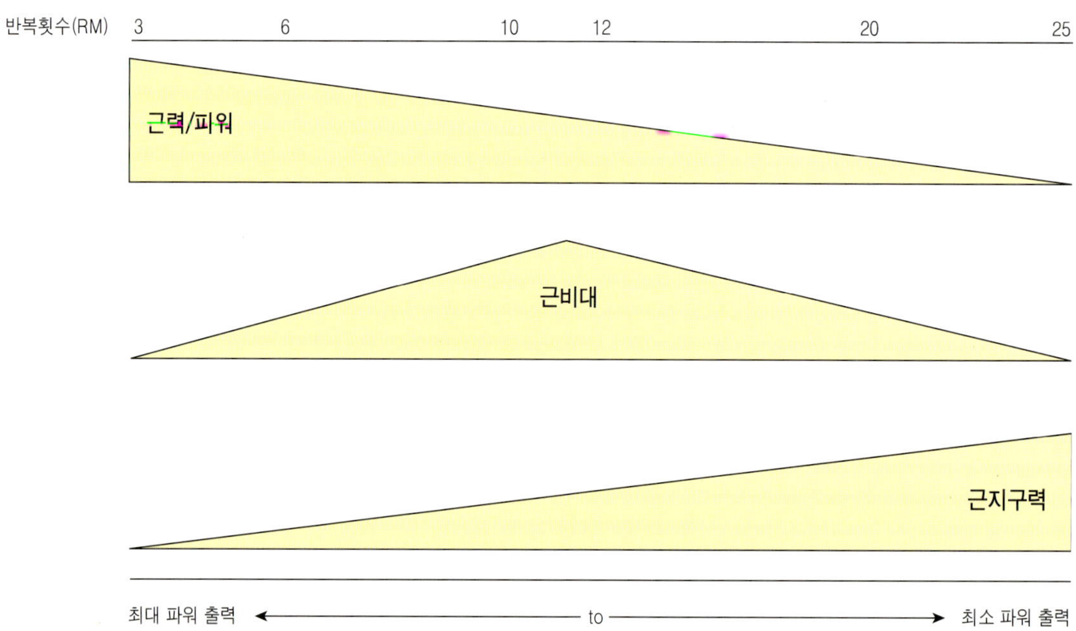

근력 트레이닝의 지침

운동 부위	6~8
운동량	18~30세트, 운동마다 3~5세트씩, 3~10회 반복
강도	1RM의 75~95%
휴식 간격	2~5분
빈도	일주일에 3~5일
회복	일주일에 2~4일 휴식
중점	신경의 효율성, 복합된 들어 올리기
운동 시스템	피라미드, 네거티브 세트

경험이 없는 운동자들은 기술의 습득과 동작 숙달에 초점을 두어야 한다. 비록 세트의 수가 개인적인 운동내성 능력을 수용하기에 한계가 있다 할지라도 반복횟수를 늘리고 동작 기술을 강조하는 것이 근력 향상을 가져올 것이다. 운동 프로그램에서 초기에 과도한 저항을 부하하는 것은 흔한 오류이며 중량을 다룰 수 있도록 동작의 메커니즘을 적응시켜야 한다. 모든 운동자들은 새로운 부하가 적용되기 전에 동작에 능숙해져야 한다.

파워 트레이닝 Power Training

파워 트레이닝은 근비대 또는 근력 트레이닝과는 매우 다르다. 차이점은 가속률에 있다. 파워 트레이닝은 많은 양의 힘을 발생시키기 위해서 가속력과 반사작용을 이용한다. 이런 동작은 아주 빠르게 수행되는데 이에 따라 많은 양의 스트레스가 근조직에 가해진다. 심지어 가벼운 저항일지라도 파워 트레이닝 중에 나타나는 빠른 운동 속도 때문에 근육과 결합조직에 상당한 근력을 요구하게 된다. 제2장의 내용에서 가벼운 물체가 가속될 때 그 물체를 감속시키거나 멈추게 하는 힘은 그 질량에 대한 가속력보다 훨씬 더 크다는 것을 이미 배웠다. 그 이유는 움직임이나 속도의 비율에 따라 배가되기 때문이다. 5파운드의 메디신볼로 몸을 누르기는 쉽지만 그것을 던지기 위해서는 훨씬 더 많은 힘을 필요로 할 것이다. 이와 마찬가지로 질량을 받아들이는 쪽의 사람은 그 질량(5파운드)보다 훨씬 더 큰 감속력이 발휘되어야 한다. 신체가 가속될 때도 마찬가지이다. 자기 체중부하로 하는 스쿼트는 점프 스쿼트와 비교할 때 훨씬 더 작은 가속력과 감속력을 필요로 한다. 점프 스쿼트는 발이 다시 지면에 닿을 때 신체를 공중으로 추진시키고 감속시키기 위해서 상당한 중력을 극복해 내야 하기 때문이다.

파워 향상을 위한 운동에는 두 가지 다른, 구별되는 범주가 이용된다. 즉, 무겁고 낮은 비율(heavy-low-rate)의 파워와 가볍고 높은 비율(light-high-rate)의 파워이다. 낮고 가볍다는 용어들을 파워 트레이닝에 사용할 때는 사전적인 의미로 받아들여서는 안 된다. 무겁고 낮은 비율의 운동은 실제로 거의 최대 속도로 수행된다. 중량은 고유의 질량 때문에 움직임 속도를 느리게 하지만 동작의 속도는 전통적이고 일반적인 저항성 트레이닝을 할 때 사용되는 속도보다 훨씬 더 빨라진다. 예를 들어, 40파운드의 덤벨 때문에 무거워진 점프 쉬럭 운동은 8파운드 덤벨로 같은 동작을 수행할 때보다 훨씬 더 느리게 된다. 두 경우 모두 운동 속도는 최대의 수행일 것이다, 하지만 근육이 극복해야 하는 힘이 다르기 때문에 그 움직임의 속도가 달라진다. 무겁고 낮은 비율의 동작은 과도한 힘을 필요로 하며 근조직의 빠른 피로를 가져온다. 따라서 대부분 이런 동작들은 단지 몇 번의 반복밖에 할 수 없다. 가볍고 높은 비율의 동작은 매우 빠른 속도를 이용한다. 그러나 심지어 최대 속도로 수행될 때도 피로 발생의 시점은 동작을 하는 데 요구되는 파워나 힘이 더 작기 때문에 훨씬 늦게 나타난다.

각 유형의 파워 트레이닝 중에 사용되는 에너지 시스템은 운동부하와 강도에 특징이 있다. 처음에 언급되었듯이 무거운 중량은 인원질 시스템을 빠르게 고갈시키며 대부분의 경우 에너지 수요는 해당경로(glycolytic pathway)를 통해서 완전히 충족되지 못한다. 이러한 이유로 2~6회의 낮은 반복횟수가 적용된다. 가볍고 높은 비율의 파워 트레이닝도 해당경로에 의존하는데, 흔히 수행되는 운동동작의 10~20회의 반복을 가능하게 해준다. 적응 관점에서 보면 무겁고 낮은 비율의 운동은 주로 신경계통적인 것이고 높은 강도의 근력운동과 일치한다. 이것은 반복횟수가 비슷하기 때문에 이치에 맞는 것이다. 그러나 신경동원의 패턴은 동작 속도가 다르기 때문에 무거운 근력운동과 무거운 파워운동 간에 매우 다르다. 예를 들어 1RM 스쿼트는 1RM 파워 클린보다 상당히 느리다. 가볍고 높은 비율의 파워와 근비대운동 사이에서도 유사점과 차이점이 존재한다. 두 운동 방법 모두 해당경로와 매우 유사한 반복횟수를 적용한다. 그러므로 비슷하게 근육조직을 동원하지만 파워 트레이닝에서 사용되는 속도는 근비대운동에서 보이는 것과 비교했을 때 더 큰 신경 적응

하이브리드 파워 모델

무겁고 낮은 비율의 파워		가볍고 높은 비율의 파워
1일차	2일차	3일차
Power clean from floor Split jerk Hang pull Single arm snatch	휴식	Depth jumps Tuck jumps Triple bounds Lateral cone hops Medicine ball chest pass Medicine ball chop Clap push-ups

반응을 일으키게 한다.

트레이닝의 형태는 올림픽 역도, 플라이오메트릭 트레이닝, 중량 던지기, 저항성 스윙 운동들이 포함된다. 이러한 움직임을 발생시키는 근조직 내의 잠재적인 가속력의 크기 때문에 힙 익스텐션과 힙 플렉션이 파워 트레이닝에서 가장 일반적인 동작 패턴이다. 이러한 운동 형태는 보통 많은 퍼스널 트레이닝 상황에서 잘 사용되지 않지만 운동선수들을 대상으로 한 운동 프로그램에서는 널리 보급되어 있다. 전통적인 파워 트레이닝이 사용될 때 운동 세트와 반복횟수는 부하 저항과 동작 속도와 거의 일치한다. 올림픽 역도와 고강도의 플라이오메트릭은 종종 낮은 반복 수행을 적용한다. 반면에 가볍고 빠른 속도의 움직임은 훨씬 더 높은 반복 시행을 적용한다. 운동량 또한 그러한 요소들에 따라 다양해진다. 많은 경우에 파워 중심의 운동은 같은 운동에서의 다른 운동 스트레스를 극복하기 위해 근력운동과 혼합된다.

무겁고 낮은 비율의 파워	
운동 부위	4~5
운동량	12~20세트, 운동마다 3, 4세트씩 3~6회 반복
강도	1RM의 85~95%
휴식 간격	2~4분
빈도	일주일에 3~4일
회복	일주일에 3~4일 휴식
중점 동작	스피드, 힙 신전과 굴곡
운동 시스템	플라이오메트릭, 올림픽 역도
가볍고 높은 비율의 파워	
운동 부위	7~10
운동량	20~30세트, 운동마다 2, 3세트씩 10~20회 반복
강도	1RM의 50~75%
휴식 간격	30~60초
빈도	일주일에 2~4일
회복	일주일에 3~5일 휴식
중점 동작	스피드
운동 시스템	콘트라스트, 플라이오메트릭

동작의 속도를 간단히 변화시킴으로써 파워는 다수의 사람들에게 지도되는 퍼스널 운동 프로그램에 적용될 수 있다. 예를 들어 노인들은 앉은 자리에서 빠르게 일어나도록 하는 프로그램을 사용하기도 한다. 또는 한쪽 다리로 하는 박스 스텝 업이 빠른 속도로 수행될지 모른다. 두 가지 모두 동작 속도가 빨라졌기 때문에 파워 요소를 높여 준다. 혼합 모델은 빠른 단축성 수축과 안전성의 확보를 위해 잘 조절된 신장성 동작을 사용하는 경우 적용될 수 있다. 빠르게 의자에 일어나는 행동을 수행하는 노인의 예에서 혼합 모델은 가능한 한 빨리 의자에서 일어서고 신장성 근수축 국면에서는 천천히 조절되는 하강 속도로 자리에 앉는 형태의 운동 시행을 실시한다. 혼합 모델의 또 다른 예는 짐볼 체스트 패스에서 볼 수 있다. 운동실행자는 동작의 반복을 위해 그 볼을 빠르게 트레이너에게 다시 패스해 주려고 그 볼을 가슴 부위에서 가속시킬 수 있다. 그러므로 파워 동작 국면은 신장성 감속과 관련한 요구 사항이나 안전성 문제없이 단축성 가속을 통하여 진행된다. 더 훈련된 운동실행자들은 체력과 스킬에 적합한 플라이오메트릭, 짐볼 던지기, 올림픽 역도 동작의 변경 등을 통하여 시행할 수 있다. 이후 운동실행자는 구체적인 프로그램이 다시 고려되어 적용될 것이다.

근지구력 트레이닝 Endurance Training

근지구력은 근력의 감소율이 장기적인 운동을 수행하는 근육의 능력을 궁극적으로 결정짓는 것이다. 무산소성 지구력은 여러 요소들에 의해 영향을 받는데 저항 스트레스, 근력, 근신경의 효율성, 유산소성 능력, 무산소성 에너지 시스템의 효율성 등이 포함된다. 올림픽 마라톤이나 투르 드 프랑스(사이클)를 완주하는 지구성 운동선수들은 달리기나 자전거 타기와 관련하여 요구되는 높은 수준의 장기적인 저항

Quick Insight

플라이오메트릭 운동

플라이오메트릭은 파워를 증가시키는 데 매우 효율적인 운동이다. 이 운동은 근육과 건조직의 신장-단축 기전을 이용하는데, 그것은 근육 내의 용수철과 같은 탄성력을 개발하는 것이다. 근육의 고유수용기는 빠른 단축성 수축과 연결될 때 커지는 장력을 신장성 국면에 만들어 낸다. 필수적으로 근육은 늘어났다가 줄어든다. 이런 연결 조합은 잠재적인 긴장을 증가시키고 그것이 또 충분히 빠르게 수행될 때 더 큰 운동에너지를 생성할 것이다. 또한 이런 힘은 활동적인 조직에서 운동 뉴런의 연소율을 증가시키는 반사작용에 기인할 것이다.

힘 생산의 향상에 있어 신장-단축 기전의 유익은 수직 점프를 사용하여 쉽게 설명될 수 있다. 점프하기 전의 자세를 취하고 나서 점프하기 바로 전에 무릎이나 엉덩이의 추가적인 구부림 없이 수직으로 가속하는 사람은, 준비 자세에서 시작하여 수직으로 점프하기 바로 전에 빠르게 무릎과 엉덩이를 굽히는 사람과 비교했을 때 훨씬 점프력이 떨어질 것이다. 즉, 무릎을 구부리는 점프 기술은 빠른 신장성 동작 국면과 이어지는 빠른 중심성 근수축 국면을 이용하는 것이다. 이러한 연결 동작이 정적 동작(무반동)보다 더 높은 가속도를 만들어 낸다. 신장성 동작과 반사적인 신경지배로부터 저장되는 탄성에너지는 20~30% 정도 힘의 생산을 증가시킨다(112).

점프 연구는 플라이오메트릭 운동을 통해서 운동 5~8주 만에 힘을 상당히 향상시킬 수 있다는 것을 보여 주고 있다(69). 이러한 적응은 아마 운동 연습의 힘과 속도의 특성과 관련이 있었지만 움직임 패턴에 구체적인 것처럼 보이지는 않는다. 이것은 움직임의 속도가 적절한 속도로 수행되기만 한다면 많은 운동이 똑같이 효율적일 수 있다는 것을 시사한다. 속도가 느리다면 신장성에서 단축성 수축으로 전환되는 시간이 신장-단축 반응을 이끌어 내기에 불충분하다. 이러한 이유로 적절한 높이와 저항이 이런 테크닉을 사용하는 파워를 향상시키는 데 필수적이다. 대략 점프운동은 110cm 이하의 점프 높이에서 체중의 12% 이하의 부하를 사용한다. 0.12m, 0.24m, 0.36m, 0.46m, 0.58m, 0.68m의 높이에서 점프운동이 수행되었을 때 모든 측정된 요소에서 가장 잘 진행된 것은 0.12m(30.5인치) 높이에서의 점프라는 결과가 나왔다. 그것은 더 낮은 높이가 더 빠른 단축성 수축을 한다는 것을 암시했다(61). 대부분의 경우에 사용되는 점프 높이는 30~40인치보다 훨씬 낮지만, 여전히 유의하게 파워를 증가시킨다. 또한 이것은 저항성 점프에서도 사실이다. 높이나 사용된 하중이 아니라 신장-단축 기전의 전환 속도(가장 짧은 지면 접촉 기간)가 중요하다는 것을 아는 게 중요하다.

일반적인 플라이오메트릭 운동 분류

Depth jumps
Box jumps
Bounds
In place jumps
Rebounds

성 스트레스를 경험한다. 그래서 어떤 운동선수의 다리가 더 나은 무산소성 지구력을 가지고 있을까? 두 종목의 선수들 모두 믿을 수 없을 정도의 유산소성 능력을 지니고 있으며 의심할 여지없이 효율적인 운동신경 경로를 가지고 있다. 그러나 지구성에 영향을 미치는 모든 요소들을 되살펴 보면 실제적인 정답은 아마도 투르 드 프랑스의 사이클 선수이다. 다양한 도로 지형에서 자전거를 타는 데 필요한 근력량과 언덕을 오를 때의 상당한 무산소성 요인이 있기 때문에 사이클 선수의 다리가 아마 더 강할 것이고, 해당경로를 통한 더 나은 무산소성 대사의 효율성을 가질 것이다.

각각의 요소들은 근력을 유지하기 위하여 신체의 능력 발휘에 어떤 역할을 한다. 많은 사람들은 근력이 근지구력에서 큰 역할을 한다는 것을 알고서 놀라지만 관련된 변수들을 분석해 보면 이유는 매우 명백하다. 근육이 더 강해지면 강해질수록 최대하의 운동이 받는 강도는 더 낮아지게 된다. 예를 들어, 벤치프레스에서 상체 지구력을 시험하려고 50파운드를 사용한다면, 누가 더 많은 반복을 수행할 수 있을까? 150파운드로 벤치프레스를 할 수 있는 사람 아니면 300파운드로 벤치프레스를 할 수 있는 사람? 가능한 답은 각 개인의 개별적인 근력에 있을 것이다. 50파운드의 저항은 150파운드의 33% 수준밖에 되지 않을 것이다. 반면에 두 번째 사람은 300파운드의 16% 수준밖에 되지 않는다. 33%의 수준을 들어 올리는 것과 비교했을 때 더 많은 반복이 분명히 더 쉬운 일이다. 앞에서 언급했듯이 그것만이 국소 부위 근지구력 차이에 유일한 요소는 아니다. 해당경로의 효율성과 각 개인의 유산소성 능력 또한 작용될 것이다. 혈액과 조직에서 젖

근지구력 트레이닝 프로그램의 예

1일차	2일차	3일차
Squat to press	휴식	Deadlift
Modified pull-up		Incline bench press
Cable press		Seated row
Walking lunge		DB press
Lat pulldown		Lateral squat
Push-up		Cable torso rotation
Leg curl		T-bar row
One arm row		Close grip push-up
Front raise		Leg curl on ball
S/S back extension		S/S calf raise
Step-ups		Leg extension
Triceps pushdowns		Ab-curl up
S/S bicep curl		S/S hammer curl

S/S = 슈퍼세트

근지구력 트레이닝의 지침

운동 부위	10~15
운동량	30~45세트, 운동마다 2~4세트씩 12~25회 반복
강도	1RM의 50~70%
휴식 간격	20~30초
빈도	일주일에 3~5일
회복	일주일에 2~4일 휴식
중점	젖산 내성
운동 시스템	스트립세트, 복합 트레이닝

산염을 제거하는 능력은 힘을 지속적으로 생성하는 데 필수적이다. 만약 젖산염의 생성률이 제거율보다 높아진다면 결국 피로가 발생되고 힘의 생산을 빠르게 감소시킬 것이다.

무산소성 지구력이 저항성 트레이닝 프로그램의 목적이라면 지구성 능력에 영향을 미치는 요소들이 고려되어야 한다. 이것은 해당경로에 도전을 주며, 근력을 향상시키고, 트레이닝되는 근육군에 신경의 효율성을 향상시키는 활동인 것을 의미한다. 지구성 운동은 높은 반복 범위를 가진 중-저 강도의 저항을 이용한다. 운동은 최소의 휴식과 함께 진행되어야 하며 따라서 운동 스트레스를 감당하기 위해서 유산소성의 지원을 배가시키는 데 중점을 두어야 한다. 지구성 운동에서 사용되는 운동량은 많고 근소식이 장시간의 스트레스에 노출되도록 한다. 지구성 운동의 특징은 다음과 같다.

근지구력 트레이닝의 구성 요소들을 이용하는 것은 많은 퍼스널 트레이닝 시행자들에게 매우 유용하다. 근지구력 트레이닝은 새로운 운동자들에게 매우 확실한 선택이어서 그들은 미래에 진행될 과정에 대한 기초를 확립하면서 저항성 트레이닝 동작에 능숙하게 될 것이다. 많은 여성 운동실행자들은 더 낮은 저항을 선호하는데 근력과 근비대운동이 근육량을 증가시키지 못하기 때문이다. 하지만 근지구력 운동선수들은 자주 그들의 유산소성 능력을 동원하기 위해 무산소성 지구력 트레이닝을 활용한다. 이런 형태가 적절한 보충역할이라 하더라도 연구에 따르면 근력과 파워 트레이닝이 근지구성 수행력에 더 나은 결과를 가져왔다(45,68).

근지구력 트레이닝은 운동 세션에서 전신의 사용을 강조하거나 특정한 날에는 특정한 근육군을 선택할 수도 있다. 목표는 적어도 주당 두 번 정도 근육군을 이용하는 것이다. 적절한 근력을 얻는 데 도움이 되도록 더 약한 부분에는 더 무거운 저항을 사용해야 한다. 근육의 균형은 특히 중요하고 운동에서 강조되어야 한다. 특정한 운동이나 활동이 선택적인 근육집단에서의 지구력을 필요로 한다면 그것들은 운동 세션 내에서 강조될 것이다. 마찬가지로 근지구력 활동은 필요에 따라서 근력 또는 파워 활동과 혼합될 수도 있다. 근지구력 트레이닝이 더 낮은 강도의 범위를 이용할 때 트레이닝된 사람들은 각 특정 근육군의 낮은 운동량 때문에 이틀 연속으로 동일한 근육 집단을 사용할 것이다.

체력 트레이닝 Fitness Training

체력(피트니스)을 위한 저항성 트레이닝은 그것의 적용 초점이 체력의 모든 구성 요소들에 있기 때문에 반드시 이전에 언급된 운동 범주와 똑같이 정의되는 특징을 가지는 것은 아니다. 이것은 근력, 근지구력, 그리고 파워가 평형성, 협응성, 스피드 향상을 위한 노력에 추가로 트레이닝 프로그램 내에 어느 정도 모두 사용될 것을 제안한다. 체력 요소들은 정상적 기능을 위해 요구되는 것 이상의 평가 범위를 가지며 개별적인 특성이 있다. 체력 트레이닝의 주요 목표는 각각의 개별적인 구성 요소들 안에서 적절한 체력 수준을 가지는 것이다. 그러한 가치를 넘어서 개인적인 욕구는 희망과 관련하며 신체활동들은 트레이닝 요건을 결정하는 데 관련된다. 말하자면 모든 사람에게 완벽한 하나의 체력 프로그램은 없다

체력 트레이닝의 지침

운동 부위	10~15
운동량	30~45세트, 운동마다 2~4세트씩 8~15회 반복
강도	1RM의 65~80%
휴식 간격	30~60초
빈도	일주일에 3~5일
회복	일주일에 2~4일 휴식
중점	다양한 요구들
운동 시스템	어떤 것이라도

는 것이다. 하지만, 각각의 체력 구성 요소들이 설명되도록 보장해 주는 어떤 일반화된 지표는 있을 수 있다.

앞서 언급되었던 트레이닝들의 각각과 관련된 변수들을 사용하여 논리적인 운동 순서로 한 운동 프로그램 내에서 복합적으로 이루어질 수 있다. 전체적인 건강의 목표 달성을 위해 체력 트레이닝을 하는 일반적인 사람들에게는 다음의 지침을 따르는 것이 프로그램 개발에 도움이 될 수 있다. 첫 번째 지침은 일반적인 운동 순서와 일치한다. 파워 트레이닝은 근력운동을 하기 전에 해야 하고 근력운동은 근지구력 운동에 앞서 수행해야 한다. 운동실행자의 개별적인 능력과 욕구에 따라 운동강도나 전체 운동량뿐만 아니라 각 운동 범주에서 사용되는 각 운동의 횟수를 결정한다. 최소한 체력 트레이닝은 일주일에 3일은 해야 한다. 보통 전신운동은 월 · 수 · 금요일에 하거나 화 · 목 · 토요일로 분리해서 한다. 이것은 운동부하 사이에 하루 동안 회복을 주기 위해서이다. 운동은 또한 날마다 계속적으로 수행되지만 근육군의 적절한 회복이 이루어져야 한다. 체력 프로그램 내의 선택은 다양하다. 그래서 어떤 변수가 발생하더라도 운동실행자의 요구에 맞출 수 있다.

이 체력 운동 프로그램에서의 강조점과 선정될 트레이닝 시스템의 애매함이 오히려 운동부하를 창의적으로 적용할 수 있게 하는 것이다. 그것은 앞에서 언급되었던 트레이닝 시스템들이라면 어떤 것을 적용하더라도 그것들이 운동 프로그램에 논리적으로 적합하고 운동실행자의 능력에 적당하다면 적절한 것이었다. 신체 구성(body composition)이 체력과 관련된 구성 요소의 한 부분이라는 사실 때문에 전체적인 칼로리 소비량이 고려되어야 한다. 많은 운동실행자들은 체중 감소를 목적으로 운동을 하므로 슈퍼세트, 스트립세트, 서킷 트레이닝 등을 이용하는 것이 도움이 될 수 있다. 체력 프로그램의 목표는 각 운동 세션마다 수행되는 운동량을 극대화시키는 것이다. 즉, 운동강도 및 세트의 변화와 두 가지 운동을 하나로 통합하여 구성하는 운동 형태를 이용하면 운동의 목표 달성이 효율적인 과정으로 인하여 향상될 것이다.

비록 많은 선택 사항들이 항상 변화 가능한 운동 세션에 적용 가능할지라도 운동 스트레스에 대한 적응이 일어나도록 하기 위해서는 충분한 빈도가 허용되어야 한다. 한 운동 세션 내에서 너무 많은 변화는 성공이 제한될 수 있다. 왜냐하면 신체가 그 움직임에 능숙하게 될 기회를 결코 가질 수 없기 때문이다. 근신경계는 약물 용량-반응(dose-response)에 기초하여 적응된다. 그래서 특정한 운동이나 움직임은 그것을 완전한 다른 운동으로 바꾸기 전에 최소 3주 동안은 반복

체력 트레이닝 프로그램의 예

월요일	수요일	금요일
Warm-up	Warm-up	Warm-up
Bench stands to MB press	Incline MB pass	Jump rope
Physioball chest press	Lunges W/torso twist	Assisted pull-ups
Step-ups to high knee	Military press	Squat to plate raise
Modified pull-up	Physioball leg curl	Alternating press
Cable overhead reach	Single-arm cable row	Romanian deadlift
Leg curl	Side raise	Bench push-ups
Rear delt raise	DB squat to bicep curl	Machine row
S/S calf raise	Pullover	Weighted curl-up
Cable triceps kick back	S/S front raise	S/S back extension
S/S biceps DB curl	Calf raise strip se	Bicep strip set

수행되어야 한다. 이때 운동실행자들은 항상 변화를 보고 싶어하고 신경계는 가장 빠른 적응반응을 나타낸다.

운동시 고려사항 Exercise Considerations

동시에 진행되는 운동 Concurrent Training

비록 많은 다양한 종류의 운동 양식과 기술이 종합적인 체력 혹은 경기력 향상을 위한 처방전에 포함될 수 있다 할지라도 반드시 고려해야 할 몇 가지의 갈등 요인이 존재한다. 제15장에서 살펴본 특이성의 원리에 따르면 저항성 트레이닝과 유산소성 운동은 각기 다른 근신경계의 적응을 유발시킨다. 그 적응 반응은 에너지 시스템의 특징인데 그것은 동시 적응 반응을 유도하는 운동이 결합될 때 문제가 발생하는 것이다. 예를 들어 지구성 운동은 무산소성 해당계 효소의 활성을 감소시키지만 근육 내 산화효소의 농도와 모세혈관 및 미토콘드리아의 밀도를 증가시킨다. 대조적으로 저항성 트레이닝과 근력운동은 미토콘드리아의 밀도를 감소시키고 모세혈관 밀도와 산화효소 활성도에 대한 낮은 효과를 일으키긴 하지만, 반면에 무산소성 해당계 효소의 활성도와 농도를 크게 증가시킨다. 이 같은 두 운동 양식의 동시 시행은 Type Ⅱb의 근섬유조직을 Type Ⅱa 근섬유의 조직으로 변형시킬 것이다(91). 비록 둘 다 근섬유 변형을 자극할지라도 두 트레이닝 양식은 근섬유에 정반대의 영향을 미친다. 저항성 트레이닝은 Type Ⅱb 근섬유의 크기를 증가시키고 반면에 지구성 트레이닝은 그 반대의 결과를 일으킨다. 이것은 두 운동 형태에 대한 각기 다른 호르몬 반응의 결과인데 무산소성 운동은 성장호르몬(growth hormone)과 테스토스테론(testosterone)의 방출에 있어 더 큰 반응을 유도한다. 반면에 유산소성 트레이닝은 부신호르몬(adrenal hormone)의 방출을 자극시킨다. 좌업생활자, 훈련된 개인들 모두 단기간이든 장기간이든 유산소성 트레이닝으로 지구성 능력이 향상되듯이 근력과 파워 향상을 위한 저항성 트레이닝을 통해서도 지구성 능력이 향상된다(14,80). 저항성 트레이닝을 통하여 어떤 사람들에 있어서는 젖산역치를 향상시킬 수도 있다(110).

이와는 반대로 유산소성 운동은 최대 파워와 근력값을 상쇄시킨다. 즉, 근육량에 부정적으로 영향을 미칠 것이다. 지속적인 유산소성 운동과 관련된 이 같은 근력 변인의 감소는 근신경계의 적응, 운동신경의 동원 경로, 이화작용 호르몬의 수준 증가, 운동으로부터의 회복 능력 감소에 따른 결과에 기인한다. 그러므로 근육량, 근력, 파워를 증가시키려는 사람들은 유산소성 운동을 오래해서는 안 된다. 본질적으로 운동량은 목적하는 결과와 일치해야 한다. 만약 5~10km 달리기 기록의 향상이 목표라면 무산소성 파워 그리고 근력운동은 근지구력운동을 보완하기 위해 적용되어야 한다. 그러나 만약 운동 목표가 근비대나 근력 향상에 있다면 유산소성 운동량은 덜 고려되어야 한다. 이것은 어떤 개인이 건강에 필수적인 유산소성 운동을 모두 피해야 한다는 것을 뜻하는 것은 아니다. 유산소운동을 피하는 것을 제안하는 것이 아니라 요구된 적응이 지배적이 된다면 받아들일 수 있는 수준의 양이 공급되는 것을 허락하는 것이 차라리 건강에 필수적이다.

나이 Age

본 교재의 앞부분에서 나이에 따른 근육감소증(sarcopenia)과 파워와 근력 생산에 미치는 필연적인 영향에 대하여 다루었다. 무산소성 능력에 연령이 미치는 영향에 대하여 건강한 젊은이와 노인들 모두에서 열린 사슬운동과 닫힌 사슬운동 모두를 이용하여 분석해 왔다. 특정 근력에 대한 연령 차이는 심지어 전체 근육량에 대하여 보정이 된 경우에도 나타났다. 노인들은 다양한 부하 검사에서 24~41%의 낮은 파워 생산을 보여 주었다(85). 게다가 노인들은 더 빠른 피로 유발을 경험했다. 10회 반복 수행 중 최고 속도(peak velocity)가 24% 감소하였다(84,88). 다른 연구들도 비슷한 결과를 보고했는데 즉, 노인들의 최대 중심성 수축 속도를 지속하는 능력이 젊은이들과 비교했을 때 떨어지는 것으로 나타났다(15,48). 수축 속도의 지연은 이동력의 손실이나 앉은 자세로부터 일어서기의 어려움, 낙상 위험 등의 요인이 된다.

성별에 따른 비교에서 여자들은 저속과 고속에서 모두 근력과 파워의 유사한 감소를 나타냈다(96). 단축성 및 신장성 최대 수축력에서 나이와 관련된 감소는 특정의 속도에서 성별에 따른 차이는 없이 남성과 여성들에서 유사하게 일어난다(87,95). 성별, 특정 연령별에 따른 근력(peak torque)의 감소는 남자의 경우 단축성 수축력에서 30%, 신장성 수축력에서 19%로 나타났고, 반면에 여자의 경우는 단축성에서 28%, 신장성에서 11%로 나타났다(65,83). 흥미롭게도 여성은 나이가 비슷한 남성들과 비교해서 나이와 관련된 신장성 최대 토크력의 감소가 나타나는 반면 탄성 에너지를 저장하고 이용하는 능력이 향상되었다.

나이와 관련된 근력과 파워의 감소는 근육의 질을 떨어지게 하는 주로 근위축(atrophy)과 근세포 구조의 변화에 기인한다(81). 즉 Type Ⅱ 근섬유의 손실, 미오신 ATPase의 감소, 근절 내의 미오신 단백질 체인의 감소는 근력과 파워, 근육 크기에 있어서 나이와 관련된 감소의 주요 원인이다(82,122). 노인들에 의해 수행되는 저항성 트레이닝은 젊은이들과 비교했을 때 근력에서 비슷한 향상을 보인다. 근섬유의 횡단면적의 증가는 일반적으로 10~30% 정도이다. 이전에 운동하지 않았던 사람들은 1RM의 100% 이상의 유의한 증가를 경험하기도 한다(67). 이와 마찬가지로 남성과 여성은 모두 나이에 따른 근력의 증가에서 비슷한 능력을 보여 준다. 더 일찍 저항성 트레이닝을 시작하면 할수록 노년기에 수축성 요소들과 관련된 근육의 질이 더 좋아질 것이다.

성별 Gender

성별 차이점은 힘을 생산하는 능력과 저항성 트레이닝과 함께 경험되는 적응 반응의 크기 모두에서 존재한다. 말하자면 무산소성 적응을 위해 적용하는 활동들과 운동처방들과 관련하여 남성과 여성의 운동 프로그램이 다르지 않다는 것이다. 성인 여성의 최대 전신근력의 평균값은 남성보다 약 40%가 적다(115). 상체와 하체의 비교에서 흥미로운 차이점이 발견되었다. 여성의 평균 상체 근력은 약 남성의 반이 조금 넘는 수준(55%)이었다. 반면에 하체 근력은 성별 사이에 약간 상이함을 보여 준다(36,38). 즉, 여성의 평균 하체 근력은 남성의 75% 수준이었다(35). 심지어 더 흥미로운 것은 남자와 여자의 근육량(LBM)값으로 비교하면 그 값은 30% 더 증가한다는 것이다. 이것은 여성의 하체 근력을 LBM에 기초하여 상대적 값으로 나타낼 때는 똑같지 않더라도 적어도 남성 근력에 거의 유사하다는 것을 의미한다.

일반적인 남녀 간의 근력 차이를 몸무게에 따라 비교해 볼 때 뛰어난 남녀 역도 선수들에게서 나타나는 차이점과 일치한다(114). 즉, 트레이닝된 남녀의 차이가 트레이닝되지 않은 남녀에서 나타난 측정값 차이와 매우 일치한다는 것을 보여준다. 게다가 남녀의 근력이 증가하는 비율도 LBM양에 따라 보면 상대적으로 비슷하다.

남녀 간에 관찰되는 차이는 아마도 호르몬 차이와 관련한 근육량의 분포에 기초하는 것 같다. 남성은 여성보다 상체 근육량이 더 많지만 하체 근육량을 비교해 보면 그 차이는 다시 줄어든다(72). 여성은 남성과 비교해서 더 높은 지방량을 유지하는데 그것은 비슷한 체중의 상대적인 근력 측정에서 나타나는 차이값에 기여한다. 추가적인 근육량은 남성의 더 큰 근력 발휘에 기여된다.

근육량의 증가에 대하여 비교해 볼 때, 저항성 트레이닝의 초기 8주 동안의 근육량 변화에서 남녀 간의 비례적이고 유의한 성별 차이는 없었다. 이러한 관찰은 근비대 적응이 일어나기 전에 신경계가 초기 근력의 향상에서 하는 역할뿐만 아니라 소요 시간도 대략 일치한다. 더 장기간의 연구에서 남성과 비교하여 여성들은 특히 상체의 근육을 증가시키는 데 훨씬 더 어려움을 보여 주었다. 즉, 장기간의 저항성 트레이닝을 한 뒤 여성의 신체 둘레를 측정했을 때 근육량은 아주 미량 증가(0.16~0.2인치)하였다(18,57,70). 연구자들은 늘어난 근육량은 측정된 부위의 체지방 감소량에 비례하여 나타났다고 결론지었다. 이러한 결과는 대부분의 여성들이 신체의 어떤 부분의 둘레가 늘어날 것에 대한 걱정 없이 일상적인 저항성 트레이닝을 하도록 한다. 근육량에 있어 평균보다 더 많이 증가하는 여성들은 유전적 또는 비유전적인 관련 요인들을 경험할지도 모르는데 즉, 안정시 또는 운동시의 정상적인 수준보다 더 높은 동화작용호르몬, 테스토스테론과 에스트로겐의 더 높은 비율, 유전적인 성질 또는 더 큰 저항성 트레이닝 내성력 등이 관련될 수 있다(103).

동화작용 호르몬은 남녀 모두에게 있어 운동을 통하여 뚜렷하게 증가한다. 하지만 남녀 간의 호르몬 농도 차이는 매우 크다. 같은 저항성 트레이닝에 대하여 남성은 여성과 비교해서 15~25배 더 높은 테스토스테론 농도를 보여 준다. 그러나 성장호르몬 분비에 대해서는 거의 비슷하다(17). 테스토스테론 수준과 목표 조직에서의 근육 호르몬 수용기 농도의 차이가 남녀 간의 근비대 발생의 주요 요인으로 설명된다. 테스토스테론이 근비대에 작용하는 역할은 동화작용 호르몬을 사용하는 여성 보디빌더들이 지니는 근육량으로 잘 설명될 수 있다. 그것은 일반적인 성별 간 호르몬 차이를 상쇄시키는 결과이다.

디트레이닝 Detraining

저항성 트레이닝 중지에 따른 디트레이닝 효과는 지금까지 운동을 통해서 얻은 적응 효과를 반감시켜 컨디션을 저하시키는 과정이다. 어떤 경우에는 저항성 트레이닝을 지속하고 있더라도 운동량과 운동강도의 감소에 기인하여 부정적인 적응 과정이 나타난다. 일단 스트레스의 부하가 사라지게 되면 근육은 운동 이전 상태로 돌아가기 시작한다. 디트레이닝은 저항성 스트레스의 중단으로 근육량과 근섬유의 크기, 모세혈관과 미토콘드리아의 밀도를 줄이고 체지방률은 증가시킨다. 그리고 무산소성 대사 효소의 농도는 줄이고 유산소성 대사 효소는 증가시켜 근력, 파워, 근지구력, 근신경의 효율성을 감소시킨다(2,24,119). 이런 근육생리학적 특성들이 변화하는 정도는 수행되었던 기타 신체활동들의 시작 단계의 수준, 운동량, 운동강도와 저항성 트레이닝이 중단된 시간에 따라 좌우된다. 유산소성 운동과 달리 저항성 트레이닝의 적응은 적응의 크기와 운동 중 사용되었던 강도에 의해 전환 과정 비율이 더 느린 것으로 보인다. 고강도로 운동했던 사람들은 더 느린 비율로 운동 전 상태로 돌아간다(28). 실제로 유산소성 디트레이닝 효과는 1주 안에 일어날 수 있는 반면에, 경우에 따라 장기간 저항성 트레이닝을 한 후 1주 정도 중단했을 때는 도리어 근력과 파워의 향상을 나타내기도 한다. 이런 향상은 회복기에 일어나는 저항성 트레이닝과 연관된 보상 적응 때문일 것이다. 오버트레이닝(overtraining)은 저항성 트레이닝에서 매우 흔한 것인데 조직에 존재하는 무거운 스트레스 때문이다. 따라서 8~12주간 운동 주기의 마지막 시점에 긍정적인 효과를 기대하기 위해서 휴식 간격을 늘릴 수도 있다.

운동이 중단되면 중단 초기에는 그 영향이 크지 않지만 3주간의 디트레이닝 후에는 최대 파워와 평균 파워가 약 9%와 10% 정도 각각 감소한다(56,64). 근력은 더 느린 비율로 감소하지만 뚜렷하게 나타난다. 근력은 초기 감소를 경험하지만 보통은 아주 오랜 기간 동안 대조군 값 이상으로 지속된다(75). 이것은 파워가 감소할지라도 상대적으로 근력은 유지된다는 것을 의미한다. 트레이닝으로 유발된 근섬유 단면적의 변화는 역행하지만 근위축과 관련된 근수행력의 감소는 제한적이다. 적어도 초기에는 신경 경로의 효율성이 거의 변하지 않는다는 것을 보여 준다. 근섬유의 분포는 중단 초기에는 거의 변하지 않은 채로 남아 있다. 하지만 산화적인 근섬유들은 8주 간의 디트레이닝 동안에 증가하게 될 것이다(77,78). 호르몬 변화는 인슐린 민감도의 감소, 테스토스테론과 성장호르몬 수준의 변화 가능성, 체액-전해질-조절호르몬의 단기간의 트레이닝으로 유발된 적응의 역행을 일으킨다.

12주간의 디트레이닝에 따르면 속근섬유(FG)에서 속근성 산화 근섬유(FOG)에로의 Type Ⅱ 섬유의 변동와 함께 근섬유 단면적(CSA)의 상당한 감소가 일어난다(125). 이러한 변동은 아마 관찰되는 근위축에 기여하는 요소들 중 하나일 것이다. 최대 토크는 초기 수치보다 높게 존재하지만 상체의 경우 젊은 성인에게 있어 6~10%, 노인들에게 있어서는 11~15%만큼이나 많은 근력의 감소가 나타났다. 흥미롭게도 30주 이상의 오랜 기간의 디트레이닝 연구에서 남성은 초기 12주 내에 근력의 상당한 감소가 일어나는 것을 보여 준다(1,63). 이것은 디트레이닝 역치가 감소의 크기가 가속되기 전에 존재할 수도 있다는 것을 의미한다. 노인 여성은 저항성 트레이닝 프로그램의 디트레이닝에 대한 독특한 민감도를 보여 준다.

이전에 체계화된 저항성 프로그램에 참여하여 운동하였거나 운동 경험이 없는 성인 모두에게서, 운동에 반응하여 일어나는 적응과 관련된 근육의 특징은 짧은 기간의 디트레이닝 후에도 운동 초기의 근력값을 유지한다. 일반적으로 많은 운동 경험자들에게서도 근력은 운동 중단 후 약 4주까지는 유지된다. 그러나 스포츠 종목의 특이적인 파워는 특히 그것이 비교적 최근에 얻어진 것이라면 상당히 감소할 것이다(62). 심지어 3개월 동안의 디트레이닝 후에도 최대 근력과 EMG는 신장성 수축 동안 지속되지만 단축성 수축의 최대 토크는 상당히 감소한다(16). 감소의 크기는 개인에 따라 차이가 있으며 또한 개인의 운동 경험과 운동량, 운동강도에 따라 다르다. 디트레이닝의 효과는 나이에 따라 더 확연한 것으로 보이는데 감소된 근육의 양과 질, 호르몬의 차이점, 그리고 특히 저항성 스트레스와 함께 감소된 신체활동량 때문일 것이다(111).

디트레이닝과 관련된 부정적인 영향은 감소된 트레이닝 전략을 통하여 피할 수도 있으며 또한 적어도 최소화할 수는 있다. 트레이닝의 양은 운동강도가 도달 가능한 최고의 수준에서 유지만 된다면 감소시킬 수 있다(29). 운동량을 확실히 감소시키려면 근육량, 파워, 근력을 유지시키는 고중량 · 전신 · 교차관절 운동의 적용이 요구된다. 물론 이것은 근비대 트레이닝을 할 때도 동일하다. 특정 근육에의 집중은 낮은 빈도의 트레이닝 기간 동안에는 또한 삼가야 하며 복합적이고 고강도의 중량운동으로 대체되어야 된다.

디트레이닝에 대한 최악의 상황은 움직이지 않는 것(immobility)이다(123). 근육조직은 움직일 수 없을 때 가장 빠른 속도로 감퇴한다(113,120). 예를 들어 깁스를 한 팔다리는 부동성과 관련된 신경근 자극의 위축과 감소 때문에 그 첫 주에 전체 근력의 7% 이상을 감소시킨다(34,105). 한쪽이 고정되었을 때 반대쪽 사지가 고정된 부위 근조직의 디트레이닝 효과를 억제시키는 데 도움이 되도록 트레이닝되어야 한다(39). 사지의 동측과 반대측 간의 상호전달 효과가 있는지를 규명하였다(54,76). 즉, 한 연구에서 암 에르고미터를 이용하여 오른팔을 완전히 탈진시키는 동안 반대쪽인 왼팔(운동하지 않은 팔)의 전완 혈류 흐름을 분석하였다. 연구자들은 혈류가 트레이닝 기간이 길어짐에 따라 점차적으로 증가한다는 사실을 발견했으며 6주 후 악력, 근지구력, 전완의 최대 혈류가 트레이닝한 전완뿐만 아니라 트레이닝하지 않은 전완에서도 상당히 증가하였다고 하였다(124).

일반적인 부상 Common Injuries

근육염좌 Muscle Strains

근육염좌는 신체활동 참여와 관련되어 흔히 발생하는 부상을 말한다. 근육염좌는 과도한 긴장 때문에 근육조직이 심하게 변형되거나 연조직섬유가 찢어지도록 늘어날 때 발생한다. 근육염좌는 보통 근육을 무리하게 쓰는 것을 일컫는데, 갑작스럽고 익숙하지 않은 스트레스가 근육조직에 작용하여 이에 대한 반응으로 발생된다. 일반적인 원인은 무거운 물체를 들어 올리거나 힘쓰는 동안의 불안정한 관절분절, 어설픈 리프팅 기술, 근육의 불균형, 부정확한 자세, 과도한 스트레스하의 컨디션이 좋지 않은 근육군의 동원 등이 포함된다. 근육염좌에 대한 민감성을 증가시키는 추가적인 요인은 과체중, 유연성 부족, 비활동적이거나 전체적인 컨디셔닝 부족이다. 비록 증거가 분명하지는 않지만 힘을 발휘하기 전의 준비운동 부족도 부상의 위험을 증대시킬 것이다.

염좌는 부상 부위에서 뚜렷한 통증이 즉각적으로 나타남으로써 알 수 있다. 염증 때문에 시간이 지나면서 조직은 붓고, 뻣뻣해지고, 만져 보면 말랑말랑하다. 근육이 찢어지면 부상 위치와 그 주변에 멍이 들어서 색이 변한다. 염좌는 보통 심한 정도에 따라 평가된다. 보통 1도 염좌는 약 1~2주 내로 가라앉는 국부적인 통증과 불편함을 보인다. 1도 염좌를 치료하는 데 소요되는 기간은 약 6주이다. 2도 염좌는 조직이 손상되었을 때 일어나고 통증이 증가하는 것, 압통증과 관련이 있다. 이런 부상은 보통 몇 주 동안 신체활동을 제한시킨다. 대부분의 경우, 조직은 정도에 따라 약 2~3개월 안에 치료된다. 3도 염좌는 파열된 것이다. 조직에 심각한 외상이 나타나고 고통이 부상 이후 몇 주에서 몇 달 동안 지속될 수 있다. 회복기 동안 다시 염좌가 일어날 가능성도 매우 높다. 일단 고통이 덜해지고 나면 대부분의 사람들은 치료되었다고 느끼고(사실은 그렇지 않지만) 무리하는데 상해조직이 견딜 수 있는 범위를 넘어서면 동일 부위에 다시 부상이 초래된다.

근육염좌 발생 시 초기 처치는 얼음 팩과 상해가 있는 근육을 이완시켜 주는 것이다. 얼음 팩의 적용은 부상 이후에 하루에 15~20분 정도씩 해야 하지만 피부와 직접적으로 닿아서는 안 된다. 온열치료는 급성 치료법은 아니지만 일정 기간 경과 후 치료에 사용될 수 있다. 아스피린처럼 의사 처방 없이도 살 수 있는 항염증 약들은 통증을 관리하고 이동성을 향상시키는 데 사용될 수 있지만 빨리 다시 운동하기 위한 약으로 사용해서는 안 된다. 부상을 관리하는 또 다른 전략은 PRICE 대처법이다. PRICE 공식으로 알려진 보호, 휴식, 얼음, 압박, 들어 올리기(거상)는 손상된 근육을 도와준다. 염좌가 있는 근육을 더 큰 부상으로부터 보호하고 조직을 쉬게 함으로써 치료 과정이 발생한다. 얼음은 초기에 직접 적용될 수도 있고 치료법으로 나중에 얼음 마사지로 이용될 수도 있다. 아이스 붕대나 압박붕대로 조직을 보호해 주면서 붓는 것을 줄여 줄 수 있다. 혈액이 적절하게 통해야 하므로 너무 강하게 붕대를 묶지는 말아야 한다. 거상(팔이나 다리를 올리는 것)은 중력의 효과를 이용하여 부종을 줄여 줄 수 있는 간단한 방법이다. 다시 운동할 수 있을 때, 강도 높은 운동으로 다시 돌아가기 전에 더 오랫동안 준비운동을 하고 조직을 순응시켜야 한다.

인대염좌 Ligament Sprain

인대염좌는 신체활동 중에 자주 일어나는 또 다른 연조직의 부상이다. 긴장이 근육조직에 영향을 미치는 반면에 결합적인 조직의 염좌는 관절에 영향을 미친다. 인대에 주는 손상은 보통 힘을 쓰는 도중이나 신체 부위를 심하게 당기거나 몸을 비트는 갑작스런 움직임 이후에 관절이 불안정하게 되어 일어난다. 발목 인대는 특히 달리기나 점프하다가 울퉁불퉁한 지면에서 감가 속도를 적용할 때 염좌가 흔히 발생한다.

결합조직이 과도한 장력 속에서 심하게 변형되거나 과도한 힘으로 파열되었을 때 국소적인 통증이 오고 관절이 빠르게 붓기 시작한다. 심각한 인대 외상은 혈관을 약간 파손시키기도 하는데 그것은 타박상을 일으킨다. 부상을 방지하려

PRICE 공식

보호(Protection): 부상 발생 즉시, 더 큰 손상으로 이어지지 않도록 부상 부위를 보호한다.

휴식(Rest): 부상당한 부위를 포함하여 통증을 일으키는 활동을 피한다.

얼음(Ice): 얼음이나 차가운 것을 부상당한 부위에 적용하여 염증과 부종을 감소시킨다.

압박(Compression): 부상당한 부분의 붓기와 과도한 출혈을 줄여 준다.

거상(Elevation): 부상 발생 즉시, 심장보다 위로 부상 부위를 높여 놓는다.

는 인체의 자연스러운 방어 기전이 관절의 과도한 경직, 이완, 부상당한 관절 움직임의 제한을 일으킨다. 관절 부상이 일어나면 PRICE법으로 즉시 치료해야 한다. 얼음찜질이 더 빨리 적용되면 될수록 부종과 경직성은 더 잘 관리될 것이다. 근육염좌와 유사하게 인대염좌 또한 심한 정도에 따라 분류된다. 근육조직과 대조적으로 거의 혈관이 없는 인대의 반무혈성 특성 때문에 부상 치료는 시간이 훨씬 더 걸릴 수도 있다. 1도 인대염좌와 경증의 2도 인대염좌는 적절한 시간과 휴식이 주어지면 자연치유가 된다. 때로 인대의 심한 파열이나 완전 파열의 경우는 외과수술이 요구된다. 그것은 염좌로 인한 손상이 심각한 불안정과 부적절한 신체 정렬 및 조직 손상을 가져올 수 있고 특히 그 관절이 향후에 더 부상에 취약해지기 때문이다. 인대가 찢어지면 의학적인 대처가 필요하다. 그러므로 만약 심각한 고통과 불안정이 특히 타박상과 함께 일어난다면 의사의 진단과 처방을 받아야 한다.

요통 Low Back Pain

요통은 저항성 트레이닝의 다양한 상황에서 유발될 수 있다. 대부분의 경우에 조직은 특히 생체역학적으로 어긋난 동작, 근육의 불균형, 유연성의 부족, 전체적으로 컨디션 저하된 상황에서 복합적인 과도 사용 등에 따라 손상되기 쉽다. 반복적인 아주 작은 부상은 척주의 근육염좌 또는 척추를 지지하는 인대에 부상을 가져온다. 시간이 지나면 근육염좌와 늘어난 인대는 구조적인 변형을 가져오고 더 큰 부상과 만성적인 통증을 증가시키도록 척주의 위치를 변화시킨다.

급성과 만성 요통은 더 큰 손상을 받을 가능성을 키울 수 있다. 요통은 사람들이 고통을 덜 수 있게 정상적인 움직임을 바꾸도록 하는 원인이 된다. 리프팅 자세의 다양함은 바람직하지 못한 리프팅 기술을 가져올 수 있다. 많은 경우에 보상적인 행동은 척추의 근조직이 추가적인 스트레스를 흡수하지만 그만큼 부상의 위험은 증가한다. **척추분리증**(spondylolysis)이나 **척추전방전위증**(spondylolisthesis)과 같은 유전적인 척추의 결함이 악화될 때 척추의 엇갈림이나 변형이 일어날 수 있다. 그리고 **척추측만증**(scoliosis)은 특정 활동에서 고통을 일으키게 될 것이다.

요통의 치료는 원인에 따라 다를 것이다. 많은 경우에 급성 요통은 7~10일 정도의 휴식을 취하면 완화될 것이다. 일주일 넘게 통증이 지속되면 의학적인 검사가 필요하다. 심각한 부상이 존재할지도 모르기 때문이다. 게다가 사지의 저림과 쇠약을 일으키는 요통은 병원에 가서 즉시 검사를 받아야 한다. 요통은 45세 이전의 사람들을 가장 쇠약하게 만드는 질병이다. 그러므로 초기의 발병에서 적절한 관심과 관리가 만성 증후군을 예방하는 데 중요하다.

어깨충돌증후군 Shoulder Impingement Syndrome

어깨충돌증후군은 일반적으로 어깨관절에 영향을 미치는 상태인데 반복적으로 팔을 머리 위로 올리는 움직임을 사용하는 스포츠나 활동에서 나타난다. 이러한 상태는 연령의 증가와 관련이 있다. 반복적으로 팔을 머리 위로 움직이면 회전근개근육들이 견봉이라 불리는 어깨 바깥쪽 뼈끝과 접촉하게 된다. 이것이 발생되면 회전근개 근육 부위에 염증이 일어나고 부어 건염으로 불리는 상태가 된다. 부은 회전근개는 견봉 아래 갇히고 꽉 끼일 수 있다. 이러한 상태가 어깨 부분에 활액낭을 붓게 할 수 있다. 앞서 언급했듯이 활액낭이란 피부, 인대, 건, 근육과 같이 뼈와 조직 사이에서 충격흡수 작용을 하는 체액으로 가득 찬 주머니이다. 활액낭의 염증은 활액낭염으로 알려져 있다. 견봉 충돌은 부적절한 리프팅 기술의 결과로서 일어날 수 있는데 관절 증가된 압력 때문에 조직의 압박과 마찰을 일으킨다. 만성 충돌증은 심각한 근육 손상과 기능장애를 가져온다. 어떤 경우에는 뼈의 자극 또는 뼈의 정상적인 윤곽에서의 변화가 존재할 것이다.

통증이 어깨를 움직이는 중에 일어난다면 활동은 중단되어야 하고 불편함을 주지 않는 운동으로 대체되어야 한다.

만약 어깨 불편함이 계속된다면 얼음, 휴식, 항염증약 등을 사용해 볼 수 있다. 만약 10일이 지나도록 계속된다면 부상에 대한 의학적인 진단이 필요하다. 어깨 강화와 스트레칭을 위한 치료운동은 컨디션을 향상시킬 것이고 치료사에 의해 처방될 수 있다. 끊임없는 증상이 보인다면 코티졸 주사(일종의 스테로이드)를 맞을 수도 있다. 충돌증후군을 경험하는 대부분의 사람들은 약과 스트레칭 운동, 그리고 반복적으로 머리 위를 지나가는 활동을 일시적으로 피하는 것으로 완화를 찾는다. 만성적인 충돌증후군을 겪는 사람들은 회전근개 손상으로 평가되어야 한다.

회전근개 손상 Rotator Cuff Injury

회전근개를 구성하는 네 가지 근육(극상근, 극하근, 견갑하근, 소원근)은 활동적인 사람이든 좌업생활자든 모두 부상당하기 쉽다. 활동적인 사람들은 보통 염증과 건에서의 칼슘 상승과 근육의 불균형 같이 다양하게 기여하는 요소들 때문에 발생하는 파손을 경험한다. 이것은 높은 가속 동작이 부적절한 감속 컨트롤과 관련된 운동인 경우 부분적으로 사실이다. 나이와 연관된 회전근개장애는 종종 건이 뼈와 마찰하는 충돌증후군에 의해 야기된다.

대부분의 경우에 회전근개 손상은 독립적인 요소가 아닌 복합적으로 기여하는 요소들에 의해 발생한다. 과사용으로부터 오는 반복적인 스트레스는 충돌을 일으키고 조직의 찰과상과 염증의 원인이 된다. 손상된 조직은 압박증후군과 더 큰 침식을 일으키는데 조직을 약화시키고 파열시킬 수 있게 된다. 배구, 야구, 테니스, 수영을 포함한 반복적인 운동은 모두 회전근개 문제와 관련이 있다. 부적절한 웨이트 리프팅 기술과 부적절한 회전 강화 활동이나 저항성 트레이닝을 하는 사람들에서 문제를 일으킬 수 있다.

회전근개 손상은 얼음, 휴식, 치료적 운동과 스트레칭을 사용하여 관리될 수 있다. 문제를 일으키는 활동을 피하는 것은 더 큰 손상을 예방하는 데 필수적이다. 만약 조직이 찢어지게 되면 손상을 치료하는 데 있어 수술이 필수적이다. 통증이 계속되고 움직임에 제한을 느끼면 병원에 가서 적절한 진단과 치료를 받아야 한다. 대다수의 회전근개 손상은 회전근개 근육에 대한 적절한 강화운동을 통해 예방될 수 있다.

건염 Tendonitis

건염은 건의 염증으로 보통 반복적인 과사용과 과도한 긴장 때문에 발생하며 감당하기 어려운 힘의 매개체에 의해 유발되는 갑작스런 외상으로부터 발생한다. 건염은 웨이트트레이닝을 하거나 테니스, 골프 등을 하는 동안에 수행되는 어떤 반복적인 동작이나 운동의 움직임을 과도하게 반복해서 발생하는 부상이다.

저항성 트레이닝에 의한 건염은 근육의 불균형, 반복적인 생체역학적인 무리한 동작 또는 기타 연조직의 방해 때문에 일어난다. 마찬가지로 관절염과 통풍을 포함하여 관절장애는 건염을 악화시키는 경향을 배가시킨다. 건염은 40세 이상의 성인에게서 더욱 많이 유발된다. 내성과 탄력성이 감소된 노화된 건은 기능적인 특성의 감소로 찢어짐에 더 취약해진다.

건염의 치료는 다른 연조직의 부상과 일치한다. 초기의 치료는 문제를 악화시키는 활동을 피하는 것, 항염증약, 얼음치료, 다친 부위를 쉬게 하는 것들을 포함한다. 문제를 초래했고 불편을 가져오는 활동들을 피하는 것은 만성 증후군을 예방하는 데 매우 중요하다. 만약 상태가 좋아지지 않는다면 의사들은 코티졸 주사를 놓거나 물리치료를 받을 것을 권한다. 수술은 거의 필요하지 않다.

Key Terms

테스토스테론(testosterone): 남성의 2차성징의 발달과 유지에 관련하여 고환이 분비하는 호르몬

근육염좌(muscle strains): 과도한 긴장 때문에 근육이 심하게 변형되거나 근섬유가 늘어나 파열되는 것

인대염좌(ligament sprain): 보통 힘을 쓰거나 신체 부위를 심하게 당기거나 트는 갑작스런 움직임 이후에 관절이 불안정하게 될 때 발생하는 인대가 늘어나는 부상

척추분리증(spondylolysis): 뼈의 스트레스성 골절에 의해 전형적으로 일어나는 요추에 결함이 있는 상태

척추전방전위증(spondylolisthesis): 척추의 유전적인 특성이나 외상 때문에 발생하는, 두 척추 간의 불안정성으로 나타나는 상태

척주측만증(scoliosis): 척추의 비정상적인 측만증

References

1. **Andersen LL, Andersen JL, Magnusson SP, Suetta C, Madsen JL, Christensen LR and Aagaard P.** Changes in the human muscle force-velocity relationship in response to resistance training and subsequent detraining. *J Appl Physiol* 99: 87-94, 2005.

2. **Andersen LL, Andersen JL, Magnusson SP, Suetta C, Madsen JL, Christensen LR and Aagaard P.** Changes in the human muscle force-velocity relationship in response to resistance training and subsequent detraining. *J Appl Physiol* 99: 87-94, 2005.

3. **Barlet JP, Coxam V and Davicco MJ.** [Physical exercise and the skeleton]. *Arch Physiol Biochem* 103: 681-698, 1995.

4. **Biolo G, Ciocchi B, Stulle M, Piccoli A, Lorenzon S, Dal M, V, Barazzoni R, Zanetti M and Guarnieri G.** Metabolic consequences of physical inactivity. *J Ren Nutr* 15: 49-53, 2005.

5. **Bonnefoy M, Constans T and Ferry M.** [Influence of nutrition andphysical activity on muscle in the very elderly]. *Presse Med* 29: 2177-2182, 2000.

6. **Bonnefoy M, Constans T and Ferry M.** [Influence of nutrition and physical activity on muscle in the very elderly]. *Presse Med*29: 2177-2182, 2000.

7. **Borsheim E and Bahr R.** Effect of exercise intensity, duration and mode on post-exercise oxygen consumption. *Sports Med*33: 1037-1060, 2003.

8. **Braun WA, Hawthorne WE and Markofski MM.** Acute EPOC response in women to circuit training and treadmill exercise of matched oxygen consumption. *Eur J Appl Physiol* 94: 500-504, 2005.

9. **Braun WA, Hawthorne WE and Markofski MM.** Acute EPOC response in women to circuit training and treadmill exercise of matched oxygen consumption. *Eur J Appl Physiol* 94: 500-504, 2005.

10. **Brooks N, Layne JE, Gordon PL, Roubenoff R, Nelson ME and Castaneda-Sceppa C.** Strength training improves muscle quality and insulin sensitivity in Hispanic older adults with type 2 diabetes. *Int J Med Sci* 4: 19-27, 2006.

11. **Brouwer B, Musselman K and Culham E.** Physical function and health status among seniors with and without a fear of falling. *Gerontology*50: 135-141, 2004.

12. **Buchner DM, Cress ME, de Lateur BJ, Esselman PC, Margherita AJ, Price R and Wagner EH.** The effect of strength and endurance training on gait, balance, fall risk, and health services use in community-living older adults. *J Gerontol A Biol Sci Med Sci* 52: M218-M224, 1997.

13. **Chiba A.** [Positive effects of resistance strength training on QOL in the frail elderly]. *Nippon Koshu Eisei Zasshi* 53: 851-858, 2006.

14. **Chtara M, Chamari K, Chaouachi M, Chaouachi A, Koubaa D, Feki Y, Millet GP and Amri M.** Effects of intra-session concurrent endurance and strength training sequence on aerobic performance and capacity. *Br J Sports Med* 39: 555-560, 2005.

15. **Coggan AR, Abduljalil AM, Swanson SC, Earle MS, Farris JW, Mendenhall LA and Robitaille PM.** Muscle metabolism during exercise in young and older untrained and endurance-trained men. *J Appl Physiol* 75: 2125-2133, 1993.

16. **Colliander EB and Tesch PA.** Effects of detraining following short term resistance training on eccentric and concentric muscle strength. *Acta Physiol Scand* 144: 23-29, 1992.

17. **Consitt LA, Copeland JL and Tremblay MS.** Endogenous anabolic hormone responses to endurance versus resistance exercise and training in women. *Sports Med* 32: 1-22, 2002.

18. **Cureton KJ, Collins MA, Hill DW and McElhannon FM, Jr.**Muscle hypertrophy in men and women. *Med Sci Sports Exerc* 20: 338-344, 1988.

19. **Daly RM and Bass SL.** Lifetime sport and leisure activity participation is associated with greater bone size, quality and strength in older men. *Osteoporos Int* 17: 1258-1267, 2006.

20. **Dela F and Kjaer M.** Resistance training, insulin sensitivity and muscle function in the elderly. *Essays Biochem* 42: 75-88, 2006.

21. **Demling RH and DeSanti L.** Effect of a hypocaloric diet, increased protein intake and resistance training on lean mass gains and fat mass loss in overweight police officers. *Ann Nutr Metab* 44: 21-29, 2000.

22. **Doan BK, Newton RU, Marsit JL, Triplett-McBride NT, Koziris LP, Fry AC and Kraemer WJ.** Effects of increased eccentric loading on bench press 1RM. *J Strength Cond Res* 16: 9-13, 2002.

23. **Donnelly JE, Smith B, Jacobsen DJ, Kirk E, Dubose K, Hyder M, Bailey B and Washburn R.** The role of exercise for weight loss and maintenance. *Best Pract Res Clin Gastroenterol* 18: 1009-1029, 2004.

24. **Elliott KJ, Sale C and Cable NT.** Effects of resistance training and detraining on muscle strength and blood lipid profiles in postmenopausal women. *Br J Sports Med* 36: 340-344, 2002.

25. **Evans W.** Functional and metabolic consequences of sarcopenia. *J Nutr* 127: 998S-1003S, 1997.

26. **Fatouros IG, Kambas A, Katrabasas I, Leontsini D, Chatzinikolaou A, Jamurtas AZ, Douroudos I, Aggelousis N and Taxildaris K.** Resistance training and detraining effects on flexibility performance in the elderly are intensity-dependent. *J Strength Cond Res* 20: 634-642, 2006.

27. **Fatouros IG, Kambas A, Katrabasas I, Leontsini D, Chatzinikolaou A, Jamurtas AZ, Douroudos I, Aggelousis N and Taxildaris K.** Resistance training and detraining effects on flexibility performance in the elderly are intensity-dependent. *J Strength Cond Res* 20: 634-642, 2006.

28. **Fatouros IG, Kambas A, Katrabasas I, Nikolaidis K, Chatzinikolaou A, Leontsini D and Taxildaris K.** Strength training and detraining effects on muscular strength, anaerobic power, and mobility of inactive older men are intensity dependent. *Br J Sports Med* 39: 776-780, 2005.

29. **Fatouros IG, Kambas A, Katrabasas I, Nikolaidis K, Chatzinikolaou A, Leontsini D and Taxildaris K.** Strength training and detraining effects on muscular strength, anaerobic power, and mobility of inactive older men are intensity dependent. *Br J Sports Med* 39: 776-780, 2005.

30. **Fatouros IG, Taxildaris K, Tokmakidis SP, Kalapotharakos V, Aggelousis N, Athanasopoulos S, Zeeris I and Katrabasas I.** The effects of strength training, cardiovascular training and their combination on flexibility of inactive older adults. *Int J Sports Med* 23: 112-119, 2002.

31. **Fatouros IG, Taxildaris K, Tokmakidis SP, Kalapotharakos V, Aggelousis N, Athanasopoulos S, Zeeris I and Katrabasas I.** The effects of strength training, cardiovascular training and their combination on flexibility of inactive older adults. *Int J Sports Med* 23: 112-119, 2002.

32. **Ferrara CM, Goldberg AP, Ortmeyer HK and Ryan AS.** Effects of aerobic and resistive exercise training on glucose disposal and skeletal muscle metabolism in older men. *J Gerontol A Biol Sci Med Sci* 61: 480-487, 2006.

33. **Ferrara CM, Goldberg AP, Ortmeyer HK and Ryan AS.** Effects of aerobic and resistive exercise training on glucose disposal and skeletal muscle metabolism in older men. *J Gerontol A Biol Sci Med Sci* 61: 480-487, 2006.

34. **Frimel TN, Kapadia F, Gaidosh GS, Li Y, Walter GA and Vandenborne K.** A model of muscle atrophy using cast immobilization in mice. *Muscle Nerve* 32: 672-674, 2005.

35. **Frontera WR, Hughes VA, Lutz KJ and Evans WJ.** A cross-sectional study of muscle strength and mass in 45- to 78-yr-old men and women. *J Appl Physiol*71: 644-650, 1991.

36. **Frontera WR, Hughes VA, Lutz KJ and Evans WJ.** A cross-sectional study of muscle strength and mass in 45- to 78-yr-old men and women. *J Appl Physiol* 71: 644-650, 1991.

37. **Fry AC, Ciroslan D, Fry MD, LeRoux CD, Schilling BK and Chiu LZ.** Anthropometric and performance variables discriminating elite American junior men weightlifters. *J Strength Cond Res* 20: 861-866, 2006.

38. **Fuster V, Jerez A and Ortega A.** Anthropometry and strength relationship: male-female differences. *Anthropol Anz*56: 49-56, 1998.

39. **Gabriel DA, Kamen G and Frost G.** Neural adaptations to resistive exercise: mechanisms and recommendations for training practices. *Sports Med* 36: 133-149, 2006.

40. **Gibson JH, Mitchell A, Harries MG and Reeve J.** Nutritional and exercise-related determinants of bone density in elite female runners. *Osteoporos Int* 15: 611-618, 2004.

41. **Hansen D, Dendale P, Berger J, van Loon LJ and Meeusen R.** The effects of exercise training on fat-mass loss in obese patients during energy intake restriction. *Sports Med* 37: 31-46, 2007.

42. **Hansen D, Dendale P, Berger J, van Loon LJ and Meeusen R.** The effects of exercise training on fat-mass loss in obese patients during energy intake restriction. *Sports Med* 37: 31-46, 2007.

43. **Hartman MJ, Fields DA, Byrne NM and Hunter GR.** Resistance training improves metabolic economy during functional tasks in older adults. *J Strength Cond Res* 21: 91-95, 2007.

44. **Hartman MJ, Fields DA, Byrne NM and Hunter GR.** Resistance training improves metabolic economy during functional tasks in older adults. *J Strength Cond Res* 21: 91-95, 2007.

45. **Hoff J, Gran A and Helgerud J.** Maximal strength training improves aerobic endurance performance. *Scand J Med Sci Sports*12: 288-295, 2002.

46. **Holviala JH, Sallinen JM, Kraemer WJ, Alen MJ and Hakkinen KK.** Effects of strength training on muscle strength characteristics, functional capabilities, and balance in middle-aged and older women. *J Strength Cond Res* 20: 336-344, 2006.

47. **Hruda KV, Hicks AL and McCartney N.** Training for muscle power in older adults: effects on functional abilities. *Can J Appl Physiol*28: 178-189, 2003.

48. **Izquierdo M, Hakkinen K, Ibanez J, Garrues M, Anton A, Zuniga A, Larrion JL and Gorostiaga EM.** Effects of strength training on muscle power and serum hormones in middle-aged and older men. *J Appl Physiol* 90: 1497-1507, 2001.

49. **Jequier E.** Energy metabolism in human obesity. *Soz Praventivmed* 34: 58-62, 1989.

50. **Joyner MJ.** Modeling: optimal marathon performance

on the basis of physiological factors. *J Appl Physiol* 70: 683-687, 1991.

51. **Judge LW, Moreau C and Burke JR**. Neural adaptations with sport-specific resistance training in highly skilled athletes. *J Sports Sci* 21: 419-427, 2003.

52. **Jung AP**. The impact of resistance training on distance running performance. *Sports Med* 33: 539-552, 2003.

53. **Kalapotharakos VI, Michalopoulos M, Tokmakidis SP, Godolias G and Gourgoulis V**. Effects of a heavy and a moderate resistance training on functional performance in older adults. *J Strength Cond Res* 19: 652-657, 2005.

54. **Kamen G**. Neural issues in the control of muscular strength. *Res Q Exerc Sport* 75: 3-8, 2004.

55. **Klimcakova E, Polak J, Moro C, Hejnova J, Majercik M, Viguerie N, Berlan M, Langin D and Stich V**. Dynamic strength training improves insulin sensitivity without altering plasma levels and gene expression of adipokines in subcutaneous adipose tissue in obese men. *J Clin Endocrinol Metab* 91: 5107-5112, 2006.

56. **Kraemer WJ, Koziris LP, Ratamess NA, Hakkinen K, TRIPLETT-McBRIDE NT, Fry AC, Gordon SE, Volek JS, French DN, Rubin MR, Gomez AL, Sharman MJ, Michael LJ, Izquierdo M, Newton RU and Fleck SJ**. Detraining produces minimal changes in physical performance and hormonal variables in recreationally strength-trained men. *J Strength Cond Res* 16: 373-382, 2002.

57. **Kraemer WJ, Nindl BC, Ratamess NA, Gotshalk LA, Volek JS, Fleck SJ, Newton RU and Hakkinen K**. Changes in muscle hypertrophy in women with periodized resistance training. *Med Sci Sports Exerc* 36: 697-708, 2004.

58. **Kraemer WJ and Ratamess NA**. Hormonal responses and adaptations to resistance exercise and training. *Sports Med* 35: 339-361, 2005.

59. **Lamichhane AP**. Osteoporosis-an update. *JNMA J Nepal Med Assoc* 44: 60-66, 2005.

60. **Layne JE and Nelson ME**. The effects of progressive resistance training on bone density: a review. *Med Sci Sports Exerc* 31: 25-30, 1999.

61. **Lees A and Fahmi E**. Optimal drop heights for plyometric training. *Ergonomics* 37: 141-148, 1994.

62. **Lemmer JT, Hurlbut DE, Martel GF, Tracy BL, Ivey FM, Metter EJ, Fozard JL, Fleg JL and Hurley BF**. Age and gender responses to strength training and detraining. *Med Sci Sports Exerc* 32: 1505-1512, 2000.

63. **Lemmer JT, Hurlbut DE, Martel GF, Tracy BL, Ivey FM, Metter EJ, Fozard JL, Fleg JL and Hurley BF**. Age and gender responses to strength training and detraining. *Med Sci Sports Exerc* 32: 1505-1512, 2000.

64. **Lemmer JT, Hurlbut DE, Martel GF, Tracy BL, Ivey FM, Metter EJ, Fozard JL, Fleg JL and Hurley BF**. Age and gender responses to strength training and detraining. *Med Sci Sports Exerc* 32: 1505-1512, 2000.

65. **Lindle RS, Metter EJ, Lynch NA, Fleg JL, Fozard JL, Tobin J, Roy TA and Hurley BF**. Age and gender comparisons of muscle strength in 654 women and men aged 20-93 yr. *J Appl Physiol* 83: 1581-1587, 1997.

66. **Liu-Ambrose T, Khan KM, Eng JJ, Lord SR and McKay HA**. Balance confidence improves with resistance or agility training. Increase is not correlated with objective changes in fall risk and physical abilities. *Gerontology* 50: 373-382, 2004.

67. **Macaluso A and De Vito G**. Muscle strength, power and adaptations to resistance training in older people. *Eur J Appl Physiol* 91: 450-472, 2004.

68. **Marcinik EJ, Potts J, Schlabach G, Will S, Dawson P and Hurley BF**. Effects of strength training on lactate threshold and endurance performance. *Med Sci Sports Exerc* 23: 739-743, 1991.

69. **Markovic G**. Does plyometric training improve vertical jump height? A meta-analytic review. *Br J Sports Med* 2007.

70. **Martel GF, Roth SM, Ivey FM, Lemmer JT, Tracy BL, Hurlbut DE, Metter EJ, Hurley BF and Rogers MA**. Age and sex affect human muscle fibre adaptations to heavy-resistance strength training. *Exp Physiol* 91: 457-464, 2006.

71. **McCarty MF**. Optimizing exercise for fat loss. *Med Hypotheses* 44: 325-330, 1995.

72. **Miller AE, MacDougall JD, Tarnopolsky MA and Sale DG**. Gender differences in strength and muscle fiber characteristics. *Eur J Appl Physiol Occup Physiol* 66: 254-262, 1993.

73. **Morgan DW, Martin PE and Krahenbuhl GS**. Factors affecting running economy. *Sports Med* 7: 310-330, 1989.

74. **Moritani T**. Neuromuscular adaptations during the acquisition of muscle strength, power and motor tasks. *J Biomech* 26 Suppl 1: 95-107, 1993.

75. **Mujika I and Padilla S**. Detraining: loss of training-induced physiological and performance adaptations. Part I: short term insufficient training stimulus. *Sports Med* 30: 79-87, 2000.

76. **Mujika I and Padilla S**. Detraining: loss of training-induced physiological and performance adaptations. Part II: Long term insufficient training stimulus.

Sports Med 30: 145-154, 2000.

77. **Mujika I and Padilla S**. Detraining: loss of training-induced physiological and performance adaptations. Part II: Long term insufficient training stimulus. *Sports Med* 30: 145-154, 2000.

78. **Mujika I and Padilla S**. Muscular characteristics of detraining in humans. *Med Sci Sports Exerc* 33: 1297-1303, 2001.

79. **Myer GD, Ford KR, Palumbo JP and Hewett TE**. Neuromuscular training improves performance and lower-extremity biomechanics in female athletes. *J Strength Cond Res* 19: 51-60, 2005.

80. **Nader GA**. Concurrent strength and endurance training: from molecules to man. *Med Sci Sports Exerc* 38: 1965-1970, 2006.

81. **Nair KS**. Age-related changes in muscle. *Mayo Clin Proc* 75 Suppl: S14-S18, 2000.

82. **Nair KS**. Age-related changes in muscle. *Mayo Clin Proc* 75 Suppl: S14-S18, 2000.

83. **Neder JA, Nery LE, Silva AC, Andreoni S and Whipp BJ**. Maximalaerobic power and leg muscle mass and strength related to age in non-athlethic males and females. *Eur J Appl Physiol Occup Physiol* 79: 522-530, 1999.

84. **Newton RU, Hakkinen K, Hakkinen A, McCormick M, Volek J and Kraemer WJ**. Mixed-methods resistance training increases power and strength of young and older men. *Med Sci Sports Exerc* 34: 1367-1375, 2002.

85. **Newton RU, Hakkinen K, Hakkinen A, McCormick M, Volek J and Kraemer WJ**. Mixed-methods resistance training increases power and strength of young and older men. *Med Sci Sports Exerc* 34: 1367-1375, 2002.

86. **Nindl BC, Harman EA, Marx JO, Gotshalk LA, Frykman PN, Lammi E, Palmer C and Kraemer WJ**. Regional body composition changes in women after 6 months of periodized physical training. *J Appl Physiol* 88: 2251-2259, 2000.

87. **Petrella JK, Kim JS, Tuggle SC, Hall SR and Bamman MM**. Age differences in knee extension power, contractile velocity, and fatigability. *J Appl Physiol* 98: 211-220, 2005.

88. **Petrella JK, Kim JS, Tuggle SC, Hall SR and Bamman MM**. Age differences in knee extension power, contractile velocity, and fatigability. *J Appl Physiol* 98: 211-220, 2005.

89. **Porter MM**. Power training for older adults. *Appl Physiol Nutr Metab* 31: 87-94, 2006.

90. **Putman CT, Xu X, Gillies E, MacLean IM and Bell GJ**. Effects of strength, endurance and combined training on myosin heavy chain content and fibre-type distribution in humans. *Eur J Appl Physiol* 92: 376-384, 2004.

91. **Putman CT, Xu X, Gillies E, MacLean IM and Bell GJ**. Effects of strength, endurance and combined training on myosin heavy chain content and fibre-type distribution in humans. *Eur J Appl Physiol* 92: 376-384, 2004.

92. **Reynolds TH, Supiano MA and Dengel DR**. Resistance training enhances insulin-mediated glucose disposal with minimal effect on the tumor necrosis factor-alpha system in older hypertensives. *Metabolism* 53: 397-402, 2004.

93. **Ryan AS, Hurlbut DE, Lott ME, Ivey FM, Fleg J, Hurley BF and Goldberg AP**. Insulin action after resistive training in insulin resistant older men and women. *J Am Geriatr Soc* 49: 247-253, 2001.

94. **Schuenke MD, Mikat RP and McBride JM**. Effect of an acute period of resistance exercise on excess post-exercise oxygen consumption: implications for body mass management. *Eur J Appl Physiol* 86: 411-417, 2002.

95. **Seiler KS, Spirduso WW and Martin JC**. Gender differences in rowing performance and power with aging. *Med Sci Sports Exerc* 30: 121-127, 1998.

96. **Seiler KS, Spirduso WW and Martin JC**. Gender differences in rowing performance and power with aging. *Med Sci Sports Exerc* 30: 121-127, 1998.

97. **Seynnes OR, de Boer M and Narici MV**. Early skeletal muscle hypertrophy and architectural changes in response to high-intensity resistance training. *J Appl Physiol* 102: 368-373, 2007.

98. **Seynnes OR, de Boer M and Narici MV**. Early skeletal muscle hypertrophy and architectural changes in response to high-intensity resistance training. *J Appl Physiol* 102: 368-373, 2007.

99. **Shaibi GQ, Cruz ML, Ball GD, Weigensberg MJ, Salem GJ, Crespo NC and Goran MI**. Effects of resistance training on insulin sensitivity in overweight Latino adolescent males. *Med Sci Sports Exerc* 38: 1208-1215, 2006.

100. **Shaibi GQ, Cruz ML, Ball GD, Weigensberg MJ, Salem GJ, Crespo NC and Goran MI**. Effects of resistance training on insulin sensitivity in overweight Latino adolescent males. *Med Sci Sports Exerc* 38: 1208-1215, 2006.

101. **Shaibi GQ, Cruz ML, Ball GD, Weigensberg MJ, Salem GJ, Crespo NC and Goran MI**. Effects of resistance training on insulin sensitivity in overweight Latino adolescent males. *Med Sci Sports Exerc* 38: 1208-1215, 2006.

102. **Short KR, Vittone JL, Bigelow ML, Proctor DN, Coenen-Schimke JM, Rys P and Nair KS**. Changes in myosin heavy chain mRNA and protein expression in human skeletal muscle with age and endurance exercise training. *J Appl Physiol* 99: 95-102, 2005.

103. **Solomon AM and Bouloux PM**. Modifying muscle mass - the endocrine perspective. *J Endocrinol* 191: 349-360, 2006.

104. **Soot T, Jurimae T, Jurimae J, Gapeyeva H and Paasuke M**. Relationship between leg bone mineral values and muscle strength in women with different physical activity. *J Bone Miner Metab* 23: 401-406, 2005.

105. **Stevens JE, Walter GA, Okereke E, Scarborough MT, Esterhai JL, George SZ, Kelley MJ, Tillman SM, Gibbs JD, Elliott MA, Frimel TN, Gibbs CP and Vandenborne K**. Muscle adaptations with immobilization and rehabilitation after ankle fracture. *Med Sci Sports Exerc* 36: 1695-1701, 2004.

106. **Stiegler P and Cunliffe A**. The role of diet and exercise for the maintenance of fat-free mass and resting metabolic rate during weight loss. *Sports Med* 36: 239-262, 2006.

107. **Stone MH, Fleck SJ, Triplett NT and Kraemer WJ**. Health- and performance-related potential of resistance training. *Sports Med* 11: 210-231, 1991.

108. **Suominen H**. Muscle training for bone strength. *Aging Clin Exp Res* 18: 85-93, 2006.

109. **Taaffe DR and Marcus R**. The muscle strength and bone density relationship in young women: dependence on exercise status. *J Sports Med Phys Fitness*44: 98-103, 2004.

110. **Takeshima N, Rogers ME, Islam MM, Yamauchi T, Watanabe E and Okada A**. Effect of concurrent aerobic and resistance circuit exercise training on fitness in older adults. *Eur J Appl Physiol* 93: 173-182, 2004.

111. **Toraman NF**. Short term and long term detraining: is there any difference between young-old and old people? *Br J Sports Med* 39: 561-564, 2005.

112. **Toumi H, Best TM, Martin A, F'Guyer S and Poumarat G**. Effects of eccentric phase velocity of plyometric training on the vertical jump. *Int J Sports Med* 25: 391-398, 2004.

113. **Urso ML, Clarkson PM and Price TB**. Immobilization effects in young and older adults. *Eur J Appl Physiol* 96: 564-571, 2006.

114. **Vanderburgh PM and Dooman C**. Considering body mass differences, who are the world's strongest women? *Med Sci Sports Exerc*32: 197-201, 2000.

115. **Vanderburgh PM, Kusano M, Sharp M and Nindl B**. Gender differences in muscular strength: an allometric model approach. *Biomed Sci Instrum*33: 100-105, 1997.

116. **Vlasova IS, Ternovoi SK, Sorokin AD, Gorbatov MM and Vozhagov VV**. [Age-related changes of vertebral bone mineral density in Russian population]. *Vestn Rentgenol Radiol* 28-33, 1998.

117. **Willardson JM**. A brief review: factors affecting the length of the rest interval between resistance exercise sets. *J Strength Cond Res* 20: 978-984, 2006.

118. **Wilson MM, Miller DK, Andresen EM, Malmstrom TK, Miller JP and Wolinsky FD**. Fear of falling and related activity restriction among middle-aged African Americans. *J Gerontol A Biol Sci Med Sci* 60: 355-360, 2005.

119. **Winters KM and Snow CM**. Detraining reverses positive effects of exercise on the musculoskeletal system in premenopausal women. *J Bone Miner Res* 15: 2495-2503, 2000.

120. **Witzmann FA, Kim DH and Fitts RH**. Hindlimb immobilization: length-tension and contractile properties of skeletal muscle. *J Appl Physiol* 53: 335-345, 1982.

121. **Wojtaszewski JF and Richter EA**. Effects of acute exercise and training on insulin action and sensitivity: focus on molecular mechanisms in muscle. *Essays Biochem* 42: 31-46, 2006.

122. **Yarasheski KE**. Exercise, aging, and muscle protein metabolism. *J Gerontol A Biol Sci Med Sci* 58: M918-M922, 2003.

123. **Yasuda N, Glover EI, Phillips SM, Isfort RJ and Tarnopolsky MA**. Sex-based differences in skeletal muscle function and morphology with short-term limb immobilization. *J Appl Physiol* 99: 1085-1092, 2005.

124. **Yuza N, Ishida K and Miyamura M**. Cross transfer effects of muscular endurance during training and detraining. *J Sports Med Phys Fitness*40: 110-117, 2000.

125. **Yuza N, Ishida K and Miyamura M**. Cross transfer effects of muscular endurance during training and detraining. *J Sports Med Phys Fitness* 40: 110-117, 2000.

제 19 장

저항성 트레이닝 기술

Resistance Training Techniques

- 근력 트레이닝의 종류
- 안정성 운동 장비
- 기술 습득
- 적절한 호흡
- 보상적 동작
- 진행 과정
- 트레이닝 강도 확인
- 상체 저항성 트레이닝
- 하체 저항성 트레이닝
- 코어 트레이닝

근력 트레이닝의 종류
Types of Strenght Training

저항성 트레이닝 처방전은 저항을 줄 수 있는 여러 가지 방식들만큼이나 다양하고 많을 수 있다. 따라서 각각의 운동부하 형태가 운동 프로그램에 적용될 수 있는지를 결정짓게 되는 것이다. 트레이닝의 목적과 희망하는 목표에 따라 운동부하를 주는 특정의 저항성 트레이닝 기술과 저항성 운동 장비들이 이용되는 것이다. 저항성 트레이닝 장비들은 그 장비를 사용하는 데 있어 요구되는 안정성 수준, 관절가동범위의 한계, 응용 가능한 동작의 정도, 그리고 물리적인 특성(기구 형태, 크기, 재질 등과 같은)에 따라 다양해질 수 있다(7). 가장 일반적인 저항성 트레이닝에 포함되는 것들은 다음과 같다.

- 보디 웨이트(body weight)
- 프리 웨이트(free weight)
- 기구 트레이닝(machine training)
- 프리 모션 밴드와 케이블(free motion bands and cables)
- 안정성 기구(stability equipment)

특별히 저항성 운동 형태를 선택해야 하는 경우에는 운동실행자의 요구 수준과 그의 능력에 맞게 이루어져야 한다. 적절한 동작 메커니즘을 지키면서 트레이닝의 효과를 얻기 위해서는 운동 동작을 숙달하는 것이 가장 중요한 핵심이다. 일부의 저항성 장비들은 저항성 동작 수행 시 신경근육 계통에 가해지는 부하 위치가 다르게 놓일 수 있기 때문에 익숙해진 장비들보다 사용하기가 더 어려워질 수 있다. 각각의 저항성 운동 형태들은 운동 프로그램 적용에 앞서 적절한 교육과 연습이 요구된다. 대부분의 경우에서, 유사한 장비들이 각기 다른 문제들과 목표 지향적인 운동 효과를 유도하기 위하여 비슷한 운동 수행 중에 사용될 것이다. 근력 장비를 퍼스널 트레이닝의 대표적인 기구로 생각할 수 있다. 마찬가지로 다른 어떤 직업에서도 그 직업 수행에 적절한 특유의 여러 도구나 기구들이 있을 것이다. 가령 배관공이 렌치 하나만 가지고 성공적으로 모든 배관 문제들을 해결할 수는 없다. 퍼스널 트레이너들도 다양한 운동 상황을 오로지 덤벨 하나로만 해결할 수는 없다. 적절한 운동부하 스트레스를 유도하기 위하여 적절한 장비를 선정하고 활용하는 것이 효율적인 트레이닝 효과를 증가시켜 준다.

보디 웨이트(체중) 트레이닝
Body Weight Training

체중(body weight)을 이용한 트레이닝은 중력의 자연스러운 작용을 활용하여 동작 시 저항력을 만들어 내는 것이다. 다양한 동작들은 운동 기술이 정확하게만 수행된다면 매우 효율적인 저항을 만들어 낼 수 있다. 체중을 이용한 트레이닝의 장점 중 하나는 스스로 자기 체중을 매일 움직임으로써 운동 수용 능력을 효율적으로 증가시킬 수 있다는 사실이다(2,5). 비만과 더불어 연령이 높은 성인 운동실행자들은 기능적인 수행 능력을 향상시키는 운동 프로그램이 특히 주요 관심 사항이다(1). 가장 일반적인 체중을 이용한 운동들로는 풀업(pull-ups), 푸시업(push-ups), 컬업(ab curl-ups), 스쿼트(squats), 런지(lunges), 딥(dips), 그리고 플라이오메트릭(plyometric)과 교정체조(callisthenic) 등이 있다. 운동에 적용되는 체중의 양은 힘이 가해지는 방향의 전환에 따라 조절 가능하다. 중력은 아래쪽으로 똑바로 끌어당기는 힘이기 때문에, 그 중력과 정반대 방향의 수직적인 힘의 작용이 최대의 저항력을 제공한다. 중력의 영향을 줄이기 위해 운동은 수평적 요소가 증가되도록 조정될 수 있고, 그로 인해 운동실행자는 동일한 운동을 더 쉽게 할 수 있게 된다. 즉 마룻바닥에서 하는 푸시업은 벤치 위에 손을 놓고 수행할 때보다 훨씬 더 어렵다. 마룻바닥에서 푸시업을 할 때는 원하는 만큼 반복해서 수행하는 데 어려움을 겪을 것이다. 하지만 벤치 위에 손을 놓고 푸시업을 한다면, 계획된 횟수만큼 성공적으로 잘할 수 있을 것이다. 이것은 체중이 상체에서 하체 혹은 지면으로 이동되면서, 자세의 변화에 따른 몸통의 안정화에 요구되는 힘과 수직적인 저항 요소들이 감소되었기 때문이다. 체중을 이용한 운동에서는 밀거나 당기는 힘의 수평적 요소가 많아질수록 운동이 더 쉬워진다.

체중을 이용한 운동의 또 다른 장점은 외부의 저항력을 다루는 데 필요한 요소들을 줄여 준다는 것인데, 그것은 결국 동작 시의 근신경 조절 능력이나 운동학습에 도움이 된다. 체중을 이용한 스쿼트, 런지, 그리고 이와 비슷한 운동들은 운동 프로그램에 적용하기 전에 연습되고 숙달되어야한다. 그래야만 운동 기술이 항상 적절하게 수행될 수 있다. 외부의 힘이 더해지면 안정화와 근력 발휘를 위하여 근신경 활동이 증가해야 하는데, 이때 추가된 외부의 저항력을 상쇄시키기 위하여 우리 몸은 생체역학적으로 부적절한 보상조절(특히 운동처방에서 너무 빨리 적용된 경우)을 유발시킬 수 있

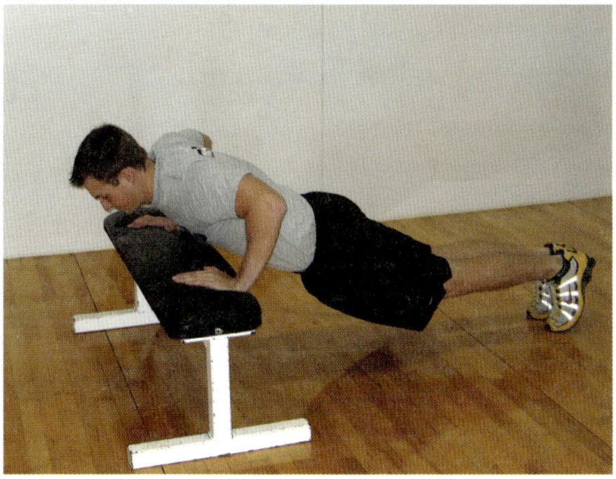

체중을 이용한 트레이닝은 중력의 자연스런 힘을 활용하여 동작에 대한 저항력을 만들어 낸다.

다. 이것은 생체역학적으로 좋지 않기 때문에 종종 부상으로 이어진다. 체중을 이용한 근력운동은 동작의 안정화가 필요한 사람들과 기능적인 동작 수행을 처음 시작하는 사람들에 초점을 두는 것이 좋다. 동작에 적당히 익숙해지게 되면 외부의 저항을 적용하는 것도 고려해 볼 수 있다.

매뉴얼(손으로 저항을 주는) 트레이닝 Manual Resisted Training

손으로 저항을 주는 운동(manual resistance)은 체중을 이용한 트레이닝의 연장선으로서 적용할 수 있다. 이 저항성 트레이닝은 동작 중에 저항을 제공해 줄 트레이너 또는 보조자를 필요로 한다. 매뉴얼 저항성 트레이닝은 추가적인 외부의 부하가 적용되기 전에 동작 패턴의 효율성을 극대화시키기 위하여, 기본 동작 기술에서 잘 조절되는 저항성 동작으로의 이행 과정에 적용을 할 수 있다. 적절한 조절 저항력은 자연스러운 힘의 발현곡선과 피로도가 함께 변하는 저항을 말한다. 어깨의 삼각근 발달을 목표로 한, 시티드 사이드 레이즈 동작을 예로 들 수 있다. 운동실행자가 처음 자세에서 위쪽으로 동작을 시작하는 동안 트레이너는 그의 뒤에 서서 전완을 손으로 눌러서 운동부하를 주도록 한다. 적용되는 스트레스의 강도는 동작이 일정한 속도로 유지되게끔 맞춰 준다. 동작이 가장 윗부분(피니시 점)에 이르렀을 때, 운동실행자는 저항력의 수준을 유지하려고 노력하고, 반대로 트레이너는 팔을 밑으로 눌러 내리면서 원심성 운동부하가 팔에 가해지면서 처음 자세로 되돌아오도록 한다. 매뉴얼 저항성 트레이닝은 타월을 사용하여 레그 컬, 삼두근, 그리고 이두근 운동에 적용될 수도 있으며, 복부운동이나 또 다른 운동에도 적용될 수 있다. 정확하게 실행될 때 이 운동 기술은 근조직에 강하게 스트레스를 가할 수 있다. 사실, 매뉴얼 저항성 트레이닝은 적응반응을 이끌어 내는 효율성이 좋기 때문에 스포츠 트레이닝장에서 매우 자주 사용된다.

프리 웨이트 트레이닝 Free Weight Training

프리 웨이트(free weight) 트레이닝은 신체의 자연스런 동작에 외부 저항을 부가하는 것이다. 일반적으로 체중을 이용한 동작이 완벽해지면 부하량을 더 높여 주기 위한 방법으로 프리 웨이트를 이용한다. 프리 웨이트는 본래 어떠한 기구나 지상에 부착되지 않은 자유로운 물체의 저항을 이르는 폭넓은 용어이며, 저항력은 중력 선상의 물체에 가해지는 것이다(25). 프리 웨이트 장비의 일반적인 예로는 덤벨(dumbbell), 바벨(barbell), 웨이트 플레이트(weight plate), 케틀벨(kettlebell), 웨이티드 바(weighted bar), 샌드백(sand bag), 그리고 메디신볼(medicine ball) 등이 있다.

각각의 프리 웨이트 기구들은 각기 다른 트레이닝의 목표 달성을 위한 각각의 특성을 지니고 있다. 예를 들어, 메디신볼은 안전성 문제 때문에 바벨이나 덤벨을 던질 때와 비교해서 중량 던지기 운동에 더 효과적으로 작용한다. 비슷한 경우로서 덤벨은 바벨처럼 양측을 모두 사용하는 동작을 수행할 때와 비교해 단측만을 사용하여 저항을 들어 올려야 하기 때문에 동작에 대한 안정화 요구가 높아진다. 그러나 똑같은

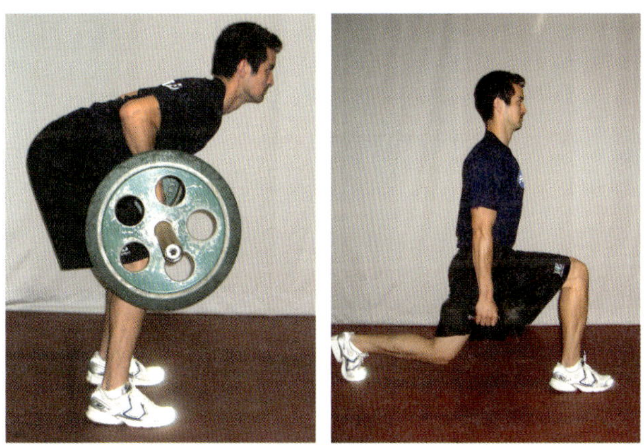

대부분의 프리 웨이트 동작들이 수직적 가속의 적용을 필요로 한다는 사실 때문에, 위의 운동들은 신체 자세를 서로 다른 근육군의 트레이닝에 적합하도록 바꿔야만 한다.

원리로, 덤벨은 팔다리(예: 좌우의 상완이두근) 간의 근력 차이를 개선시키기 위한 목표로 운동을 할 때는 매우 훌륭한 선택이 된다. 그렇다 하더라도 바벨은 양쪽 힘의 적용을 통해 일치된 동작을 사용함으로써 더 큰 무게를 들어 올릴 수 있게 한다.

대부분의 전통적인 프리 웨이트 운동을 하는 동안, 바벨과 덤벨은 저항성 트레이닝 기구로 선택되는 데 있어 독보적이다. 메디신볼, 샌드백(모래주머니), 그리고 웨이트 베스트(중량조끼)는 덤벨과 바벨처럼 비슷하게 적용되어 사용될 수 있으며 운동 프로그램의 다양성을 증가시켜 준다. 즉, 덤벨, 웨이트 플레이트, 그리고 바벨은 금속성이기 때문에 어떤 동작에서 얼마나 잡을 수 있는지, 그리고 얼마나 다루기 어려운지에 따라 한계가 있다. 반면에 더 부드럽고 다양한 형태의 저항성 기구들은 잡는 방법에 제한이 없고 신체와 접촉했을 때의 부상 위험도 낮다. 샌드백, 웨이트 베스트는 종종 플라이오메트릭과 같은 운동 시 동체에 무게를 밀착해서 가중시킬 수 있기 때문에 빠른 속도로 수행되는 운동들에 사용이 적합하다. 웨이트 베스트는 팔을 움직이는 동작이 자유롭다는 또 다른 장점이 있다. 메디신 볼은 계획된 던지기, 받기, 그리고 튀기거나 휘두르는 동작에 적용함으로써 또 다른 중요성을 제공한다. 이런 기구들은 운동의 비율에 따라 근력이나 파워를 목적으로 할 때 사용될 수 있다.

중력은 어떻게 보는가에 따라 장점과 단점 모두가 될 수 있는 저항력을 그 기반으로 하기 때문에 프리 웨이트에서는 수직적 장력 벡터를 사용한다. 대부분의 프리 웨이트 동작들은 수직적 가속의 적용을 필요로 한다는 사실 때문에 신체 자세를 서로 다른 근육군의 트레이닝에 적합하도록 바꿔야만 한다. 이 사실은 다양한 지면에 기초한 닫힌 사슬 운동(closed-chain exercise)들을 고려함으로써 또 다른 장점을 제공한다. 이는 가속력이 작용하는 초기 움직임 동안 운동사슬을 따라 신체 부위들이 안정화되도록 하는 근육군의 통합을 위한 것이다. 많은 전통적인 프리 웨이트 들어올리기는 웨이티드 스쿼트(weighted squats), 데드리프트(deadlift), 벤트오버 로우(bent-over rows), 그리고 밀리터리 프레스(military press) 등을 포함하여 뒤에 서술한 것들이 들어간다. 저항성 트레이닝을 하는 동안 신체 전부를 사용하는 것은 내분비 반응, 근육 안정화, 그리고 신체 부위 동작의 협응성 등 운동가치가 있는 모든 적응들을 강화시킨다.

머신 기구(저항 장비) 트레이닝 Resistance Machine Training

머신 기구(machine resistance) 트레이닝은 저항성 운동 프로그램에서 일부의 운동들을 보충하는 데 적용될 수 있다(26). 기구의 활용은 프리 웨이트와 체중을 이용한 동작들과는 달리, 아주 제한적으로 안정성, 균형 및 협응성을 요구하기 때문에 최소의 동작 교육으로도 안전하고 효율적으로 운동 수행이 가능하다는 장점이 있다. 대부분의 머신 기구들은 장력이 일률적으로 주동근에 국소적으로 적용되도록 개발되었다. 국소 부위 근육에 부하하는 특성으로 인하여 머신 기구 트레이닝은 근비대를 위한 트레이닝에 매우 적합하다. 안정적인 자세 환경은 한 방향으로 증가된 장력에 대비하여, 목표로 하는 근조직에만 과부하를 주고, 트레이닝 근육군 내의 근섬유를 증가시킬 수 있다. 이러한 장점은 다른 측면에서 바라봤을 때 단점이 될 수도 있다. 즉, 머신 기구 트레이닝은 신체 부위의 협응성과 안정성을 향상시키는 것과 관련된 기능적인 향상에는 역점을 두지 않는다. 그리고 특정 근육에 대한 안정적인 고립화는 또 다른 근육군에 대한 협응성을 감소시키며, 트레이닝되는 근육이 저항 동작과 일치된 각도에서만 반복 운동되도록 한다. 그러므로 트레이닝된 근육은 하나의 좁은 환경에서 장력을 발생하는 데 있어서는 매우 효율적이게 된다. 프리 웨이트 트레이닝을 머신 기구 운동에 접합시키면 머신 기구 트레이닝만으로 운동했을 때 장력의 일률적 적용에 의해 발생하는 한계를 극복하는 데 많은 도움을 줄 수 있다.

머신 기구 트레이닝은 앉는 높이와 동작 팔을 적절하게 조절하고 다양한 체형의 운동실행자들에게 적합하도록 사용하는 등의 인체공학에 관한 몇 가지 지식을 요구한다. 저항 기구를 운동실행자의 신체 부위에 맞게 조절하는 첫 번째 단계는 움직이는 관절의 회전축과 기구의 회전축을 바르게 정렬하는 것이다. 기구의 회전하는 위치를 바르게 정렬하는 것은 인체관절에 바람직하지 않은 스트레스를 제거하여 부드러운 동작이 이루어지게 해준다. 머신 기구의 조절 가능한 요소들로는 앉는 높이, 회전하는 팔, 또는 등받침과 같은 것이 있다. 이것들은 모두 운동실행자의 체형에 따라 나타나는 특성에 맞춰서 제공되어야 한다. 체형이 아주 크거나 작은 사람들은 팔다리 길이의 차이로 인해 특정의 머신 기구를 사용하는 데 있어 어려움을 겪을 수도 있다. 만약 기구의 회전축이 적절하게 정렬되지 않는다거나, 최대 가동범위가 바람직하지 못한 운동 자세를 유발하는 원인이 된다면 다른 운동을

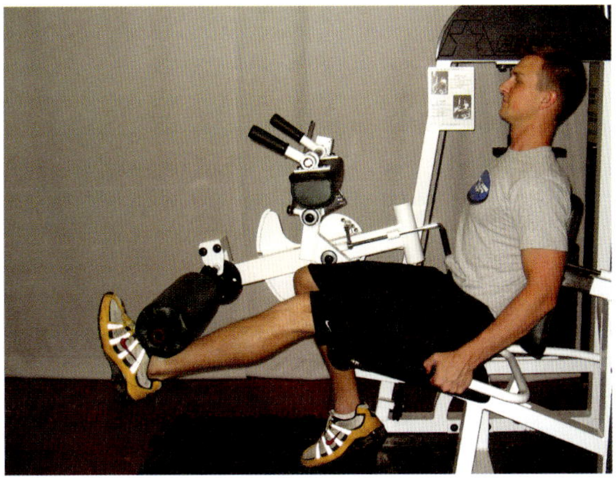

머신 기구 트레이닝은 앉는 높이와 운동 팔을 적절하게 조절하고 다양한 체형의 운동실행자에게 적합하도록 사용하는 등의 인체공학에 관한 몇 가지 지식을 요한다.

선택해야 한다. 적절한 설비와 교육에 덧붙여 트레이너들은 또한 안전성을 높이기 위해 장치된 케이블과 다른 동작 부분들을 검토해야 한다. 만약 어떤 사람이 힘을 다해 사용하는 중에 케이블이 끊어진다면, 그 기구를 사용하던 사람은 아주 심각한 부상을 입을 수도 있다.

저항성 트레이닝을 고려할 때 퍼스널 트레이너가 반드시 내려야 할 결정은 어떤 사람들에게 어떤 기구를 사용할 것인가이다. 처음 운동하는 사람과 고령층은 주로 머신 기구 트레이닝으로 유도되는데, 그것은 기구 사용의 편리함과 성공적인 운동수행을 위해 제한적인 기술 습득만을 필요로 하기 때문이다. 비록 머신 기구는 근력 트레이닝으로의 부드러운 전환이 가능하도록 하지만, 사람들이 매일 수행하는 일상 동작들을 보다 효율적으로 될 수 있게 하는 적절한 운동부하를 제공하지는 못한다. 머신 기구 운동을 시작하거나 또는 기구운동을 시작하기 전에 동작의 효율성을 지도하기 위하여 체중을 이용한 운동이나 보조 트레이닝을 이용하는 것 사이에는 논쟁거리가 존재한다. 일반적으로 둘 다 사용하는 것이 가장 적절하다. 기구 근력 트레이닝의 보완과 근신경계의 효율성을 위한 보조 운동, 그리고 발전된 트레이닝 기술을 위한 준비는 근력과 기능적인 요구 모두를 동시에 제공해 줄 수 있는 것이다.

프리 모션 트레이닝
Free Motion Training

프리 모션(free motion) 트레이닝 장비는 전통적으로 선택되었던 기구와는 정반대이다. 즉, 프리 모션은 트레이닝 기구는 적용된 저항을 넘어 운동 방향이나 운동 범위에 있어 제한이 없음을 뜻한다(14). 일반적인 예로 제한되지 않는 여러 가지 저항성 트레이닝을 할 수 있게 하는 케이블 기구나 저항 밴드를 들 수 있다. 대부분의 경우에서 조정할 수 있는 밴드나 케이블의 높이는 운동 방향을 결정짓는다. 수직적인 중력의 잡아당기는 힘과 달리 기구 및 관련 장비의 조절성은 환경 설정의 변화에 기초하여, 수평과 수직 장력 벡터의 변동과 다양한 방향에서 폭넓은 범위의 운동 동작을 가능하게 한다(13).

프리 모션 기구는 중심점이나 회전축을 가지고 있는 전통적인 기구와 비교하여 증가된 안정성을 요구한다. 비록 벤치, 짐볼, 그리고 다른 운동 기구들이 각기 다른 운동을 만들어 내는 데 사용될 수 있더라도, 프리 모션 기구운동은 몸통의 움직임의 증가된 활동과 안정화 근육군의 추가적인 참여 때문에 케이블 기구 트레이닝은 특히 효율적일 수 있다. 누르기(pressing), 당기기(pulling) 및 회전(rotation)을 활용한 수많은 콤비네이션 운동이 수행될 수 있을 뿐만 아니라 특정 근육군에 집중해서 더욱 강화시킬 수 있다. 이는 근력, 안정성 및 일반적 기능 향상을 위한 운동들이 모두 이런 종류의 기구와 함께 수행될 수 있음을 말해 준다. 또한 추가적인 변화를 트레이닝에 제공하기 위해 많은 부착물이 추가될 수 있다. 여러 가지 형태의 바, 로프, 그리고 핸들은 운동에 더욱더 다양성을 추가하여 운동 선택 사항이 많아지는 데 기여할 수 있다.

안정성 운동 장비
Stability Equipment

안정성 강화(stability)장비는 기술적으로 앞서 말한 트레이닝 장비처럼 저항성 운동 기구로 분류되지는 않지만 저항부하를 더 강화시켜 준다. 프리 웨이트와 프리 모션 기구가 함께 결합하여 사용되면 안정성 운동 기구는 안정화와 근신경계의 조절을 촉진시킴으로써 신체에 적용되는 스트레스를 더욱 증가시킨다(3). 즉, 짐볼, 스테빌리티 디스크, 밸런스 보드 및 관련된 기구들이 중량을 들어올리기 할 때 기존의 안정적인 지면(마룻바닥)을 대체하는 것이다. 짐볼 위에 누워서 하는 체스트 프레스를 예로 들자면, 초기 움직임을 가속시키려 애쓰는 동안 신체의 안정화를 필요로 한다. 스테빌리티 디스크 위에서 스쿼트를 수행하려면 마찬가지로 신체 균형과 성공적인 동작 수행을 위하여 신체에 더욱 안정화가 증가되어야 한다. 이 기구들을 트레이닝 프로그램에 추가하면 트레이닝의 적응 잠재력을 더 확장시킬 수 있다(29).

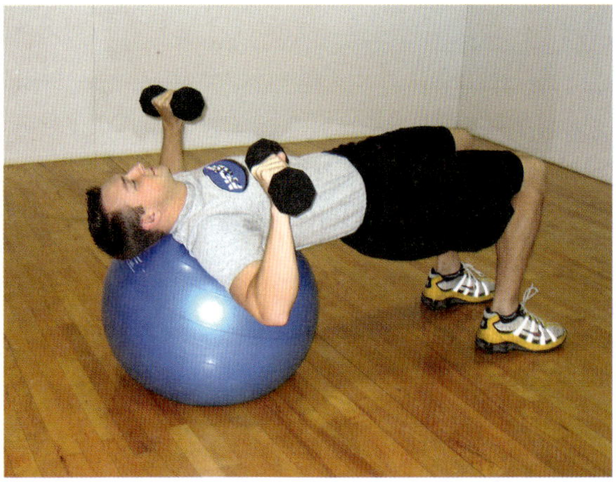

프리 웨이트와 프리 모션 기구가 결합하여 사용될 때 안정성 기구는 안정화와 근신경계의 조절을 증가시킴으로써 신체 위에 놓여 스트레스를 증가시킨다(3).

웨이트 트레이닝 운동의 지도 Teaching Weight Training Exercise

저항성 트레이닝을 지도하는 것은 다른 어떤 운동기능을 가르치는 것과 매우 유사하다. 단순한 동작에서 시작하여 추가적인 학습이나 더 복잡한 동작을 지원할 수 있는 단단한 밑바탕을 만든다. 우리 몸은 뭔가 새로운 경험을 할 때마다, 학습 과정이 신경계 안에서 발생하여 상황을 처리할 수 있는 최상의 방법을 찾아내려고 노력한다. 신경은 뇌의 연장이고, 그러므로 그것은 신체적 지능의 매개물이다. 신경은 하나의 문제를 경험하면서 해결책을 찾는 것을 통하여 배우게 된다. 문제가 자주 발생할수록, 신경은 더욱 더 효율적으로 적절한 반응을 이끌어 내게 된다. 인간이 수학을 배울 때 대수학부터 시작하지는 않는다. 대신 기초적인 덧셈과 뺄셈부터 한다. 뇌가 기초적인 것에 숙달되고 나서야 더 새롭고 더 어려운 수학 문제가 제시되어도 해결할 수 있는 것이다. 우리 몸의 신경기능도 이와 유사한데, 이를 운동학습(motor learning)이라고 한다. 이 과정의 한 예로 골프 클럽을 휘두르는 것을 들 수 있다. 처음에 시작할 때는 동작이 어색하고 거슬린다. 그러나 반복 연습을 한 후에는, 운동신경 경로가 강화되어 동작의 폼이 제2의 천성처럼 좋아진다.

기술 습득 Skill Acquisition

기술 습득이란 용어는 어떻게 동작을 수행하는지 학습하는 과정을 이르는 말이다. 동작이 쉬워질수록 몸은 더 빠르게 성공적으로 이를 다룰 수 있을 것이다. 이는 운동실행자에게 어떤 저항성 트레이닝을 지도할 때 학습 과정이 쉽게 만들어져야만 함을 시사하는 것이다. 일반적으로 기술 습득을 시작하는 것은 어떤 저항도 없이 동작만을 가르치는 것을 뜻한다. 몇몇 경우에서 가벼운 저항은 학습 과정에 보조적인 역할을 할 수도 있지만, 그렇지 않은 경우가 훨씬 더 많다. 추가적인 스트레스가 운동 양식에 더해지지 않았을 때 동작을 습득하기가 훨씬 더 쉬워진다. 상체 동작 기술 습득을 위해 실제 운동이 실행되는 형태의 폼으로 몸을 수동적으로 트레이너가 움직여 주는 경우, 운동실행자의 몸 신경들은 팔다리를 최대 운동가동범위 안에서 정확히 어떻게 움직여야 하는지를 배우게 된다. 운동 초보자들에게 동작을 혼자 반복하도록 요구하기 전에 대여섯 번 정도 수동적으로 폼을 잡아주면 더 빠르게 동작 기술을 습득시킬 수 있다.

하체 동작을 지도할 때는 대개 수동적인 도움을 주기가 어렵기 때문에, 신체 각 부위별 동작이 수행되는 동안 신체적 및 언어적 피드백이 이를 보충하기 위해 이루어져야 한다. 신체적인 피드백은 신체의 접촉을 사용하거나 조절이 필요한 신체 부위를 조정해 주는 것이다. 가끔 단순한 신체적 접촉은 운동 초보자에게 실수를 바로잡을 수 있는 추가적인 정보를 신경 경로를 통해 제공해 주게 된다. 이 현상의 좋은 예가 될 수 있는 것이 바로 견갑골 퇴각(scapula retraction)을 지도하는 경우이다. 트레이너는 그의 두 손가락을 운동실행자의 좌우 견갑골 사이에 놓고, 운동실행자에게 능형근(rhomboids)을 수축하여 양쪽 견갑골이 서로 밀착되도록 지시하여 트레이너의 손가락들 위로 근육이 부풀어 오르는 것을 체감할 수 있도록 한다. 신체 접촉은 신경이 동작을 조절하기 위해서 어떤 근육을 움직여야 하는지 찾을 수 있게 해준다. 언어적 피드백은 동작의 수행을 목표로 하는 행동이나 지시를 서술한다. 신체적 조절을 서술하는 것으로는 "가슴을 올리세요", "내려다보지 마세요", 또는 "무릎을 굽히세요" 같은 것이 있는데 운동 초보자들이 올바른 운동 자세를 갖출 수 있도록 도와줄 수 있다. 대부분의 경우에서 언어적 및 신체적 신호의 조합이 운동 초보자들의 질 높은 운동 기술의 발달에 사용될 수 있다.

반복 동작으로 연습을 계속하면 신경계는 그 동작을 아주 세련되게 할 수 있도록 만든다. 이것은 스포츠 준비 과정에서 흔히 보인다. 연습 중 동작의 반복 수행은 효율성을 높여 경기에 임해서도 그 동작이 정확하게 수행된다. 저항성 트레이닝의 지도에 있어서도 그 같은 학습 전략을 사용해야 한다. 각각의 동작들이 부드럽게 연결 동작을 이루려면 그 전에 각각의 부분 동작들이 충분히 학습되어야 한다. 바람직한 부분 동작들이 이루어지면, 전체적인 운동 동작이 자연스럽게 수행되도록 반복시킨다. 운동실행자는 저항 부하를 트레이닝 과정에 추가시키기 전에 동작이 완전히 숙달된 채로 운동을 수행할 수 있어야 한다.

올바른 호흡법
Proper Breathing

호흡은 운동 동작의 첫 단계에서 또 다른 고려 사항이다. 많은 사람들은 안정성에 자연스럽게 도움이 되는 줄 알고 움직이는 동작 동안 호흡을 참는 경향을 가지고 있다. 장력을 가하는 동안 호흡을 참는 것은 발살바법(valsalva maneuver)이라 일컬어진다(17). 발살바법은 복강내 압력과 급성 혈압 반응을 가중시킨다(21). 호흡은 혈압 조절 메커니즘 중의 하나이고, 인체의 완충(buffering) 시스템이기 때문에, 적절한 동작 수행에 있어 기본적인 부분이다(18). 운동 초보자들은 신장성(eccentric) 수축이 이루어지는 동안은 숨을 들이쉬고, 단축성(concentric) 수축이 이루어지는 동안은 숨을 내쉬도록 교육을 받아야 한다. 아주 짧은 시간 동안 호흡을 참는 것은 신장성 수축에서 단축성 수축으로 이행될 때 최초의 안정화를 위해서 일어날 수 있다. 하지만 단축성 수축 과정에서 반드시 숨을 내쉬어 줘야 한다. 호흡을 참으면 힘을 가하면서 어지러움증이나 가벼운 두통 등의 증상이 일어날 수 있다. 고혈압자와 고령자들의 호흡 기술은 내부 압력을 적절히 조절할 수 있도록 꼭 규칙적으로 이루어져야 한다.

보상 동작
Movement Compensation

만약 운동을 수행하는 중에 부적절한 동작이 관찰된다면 빨리 지적해야 한다. 퍼스널 트레이너는 운동을 감독할 때 언제든 잘못된 기술을 보고 넘어가서는 안 된다. 부적절한 동작을 그대로 놔두면 반복적인 적용으로 인하여 그 동작이 강화되면서 점점 바로잡기 힘들어진다. 새로운 저항이 적용될 때가 근신경계의 동작 효율성이 확립되지 않았을 때이기 때문에 바로 그때 잘못된 동작을 수정해 주는 것이 적합하다. 트레이너는 수정된 동작들을 보상할 수 있도록 적절한 교정 방법들을 제시해 줘야 한다. 만약 운동실행자가 교정 지도나 신체적 지시 사항을 따르지 못한다면, 다른 수정 방법을 적용하기 위하여 저항성 트레이닝 과정을 제외시키거나, 줄이거나 또는 변경시켜야 한다.

보상 동작은 운동실행자의 건강 수준이 새로운 저항을 다루기에 적당하지 못할 때 가장 일반적으로 일어난다. 단순히 체중을 줄이는 것이 가끔 문제 해결에 도움이 된다. 몇몇 경우에서 동작 수행의 잘못은 운동이 여러 번 반복해서 수행된 다음에 일어난다. 이런 경우라면 보다 쉬운 전 단계의 동작으로 되돌아가야 한다. 가령 저항성 스텝업 운동을 10회 반복할 것으로 예상되었던 사람이 완전한 동작으로 6회밖에 수행할 수 없었다면, 그의 저항성 부하를 제거해 주고 그의 체중을 이용한 계획된 반복횟수의 운동을 하도록 해야 한다. 마찬가지로 보상되는 동작 발생 없이 즉, 정확한 동작으로 15회 하도록 설정된 복부 컬업을 10회밖에 하지 못했다면, 저항성 부하를 가지고 10회를 하고 그 다음 즉시 부하 없이 다시 운동을 10회 해야 한다. 이 기술은 개별적인 운동진행률로서 올바른 동작의 희생 없이도 적당한 과부하를 허용해 준다.

Quick Insight

동작의 속도

저항성 트레이닝 운동에서 종종 간과되는 요소가 동작의 속력(speed) 또는 속도(velocity)이다. 대부분의 운동은 그 수행에 있어 특정한 속도를 가지고 있다. 이러한 속도는 운동의 목적 또는 그 운동 자체가 알맞은 수행을 위해 가속적인 동작을 필요로 하거나 운동이 근력의 향상에 초점을 맞추지 않는 한, 저항성 트레이닝을 하는 동안 계속적으로 조절되어야 한다(22). 예를 들어, 레그프레스는 통제되고 계획적이어야 하는 반면에, 메디신볼 패스는 정확함을 위해서 특정 속도로 수행되어야 한다. 운동하는 사람이 적당하지 못한 근력으로 부하를 견딜 수 없을 때, 꽤 자주 동작의 수행 속도를 증가시키는 방법이 사용된다. 이런 현상은 저항 기구를 들어 올리는 것을 돕기 위해 탄성이 생성될 때 일어난다. 이러한 경우 동작의 질적 요소가 희생되고 부상의 위험이 증가된다. 일반적인 생체역학적 보상 동작들은 사이드레이즈나 바이셉스 컬 할 때 힙을 신전시키는 동작, 레그 컬이나 트라이셉스 푸시다운 운동 중에 힙을 굴곡시키는 동작, 턱걸이나 클로즈드 체인 오버헤드 프레스를 하는 동안에 등과 엉덩이를 신전시키는 동작 등이다. 더 느리게 통제된 속도로 운동을 하면 근조직에 주는 스트레스 시간이 길어지고 근섬유의 동원이 증가된다. 가장 전통적인 저항성 트레이닝에서는 2~3초간의 신장성 수축에 뒤이어 2~3초간의 단축성 수축 과정이 수행된다.

점진적 진행 과정 Progression

저항성 트레이닝에서 적절한 점진적 운동부하는 바람직한 동작 패턴과 발전적인 적응을 이루기 위한 중추신경계(CNS)의 성공적인 프로그래밍을 위해서 필수적이다. 중추신경계와 각기 다른 근골격계의 분절들 간의 복잡한 연계성 때문에, 신체는 동작의 효율성을 높이기 위해서 발전적인 축조법을 통하여 학습되어야만 한다(20). 이것은 특히 신체가 중력, 지면 반작용 및 모멘텀을 거의 동시에 적절하게 반응시켜야 한다면 더욱 더 그렇다(6). 한 운동 프로그램 내에서 점진적 과정은 운동 그 자체만큼이나 다양하겠지만, 운동실행자의 개성과 프로그램을 반영한 준거(criteria)에 기반해야 한다. 진행 과정의 변화를 선택하기 위한 결정은 생리적인 지표들, 동작 수행의 숙련도, 그리고 목표 지향적인 계획을 고려한 것이 바탕이 되어야 한다.

점진성을 적용하기 위해서는 운동실행자와 운동 프로그램에 대한 목적이 무엇인지 모두를 적용해야 한다. 앞서 서술했듯이, 동작의 숙련도가 점진성 적용의 첫 순서이다. 기본 동작이 효율적으로 완료되면 근신경계를 촉진하는 추가적인 생리적 요구가 추가될 수 있다(12). 목표는 정확한 동작 수행의 수준을 떨어뜨리지 않으면서 그 어떤 방법으로 운동부하를 증가시키는 것이다.

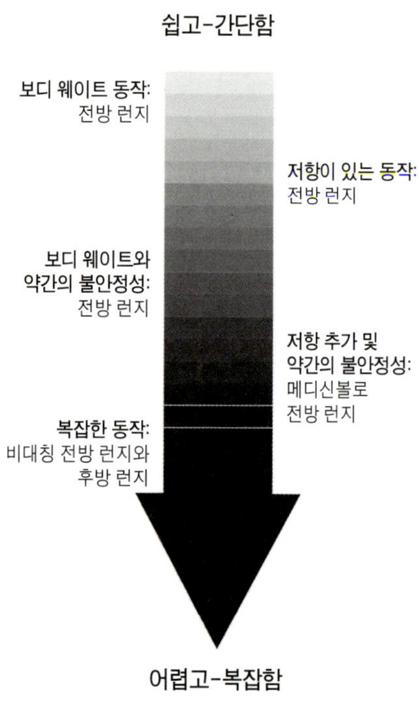

적절한 점진성을 적용하는 데에는 지속적이고 축조적인(빌딩-블록) 접근 방식이 요구된다. 신체가 운동 지각 능력을 고유감각수용기(proprioception)를 통하여 발달시킬 때, 트레이닝 시스템의 향상이 이루어질 수 있다(9). 초기의 동작은 단순하고, 근신경계의 요구 수준이 낮은 생리적 환경에서 수행되어야 한다. 그래야 적절한 운동학습이 일어날 수 있다(11). 운동실행자가 반복적이고 통제된 동작을 수행할 수 있도록 중량 부하는 제한적이어야 한다. 지지면은 어려움 없이 인체 중심을 조절할 수 있도록 안정적이어야 한다. 동작 패턴이 더 효율적으로 될 때 운동들은 더 복잡해질 수 있다. 동작이 복잡해질 수 있을 때 장력과 고유수용기의 요구 사항을 증가시키는 것으로 하여, 신경근육계의 요구 수준을 낮은 것에서 중정도로 그리고 다시 최고의 수준으로 동작 환경을 변화시킨다(8). 그러면 정적 동작들은 보다 더 동적으로 될 수 있으며, 저항을 높일 수가 있고, 안정성 요구 수준도 고유감각수용기에 더 도전적이 될 것이다. 진행 과정에서 운동을 좀 더 어렵게 만들기 위해 이러한 외적 요구 중 하나 혹은 그 이상을 적용할 수도 있다.

비록 중량을 추가하는 것이 가끔 점진적인 과부하를 적용시키는 가장 쉬운 방법이라 할지라도, 아마도 의도한 결과를 얻기 위한 옳지 않은 해결책일지 모른다. 새로이 지각된 스트레스를 신체에 더하면 점진성 과정은 보다 더 다양해질 수 있다. 부하 위치를 바꾸거나 저항 기구를 비대칭적으로 들어 올리면 저항 부하를 따로 추가하지 않더라도 근신경계를 촉진시킬 수 있다. 마찬가지로 복잡함을 더하거나, 동작의 속도를 다양화하거나, 아니면 동작의 지면 높이, 각도, 또는 안정성을 변화시키는 것 모두가 새로운 점진적인 촉진을 제공한다.

비록 새로운 운동자극이 부가되더라도, 점진성 과정은 트레이닝의 목표와 일관되어야 한다. 만일 목표가 근력이라면 저항성 부하의 추가가 필요하며, 약간의 안정성 증가로 보충할 수도 있다. 너무 지나친 안정성 트레이닝은 근력에의 초

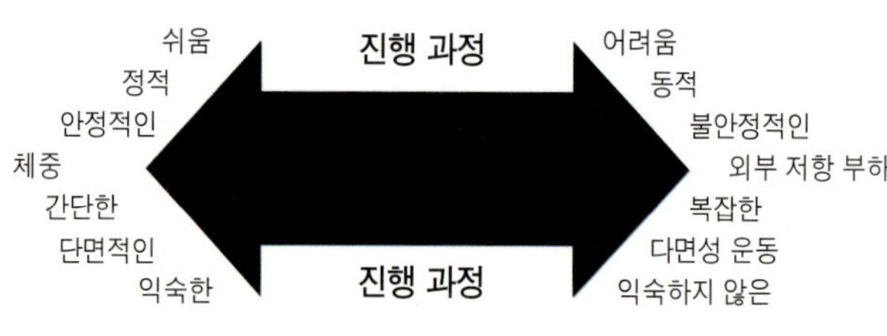

점을 방해할지도 모른다. 그러므로 적절하고 균형 잡힌 점진성 적용 기술이 이루어져야 한다. 만약 근육의 양을 늘리는 것이 중점 사항이라면, 점진성 과정은 트레이닝양의 증가를 반영해야만 한다. 근비대 트레이닝은 적당한 부하량의 증가와 함께 특정의 근육에 대해 더 큰 부하가 주어지도록 해야 한다. 이 경우 안정성 트레이닝을 더하는 것은 근비대의 성공을 제한하게 될 것이다. 만약 스포츠경기력 향상이 목표라면, 점진성 과정은 그 스포츠 경기 중에 나타나는 특정의 행동, 스피드 및 연계성들이 반영되어야 한다. 대부분의 스포츠 경기가 다면적인 동작으로 수행된다는 것을 명심해야 한다. 그러므로 국소적인(isolated) 근수축 형태의 동작은 거의 유익하지 않을 수도 있다. 각각 희망하는 운동 결과는 생리학적인 기준선 또는 운동 시작점에서부터 새로이 향상된 생리학적인 수준 또는 운동 목표에 이르기까지 직선적인 연속선상에있어야 한다. 운동부하의 축조적 접근이 생리적으로 견딜 수 있는 운동 내성 수준까지 지속적인 향상을 이루어 낼 수 있도록 해야 한다.

운동 동작 보조 기술
Spotting Techniques

여느 신체활동과 마찬가지로 저항성 트레이닝도 어느 정도의 위험성이 있다. 일부의 운동은 몸을 불안스럽게 하거나 허용 가능 범위 이상의 저항중량을 머리와 목 위에서 사용하기 때문에, 퍼스널 트레이너들은 어떤 운동이라도 운동실행자가 운동을 하는 동안에는 주의 깊게 지켜봐야 한다. 운동 동작 보조는 감독과 운동 중에 직접 손으로

동작을 관리하는 것을 이를 때 사용되는 용어이다. 각각의 동작을 보조하는 것은 동작 실패에 의해 나타나는 신체적인 행동만을 뜻하는 것은 아니다. 그보다는, 부상당할 위험 없이 모든 반복동작을 바르게 수행할 수 있도록 운동실행자의 동작을 조절해 주는 퍼스널 트레이너의 책임인 것이다. 트레이너는 직무 내용 설명서에 따라 그 운동실행자의 안전에 대한 책임이 있으므로, 안전한 트레이닝은 아무리 강조되어도 지나치지 않다.

각각의 중량 리프트에는 특정한 동작 보조 기술들이 있어서 동작이 성공적으로 이루어지면서 동작을 수행하는 동안 부상을 입지 않도록 하는 데 사용된다. 동작 보조는 중량을 들어 올리는 데 실패한 경우를 제외하고는 운동실행자를 위하여 들어 올려주는 것이 아니라는 것을 깨닫는 것이 중요하다. 운동실행자를 위하여 계속 들어 준다는 것은 그에게 중량이 너무 무겁다는 것을 의미하는 것이다. 경우에 따라서는, 피로를 느끼는 경우 운동실행자를 도와주는 것이 필요할 수도 있다. 퍼스널 트레이너는 동작 수행 중에 실패할 경우를 대비해서 항상 준비 태세를 갖추고 있어야 한다. 트레이너의 도움이 필요할 때, 제대로 된 위치에 있지 않다면, 운동실행자뿐만 아니라 트레이너도 부상을 입을 수 있다. 동작 보조 자세는 지지면을 넓게 잡고 안정적이면서, 위험 상황을 최대한 조절할 수 있어야 한다. 운동의 특성에 근거하여 동작 보조 기술은 다양하다. 실제로 활용되는 동작 보조 기술은 운동의 역동성과 운동에 사용되는 저항력을 반영해야 한다.

머리 위로 들어 올리는 운동에서의 동작 보조는 사용되는 저항의 종류와 동작 중의 자세에 따라 다양하다. 스탠딩 밀리터리 프레스는 트레이너가 리프터(운동실행자)의 뒤에 서서 보조할 수 있다. 도움이 필요할 때, 트레이너는 드는 것을 돕거나 팔꿈치 근처의 상완골 말단을 감속시킬 수 있다. 덤벨을 앉은 자세에서 사용할 때, 트레이너는 전완의 말단 부위, 손목을 잡음으로써 보조할 수 있다. 이것은 리프터가 그들의 기능적인 관절가동범위까지 계속 움직이도록 하고 바람직하지 못한 동작과 비대칭적인 가속을 예방토록 해준다. 앉은 자세에서 바를 사용하면, 트레이너는 리프터의 손목보다는 바를 지탱해 줌으로써 동작을 보조할 수 있다. 신체 정렬의 편향, 부적절한 동작, 그리고 피로의 기색을 살펴보는 것은 항상 트레이너의 책임이다. 급격한 동작 속도의 감소나 안정성의 상실과 같은 잘못된 동작 실행의 첫 번째 기색이 나타나면, 퍼스널 트레이너는 빨리 도와줄 준비를 해야 한다.

얼굴 위에서 수행되는 운동을 어떻게 동작 보조할지 배우는 것은 운동실행자의 안전을 위해서 매우 중요하다. 자세의 불안정, 피로 기색, 그리고 부적절한 동작 기술은 재빨리 인지되지 못하면 운동실행자를 매우 위험한 상황으로 빠트릴 수 있다. 이런 이유로 얼굴 위에서 수행되는 운동은 지속적이면서 방해하지는 않는 범위에서 관심을 필요로 한다. 머리 위에서 수행되는 운동들에 대한 동작 보조와 같이, 보조 기술은 저항성 형태에 따라 특성화될 수 있다. 스트레이트 바를 사용하는 운동은 다른 벤치 프레스 유형에서 봤듯이 바 걸이에서 들어 올리고 또 다시 거는 동작 모두를 요구하므로, 운동실행자의 팔이 외전되어 들어 올리지 못하거나 또는 기울어진 푸싱 동작, 바람직하지 못한 동작을 피하기 위하여 반드시 동작 보조가 필요하게 된다. 이는 보통 보조자가 다

Quick Insight

손의 자세

저항성 트레이닝을 수행할 때 이용되는 손의 자세는 적절한 기술을 위해 중요하다. 부적절한 손의 자세는 관절 각도를 바꾸고 과도한 자극을 손목, 팔꿈치, 어깨 관절에 줄 수 있다. 외전 그립, 내전 그립, 뉴트럴 그립의 세 가지 형태가 일반적으로 저항성 트레이닝에서 사용된다. 각각은 특정 운동에 대해 장점을 가지고 있거나 처음 동작을 수행하는 사람들에게 조직(tissue) 활성화의 색다른 역점을 제공할 수도 있다. 예를 들어, 풀업은 광배근 활동에 중점을 두기 위해 내전 그립을 활용한다. 그립이 외전으로 바뀌면 운동은 턱걸이라고 하는 등근육을 활용하는 것으로 수정되고 이두근으로부터의 도움이 증가된다. 노를 젓는 운동은 다른 그립을 사용했을 때 비슷한 자극 대체를 경험한다. 그립과 팔의 자세를 바꾸면 저항적 자극을 지배하는 곳이 등근육의 다른 위치로 이동한다. 푸시다운 운동을 할 때 손의 자세를 다양하게 하면 역시 삼두근의 활동이 수정되어 각 근육의 헤드에 다른 수준의 자극이 가해지게 된다.

그립을 바꾸는 것이 몇몇 경우에 사용될 수도 있다. 데드리프트 운동은 다리근육의 활동을 증가시키기 위해 그립을 바꾼다. 데드리프트 동작 중에 내전 그립을 활용한다면 엉덩이 신전근에 더욱 부담이 갈 것이다. 적절한 곳에서 손의 자세를 바꾸면 근조직 활동의 다양성을 제공하여 운동량의 변화 없이도 보다 많은 근육이 트레이닝될 수 있다. 만약 3세트의 특정 동작이 수행된다면 각 세트마다 다른 그립이나 손의 자세를 사용하는 게 가능해진다. 다른 경우에 과부하는 근비대화나 근력을 목적으로 특정한 조직에의 트레이닝 자극을 강화하기 위해 계획된 지점에 바로 작용할 것이다. 손의 자세를 다양화하는 것은 운동의 목적을 반영해서 사용되어야 한다.

른 그립을 사용해 리프터의 양손 사이에서 바를 잡아주면서 시작된다. 그러고 나서 손을 외전시킨 채 가까이에서 지켜보거나 바의 움직임과 함께 손의 자세를 바꾼다. 하지만 이때 바의 상승(푸싱) 동작이 끝나는 지점까지 바를 잡아 주고 있으면 안 된다. 항상 바는 렉에 올려놓을 때 도와주고, 또한 그것이 제자리에 잘 걸렸는지도 확인한다.

덤벨로 프레스 운동이 수행될 때, 보조자는 시티드 오버헤드 덤벨 리프트를 할 때와 같이, 전완의 양 말단 부위를 보조해야 한다. 이 방법을 사용하면 보조자가 안정성 요소를 조절해 줄 수 있으며, 운동실행자의 근피로가 나타날 때 도와줄 수 있다. 서파인 트라이셉스 엑스텐션과 같은 운동은 때로는 스컬 크러셔(skull crusher)라고 불리는데, 이 운동의 동작 보조는 운동실행자의 최대 ROM의 마지막 시점(보통 리프터의 이마 바로 위)에서 손을 회내(pronated)시키면서 자세를 유지한다. 추가적인 조절을 위해 동작보조자는 팔꿈치를 잡아 주고, 그들의 상완을 최종 관절가동범위를 제한시키는 데 이용한다. 이 보조 자세는 보조자가 팔을 바 아래에서 뻗어서 리프터의 상완 디스탈 부위(팔꿈치)를 가볍게 터치하는 것이다. 바를 내리는 과정에서 트레이너의 전완이나 상완이두근이 리프터의 바가 너무 머리 앞쪽으로 내려가는 것을 막아 줄 수 있다. 이 동작 기술은 가볍게 들어 올리기에는 최고의 기술이다. 더 무거운 저항 부하는 더 나은 역학적인 기술을 필요로 할 것이고, 동작 보조 기술도 벤치 프레스 기술을 반영해 변형되어야 할 것이다.

당기는 운동 동작을 보조하는 것은 대개 트레이너가 잡을 수 있는 것이 아무것도 없기 때문에 프레스(미는 동작) 경우보다 훨씬 더 어렵다. 일반적으로 트레이너는 시티드 케이블 로우와 벤트-오버 로우와 같은 운동을 위해 올바른 자세(정렬)를 신체적으로 피드백 해 줌으로써 리프터를 도와줄 수 있고, 그 피드백을 통해 견갑골 퇴각(retraction)을 시작하는 것을 도움으로써 당기는 동작을 도와줄 수 있다. 케이블 머신으로부터 아래쪽으로 당기는 로우(rows) 운동들은 바 로우와 랫 풀-다운 등의 여러 가지가 있는데, 그런 운동을 시작할 때 운동하는 사람이 적절한 자세를 잡게 하고, 동작의 순간적인 실패나 피로를 느낄 때 바 동작을 도와줌으로써 보조할 수 있다. 트레이너는 적절한 도움과 안전을 위해 리프터 뒤에 서있어야 한다. 마찬가지로, 풀업과 턱걸이는 트레이너가 운동하는 사람의 뒤에 서서 효율적으로 보조할 수 있다. 이러한 동작 보조는 트레이너가 운동실행자의 허리나 상체를 살짝 들어 올려 주는 것으로 도움을 제공한다. 이런 보조 방법을 통해서, 트레이너는 도움이 필요한지 인지할 수 있으며, 또한 운동 중 몸이 흔들리는 것을 잡아 줄 수 있다. 이 같은 동작 보조는 발목을 잡아 주는 것보다 더 나은 컨트롤과 역학적인 도움을 제공해 준다. 즉, 발목을 보조하는 경우에는 가장 필요한 부위에 도움을 주지 못하며, 트레이너가 발목을 들어 올릴 때 운동실행자의 척주가 전만 자세(lordosis)를 일으켜 부상 위험을 높이게 된다. 몸통을 보조하는 것은 기계체조 경기에서 우리가 좀 더 흔히 볼 수 있듯이 시작 자세와 바닥으로의 마지막 하강 과정에 도움을 줄 수 있다.

데드리프트와 스쿼트를 보조하는 것 역시 상체에 손을 위치시키는 기술을 사용한다. 이들은 집중적이고 계속적인 주의를 필요로 하는데, 등은 운동이 부정확하게 수행될 때 부상을 당하기 쉬운 부위이기 때문이다. 동작 보조자는 리프터의 뒤에 선 채, 손을 리프터의 흉곽 바깥쪽(가슴 바로 아래)에 위치시켜야 한다. 스쿼트 동작을 보조할 때, 리프터가 웨이트 행거(걸이) 아래로 걸어 들어가서 웨이트를 어깨에 걸고 들어 올리는 시작동작을 생각해 보라. 하강 동작이 이루어질 때, 동작 보조자 역시 리프터의 하강 자세와 속도에 맞춰 거의 같이 스쿼트 동작을 취해야 한다. 리프터가 도움이 필요하다고 생각될 때 트레이너는 리프터가 상체를 세우면서 다리를 함께 펴서 올릴 수 있게 도와야 한다. 보조는 리프터의 흉부를 터치하여 힘이 신전될 수 있도록 한다. 여성을 보조할 경우 트레이너는 가슴 접촉을 피할 수 있도록 양손을 살짝 흉곽 뒤쪽으로 옮겨 보조하도록 한다. 물론 이때도 트레이너는 리프터의 안정된 자세를 돕기 위해서 스쿼트 동작을 따라해야 할 것이다. 들어 올리기가 끝나면, 운동실행자는 웨이트 걸이에 조심스럽게 기구를 거치하고, 걸어 나와서 기구가 제대로 걸렸는지 확인한다.

일부 트레이너들은 보조할 때 한 손은 리프터의 허리에 위치시키고, 다른 한 손은 가슴을 지탱하도록 잘못 배워 왔다. 이러한 보조 기술은 중량부하된 상태에서는 효율적으로 신체를 받쳐 주지 못하며, 또한 척추의 축에 부하가 주어진 상태에서는 오히려 척추의 회전을 일으킬 수 있기 때문에 금기시된다. 더구나 운동하는 사람(리프터)이 거의 들어 올리지 못할 정도로 동작을 완전히 실패한다면 그것은 별로 도움이 되지도 않는다. 어떠한 보조 기술에서든지 보조자는 운동실행자를 대신해서 들어 올려 주는 것이 아니라 뭔가 위험 상황이 일어날 것에 대비해서 그 위치에 있는 것이다. 만약 운동실행자가 들어 올릴 때 동작 초기에 실패한다든지 혹은 트레이너가 동작 실행 중에 계속해서 리프터를 안정화시켜 줘야 한다면, 부하저항이 너무 무거운 것이기 때문에 오히려 부하중량을 조절해 주어야 한다.

대부분의 트레이너들은 동작 보조를 언제 얼마나 해주어야 하는지 판단하기 위해서 어느 정도 수련이 필요하다. 대부분의 경우 운동실행자들은 반복 동작을 마치는 데 필요한 만큼만 도움을 원하겠지만, 때때로 트레이너들은 운동실행자의 전적인 중량 부담에 대하여 책임감을 느낀다. 트레이너는 일상적인 평가를 통해 처방된 올바른 부하량을 알아야 하고, 완전히 리프팅에 실패했다면 최대 근력의 한계를 인지해야 한다. 덧붙이자면, 동작 보조를 위한 대화가 저항성 트레이닝을 하기 전에 모든 운동실행자들과 우선적으로 이루어져야 한다. 바가 웨이트 행거에 걸릴 때까지 계속 같이 있으면서 의사소통이 이루어져야 한다. 어떤 운동실행자들은 너무 빨리 긴장을 풀거나, 트레이너가 바를 잡아 주자마자 부하중량을 놓아 버리는 심각한 실수를 하기도 한다. 동작 보조할 때 항상 부드럽게 움직이며 바를 갑자기 잡아당기거나 하는 것은 피해야 한다. 앞서 언급했듯이, 트레이너의 보조자세는 항시 최대의 중량에 대처할 수 있도록 준비 태세가 갖추어져 있어야 보조동작 자세도 안정될 뿐만 아니라 역학적으로도 도움이 된다. 트레이너들은 오히려 동작을 보조할 때 부상당하기 쉽다. 그러므로 언제나 적절한 보조 기술을 갖춘 채 집중하고 준비해야 한다.

트레이닝 강도 확인
Identifying Training Intensities

운동에 사용될 적당한 중량을 확인하는 것은 과부하의 원리를 적용하기 위해서 필요하며, 또한 계획된 반복횟수대로 바르게 운동을 수행할 수 있게 해준다. 1RM의 퍼센티지와 각 반복횟수와 연관된 부하량 간에는 상호관련성이 있다(24). 예를 들어 1RM의 70%는 10RM의 100%와 상관이 있다. 각각의 반복횟수로 볼 때 1RM 간의 부하량 차이는 대략 2~3% 정도라는 것을 설명해준다. 이 정보를 기반으로 계획된 반복횟수를 얻기 위한 추정 부하량을 어느 정도 정확히 추론할 수 있는 것이다(15). 다음 공식이나 미리 정의된 도표를 사용하면 운동실행자가 저항성 트레이닝 에서 적당한 자극을 경험할 수 있도록 하는 데 도움을 줄 것이다.

적절한 저항력 = 1RM ÷ {1+(0.03×기대 반복횟수)}

적절한 저항력 = 130파운드 ÷ {1+(0.03×10회)}

적절한 저항력 = 130파운드 ÷ {1+(0.3)}

적절한 저항력 = 130파운드 ÷ 1.3

적절한 저항력 = 100파운드

100lbs ÷ 130lbs = 0.70 또는 1RM의 70%

만약 어떤 사람이 벤치 프레스의 1RM이 130파운드인데 운동 프로그램에서 계획된 반복횟수는 10회로 했다면, 그 사람이 트레이닝 세트에서 적용해야 될 부하량은 100파운드이다. 마찬가지로, 추정된 1RM은 언제라도 의지적 실패에 이르기까지 반복횟수 측정을 통하여 산출될 수 있다. 14장에서 서술되었듯이 간단히 추정 방정식을 전개하면, 운동 수행을 통하여 1RM에 해당하는 중량을 찾아낼 수 있다.

1RM = 사용된 저항력 × {1+(0.03×수행된 반복횟수)}

1RM = 100파운드 × {1+(0.03×10회)}

1RM = 100파운드 × {1+(0.03)}

1RM = 100파운드 × 1.3

1RM = 130파운드

이 경우에 정확한 1RM은 모르지만, 추정 방정식을 통해서 산출할 수는 있다. 이 방법은 근력 프로그램의 효율성을 상당히 높여 주면서 근력평가에 대한 일관된 측정 기구로서의 역할을 할 수 있다. 공식은 정확하지만 과학적으로 아주 정확한 것은 아니다. 실패할 때까지 실행된 반복횟수가 적을수록 예측력이 높아진다. 물론 반복횟수가 높아도 여전히 공식에 적용할 수는 있지만, 예측공식에 의해서 더 낮은 부하(1RM의 %)가 적용될 경우 그때는 안정성 요구량이 얼마나 감소되었는지는 알 수 없다.

반복횟수에 의한 1RM % 추정값

2회 반복 = 95%
3회 반복 = 92.5%
4회 반복 = 90%
5회 반복 = 87.5%
6회 반복 = 85%
7회 반복 = 82.5%
8회 반복 = 80%
9회 반복 = 77.5%
10회 반복 = 75%
12회 반복 = 70%

지시된 시간을 이용한 운동 수행 Timed-Intensity Technique

중량을 반복해서 여러 번 들 때 또한 하루하루 운동 수행 능력도 사실 다르기 때문에, 저항성 트레이닝은 설정된 반복 수행을 정확히 채우는 것보다는 반복 수행을 더 이상할 수 없는 시점까지 이르는 횟수를 사용할 수 있다. 이 기술은 몇 번의 시행착오가 필요하지만 트레이닝 효과를 극대화하는데 이용될 수 있다. 10RM을 위한 최적의 부하량을 모르는 상태라면 중량을 결정하기 위한 예측이 가능할 수 있다. 지시된 시간을 적용한 리프팅 기술을 사용한다면, 운동실행자는 바람직한 에너지 대사경로(시간으로 측정되는) 내에서 최대 반복 운동을 수행할 것이다. 10회 반복 수행인 경우에는 시간이 대략 30초 걸릴 것이다. 정해진 횟수만을 운동하도록 하는 경우는 운동실행자가 근육에 적당한 과부하가 발생하지 않았음에도 불구하고 원래 정해진 반복횟수에서 운동을 멈추게 되는데, 그러나 주어진 시간 동안 운동을 반복하는 기술을 적용하는 경우는 그 운동 동작을 더 이상 반복하지 못할 때까지 지속하게 되는 것이다. 예를 들어, 만약 사람이 10파운드를 10회 반복하라는 얘기를 듣게 되면, 그것을 14회까지 수행할 수 있음에도 불구하고, 단지 10회만 운동을 하게 될 것이다. 이런 경우 반복횟수가 운동 수행 능력을 제한하게 되는 것이다. 그 대신 30초 동안 할 수 있는 만큼 반복 운동을 하라는 지시를 받는다면 그는 거의 의지적으로 더 이상 운동을 할 수 없을 때까지 할 것이고, 그러면 바람직한 과부하의 효과를 얻게 될 것이다.

Key Terms

도수 저항(manual resistance): 트레이너가 들어 올리는 운동에서 저항력을 동작에 적용하는 저항 기술

프리 웨이트(free weight): 기구와 관련 없이 중력이 물체를 잡아당김으로써 발생하는 저항력

인체공학(ergonomics): 최대한의 작업 효율과 안전을 목적으로 하는 장비 설정 과학

능형근(rhomboids): 견갑골 수축에 중추적 역할을 하는 마름모꼴 모양의 능근육

중추신경계(CNS): 뇌, 척수, 연결신경으로 구성됨

광배근(latissimus dorsi): 척추에서 상완골까지 연결되어 어깨 신전과 어깨의 내전을 담당하는 넓은 삼각형 모양의 근육

상완이두근(biceps brachii): 주로 팔꿈치를 굴곡시키고 팔뚝을 외전시키는 역할을 하는 팔 상부(전면)의 근육

상완삼두근(triceps brachii): 주로 팔과 팔뚝을 신전시키는 역할을 하는 팔 상부(후면)의 근육

척추전만증(lordosis): 복근이 증가하면서 자연스럽게 요추가 앞으로 들어가는 것

시간강도 기법(timed-intensity techinque): 들어올리기에서 사용하는, 적절한 중량을 정하기 위해 실패에 이르기까지의 시간을 재는 전략

측정된 트레이닝 강도

1RM의 %	100	93.5	91	88.5	86	83.5	81	78.5	76	73.5	71	68.5	66	63.5	61
반복횟수	1	2	3	4	5	6	7	8	9	10	11	12	13	14	15
들어 올린 무게(파운드)															
	5	4.7	4.5	4.4	4.3	4.2	4.1	3.9	3.8	3.7	3.6	3.5	3.3	3.2	3.1
	10	9.4	9.1	8.9	8.6	8.4	8.2	7.9	7.6	7.4	7.1	6.85	6.6	6.35	6.1
	15	14	13.7	13.3	12.9	12.5	12.2	11.8	11.4	11	10.7	10.3	9.9	9.5	9.2
	20	18.7	18.2	17.7	17.2	16.7	16.2	15.7	15.2	14.7	14.2	13.7	13.2	12.7	20.6
	25	23.4	22.8	22.1	21.5	20.9	20.2	19.6	19	18.4	17.8	17.2	16.5	15.9	15.3
	30	28.1	27.3	26.6	25.8	25.1	24.3	23.6	22.8	22.1	21.3	20.6	19.8	19.1	18.3
	35	32.7	31.9	31	30.1	29.2	28.4	27.5	26.6	25.7	24.9	24	23.1	22.2	21.4
	40	37.4	36.4	35.4	34.4	33.4	32.4	31.4	30.4	29.4	28.4	27.4	26.4	25.4	24.4
	45	42.1	41	39.8	38.7	37.6	36.5	35.3	34.2	33.1	32	30.9	29.7	28.6	27.5
	50	46.8	45.5	44.3	43	41.8	40.5	39.3	38	36.8	35.5	34.3	33	31.8	30.5
	55	51.4	50.1	48.7	47.3	45.9	44.6	43.2	41.8	40.4	39	37.7	36.3	34.9	33.6
	60	56.1	54.6	53.1	51.6	50.1	48.6	47.1	45.6	44.1	42.6	41.1	39.6	38.1	36.6
	65	60.8	59.2	57.5	55.9	54.3	52.7	51	49.4	47.8	46.2	44.5	42.9	41.3	39.7
	70	65.5	63.7	62	60.2	58.5	56.7	55	53.2	51.5	49.7	48	46.2	44.5	42.7
	75	70.1	68.3	66.4	64.5	62.6	60.8	58.9	57	55.1	53.3	51.4	49.5	47.6	45.8
	80	74.8	72.8	70.8	68.8	66.8	64.8	62.8	60.8	58.8	56.8	54.8	52.8	50.8	48.8
	85	79.5	77.4	75.2	73.1	71	68.9	66.7	64.6	62.5	60.4	58.2	56.1	54	51.9
	90	84.2	81.9	79.7	77.4	75.2	72.9	70.7	68.4	66.2	63.9	61.7	59.4	57.2	54.9
	95	88.8	86.5	84.1	81.7	79.3	77	74.6	72.2	69.8	67.5	65.1	62.7	60.3	54.9
	100	93.5	91	88.5	86	83.5	81	78.5	76	73.5	71	68.5	66	63.5	61
	105	98.2	95.6	92.9	90.3	87.7	85.1	82.4	79.8	77.2	74.6	71.9	69.3	66.7	64.1
	110	102.9	100.1	97.4	94.6	91.1	89.1	86.4	83.6	80.9	78.1	75.4	72.6	69.9	67.1
	115	107.5	104.7	101.8	98.9	96	93.2	90.3	87.4	84.5	81.7	78.8	75.9	73	70.2
	120	112.2	109.2	106.2	103.2	100.2	97.2	94.2	91.2	88.2	85.2	82.2	79.2	76.2	73.2
	125	116.9	113.8	110.6	107.5	104.4	101.3	98.1	95	91.9	88.8	85.6	82.5	79.4	76.3
	130	121.6	118.3	115.1	111.8	108.6	105.3	102.1	98.8	95.6	92.3	89.1	85.8	82.6	79.3
	135	126.2	122.9	119.5	116.1	112.7	109.4	106	102.6	99.2	95.9	92.5	89.1	85.7	82.4
	140	130.9	127.4	123.9	120.4	116.9	113.4	109.9	106.4	102.9	99.4	95.9	92.4	88.9	85.4
	145	135.6	132	128.3	124.7	121.1	117.5	113.8	110.2	106.6	103	99.3	95.7	92.1	88.5
	150	140.3	136.5	132.8	129	125.3	121.5	117.8	114	110.3	106.5	102.8	99	95.3	91.5
	155	144.9	141.1	137.2	133.3	129.4	125.6	121.7	117.8	113.9	110.1	106.2	102.3	98.4	94.6
	160	149.6	145.6	141.6	137.6	133.6	129.6	125.6	121.6	117.6	113.6	109.6	105.6	101.6	97.6
	165	154.3	150.2	146	141.9	137.8	133.7	129.5	125.4	121.3	117.2	113	108.9	104.8	100.7
	170	159	154.7	150.5	146.2	142	137.7	133.5	129.2	125	120.7	116.5	112.2	108	103.7
	175	163.6	159.3	154.9	150.5	146.1	141.8	137.4	133	128.6	124.3	119.9	115.5	111.1	106.8
	180	168.3	168.3	163.8	154.8	150.3	145.8	141.3	136.8	132.3	127.8	123.3	118.8	114.3	109.8
	185	173	168.4	163.7	159.1	154.4	149.9	145.2	140.6	136	131.4	126.7	122.1	177.5	112.9
	190	177.7	172.9	168.2	163.4	158.7	153.9	149.2	144.4	139.7	134.9	130.2	125.4	120.7	115.9
	195	182.3	177.5	172.6	167.7	162.8	158	153.1	148.2	143.3	138.5	133.6	128.7	123.8	119
	200	187	182	177	172	167	162	157	152	147	142	137	132	127	122
	205	191.7	186.6	181.4	176.3	171.2	166.1	160.9	155.8	150.7	145.6	140.4	135.3	130.2	125.1
	210	196.4	191.1	185.9	180.6	175.4	170.1	164.9	159.6	154.4	149.1	173.9	138.6	133.4	128.1
	215	201	195.7	190.3	184.9	179.5	174.2	168.8	163.4	158	152.7	147.3	141.9	136.5	131.5
	220	205.7	200.2	194.7	189.2	183.7	178.2	182.7	167.2	161.7	156.2	150.7	145.2	139.7	134.2
	225	210.4	204.8	199.1	193.5	187.9	182.3	176.6	171	165.4	159.8	159.8	148.5	142.9	137.3

측정된 트레이닝 강도

1RM의 %	100	93.5	91	88.5	86	83.5	81	78.5	76	73.5	71	68.5	66	63.5	61
반복횟수	1	2	3	4	5	6	7	8	9	10	11	12	13	14	15
들어 올린 무게(파운드)															
	230	215.1	209.3	203.6	197.8	192.1	186.3	180.6	174.8	169.1	163.3	157.6	151.8	146.1	140.3
	235	219.7	213.9	208	202.1	196.2	190.4	184.5	178.6	172.7	166.9	235.7	155.1	149.2	143.4
	240	224.4	218.4	212.4	206.4	200.4	194.4	188.4	182.4	176.4	170.4	164.4	158.4	152.4	146.4
	245	229.1	223	216.8	210.7	204	198.5	192.3	186.2	180.1	174	167.8	161.7	155.6	149.5
	250	233.8	227.5	221.3	215	208.8	202.5	196.3	190	183.8	177.5	171.3	165	158.8	152.5
	255	238.4	232.1	225.7	219.3	212.9	206.6	200.2	193.8	187.4	181.1	174.7	168.3	161.9	155.6
	260	243.1	236.6	230.1	223.6	217.1	210.6	204.1	197.6	191.2	184.6	178.1	171.6	165.1	158.6
	265	247.8	241.2	234.5	227.9	221.3	214.7	208.1	201.4	194.8	188.2	181.5	174.9	168.3	161.7
	270	252.5	245.7	239	232.2	225.5	218.7	212	205.2	198.5	191.7	185	178.2	171.5	164.7
	275	257.1	250.3	243.4	236.5	229.6	222.8	215.9	209	202.1	195.3	188.4	181.5	174.6	167.8
	280	261.8	254.8	247.8	240.8	233.8	226.8	219.8	212.8	205.8	198.8	191.8	184.8	177.8	170.8
	285	266.5	259.4	252.2	245.1	233	230.9	223.7	216.6	209.5	202.4	195.2	188.1	181	173.9
	290	271.2	269.9	256.7	249.4	242.5	234.9	227.7	220.4	213.2	205.9	198.7	191.4	184.2	176.9
	295	275.9	268.5	261.1	253.7	246.3	239	231.6	224.2	216.8	209.5	202.1	194.7	187.3	180
	300	280.5	273	265.5	258	250.5	243	235.5	228	220.5	213	205.5	198	190.5	183
	305	285.2	277.6	269.9	262.3	254.7	247.1	239.4	231.8	224.2	216.6	208.9	201.3	193.7	186.1
	310	289.9	282.1	274.4	266.6	258.9	251.1	243.4	235.6	227.9	220.1	212.4	204.6	196.9	189.1
	315	294.5	286.7	278.8	270.9	263	255.2	247.3	239.4	231.5	223.7	215.8	207.9	200	192.2
	320	299.2	291.2	283.2	275.2	267.2	259.2	251.2	243.2	235.2	227.2	219.2	211.2	203.2	195.2
	325	303.9	295.8	287.6	279.5	271.4	263.3	255.1	247	238.9	230.8	222.6	214.5	206.4	198.3
	330	308.6	300.3	292.1	283.8	275.9	267.3	259.1	250.8	242.6	234.3	226.1	217.8	210	201.3
	335	313.2	304.9	296.5	288.1	279.7	271.4	263	254.6	246.2	237.9	229.5	221.1	212.7	204.4
	340	317.9	309.4	300.9	292.4	283.9	275.4	266.9	258.4	249.9	241.4	159.5	244.4	215.9	207.4
	345	322.6	314	305.3	296.7	288.1	279.5	270.8	262.2	253.6	245	236.3	227.7	219.1	210.5
	350	327.3	318.5	309.8	301	292.3	283.6	274.8	266	257.3	248.5	239.8	231	222.3	213.5
	355	331.9	323.1	314.2	305.3	296.4	287.6	278.7	269.8	260.9	252.1	243.2	234.3	225.4	216.6
	360	336.6	327.6	318.6	309.6	300.6	291.6	282.6	273.6	264.6	255.6	246.6	237.6	228.6	219.6
	365	341.3	332.2	323	313.9	304.8	295.7	286.5	277.4	268.3	259.2	250	240.9	231.8	222.7
	370	346	336.7	237.5	318.2	309	299.7	290.5	281.2	272	262.7	253.4	244.2	235	225.7
	375	350.6	341.3	331.9	322.5	313.1	303.8	294.4	285	275.6	266.3	256.9	247.5	238.1	228.8
	380	355.3	345.8	336.3	326.8	317.3	307.8	298.3	288.8	279.3	269.8	260.3	250.8	241.3	231.8
	385	360	350	340.7	331.1	321.5	311.9	302.2	292.6	283	273.4	263.7	254.1	244.5	234.9
	390	364.7	354.9	345	335.4	325.7	315.9	306.2	264.4	286.7	276.9	267.2	257.4	247.7	237.9
	395	369.3	359.5	349.6	339.7	329.8	320	310.1	300.2	290.3	280.5	270.6	260.7	250.8	241
	400	374	364	354	344	334	324	314	304	294	284	274	264	254	244
	405	378.7	368.6	358.4	348.3	338.2	328.1	317.9	307.8	297.7	287.6	277.4	267.3	257.2	247.1
	410	383.4	373.1	362.9	352.6	342.4	332.1	321.9	311.6	301.4	291.1	280.9	270.6	260.4	250.1
	415	388	377.7	367.3	356.9	346.5	336.2	325.8	315.4	305	294.7	284.3	273.9	263.5	253.2
	420	392.7	382.2	371.7	361.2	350.7	340.2	329.7	319.2	308.7	298.2	287.7	277.2	266.7	256.2
	425	397.4	386.8	376.1	365.5	354.9	344.3	333.6	323	312.4	301.8	291.1	280.5	269.9	259.2
	430	402.1	391.3	380.6	369.8	359.1	348.3	337.6	326.8	316.1	305.3	294.6	283.8	273.1	262.3
	435	406.7	395.9	385	374.1	363.2	352.4	341.5	330.6	319.7	308.9	298	287.1	276.2	265.4
	440	411.4	400.4	389	378.4	367.4	356.4	345.4	334.4	323.4	312.4	301.4	290.4	279.4	268.4
	445	416.1	405	393.8	382.7	371.6	360.5	349.3	338.2	327.1	316	304.8	293.7	282.6	271.5
	450	420.8	409.5	398.3	387	375.8	364.5	353.3	342	330.8	319.5	308.3	297	285.8	274.5

상체 저항성 트레이닝 (Upper Body Resistance Training)

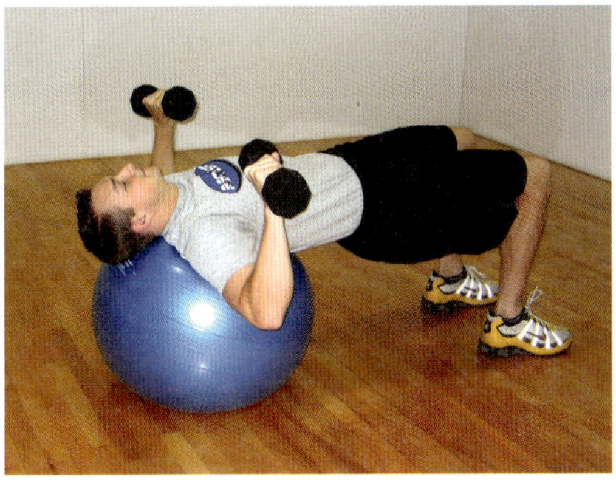

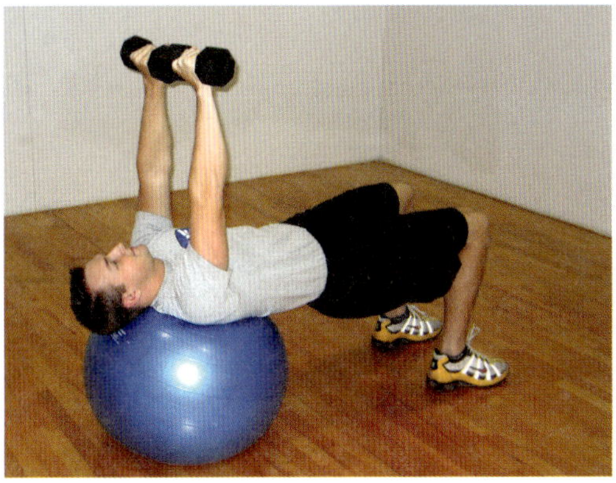

운동: 덤벨 체스트 프레스(dumbbell chest press)
관절 동작: 어깨 수평 내전, 팔꿈치 신전
관련 근육: 대흉근, 삼각근 전면, 상완삼두근
변형: 덤벨, 케이블, 밴드를 짐볼, 벤치 또는 보수 위에서 수행한다.

시작 자세

척추가 역학적인 힘을 최대한 견딜 수 있게 똑바로 누운 자세로 시작한다. 팔꿈치는 어깨가 수평으로 내전되면서 함께 신전되어야 한다. 손바닥은 발쪽으로 향하게 한다(내전 그립).

운동 단계

팔을 굴곡시키고 상완골을 외전시켜 손목이 팔꿈치와 정렬을 유지하도록 하여 가슴을 향해 아래로 내리는 방법으로 저항을 낮추면서 시작한다. 아래로 내리면서 관계없는 동작은 자제하고 몸은 고정하여 안정된 자세를 유지해야 한다. 덤벨이 가슴의 양측면까지 내려오도록 한다. 가슴의 어떠한 내적, 외적 회전이나 지나친 팔꿈치 굴곡은 피해야 한다. 덤벨이 최대 관절가동범위까지 내려오면 운동실행자는 내릴 때의 단계와 같은 동작을 사용해 단축성으로 위를 향해 밀어 올려야 한다. 저항은 팔이 최대한 신전되면서도 잠기지 않을 때까지 위로 밀어 올린다.

운동 보조

이 운동을 보조하는 몇 가지 방법이 있다. 첫 번째 기술은 보조자가 상완골의 말단에 안쪽과 위쪽으로 장력을 작용시키는 것이다. 이 기술은 삼두근이 먼저 피로해지고 팔의 신전 조절을 못하게 되어 덤벨이 운동실행자와 충돌하는 결과가 나올 수도 있는 만큼 위험할 수 있다. 선호되는 기술은 손목이나 전완의 끝부분을 보조해 주는 것이다. 운동실행자의 전완을 보조해 줌으로써 보조자가 동작을 좀 더 잘 통제하고 안정성도 보장된다.

트레이닝 시 고려사항

적절한 손목과 팔꿈치 자세 잡기는 적절한 들어 올리기의 실행에 중요하다. 바 또는 저항 기구와는 반대로 덤벨을 사용하는 것은 각각의 팔이 독립적으로 작동하고 저항력이 고정된 경로로만 작용하지는 않기 때문에 들어 올리는 사람이 더 높은 운동 조절량을 가지고 있어야 한다. 짐볼 위에서 운동을 수행하는 것은 견갑골이 보다 쉽게 수축할 수 있게 되어 어깨에 부담을 덜 준다.

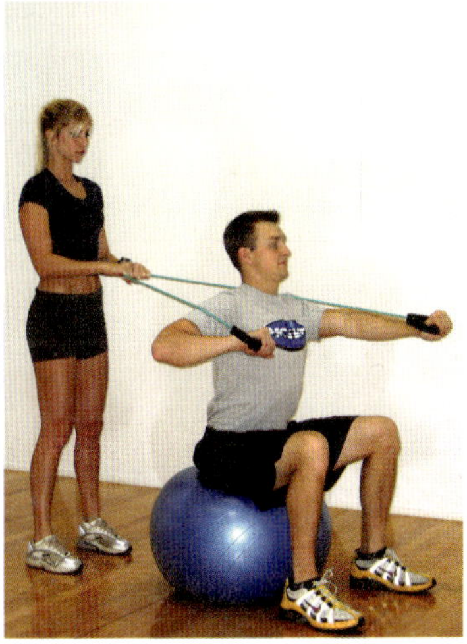

동작의 변형: 앉아서 하는 얼터네이팅 밴드 프레스

상체 저항성 트레이닝 (Upper Body Resistance Training)

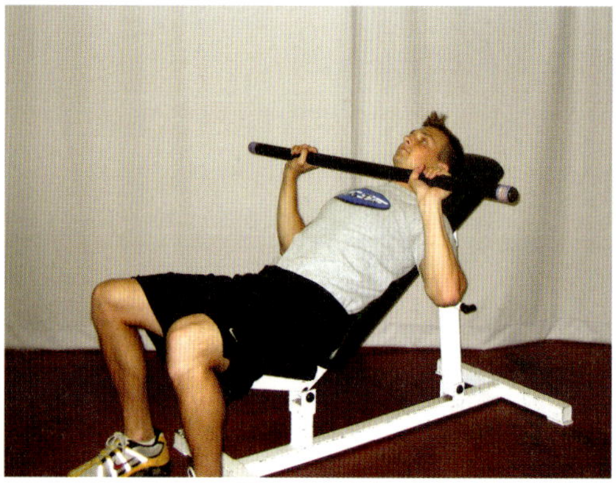
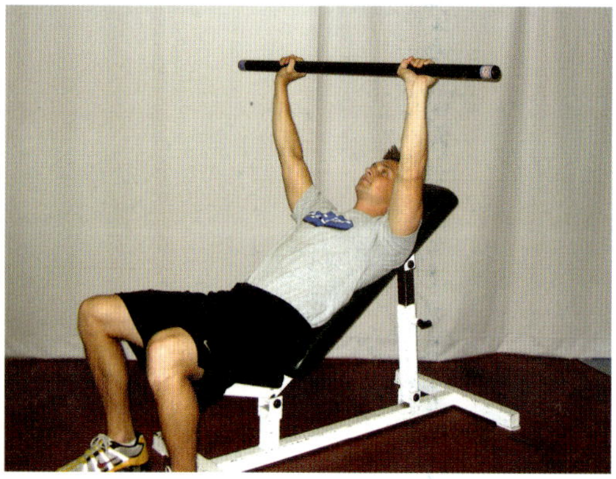

운동: 인클라인 벤치프레스(incline bench press)
관절 동작: 어깨 수평 굴곡과 내전, 팔꿈치 신전
관련 근육: 대흉근(쇄골두), 삼각근 전면, 상완삼두근
변형: 바벨, 덤벨, 케이블, 밴드, 메디신볼을 벤치나 짐볼 위에서 수행한다.

시작 자세

인클라인 벤치 위에 똑바로 누워 양발은 바닥에 붙인 자세로 시작한다. 각각의 관절 부분은 꼭 정렬되어야 하고 척추는 바르게 둔다. 손을 어깨너비로 벌려 닫힌 그립(엄지손가락으로 바를 감음)을 사용한다. 보조자로부터 도움을 얻어 바를 수직으로 들어 올리고 팔을 최대한 신전시켜 가슴 위쪽에 위치하도록 한다.

운동 단계

바를 천천히 가슴을 향해 아래로 내린다. 신체는 아래로 내리는 동안 관계없는 동작을 자제하며 고정된 채로 유지되어야 한다. 가슴 가장 위쪽이나 운동실행자의 기능적 범위로 정해진 곳에 닿을 때까지 통제된 방법으로 바를 내려야 한다. 바가 가장 낮은 곳까지 내려오면 운동실행자는 내려올 때와 같은 동작으로 단축성 장력을 바에 작용시킨다. 바는 팔이 최대한 신전될 때까지 위로 밀어 올려야 한다.

운동 보조

보조자는 바를 시작 위치에서 목 위로 들어 올리도록 돕는다. 이것은 들어 올리는 동안 상완와관절의 스트레스를 줄여 줄 것이다. 바가 신장성 단계에 있는 동안 내려가면 트레이너는 바를 보조하고 가슴을 향해 감속시켜야 한다. 단축성 수축 중에 보조자는 손바닥을 위로 하여 바 밑에서 들어 올리는 사람의 그립 자세에서 위로 향하는 동작을 지켜봐야 한다. 바를 다시 걸었을 때는 안전하게 걸이에 놓아야 한다. 만약 걸이가 낮다면 바가 걸이의 높이를 초과하지 않도록 주의해야 한다. 이는 팔다리가 긴 사람이 닫힌 그립으로 들어 올릴 때 특히 주의할 사항이다.

트레이닝 시 고려사항

들어 올리는 사람은 결코 바를 가슴에 튕겨서는 안 된다. 높은 압박 장력이 흉곽 위에 놓이게 되면 부상이 발생할 수 있다. 흔히 범하는 오류가 올리는 과정에서 기계적인 도움을 얻기 위해 엉덩이를 벤치에서 떼어 올리는 것이다. 엉덩이를 들어 올리지 않고 정해진 반복횟수를 달성할 수 없다면 무게를 낮춰야 한다. 또 다른 오류는 바의 리프팅이 수평을 이루지 못하는 것이다. 수평이 안 된 상태의 운동은 운동 조절 능력 저하, 비대칭적 고정근의 피로 발생, 근력의 불균형 등의 증상을 나타낸다. 신경의 문제가 불균형보다 교정하기 쉬우므로 더 가벼운 무게와 더 많은 연습을 통해 문제를 고쳐야 한다. 근육 불균형이 문제라면 회전근개 불균형과 약화, 광배근 약화, 삼두근 불균형 또는 이전의 부상과 같은 구조와 문제에 대해 더욱 깊이 있게 살펴봐야 할 것이다.

상체 저항성 트레이닝 (Upper Body Resistance Training)

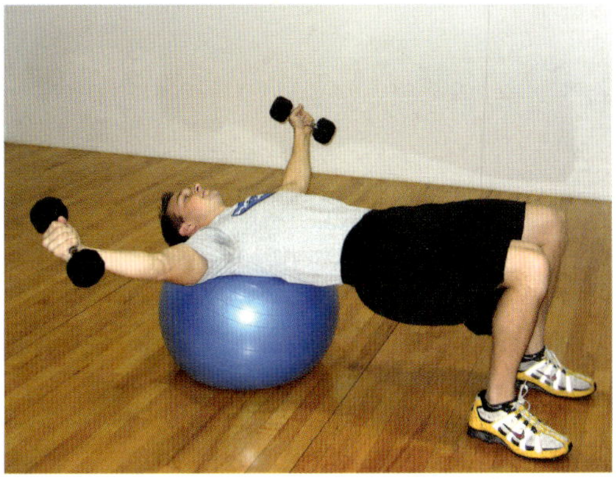

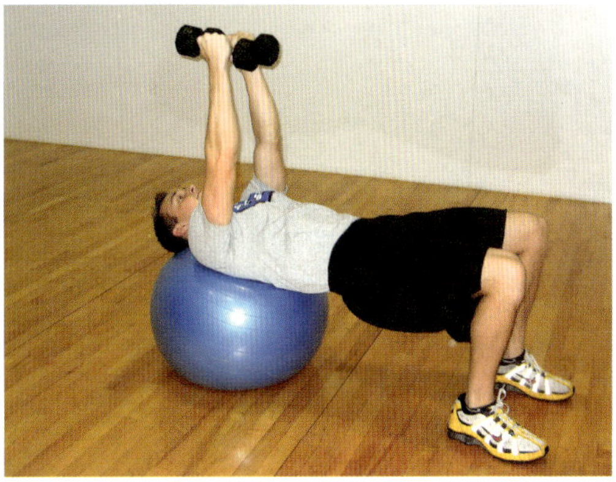

운동: 체스트 플라이(chest fly)

관절 동작: 어깨 수평 내전

관련 근육: 대흉근, 삼각근 전면

변형: 덤벨, 케이블, 밴드를 벤치 또는 보수, 짐볼 위에서 수행한다.

시작 자세

척추가 역학적인 힘을 최대한 견딜 수 있게 똑바로 누운 자세로 시작한다. 수평으로 어깨를 내전시키고 팔을 신전시켜 덤벨이 가슴 양 측면에 오도록 한다. 손은 바른 자세가 되어야 한다.

운동 단계

동시에 팔꿈치는 약간 굴곡시키고 팔은 수평으로 외전시켜 천천히 저항력을 낮춘다. 느린 아치 동작으로 가슴 높이에 근접한 일반적인 한계 범위만큼의 최대 기능적인 관절가동범위까지 기구를 내린다. 기능적 관절가동범위까지 내린 다음, 운동실행자는 단축성의 수축으로 팔을 수평 내전시켜 처음 자세로 가도록 해야 한다. 동작은 내려올 때와 같은 동작으로 수행된다.

운동 보조

많은 잠재적 부상이 이 운동을 부정확하게 수행하거나 중량을 너무 높게 잡는 데서 비롯된다. 덤벨 플라이 운동은 손목, 전완 모두 보조가 필요하다. 이 운동을 하는 동안 팔꿈치를 보조하는 것은 굴곡 조절이 감소하고 팔의 과신전을 일으킬 수도 있어서 추천 받지 못한다.

트레이닝 시 고려사항

플라이 운동은 운동실행자가 건강한 어깨관절 구조를 가지고 있을 경우에만 사용되어야 한다. 과도한 자극을 회전근개 구조에 주며 내릴 때 어깨를 가끔 바깥으로 회전시킬 수도 있기 때문에 숙달된 사람도 들어 올리기는 어렵다.

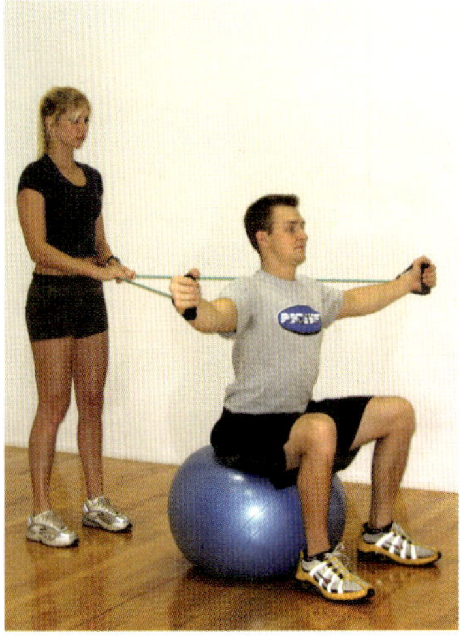

동작의 변형: 앉아서 하는 밴드 플라이

상체 저항성 트레이닝 (Upper Body Resistance Training)

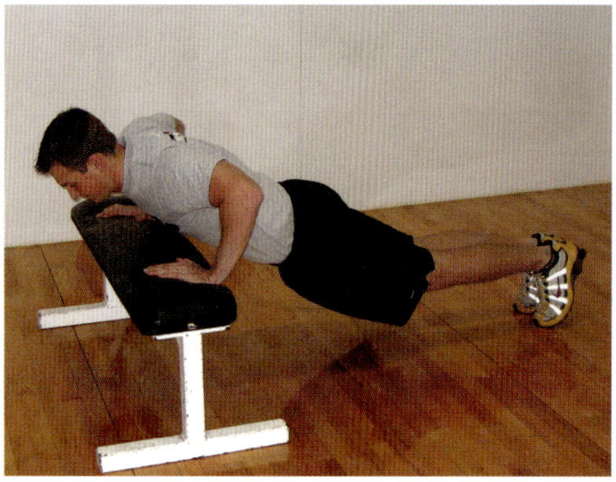
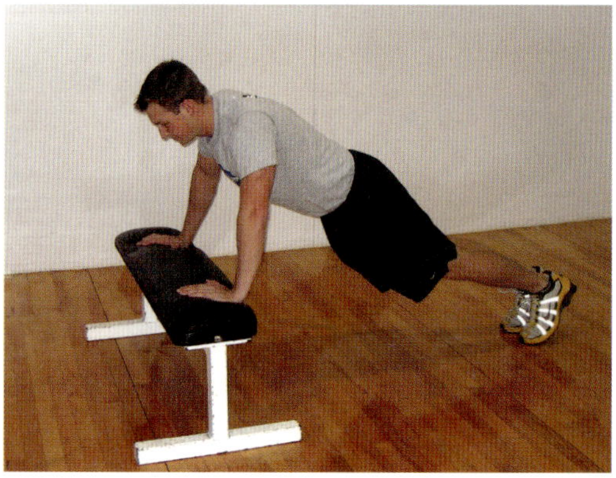

운동: 벤치 푸시-업(bench push-up)

관절 동작: 어깨 수평 내전, 팔꿈치 신전

관련 근육: 대흉근, 삼각근 전면, 상완삼두근

변형: 벤치 또는 보수, 짐볼 위에서 수행한다.

시작 자세

팔이 신전된 채로 양손을 벤치 위에 올려놓고 몸 전체가 쭉 곧은 자세가 되도록 발을 뒤로 빼서 시작한다. 손은 어깨너비 정도로 벤치 위에 놓아야 한다. 척추와 엉덩이는 다리와 함께 바른 자세를 유지해야 한다.

운동 단계

팔을 굴곡시키고 상완골을 수평으로 외전시켜 손목이 팔꿈치와 정렬을 유지하여 몸이 통제된 방법으로 벤치를 향해 내려가도록 한다. 내려간 다음에 몸은 불필요한 동작을 자제하여 고정되고 안정된 자세로 유지되어야 한다. 가슴이 벤치에 닿거나 근처에 갈 때까지 몸을 낮추어야 한다. 척추나 엉덩이 자세에 어떤 변화도 있어서는 안 된다. 운동실행자는 최대 기능적인 관절가동범위 까지 내리고 나면 내릴 때 사용한 것과 같은 동작을 통해 위를 향해 동심원적으로 밀어야 한다. 팔이 최대한 신전되면서도 잠기지 않을 때까지 신체를 위로 올린다.

운동 보조

벤치 푸시-업은 필요하다면 운동실행자의 허리를 보조해 준다. 동작을 취하는 동안 안정된 몸통과 엉덩이 자세를 유지하기 위해서이다.

트레이닝 시 고려사항

적절한 손목과 팔꿈치 자세 잡기는 들어 올리기의 적절한 실행을 위해서 중요하다. 적절한 손의 위치는 손목이 동작을 수행하는 동안 부상당하지 않도록 해줄 것이다.

상체 저항성 트레이닝 (Upper Body Resistance Training)

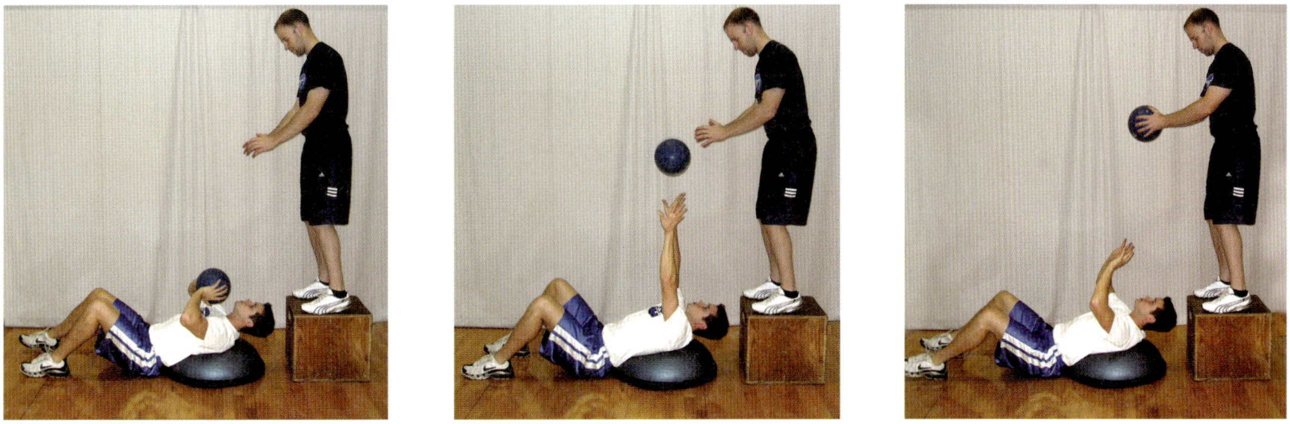

운동: 메디신볼 드롭 패스(medicine ball drop pass)

관절 동작: 어깨 수평 내전, 팔꿈치 신전

관련 근육: 대흉근, 삼각근 전면, 상완삼두근

변형: 벤치 또는 보수, 짐볼 위에서 수행한다.

시작 자세

보수 또는 비슷한 물체 위에 똑바로 누워 메디신볼을 잡는데, 굴곡된 팔과 뉴트럴 그립(neutral grip)을 사용해서 가슴에 위치시킨다. 견갑골은 수축되고 척추와 엉덩이는 바른 자세로 다리와 함께 고정되며 발은 바닥에 붙인 상태에서 메디신볼을 가슴 위로 잡는다.

운동 단계

운동실행자는 팔꿈치가 신전되는 동안 어깨를 수평으로 내전시키고 굴곡시키면서 동작을 시작한다. 메디신볼은 위쪽으로 가속되고 트레이너가 서 있는 머리 위로 최대한 팔을 뻗은 상태에서 볼을 놓는다. 볼을 받은 트레이너는 놓을 때 자세 그대로 돌아오는 볼을 받을 준비가 되어 있는 운동실행자에게 다시 볼을 리턴한다. 볼을 받으면서 운동실행자는 같은 동작으로 가슴을 향해 감속시키고 재빨리 이 동작을 반복한다.

운동 보조

메디신볼 드롭 패스는 언어적 피드백을 사용해 보조하고 메디신볼은 꼭 트레이너가 관리한다.

트레이닝 시 고려사항

저항의 위치가 머리 위쪽이므로 이 운동은 부상의 위험이 높다. 트레이너는 항상 볼을 통제할 수 있는 자세로 있어야 하고 운동실행자는 이 운동을 사용하기 전에 이런 종류의 트레이닝을 경험했어야 한다. 메디신볼이 적절하게 감속되지 않으면 운동실행자의 가슴을 때려 부상이 발생할 수도 있다.

상체 저항성 트레이닝 (Upper Body Resistance Training)

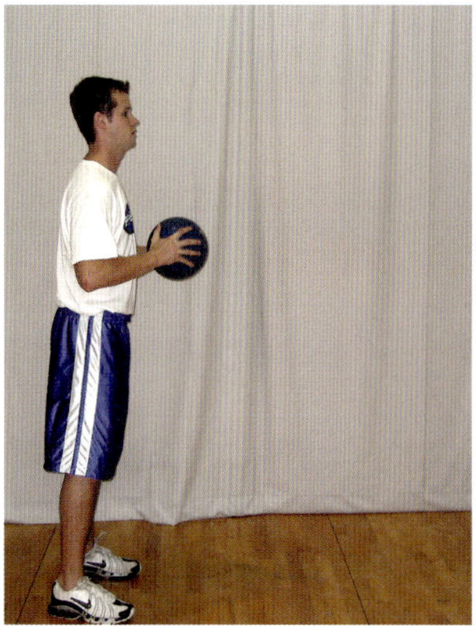

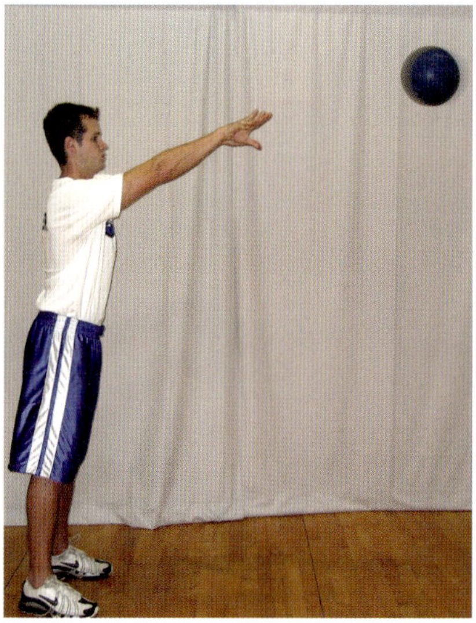

운동: 메디신볼 체스트 패스(medicine ball chest pass)

관절 동작: 어깨 수평 내전, 팔꿈치 신전

관련 근육: 대흉근, 삼각근 전면, 상완삼두근

변형: 닐링 또는 앉거나 서서 수행한다.

시작 자세

똑바로 서서 어깨너비로 발을 벌리고, 운동실행자는 뉴트럴 그립을 사용해 메디신볼을 잡는다. 팔은 신체 옆에서 굴곡되어 볼이 가슴 높이에 위치하도록 한다. 척추는 똑바르게 하고 엉덩이는 가볍게 굴곡시킨다.

운동 단계

운동실행자가 시상면에서 팔을 뻗는 동안 어깨를 굴곡시키고 수평으로 내전시킴으로써 동심원적으로 볼을 앞으로 향해 밀면서 동작이 시작된다. 엉덩이는 볼이 신체로부터 가속되면서 약간 굴곡될 것이다. 운동실행자는 볼을 어깨높이에서 팔이 완전히 뻗어졌을 때 놓아야 한다. 트레이너는 볼을 받은 후 운동실행자에게 재빨리 리턴해 주어야 한다. 메디신볼은 통제된 방법으로 되돌아가야 하고 받을 때는 시작 자세로 되돌아가며 감속되어야 한다.

운동 보조

메디신볼 체스트 패스는 언어적 신호와 속도 조절을 통해 보조한다. 운동실행자는 볼을 주고받는 동안 신체 조절을 유지해야 하고 볼은 적절하게 감속되어야 한다.

트레이닝 시 고려사항

운동실행자는 볼의 무게에 익숙해져야 하고 받을 때는 감속이 필요하다. 위험 감소를 위해 신장성 감속과 관련된 볼의 위험을 감소시키는 동안 운동실행자는 단축성 파워를 증가시키기 위해 손을 뒤로 가져가 볼을 트레이너에게 던져야 한다.

상체 저항성 트레이닝 (Upper Body Resistance Training)

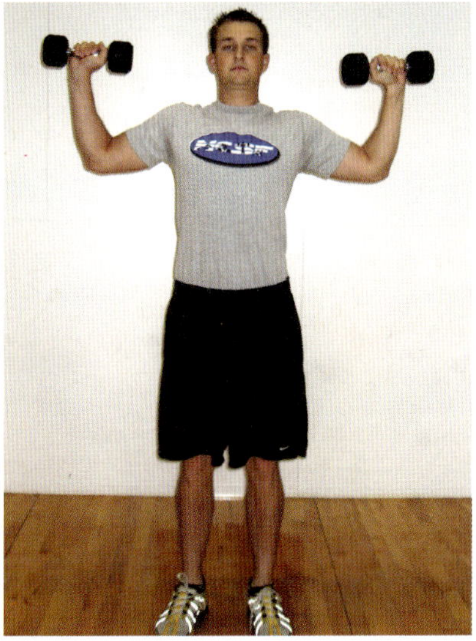

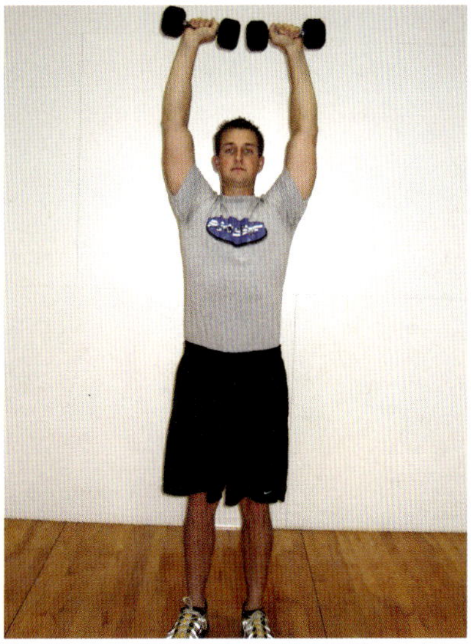

운동: 숄더 프레스(shoulder press)

관절 동작: 어깨 외전, 견갑골 회전, 팔꿈치 신전

관련 근육: 중간 앞쪽 삼각근, 극상근, 상완삼두근, 승모근, 전거근 앞쪽

변형: 바벨, 덤벨, 케이블, 밴드를 서서 혹은 짐볼이나 벤치에 앉아서 수행한다.

시작 자세

비록 이 운동이 앉아서 혹은 서서 수행되고 저항의 다른 형태를 이용한다고 해도 사진 속 운동은 덤벨을 이용하여 서서 수행되는 형태이다. 운동실행자는 발을 중립으로 대충 엉덩이너비만큼 벌린 상태로 두고 똑바로 서야 한다. 운동실행자의 팔은 손목과 팔꿈치를 일직선으로 해서 구부려야 한다. 덤벨은 대략 귀 정도에 위치되어야 한다.

운동 단계

저항을 위쪽으로 주기 위해서 팔꿈치를 신전하는 반면 삼각근을 중심으로 수축시키면서 운동을 시작한다. 저항이 위쪽으로 가도 척추 중립 자세는 유지되어야 한다. 운동실행자는 팔이 완전히 신전될 때까지 저항을 주어야 한다. 팔이 완전히 신전된 후에 저항은 동일한 면(plane)에서 처음 자세로 내려온다. 척추 중립 자세는 운동 내내 유지되어야 한다. 신전반사를 이용하려는 자연적인 경향에 따라서 아래에서 덤벨을 튕기면서 하면 안 된다.

운동 보조

저항을 이용한 유형(덤벨, 바, 기구)은 어떤 도와주는 기술을 적용할 수 있도록 한다. 앉은 자세에서 덤벨을 사용한다면 도와주는 기술은 덤벨 벤치프레스와 일치한다. 손목 사용은 종종 선호된다. 만약 일직선 바나 머신을 사용한다면 들어 올리는 선 자세의 스트레스에서의 도움은 상완골의 원위부에서 보조 자세를 이용한다. 조력을 제공하는 것은 중심 단계와 편심 단계 기간 동안 가속과 감속의 지속적인 동작을 보조하면서 이루어진다.

트레이닝 시 고려사항

퍼스널 트레이너들이 범하기 쉬운 일반적인 실수 중 하나는 운동실행자가 어깨 관절가동범위(ROM)를 받아들일 수 없을 때조차도 어깨운동을 권하는 것이다. 이것은 시상면에서 저항이 이동할 때 더욱 두드러진다. 이것은 허리 기울어짐과 요부 구조에 부담을 야기한다. 들어 올리는 것은 머리 뒤쪽으로 이루어져서는 안 된다. 이것은 어깨의 전방낭(anterior capsule)에 부담을 주고 부상의 위험을 높인다.

상체 저항성 트레이닝 (Upper Body Resistance Training)

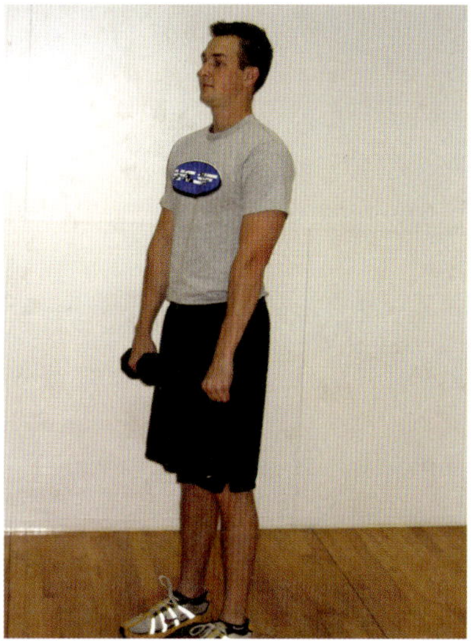

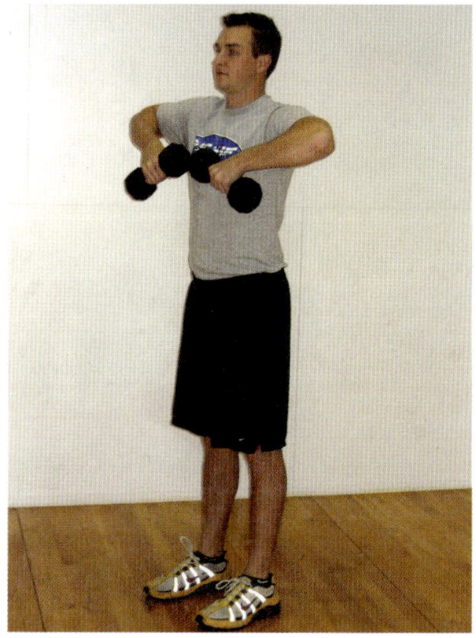

운동: 업라이트 로우(upright row)

관절 동작: 어깨외전, 견갑골 상승, 회전, 팔 굴곡

관련 근육: 중간, 앞쪽 삼각근, 극상근, 견갑거근, 위쪽 승모근, 삼두근, 상완요근

변형: 바벨, 덤벨, 케이블, 밴드로 수행한다.

시작 자세

운동실행자는 발을 중립으로 대충 엉덩이너비만큼 벌린 상태로 두고 똑바로 서야 한다. 운동실행자의 팔은 손목과 팔꿈치가 일직선으로 오게 하여 아래쪽으로 떨어뜨려 놓는다. 손바닥은 내전 그림으로 몸 정면에서 마주 보게 한다.

운동 단계

삼각근을 수축시키고 팔을 구부리면서 상방향 동작을 시작한다. 저항이 상승하기 시작하면 들어 올리는 사람은 팔꿈치가 올라간 상태로 유지되도록 해야 한다. 팔꿈치는 들어 올리는 모든 단계에서 손목보다 위쪽으로 유지될 수 있어야 한다. 저항은 조절되면서 상박골이 거의 바닥에 평행하게 될 때까지 몸의 앞쪽으로 이어질 것이다. 일단 위쪽 단계가 기능적인 관절가동범위에 다다르면 저항은 전 단계 같은 동작의 시작 위치까지 낮아질 것이다. 척추 중립은 모든 운동 내내 유지되어야 한다. 튕기거나 끝부분의 관절가동범위에서 갑자기 당기는 것은 안 된다.

운동 보조

업라이트 로우 운동의 보조는 다른 손 너비와 저항의 형태를 가지고 수행될 수 있다(바벨, 덤벨, 줄, 밴드 등). 이 운동은 위쪽 팔을 과도하게 들어 올리면서 보조자가 관절가동범위를 바꾸려고 하지 않으면 안전하게 도움을 수행하기가 어렵다. 일직선 바를 이용할 때 리프터의 앞쪽에 서고 바에 힘을 주면서 조력이 이루어질 수 있다. 트레이너가 적당한 무게를 선택하면 리프터는 더욱 쉽게 적절한 모습으로 세트를 끝낼 수 있다.

트레이닝 시 고려사항

저항이 올라감에 따라 리프터가 팔꿈치를 떨어뜨리거나 어깨를 으쓱거리는 것은 특이한 일이 아니다. 만약 적절한 어깨외전 동작이 유지되지 못하거나 과도한 어깨 상승이 일어난다면 트레이너는 저항을 줄여 주어야 한다. 또한, 운동실행자는 저항을 튕기거나 갑자기 당기거나 그리고 무릎과 엉덩이를 굴곡시키거나 신전하는 등의 반복을 마무리하기 위해서 타성력을 이용해서는 안 된다. 관절가동범위의 끝을 주의하라. 어떤 사람들은 팔의 외전이 90°를 넘어갈 때의 충돌증후군(impingement)이 발생할 수 있다.

상체 저항성 트레이닝 (Upper Body Resistance Training)

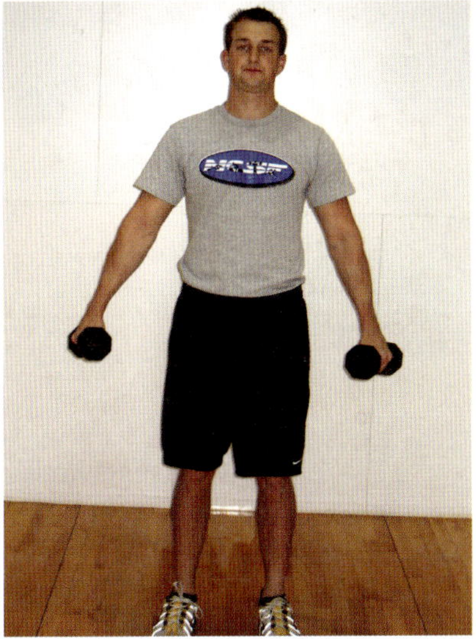
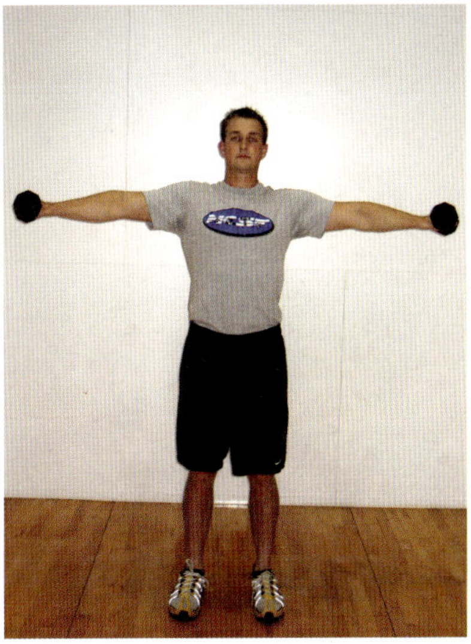

운동: 래터럴 델토이드 레이즈(lateral deltoid raise)
관절 동작: 어깨 외전, 견갑골 회전
관련 근육: 중간 삼각근, 극상근, 견갑거근, 위쪽 승모근, 능형근, 상완근, 상완요근
변형: 덤벨, 케이블, 밴드를 앉은 혹은 선 자세로 수행한다.

시작 자세

운동실행자는 발을 중립으로 대충 엉덩이너비만큼 벌린 상태로 두고 똑바로 서야 한다. 운동실행자의 팔은 몸의 옆쪽에서 아래쪽으로 펼쳐져 있어야 한다. 손은 중립으로 쥐고 몸 쪽을 향하고 있어야 한다. 팔은 펼쳐지고 몸의 옆에서 약 4~6인치 정도로 유지해야 한다. 외전의 시작 위치는 극상근 활동을 줄이고 중간 삼각근에의 저항을 집중시킨다.

운동 단계

팔은 관상면에서 외전시키면서 상방향 동작을 시작한다. 상승하는 동안 팔은 팔꿈치가 약간만 구부러지고 신전된 상태로 유지되어야 하며 중립적인 자세(neutral supine)도 유지되어야 한다. 운동실행자는 팔을 상완골이 바닥과 평행하게 되는 지점까지 외전해야 한다. 일단 위쪽 끝의 관절가동범위에 도달하게 되면 저항은 전 단계의 같은 모습으로 시작 지점까지 내린다. 중립적인 자세(neutral supine)는 운동하는 내내 유지되어야 한다. 가장 낮은 지점은 엉덩이로부터 약 30° 정도의 지점이어야 한다. 만약 완전히 내려 버린다면 신경 활동과 삼각근의 수축 작용은 감소될 것이고 이것은 운동의 효과성을 낮출 것이다.

운동 보조

보조는 리프터의 뒤에 서서 필요할 때 인접하는 팔을 지지해 주면서 효과적으로 수행될 수 있다.

트레이닝 시 고려사항

리프터가 미숙한 기술을 가지고 이 운동을 수행하는 것을 종종 볼 수 있다. 대부분의 리프터들은 더욱 무거운 것을 들기 위해서 동작 기술과 안전을 무너뜨린다. 일반적인 문제는 저항받는 팔의 길이를 줄이게 만드는 자세 변경인 팔꿈치 구부리기와 그에 따른 목표 근육조직에의 부하 감소이다. 또한 탄성력을 이용하기 위해 엉덩이 굴곡과 신전하는 것을 포함한다. 이 운동은 트레이너에 의한 수동 저항을 이용하면서 수행될 수 있다.

상체 저항성 트레이닝 (Upper Body Resistance Training)

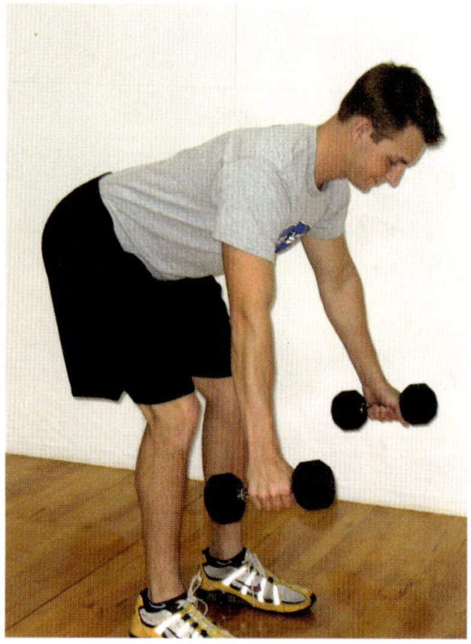

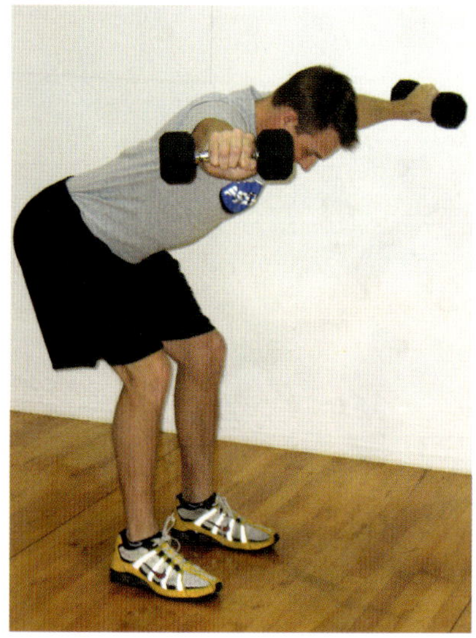

운동: 리어 델토이드 레이즈(rear deltoid raise)
관절 동작: 어깨 수평 신전
관련 근육: 뒤쪽 삼각근, 대원근, 소원근
변형: 덤벨, 케이블, 밴드를 앉은 혹은 선 자세로 수행한다.

시작 자세

운동실행자는 몸통이 바닥과 수평이 되도록 하기 위해서 구부린 엉덩이 자세를 취해야 한다. 팔은 손바닥이 밑으로 가게 한 채 아래쪽으로 신전되어 있어야 한다.

운동 단계

평평한 등 자세를 유지하고 팔은 바닥과 수평이 될 때까지 외전되어야 한다. 이 운동의 동작이 이루어지는 곳은 어깨 위쪽보다도 조금 앞쪽이다. 일단 완전한 관절가동범위에 도달하게 되면 팔은 전 단계와 같은 모습으로 시작 지점까지 낮아져야 한다. 운동실행자는 이 동작 내내 평평한 등 자세와 내전 그립을 유지해야 한다. 동작을 튀기거나 끝부분 관절가동범위에서 갑자기 당기는 것은 안 된다.

운동 보조

보조는 운동실행자의 앞에서 팔에 도움을 주면서 수행할 수 있다. 어깨 수평 외전이 유지될 수 있도록 반드시 몸통을 바닥과 수평으로 하고 운동해야 한다.

트레이닝 시 고려사항

이 운동은 삼각근의 완전한 발달을 위해서 중요하다. 머리 뒤쪽이 종종 덜 운동되어서 어깨 근력 불균형에 이를 수 있기 때문이다. 비록 사진 속 기술이 서서 하는 운동에 가깝게 표현되고 있지만 이 운동은 밴드나 케이블을 이용해서 앉은 자세로 가르칠 수도 있다. 이 운동에서 나타나는 일반적인 실수는 불완전한 어깨 외전인데 부정확한 동작 방향과 평평한 등 자세를 유지하는 것으로 운동실행자의 운동 실패를 야기한다.

상체 저항성 트레이닝 (Upper Body Resistance Training)

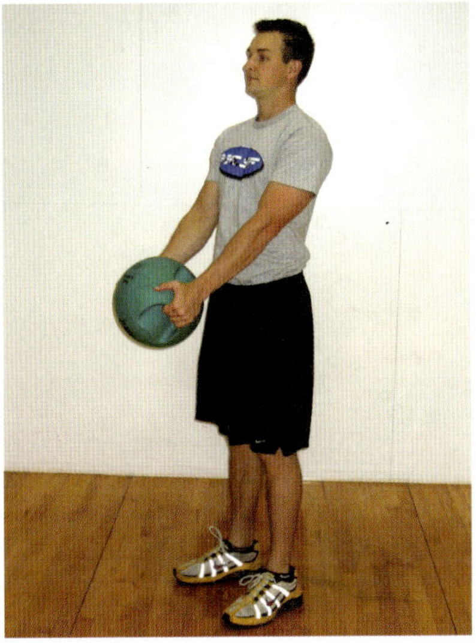
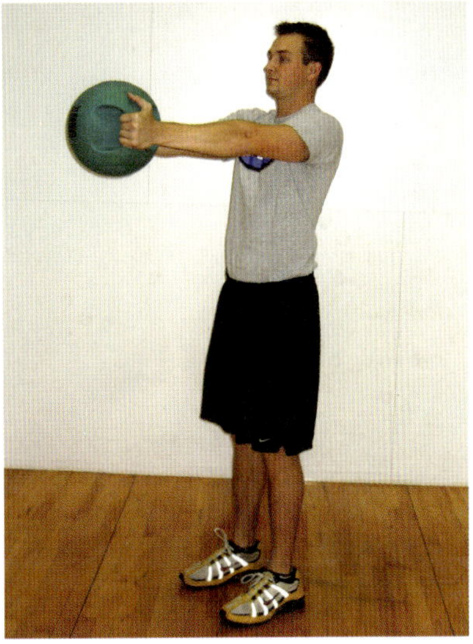

운동: 프런트 레이즈(front raise)
관절 동작: 어깨 굴곡
관련 근육: 앞쪽 삼각근
변형: 덤벨, 메디신볼, 케이블, 밴드, 올림픽 원반으로 수행한다.

시작 자세

운동실행자는 어깨너비로 발을 벌려 똑바로 서서 뉴트럴 그립으로 메디신볼을 잡는다. 팔꿈치는 상완골을 10° 정도 구부린 채로 신전되어야 한다.

운동 단계

손바닥을 안쪽으로 마주 보게 하고 운동실행자는 똑바로 선 자세를 유지하여 어깨를 구부리면서 삼각근을 수축시킨다. 운동실행자는 엉덩이와 척추의 중립 자세를 유지하고 들어 올리는 중에 관성을 일으키는 앞 혹은 뒤로의 움직임을 피해야 한다. 어깨는 100° 정도 굴곡되어야 한다. 동작이 완전한 범위로 도달하면 저항은 조절되어서 처음의 위치에 도달할 때까지 낮아져야 한다. 운동실행자는 밑쪽으로 웨이트가 감속할 때 정확한 등 자세를 유지해야 한다.

운동 보조

트레이너는 동작의 전체 범위에 저항이 도달되도록 도와주어야 한다. 운동하는 내내 안정적인 몸의 자세를 유지하는 것이 중요하다.

트레이닝 시 고려사항

리프터들은 매우 무거운 무게를 들려고 하는 것이 일반적이다. 운동실행자는 아마 웨이트를 흔들면서 동작을 속일지도 모른다. 이것은 어깨에 과도한 부담을 주고 안좋은 영향을 미칠 수도 있기 때문에 해롭다. 뉴트럴 그립은 움직임의 가장 위에서 어깨 손상의 위험을 증가시키는 내전 그립보다 더욱 선호된다.

상체 저항성 트레이닝 (Upper Body Resistance Training)

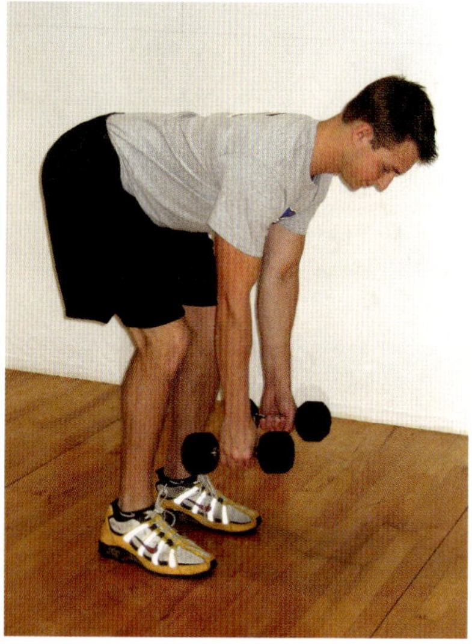

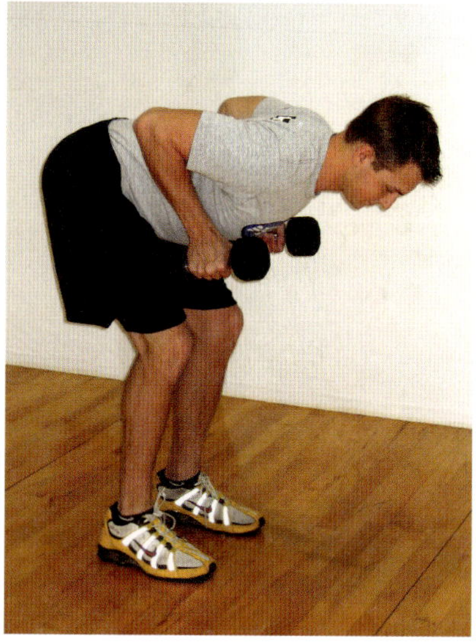

운동: 벤트-오버 로우(bent-over row)

관절 동작: 어깨 수평 신전, 견갑골 수축, 전완 굴곡

관련 근육: 광배근, 대원근, 승모근, 극하근, 소원근, 뒤쪽 삼각근

변형: 바벨, 덤벨, 케이블, 밴드로 수행한다.

시작 자세

운동실행자는 몸통이 바닥과 평행하도록 구부러진 엉덩이 자세를 취해야 한다. 발은 대략 엉덩이너비로 벌려야 한다. 손은 중립 자세로 하고 팔을 아래로 내려야 한다.

운동 단계

웨이트 기구를 위쪽으로 당기면서 팔을 구부리고 견갑골을 수축시키면서 동작을 시작한다. 운동실행자에게 몸통이 바닥과 평평한 채로 평평한 등 자세를 유지하는 것이 중요함을 인지시킨다. 위쪽으로의 동작 단계를 견갑골이 완전히 수축되고 어깨가 과신전될 때까지 계속한다. 덤벨이 측면에서 리프터의 흉곽 지점에 이르도록 한다. 평평한 등 자세를 유지하면서 웨이트 기구는 팔이 펴지고 견갑골이 전인될 때 내린다. 저항은 조절되어 시작 지점까지 내려가도록 한다.

운동 보조

프리 웨이트 운동의 보조는 다른 기구운동에 비해서 조금 더 어렵다. 그래서 적절한 무게를 할당하고 들어 올리는 동안 말로써 지시하는 것이 최선이다. 리프터는 운동의 전체 수행 시간 동안 평평한 등 자세를 유지해야 한다. 운동실행자의 일반적인 실수는 물리적인 힘을 얻기 위해서 엉덩이를 펴는 것이다.

트레이닝 시 고려사항

로우 운동은 등의 발달에 탁월한 운동이다. 사진 속에는 저항의 형태로서 덤벨이 사용되는 모습이지만 로우 운동은 바, 케이블, 머신 기구들을 이용해서 편측 또는 국소적으로 이루어질 수도 있다. 다른 저항성 트레이닝 기술과 마찬가지로 들어 올리는 것은 느리게 조절되면서 이루어진다. 어떤 척추 부분도 구부러지지 않도록 하고 리프터가 탄성을 발생시켜 계획된 횟수만큼 도달하기 위해서 엉덩이와 다리를 구부리거나 펴는 동작을 하지 않는 것이 필수적이다.

상체 저항성 트레이닝 (Upper Body Resistance Training)

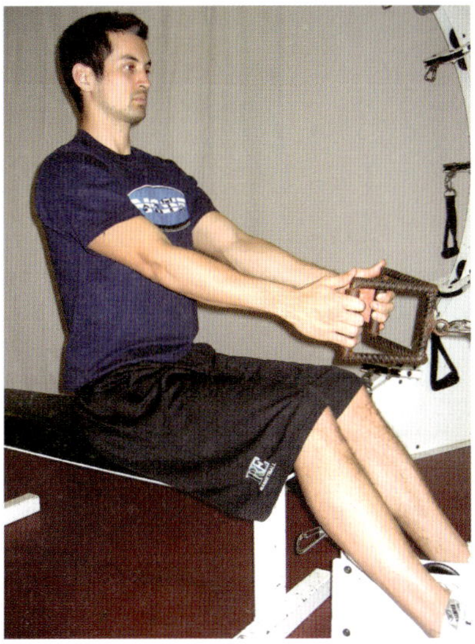

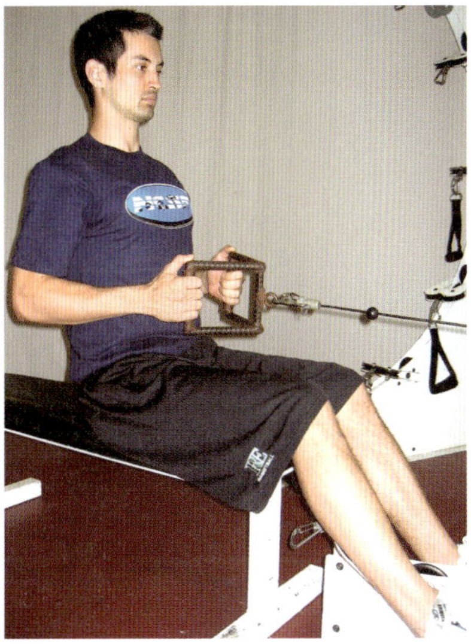

운동: 시티드 케이블 로우(seated cable row)

관절 동작: 어깨 수평 외전과 신전, 견갑골 수축, 전완 굴곡

관련 근육: 승모근, 능형근, 광배근, 대원근, 상완근, 상완이두근, 상완요근

변형: 한 팔 또는 두 팔로 수행한다.

시작 자세

운동실행자는 무릎을 약간 구부린 채 발판에 양발을 위치시키고 앉은 자세를 취해야 한다. 운동실행자는 팔은 펴고, 견갑골을 약간 견인시키고, 척추는 중립 자세로 하여 뉴트럴 그립을 이용해 핸들을 잡아야 한다.

운동 단계

척추 중립 자세를 유지하면서 운동실행자는 어깨를 신전시키면서 수평으로 외전시키고 팔꿈치를 구부리면서 동시에 견갑골을 뒤로 당겨야 한다. 운동실행자는 등을 꼿꼿하게 유지하고 가슴을 상승시킨 채로 복부의 중간 지점에 오도록 핸들을 당긴다. 견갑골은 관절가동범위의 끝 지점에서 완전히 수축되어야 한다. 일단 완전한 관절가동범위에 도달하면 운동실행자는 팔을 펴고 어깨를 구부리고 견갑골을 신전시키면서 운동의 시작으로 돌아가야 한다. 이 동작은 당기는 단계에서 했던 대로 따라가야 한다. 운동실행자는 등 자세를 유지해야 하고 돌아오는 단계 동안 웨이트를 가속하지 않도록 해야 한다.

운동 보조

보조는 적절한 몸 정렬을 유지하는 데 도움을 주도록 말로써 수행한다. 운동이 시작되면 트레이너는 리프터의 견갑골 사이에 손을 두는데 당기는 단계에서 수축이 잘 이루어지도록 유도하고 몸이 펴지는 것을 막는 역할을 할 수 있다.

트레이닝 시 고려사항

이 운동은 종종 리프터가 몸을 앞으로 기울이고 탄성을 발생시키기 위해서 엉덩이와 척추를 구부리고 펴는 동작을 하여 잘못 수행된다. 들어 올리는 내내 척추는 중립 자세를 유지하고 엉덩이 각도도 거의 변화가 없도록 해야 한다. 리프터가 하는 다른 일반적인 실수는 최소한의 견갑골 움직임을 가지고 팔을 구부리고 펴는 것이다.

상체 저항성 트레이닝 (Upper Body Resistance Training)

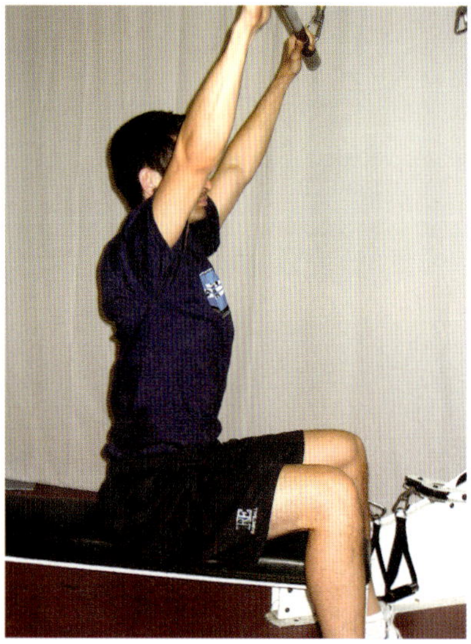

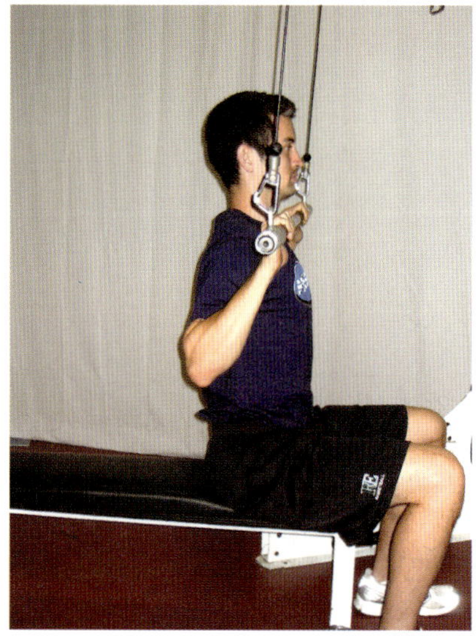

운동: 와이드 그립 랫 풀-다운(wide grip lat pull-down)

관절 동작: 어깨 외전, 견갑골 중간 회전, 팔꿈치 굴곡

관련 근육: 승모근의 중간 섬유, 능형근, 광배근, 대원근, 상완근, 상완이두근, 상완요근

변형: 케이블, 밴드를 한 팔 또는 두 팔로 수행한다.

시작 자세

풀업 운동과 비슷하게, 운동실행자는 닫힌 내전 그립으로 바를 쥐어야 한다(잡는 넓이는 다양하지만 랫 풀 다운의 일반적인 형태로 잡는 법은 어깨너비보다 몇 인치 정도 더 넓어야 한다). 운동실행자는 안정된 자세를 위해서 그들의 다리를 패드의 아래에 두어야 한다. 선택된 기구에서 힘이 약해지지 않은 채 바를 가슴 쪽으로 당길 수 있는 적절한 엉덩이 위치를 알려 주어야 한다.

운동 단계

운동실행자는 바를 아래로 당기는 동시에 팔을 구부리고 상완골을 외전하고 견갑골을 안쪽으로 돌리면서 운동을 시작한다. 처음 몸통의 위치는 바가 운동실행자의 위쪽 가슴으로 당겨질 때 유지되어야 한다. 탄성력을 발생시키려고 등과 엉덩이를 뻗지 않도록 명심한다. 일단 바가 최대 관절가동범위에 도달하면 운동실행자는 팔을 뻗어야 한다. 동시에 견갑골을 바깥쪽으로 돌리고 저항이 시작 지점까지 되돌아갈 수 있도록 팔을 뻗어야 한다. 움직임은 아래쪽으로 당기는 단계와 같은 직선 면을 따라야 한다.

운동 보조

보조자는 리프터의 뒤에 서서 바에 필요한 도움을 주어야 한다. 증가된 기계적 부하량으로 등이 신전되는 바람직하지 않은 동작을 발견할 수 있도록 명심한다. 엉덩이 각은 운동 내내 거의 움직이지 않도록 해야 한다.

트레이닝 시 고려사항

운동은 머리의 뒤로 수행되어서는 절대 안 된다. 이것은 어깨관절에 과도한 무리를 주고 경추 손상의 위험을 증가시킨다.

상체 저항성 트레이닝 (Upper Body Resistance Training)

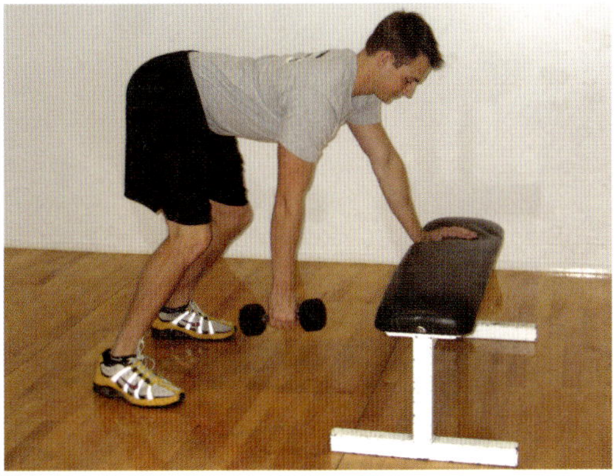

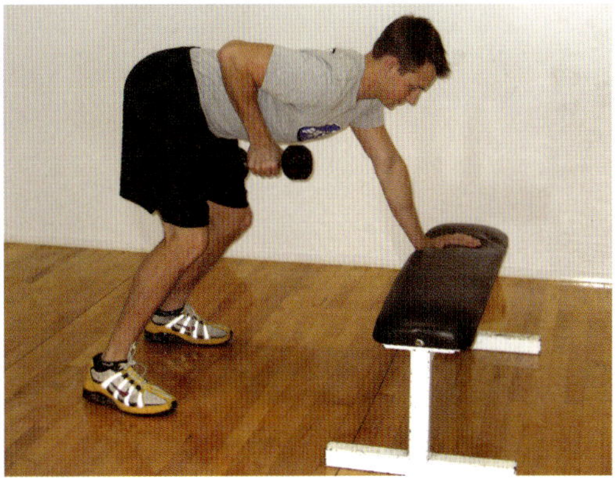

운동: 원 암 로우(one arm row)

관절 동작: 어깨 수평 신전, 견갑골 수축, 팔 굴곡

관련 근육: 광배근, 대원근, 승모근, 극하근, 소원근, 뒤쪽 삼각근, 능형근, 상완근, 상완이두근, 상완요근

변형: 짐볼 위의 손, 벤치 위의 손 및 무릎 또는 지지 없이 수행한다.

시작 자세

운동실행자는 몸통이 바닥과 수평이 되도록 엉덩이를 구부리는 자세를 취해야 한다. 중립적인 자세에서 운동하는 팔은 아래로 뻗어야 한다. 다른 손은 뻗은 채로 상체를 지지하기 위해서 벤치 위에 위치시킨다.

운동 단계

리프터는 팔을 구부리고, 어깨를 펴고, 견갑골을 수축하면서 동시에 위로 운동을 시작해야 한다. 운동은 견갑골이 완전히 수축되고, 어깨가 과신전되고, 팔꿈치가 구부러질 때까지 그리고 덤벨은 운동실행자의 흉곽에 위치할 때까지 계속되어야 한다. 너무 많은 저항과 함께 일반적인 실수인 엉덩이를 펴거나 척추를 돌리거나 해서는 안 된다. 운동실행자는 팔을 펴고 견갑골을 신전시킬 때 저항을 줄여야 한다. 평평한 등 자세는 저항이 바닥 쪽으로 낮아질 때 유지되고 있어야 한다.

운동 보조

원 암 로우는 언어적 신호로 도움을 줄 수 있다. 보조자는 등이 돌아가고 회전하는 것을 막기 위해서 척추의 위치를 주시해야 한다. 웨이트는 바닥에서 튀어서는 안 된다. 드는 것은 느리게 조절된 동작으로 수행되어야 한다.

트레이닝 시 고려사항

리프터에게 너무 무거운 무게를 들게 하거나 탄성력 또는 갑작스런 동작의 운동을 통해서 지정된 반복 동작을 마무리하려는 것은 흔한 일이다. 이것은 대개 리프터가 올라오는 덤벨을 몸통을 낮추어서 마주하려고 할 때 나타난다. 리프터는 또한 (바람직하지 않은) 운동량을 높이기 위해서 몸통 회전을 이용할 것이다.

상체 저항성 트레이닝 (Upper Body Resistance Training)

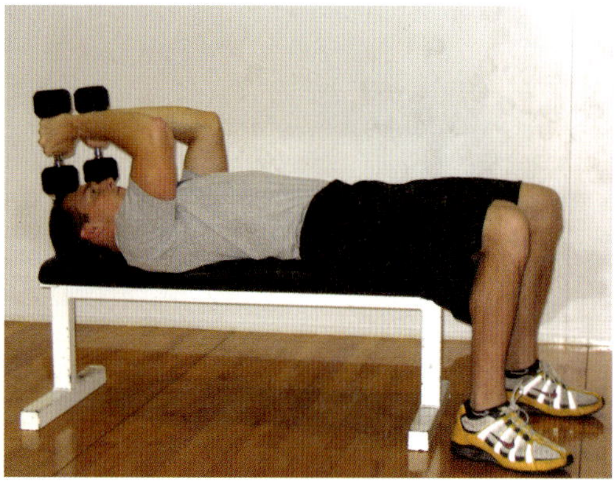
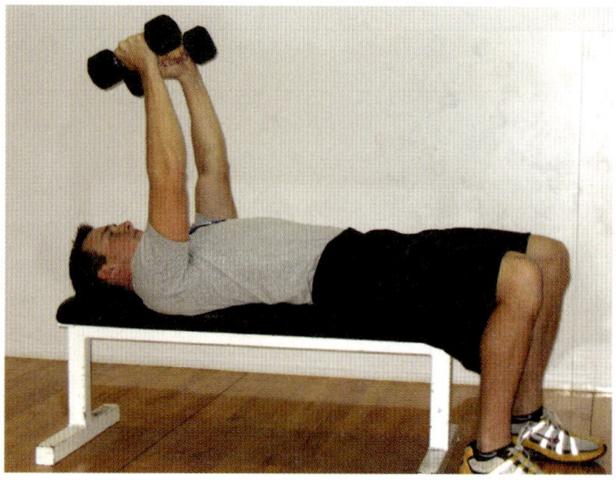

운동: 서파인 트라이셉스 익스텐션(supine triceps extension)

관절 동작: 팔꿈치 신전

관련 근육: 상완 삼두근

변형: 덤벨, 바벨, 케이블, 밴드로 수행한다.

시작 자세

팔을 바닥에 똑바로 둔 채 벤치에 누운 자세로 시작한다. 팔꿈치와 손목이 어깨관절과 일렬이 되도록 팔을 완전히 뻗는다. 손은 덤벨을 이용할 때는 뉴트럴 그립으로, 바를 이용할 때는 회외시키도록 한다.

운동 단계

운동실행자는 상완은 바닥과 수직 상태의 자세를 유지시키면서 팔을 구부려 저항을 낮추면서 시작한다. 팔꿈치는 밖으로 움직이면 안 되고 어깨도 구부려서는 안 된다. 운동실행자는 전완이 거의 바닥과 수평이 될 때까지 팔을 구부려야 한다. 일단 하강이 완전한 관절가동범위에 다다르면 운동실행자는 어깨를 신전시키지 말고 삼두근을 수축시키면서 팔을 신전시켜야 한다. 운동실행자는 자연스럽게 누운 자세와 상완의 저항이 처음 위치로 돌아올 때까지 유지되어야 한다.

운동 보조

보조는 리프터의 머리 쪽에서 움직임을 확실하게 해준다. 보조자는 관절가동범위의 끝에 서서 그 자세보다 넘어가는 것을 막아 주어야 한다. 리프터의 머리와 저항이 부딪히는 일이 생기지 않게 주의해야 한다.

트레이닝 시 고려사항

이 운동은 삼두근 구를 국소적으로 하는 데 매우 효과적이다. 하지만 어떤 사람들은 손목과 팔꿈치 부분에 불편함을 경험할지도 모른다. 특히 수행 중에 어깨가 외전될 수 있다. 트레이너는 기술적인 실수를 발견하고 저항을 줄여 운동실행자에게 알맞은 저항이 이루어질 수 있도록 바꿔 줄 수 있어야 한다.

상체 저항성 트레이닝 (Upper Body Resistance Training)

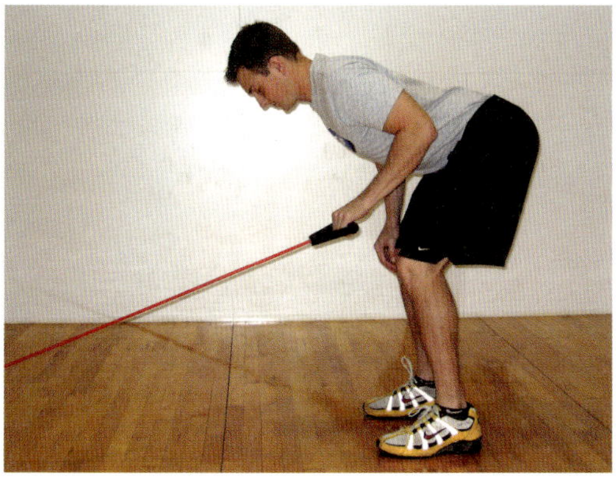

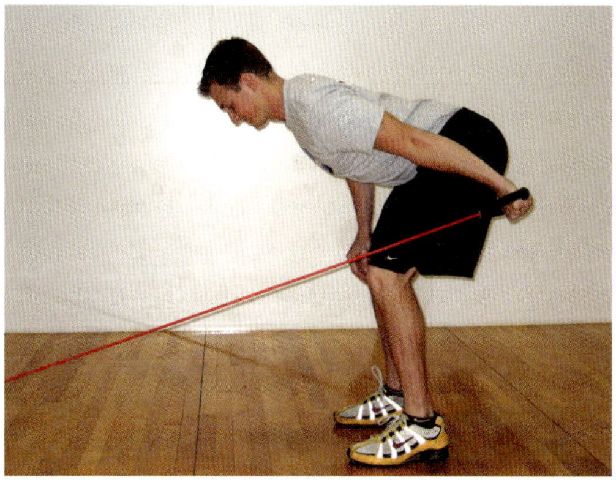

운동: 트라이셉스 킥백(triceps kickback)

관절 동작: 팔꿈치 신전

관련 근육: 상완삼두근

변형: 케이블, 덤벨을 한 손이나 두 손으로 수행한다.

시작 자세

이 운동은 운동실행자가 굽은 엉덩이 자세를 유지하며 발은 엉덩이너비만큼 벌린 상태에서 시작한다. 등은 바닥과 거의 평행을 이루어야 한다. 운동실행자는 손바닥 그립으로 케이블이나 밴드를 한 손이나 두 손으로 잡고 어깨를 쭉 뻗는다.

운동 단계

몸의 자세를 유지한 상태로 운동실행자는 팔꿈치를 쭉 뻗어서 웨이트를 후상 방향으로 움직인다. 저항이 팔꿈치를 펴는 것으로 다 쏠릴 수 있게 반드시 어깨를 펴야 한다. 상완골은 팔꿈치를 움직이는 동안 몸과 가까이 붙어 있어야 하며, 팔꿈치의 자세도 운동을 할 때 움직이지 않고 고정되어야 한다. 관절가동범위의 끝 지점까지 팔꿈치는 완전히 펴져야 한다. 관절가동범위의 끝에 닿았을 때 운동실행자는 처음 시작 자세로 돌아가야 한다. 팔꿈치를 접고 펴서 저항을 다시 처음 자세로 되돌릴 때 팔은 고정되어 있어야 한다.

운동 보조

운동 보조는 무게를 드는 사람의 옆에서 상완에 약간의 도움을 주면서 그 사람의 전완에 필요한 저항이 효과적으로 가해지도록 한다.

트레이닝 시 고려사항

케이블과 밴드는 동작이 중력선을 가로지르기 때문에 이상적인 저항성 트레이닝 도구이다. 이 운동은 덤벨로도 수행되지만 무게에 영향을 미치는 첫 요소가 중력이기 때문에 저항이 상쇄되기도 한다. 무게를 드는 사람이 등을 곧게 세우거나 추진력을 얻기 위하여 웨이트를 흔들지 않는 것이 중요하다.

상체 저항성 트레이닝 (Upper Body Resistance Training)

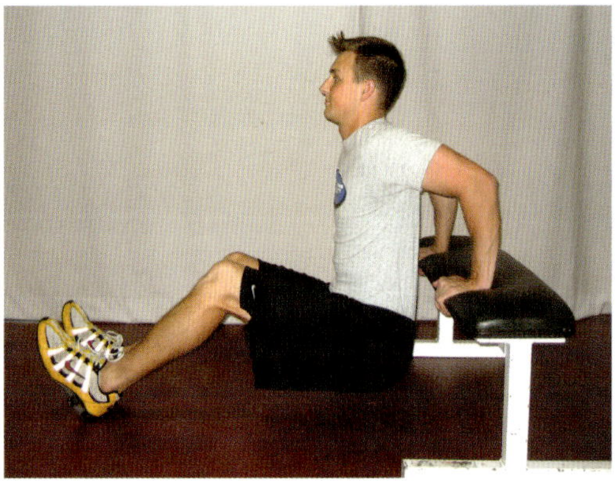
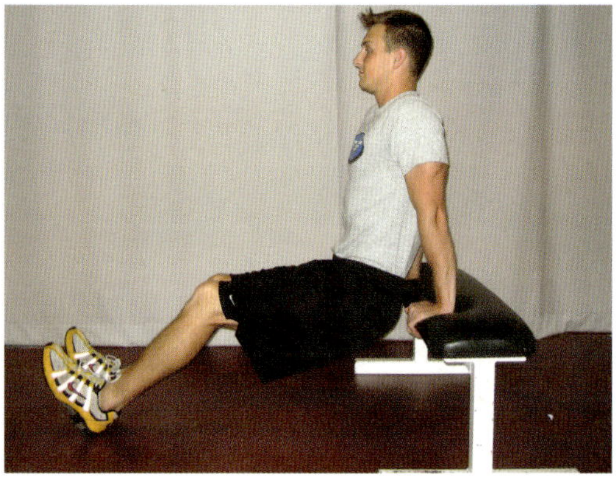

운동: 트라이셉스 벤치 딥(triceps bench dips)
관절 동작: 팔꿈치 신전, 어깨 굴곡
관련 근육: 상완삼두근, 삼각근 앞부분, 대흉근
변형: 보수나 짐볼 위에 발을 놓아 수행한다.

시작 자세

운동실행자는 엉덩이 양쪽에 손을 올려놓은 채로 벤치 가장자리에서 앉은 자세를 취한다. 양다리를 몸 앞으로 쭉 펴고 발뒤꿈치를 바닥에 내려놓는다. 운동실행자는 시작 자세로 팔꿈치를 쭉 편다. 내려가기 전에 뒤에 있는 벤치와 닿지 않기 위해서 리프터는 몸을 앞쪽으로 기울인다.

운동 단계

운동실행자는 팔꿈치를 구부리고 조금씩 어깨를 펴면서 하강을 시작한다. 양 팔꿈치가 구부러질 때 운동실행자는 바른 자세를 유지하며 몸이 벤치로부터 떨어지지 않도록 해야 한다. 앞쪽으로의 움직임은 어깨가 펴지도록 하고 전방낭(anterior capsule)에 지나친 스트레스를 일으킨다. 그리고 몸을 천천히 조절하여 팔이 90°로 구부러질 때까지 하강한다. 하강 때와 같은 정도의 움직임으로 운동실행자는 시작 자세로 되돌아가기 위해 삼두근을 수축시켜야 한다. 운동실행자는 관절가동범위 전반에 걸쳐 몸을 수직으로 유지한다.

운동 보조

이 트레이닝을 위한 트레이너의 운동 보조 기술은 존재하지 않는다. 만약 리프터가 양발을 바닥에 놓는다면, 그들은 구부러진 무릎을 펴서 스스로 운동 보조할 수 있다. 리프트는 가장 낮은 기능의 관절가동범위에서는 바닥과의 거리를 최소로 하여 수행되어야 하는데 그래서 만약 리프터가 피로로 인해 미끄러지거나 추락하면 바닥과의 거리는 매우 가까워진다.

트레이닝 시 고려사항

이 리프트는 어깨를 펴는 동작이 포함되어 있고 전방낭의 스트레스 때문에 어깨 통증이나 제한된 관절가동범위나 다른 문제를 가진 사람들에게는 권장되지 않는다. 만약 어떤 사람이 다리를 쭉 편 채로 리프트를 하지 못한다면 바닥에 발바닥을 놓은 채 무릎을 구부릴 수 있다. 이것은 저항을 줄여 주고 리프트를 수행하는 동안 다리를 폄으로써 스스로 운동을 보조하게 해준다. 어떤 사람들은 손목을 펴는 자세 전반에 불편함을 느낄 수 있으므로 손목 펴기는 또 다른 고려사항이 된다.

상체 저항성 트레이닝 (Upper Body Resistance Training)

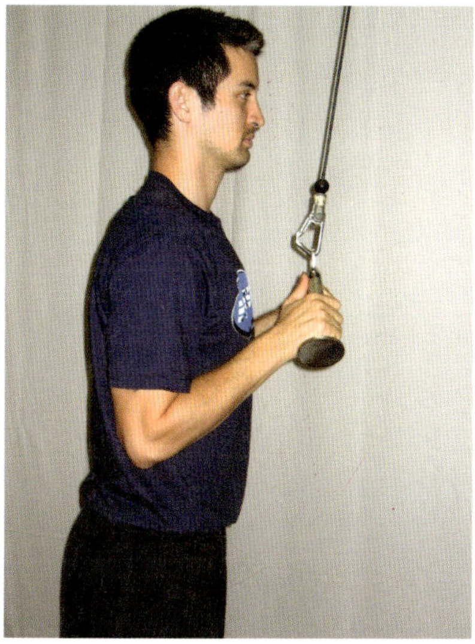

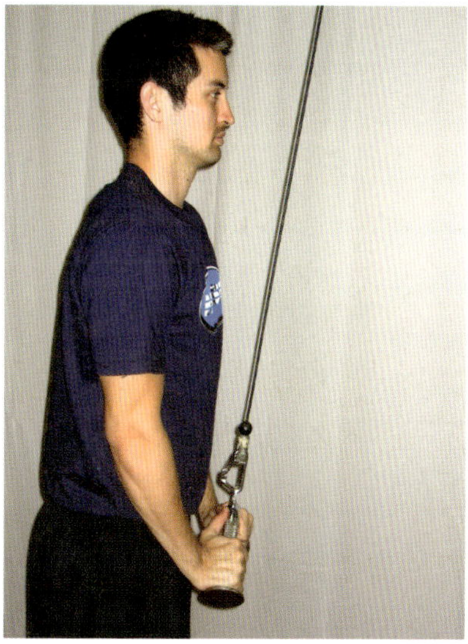

운동: 스탠딩 트라이셉스 푸시다운(standing triceps pushdown)

관절 동작: 팔꿈치 신전

관련 근육: 상완삼두근

변형: 한 팔 또는 양팔로 수행한다.

시작 자세

발을 어깨너비로 벌리고 등을 곧게 펴고 서서 손바닥을 밑으로 하여 바를 잡는다. 상완근을 겨드랑이 선을 따라서 몸 측면에 기대고 양손을 겨드랑이너비의 중간 정도로 벌려 위치시킨다.

운동 단계

몸을 곧게 유지하고 팔을 위로 둔 채 운동실행자는 아래쪽으로의 저항을 바닥으로 누르면서 팔꿈치를 쭉 편다. 양 팔꿈치는 몸 측면에 기대고 고정된 채로 유지한다. 양팔은 완전히 펴져야 하지만 고정되지는 않아야 한다. 등을 편 자세를 유지하는 동안 운동실행자는 시작 자세로 돌아가기 위해 조절하여 팔을 구부린다. 바가 위로 올려질 때 양 팔꿈치는 몸에 기댄 상태를 유지한다.

운동 보조

운동 보조자는 리프터의 적절한 자세 유지를 돕기 위해 조언을 한다. 트레이너는 바의 부속 부분 맨 위에서 보조할 수 있다.

트레이닝 시 고려사항

보편적인 경향은 엉덩이는 구부리고, 팔꿈치를 옆으로 움직이거나 어깨를 구부리고 펴면서 탄성을 일으키는 것이다. 부적절한 움직임을 피하기 위해서 리프트는 느리게 그리고 적절한 저항력을 조절하여 수행해야 한다. 리프트는 많은 종류의 부속물을 가지고 수행할 수 있다. 새로운 트레이닝 각도와 더불어 근육을 자극하기 위해 사용되는 부속물을 주기적으로 바꾸는 것이 권장된다.

상체 저항성 트레이닝 (Upper Body Resistance Training)

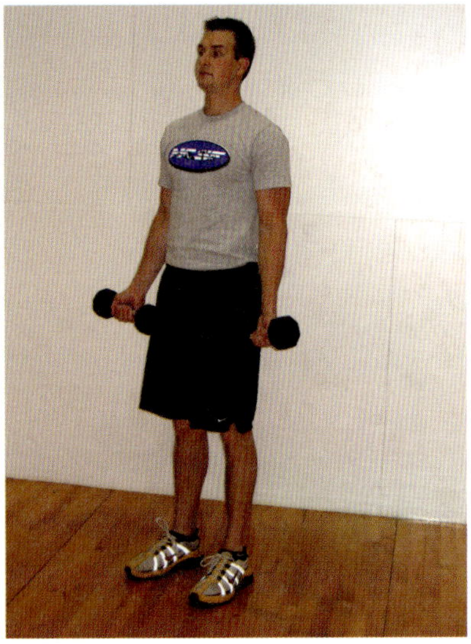
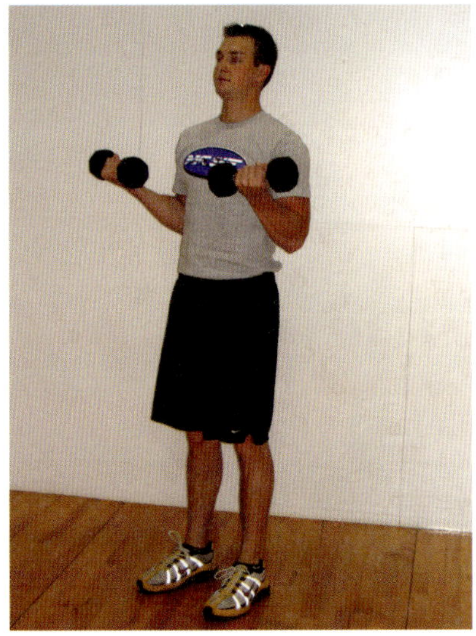

운동: 바이셉 컬(bicep curl)
관절 동작: 팔꿈치 굴곡
관련 근육: 상완삼두근, 상완근, 상완요근
변형: 덤벨, 바벨, 케이블, 밴드로 수행한다.

시작 자세

운동실행자는 발을 어깨너비로 벌리고 똑바로 서서 손바닥을 위로 한 채 양손에 덤벨을 잡는다. 겨드랑이 중간 선을 따라서 상완골을 일렬로 하며 팔꿈치를 편다.

운동 단계

운동실행자는 팔을 굽히기 위해 이두근을 수축시켜 위쪽으로의 움직임을 시작한다. 웨이트가 위로 올라갈 때 팔은 내전된 채로 그리고 팔꿈치는 몸에 기댄 채로 유지한다. 웨이트는 어깨를 전혀 구부리지 않은 채 관절가동범위까지 완전히 올라간다. 일단 완전히 관절가동범위까지 올라가면 저항은 시작 자세까지 팔꿈치의 신전을 통해 천천히 낮춘다. 운동실행자는 웨이트가 시작 자세로 낮춰질 때까지 계속 등을 곧게 편 자세를 유지해야 한다.

운동 보조

운동 보조는 덤벨이나 바에 도움을 줌으로써 리프터의 앞쪽에서 효율적으로 이루어진다. 조언을 통해서 리프터가 척추를 펴고 적합한 자세를 유지하도록 한다.

트레이닝 시 고려사항

리프터에게 있어서 이두근 수축운동시에 과도한 웨이트를 사용하고 웨이트를 흔들며 그럭저럭 넘기는 것은 매우 흔한 일이다. 리프터는 탄성력을 만들기 위해 엉덩이를 자주 구부리고 펴고 할 것이다.

상체 저항성 트레이닝 (Upper Body Resistance Training)

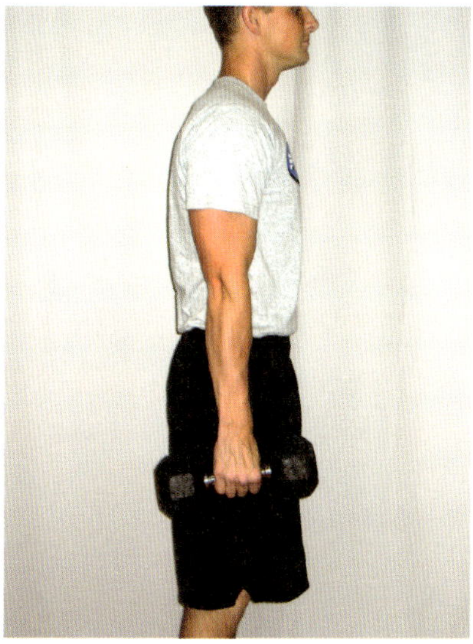

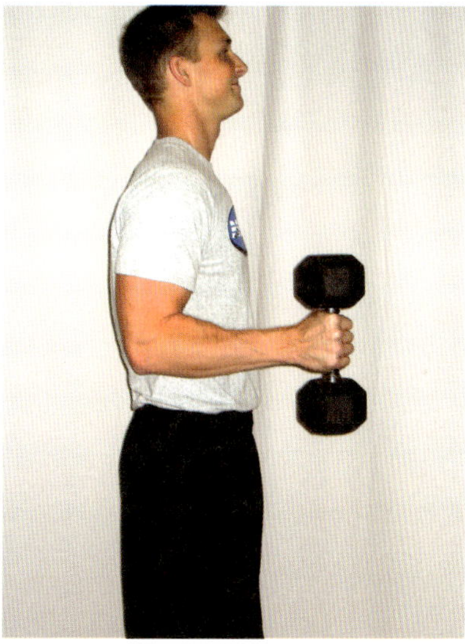

운동: 해머 바이셉 컬(hammer bicep curls)

관절 동작: 팔꿈치 굴곡

관련 근육: 상완이두근, 상완근, 상완요근

변형: 덤벨, 케이블, 밴드로 수행한다.

시작 자세

발을 어깨너비로 벌린 채 똑바로 서서 운동실행자는 양손에 덤벨을 바르게 잡는다. 상완골이 겨드랑이 중간 선을 따라 일직선이 된 채로 팔꿈치를 펴야 한다

운동 단계

손금을 안쪽으로 마주 보게 하고 운동실행자는 상완골이 겨드랑이 중간 선을 따라서 놓인 자세를 유지하는 동안에 팔꿈치를 구부리면서 이두근을 수축시킨다. 운동실행자는 탄성력을 일으키기 위하여 몸을 앞뒤로 움직이지 않으면서 엉덩이와 척추를 바르게 편 자세를 유지해야 한다. 양팔은 완전히 관절가동범위까지 굽혀야 한다. 저항은 팔꿈치가 펴질 때까지 조절하면서 낮춘다. 운동실행자는 시작 자세까지 웨이트가 내려갈 때 등을 곧게 편 자세를 계속 유지한다.

운동 보조

이두근 수축운동에는 다양한 기술이 있다. 해머 컬은 손바닥을 위로 향하게 하는 동작 기술들보다 더 전완을 강화한다. 운동보조는 덤벨에 조력을 제공함으로써 리프터의 몸 앞쪽에서 효율적으로 이루어질 수 있다.

트레이닝 시 고려사항

리프터가 이두근 수축운동시 너무 무거운 웨이트를 사용하거나 웨이트를 흔들면서 눈속임하는 것은 매우 흔한 일이다. 리프터들은 탄성력을 일으키기 위해서 자주 엉덩이를 폈다가 구부렸다가 할 것이다.

상체 저항성 트레이닝(Upper Body Resistance Training)

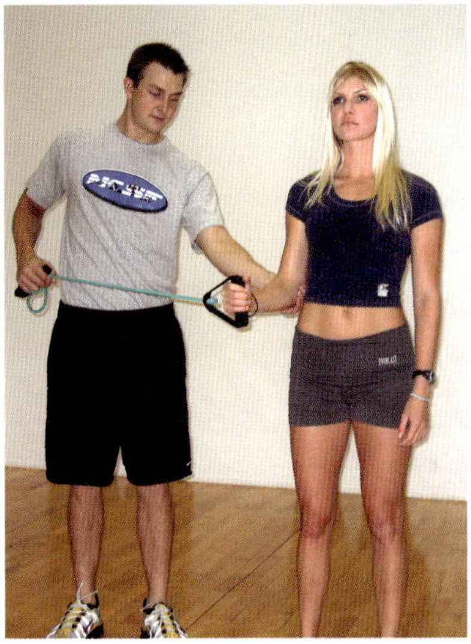

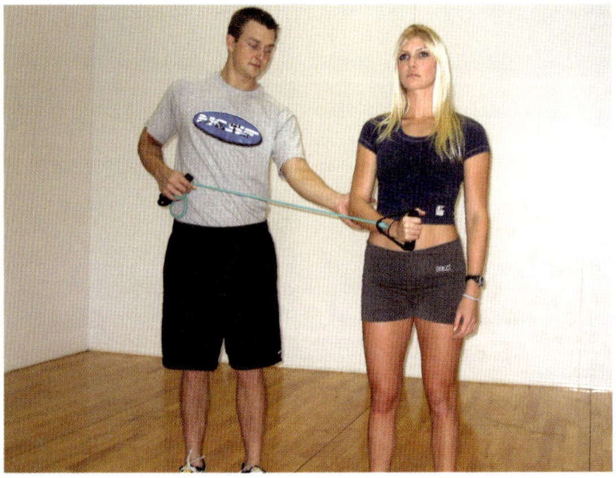

운동: 인터널 로테이션(internal rotation)
관절 동작: 어깨 내부 회전, 팔꿈치 굴곡
관련 근육: 견갑하근
변형: 덤벨, 케이블, 밴드를 짐볼 위, 벤치에 앉아서 또는 서서 수행한다.

시작 자세

똑바로 선 자세에서 시작한다. 팔꿈치는 약 2인치 가량 몸통 측면에서 떨어지게 하고 상관근을 겨드랑이 중간 선에 맞추어 위치시켜 팔은 구부리고 어깨를 내전시킨다. 똑바로 서서 케이블이나 밴드 핸들을 잡는다.

운동 단계

팔꿈치 굽힘 동작과 겨드랑이 중간 선을 따르는 어깨 동작을 유지하면서 손을 복부 앞쪽의 한 지점에 오도록 안쪽으로 상완골을 회전시킨다. 일단 완전하게 동작이 마무리 되면 시작 자세까지 돌아가도록 상완골을 바깥쪽으로 회전시킨다.

운동 보조

트레이너는 상완골이 겨드랑이 선을 따라 화전하도록 하기 위해서 신체적 도움 또는 조언을 통해 운동을 보조할 수 있다.

트레이닝 시 고려사항

가장 흔한 실수는 회전보다 어깨를 굽히거나 팔을 펴는 동작을 하는 것이다. 겨드랑이 선을 따라서 동작이 지속되도록 몸통과 상완골 사이에 수건을 끼워 둘 수 있다. 만약 덤벨이 사용된다면 운동실행자는 중력에 반하여 회전할 수 있도록 옆으로 누워야 한다.

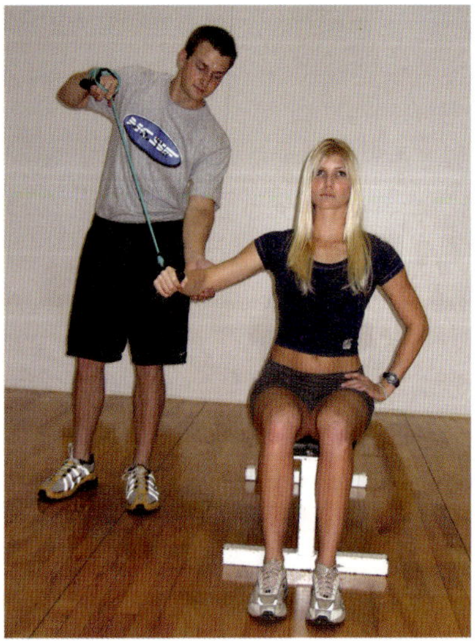

상완 내회전을 위한 대안 자세

상체 저항성 트레이닝 (Upper Body Resistance Training)

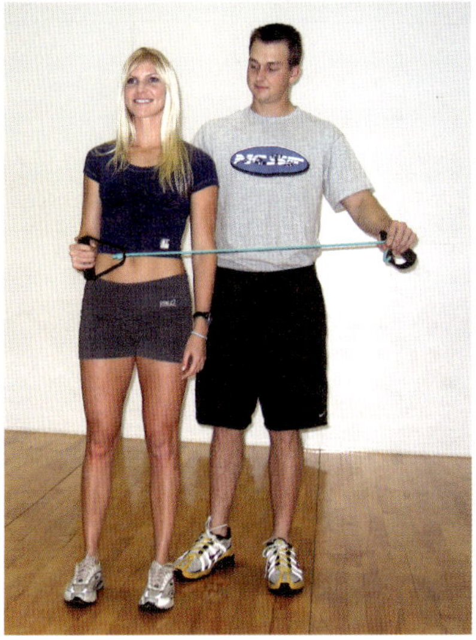
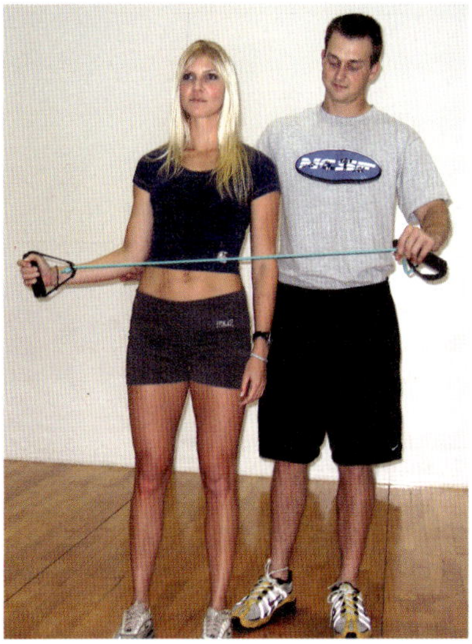

운동: 익스터널 로테이션(external rotation)

관절 동작: 어깨 외부 회전, 팔꿈치 신전

관련 근육: 소원근, 극하근

변형: 덤벨, 케이블, 밴드를 짐볼 위, 벤치에 앉아서 또는 서서 수행한다.

시작 자세

똑바로 선 자세에서 시작한다. 어깨를 내전하고 팔꿈치를 약 2인치 가량 몸통에서 떨어지게 하여 상완골을 겨드랑이 중간 선에 맞추어 팔을 굽힌다. 바른 자세로 케이블이나 밴드 핸들을 잡는다.

운동 단계

상완골을 겨드랑이 중간 선에 위치시키고 팔꿈치 굴곡을 유지하면서 몸통 측면의 한 지점에 손을 가져오면서 상완골을 바깥쪽으로 회전시킨다. 일단 완전히 동작이 마무리된 후에 시작 동작까지 안쪽으로 상완골을 회전시킨다.

운동 보조

트레이너는 신체적 도움이나 조언을 통해서 상완골이 겨드랑이 중간 선을 따라 회전하도록 운동을 보조할 수 있다.

트레이닝 시 고려사항

가장 흔한 실수는 회전보다는 어깨나 팔을 신전할 때 일어난다. 몸통과 상완골 사이에 동작이 겨드랑이 중간 선을 따라서 지속되도록 수건을 끼워 둘 수 있다. 만약 덤벨이 사용된다면 운동실행자는 중력에 반하여 회전하도록 옆으로 누워야 한다.

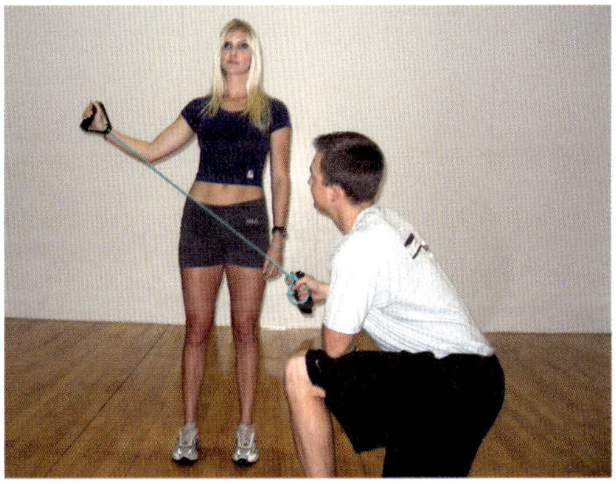

상완 외회전을 위한 대안 자세

하체 저항성 트레이닝 (Lower Body Resistance Training)

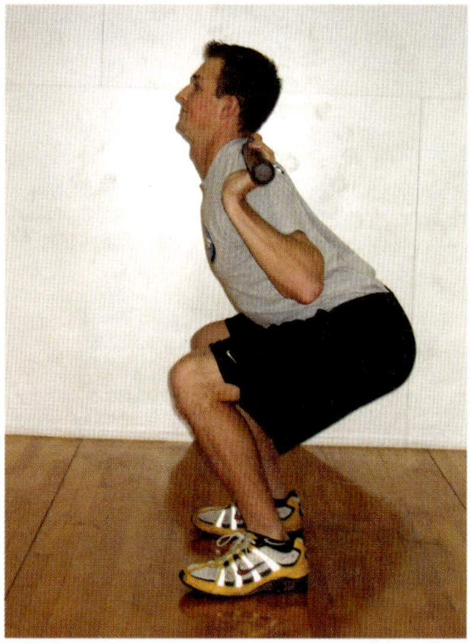

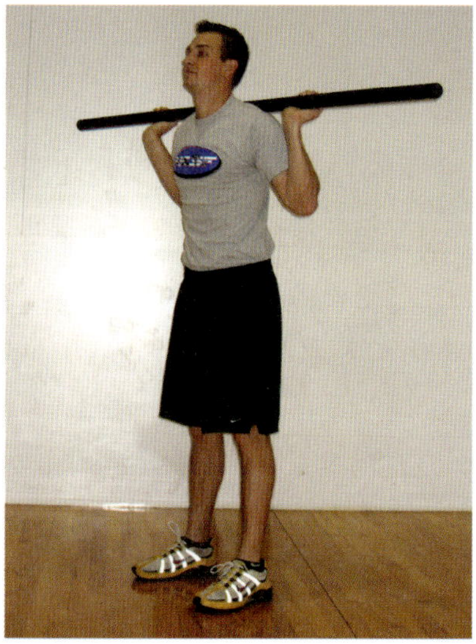

운동: 백 스쿼트(back squat)

관절 동작: 엉덩이 신전, 무릎 신전

관련 근육: 대둔근, 대퇴직근, 외측광근, 중간광근, 내측광근, 봉공근, 대퇴이두근, 반막양근, 반건양근

변형: 덤벨, 바벨, 케이블, 밴드, 메디신볼을 안정된 혹은 불안정한 표면 위에서 수행한다.

시작 자세

운동을 수행하기 전에 바 높이를 알맞게 정하고 운동실행자가 안전하게 바를 트랩 위에 위치시키고 바 걸이에 확실히 놓을 수 있어야 한다. 이렇게 하기 위해서는 바 높이가 운동실행자의 윗가슴 높이쯤에 알맞게 위치되어야 한다. 걸이의 유형은 조절 방법을 결정할 것이다.

일반 바가 알맞은 높이에 놓여져 있다면 운동실행자는 바를 마주하고 닫힌 내전 그립으로 바를 쥐어야 한다. 손은 어깨너비보다 조금 더 넓게 위치해야 한다. 운동실행자는 바를 목 뒤쪽으로 보내고 승모근 가장 위의 견갑골 쪽에 위치시킨다. 바는 절대로 경추를 지나가면 안 된다. 견갑골은 척추에 단단함을 주기 위해서 수축되어야 한다.

올바른 시작 자세를 하려면 운동실행자는 바 걸이로부터 바를 들어 올리기 위해서 엉덩이와 무릎을 신전시켜야 한다. 일단 들고서 자세를 잡게 되면 그들은 드는 단계를 수행하는 중에 의도치 않은 접촉을 피하기 위해서 바 걸이로부터 떨어진 곳에 자리를 잡아야 한다. 하나 혹은 두 걸음 정도 떨어진 곳에 자리를 잡는다. 운동실행자의 발의 위치는 발이 앞, 약간 바깥쪽으로 된 채 어깨너비 정도가 되어야 한다. 바깥회전의 정도는 발의 간격과 개인의 자연스럽게 서 있는 보폭과 일치해야 한다.

운동 단계

운동실행자는 아래쪽으로 내려가는 운동 단계를 엉덩이와 무릎을 구부리면서 시작한다. 몸통은 같은 자세로 수축을 유지해야 하고 머리는 앞쪽으로 하고 리프터가 엉덩이를 더욱 구부리고 아래로 내려가는 단계에서 무릎을 계속 구부릴 때 가슴은 올려야 한다. 이상적인 마지막 지점의 관절가동범위는 바닥과 허벅지의 수평 상태이다. 하지만 이것은 특정 운동실행자에게만 해당한다. 유연성의 한계는 골반이 조기에 뒤쪽으로 이동하는 것을 야기할 수도 있다. 절대로 운동 가능한 범위를 벗어나서 내려가지 않으며 웨이트를 증가시키기 위해서 운동 범위를 조정하지 않는다. 무릎은 어떤 운동 단계에서도 발가락 줄을 지나가서는 안 된다. 일단 끝 지점 관절가동범위에 도달하면 운동실행자는 무릎과 엉덩이의 근육을 신전시킨다. 웨이트가 올라가면서 척추의 위치는 유지되어야 하고 대퇴골은 외전해서는 안 되며 엉덩이와 무릎은 같은 비율로 신전되어야 한다. 시작 위치로 돌아오자마자 무릎을 멈추지 않는다. 평평한 등 자세를 운동 내내 유지한다. 일단 지정된 반복횟수가 끝나면 다시 바를 걸이에 걸고 바가 걸이에 안전하게 놓였는지 확인한다.

운동 보조

스쿼트를 보조할 때 위쪽 몸통에 손을 위치하는 기술을 사용한다. 보조자의 손은 리프터의 뒤에 서서 가슴 바로 아래인 흉곽의 바깥쪽에 위치시켜야 한다. 바 걸이의 바로 옆에서 위치를 정하고 시작 위치로 조금 이동시킨다. 보조자는 운동실행자의 자세와 속도를 반영해야 한다. 보조가 필요할 때 트레이너는 가슴을 들도록 위쪽으로 들어 주어야 한다. 이것은 엉덩이가 늘어나 위쪽 자세로 운동실행자가 안전하게 움직일 수 있도록 해준다.

트레이닝 시 고려사항

'스쿼트' 라는 용어는 하나의 동작으로 묘사된다. 또한 그것은 항상 외부로 부하되는 활동을 의미하는 것은 아니다. 이 운동은 사람이 부하에 관계없이 피트니스 환경에서 운동할 수 있는 가장 기능적인 것들 중 하나이다. 이 운동에서 바라는 결과가 나오려면 한 근육과 다른 근육이 협응적으로 작용하도록 많은 근육의 참여를 필요로 한다. 고령자가 더욱 효과적으로 앉은 자세에서 들 수 있도록 돕는 것이라든지, 노련한 운동선수의 힘을 기르기 위해서 시도하는 것이라든지, 스쿼트 운동은 다양한 대상을 위한 운동이 될 수 있다.

주의: 절대 운동실행자의 뒤꿈치 아래에 어떤 물체를 두지 않는다. 이것은 무릎에 심한 뒤틀림 스트레스를 주는 생체역학적 변형 자세를 일으킨다.

스쿼트 운동과 관련하여 일반적으로 범하는 잘못된 운동 기술들이 많이 있다. 다음에 나열된 것들은 반드시 피트니스 전문가들이 찾아내어 바로잡아야 하는 부적당한 기술들 중의 몇 가지이다.

- 내려오는 단계 중에 무릎이 발가락보다 더 나간다.
- 무릎 구부리는 것이 움직임의 대부분이다.
- 발의 앞쪽을 지나서 무게중심이 쏠려 있다.
- 바 위치가 경추 위에 너무 높게 위치하고 있다.
- 요추는 수축된 상태로 유지되지 않는다.
- 지나치게 앞쪽으로 기울어져 등의 신전을 유발한다.
- 중심성 수축운동의 시작 중에 무릎을 외전시킨다.

이것을 결코 해 본 적이 없거나 잘못해 왔던 사람들이 올바르게 스쿼팅 기술을 시작할 수 있는 좋은 방법은 벤치나 박스를 사용하는 것이다. 이것은 운동실행자가 박스 앞에 설 수 있도록 한다. 운동실행자는 무릎을 구부리는 동안 운동을 시작하기 위해서 둔근을 뒤쪽으로 밀도록 지시받고, 힘의 적용은 운동실행자의 뒤꿈치를 통해 집중되어야 하며, 무릎은 운동 내내 발가락의 부분에 닿아서는 안 된다. 많은 경우에서 운동실행자는 안정감을 잃어버리고 박스에 앉아 버린다. 운동실행자가 더 이상 안정감을 잃지 않을 때까지 동작을 연습한다. 트레이너는 이 기술을 처음 기술 습득 중에 운동실행자의 펼친 손을 잡아 줌으로써 실제적으로 가르쳐 줄 수 있다.

하체 저항성 트레이닝 (Lower Body Resistance Training)

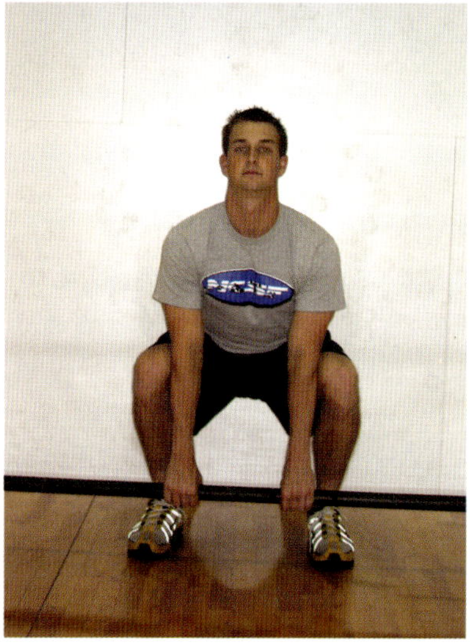
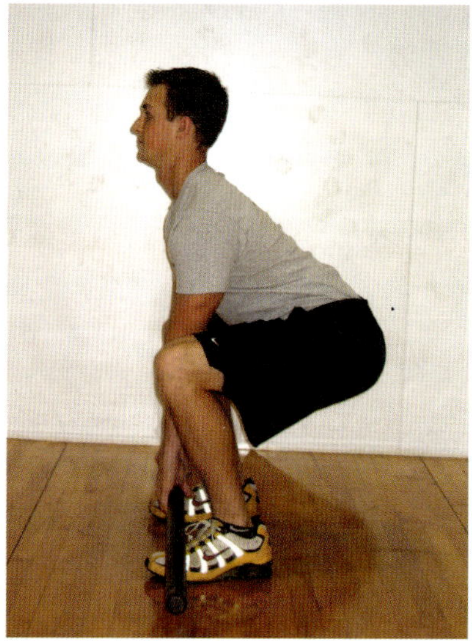
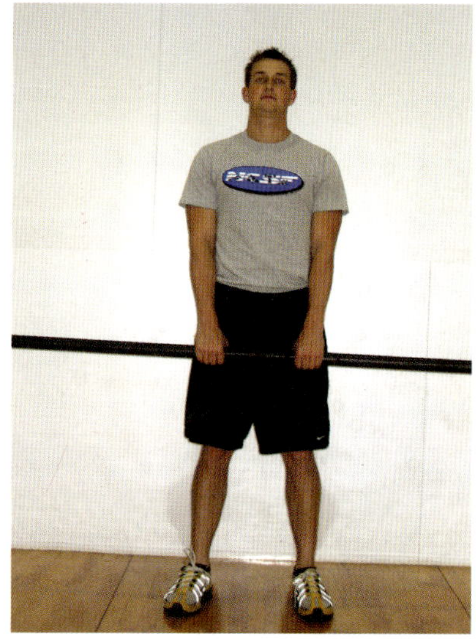

운동: 모디파이드 데드리프트(modified deadlift)

관절 동작: 엉덩이 신전, 다리 신전, 등 신전

관련 근육: 대둔근, 대퇴직근, 외측광근, 중간광근, 내측광근, 봉공근, 대퇴이두근, 반막양근, 반건양근, 척추기립근

변형: 바벨, 덤벨, 한 팔 혹은 두 팔로 수행한다.

시작 자세

운동실행자는 정강이 앞에 바를 두고 어깨너비보다 조금 더 넓은 발을 위치시켜 와이드 스탠스를 한다. 무릎과 엉덩이를 구부리면서 쪼그려 앉고, 운동실행자는 닫힌 내전 그립이나 무릎 바로 안쪽의 바뀌는 닫힌 그립으로 바를 쥐어야 한다.

운동 단계

운동실행자는 가슴을 올리면서 동시에 무릎과 엉덩이를 신전하면서 드는 것을 시작한다. 힘 적용의 대부분은 발의 뒤꿈치를 통해서 전달되어야 한다. 등은 바가 바닥에서 들어 올려질 때 평평한 자세를 유지해야 한다. 운동실행자는 직립할 때까지 무릎과 엉덩이를 신전시켜야 한다. 상승하는 자세의 순서와 같이 하강이 이루어진다. 운동실행자는 느린 방식으로 바가 낮아질 수 있도록 엉덩이와 무릎을 구부린다. 바가 낮아지는 동안 등은 평평한 자세를 유지한다. 부상이 발생할 수 있기 때문에 척추 부분의 어떤 곳도 굽어져서는 안 된다. 하강은 느리게 진행하고 만약 바닥에 닿더라도 웨이트는 떨어뜨리거나 튕겨서는 안 된다.

운동 보조

데드리프트를 보조하는 것은 스쿼트 테크닉과 유사하게 수행될 수 있다. 보조자는 운동실행자의 뒤에서 필요할 때 상체를 지지해 주어야 한다. 보조자는 들어 올리는 시작 단계에서 쪼그려 앉은 자세를 취하고 척추 정렬에서 어긋나는 것을 주시해야 한다. 등의 불안정한 위험을 감소시키기 위해 무릎 안쪽 그립을 사용하여 와이드 스탠스로 역학적 이점을 얻을 수 있다. 변형된 들기가 다리 외전 기여를 증가시키더라도 이 동작이 더욱 쉽게 동작 중 엉덩이를 열고 곧게 편 등 자세를 유지하게 만든다.

트레이닝 시 고려사항

스쿼트와 같이 데드리프트는 매우 기능적인 운동이다. 그러나 개인이 잘못된 중량으로 수행하는 것은 흔한 일이다. 등이 굽어지는 것을 포함한 일반적인 실수에는 움직이지 않는 다리, 엉덩이, 등의 신전, 부적절한 힘 전달이 있다(리프터는 저항이 너무 무겁거나 무릎이 처음 시작 자세 동안 발가락 앞에 위치되기 때문에 뒤꿈치를 통해서 밀지 않는다).

하체 저항성 트레이닝 (Lower Body Resistance Training)

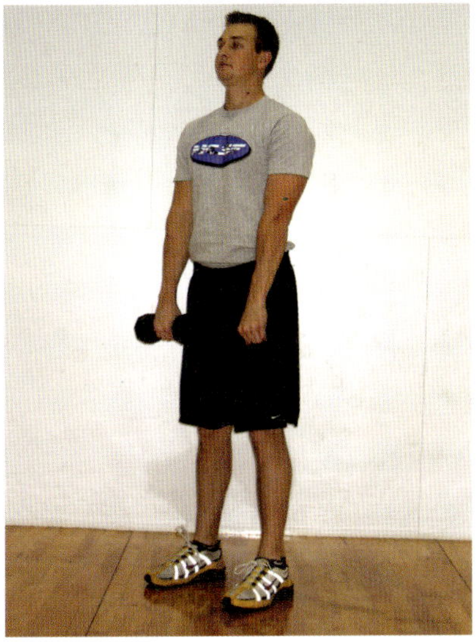

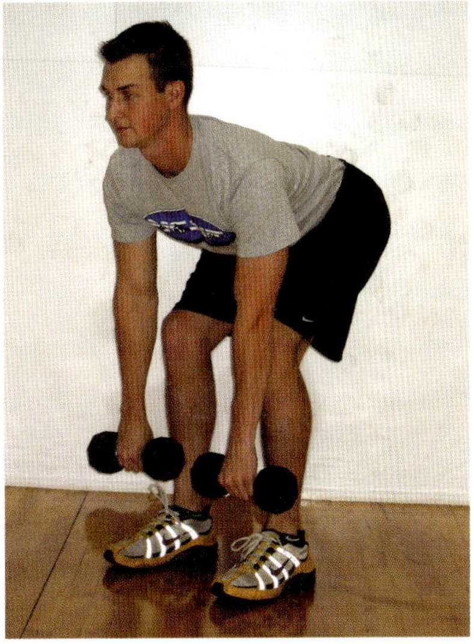

운동: 루마니안 데드리프트(Romanian deadlift)

관절 동작: 엉덩이 신전, 등 신전

관련 근육: 대둔근, 대퇴이두근, 반막양근, 반건양근, 척추기립근

변형: 바벨, 덤벨, 케이블, 메디신볼을 한 팔 혹은 두 팔, 한 다리 혹은 두 다리로 수행한다.

시작 자세

운동실행자는 곧은 자세로 선 후에 어깨너비로 팔을 펴 닫힌 회내 그립이나 교체(alternate) 그립을 사용하여 저항 팔을 엉덩이 아래에 둔다. 무릎을 살짝 구부린 채 발은 앞을 보고 엉덩이너비로 벌린다.

운동 단계

운동실행자는 무릎을 약간 구부린 채 엉덩이를 구부리면서 운동을 시작한다. 덤벨을 몸 가까이 내린다. 하강은 엉덩이를 구부리면서 느리게 조절된 방식으로 이루어진다. 무릎은 처음의 구부러진 자세를 유지해야 한다. 등은 곧은 등을 하고 가장 기능적인 관절가동범위에 바가 내려올 때까지 평평한 상태를 유지해야 한다. 햄스트링 유연성은 관절가동범위를 보여 줄 것이다. 엉덩이는 일단 구부러지면 하강하는 동안 떨어뜨려서는 안 된다. 이것은 등근육이 수축된 채로 유지되는 동안 햄스트링과 둔근의 중심성 수축을 통해서 이루어진다. 무릎은 웨이트가 처음 자세로 돌아올 때 약간 구부러진 채로 유지되어야 한다.

운동 보조

이 리프트에서 과한 중량이 선택되거나 부적절한 기술이 수행되면 허리에 경련을 일으킬 수 있기 때문에 언어적 지시가 보조로 이루어져야 한다. 중요한 점은 고정되지 않고 약간 무릎을 구부리고 평평한 등을 유지시키는 것이다. 그리고 운동은 등의 신근이 아니라 둔근과 햄스트링의 동작에 의한 조절된 방식으로 이루어져야 한다. 엉덩이가 바닥 쪽으로 내려가지 않도록 하며 엉덩이는 시상면 내에서 움직여야 한다. 완전한 관절가동범위는 무릎의 몇 인치 아래일 것이다. 더욱 큰 관절가동범위를 얻기 위해서 등을 구부리거나 무릎을 더욱 굽히지 않는다.

트레이닝 시 고려사항

많은 사람들이 종종 이 운동을 등 아랫부분의 운동으로 착각한다. 가로돌기가시근 집단이 자극되는 것은 사실이지만 등 아랫부분은 수축된 채로 유지되고 이것은 실제의 위쪽 아래쪽의 주된 움직임이 아니다. 올바른 지도는 운동실행자에게 가슴을 들고 엉덩이를 뒤로 움직이면서 약간 올리라고 말해 주는 것이다. 일반적인 실수로는 등 굽어짐, 고정된 무릎, 과도한 무릎 굴곡이 있다.

하체 저항성 트레이닝 (Lower Body Resistance Training)

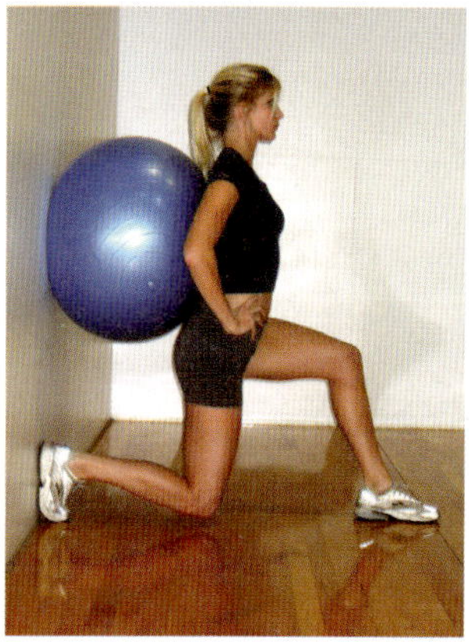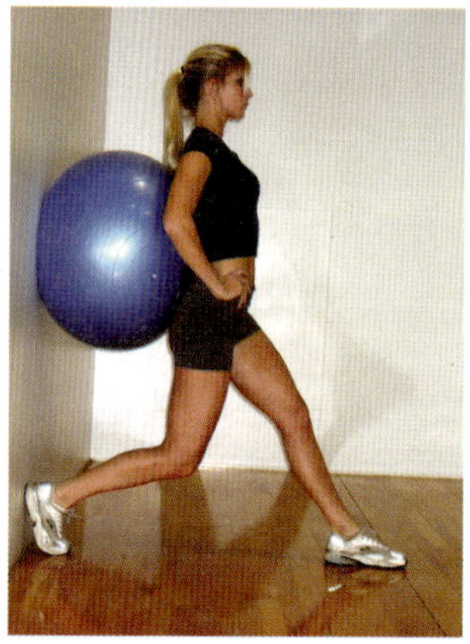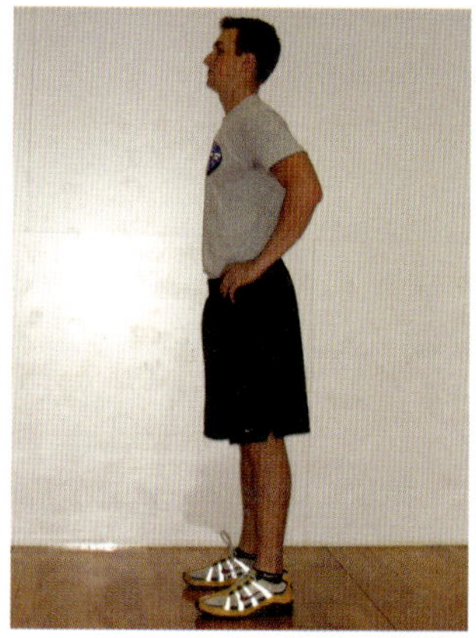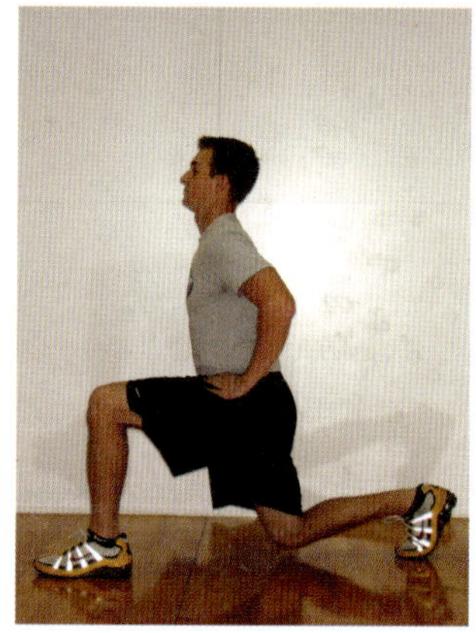

운동: 런지(lunge)

관절 동작: 엉덩이 신전, 무릎 신전

관련 근육: 대둔근, 대퇴직근, 외측광근, 중간광근, 내측광근, 봉공근, 대퇴이두근, 반막양근, 반건양근

변형: 덤벨, 바벨, 메디신볼을 정지하거나 걸으면서 다른 위치에서 잡아 수행한다.

시작 자세

운동실행자는 손을 엉덩이에 대고 발을 엉덩이너비로 벌리고 곧게 선 자세로 운동을 시작한다.

운동 단계

운동실행자는 큰 걸음을 걷고 다리를 벌린 자세에서 균형을 잡는다. 앞발의 뒤꿈치를 통해서 힘이 전달되고 대개 몸무게의 60%가 앞다리에 전달된다. 앞발의 무릎은 약간 구부러지고 뒷발은 발에 볼의 무게를 두고 구부러진 몸통 자세 안에 놓여야 한다. 발가락 앞을 앞으로 유지한 채 앞발을 바닥에 평평하게 두고 리프터는 동시에 바닥 쪽으로 낮추면서 앞뒤 무릎을 구부린다. 절대로 앞무릎이 발가락보다 앞으로 나오면 안 된다. 리프터는 뒷다리 무릎이 바닥 바로 위까지 되도록 낮추고 무릎은 바닥에 닿지 않도록 한다. 앞다리의 위쪽은 바닥과 수평되게 한다. 균형과 바로 선 몸통을 유지하면서 리프터는 앞발의 무릎을 신전시킨다. 저항의 대부분은 앞다리의 신전에 의해서 억눌러진다. 리프터는 시작 위치에서 상승이 일어날 때 균형과 바로 선 자세를 유지해야 한다.

운동 보조

런지의 보조는 직접적, 언어적 신호로 이루어진다. 가장 일반적인 실수는 충분히 넓은 자세를 가지지 않고 운동 중에 뒷다리 무릎을 충분히 구부리지 않음으로써 발생하는 시상면(과도한 몸통 굴곡)에서의 앞다리 무릎 움직임이 너무 과도해지는 것이다. 트레이너는 움직임이 발생하기 이전에 정적으로 다리 벌린 상태로 운동을 하도록 할 수 있다. 강도를 높이기 위해서 운동실행자는 외부의 무게를 들 수 있고 다른 면에서 운동을 수행할 수도 있다. 과도한 앞쪽 움직임을 피하기 위해서 보조자는 리프터가 바닥 쪽으로 내려갈 때 동시에 뒷다리의 무릎 구부림을 확실히 하는 언어적인 지시를 해야 한다. 운동은 앞면에서 엉덩이를 낮추기 위해 먼저 뒷무릎의 굴곡을 통해서 조절되어야 한다. 이것은 시상면에서의 과도한 움직임을 줄여 주기 때문이다.

트레이닝 시 고려사항

런지는 다리의 근육을 발달시키기에 탁월한 운동이다. 이것은 엉덩이, 무릎, 발목의 근육 움직임을 이용하는 복잡한 운동이다. 런지는 움직이지 않는 것부터 걸으면서 하는 것, 돌면서 옆으로 움직이는 것 등 여러 가지 방법으로 실행될 수 있다. 엉덩이와 무릎 위치의 기본적인 장치는 같도록 유지한다. 런지 동작의 가장 큰 결정 요인은 개인적인 운동 능력이다. 특히 이것이 균형과 조정에 관련되어 있기 때문이다. 기본적인 정적 런지 동작이 도움 없이 수행될 수 있을 때까지 응용 런지를 하지 않아야 한다.

하체 저항성 트레이닝 (Lower Body Resistance Training)

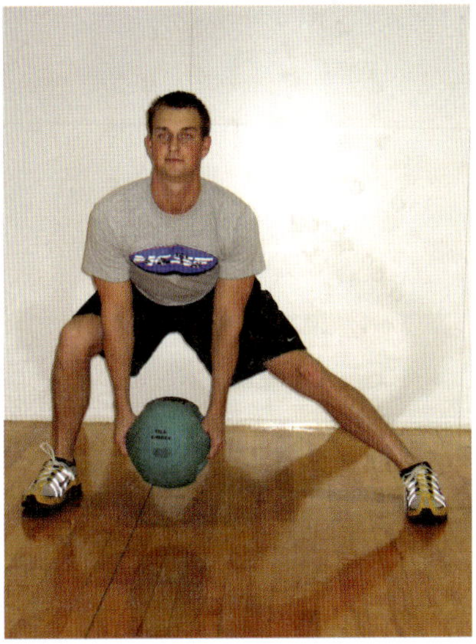
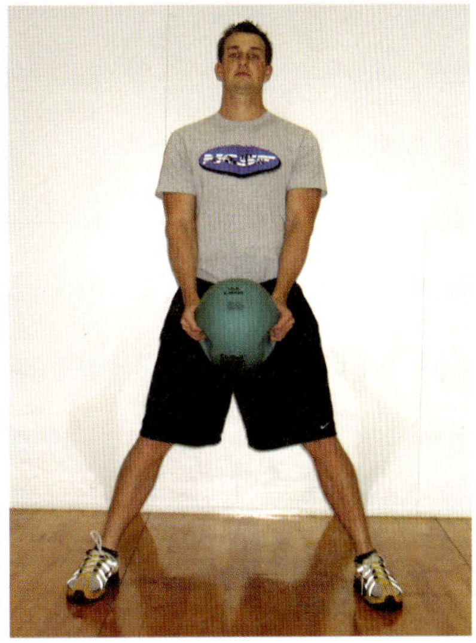

운동: 래터럴 런지(lateral lunge)
관절 동작: 엉덩이 신전, 엉덩이 외전, 무릎 신전
관련 근육: 대둔근, 고관절 내전근
변형: 덤벨, 바벨, 메디신볼로 수행한다.

시작 자세

운동실행자는 엉덩이너비보다 발을 더 넓게 벌려 선 자세에서 운동을 시작한다. 팔 위치는 사용된 저항에 달려 있다. 하지만 일반적으로 지지하는 것 아래에 둔다.

운동 단계

운동실행자는 곧게 세운 몸통 자세를 유지하면서 동시에 일정하게 엉덩이와 무릎을 구부린다. 엉덩이는 옆으로 그리고 뒤로 움직일 것이다. 굽은 무릎은 앞면에서 발뒤꿈치의 위쪽으로 움직일 것이다. 몸이 움직임이 가능한 한 내려갔을 때 다른 다리는 펴진 채로 유지되어야 한다. 일단 최대 관절가동범위에 도달하면 운동실행자는 엉덩이를 신전하고 외전하면서 동작이 동일한 라인으로 올라와야 한다. 등은 운동 내내 평평하게 유지해야 한다.

운동 보조

래터럴 런지의 보조는 스쿼트나 데드리프트와 비슷하다. 가장 일반적인 역학적 실수는 충분한 넓이의 발이 안 되고 부적절한 엉덩이 굴곡을 야기하는 앞면에서 구부린 무릎의 움직임을 과하게 하는 것이다. 트레이너는 이것이 더욱 동적인 운동이 되기 이전에 운동실행자가 정적으로 넓은 발 자세를 유지하고 운동할 수 있도록 해야 한다. 적절한 엉덩이 굴곡을 지시하는 것은 과도한 앞면 전이를 막는 데 도움을 준다.

트레이닝 시 고려사항

래터럴 런지는 앞면에서 닫힌 사슬 운동을 야기하는 데 매우 유용하다. 이 운동은 전형적인 시상면운동에서 보일 수 있는 듯 엉덩이 외전의 근육 작용을 야기하는 기능적이고 복잡한 운동이다. 이 운동은 다른 런지 운동과 같이 동적으로 이루어질 수 있고 운동 요소를 바꾸면서 다양하게 할 수 있다.

하체 저항성 트레이닝 (Lower Body Resistance Training)

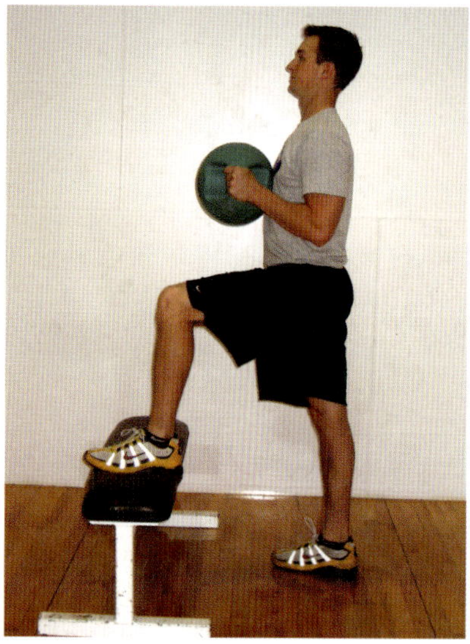 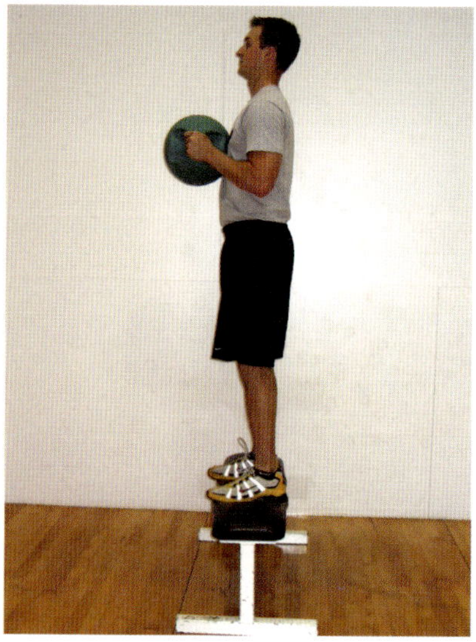

운동: 스텝 업(step-ups)(메디신볼 사용)

관절 동작: 무릎 신전, 엉덩이 신전

관련 근육: 대둔근, 대퇴직근, 외측광근, 중간광근, 내측광근, 봉공근, 대퇴이두근, 반막양근, 반건양근

변형: 바벨, 덤벨, 모래주머니로 수행한다.

시작 자세

운동실행자는 발뒤꿈치를 완전히 지지한 채로 스텝의 위에 한발을 두고 스텝, 박스 혹은 벤치 앞에 서서 운동을 시작한다. 앞무릎은 약 90° 정도 굽히고 뒤꿈치 위에 똑바로 위치하도록 해야 한다.

운동 단계

상방향 운동을 시작하기 위해서 운동실행자는 중력의 중심을 굽은 다리의 허벅지 위 가슴 앞으로 이동시켜야 한다. 운동실행자는 뒤꿈치를 통해 힘을 적용하면서 스텝 위의 다리와 엉덩이를 편다. 등은 엉덩이가 펴질 때 평평하게 유지해야 하고 상자 위에 선 자세로 몸을 상승시켜야 한다. 일단 균형이 유지되면 리프터는 무릎을 구부리고 천천히 한 다리를 바닥으로 되돌리도록 한다(원한다면 발을 바꿀 수 있다). 하강은 조절되고 상승과 같은 형태의 수순을 따라야 한다.

트레이닝 시 고려사항

스텝핑은 또 하나의 다른 기능적인 운동이다. 이 매뉴얼에서 소개된 닫힌 사슬(closed-shain) 다리운동들과 마찬가지로 운동실행자의 무릎은 상승운동 동안 발가락 면을 넘어서는 안 된다. 이것은 뒤로 넓게 한 걸음을 걷고 앞꿈치를 확실히 딛도록 하면 피할 수 있을 것이다. 다른 일반적인 실수는 대퇴사두근과 앞쪽 다리 둔근의 역할을 줄이는 뒷다리로부터 힘을 발생시키는 것이 있다. 이 운동은 바벨, 덤벨, 메디신볼, 체중 및 기타 많은 상체운동과 조합하여 이루어질 수 있다. 피트니스의 수준은 박스의 크기뿐만 아니라 걸음의 크기, 저항의 크기에 따라 달라질 것이다.

하체 저항성 트레이닝 (Lower Body Resistance Training)

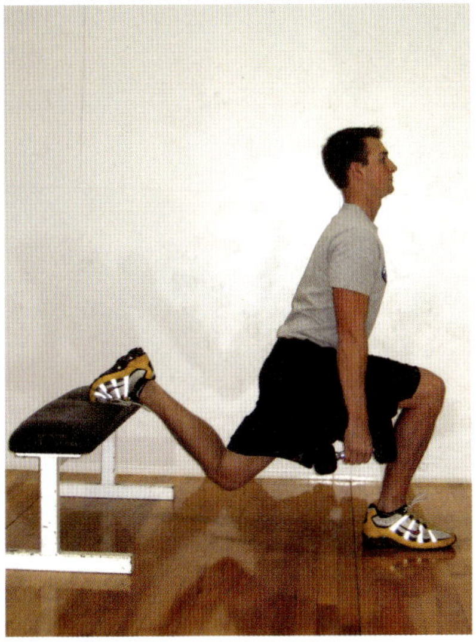

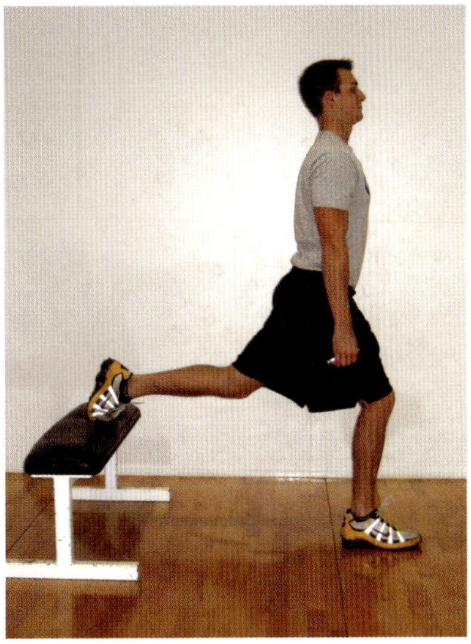

운동: 싱글-레그 스쿼트(single-leg squat)

관절 동작: 엉덩이 신전, 무릎 신전

관련 근육: 대둔근, 대퇴직근, 외측광근, 중간광근, 내측광근, 봉공근, 대퇴이두근, 반막양근, 반건양근

변형: 덤벨, 바벨, 메디신볼로 수행한다.

시작 자세

트레이너의 보조와 함께 운동실행자는 한 발을 뒤에 놓인 벤치에 얹으면서 운동을 시작한다. 발 위치가 힙보다 앞서고 앞다리는 펴져야 한다. 팔은 덤벨이 사용될 때 몸 옆으로 내려져 있어야 한다. 하지만 팔 위치는 사용되는 저항과 필요한 균형에 따라서 다양하게 놓을 수 있다. 머리를 앞으로 향한 채 운동실행자의 등은 평평하게 되어야 한다.

운동 단계

운동실행자는 바닥으로 내려가기 위해서 엉덩이와 앞다리의 무릎을 구부리는 동시에 뒷다리의 무릎도 구부리면서 운동을 시작한다. 몸무게의 약 70%는 앞발의 뒤꿈치를 통해서 힘이 전달되면서 앞다리로 옮겨진다. 앞다리의 무릎은 뒤꿈치의 바로 위에서 구부러져야 한다. 뒷무릎은 앞다리의 허벅지가 바닥에 평행할 때까지 구부러져야 한다. 몸은 앞으로 움직여서는 안 된다. 발가락 위치를 지나서 무릎이 앞으로 나오는 일은 없어야 한다. 균형을 유지하고 똑바로 세운 몸통 자세를 유지하면서 운동실행자는 엉덩이와 앞다리의 무릎을 펴야 한다.

운동 보조

싱글 레그 스쿼트의 보조는 운동실행자의 앞이나 옆에서 행해진다. 전체적인 균형과 측면 균형이 이 운동을 성공적으로 끝마치는 데 가장 큰 관건이다. 흉곽 아랫부분을 보조하는 것은 몸 조절을 가능하게 해주지만 언어적인 지시와 적절한 저항의 선택 역시 중요하다.

트레이닝 시 고려사항

싱글 레그 스쿼트는 증가된 안정성 요구와 역학적 불리함을 통해 신체에 도전을 주는 어려운 운동이다. 이 운동은 신경근의 조절, 힘, 움직임의 범위가 증가되도록 해준다. 이 운동은 적절한 준비, 실행이 필요하고 알맞은 운동실행자에게만 사용되어야 한다.

하체 저항성 트레이닝 (Lower Body Resistance Training)

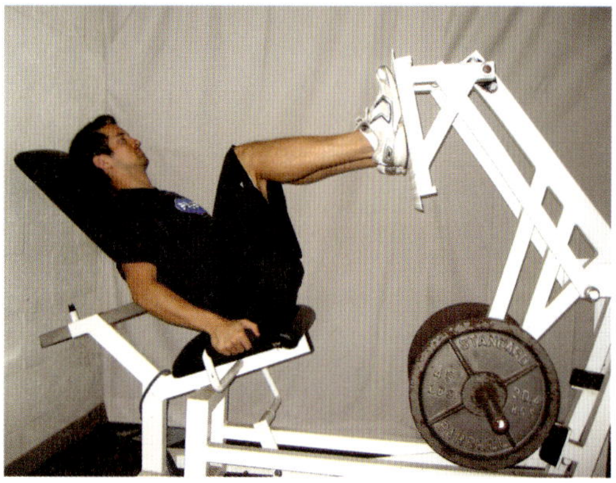

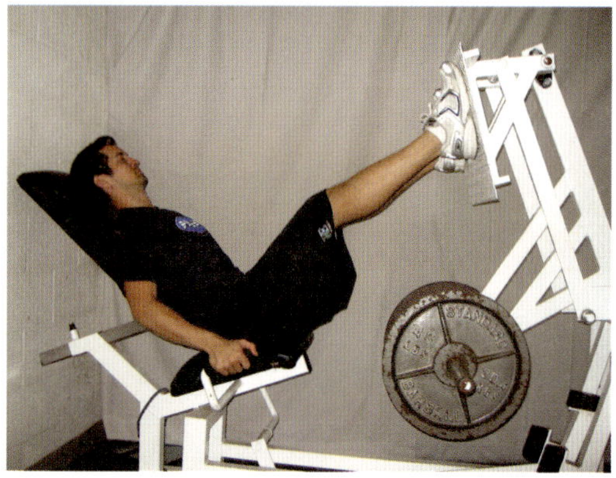

운동: 레그프레스(leg press)

관절 동작: 무릎 신전, 엉덩이 신전

관련 근육: 대퇴직근, 외측광근, 중간광근, 내측광근, 봉공근, 대퇴이두근, 대둔근, 반막양근, 반건양근

시작 자세

운동실행자는 높이 있는 발 받침대에 어깨너비로 발을 두고 지지대에 등을 펴고 기대면서 시작한다. 요추는 받침대에 확실히 지지되어야 하고 무릎은 기구의 무게를 프레스 하기 전에 약간 구부려야 한다.

운동 단계

운동실행자는 다리를 천천히 펴고 웨이트의 연결 락을 푼다(대개 손잡이를 돌리면서). 등을 등받침대에 완전히 기대면서 무릎이 운동실행자의 가슴 쪽으로 구부러질 수 있도록 웨이트를 천천히 낮춘다. 웨이트가 요추에 내려올 때 둔근은 등받침대에 닿은 채로 머물러야 한다. 웨이트는 최대한의 기능적인 관절가동범위에 도달할 때까지 내린다. 이것은 사람마다 다르다. 둔근, 허리, 햄스트링에의 개인적 유연성 한계는 구체적인 끝 지점의 관절가동범위를 알려 줄 것이다. 어떠한 점에서도 둔근이 등받침대에서 떨어진 채로 올라가서는 안 된다. 모든 복잡한 다리운동과 마찬가지로 무릎은 90° 이상 굽히면 안 되고 어떤 경우에도 무릎이 발가락보다 앞으로 나가서는 안 된다. 일단 최대한의 기능적 관절가동범위에 도달하거나 무릎의 구부러짐이 90°에 다다르면 운동실행자는 발 받침대에 뒤꿈치와 다리를 펴면서 부가적인 힘을 내야 한다.

운동 보조

레그프레스의 보조는 트레이너가 기구의 옆에서 한다. 운동실행자가 준비되고 무게를 지지하면서 들 때 운동판을 지지하면서 도움을 준다. 조절된 감속과 부드러운 가속을 관찰하는 동안 그들이 반복해서 할 수 있도록 한다. 만약 도움이 필요하다면 발판에 힘을 주고 운동실행자가 손잡이를 가지고 무게를 받치는 동안 끝에서 잡아 준다.

트레이닝 시 고려사항

레그프레스는 매우 간단한 운동이지만 부정확하게 수행되기 쉬운 운동이다. 일반적인 실수에는 부적절한 발 위치(너무 낮음), 발꿈치 대신에 발등을 통해서 미는 것, 아래쪽의 단계적 감속이 충분하지 않은 것, 둔근을 받침대에서 떨어뜨리고 드는 것과 등 아래를 구부리는 것이 있다. 보통 낮은 둔근 유연성 때문에 발생한다. 부가적으로 레그프레스는 고혈압을 가진 사람들에게 위험할 수 있다. 높아진 혈압과 몸 압축의 조합은 두 배 이상의 안정시 혈압을 유발하기 때문에 높은 위험을 가진 운동실행자의 심장혈관 사고의 가능성과 위험을 높인다.

하체 저항성 트레이닝 (Lower Body Resistance Training)

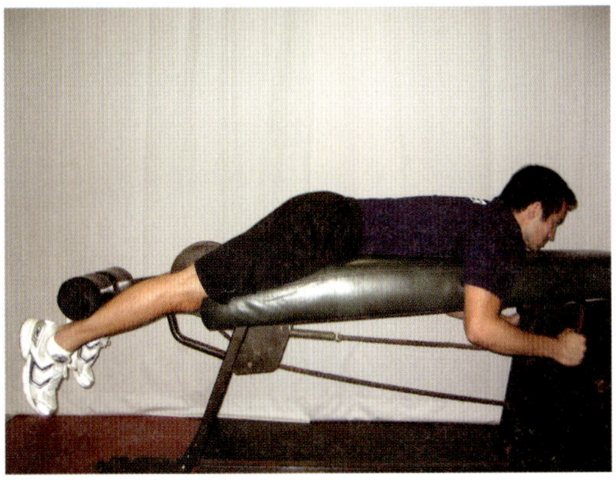

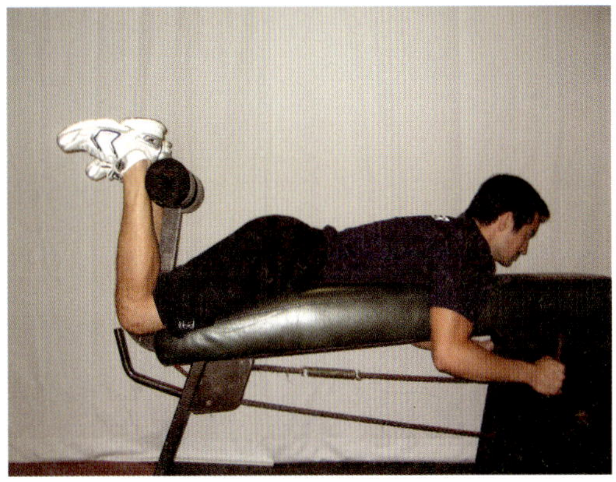

운동: 레그 컬(leg curl)
관절 동작: 무릎 굴곡
관련 근육: 대퇴이두근, 반막양근, 반건양근, 비복근
변형: 한 다리 또는 두 다리로 수행한다.

시작 자세

운동실행자는 기구 위에 반듯하게 드러눕는다. 다리 아래쪽의 말단 면에 패드가 기댈 수 있도록 발꿈치를 스윙 암 패드의 위에 위치시킨다. 발꿈치는 중립 자세를 취하고 무릎관절의 회전축과 기구의 회전축이 일렬이 되도록 다리는 각각 평행하게 둔다.

운동 단계

운동실행자는 햄스트링 근육군을 수축시키고 조절하면서 다리를 구부린다. 다리는 움직임의 최대 가능 범위까지 구부린다. 발꿈치는 운동의 상승 단계 동안 중립 자세를 유지해야 한다. 일단 움직임의 안전한 범위에 도달하면 저항을 조절하면서 시작 지점으로 되돌린다. 발꿈치는 관절가동범위 내내 중립을 유지해야 하고 엉덩이는 기구 받침대에 닿도록 유지해야 한다. 리프터는 관절가동범위의 어떤 부분에서도 튕기거나 탄성을 이용해서는 안 된다.

운동 보조

이 운동의 보조는 기구의 한쪽에 서서 기구의 스윙 암 패드를 보조하면서 쉽게 이루어질 수 있다.

트레이닝 시 고려사항

이 운동은 수축력의 중점을 바꾸기 위해서 한 다리나 두 다리를 가지고 수행할 수 있다. 가장 일반적인 실수는 과도한 엉덩이 굴곡, 부정확한 관절 축 정렬, 움직임의 제한된 범위 사용이 포함된다. 부하가 너무 지나치다는 것의 확실한 증거는 저항에 대하여 처음 힘을 줄 때 엉덩이가 굴곡되는 것이다.

하체 저항성 트레이닝 (Lower Body Resistance Training)

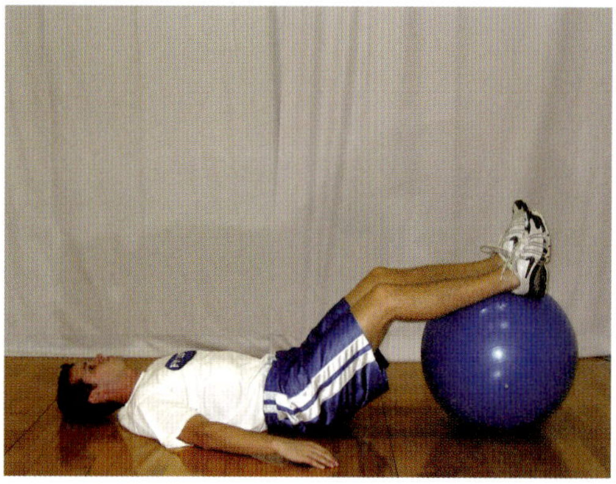

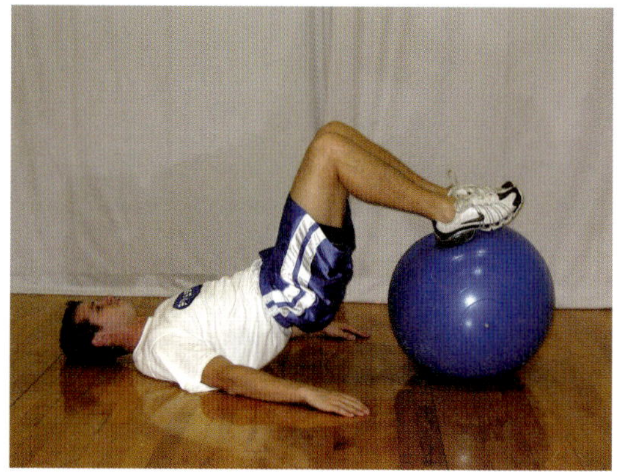

운동: 짐볼 레그 컬(gymball leg curl)

관절 동작: 무릎 굴곡

관련 근육: 대퇴이두근, 반막양근, 반건양근, 비복근

변형: 한 다리 또는 두 다리로 수행한다.

시작 자세

운동실행자는 발을 볼 위에 올린 채로 바닥에 똑바로 눕고 팔은 신체 양 측면으로 신전시킨다. 안정적인 척추 브릿지 자세는 볼 위의 정강이 말단 부분과 함께 이루어진다. 발목의 자세를 바르게 잡고 골반을 똑바로 하며 무릎을 약간 굴곡시킨 채로 다리는 서로 평행이 되도록 한다.

운동 단계

운동실행자는 엉덩이를 신전시키고 동시에 햄스트링 근육군을 수축시킴으로써 다리를 통제된 방법으로 구부린다. 엉덩이가 신전되어 바른 골반 자세를 유지하는 동안 다리를 도달할 수 있는 최대한의 관절가동범위까지 구부린다. 발목은 운동의 상승 과정이 진행되는 동안 바른 자세로 유지되어야 한다. 최대 범위까지 도달하면 신체는 통제된 방법을 통해 브릿지 자세로 되돌아간다. 발목은 관절가동범위의 처음부터 끝까지 바른 자세로 유지되어야 하고 엉덩이는 신전된 채로 있어야 한다.

운동 보조

볼 앞에 서서 볼 측면으로부터의 동작을 도와주어 이 운동을 쉽게 보조할 수 있다.

트레이닝 시 고려사항

안정성과 장력의 필요조건을 향상시키기 위해 한 다리 또는 두 다리로 수행될 수 있다. 가장 일반적인 오류는 무릎을 굴곡시킬 때 엉덩이를 신전시키지 않는 것이다.

하체 저항성 트레이닝 (Lower Body Resistance Training)

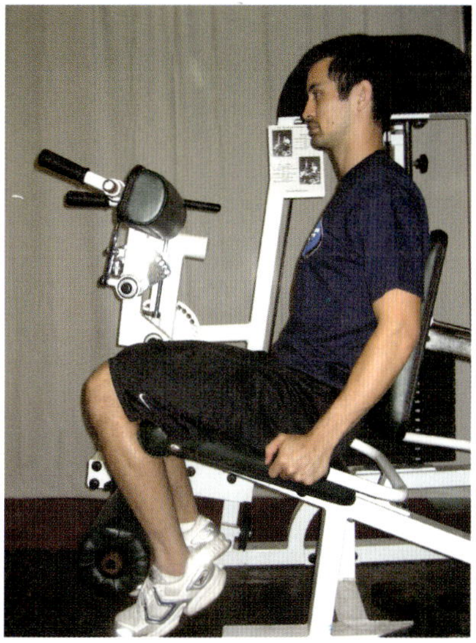

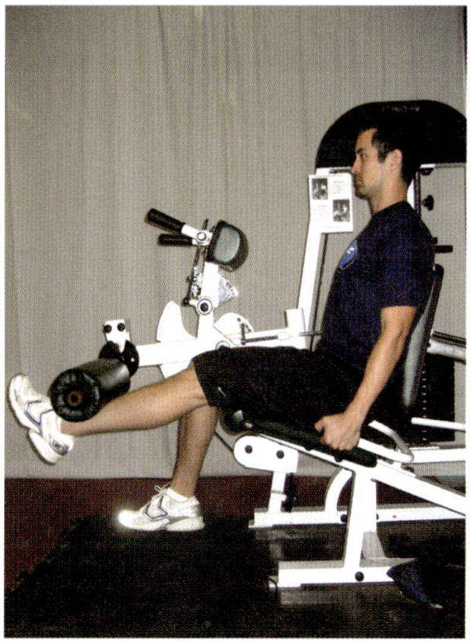

운동: 레그 익스텐션(leg extension)

관절 동작: 무릎 신전

관련 근육: 대퇴직근, 외측광근, 중간광근, 내측광근

변형: 한 다리 또는 두 다리로 수행한다.

시작 자세

운동실행자는 기구 위에 앉아서 운동을 시작한다. 발목은 패드가 정강이의 앞부분에 얹히도록 회전하는 팔의 패드 뒤에 위치시킨다. 이후에 발목은 배측굴곡시키고 다리는 무릎관절 회전축이 기구의 회전축과 일직선이 되도록 하여 서로 평행을 이루게 한다.

운동 단계

운동실행자는 대퇴사두근군을 수축시킴으로써 통제된 방법으로 다리를 신전시킨다. 다리는 최대 관절가동범위까지 신전시킨다. 발목은 운동을 하는 동안에 바른 자세를 유지한다. 저항은 통제된 방법을 통해 시작 자세로 되돌아간다. 발목은 관절가동범위의 처음부터 끝까지 바른 자세를 유지해야 한다. 리프터는 튕긴다거나 관절가동범위 이내에서 탄성을 사용하거나 저항이 웨이트 스택(weight stack)에 닿아서는 안 된다.

운동 보조

기구의 옆에 서서 회전하는 패드로부터 동작을 도와주는 것으로 이 운동을 쉽게 보조할 수 있다.

트레이닝 시 고려사항

이런 유형의 기구를 사용하는 유일한 목적이라 할 수 있으므로 동작은 통제되고 국소적이 되도록 해야 한다. 운동은 엉덩이 굴근의 동작을 바꾸고 다리로 더 무거운 무게를 들어 올릴 때 만들어지는 전달력을 줄이기 위해 한 다리로 수행할 수 있다. 일반적인 오류는 제한된 관절가동범위, 부정확한 관절 축 정렬, 탄성의 사용과 지렛대 작용을 이용해 장력 생성을 증가시키기 위해 둔근을 패드에서 들어 올리는 것 등이 있다.

하체 저항성 트레이닝 (Lower Body Resistance Training)

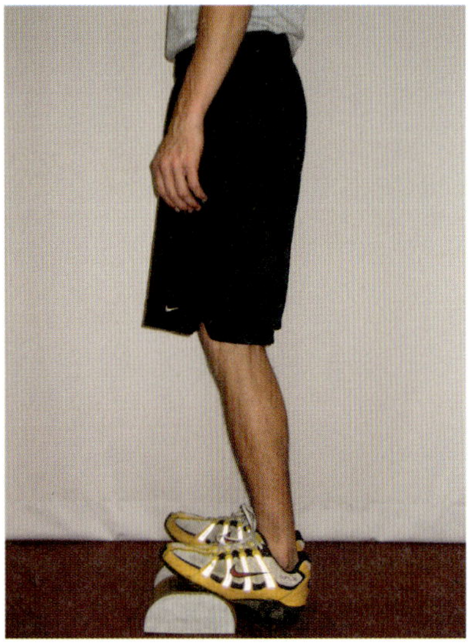

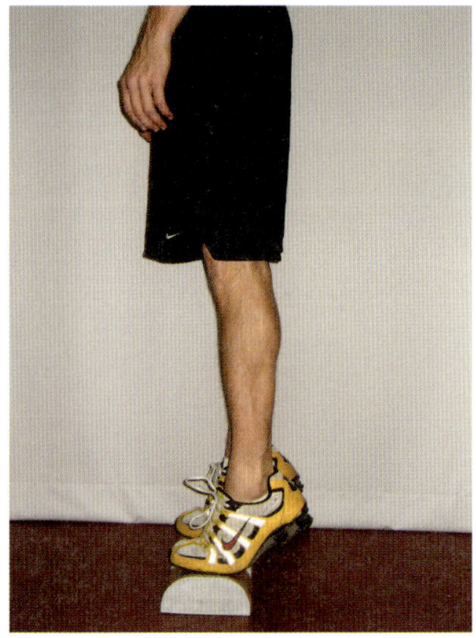

운동: 스탠딩 힐 레이즈(standing heel raise)

관절 동작: 발바닥 굴곡

관련 근육: 비복근, 가자미근, 족저근

변형: 한 다리 또는 두 다리, 앉아서 또는 서서 수행한다.

시작 자세

한 발 또는 양발의 볼을 경사진 면에 올려놓고 시작한다. 발의 자세는 발목이 충분히 배측굴곡이 될 수 있도록 한다. 무릎은 가볍게 굽힌 채로 발가락은 똑바로 앞을 향하도록 한다.

운동 단계

운동실행자는 발바닥을 굴곡시키면서 동작을 시작한다. 저항력은 운동실행자의 발등볼을 통해 발목이 최대한 굴곡될 때까지 전달된다. 운동실행자는 관절가동범위의 처음부터 끝까지 약간의 무릎 굴곡을 유지해야 하고, 느리고 지속적인 방법으로 동작을 수행해야 한다. 발바닥 굴곡이 최대한 이루어지면 속도를 조절하면서 발목을 배측굴곡시킴으로써 하강 과정을 통해 처음 자세로 되돌아간다. 동작에서 바닥을 튕겨서는 안 된다.

운동 보조

운동 보조는 주로 언어적 신호를 사용해서 운동실행자의 무릎이 고착되지 않고 최대 관절가동범위까지 도달하도록 해주는 것이다.

트레이닝 시 고려사항

그림의 운동은 무릎이 신전된 자세로 수행된다. 이 자세에서 가자미근이 무릎관절을 교차시키지 못하므로 비복근이 가자미근보다 강조된다. 만약 가자미근을 움직이게 할 의도라면 무릎은 앉아서 카프 레이즈 운동을 할 때처럼 굴곡되어야 한다. 이 운동을 할 때 일반적인 실수는 동적인 동작의 사용과 리프터가 과도한 저항으로 인해 최대 기능적인 관절가동범위까지 움직이지 못하는 것이다.

하체 저항성 트레이닝 (Lower Body Resistance Training)

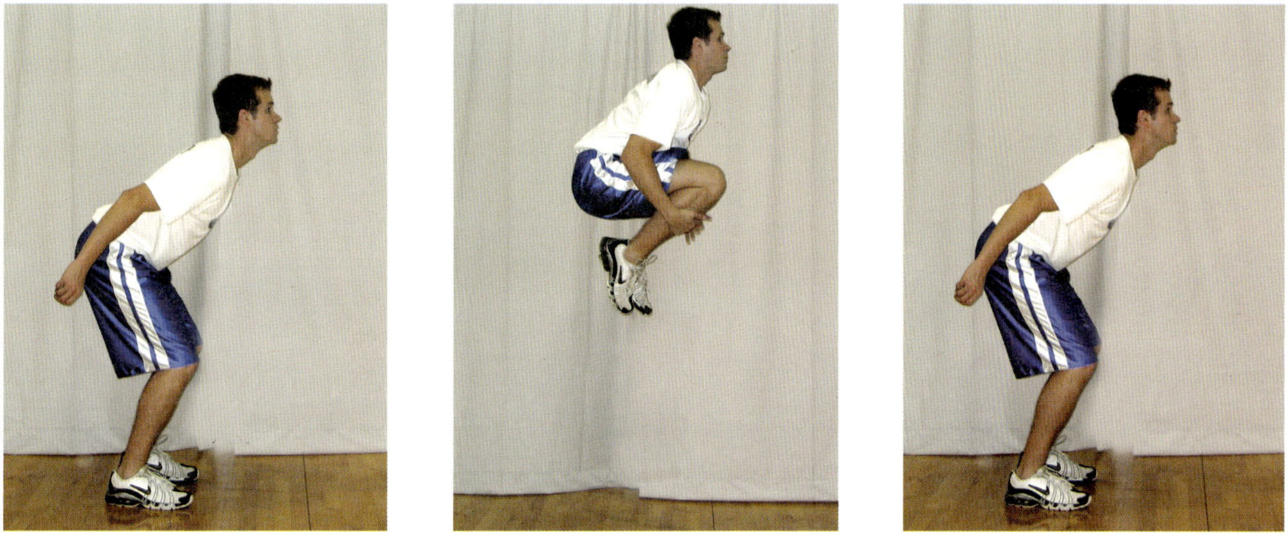

운동: 턱 점프(tuck jump)

관절 동작: 엉덩이 신전, 엉덩이 굴곡, 무릎 신전, 무릎 굴곡

관련 근육: 엉덩이와 무릎 신전근

변형: 한 다리 또는 두 다리로 수행한다.

시작 자세

운동실행자는 엉덩이와 무릎을 굴곡시킨 채 스탠스 자세로 시작한다. 팔을 신체 옆에서 부분적으로 굴곡시킨 채 어깨는 가볍게 신전시킨다. 발은 엉덩이 아래에 있어야 하고 발목은 가볍게 배측굴곡시킨다.

운동 단계

운동실행자는 위로 점프하기 위해 어깨를 굴곡시키는 동안 엉덩이와 무릎을 신전시키며 운동을 시작한다. 땅에서 떨어져 엉덩이와 무릎이 충분히 신전되면 점프가 정점에 달했을 때 최대한의 턱 자세에 도달하기 위해서 빠르게 굽혀야 한다. 아래쪽으로 다시 내려오는 과정에서 엉덩이와 무릎은 발이 땅에 닿을 때 충격을 흡수하기에 충분할 만큼 신전되어야 한다. 착지가 이루어지면 무릎과 엉덩이는 충격을 흡수하기 위해 굴곡되지만, 턱 자세로 되돌아갈 때의 가속에 도움을 주는 신전 단축 사이클을 이용하기 위해 즉시 신전된다.

운동 보조

턱 점프는 트레이너가 뒤에 서서 착지하는 과정에서 균형을 잃는 운동실행자를 잡을 준비를 하며 보조할 수 있다.

트레이닝 시 고려사항

턱 점프는 바르게 수행할 만큼의 적당한 체력과 근력을 필요로 한다. 착지는 상당한 감속 장력을 필요로 하고 최대의 힘으로 운동을 시도하기 전에 절반 정도의 속도로 연습이 이루어져야 한다. 충돌로 인한 부상을 방지하기 위해 적절한 신발을 착용해야 한다.

하체 저항성 트레이닝 (Lower Body Resistance Training)

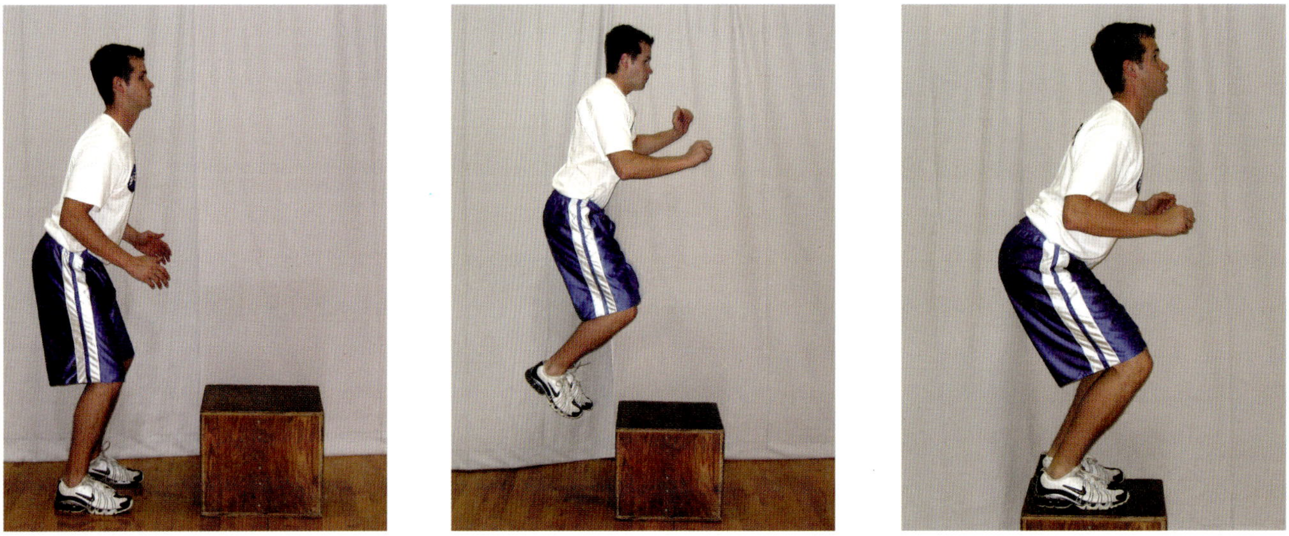

운동: 박스 점프(box jump)
관절 동작: 엉덩이 신전, 무릎 신전
관련 근육: 엉덩이와 무릎 신전근
변형: 한 다리 또는 두 다리로 수행한다.

시작 자세

운동실행자는 엉덩이와 무릎을 굽힌 채로 박스 앞에 스탠스 자세로 서서 시작한다. 팔을 부분적으로 굴곡시킨 채 어깨는 가볍게 신전시킨다. 발은 엉덩이 아래에 있어야 하고 발목은 가볍게 배측굴곡시킨다.

운동 단계

운동실행자는 위로 점프하기 위해 어깨를 굴곡시키는 동안 엉덩이와 무릎을 신전시키며 운동을 시작한다. 최대한 신전시키면서 땅에서 떨어지면 박스 위에 착지할 발 높이를 높이기 위해 엉덩이와 무릎을 굽히기 시작한다. 점프의 정점에 달하면서 엉덩이와 무릎은 충격을 흡수하는 자세가 되도록 굴곡시킨다. 발이 박스와 접촉하면 무릎과 엉덩이는 박스 위에서의 충격을 흡수하기 위해 더 굴곡시켜야 한다. 운동 목표와 운동실행자의 상대적 능력에 따라 운동실행자는 그냥 내려와서 시작 자세를 다시 잡거나 뒤를 향해 위쪽으로 뛰어 내려올 수 있다.

운동 보조

박스 점프는 언어적 신호를 사용하여 동작의 오류를 바로잡아 줄 수 있다.

트레이닝 시 고려사항

박스 점프는 특히 물체의 높이 때문에 위험하다. 발이 박스에 제대로 닿지 않으면 운동실행자는 떨어져서 정강이 부상이 발생할 수도 있다. 착지는 상당한 장력의 감소를 필요로 하며 낮은 높이에서 연습을 한 후에 더 높은 도약을 시도해야 한다.

하체 저항성 트레이닝 (Lower Body Resistance Training)

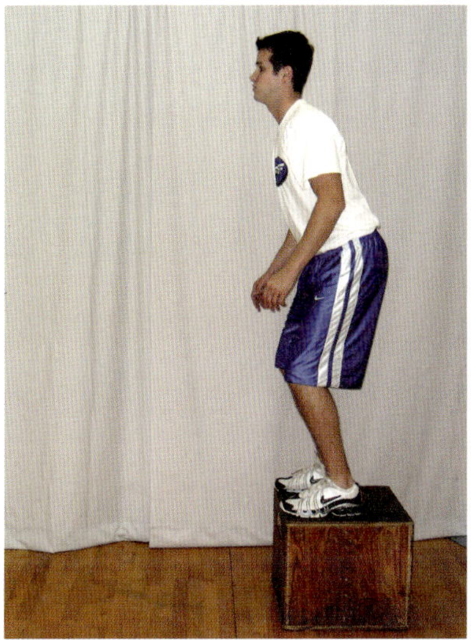
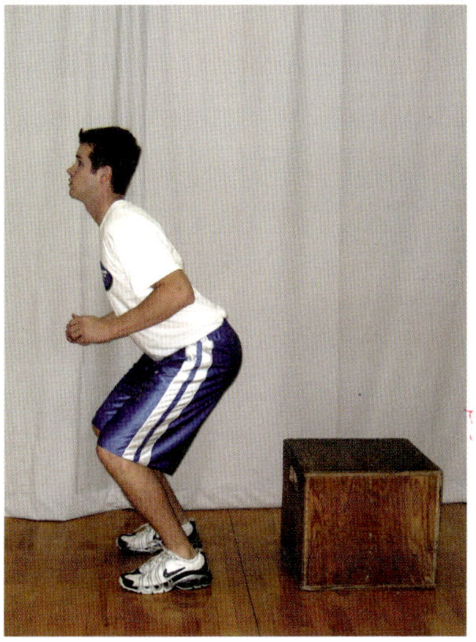
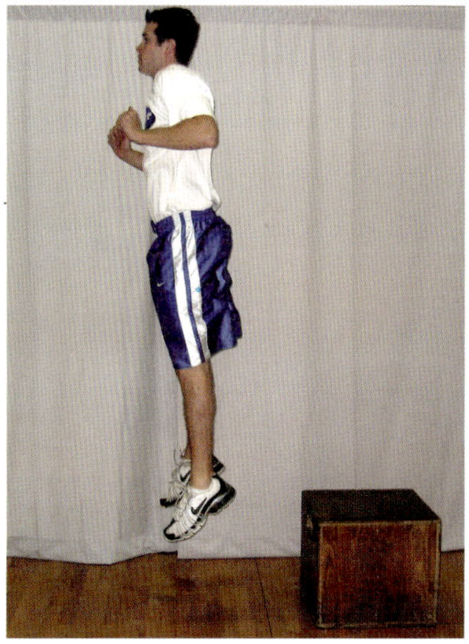

운동: 뎁스 점프(depth jump)
관절 동작: 엉덩이 신전, 무릎 신전
관련 근육: 엉덩이와 무릎 신전근
변형: 수직, 정면, 측면 점프를 한 다리 또는 두 다리로 수행한다.

시작 자세

운동실행자는 박스 위에서 스탠스 자세로 또는 엉덩이와 무릎을 굽힌 채로 시작한다. 팔을 부분적으로 굴곡시킨 채 어깨는 가볍게 신전시킨다. 발은 엉덩이 아래에 있어야 하고 발목은 가볍게 배측굴곡시킨다.

운동 단계

운동실행자가 박스에서 발을 떼면서 동작은 시작된다. 발이 땅에 닿으면 무릎과 엉덩이는 충격을 흡수하기 위해 굴곡되어야 하고 위로 점프하기 위해 어깨가 굴곡되는 동안 빠르게 신전되어야 한다. 아래쪽으로 다시 내려오는 과정에서 엉덩이와 무릎은 발이 땅에 닿을 때의 충격을 흡수하기에 충분할 만큼 신전되어야 한다. 발이 땅과 접촉하면 무릎과 엉덩이는 충격을 흡수하기 위해 굴곡되어야 한다.

운동 보조

뎁스 점프는 적절한 수행을 조절하기 위해서 언어적 신호를 사용하여 보조한다.

트레이닝 시 고려사항

뎁스 점프는 바르게 수행할 만큼의 적당한 체력과 근력을 필요로 한다. 박스의 높이는 더 높은 높이에서 운동을 하기 전에 운동실행자를 적응시키기 위해 낮춰야 한다.

하체 저항성 트레이닝 (Lower Body Resistance Training)

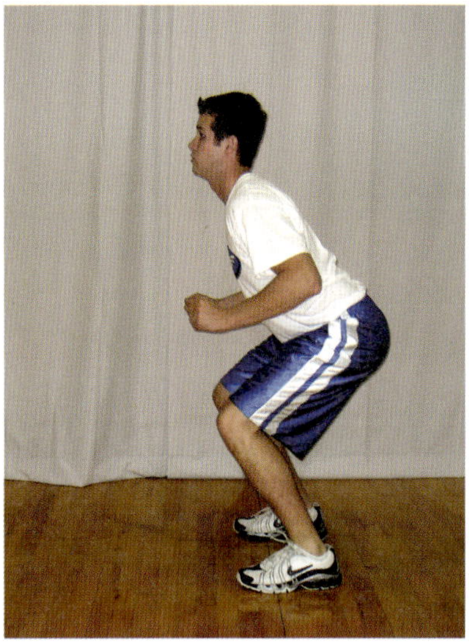
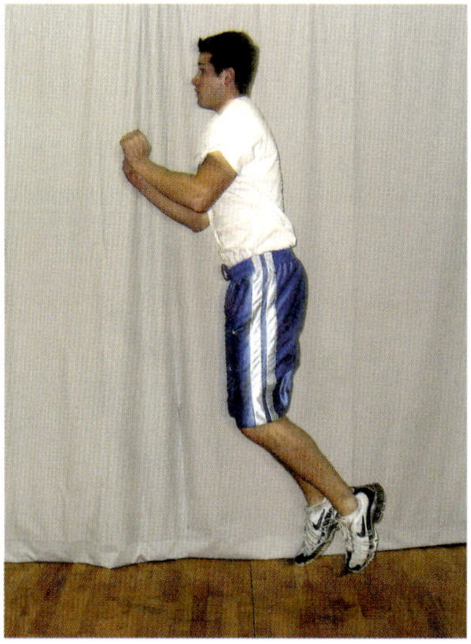
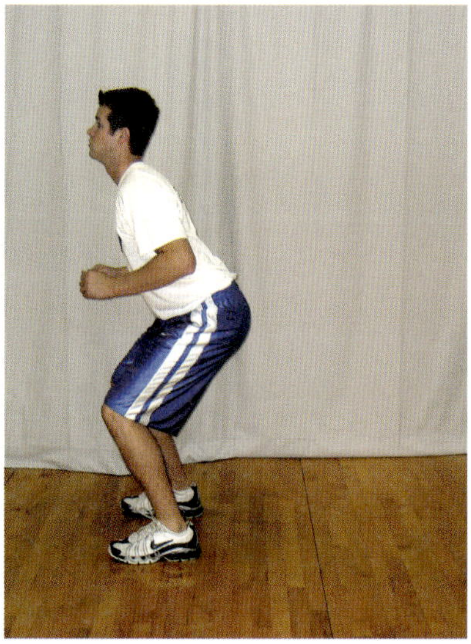

운동: 더블 레그 바운드(double leg bounds)
관절 동작: 엉덩이 신전, 무릎 신전
관련 근육: 엉덩이와 무릎 신전근
변형: 한 다리 또는 두 다리로 수행한다.

시작 자세

운동실행자는 엉덩이와 무릎을 굽힌 채 스탠스 자세로 시작한다. 팔을 신체 옆에서 부분적으로 굴곡시킨 채 어깨는 가볍게 신전시킨다. 발은 엉덩이 아래에 있어야 하고 발목은 가볍게 배측굴곡시킨다.

운동 단계

운동실행자는 앞으로 점프하기 위해 어깨를 굴곡시키는 동안 엉덩이와 무릎을 신전시키며 운동을 시작한다. 최대한 신전시키면서 땅에서 떨어지면 점프의 정점에서 엉덩이와 무릎은 굴곡되기 시작해야 한다. 아래쪽으로 다시 내려오면서 엉덩이와 무릎은 부분적으로 충격을 흡수하는 자세로 굴곡시켜야 한다. 착지가 이루어지면 무릎과 엉덩이는 충격을 흡수하기 위해 굴곡되지만, 다음 점프 시 가속에 도움을 주는 신전 단축 사이클을 이용하기 위해 즉시 신전된다.

운동 보조

바운딩은 언어적 신호를 사용하여 동작의 오류를 바로잡아 줄 수 있다.

트레이닝 시 고려사항

바운딩은 롱 점프가 간단하게 반복되지만 빠른 속도로 신체 동작의 변화가 반복되므로 추가적인 고려가 필요하다. 착지는 상당한 장력의 감속을 필요로 하고 최대의 힘으로 운동을 시도하기 전에 절반 정도의 속도로 연습이 이루어져야 한다. 충돌로 인한 부상을 방지하기 위해 적절한 신발을 착용해야 한다.

하체 저항성 트레이닝 (Lower Body Resistance Training)

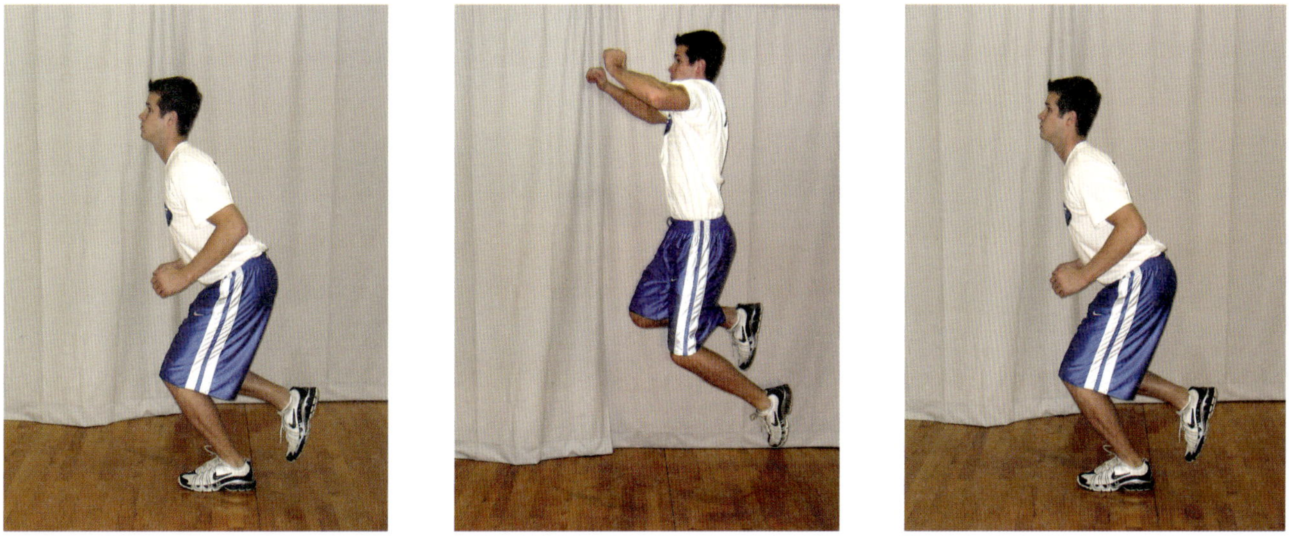

운동: 싱글 레그 바운드(single leg bounds)

관절 동작: 엉덩이 신전, 무릎 신전

관련 근육: 엉덩이와 무릎 신전근

변형: 한 다리 또는 두 다리로 수행한다.

시작 자세

운동실행자는 엉덩이와 무릎을 굽힌 채 스탠스 자세에서 한 발로 서서 시작한다. 올린 다리는 몸의 약간 뒤쪽에 있을 것이다. 팔을 부분적으로 굴곡시킨 채 어깨는 가볍게 신전시킨다. 바닥에 붙인 발은 엉덩이 아래에 있어야 하고 발목은 가볍게 배측굴곡시킨다.

운동 단계

운동실행자는 앞으로 점프하기 위해 어깨를 굴곡시키는 동안 엉덩이와 무릎을 신전시키며 운동을 시작한다. 떠 있는 다리는 엉덩이만큼 움직일 것이고 붙인 다리는 공중으로 뜨기 위해 신전된다. 엉덩이와 무릎은 점프의 정점에서 굴곡되기 시작해야 한다. 아래쪽으로 다시 내려오기 시작하면서 엉덩이와 무릎을 부분적으로 충격을 흡수하는 자세로 굴곡시켜야 한다. 착지가 이루어지면 무릎과 엉덩이는 충격을 흡수하기 위해 굴곡되지만, 다음 점프 때의 가속에 도움을 주는 신전 단축 사이클을 이용하기 위해 즉시 신전된다.

운동 보조

바운딩은 언어적 신호를 사용하여 동작의 오류를 바로잡아 줄 수 있다.

트레이닝 시 고려사항

싱글 레그 바운드는 어려운 운동이고 점프를 시작하기 전에 한쪽 다리로만 이루어지는 운동을 통해 상당한 준비 과정을 필요로 한다. 발목은 특히 지지의 기반이 한 발로 제한되므로 부상의 위험이 있다. 싱글 레그 바운드를 시도하기 전에 짧고 얕은 점프로 연습해야 한다.

코어 트레이닝 (Core Training)

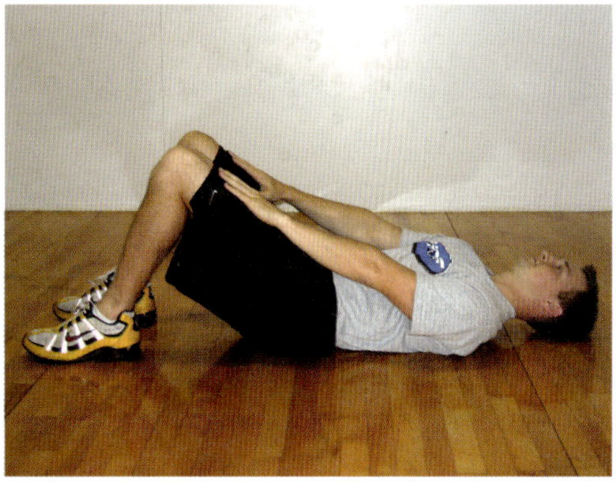

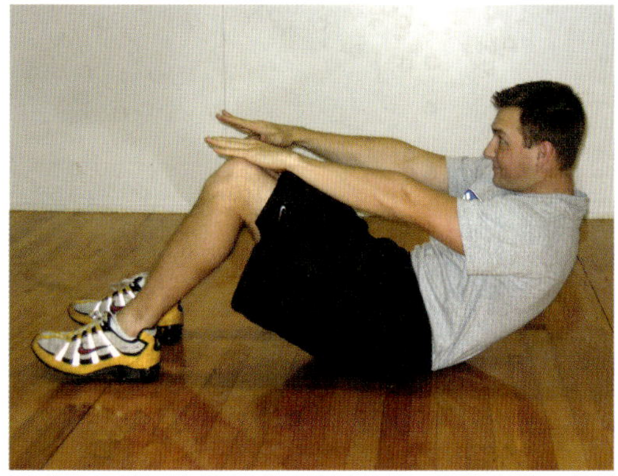

운동: 앱도미널 컬-업(abdominal curl-up)

관절 동작: 몸통 굴곡

관련 근육: 복직근

변형: 저항 팔 길이의 변경, 동작에 저항력을 추가한다.

시작 자세

운동실행자는 무릎을 굽히고 발은 바닥에 붙인 채 똑바로 누운 자세로 운동을 시작한다. 양손을 허벅지 위에 올린 채 팔을 앞쪽으로 뻗어야 한다.

운동 단계

운동실행자는 배꼽을 끌어당기고 후면으로 골반을 기울이면서 동작을 시작한다. 손을 허벅지에서 무릎 꼭대기로 미끄러뜨리며 복근을 굴곡시킨다. 손바닥이 무릎에 닿거나 30° 의 굴곡에 도달하면 시작 자세로 통제된 방법을 통해 내려가야 한다. 하강 과정은 등 윗부분이 바닥에 닿을 때까지 계속되어야 하는데 그동안 복근은 수축된 상태를 유지해야 한다.

운동 보조

운동 보조는 운동실행자가 통제된 방법으로 최대 관절가동범위에 닿을 수 있도록 하기 위해 언어적 신호를 사용해 이루어진다.

트레이닝 시 고려사항

운동실행자들이 흔히 범하는 실수는 골반을 후방으로 기울이는 동작을 시작할 때가 아니라 엉덩이 굴근 활동을 강조할 때 일어난다. 또한 역학적 이점을 위해 엉덩이를 바닥에서 떼어 낼 때와 운동부하 증가에 따른 탄성이 종종 이용된다.

코어 트레이닝 (Core Training)

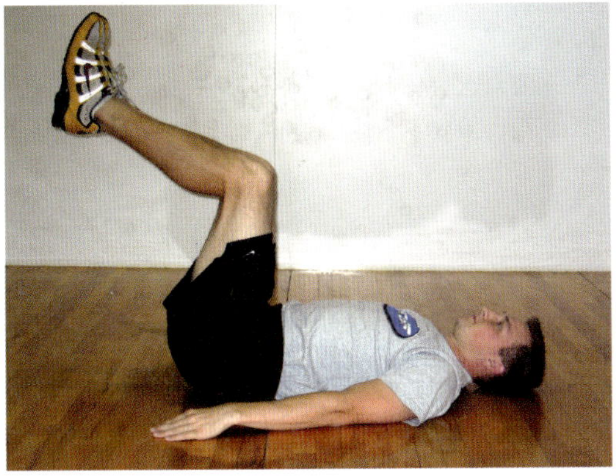

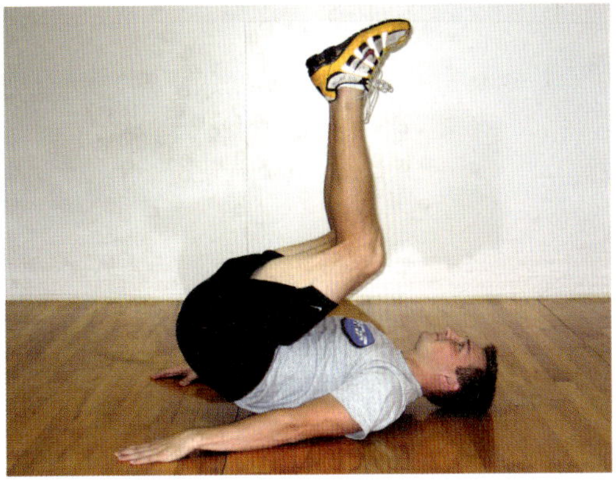

운동: 리버스 앱도미널 컬-업(reverse abdominal curl-up)
관절 동작: 몸통 굴곡
관련 근육: 복직근
변형: 인클라인 또는 매달린 자세로 수행한다.

시작 자세

운동실행자는 그들의 무릎과 엉덩이를 굽힌 채 똑바로 누워서 운동을 시작한다. 손바닥을 아래로 하여 팔을 양쪽으로 뻗어야 한다.

운동 단계

운동실행자는 배꼽을 끌어당기고 후면으로 골반을 기울이면서 동작을 시작한다. 복근을 굴곡시키면서 둔근을 당겨 바닥에서 뗀다. 무릎을 굽힌 자세는 동작의 처음부터 끝까지 바뀌면 안 된다. 최대 관절가동범위에 도달하면 통제된 방법으로 하강시켜야 한다. 하강 과정은 둔근 상부가 바닥에 닿을 때 끝나야 한다.

운동 보조

운동 보조는 운동실행자가 통제된 방법으로 최대 관절가동범위에 닿을 수 있도록 하기 위해 언어적 신호를 사용해 이루어진다.

트레이닝 시 고려사항

리버스 앱도미널 컬-업을 하면서 발생하는 가장 일반적인 오류는 엉덩이 굴곡과 다리 신전으로부터 생성된 탄성을 이용하는 것이다. 운동실행자는 엉덩이 운동이 아닌 복근 수축에 노력이 집중되도록 통제된 방법을 통해서 운동하도록 지도받아야 한다. 이 운동은 경사면 위에서 수행됨으로써 더욱 고난이도가 될 수 있다.

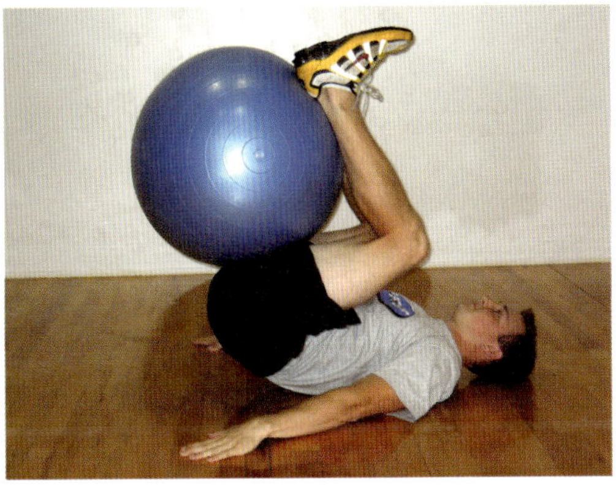

동작의 변형: 아래쪽 다리 관절 정렬을 조정하기 위한 짐볼

코어 트레이닝 (Core Training)

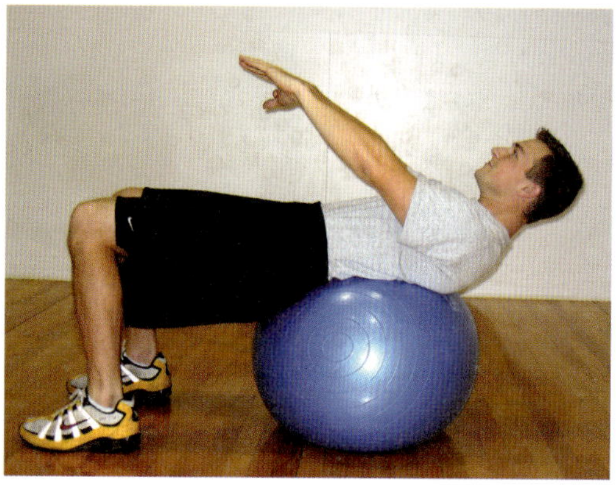

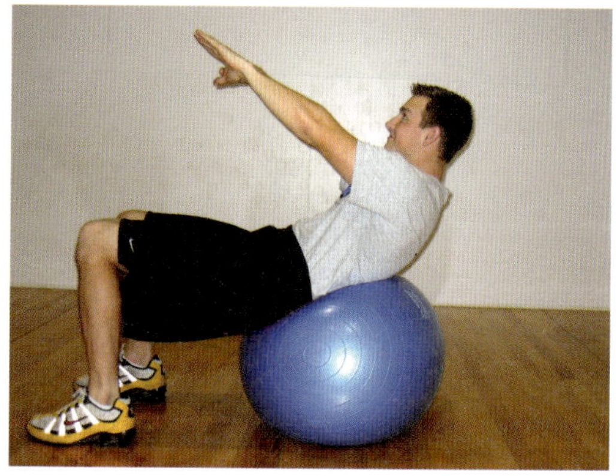

운동: 짐볼 컬-업(physioball curl-up)

관절 동작: 몸통 굴곡

관련 근육: 복직근

변형: 저항력 팔 변경, 중량 추가, 한쪽 다리만 사용한다.

시작 자세

운동실행자는 짐볼 위에서 무릎을 굽히고 발은 앞을 향하도록 바닥에 붙인 후 관절이 정렬되도록 한 상태에서 똑바로 누운 자세로 시작한다. 팔은 앞을 향해 뻗거나 가슴 위에 교차시켜야 한다.

운동 단계

운동실행자는 배꼽을 끌어당기고 후면으로 골반을 기울이면서 동작을 시작한다. 허리는 복근을 굴곡시키면서 짐볼에 닿게 될 것이다. 후면의 경사가 유지되면서 앞으로 더욱 갈수록 복근 굴곡이 촉진된다. 30°의 굴곡에 도달하면 시작 자세로 통제된 방법을 통해 내려가야 한다. 하강 과정은 등 가운데가 볼에 닿을 때까지 계속되어야 한다. 복근은 이 동작을 하는 동안 계속 수축된 채로 유지되어야 한다.

운동 보조

짐볼 위에서의 앱도미널 컬-업을 보조하는 것은 다른 볼 운동을 다루듯이 이루어진다. 접촉하는 볼을 안정화시키는 것이 이 운동을 더 쉽게 만들어주고 볼에서 떨어질 위험을 감소시킨다.

트레이닝 시 고려사항

짐볼은 안정화의 필요조건이 증가함으로써 동적인 동작으로 바뀌고 엉덩이와 어깨 관계에서의 변화로 인해 시작하는 각도가 변한다. 발의 너비 또한 지지의 기초를 추가하거나 감소시킴으로써 난이도에 변화를 준다.

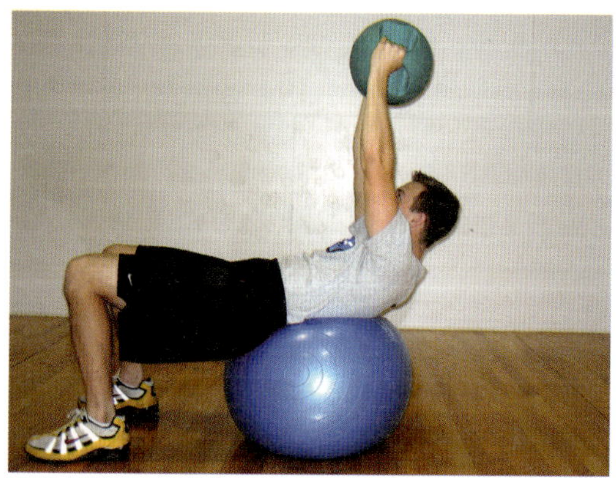

동작의 변형: 저항력의 추가를 위해 메디신볼을 잡음

코어 트레이닝 (Core Training)

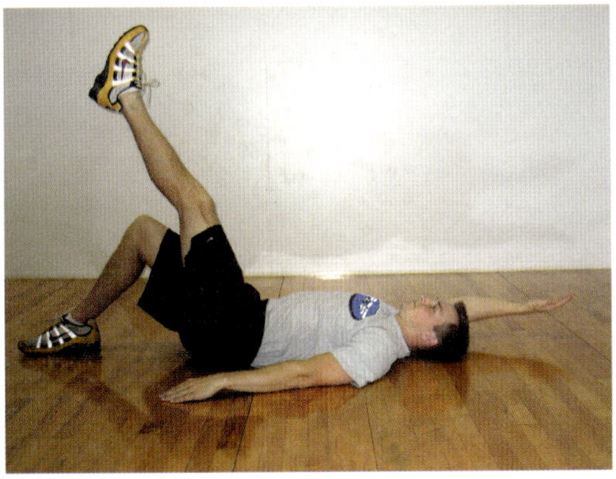

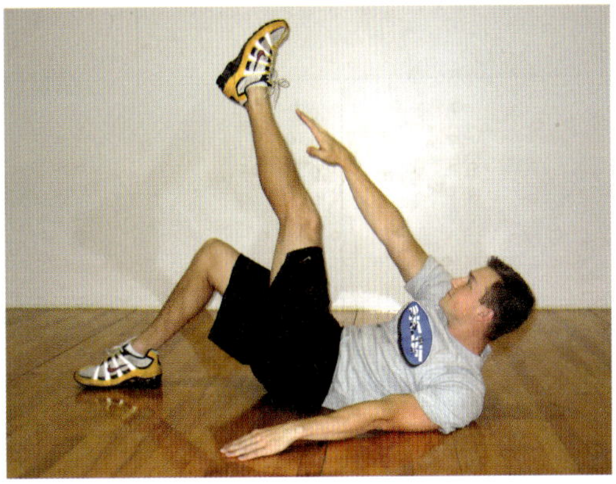

운동: 얼터네이팅 앵클 터치(alternating ankle touches)
관절 동작: 몸통 굴곡, 회전
관련 근육: 복직근, 외사근
변형: 케이블 또는 밴드 저항력 추가, 보수 위에서 수행한다.

시작 자세

운동실행자는 엉덩이를 굴곡시킨 채 똑바로 누워서 동작을 시작한다. 한 무릎은 발을 바닥에 붙인 채 굽히고 다른 다리는 위로 뻗는다. 올린 다리 쪽의 팔은 대칭되는 팔이 신전되어 측면에서 어깨보다 위에 위치해 외전되는 동안 신체 옆에서 앞으로 뻗어야 한다.

운동 단계

운동실행자는 배꼽을 끌어당기고 후면으로 골반을 기울이면서 동작을 시작한다. 그 다음 복근을 굴곡시키고 팔을 위로 뻗으며 몸을 가로질러 신전된 다리 쪽으로 닿게 함으로써 척추를 회전시킨다. 최대한 도달할 수 있는 범위에 다다르면 통제된 방법을 통해 시작 자세로 돌아가야 한다. 하강 과정은 등 윗부분이 바닥에 닿을 때까지 계속되어야 하고 복근은 이 동작을 하는 동안 계속 수축된 채로 유지되어야 한다. 이 동작에 회전을 더욱 추가하려면 뻗는 다리를 더 바깥쪽에 위치시키면 된다.

운동 보조

운동 보조는 운동실행자가 통제된 방법으로 최대 관절가동범위에 닿을 수 있도록 하기 위해 언어적 신호를 사용해 이루어진다.

트레이닝 시 고려사항

운동실행자들은 흔히 장력을 발생시키기 위해 팔을 휘두르는 동작으로 운동을 시작하는 실수를 한다. 복근운동은 바람직하지 못한 동작을 막기 위해 통제가 필요하다. 손으로 목표 지점을 가리키는 것은 목표 관찰에 기여함으로써 더욱 기술을 추가시킬 수 있게 한다.

코어 트레이닝 (Core Training)

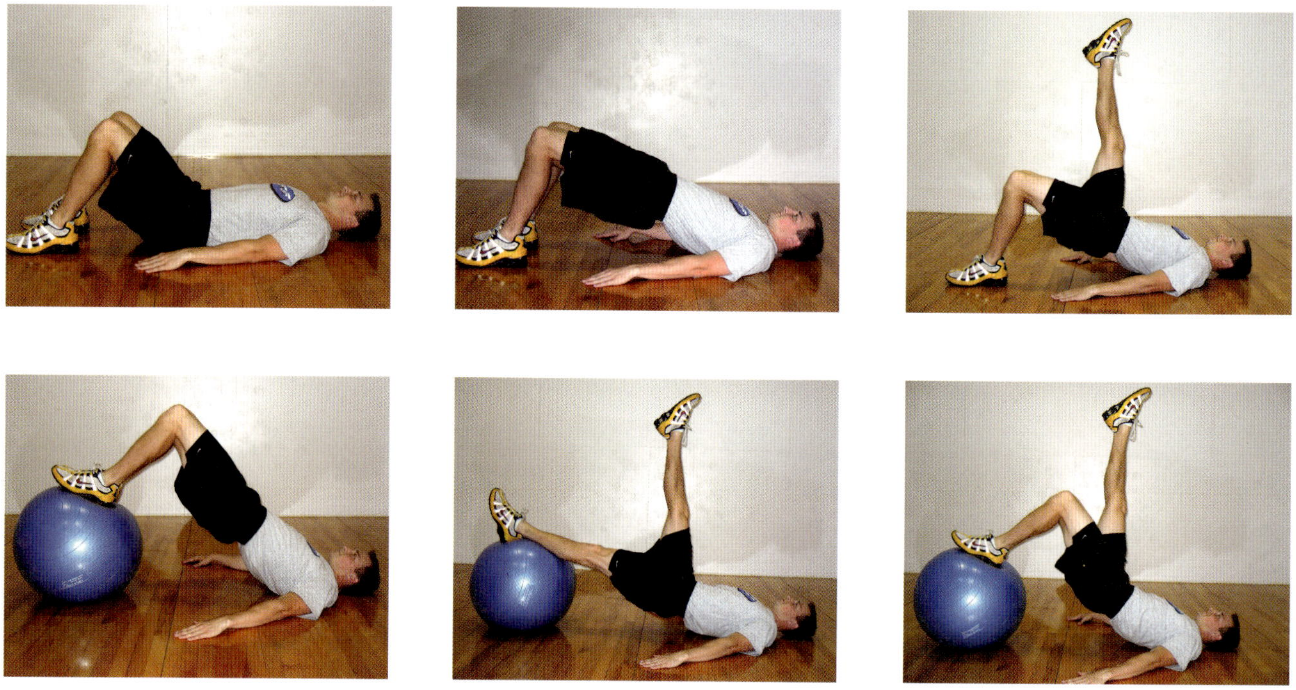

운동: 플로어 브리징(floor bridging)
관절 동작: 몸통 신전, 엉덩이 신전
관련 근육: 등 신전근, 엉덩이 신전근
변형: 바닥, 짐볼, 보수, 다이너디스크를 국소적으로 또는 양측으로 수행한다.

시작 자세

운동실행자는 무릎을 굽히고 발을 바닥에 붙인 채로 똑바로 누워서 시작한다. 팔은 바닥 위에서 양손의 손바닥이 밑으로 가게 하여 앞으로 뻗어야 한다.

운동 단계

운동실행자는 배꼽을 끌어당기고 엉덩이를 신전시키면서 동작을 시작한다. 뒤꿈치를 통해 힘을 주며 둔근과 허리를 수축시킨다. 엉덩이와 몸통이 일직선을 이루면 통제된 방법을 통해 시작 자세로 돌아가는데 이때 둔근은 바닥에 닿지 않도록 한다. 하강 과정은 둔근이 거의 바닥에 근접할 때까지 계속되어야 한다. 몸통은 수축 상태를 유지해야 한다.

운동 보조

운동 보조는 운동실행자가 통제된 방법으로 최대 관절가동범위에 닿을 수 있도록 하기 위해 언어적 신호를 사용해 이루어진다.

트레이닝 시 고려사항

발의 위치는 동작의 중점을 변경시킨다. 발을 가깝게 하면 대퇴사두근운동이 더 많이 되고 반면에 넓게 벌리면 둔근의 역학적인 도움이 증가된다. 양쪽이 아닌 한쪽 다리만 사용하거나 짐볼 또는 다른 안정 기구 위에서 수행함으로써 더욱 어려운 운동으로 만들 수 있다.

코어 트레이닝 (Core Training)

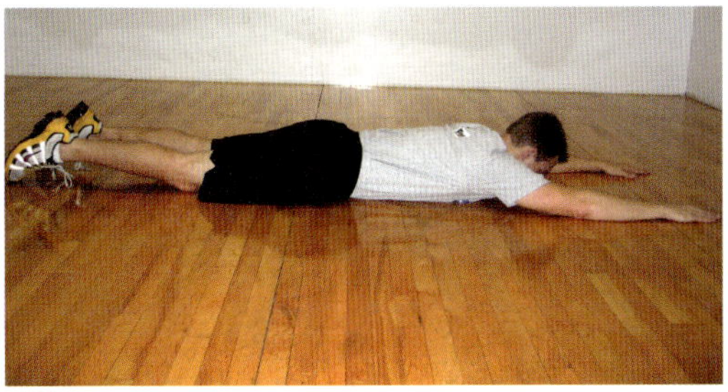

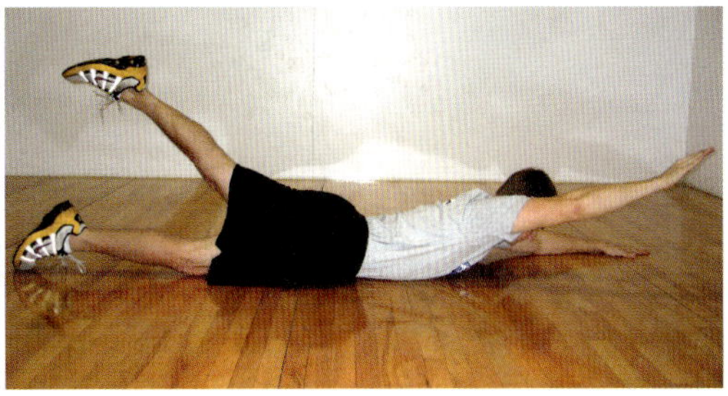

운동: 오퍼짓 레이즈(opposite raise)
관절 동작: 엉덩이 신전, 몸통 신전, 어깨 굴곡
관련 근육: 대둔근, 등 신전근, 삼각근, 중앙-승모근
변형: 짐볼 위, 무릎을 꿇는 자세, 또는 바닥에서 수행한다.

시작 자세

운동실행자는 엎드린 자세로 시작한다. 다리를 뻗은 자세에서 서로 평행이 되도록 하고 어깨를 굴곡시켜 팔을 앞으로 뻗는다.

운동 단계

대칭되는 팔 쪽의 어깨를 굴곡시키고 몸통을 신전시키면서 엉덩이 한쪽을 신전시킴으로써 동작을 시작한다. 운동실행자는 사지를 통증이 없는 범위 안에서 최대한 움직여야 한다. 최대한의 범위에 도달하면 시작 자세로 되돌아와서 반대편 팔다리를 사용해 같은 동작을 수행한다.

운동 보조

운동 보조는 운동실행자가 통제된 방법으로 최대 관절가동범위에 닿을 수 있도록 하기 위해 언어적 신호를 사용해 이루어진다.

트레이닝 시 고려사항

이 운동은 반대편 동작으로 부드럽게 넘어가면서 천천히 통제된 양식으로 수행되어야 한다. 무릎을 꿇는 자세(kneeling) 또는 짐볼 위에서 수행함으로써 더욱 어려운 운동이 될 수 있다.

코어 트레이닝 (Core Training)

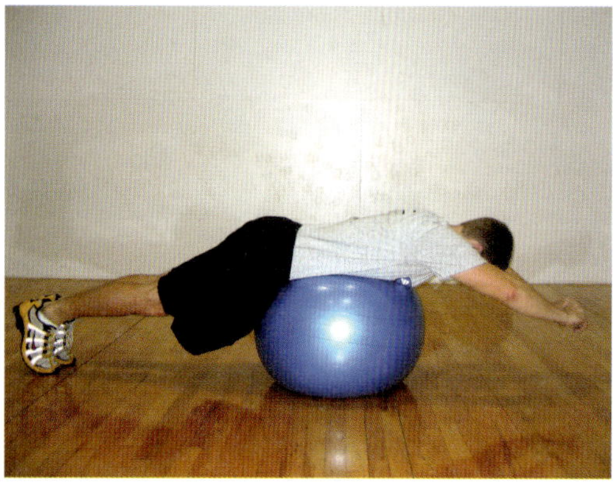

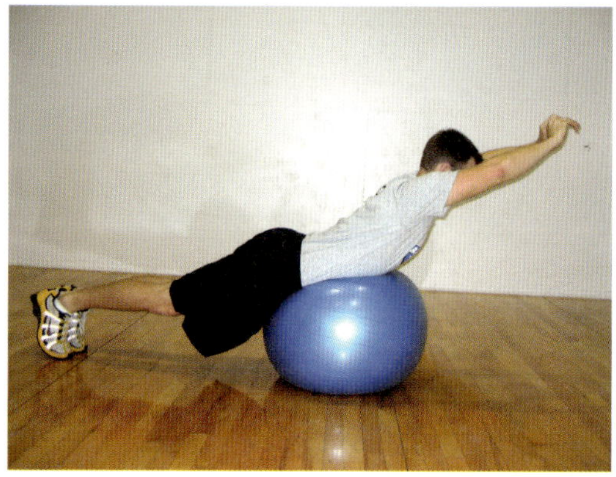

운동: 짐볼 백 익스텐션(physioball back extension)

관절 동작: 몸통 신전, 엉덩이 신전

관련 근육: 등 신전근

변형: 기구 위에서 한 다리 또는 두 다리로 수행한다.

시작 자세

운동실행자는 볼 위에서 배를 들어 올리기 위해 몸통과 엉덩이를 신전시킴으로써 동작을 시작한다. 어깨와 팔의 자세는 상승 과정에서 그대로 유지되거나 약간 과도하게 되어야 한다. 최대 관절가동범위에 이르면 통제된 방법을 통해 시작 자세로의 하강이 이루어져야 한다. 허리는 동작의 처음부터 끝까지 수축 상태를 유지해야 한다.

운동 보조

운동 보조는 볼이나 운동실행자의 다리를 잡아 줌으로써 이루어진다.

트레이닝 시 고려사항

볼 위에서의 등의 신전과 관련된 오류는 전통적인 기구에서의 그것과 유사하다. 일반적으로 척추 디스크로 이어질 수 있는 과도한 신전의 위험을 증가시키는 탄성이 사용된다. 추가적인 안정성을 위해 그리고 그 결과로 더 넓은 운동 범위를 위해 운동실행자의 발은 벽을 밀거나 손으로 고정될 수 있다. 난이도를 추가하기 위해 안정되지 않은 한 다리를 사용해 수행될 수 있다.

코어 트레이닝 (Core Training)

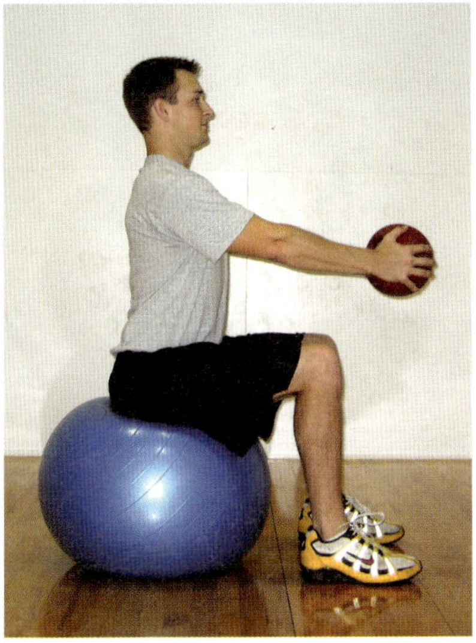

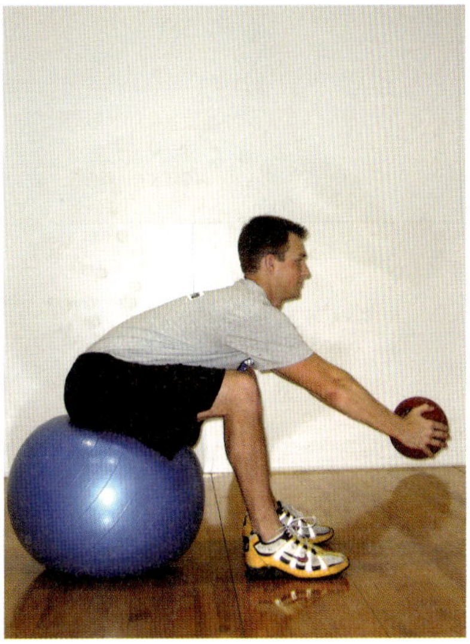

운동: 메디신볼 시티드 리치(medicine ball seated reach)

관절 동작: 몸통 신전

관련 근육: 등 신전근

변형: 한 팔 또는 두 팔로 수행한다.

시작 자세

운동실행자는 벤치나 짐볼 위에 앉아서 엉덩이를 가볍게 외전시키고, 무릎은 굴곡시키며, 발을 바닥에 붙인 채 시작한다. 어깨는 팔을 앞으로 뻗으면서 굽혀질 것이다.

운동 단계

운동실행자는 바닥을 향해 앞쪽 아래로 엉덩이와 어깨를 굴곡시킴으로써 동작을 시작한다. 운동실행자의 등은 엉덩이가 굴곡되고 팔이 앞으로 향하는 동안 수직을 유지해야 한다. 기능적인 최대 범위에 도달하면 등과 허리를 신전시켜 처음 자세로 되돌아가야 한다. 등의 자세는 동작의 처음부터 끝까지 유지되어야 한다. 동작은 통제되어야 하고 운동실행자는 앞으로 가속하거나 바닥을 튕겨서는 안 된다.

운동 보조

운동 보조는 운동실행자가 등을 평평하게 유지하면서 통제된 방법으로 최대 관절가동범위에 닿을 수 있도록 하기 위해 언어적 신호를 사용해 이루어진다.

트레이닝 시 고려사항

운동실행자들은 흔히 등을 구부리거나 동작을 수행하는 동안 탄성을 이용하기 위해 바닥을 튕기는 실수를 한다. 이 운동은 최대 관절가동범위 전체에 걸쳐 통제된 방법으로 수행되어야 한다.

코어 트레이닝 (Core Training)

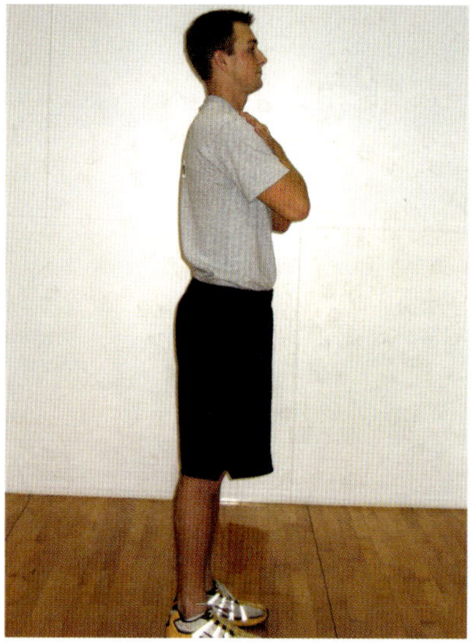

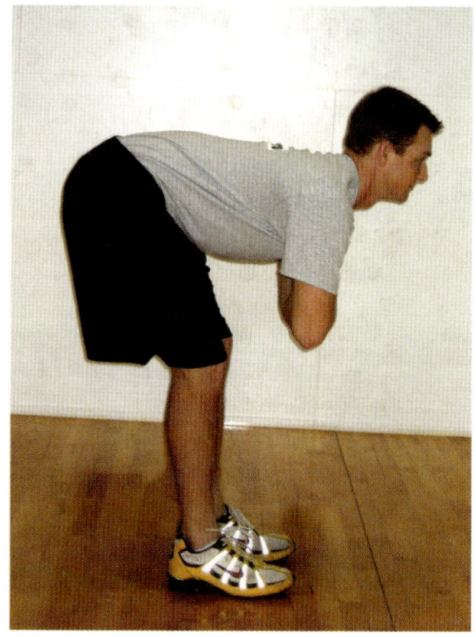

운동: 굿모닝(good morning)
관절 동작: 몸통 신전, 엉덩이 신전
관련 근육: 등 신전근, 엉덩이 신전근
변형: 바벨, 덤벨, 메디신볼, 짐볼로 수행한다.

시작 자세

운동실행자는 곧은 자세로 서서 발을 어깨너비로 벌린 채로 시작한다. 추가적인 저항이 사용되지 않는다면 팔은 가슴 앞에서 교차될 것이다. 척추와 골반은 바른 자세가 되어야 한다.

운동 단계

운동실행자는 엉덩이를 굴곡시키고 무릎을 약간 굴곡시켜 앞쪽 아래로 바닥을 향해 몸을 기울이면서 동작을 시작한다. 운동실행자의 등은 엉덩이가 굴곡되고 어깨가 약간 굴곡되는 동안 평평한 상태를 유지해야 한다. 등이 바닥과 평행을 이루거나 기능적인 최대 범위까지 다다르면 등과 엉덩이를 신전시켜 처음 자세로 돌아가야 한다. 평평한 등의 자세는 동작의 처음부터 끝까지 유지되어야 한다. 동작은 통제되어야 하고 운동실행자는 위아래로 가속해서는 안 된다. 무릎은 처음에 굴곡된 자세로 고정된 채 유지되어야 한다.

운동 보조

운동 보조는 운동실행자가 등을 평평하게 유지하면서 통제된 방법으로 최대 관절가동범위에 닿을 수 있도록 하기 위해 언어적 신호를 사용해 이루어진다.

트레이닝 시 고려사항

운동실행자들은 흔히 햄스트링의 긴장 때문에 무릎을 굽히거나 등을 구부리는 실수를 저지른다. 이 동작은 모든 허리운동과 같이 최대 관절가동범위 전체에 걸쳐 통제된 방법으로 수행되어야 한다. 이 운동을 더욱 어렵게 만들기 위해 팔은 신전되고 저항 팔이 늘어나도록 어깨는 굴곡될 수 있다.

코어 트레이닝 (Core Training)

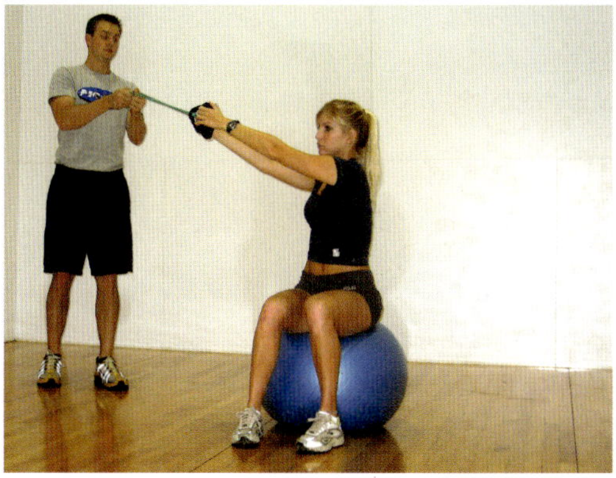

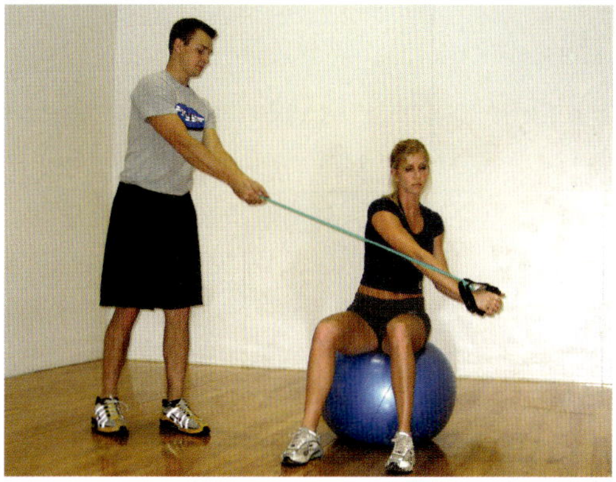

운동: 시티드 케이블 촙(seated cable chops)
관절 동작: 몸통 회전
관련 근육: 복사근
변형: 케이블, 메디신볼로 수행한다.

시작 자세

운동실행자는 벤치나 짐볼 위에 앉아서 엉덩이를 가볍게 외전시키고, 무릎은 굴곡시키며, 발을 바닥에 붙인 채 시작한다. 저항 기구 손잡이를 뉴트럴 그립으로 잡고서 선을 따라 팔이 신전되면서 몸통은 회전될 것이고 어깨는 굽혀질 것이다.

운동 단계

운동실행자는 어깨가 바닥을 향해 아래로 약간 신전되는 동안 몸통을 회전시키고 굴곡시키면서 동작을 시작한다. 운동실행자의 등은 몸통이 회전하고 팔이 앞으로 향하는 동안 평평한 상태를 유지해야 한다. 기능적인 최대 범위까지 다다르면 반대로 회전해서 시작 자세로 돌아와야 한다. 등의 자세는 동작의 처음부터 끝까지 유지되어야 한다.

운동 보조

운동 보조는 운동실행자가 몸통을 적절하게 회전시킴으로써 최대 관절가동범위에 닿을 수 있도록 하기 위해 언어적 신호를 사용해 이루어진다.

트레이닝 시 고려사항

운동실행자들은 흔히 저항 기구를 움직이기 위해 몸통을 회전시키기보다는 팔을 수평으로 움직이는 실수를 한다. 어깨는 동작 전체에 걸쳐 등척성으로 수축되어서 몸통이 주된 움직이는 역할을 할 수 있게 해야 한다.

코어 트레이닝 (Core Training)

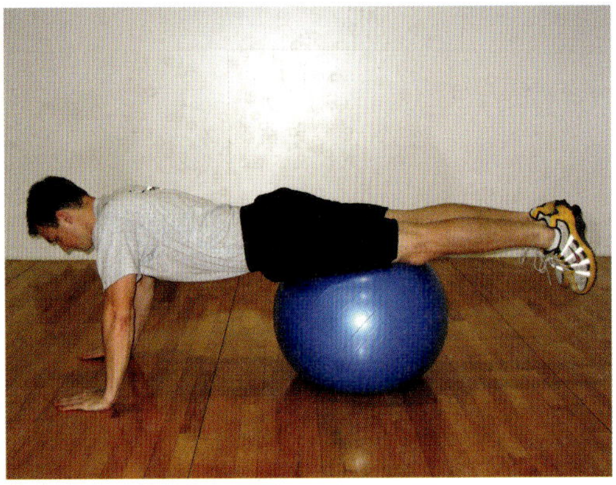
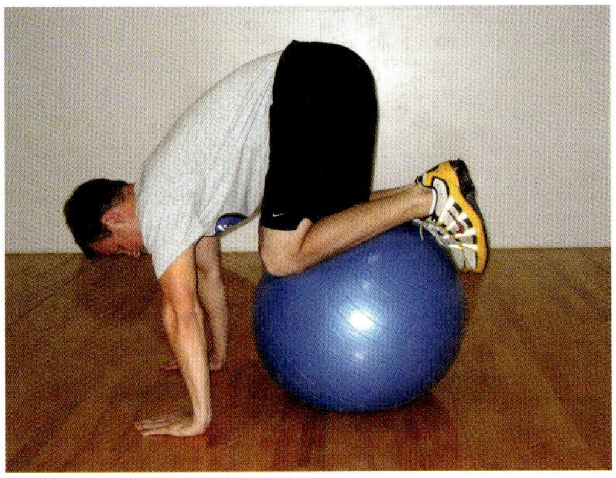

운동: 짐볼 롤-업(physioball roll-up)
관절 동작: 몸통 굴곡
관련 근육: 복직근
변형: 한 다리 또는 두 다리로 수행한다.

시작 자세
볼 위에서 엎드린 자세로 시작해서 팔을 푸시-업 자세로 뻗은 채 볼 위에 고정된 허벅지와 평행을 이루는 곳까지 이동시킨다. 어깨를 굽히고 팔을 뻗으면서 몸통과 엉덩이는 바른 자세를 유지해야 한다.

운동 단계
운동실행자는 몸통, 엉덩이, 무릎을 동시에 굴곡시키면서 동작을 시작한다. 골반이 후면으로 기울어지고 무릎이 신체 아래에서 굴곡될 때 골반이 안쪽으로 굽어 들어가므로 운동실행자의 등도 굽혀질 것이다. 짐볼은 무릎이 최대한 굴곡되면서 팔 쪽을 향해 굴러갈 것이다. 어깨와 팔은 동작 처음부터 끝까지 같은 자세를 유지해야 한다. 최대 관절가동범위에 도달하면 시작 자세로 돌아가기 위해 몸통, 엉덩이, 무릎을 신전시켜야 한다. 마지막 자세에서 등은 평평하게 골반은 바른 자세가 되어야 한다.

운동 보조
운동 보조는 운동실행자가 등을 평평하게 유지하면서 통제된 방법으로 최대 관절가동범위에 닿을 수 있도록 하기 위해 언어적 신호를 사용해 이루어진다.

트레이닝 시 고려사항
운동실행자들은 운동을 하는 동안 몸을 고정시키기 위해 적당한 상체 근력의 유지가 필요하다. 어깨가 약하거나 불안정하면 부상으로 이어질 수 있으므로 운동실행자들은 주시되어야 하고 운동을 시작하기 전에 적응이 필요하다. 일반적인 오류는 잘못된 자세와 몸통 굴곡의 부족으로 이어지는 부적절한 시작 자세(무릎이 너무 앞으로 가는 등)로부터 비롯된다.

코어 트레이닝 (Core Training)

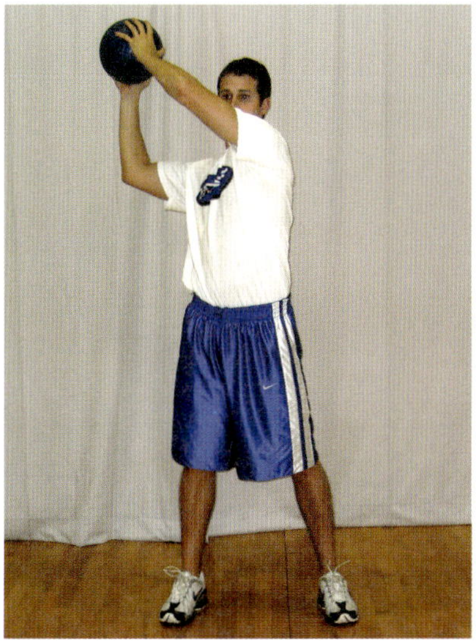
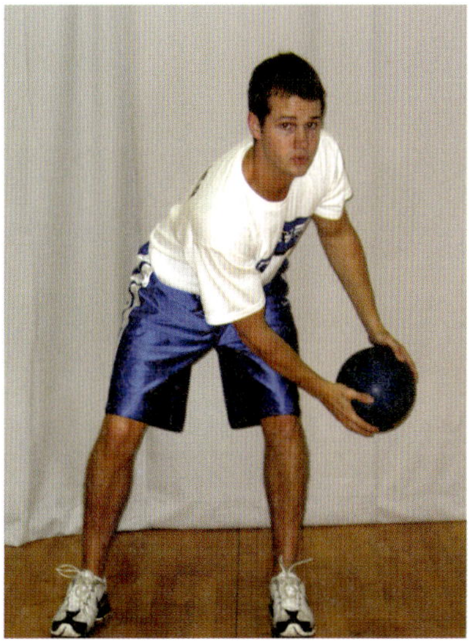

운동: 메디신볼 춉(medicine ball chops)
관절 동작: 몸통 회전과 굴곡
관련 근육: 복사근, 복직근
변형: 방향 변경, 케이블이나 밴드로 수행한다.

시작 자세

곧은 자세로 서서 발을 어깨너비로 벌리고 팔을 약간 굽혀 뉴트럴 그립을 사용해 메디신볼을 잡은 채로 시작한다. 어깨를 굴곡시키고, 엉덩이를 신전시키며, 몸통을 최대 관절가동범위까지 회전시킨다. 볼은 어깨 위에서 잡아야 한다.

운동 단계

운동실행자는 몸통을 회전시키고 몸통과 엉덩이를 굴곡시키면서 동작을 시작한다. 볼이 몸을 가로질러서 바닥을 향해 이동하는 동안 팔은 약간 굽힌 자세를 유지해야 한다. 동작은 몸통의 회전과 굴곡에 의해 조절되어야 한다. 몸통이 최대한 회전되면 볼을 바닥으로 놓으면서 운동 범위의 말단 부위까지 감속시킨다. 그러고 나서 하강 과정과 같은 동작을 통해 시작 자세로 되돌아가 통제된 방법으로 볼을 감속시킨다.

운동 보조

운동 보조는 운동실행자가 몸통을 회전시키며 최대 관절가동범위에 도달하고 통제된 방법을 통해 적절하게 볼을 감속시키도록 하기 위해 언어적 신호를 사용해 이루어진다.

트레이닝 시 고려사항

이 운동은 다른 각도로, 심지어 보다 많은 시상면 작용을 위해 바로 머리 위에서 바닥으로 튕기면서 수행될 수도 있다. 회전이 이루어질 때 운동실행자가 안전한 운동 범위 안에서만 움직이도록 마지막 위치는 조절되어야 한다.

코어 트레이닝 (Core Training)

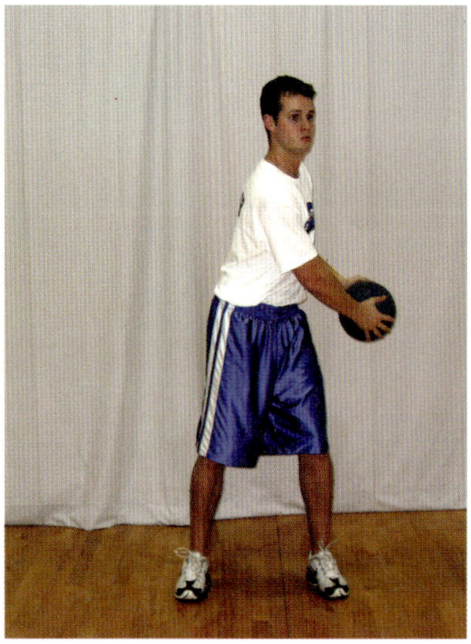

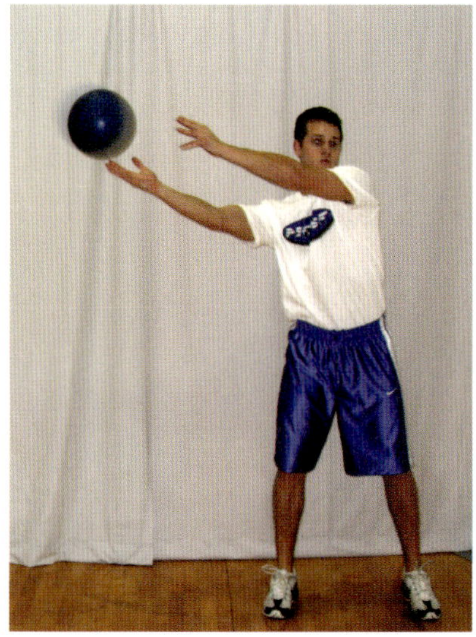

운동: 메디신볼 사이드 패스(medicine ball side pass)

관절 동작: 몸통 회전

관련 근육: 복사근

변형: 각도 변경, 한 다리 또는 두 다리로 서서 수행한다.

시작 자세

똑바로 선 자세에서 발을 어깨너비로 벌리고 팔을 쭉 펴서 뉴트럴 그립을 사용해 메디신볼을 잡은 채로 시작한다. 제한적으로 엉덩이 굴곡과 회전을 시키면서 몸통을 최대 관절가동범위까지 회전시킨다.

운동 단계

운동실행자는 몸통을 회전시키고 엉덩이를 신전시키면서 동작을 시작한다. 팔은 볼이 몸을 가로질러 움직이는 동안 신전된 상태를 유지해야 한다. 동작은 몸통의 회전에 의해 조절되어야 한다. 몸통이 최대한 회전되면 볼은 그것을 잡아서 빠르게 다시 돌려줄 파트너에게 놓아 주고 운동실행자는 그 자세로 볼을 받을 준비를 한다. 볼을 돌려받는 과정에서 운동실행자는 던질 때와 같은 동작을 통해 처음 자세로 되돌아가지만 통제된 방법으로 볼을 감속시킨다.

운동 보조

운동 보조는 운동실행자가 몸통을 회전시키며 최대 관절가동범위에 도달하고 통제된 방법을 통해 적절하게 볼을 감속시키도록 하기 위해 언어적 신호를 사용해 이루어진다.

트레이닝 시 고려사항

운동실행자들은 종종 과도한 수평 어깨 동작, 발 동작, 엉덩이 회전을 사용해 측면 동작을 보완한다. 메디신볼은 통제된 방법으로 주고받아야 한다. 만약 볼이 너무 무겁다면 운동실행자의 통제를 넘는 운동 범위에까지 힘이 미쳐 부상으로 이어질 수도 있다.

코어 트레이닝 (Core Training)

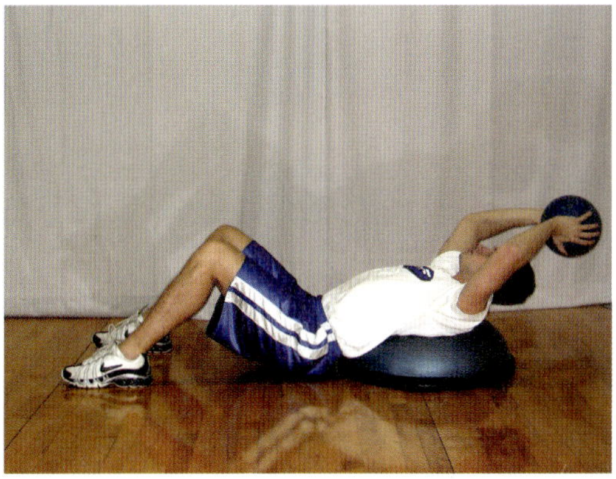

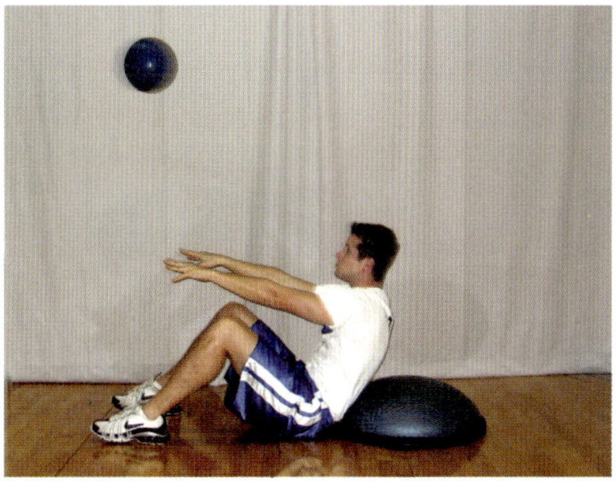

운동: 메디신볼 풀오버 패스(medicine ball pullover pass)

관절 동작: 몸통 굴곡, 어깨 신전

관련 근육: 복직근, 광배근

변형: 바닥 위에서 한 다리 또는 두 다리를 사용해 수행한다.

시작 자세

운동실행자는 보수나 유사한 물체 위에서 어깨 굴곡을 최대한 시켜 팔을 머리 위로 뻗은 채 똑바로 눕는다. 메디신볼은 뉴트럴 그립을 사용해 잡아야 한다. 엉덩이와 무릎은 굽히고 발은 바닥에 붙인다.

운동 단계

운동실행자는 어깨가 신전되는 동안 몸통을 굴곡시킴으로써 동작을 시작한다. 팔은 볼이 시상면을 따라 신체 위로 움직이는 동안 신전된 상태를 유지해야 한다. 비록 엉덩이 굴곡이 동작에 끼치는 영향이 크지만 동작은 어깨 신전과 몸통 굴곡에 의해 조절되어야 한다. 몸통이 최대한 굴곡되면 볼은 잡아서 빠르게 다시 돌려줄 파트너에게 놓아 주고 운동실행자는 그 자세로 볼을 받을 준비를 한다. 볼을 돌려받는 과정에서 운동실행자는 던질 때와 같은 동작을 통해 처음 자세로 되돌아가지만 과신전을 피하기 위해 복근 수축을 유지하면서 통제된 방법으로 볼을 감속시킨다.

운동 보조

운동 보조는 운동실행자가 몸통을 굴곡시키며 최대 관절가동범위에 도달하고 통제된 방법을 통해 적절하게 볼을 감속시키도록 하기 위해 언어적 신호를 사용해 이루어진다.

트레이닝 시 고려사항

동적 활동은 감속에 필요한 장력을 증가시키므로 볼은 조절된 속도로 되돌아와야 한다. 만약 볼이 너무 무겁거나 너무 세게 던져지면 운동실행자의 통제를 넘는 운동 범위에까지 힘이 미쳐 부상으로 이어질 수도 있다. 복근 수축에 초점을 맞추는 것이 매우 중요하므로 엉덩이가 주된 역할을 맡아서는 안 된다.

References

1. **Alexander NB, Galecki AT, Grenier ML, Nyquist LV, Hofmeyer MR, Grunawalt JC, Medell JL and Fry-Welch D.** Task-specific resistance training to improve the ability of activities of daily living-impaired older adults to rise from a bed and from a chair. *J Am Geriatr Soc* 49: 1418-1427, 2001.
2. **Alexander NB, Galecki AT, Grenier ML, Nyquist LV, Hofmeyer MR, Grunawalt JC, Medell JL and Fry-Welch D.** Task-specific resistance training to improve the ability of activities of daily living-impaired older adults to rise from a bed and from a chair. *J Am Geriatr Soc* 49: 1418-1427, 2001.
3. **Anderson K and Behm DG.** Trunk muscle activity increases with unstable squat movements. *Can J Appl Physiol* 30: 33-45, 2005.
4. **Anderson K and Behm DG.** Trunk muscle activity increases with unstable squat movements. *Can J Appl Physiol* 30: 33-45, 2005.
5. **Baker DG and Newton RU.** An analysis of the ratio and relationship between upper body pressing and pulling strength. *J Strength Cond Res* 18: 594-598, 2004.
6. **Carson RG.** Changes in muscle coordination with training. *J Appl Physiol* 101: 1506-1513, 2006.
7. **Cotterman ML, Darby LA and Skelly WA.** Comparison of muscle force production using the Smith machine and free weights for bench press and squat exercises. *J Strength Cond Res*19: 169-176, 2005.
8. **Davidson KL and Hubley-Kozey CL.** Trunk muscle responses to demands of an exercise progression to improve dynamic spinal stability. *Arch Phys Med Rehabil* 86: 216-223, 2005.
9. **Elphinston J and Hardman SL.** Effect of an integrated functional stability program on injury rates in an international netball squad. *J Sci Med Sport* 9: 169-176, 2006.
10. **Gentil P, Oliveira E and Bottaro M.** Time under tension and blood lactate response during four different resistance training methods. *J Physiol Anthropol* 25: 339-344, 2006.
11. **Hodges PW.** Core stability exercise in chronic low back pain. *Orthop Clin North Am* 34: 245-254, 2003.
12. **Hubley-Kozey CL and Vezina MJ.** Muscle activation during exercises to improve trunk stability in men with low back pain. *Arch Phys Med Rehabil* 83: 1100-1108, 2002.
13. **Hughes CJ, Hurd K, Jones A and Sprigle S.** Resistance properties of Thera-Band tubing during shoulder abduction exercise. *J Orthop Sports Phys Ther* 29: 413-420, 1999.
14. **Hughes CJ, Hurd K, Jones A and Sprigle S.** Resistance properties of Thera-Band tubing during shoulder abduction exercise. *J Orthop Sports Phys Ther* 29: 413-420, 1999.
15. **Kravitz L, Akalan C, Nowicki K and Kinzey SJ.** Prediction of 1 repetition maximum in high-school power lifters. *J Strength Cond Res* 17: 167-172, 2003.
16. **MacDougall JD, Tuxen D, Sale DG, Moroz JR and Sutton JR.** Arterial blood pressure response to heavy resistance exercise. *J Appl Physiol* 58: 785-790, 1985.
17. **MacDougall JD, Tuxen D, Sale DG, Moroz JR and Sutton JR.** Arterial blood pressure response to heavy resistance exercise. *J Appl Physiol* 58: 785-790, 1985.
18. **Narloch JA and Brandstater ME.**Influence of breathing technique on arterial blood pressure during heavy weight lifting. *Arch Phys Med Rehabil* 76: 457-462, 1995.
19. **Narloch JA and Brandstater ME.** Influence of breathing technique on arterial blood pressure during heavy weight lifting. *Arch Phys Med Rehabil* 76: 457-462, 1995.
20. **Page SJ, Gater DR and Bach YR.** Reconsidering the motor recovery plateau in stroke rehabilitation. *Arch Phys Med Rehabil*85: 1377-1381, 2004.
21. **Palatini P, Mos L, Munari L, Valle F, Del Torre M, Rossi A, Varotto L, Macor F, Martina S, Pessina AC and .** Blood pressure changes during heavy-resistance exercise. *J Hypertens Suppl* 7: S72-S73, 1989.
22. **Pereira MI and Gomes PS.** Movement velocity in resistance training. *Sports Med* 33: 427-438, 2003.
23. **Reynolds JM, Gordon TJ and Robergs RA.** Prediction of one repetition maximum strength from multiple repetition maximum testing and anthropometry. *J Strength Cond Res* 20: 584-592, 2006.
24. **Reynolds JM, Gordon TJ and Robergs RA.** Prediction of one repetition maximum strength from multiple repetition maximum testing and anthropometry. *J Strength Cond Res*20: 584-592, 2006.
25. **Stone M, Plisk S and Collins D.** Training principles: evaluation of modes and methods of resistance training--a coaching perspective. *Sports Biomech* 1: 79-103, 2002.
26. **Stone M, Plisk S and Collins D.** Training principles: evaluation of modes and methods of resistance training--a coaching perspective. *Sports Biomech* 1: 79-103, 2002.

27. **Tesch PA, Ekberg A, Lindquist DM and Trieschmann JT**. Muscle hypertrophy following 5-week resistance training using a non-gravity-dependent exercise system. *Acta Physiol Scand* 180: 89-98, 2004.

28. **Tesch PA, Ekberg A, Lindquist DM and Trieschmann JT**. Muscle hypertrophy following 5-week resistance training using a non-gravity-dependent exercise system. *Acta Physiol Scand* 180: 89-98, 2004.

29. **Wolfson L, Whipple R, Derby C, Judge J, King M, Amerman P, Schmidt J and Smyers D**. Balance and strength training in older adults: intervention gains and Tai Chi maintenance. *J Am Geriatr Soc* 44: 498-506, 1996.

제 20 장

기능성 트레이닝의 개념

Functional Training Concepts

- 기능의 정의
- 전통적인 트레이닝과 기능성 트레이닝
- 트레이닝 반응의 비교
- 운동의 선택
- 프로그램 고려사항
- 안전성 고려사항
- 다중 과제 또는 다면성
- 속도
- 세트와 반복
- 도구 사용의 고려사항

서론 Introduction

일반적으로 퍼스널 트레이닝을 원하는 사람들은 지구력, 근력, 파워, 밸런스, 스피드와 협응력의 개선을 요구한다. 그러나 무엇을 위해서 트레이닝을 하는가? 과거에는 나이와 관계 없이 발생하는 기능적 감소의 위험을 줄이기 위해 체력적인 요소를 필요로 하였다. 만약 이것을 최상의 신체활동 목표로 설정하였다면 일상적인 활동 능력을 강화하는 것이 이치에 맞을 것이며, 역도 선수나 보디빌더처럼 트레이닝하는 것보다 레크리에이션에 참여하여 즐기는 것이 바람직할 것이다. 이러한 논리에 입각한 전통적 트레이닝 방식은 체육관 환경에서 사용되었다. 앞서 기술한 체력 요소를 개선하기 위하여 표준화된 방법보다 더 좋은 트레이닝 방법이 있는가? 수행력 개선을 위한 스포츠 트레이닝은 전체를 반영하는 활동들 또는 부분적으로 필드에서 수행되는 특정 스포츠 활동이다. 만약 인간의 수행력 또는 기능 개선이 운동실행자의 목표라면 전체 또는 부분적으로 매일 트레이닝을 해야 할 것이다.

기능의 정의 Defining Function

기능이란 용어는 목적과 동의적 의미이다. 그래서 기능 또는 '기능성(functionality)'을 인간의 움직임에 적용하면 이것은 특수한 목적을 수행할 수 있는 신체의 기계적인 활동을 말한다. 일반적인 인체의 동작은 고유감각수용기능의 통합과 다면적(multi-planar)으로 이루어지며 인체가 더 나은 기능을 만들기 위해 설계된 활동으로 묘사되었다. 전통적인 저항성 트레이닝에 사용된 동작은 제한(isolated)되거나 단면적(single-plane) 동작으로 수행되었다. 이러한 동작은 우리가 매일 경험하는 일상생활 중의 복합적인 동작들을 수행하기 위한 트레이닝으로서 부족한 점이 많다. 예를 들어, 식료품 가방을 들고 현관문을 열기 위해 키를 사용하고자 할 때, 만약에 집 열쇠를 바닥에 떨어뜨렸다면 떨어진 키를 줍기 위해 몸을 낮추는 동안 식료품 가방에 있는 것들이 떨어지지 않게 유지하는 동작을 단면적 저항 기구로는 수행할 수 없다. 그렇기 때문에 이러한 움직임에 대응하기 위해서 가속이나 감속, 그리고 안정화와 함께 수축과 이완 및 등척성 수축을 할 수 있는 근신경 시스템이 필요하다(6). 인체에 가해지는 중력과 지면반력, 운동량은 일상생활에서 일정하게 작용하는 동작 패턴을 가지고 있으며, 제한적 또는 전통적인 저항성 트레이닝은 일상생활의 패턴을 능동적으로 조절하는 중추신경계(CNS) 작용에 효율적이지 않다는 것을 체감하는 것이 중요하다.

따라서 더 효율적인 움직임을 이루기 위해서, 중추신경계의 요구 수준은 최적의 신경근 조절을 통한 말초신경 조절과 협력하여 증가한다. 근골격계 시스템의 모든 분절과 중추신경계는 복잡한 관계로 연결되어 있어 기능적인 트레이닝 프로그램에 사용되는 활동들은 역동적이며 다면적인 근력 발달을 위해 필요한 동작들로 개발되어야 한다(5). 이러한 새로운 트레이닝의 패러다임은 종종 **기능성 트레이닝**(functional training)이라는 용어로 사용돼 왔으며, 특정 부위를 단련하는 트레이닝 대신 트레이닝 활동의 기본적인 개념으로 제시되었다. 기능성 트레이닝은 목표 활동을 수행할 때 동작들 간의 협동 작용을 강화하는 것이며, 이를 수행하기 위해서 체력전문가는 어떤 동작을 만들어 혼합할 것인지를

Quick Insight

고유감각수용

고유감각수용은 인체 내에서 일어나는 자극으로 자각하지 못하는 공간의 적응과 움직임, 근육에서 발생하는 긴장을 의미한다. 관절이나 건, 근육의 감각수용기로부터 전달된 공간과 방향, 범위, 사지의 움직임 비율 등의 정보를 통합해 인체가 적응하고 사고를 인식하게 된다. 수용기로부터 전달된 정보를 자기수용 감각이라 하며, 자기수용 감각은 일반적으로 내이의 전정 수용기(머리가 움직이는 속도를 통해 중력의 가속과 변화와 관련된 신호를 감지)뿐만 아니라 시각, 청각, 촉각 수용기에서 발생한 신호를 통합하는 역할을 한다. 특히 근육과 건에 있는 자기수용기를 통해 획득한 감각 정보는 인식의 과정을 필요로 하지 않는다. 인체가 보행할 때를 생각해 보면 자세를 유지하는 것과 잘 훈련되거나 반자동적으로 동작을 조절하는 것은 운동 시스템의 피드백을 사용하기 때문이다. 간단한 예로 자기수용 감각 시스템의 작용은 눈을 감은 상태에서도 자신의 손을 얼굴 앞으로 움직이고자 할 때 시각적으로 자신의 손을 보지 않아도 손을 얼굴 앞으로 이동시킬 수 있다. 이렇게 시각적인 정보 없이 자각할 수 있는 것은 자신의 근육과 건에서 획득한 정보를 뇌로 전달해서 팔의 움직임과 위치를 알게 되기 때문이다. 또한 골프 스윙과 같은 복잡한 동작을 배울 때 골프공에 대한 단 한 번의 시각적 정보를 통해서도 사지의 정확한 위치와 각 속도뿐만 아니라 몸통 근육의 긴장과 하지에 알맞은 밸런스 유지 및 협응된 움직임을 고유감각수용을 통해 뇌로 전달하고 고유감각수용을 통해 얻어진 피드백을 사용하게 된다. 경험이 부족한 사람의 동작은 처음의 어색한 느낌일 것이다. 그러나 반복된 트레이닝 후 고유감각수용기를 통해 얻어진 피드백은 근수축을 조절하는 근신경계 신호를 강화하여 인체의 움직임을 도와주며 협응 동작을 의식하지 않아도 수행할 수 있게 된다.

먼저 이해해야 한다.

운동 학습(motor learning)은 전통적인 접근법에 따르면 학습의 인지, 연합 그리고 자동성의 연속적인 단계로 이루어진 개념을 말한다. 완전히 개발된 운동학습은 과제 수행을 위해 필요한 주의력 요구가 운동 발달 개선으로 인하여 점진적으로 감소된다. 이 이론은 신체적 환경을 통해 입력된 감각은 동작이 수행되었을 때 기록되며, 비슷한 신체적 환경 또는 상태를 경험할 때 기억된 움직임을 수행하거나 근신경계 활동을 되풀이하여 사용하게 된다는 것이다(10). 외적인 근신경계 자극과 결합된 반복적인 운동 패턴은 생리적인 반응을 더욱 강화시켜 주어 동작의 효율성을 향상시켜 준다.

이와 같이 간단한 이론적인 논의로 사람들이 일상적인 무엇인가를 수행할 때 그러한 행동에 익숙하게 된다는 것을 알 수 있으며, 그들이 동작을 수행하는 동안 더욱더 익숙해져 주의나 집중 요인이 감소하게 된다. 이러한 주의 집중 요인의 감소는 정교한 동작을 수행하는 데 필수적이다. 한번 해 본 일은 처음 시도했을 때보다 더 낮은 수준의 주의를 필요로 하기 때문에 '제2의 천성(second nature)'이 된다. 따라서 인체는 움직임에 대한 '학습(learned)'을 효과적으로 익히게 된다. 서커스 광대의 곡예 능력은 타고나는 것이 아니라 수년간 공연에 필요한 어려운 동작들을 연습하였기 때문에 가능하다. 광대들의 공연은 일반 사람들이 수행하기에 매우 어려운 동작들이지만 그들은 약간의 주의만을 필요로 한다. 앞서 이야기한 것과 같이 오랫동안 올바른 교육과 충분한 연습으로 익숙해지면 언제나 효과적으로 신체적인 동작을 수행할 수 있다.

전통적 트레이닝과 기능성 트레이닝 Traditional Training vs. Functional Training

전통적인 근력 트레이닝은 단면적(스탠다드 바이셉 컬 또는 벤치프레스와 같은) 힘 발생과 반복적인 동작을 유발하기 위해서 적절한 근육군을 필요로 한다. 반복되는 단면적 동작은 중량 적용하에서 부분적인 동작이 특정 신경근 활성을 증가시키며 벤치프레스 무게가 트레이닝 주기 동안 증가돼야 하는 이유를 설명할 수 있다. 이와 같이 단순한 동작 패턴은 특정 동작에 관여되는 근육만을 효과적으로 개선시키며 트레이닝의 목적이 단순히 벤치프레스의 부하를 높이는 것이라면 적합할 수 있다. 그러나 일상생활에 필요한 기능 개선이 목적이라면 이러한 트레이닝을 통해 얻을 수 있는 이점은 무엇인가? 얼마나 자주 필요한 것을 찾기 위해 바닥에 누워야 하고, 보통 며칠이나 가슴으로 중량 바를 밀어야 하는가? 트레이너는 다음과 같은 질문을 선수들에게 받을 수도 있다. "당신이 하는 스포츠 종목을 위해 벤치프레스 운동이 언제 필요한가?" 대부분의 경우, 스포츠 경기 중에 앞으로 미는 동작은 중량 부하가 비대칭적으로 작용한다. 인체는 안정성을 제공하고 지면의 지지는 발의 위치 변화를 통해 유지시킨다. 일상에서 사람들에게 앞으로 미는 일이 일어날 때는 보통, SUV를 뒤쪽에서 밀거나 또는 선반 위에 올려져 있는 물건을 뒤쪽으로 이동시킬 때이다. 이러한 경우, 안정성을 위해 등받이가 없는 벤치와 힙의 굴곡을 다양하게 함으로써 지면을 의존하게 한다.

움직임은 동반하는 협력근, 중립근, 주동근 및 길항근이 연결된 일련의 과정으로 복잡하게 구성되어 있으며, 각각의 역할 수행에 사용되는 근육을 통합하여 트레이닝 프로그램에 반영하여야 한다(5). 이것은 전통적인 저항성 트레이닝에 작용하는 독립된 근육 움직임 대신에 실제적인 일상생활에 작용하는 가속, 감속 및 안정성의 조화를 효과적으로 달성하기 위해 중추신경계를 자극하여 운동 패턴을 통합하고 조화롭게 하는 것이다(8). 스포츠나 신체활동, 일상생활에서 비슷한 상황에 처하게 되면 근신경계와 골격계가 동시에 작용하여 더욱더 부드러운 동작과 보다 큰 효율성을 제공한다. 좋은 예로, 사람이 볼링이나 수상스키를 배우거나 빨래를 할 때에도 이러한 기전이 사용된다.

인간의 기능 개선을 위한 기능성 트레이닝 방법은 기계에 의존하여 저항성 트레이닝을 하는 전통적인 트레이닝 방식의 대안으로서 비교적 새로운 트레이닝 방법으로 적용되고 있으며, 이러한 이유는 기능성 트레이닝이 생리적인 기전을 지지하기 위해 필요로 하는 것들을 통합하기 때문이다(4,9). 결과적으로 단일 근육 또는 근육군의 운동으로부터 특별한 활동 또는 필요한 목적을 이루기 위해 계획된 트레이닝 형태로 바뀌게 된다. 예를 들어, 앉은 상태에서 수행하는 덤벨 프레스와 박스 스텝-업은 전통적인 프로그램으로 어깨와 다리의 근력 발달을 위해 정해진 순서에 따라 적용되었다. 이 두 가지는 단면적인 운동이지만 기능적인 개념을 적용하여 다면적 동작과 안전성을 증가시키기 위해 박스 스텝-업을 수행하면서 싱글 암 오버헤드 덤벨 프레스(single arm overhead dumbbell press)를 동시에 수행할 수 있다. 복합적인 동작과 다양한 요소의 비대칭적인 체중 부하를 인체에 적용하는 것은 전통적인 트레이닝 방법으로는 수행할 수 없다.

기능성에 기초한 트레이닝을 적용하는 경우 트레이너는 다양한 환경과 변경된 동작들을 통하여 생리적인 효과를 이끌어 낼 수 있으며, 뿐만 아니라 그러한 활동을 통하여 더 향상된 신경계 반응을 촉진시킬 수 있다. 개념적으로 프로그램 활동은 매일 일어나는 일상적인 수행력과 기능 강화에 필요한 반응을 지속하는 데 목적이 있다. 스쿼트와 함께 낮은 곳에서 높은 곳으로 수행하는 메디신볼 트위스트는 빨래를 하기 위해 가득 찬 옷바구니를 들어 올리거나 건조기 위로 올리는 동작과 유사할 것이다. 또한 비대칭 스텝-업과 함께 측면에 메디신볼을 잡고 운동하는 것은 한쪽 팔로 아이를 안고 계단을 오르는 것과 유사하다. 그것은 운동 순서에 따라 일상생활 또는 선택된 활동을 시도하는 데 모두 동일하게 적용되며 중복된 어려운 동작도 가능하다.

대부분의 경우, 전통적인 근력 트레이닝은 약간 복합적으로 결합될 수 있다. 기능성에 기초한 트레이닝을 이용한 저항성 트레이닝 방식도 근력을 증가시키는 장력이 요구된다. 더구나 인체의 다른 부위에서 근활성화와 감각수용기의 참여를 촉진시키기 때문에 저항을 받는 부위의 국소적인 근수축이상의 작용이 일어난다. 즉, 한 예로 케이블 머신을 이용하여 한 발로 서서 체스트 운동을 하는 경우이다. 이 같은 운동 동작은 작은 지지면에서 전신의 근육들이 작용해야 하고 운동에너지를 하퇴, 몸통 안정화 및 비대칭적인 힘의 균형을 위하여 전달해야 한다. 이러한 상태는 시프트 머신 프레스에서 외적으로 안정된 상태에서 볼 수 있는 대흉근, 전삼각근 및 상완삼두근에 의한 근력 발휘와는 다른 것이다. 다른 추가적 과제가 동시에 적용된다면, 체스트 프레스는 더욱더 도전적인 과제가 될 것이다.

각각의 움직임에 적용된 저항은 동작 그 자체만큼이나 다양할 수 있다. 앞서 언급한 것처럼 새로운 동작의 습득과 안정성이 낮은 환경에서는 체중만을 이용해 트레이닝을 수행하는 것이 최고의 방법이 될 수 있다. 새로운 트레이닝 기술 또는 예전에 습득한 동작을 익숙하지 않은 환경에서 수행할 때 무거운 저항보다 적당한 운동 기술을 중심으로 수행해야 하며, 인체는 안전하고 효과적인 저항에 적응되기 이전에 신경근 발달을 위해 균형과 조화로운 동작을 우선적으로 수행하는 것이 효과적이다. 자연스러운 동작 수행은 부하량의 증가보다는 단순한 정적인 동작에서 복합적인 동작으로 진행되는 것을 요구한다. 예를 들어, 싱글 레그 케이블 체스트 프레스(single-leg cable chest press)를 시작하기 전에 운동 실행자는 먼저 케이블을 이용한 체스트 프레스 동작을 숙달해야 하며 한쪽 다리로 서는 트레이닝을 수행해야 한다. 두 가지 동작이 결합될 때 한 동작으로 동시에 두 가지 동작을 수행할 수 있도록 트레이닝해야 한다. 수행해야 할 동작이 효과적이지 않다면 운동 기술을 제대로 발휘할 수 없다.

인체는 근수축을 조절하기 위해 고유감각을 사용하며, 근육과 연결된 조직들은 비정상적인 동작을 예방하기 위해 근육의 긴장 상태를 이용한다. 예를 들어 외발서기의 경우, 바닥에 있는 한 발로 균형을 유지하며 한 발로 서 있는 동안 근육은 다리와 엉덩이, 복부가 함께 수축하여 외발서기 자세를 유지한다. 외발서기의 근수축은 양발로 서 있을 때보다 근육과 긴장 특성 발달에서 명확하게 차이가 난다. 짐볼(physioball)에 앉거나 비대칭적인 프레스를 할 경우 각각의 위치는 인체의 안정화를 돕기 위해 고유감각을 필요로 한다. 처음 한 발로 밸런스 운동을 시도할 때는 앞뒤로 몸이 흔들리지만 자기수용체가 앞뒤 좌우로 근육 장력의 적당한 밸런스를 전달함으로써 인체는 빠르게 밸런스를 유지하게 된다.

모든 해부학적 세 가지 면(planes)에 있어서의 안정성은 몸통 근육(trunk muscle)의 활성화에 의해 생긴다. 몸통 근육조직의 역할은 전통적인 복부 트레이닝에 사용되었던 복부의 굴곡, 회전, 내복부 압력 조절의 기본적인 활동을 넘어서 확대된다(5). 이러한 근육군들은 단면적인 동작에서 다면적 동작으로 전환되면 어떠한 추가적인 동작 부담이 나타난다. 실질적인 예로 허리를 굽히거나 회전시켜서 세탁물 바구니를 들어 올리고 빨래를 담기 위해 앉는 동작은 몸의 측면에 인접한 수많은 복부 활동을 필요로 한다. 먼저 바구니를 움켜잡을 수 있는 위치에 따라 복부를 회선시키는 근육이 수축해야 한다. 다음으로 내복부 근육들은 다리를 밀어 올리는 동작을 수행할 때 연속적으로 지면반력을 증가시켜 이동하는 동안 척추를 안정화시켜야 한다. 그리고 건조기 앞에 도달하면 건조기 높이까지 바구니를 들어 올리고 정지해 있는 동안 상체의 힘을 발휘할 수 있도록 복부의 회전과 신전을 계산하여 척추 안정을 유지해야 한다.

지면에 발이 닿아 있는 **닫힌 운동 사슬(closed kinetic chain)** 형태에서 복부의 근육은 세 가지 면의 동작을 수행하는 동안 안정된 상태를 유지해야 한다. 그들의 상호의존적 기능은 복잡한 요추-골반 힙(lumbo-pelvic hip)이 함께 작용하여 동적 힘을 생산하는 동안 복부의 신전과 회전을 보통 때와는 다르게 감속시킨다. 다른 힘들은 활동하기 위해 가속, 감속 그리고 저항력으로 인해 원치 않는 방해 없이 움직임을 수행할 수 있다. 복부와 엉덩이의 복합적인 상호작용은 예에서 기술한 바와 같이 습관처럼 조절되어 상호의존적으로 숙달된 동작을 가능하게 한다.

이러한 사실은 특별한 힘의 발휘가 충분히 고려되었을 때 밀접하게 관련된다. 비록 스쿼트를 하는 동안에 다리와 엉덩이는 신전으로 이루어지지만 척추를 안정화시킬 수 있는 강한 복부 근육조직이 필수적이며, 이러한 저항이 있음에도 불구하고 복부 기전으로 인하여 근본적인 동작의 조절이 가능해진다. 만약 주변 근육 간의 연결 경로가 약하다면 중간에 외부적인 저항이 영향을 미칠 수 있기 때문에 최상의 근력을 발달시킬 수 없다. 간단하게 말해서, "가장 약한 부분이 전체의 힘을 좌우한다". 복부의 안정성 증가는 상체의 기본적인 활동을 수행할 때 주변 근육으로부터 상체 활동에 필요한 에너지의 이동을 원활하게 한다. 바-로디드 백 스쿼트(bar-loaded back squat)를 예로 들면 최대 부하를 지지하기 위해 복부의 안정성이 필요하다. 무게를 지탱하지 못하면 중량 부하를 올릴 때 함몰되듯이 굽혀질 것이고 다리로 밀어 주는 동작도 효과적으로 수행할 수 없게 된다. 중량 부하를 어깨에 고정하고 힙의 신전을 시도할 수 있는 능력은 자극의 전달 경로와 등척성 수축 시스템을 필요로 한다. 그래서 엉덩이와 다리에 수직 가속력이 제공될 때 안정된 **골격의 축(axial skeleton)**을 이용하여 동일한 비율의 부하를 위쪽으로 밀어 가속하게 된다. 모든 최대 부하의 운동이 이러한 사실과 다르지 않다. 예를 들어, 밀리터리 프레스로 서 있을 때가 일반적으로 앉아 있을 때보다 복부 안정화 요구에 필요한 저항이 작다. 앉은 상태에서는 허리를 고정시켜야 하고 또한 동체와 하체의 안정화가 감소되기 때문에 더 큰 저항이 몸 위쪽에 가중되는 것이다. 서 있는 상태에서 척추 안정이 효과적이지 못하면 지면반력을 잃게 되고 바에 힘이 전달되기 전에 잠재적인 힘도 운동 사슬을 따라 사라지게 될 것이다. 그래서 역도 선수나 보디빌더, 고령자의 경우 몸의 안정화를 개선함으로써 이득을 얻을 수 있으며, 특히 닫힌 사슬(closed-chain)로 일어서는 운동이 효과적이다. 그러므로 더 나은 신체를 위해 닫힌 사슬운동은 동작을 수행할 때 안정성이 높을수록 더 큰 힘의 전달이 가능해진다.

강한 복부를 만들기 위해서는 한 지점에서 다른 지점으로 중력 또는 힘의 중심 이동이 동작과 동시에 일어나야 하며, 신체가 안정을 필요로 할 때 안정을 유지할 수 있는 중력 중심보다 더 큰 힘이 실질적으로 필요하다. 이러한 상황은 식료품 상자를 운반하기 위해 걷거나 또는 계단을 올라갈 때 운반하던 식료품 가방을 한쪽 팔에서 다른 팔로 옮기는 장면을 생각할 수 있다. 새로운 중력중심이 형성될 때 식료품 가방을 안전하게 이동시키거나 아니면 실패할 수 있다. 이것은 떨어뜨리지 말아야 할 것을 떨어뜨리게 된다는 것을 의미하며 때로는 인체가 중심을 잃거나 중력에 굴복할 수 있다는 것이다. 따라서 코어 근육은 기능 강화를 위해 수행하는 활동의 중심적인 역할을 한다.

기능성 트레이닝의 범위는 전통적인 운동 방식을 넘어 트레이닝 철학으로 확장되었다. 오늘날 기능성 트레이닝이 퍼스널 트레이닝으로 통합되면서 체력전문가들은 운동실행자들을 위해 수많은 개념들의 해답을 제공하고 있다. 먼저 근신경계의 조화가 트레이닝을 통해 이루어지지 않으면 움직임의 패턴이 손상되거나 근육이 불균형을 이루어 결과적으로 상해를 유발할 수 있다. 또한 일반적인 동작은 비대칭 또는 한쪽 면의 사용이 지배적이기 때문에, 단면성의 국소 부위 근육운동을 통해 최대 근력을 얻고자 하는 것은 대부분 사람들의 트레이닝으로 적합하지 않다(9). 체력전문가들은 운동실행자의 전체적인 건강과 기능 개선을 위해 필요한 최대의 신체활동으로 어떤 것들이 가능한지 확인해야 한다. 기능성 트레이닝

Key Terms

기능성 트레이닝(functional training): 일상생활에 필요한 기능을 개선시키기 위하여 둘 이상의 근육계를 사용할 수 있도록 특별하게 디자인된 트레이닝 형태

운동학습(motor learning): 연결된 국면(인지, 연관, 자동화)에서 지속적으로 주어진 자극 반응을 통해 필요한 동작을 배우는 과정

협동근(synergists): 동일한 관절 동작 수행 시 주동근을 보조하는 근육

대흉근(pectoralis major): 가슴 앞면에 위치하고 어깨와 위쪽 팔에 연결된 큰 근육

전삼각근(anterior deltoid): 쇄골의 앞 가장자리에서 상완의 측면으로 연결된 어깨 앞부분의 근육

닫힌 사슬운동(closed kinetic chain): 에너지가 고정된 원위부에서 경골을 통하여 전이됨

골격축(axial skeleton): 두개골, 척추, 흉골과 늑골을 포함한 골격

은 일상적인 수행력을 높이고 개선된 그 수행력은 모든 일상적인 활동의 잠재력을 더 넓힐 수 있기 때문에 모든 사람을 대상으로 수행한다.

기능성 트레이닝은 넓은 범위에서 다양한 운동과 운동의 선택권을 제공한다. 새로운 트레이닝 양식들이 운동의 목적과 움직임의 개념을 개발하여 발전시켜 왔으며 짐볼, 저항 밴드, 튜빙뿐만 아니라 전통적인 장비인 메디신볼과 덤벨에 전문적인 안전 장치를 결합하여 기능 향상을 위한 트레이닝 장비로 새로이 사용되고 있다. 각각의 장비들은 잘 계획된 트레이닝 방법에 따라 굉장한 이점을 제공한다. 이것은 다른 저항 장비들이 쓸모없다는 것이 아니라 오히려 최상의 삶의 질을 위한 체력과 기능적 건강을 지속적으로 유지할 수 있는 아이디어를 반영했다는 것이다. 아래의 그래프는 장비와 프리 웨이트 그리고 각각의 기능적인 저항 방법을 시사하고 있다.

트레이닝 반응

기능성 vs. 단면성

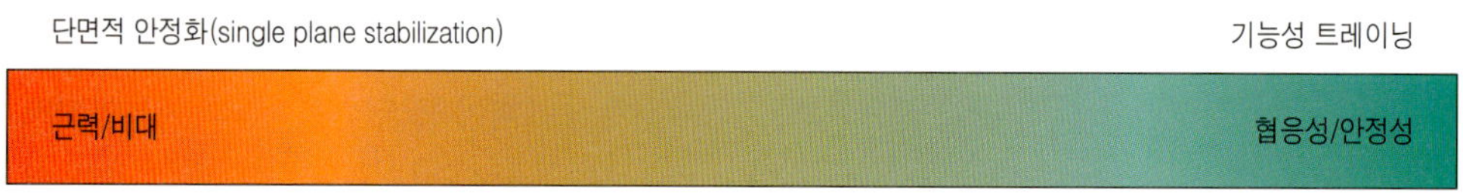

위 도형은 두 가지 트레이닝 간의 핵심적인 트레이닝 반응을 나타내고 있다. 단면적 안정화 트레이닝은 최대의 단면성 근력과 근비대를 유발한다. 반면에 기능성 트레이닝은 안정화와 다면적 기능을 사용하도록 고안되었다.

저항성 머신

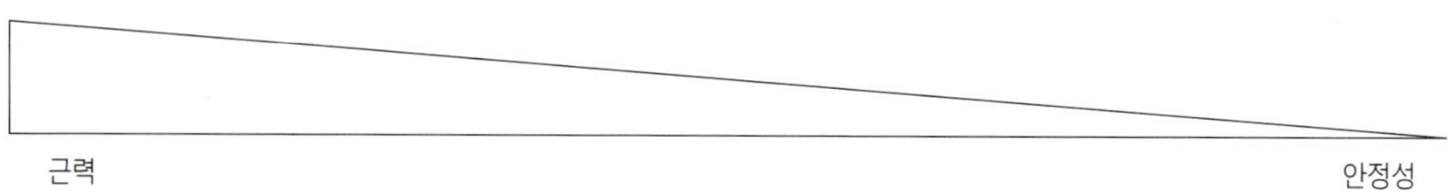

위 도형은 안정성과 트레이닝 장비 간의 관계를 설명하고 있다. 장비의 움직임은 단면성 동작을 수행하기 위해 정해진 틀에 따라 움직인다. 동작 패턴은 각 관절의 안정성에 대한 요구가 낮은데, 이러한 이유는 대부분의 저항성 트레이닝 장비가 동작하는 면(plane)이 '고정' 되어 있기 때문이다.

프리 웨이트 저항

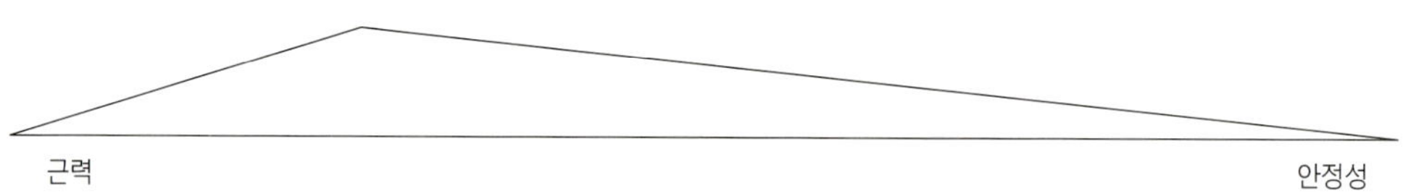

위의 도형은 프리 웨이트 저항성 트레이닝을 할 때 근력과 안정성 간의 밀접한 관계(closer relationship)를 나타내고 있다. 프리 웨이트 트레이닝은 필요에 따라서 신경근 조절을 증가시키기 위해 사용될 수 있으나, 전형적인 프리 웨이트 저항성 트레이닝은 일반적으로 단면성 동작으로 수행되며 운동 제어는 각각의 관절 안정성을 낮추어 숙달시키는 데 기여해 왔다.

기능성 저항

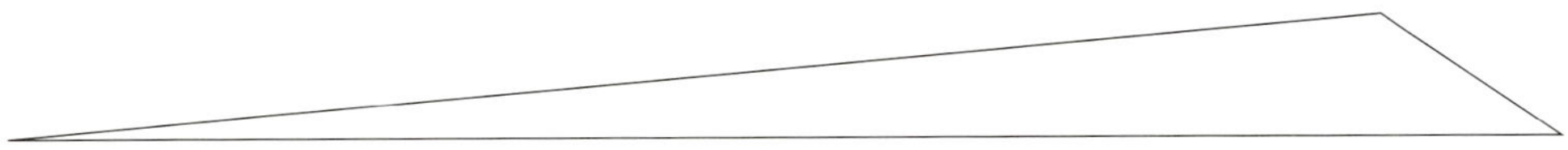

위의 도형은 절대근력과 기능적 근력 간의 서로 다른 관계를 제시하고 있다. 이것은 역도 선수와 육체 노동자들이 좋은 예라 할 수 있다. 이들의 신체적인 동작의 특성은 기능적인 구성 요소로 분리되어 있다. 역도 선수는 한 번의 기회에 많은 무게를 들어 올리는 것이지만, 육체 노동자들은 중량 부하 상태에 따라 비대칭적인 다면성 근력과 근지구력을 필요로 하기 때문에 일상생활에서 육체 노동자들에게 요구되는 최적의 수행력과 역도 선수들의 기능은 차이가 있다.

운동 선택 Exercise Selection

운동 고유감각은 새로운 동작 패턴, 연속적인 변화, 좀 더 안정된 환경 또는 안정된 자세의 증가, 비대칭적인 저항 동작과 함께 비안정화 상태에서도 증가시킬 수 있다. 수많은 동작들의 결합은 단지 몇 개의 카테고리로 만들어 낼 수 있다. 그것은 전통적인 저항성 트레이닝 운동과 발리스틱 저항성 트레이닝 운동, 안정화 트레이닝 운동, 다면적 운동, 비대칭 운동을 포함하지만 제한적이지 않으며 인체 내에 단일 스트레스로 각자 가지고 있는 장점이 결합되었을 때 장점의 증가와 함께 절대적인 협동 작용으로 제공된다.

기능 향상을 위한 운동 선택은 전통적인 저항성 트레이닝과 같은 요소들이 기초가 된다. 완전히 다른 것은 신경근의 발달(동작의 복합성), 두 가지 연속성에 관한 일반적인 이해 즉, 안정성과 효력 그리고 안정적인 단면성/불안정적 다면성이다. 일반적인 범주에서의 결합은 정적인 것에서부터 통합된 트레이닝으로 전이시키는 데 사용될 수 있으며, 프로그래밍의 가장 중요한 형태는 적절한 발달, 능숙함과 안전을 고려하여 결합된 운동이다. 이것은 전문적으로 개발된 운동 프로그램과 양식, 사용된 기술의 정확한 평가 기준이 기초가 되어야 한다. 또한 일상생활에 필요한 활동이 아니더라도 운동실행자가 원하는 활동을 반영하여 운동을 선택해야 하며 원칙적으로 프로그램의 구성은 운동의 목표나 목적으로 수행하는 동작들을 높은 수준으로 전이시키는 데 있다.

운동의 변화

전통적	혼합	기능성
벤치프레스	볼 위에서 벤치프레스	볼 위에서 벤치 푸시업
스쿼트	비대칭 로디드 스쿼트 측면	비대칭 케이블 스쿼트
루마니안 데드리프트	싱글 암 데드리프트	싱글 암/싱글 레그 데드리프트
시티드 숄더 프레스	싱글 암 스탠딩 프레스	워킹 런지와 싱글 암 숄더 프레스
시티드 로우	스탠딩 싱글 암 케이블 로우	싱글 암 케이블과 리버스 런지
어브도미널 플렉션	볼 위에서 어브도미널 플렉션	볼 위에서 싱글 레그 어브도미널 플렉션
백 익스텐션	볼 위에서 백 익스텐션	싱글 레그 굿모닝과 MB

프로그래밍 고려사항
Programming Considerations

체력 트레이닝을 처방하기 위한 기능성 운동의 통합적인 설정에는 지향하는 목표를 잘 이룰 수 있는 힘과 트레이닝 시스템의 실행을 할 수 있는 운동계획 및 디자인이 필요하다. 종종 운동의 선택은 편리한 것 또는 '무엇인가 새로운 것'을 원한다. 그러나 그러한 것은 미리 설정한 기구 모델이 아닌 것이다. 프로그래밍의 결정을 위해 먼저 평가에 필요한 것이 무엇인지 설정하고 분석해야 하며, 두 번째로 운동전문가들은 목표 달성을 위한 제한 요소 또는 차후 개선에 장애물로 존재할 수 있는 요소들을 확인해야 한다. 세 번째로 프로그래밍 개념은 본질 안에서 전체적으로 이루어져야 하며 지향하는 목표로 고안되어야 한다. 이것은 건강과 관련된 체력 구성 요소를 정기적인 운동으로 통합하는 것을 의미하며 운동 과정에서 사용된 장비는 운동실행자의 목표에 근접해야 한다. 이러한 기본적인 프로그램 모델은 기능적 통합을 소개하기 위한 운동을 설정할 때 더욱 복잡하게 작용한다. "언제 그것을 할 수 있나", "얼마나 하는 것이 적합한가", "이러한 프로그램 수행이 구체적인 결과에 손상을 주는 것이 아닐까"와 같은 질문들을 체력전문가들은 흔히 접하게 되지만, 시간적인 제한과 운동 방법의 다양한 분류가 체력전문가들을 어렵게 만드는 것이 현재의 상황이다.

기능성 트레이닝은 어떤 프로그램과도 쉽게 통합할 수 있으며 체력전문가들은 운동의 기능성과 요구를 이해하는 것이 올바른 운동을 수행하기 위해서 필요하다. 많은 상황에서 정해져 있는 기능적 운동의 패턴은 현재 수행하고 있는 운동을 대신해서 효과적인 범위로 확장하여야 한다. 앞서 언급한 대로 어떤 운동실행자가 개인적인 운동에 능숙하게 되었고 그 동작에 좀 더 어려운 과제가 제공되었을 때 그것을 성공적으로 수행함으로써 진보하게 된다. 이것은 레그프레스와 같은 근비대를 목적으로 한 전통적인 운동으로는 충족시킬 수 없다. 그래서 이러한 동작을 불안정, 다면적 동작으로 바꾸어 기능적인 접근 방법과 통합해야 한다. 왼쪽 박스에서 몇 가지 기능을 변화시켜 수행할 수 있는 기능성 트레이닝의 예를 제시하고 있다.

운동 영역별 프로그램을 진행할 때 기능에 기초한 활동은 다른 운동과 통합될 수 있다.

프로그램의 순서는 동작의 난이도 수준을 반영하거나 안정성에 기초한 피로의 영향을 고려해야 하는데 대부분의 경우 전통적인 트레이닝의 순서와 일치한다. 대체로 큰 근육 그룹

일반 운동에서 기능성 높이기

- 스탠팅 케이블 토르소 트위스트
  ↳ 등척성 런지 스탠스에서 케이블 토르소 트위스트
- 바닥에서 푸시업
  ↳ 짐볼 위에서 푸시업
- 포워드 런지
  ↳ 포워드 런지와 함께 대각선 메디신볼 촙스
- 벤치프레스
  ↳ 짐볼 위에서 싱글 암 얼터네이팅 프레스
- 백 스쿼트
  ↳ 스네빌리티 디스크 위에서 오버헤드 스쿼트
- 하이 로우
  ↳ 짐볼에 발을 올리고 변형된 풀 업
- 로 로우
  ↳ 싱글 레그 또는 싱글 암 밴드 로우
- 레그 컬
  ↳ 짐볼에 발을 올리고 스핀 레그 컬
- 사이드 라테럴 레이즈
  ↳ 싱글 암/싱글 레그 비대칭 레이즈

전통적인 프로그램과 기능성 운동

백 스쿼트	12, 10, 10
짐볼 위에서 체스트 프레스	3 × 12
싱글 암 오버헤드 프레스와 스텝 업	2 × 8 (한쪽당)
안전성 디스크 위에 발을 올린 변형 푸시업	3 × 10
트렁크 로테이션과 함께 워킹 런지	3 × 6 (한쪽당)
이얼 델트 밴드 풀과 함께 프런트 레이즈 슈퍼세트	2 × 15 (각)
라테럴 비대칭 스쿼트 워크 업 앤 백	3 × 20 피트
클로즈 체인 싱글 암 케이블 로우	2 × 12
세라 밴드와 함께 삼두근 킵백	3 × 10
볼 위에서 싱글 레그 어브도미널 컬업	2 × 12
칼프 레이즈와 함께 바이셉 컬 슈퍼세트	3 × 12
어퍼지트 레이즈	3 × 12

의 운동은 작은 근육 그룹 운동보다 먼저 행해져야 하며, 복잡한 움직임은 좀 더 쉽고 좀 더 안정적인 동작부터 먼저 수행하여야 한다. 앞에 제시한 박스의 프로그램은 기능적인 트레이닝에 전통적인 프로그램을 부가한 하나의 예제이다.

각각의 운동에 사용되는 저항은 근신경계가 요구하는 안정성과 복합적인 활동성에 따라 변해야 한다. 만약 근력과 힘의 향상이 운동의 목적이라면 그때는 전통적인 형식과 강도 및 세트-반복을 포함하여 계획을 수립하고 사용하여야 한다. 다른 한편으로 만약 근신경계 조화와 균형의 향상이 목표라면 좀 더 기능적인 운동을 강화해야 할 것이다. 이것은 분석이 필요한 범위 내에서 다양한 변수를 통해 단면성 운동으로도 가능하며 기본적인 가이드라인을 원칙으로 수행하여야 한다. 만약 이것이 이치에 맞지 않다면 포함시키면 안 되는데 그렇지 않을 경우 움직임의 패턴이 부적절해지고, 쉬운 움직임이 복잡하게 변하거나, 안정성 증가 또는 저항이 감소한다. 또한 운동의 숙달은 새로운 스트레스가 부가되기 전에 이루어져야 한다.

안전성 고려사항
Stability Considerations

체력전문가는 운동실행자의 안전을 위해서 다양한 도구를 선택할 수 있으며, 운동실행자는 비안정적인 방법을 이용하기 전에 안정된 환경에서 어느 정도 숙련된 사람과 함께 수행하여야 한다. 예를 들면, 운동실행자가 외발로 스테빌리티 디스크를 사용하기 전에 숙련된 사람과 함께 정적인 런지를 어느 정도 수행하여야 하며 이러한 규칙은 안정성 운동의 모든 형태에 적용된다. 안정상태에서 단면적 움직임으로 시작하여

안전성의 진행

1. 스탠딩 케이블 프레스
2. 스탠딩 케이블 프레스 원 암
3. 스탠딩 케이블 프레스 원 레그
4. 스탠딩 케이블 프레스 원 암, 원 레그
5. 보수(Bosu) 또는 밸런스 디스크에서 스탠딩 케이블 프레스
6. 보수에서 스탠딩 케이블 프레스 원 암
7. 보수에서 스탠딩 케이블 프레스 원 레그
8. 보수에서 스탠딩 케이블 프레스 원 암 원 레그

비안정상태, 다면성 운동으로 진행하여야 한다. 진행 방법에 따라 수행되는 단계별 난이도를 최대한 작게 조절한 스몰 스텝(small step)의 습득 과정은 완전한 움직임을 익히기 위해 수행하는 새로운 트레이닝 자극에 적응함으로써 이루어진다.

다중 동작 또는 다면성
Multi-task or Multi-planar

이전에 기술한 예를 보면 프레스는 서로 다른 다양한 운동들과 함께 결합하여 수행되어 왔다. 예를 들어, 포워드 런지와 함께 케이블 크로스를 할 때 이러한 동작은 근신경계를 좀 더 자극하게 되며, 게다가 복합성을 추가하면 프레스를 한쪽 팔만 이용해서 운동할 수 있으며, 경우에 따라서 런지를 수행하는 동안 비대칭적 부하로도 사용할 수 있다. 만약 더 많은 안정성이 필요하다면 스테빌리티-디스크에서 런지를 수행할 수 있다. 그러므로 복합적인 운동계획은 근신경계에 더 큰 자극을 주기 위해 사용되어 왔다. 런지와 함께 수행하는 하이 또는 로우 케이블 로테이션은 종단과 횡단면을 동시에 사용하며, 평면적인 움직임의 결합은 신체 구석구석까지 고유감각수용과 안정성 요구를 증가시킨다.

근신경계를 증가시키는 난이도의 예

1. 워킹 포워드 런지
2. 워킹 포워드 런지와 트렁크 로테이션
3. 워킹 포워드 런지와 하이 투 로우 얼터네이팅 대각선 촙
4. 리버스 런지와 트렁크 로테이션
5. 리버스 런지와 하이 투 로우 얼터네이팅 대각선 촙

저항의 형태 Types of Resistance

저항성 트레이닝에 사용되는 저항은 운동실행자의 특별한 목표를 접목시켜야 하며 운동실행자가 할 수 있는 가장 적합한 운동을 선택하여야 한다. 일반적 기술 습득은 원칙적으로 다른 저항 형태를 진행하기 전에 습득하여야 하며, 사용되는 저항의 형태는 동작의 특성에 따라 쉽거나 또는 조금 어려운 운동으로 이루어져야 한다. 밴드, 볼, 케이블, 덤벨, 중력은 프로그램 내에서 장점으로 작용하지만 개개인의 능력에 따라 평가해야 한다. 밴드는 탄성에 의해 늘어나는 성질로 인하여 저항을 증가 또는 감소시킬 수 있으며, 주어진 저항은

중력에 의존하지 않고 어떤 방향으로든 사용할 수 있다. 케이블은 저항 각의 변화가 동일하며 관절가동범위 내에서 저항이 일정하게 유지된다. 또한 덤벨과 메디신볼은 중력을 이용하며 비대칭적인 부하가 아닌 상태에서 측면을 당기면 중력이 감소한다. 특히 바벨과 보디 바(body bar)는 보다 큰 저항이나 안정성을 향상시키기 위해 비대칭적으로 사용할 수 있으며 바의 길이에 따라 증가하게 된다. 운동의 선택과 많은 반복을 수행하기 위해서 타당한 저항값을 설정하여야 하며 가장 높은 강도의 리프트는 안정된 움직임을 필요로 한다. 안정성이 감소했을 때 저항은 안정성에 비례해서 감소시켜야 하며 운동이 저항의 안전 또는 효과적인 한계에 도달하거나 또는 더 큰 저항을 부가하는 것은 바람직하지 못하다. 신뢰할 수 있는 프로그램을 결정할 때 도구를 사용하는 운동에서 안전을 지키는 것이 필수적이다.

트레이닝 저항 증가의 예

1. 박스 스텝 업
2. 두 개의 덤벨을 가지고 박스 스텝 업
3. 싱글 덤벨을 가지고 박스 스텝 업
4. 어깨에 비대칭 메디신볼 부하와 함께 박스 스텝 업
5. 메디신볼을 앞쪽으로 밀면서 박스 스텝 업

관절가동범위 Range of Motion

운동실행자의 기능적 관절가동범위와 수행할 수 있는 능력 및 적당한 기술을 참고하여 그들이 운동할 수 있는 동작범위를 결정하여야 한다. 가장 중요한 첫 번째 규칙은 원하는 ROM(range of motion)을 달성하지 못했을 경우 저항을 작게 하는 것이다. 몇몇의 경우, 비전통적인 활동은 유연성을 제한하거나 근육의 불균형을 초래한다. 만약 유연성이 제한되면 운동에 알맞은 기술을 다른 동작으로 변화시키게 되고 또한 제한된 기능적인 범위 내에서만 수행하게 된다. 유연성은 신체활동 기간에 이루어지는 ROM의 요소이다. 그러므로 일반적인 운동계획은 아니지만 저항성 트레이닝 프로그램에 포괄적인 유연성 프로그램을 보완하여 ROM을 강화시킬 수 있는 운동을 추천한다.

속도 Velocity

속도는 특히 복합적인 동작 및 탄성(ballistic)운동과 관련이 있다. 던지기는 복부와 사지근육이 넓은 범위에 다양하게 결합되어 힘이 작용하기 때문에 수많은 방식과 방향으로 물체를 던질 수 있으며, 운동의 강도는 볼의 무게 또는 운동의 속도를 통제하여 쉽게 조절할 수 있다. 일례로 스탠딩 메디신볼 체스트 프레스의 경우, 운동실행자의 최대 근력과 속도가 필요할 때는 고강도로 수행하며 단지 조화와 동적인 ROM을 얻고자 할 때는 저강도로 수행할 수 있다. 동작 속도는 원하는 결과를 기준으로 수행하여야 하며 올바른 동작 습득이 선행되어야 한다. 만약 스피드가 부적절한 동작의 원인이라면 스피드를 줄여야 한다.

추천하는 기능성 트레이닝 프로그램(9)

- 프로그래밍: 전체적인 접근과 함께 올바른 트레이닝 원칙을 사용하여 목표를 달성함
- 초점: 희망했던 결과와 함께 안전하고 효과적인 밸런스에 집중
- 진행: 진행 비율과 방향을 결정하기 전에 모든 생리적인 고려사항을 평가. 트레이닝 각 단계마다 적당한 트레이닝 기준을 사용
- 기술 습득: 중추신경계의 고유수용기 피드백 후에 외적인 부하를 적용하고 자세 유지를 위해 사용하던 안정성 패턴을 성공적으로 발달시킴. 시스템과 관절을 안정시킴
- 다면성: 진행 과정에서 만들어짐. 3개의 면을 동시에 관여하도록 시도
- 360° 내에서의 움직임: 중력, 운동량, 지면반력의 역할을 확인하고 장점으로 이용할 수 있는 활동을 통합적으로 시도
- 속도의 특성: 동작이 능률적으로 이루어짐, 연속적인 동작이 전이될 수 있도록 스피드를 모방
- 활동 특성: 연속적인 다른 환경과 상태 내에서 활동을 연습
- 균형: 고유감각수용 증가와 개선된 기능적인 근력을 이용하여 비안정적인 환경을 통합
- 다관절: 기능적으로 협력하고 있는 모든 관절에 동작의 원인이 되는 운동사슬(kinetic chain)을 연속적으로 발생시킴
- 통합된 운동: 근육계와 능률적인 신경근계를 위한 운동의 동작 수행 시 유동적으로 결합
- 다각화: 반응하는 결과의 특성을 토대로 운동을 선택함. 동일한 운동 상태에서 전통적인 트레이닝, 기능성 트레이닝, 일반적인 상태의 결합이 필요

세트와 반복 Sets and Reps

기능성 트레이닝에 사용된 세트와 반복횟수는 운동실행자와 특별한 목표에 따라 수행할 수 있다. 몇몇 운동에서 운동실행자는 어려운 동작 수행을 원하기 때문에 반복을 통해 기술을 먼저 습득할 수 있도록 계획해야 하며, 운동실행자의 기능이 어느 정도 향상되면 전체적인 트레이닝양과 운동강도를 증가시킬 수 있다. 복합 세트와 고빈도의 반복 운동 수행 중에 운동 실행 평가는 운동 소요 시간과 운동 난이도 정도를 결정할 수 있다.

도구 사용의 고려사항 Equipment Considerations

각 운동 장비들은 안정화된 단일면 트레이닝에서 안정성이 낮고 복합적 운동 환경으로 신체를 이동시킬 수 있는 기능성 능력을 향상시키기 위해 적용되어야 한다. 그러므로 선택된 장비는 이 목표를 반영해야 한다. 기능성에 기초한 트레이닝을 위한 이상적인 트레이닝 장비들은 높은 운동감각 수용성과 저항이 결합되어야 한다. 이것은 만일 전반적인 다면성 불안정성이 나타나며 관절과 근육에 있는 수용기들에서 도전적인 신경-흥분 자극이 경험된다면 성취될 수 있을 것이다. 근신경계 제어 피드백은 근육과 신경이 자세 평형을 유지하거나 요구를 조절하여 효과적인 동작으로 발달하게 한다. 안정의 요구는 표면의 접촉, 저항이 있는 힘의 방향, 균형이 잡히지 않은 부하, 움직이는 물체의 성향에 따라 변화한다. 안정과 근골격계 제어를 위한 다른 고려사항은 저항에 따른 장력의 변화와 움직이는 물체의 중심 변화이다. 현재 시도할 수 있는 장비는 기능성 트레이닝에 이상적이며, 몇 가지 일반적으로 사용되고 있는 기능적인 장비로는 짐볼, 폼 롤러, 케이블, 고무 밴드와 튜빙 외에 다양한 메디신볼이 포함되어 있다.

Key Terms

사지근육조직(appendicular musculature): 팔과 다리의 기본적인 근육조직

기능에 기초한 트레이닝 동작의 예

비대칭 스텝-업 Asymmetrical Step-up

박스 중심에 한쪽 발을 올리고 시작하며 엉덩이와 무릎의 각도는 약 90°로 굴곡시킨다. 다른 발은 박스 옆으로 엉덩이 아래에 위치시키며 메디신볼 또는 비슷한 무게의 물건을 바깥쪽 어깨에 고정시킨다. 무릎을 뻗는 동안 대퇴부의 신전과 내전으로 스텝-업을 한다. 척추는 중립 자세로 해야 하며, 한쪽 엉덩이와 무릎을 충분히 신전시키고 시작 자세로 돌아간다. 허리는 전체가 움직이는 동안 곧게 펴야 하며 동작 속도는 운동 목표에 따라 변화시켜야 한다.

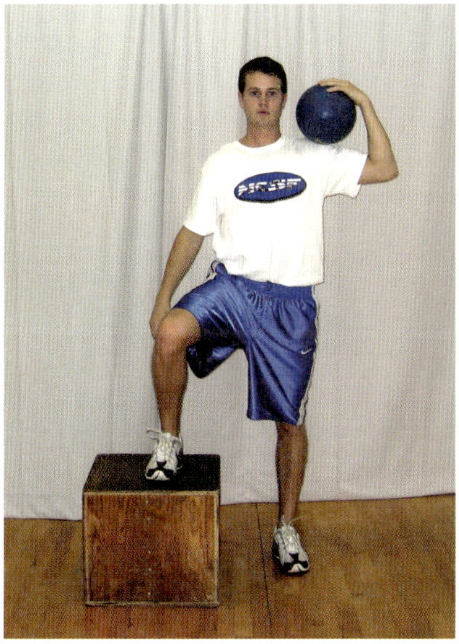

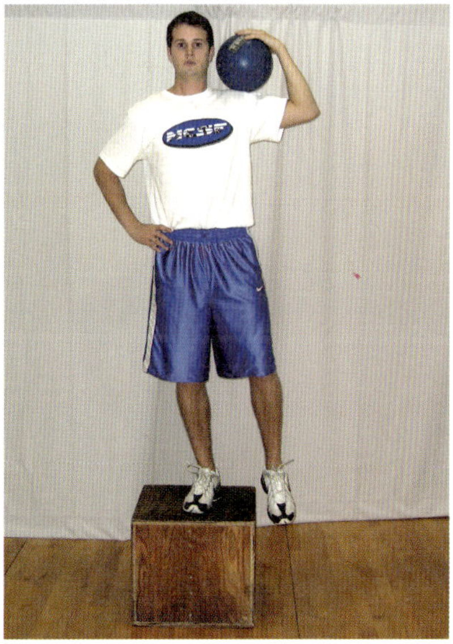

기능에 기초한 트레이닝 동작의 예

런지와 로테이션 Lunge with Rotation

똑바로 선 자세에서 발은 엉덩이 아래에 위치하며 메디신볼은 가슴 높이에서 뉴트럴 그립으로 고정하고 팔은 굽힌 자세에서 시작한다. 무릎과 엉덩이를 굽히며 한 발을 앞으로 뻗어 런지 포지션을 취하는 동시에 체간부를 회전시켜 엉덩이의 바깥쪽으로 평행하게 팔을 뻗으며 메디신볼을 이동시킨다. 이때 허리를 똑바로 유지해야 하며, 무릎과 엉덩이가 앞쪽으로 뻗어 있는 동안 복부를 회전시켜 최대 관절가동범위에 도달한 후 출발 자세로 돌아온다. 다시 처음 자세에서 동일한 방향으로 반복하거나 반대 방향으로 반복 수행한다.

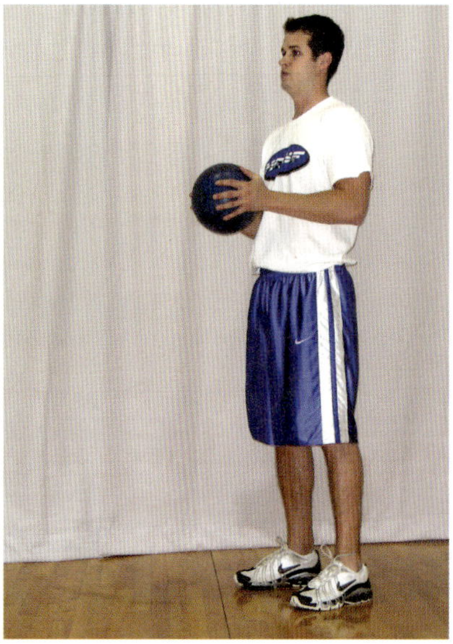
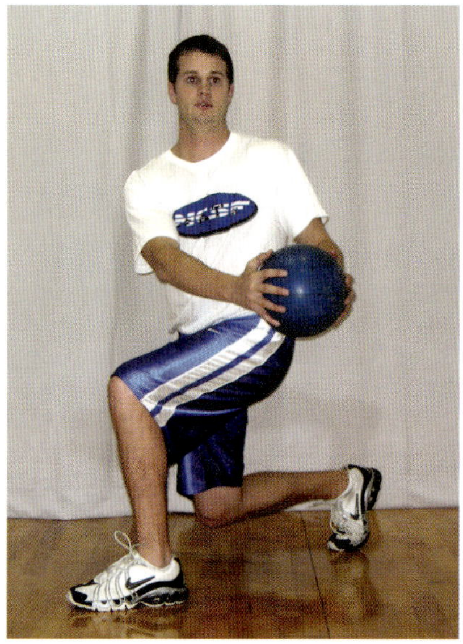

오버헤드 비대칭 스쿼트 Overhead Asymmetrical Squat

똑바로 선 자세에서 발은 어깨너비만큼 넓히고 한 손으로 덤벨을 잡아 어깨보다 위쪽에 팔을 굽힌 자세로 고정한다. 허리는 곧게 펴고 엉덩이와 무릎을 굽혀 스쿼트 자세로 낮추며, 자세를 낮춘 상태에서 어깨를 외전시키고 덤벨을 머리 위로 밀어 올려 팔

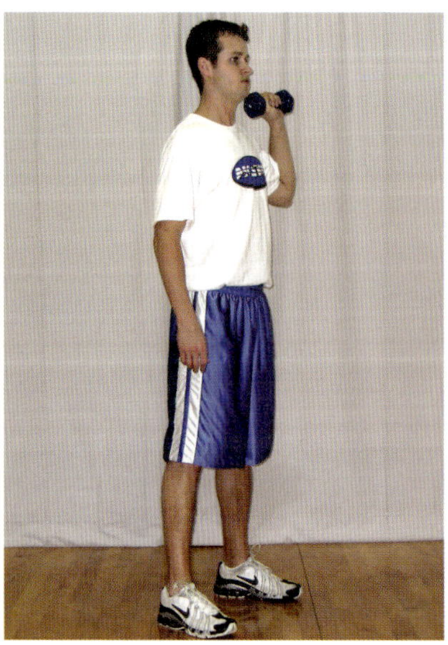
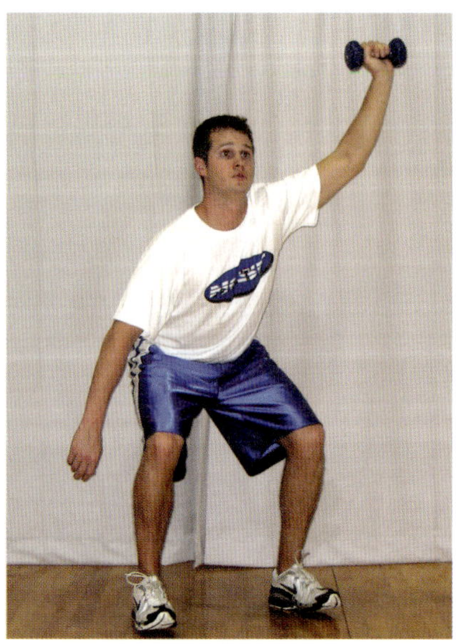

을 최대한 신전시킨다. 다른 쪽 팔은 몸의 측면에 그대로 유지한다. 최대 스쿼트 자세에서 엉덩이와 무릎을 펴고 머리 위로 올린 팔과 함께 처음 자세로 되돌아온다. 처음 자세로 돌아온 후 동일한 동작을 반복한다. 광배근의 유연성은 대게 저항이 시상면으로 옮겨지기 때문에 움직임의 요소가 된다.

기능성에 기초한 트레이닝 동작의 예

밴드 로우 시퀀스 Band Row Sequence

시작은 발을 앞뒤로 벌린 자세에서 밴드의 핸들을 잡고 팔을 가슴 높이에서 수평으로 내전시키며 신전시킨다. 동작의 시작은 견갑골을 집어넣고 어깨를 수평으로 외전시킨 상태에서 신전된 팔을 수축시키며, 등은 곧게 세우고, 복부는 등척성 수축을 한다. 그리고 동일한 동작을 역순으로 수행하여 처음 자세로 되돌아온다. 운동의 난이도를 높이기 위해서 뒤쪽으로 걸으며 리버스 런지 자세로 수행한다. 동작은 뒤로 걷는 것부터 시작하며, 무릎과 엉덩이를 굽힌 상태에서 견갑골을 집어넣고, 팔을 굽히는 연속적인 동작과 동시에 수평으로 어깨를 외전시키며 신전한다. 최대 런지와 당기는 자세에 도달하였으면 처음 자세로 되돌아가고 다른 쪽을 시작한다. 이러한 움직임은 복부를 활성화시키기 위해 비대칭 로우를 이용하여 수행하기도 한다.

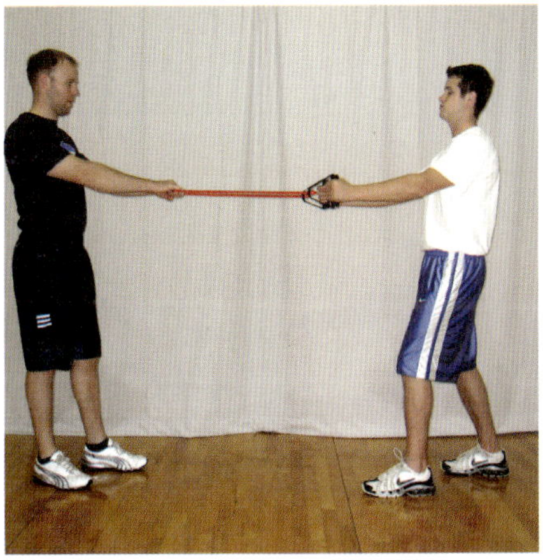
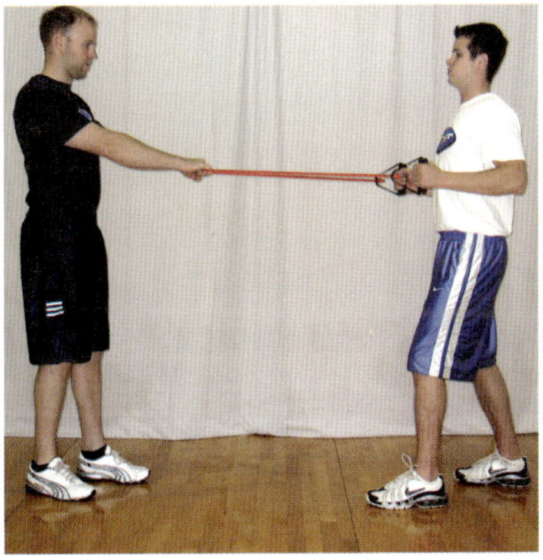
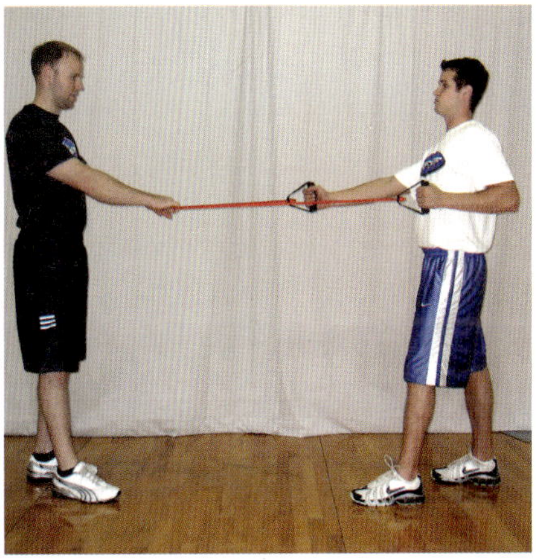
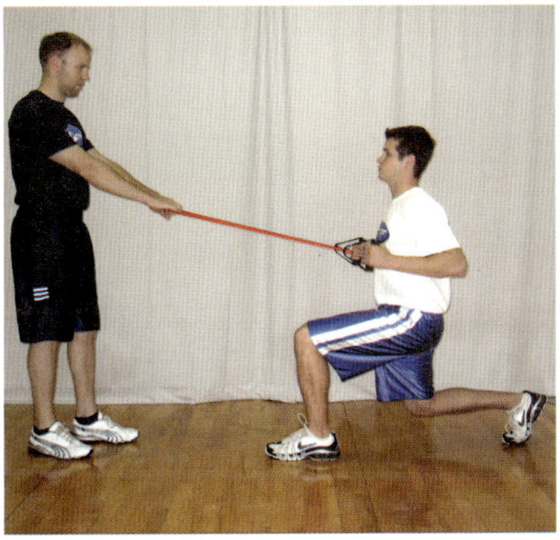
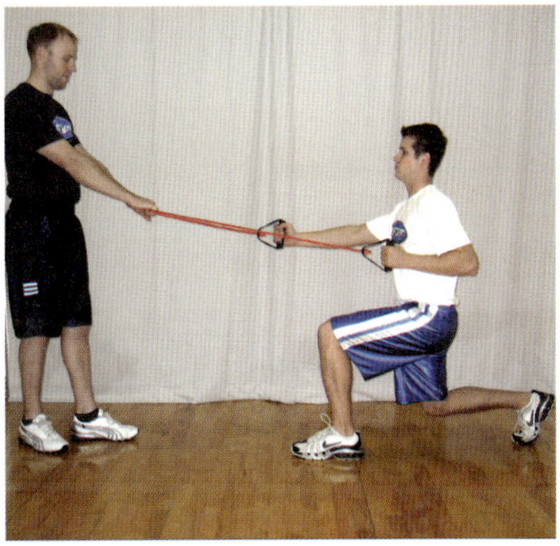

기능성에 기초한 트레이닝 동작의 예

짐볼 푸시-업 Physioball Push-up

볼 위에 몸을 곧게 펴고 브릿지(bridge) 자세를 취한다. 발은 바닥에 대고 팔을 편 상태에서 손은 중립 자세를 취한다. 팔꿈치를 굽히고 평형하게 볼 쪽으로 내리며 어깨를 외전과 신전시킨다. 하체는 한 지점으로 모으고 몸의 균형을 조절하며 척추와 엉덩이는 계속 중립 자세를 유지한다. 몸이 측면으로 움직이는 것을 예방하며 안정된 상태로 뒤쪽으로 밀어 출발 자세로 돌아온다. 팔은 최대한 펴되 정지해서는 안 되며 계속해서 동일한 동작을 반복한다. 이 운동은 동작을 수행하는 동안 바닥에 닿아 있는 두 발을 일직선으로 하거나 또는 한쪽 발을 들고 신전 상태를 유지하여 좀 더 어려운 동작으로 만들 수 있다. 볼이 클 경우 더 쉽게 운동을 수행할 수 있으며 트레이너는 바람직하지 못한 측면 움직임을 예방하기 위해 볼의 위치를 잡아 줘야 한다.

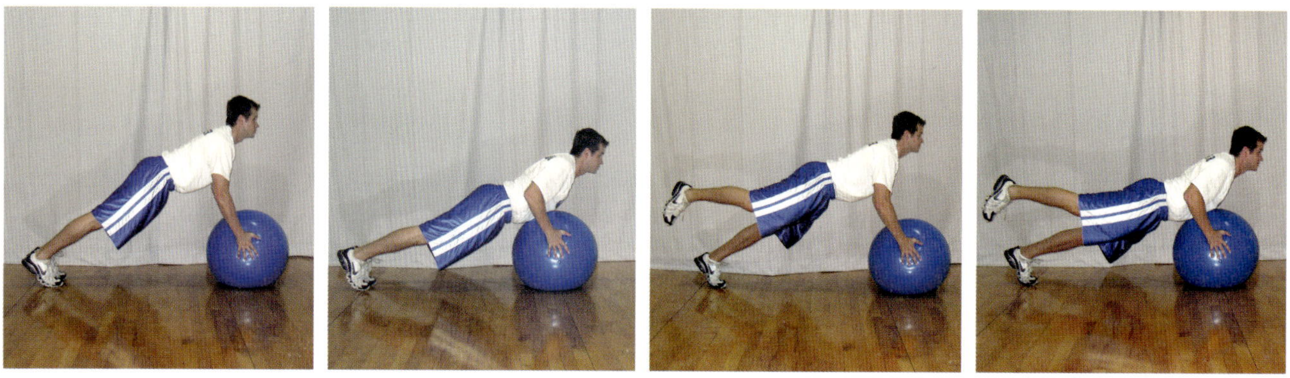

비대칭적인 루마니안 데드리프트 Asymmetrical Romanian Deadlift

똑바로 선 자세에서 발은 엉덩이 아래에 위치하며 한쪽 팔은 회내 그립(pronated grip)으로 덤벨을 잡는다. 팔은 엉덩이 앞쪽에서 저항 위치로 신전시키며 동작의 시작은 무릎을 약간 굽힌 상태에서 엉덩이를 굽힌다. 허리는 곧게 편 상태에서 저항이 지면의 앞쪽과 아래쪽 방향으로 도달하게 한다. 엉덩이, 허리, 무릎이 최대 가동범위에 도달했을 때 허리 자세도 곧게 유지한다. 이 운동은 한쪽 발을 들어 올림으로써 좀 더 힘들게 만들 수 있다. 때때로 대퇴부의 신전근이 단단해져 무릎을 굽히는 아랫방향(downward) 단계에서 실수를 많이 하게 되며, 많은 상황에서 햄스트링의 유연성이 움직임의 범위에 영향을 준다.

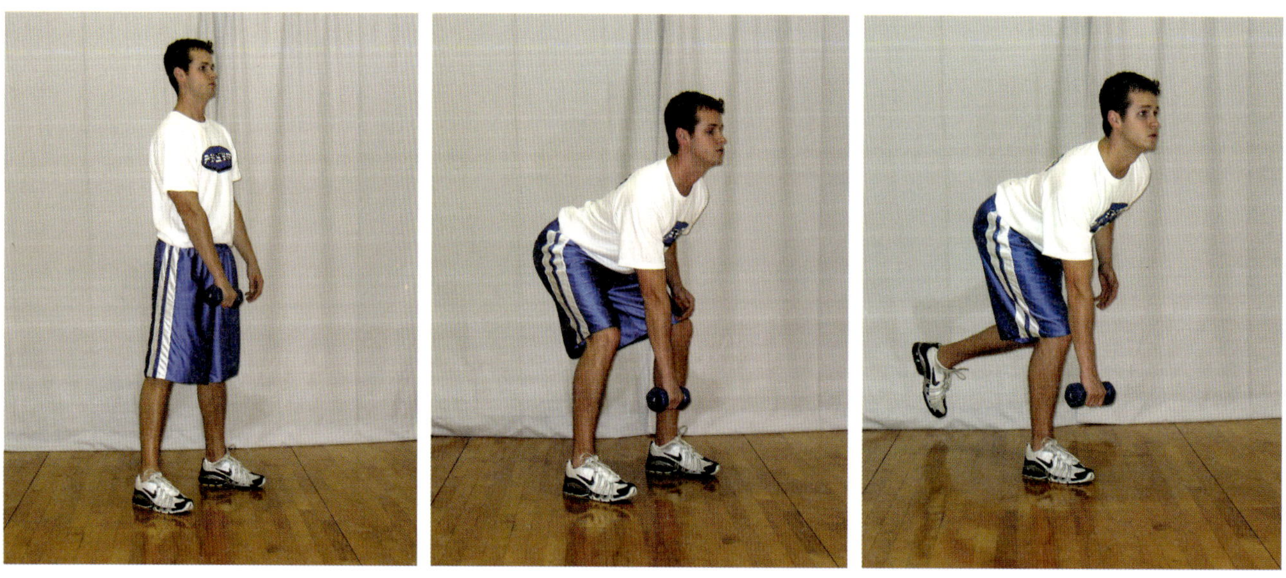

기능성에 기초한 트레이닝 동작의 예

밴드 프레스 시퀀스 Band Press Sequence

시작은 다리를 앞쪽으로 반쯤 넓힌 상태에서 밴드 핸들을 잡고 가슴 높이에서 팔을 굽히며 어깨는 수평으로 외전시킨다. 동작의 시작은 어깨를 수평면으로 내전시키고 앞쪽으로 팔을 신전시키며 밀어 준다. 허리는 곧게 펴고 복부는 등척성 수축 상태를 유지한다. 제시한 방법대로 움직이고 동일한 동작의 역순으로 수행하여 시작 자세로 돌아온다. 어느 정도 숙달되면 번갈아 가며 수행하거나 비대칭 부하를 이용하는 중급 수준의 운동을 할 수 있다. 복합적인 운동으로 수행할 때는 런지 자세로 걸으면서 수행할 수 있으며, 동작은 앞쪽으로 걷는 것부터 시작한다. 무릎과 힙을 굽힌 상태에서 어깨는 수평면으로 내전시키고 팔은 부드럽게 뻗어 준다. 최대 런지나 밀고 있는 자세에 도달하면 시작 자세로 돌아가고 교대로 반대쪽을 수행한다. 이러한 움직임은 또한 복부 활성화를 위해서 비대칭 프레스를 사용하여 수행할 수 있다.

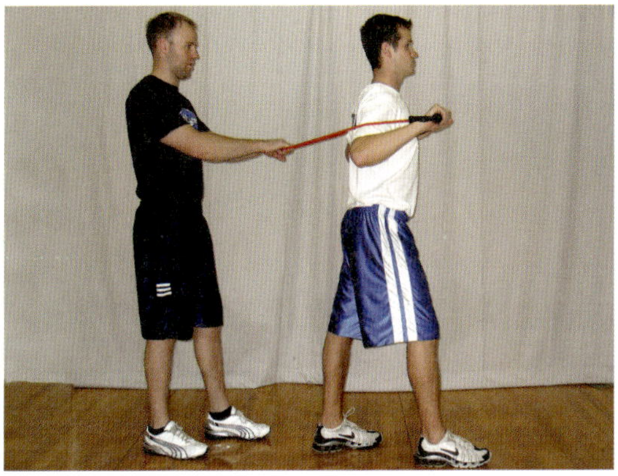
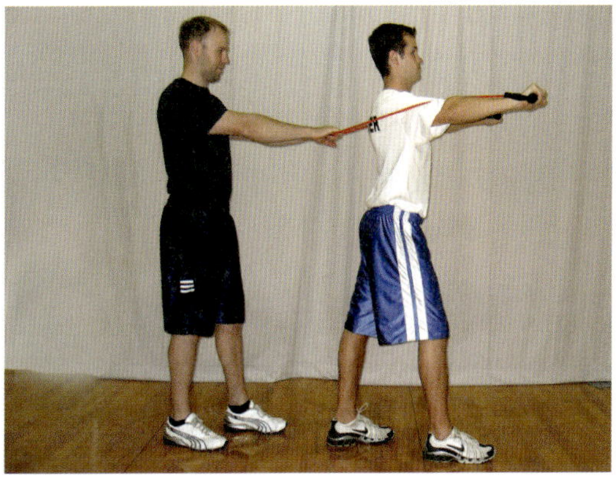

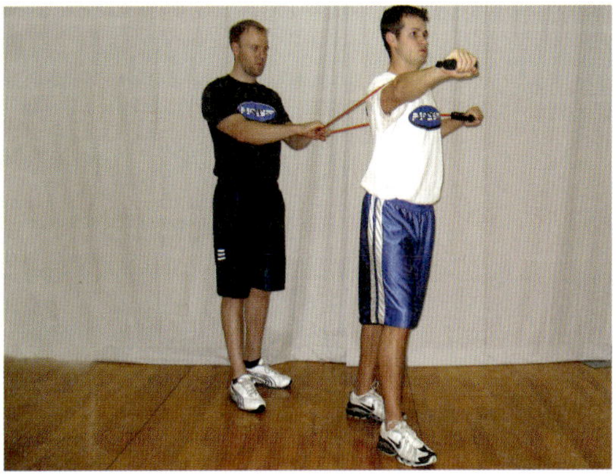

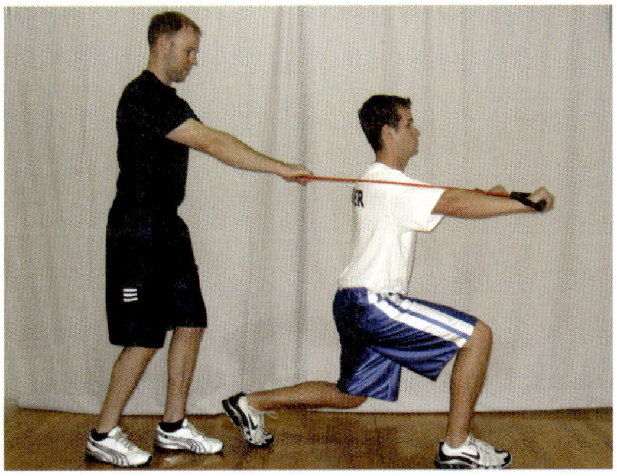
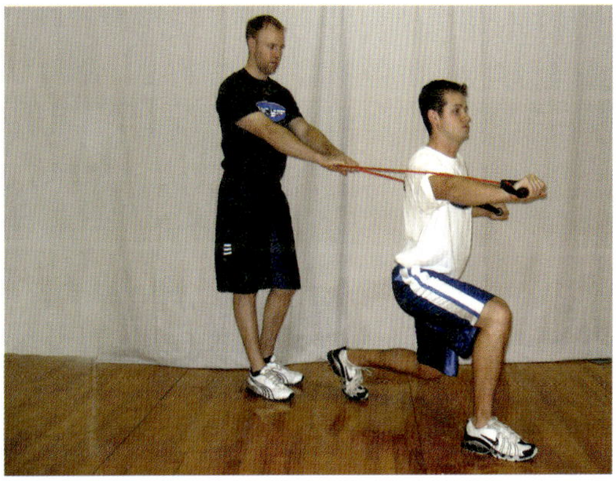

기능성에 기초한 트레이닝 동작의 예

메디신볼 내밀기 Medicine Ball Reach

똑바로 선 자세에서 발은 어깨너비만큼 벌리고 손은 뉴트럴 그립으로 공을 잡는다. 시작 자세는 무릎을 약간 굽힌 상태에서 엉덩이를 굽힌다. 어깨는 팔이 앞쪽으로 뻗을 수 있게 굽혀야 하며, 허리는 동작을 수행하는 동안 곧게 세운 상태를 유지한다. 대부분의 경우, 햄스트링 유연성은 무릎의 수축 각도에 의해 결정되며, 광배근 유연성은 어깨의 수축 각도에 의해 제한된다. 최대 기능적 범위에 도달했으면 허리를 곧게 편 상태를 유지하고, 허리, 엉덩이, 무릎을 뻗어 시작 자세로 돌아온다. 이러한 운동은 다른 방향으로 여러 가지 변화를 줄 수 있으며, 운동의 안정성을 증가시키기 위해 한쪽 다리 또는 비대칭 부하를 이용하여 수행할 수 있다. 등은 어떤 동작에서라도 구부리면 안 된다.

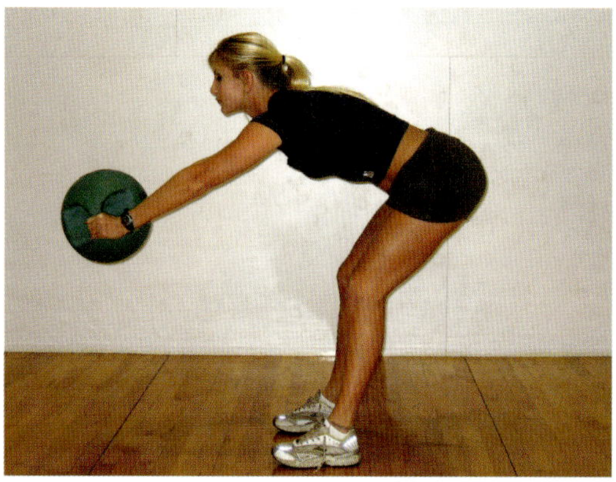

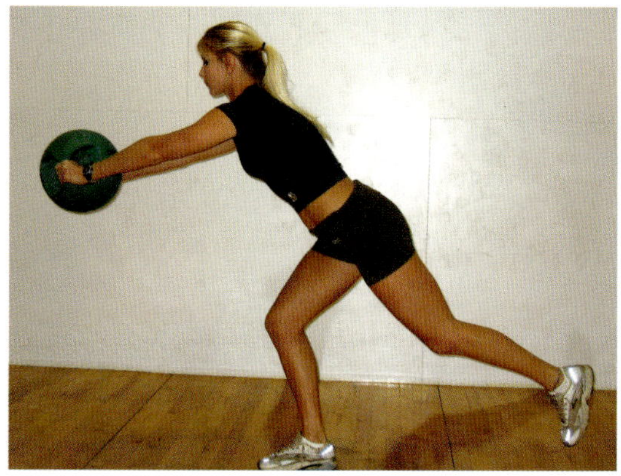

얼터네이팅 프론 로우 Alternating Prone Row

짐볼 위에 엎드려 발을 지면에 나란히 붙인 자세에서 양쪽 어깨를 수축하고 저항이 작용하는 방향으로 팔을 뻗는다. 뉴트럴 그립을 사용하여 케이블 또는 밴드의 핸들을 잡고 몸은 중립 자세로 골반과 척추를 직선이 되게 한다. 시작 시 동작은 팔을 굽히며 어깨를 뻗는다. 저항과 연결된 핸들을 가슴까지 잡아당기면 어깨가 과신전되며 이때 몸은 안정된 직선 자세를 유지해야 한다. 시작 자세로 돌아갈 때는 동일 동작의 역순으로 수행하며 동시에 광배근과 팔을 수축시켜 다른 쪽의 핸들을 몸 쪽으로 잡아당긴다. 이 운동은 한쪽 팔을 사용하거나 부하의 비대칭 또는 당기는 단계에서 힙을 신전시켜 지면으로부터 한쪽 발을 들어 올려 난이도를 높일 수 있다.

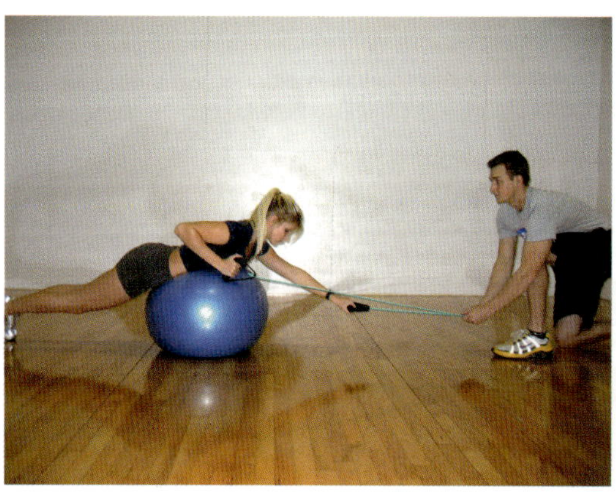

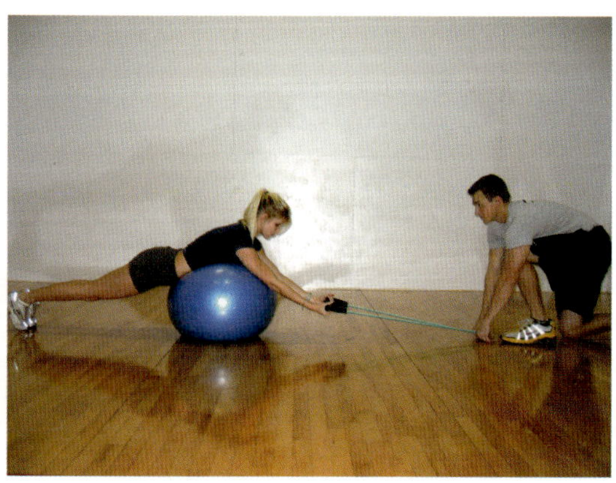

기능성에 기초한 트레이닝 동작의 예

짐볼 레터럴 풀오버 Physioball Lateral Pullovers

짐볼 위에 반듯하게 드러누운 자세에서 발은 바닥에 대고 엉덩이는 펴고 무릎은 굽혀 브릿지 자세를 만든다. 팔꿈치는 펴고 어깨를 수축시키며 팔을 머리 위로 올려 회내 그립(pronated grip)으로 핸들을 잡는다. 시작 동작은 어깨를 신전시키고 복부를 굽혀 회전시킨다. 팔 자세는 곧게 편 상태를 유지하며 핸들을 엉덩이의 측면으로 잡아당긴다. 최대 관절가동범위에 도달하면 동일한 동작으로 시작했을 때 자세로 돌아간다. 시작 자세에서 동일한 동작으로 몸의 반대편으로 수행한다.

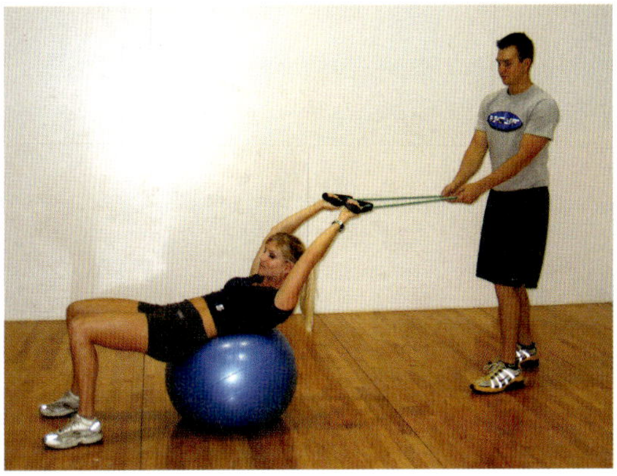

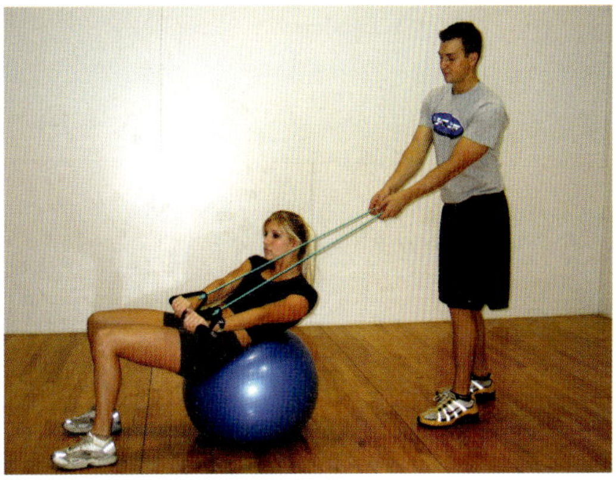

References

1. **Chaitow, L.** [Muscle Energy Techniques]. New York: Churchill Livingstone. 1997.
2. **Gambetta, V.** [Back to the Basics]. 1998. www.Gambetta.com/a97001p.html
3. **Gambetta, V and Gray, G.** [Following the Functional Path]. 1997. www.Gambetta.com/a97004p.html
4. **Gambetta, V.** [Force and function]. Training & Conditioning 9:5, 1999.
5. **Gambetta, V.** [Hard core training]. Training & Conditioning 9:4, 1999.
6. **Gambetta, V.** [Leap of strength]. Coaching Management. 8:3, 2000.
7. **Gambetta, V.** [Too Lose Too Much]. 2002. www.Gambetta.com/a97003p.html
8. **Gray, G and Gambetta.** Functional Balance. 2002. www.gambetta.com/a97002p.html
9. **Santanna, J.C.** Functional Training: Breaking the bonds of traditionalism. Video. 2000
10. **Seeley, R., Stephens, T.D., Tate, D.A.** [Anatomy and Physiology]. St. Louis: Mosby College Publishing. 1989

제21장

운동 프로그램의 개발

Creating an Exercise Program

- 우선순위 정하기
- 사례연구
- 운동 진행 과정
- 프로그램의 특징
- 샘플 프로그램 구성
- 변형 기술
- 프로그램 주기의 기간
- 프로그램의 능력별 편성

서론 Introduction

운동처방은 신체의 생리적 시스템의 적응력을 자극시킬 수 있는 적당량의 스트레스를 구조적인 정량 형태로 나타내는 것을 말한다. 이것은 운동 프로그램에 나와 있는 각각의 운동을 미리 계획한 의도에 맞추어 구성함을 뜻한다. 운동처방을 성공적으로 하기 위해서 우선 트레이너는 대상자의 생리적으로 필요한 점들을 알아 두고 거기에 알맞은 특별한 운동을 결정해야 한다. 이러한 과정에는 다차원적인 접근과 관련된 모든 사항을 철저히 검토하는 것이 필요하다(19).

효과적인 운동 프로그램을 만드는 것은 퍼스널 트레이너에게 가장 어려운 작업이다. 건강에 관련된 수많은 고려사항 즉, 개개인의 다른 목표, 운동의 성향, 신체적인 문제들에 대한 충분한 대화가 이루어지기에는 시간이 많지 않기 때문에 심지어 일반적인 운동실행자의 프로그램을 만드는 것도 쉽지 않다.

앞장에서 욕구분석은 건강 검진과 행동에 관한 설문조사, 안정시와 운동시의 몸 상태, 주관적 자료, 관찰 자료들로부터 어떻게 관련 내용을 뽑아 내고 그에 관해 알아내는지 제시되었다(18). 각 결과들은 어떤 프로그램을 만들지에 대한 기초 자료를 제공한다. 운동실행자의 욕구, 우선순위의 결정, 해결책 마련과 프로그램 기반에서 해결 방안을 통합하여 운동실행자의 개인 목표에 맞추는 것이 개개인에게 맞는 트레이닝을 디자인하는 것이다(28).

우선순위 정하기 Prioritizing Needs

프로그램을 능숙하게 구성하는 데 가장 쉬운 방법은 1) 포괄적인 검사 및 평가 도중 중요한 사항을 발견하기 위해서는 충분한 전문 지식이 있어야 하고, 2) 정확하게 욕구의 우선순위를 매길 수 있어야 하며, 3) 생리적인 적응 반응에 근거하여 어떤 활동과 운동이 문제를 일으키는지 알아야 한다. 또한 4) 특별한 목표에 따른 운동 방법의 원리와 프로그램 구성을 충분히 수행할 수 있어야 한다(16). 욕구분석에 대한 철저한 분석은 종종 욕구의 범위를 의미하기도 한다. 어떤 프로그램이 유도해 내야 할 초기 결론들은 세부적 목표 리스트들로 재구성될 수 있다. 이 리스트는 가장 효율적으로 운동이 수행 가능한 범위에서 알맞게 꾸며지도록 해결책을 찾을 수 있게 더 다듬어져야 한다. 한 차례의 운동을 부분으로 나누는 것과 주 단위의 계획서를 사용하는 것, 또한 운동실행자의 특별한 목표에 초점을 맞추는 것을 고려하면서 야기될 수 있는 문제를 해결하는 데 목표를 두어야 한다.

대부분의 퍼스널 트레이너들은 욕구분석 후에 운동실행자가 처음 세운 목표보다 더 많은 관련 쟁점들을 밝혀낸다. 질병 예방과 나이 제한 요인도 미리 다루어져야 한다. 건강에 관련된 체력 부족과 근육의 불균형 또한 중요 쟁점의 하나로 간주되어야 한다. 많은 사례에서 프로그램에 사용된 활동이 많은 혜택을 주는 동시에 하나 이상의 염려사항을 다루어야 한다(11). 예를 들어, 에어로빅은 심폐운동인 동시에 체중과 혈압을 줄여 주는 역할을 한다(22). 프로그램 시간 조정은 운동실행자에게 주어진 퍼스널 트레이너와의 제한된 시간 안에서 꼭 필요한 사안과 세워진 목표에 맞추어 적정한 운동을 하기 위해서 중요한 요소가 된다.

뒤에 나오는 세션에는 어떻게 같은 운동 프로그램을 두고 여러 가지의 아이디어를 주는지에 대한 세 가지의 실제 연구자료가 나온다. 각각은 개인의 욕구분석에 따라 세분화되어 있다. 특별한 분류를 트레이닝에 적용하는 것은 각 운동 세션에서 한 가지 적용을 강조하기보다 전반적인 체력의 향상에 초점을 둔다. 중량 적응 단계는 신체 적응과 관련된다(4). 그러므로 스트레스를 자주 받을 때 향상 속도는 빨라진다.

Quick Insight

운동 프로그램의 전통적인 접근 방식은 FITT(frequency, intensity, time, type)을 따른다. FITT에서 F는 빈도, I는 강도, T는 시간, T는 운동 타입을 의미한다. 이 원칙은 모든 프로그램에서 빈도, 기간, 강도, 운동 형태가 기초가 된다는 것을 뜻한다. 퍼스널 트레이닝에서 원칙은 다소 제한적인데, 그것은 운동실행자의 재정과 이용 가능한 시간에 따라 다르기 때문이다. 운동 소요 시간은 1시간 분량의 운동으로 평준화되었기에 어떻게든 제한되어 있다. 다만 운동강도의 문제는 트레이너의 재량에 따라 조절될 수 있다. 빈도와 기간이 제한되어서 대부분의 프로그램은 한 주에 120~180분의 전반적인 프로그램으로 진행된다.

목표 달성을 위해 운동 또는 운동실행자와의 접촉을 극대화시키는 것이 아주 중요하다. 퍼스널 트레이너는 운동 시간의 배분을 잘 활용해야 한다. 운동 프로그램이 처음 시작될 때, 완전한 회복을 위해 중간 휴식이 필요하다. 그러나 체력이 강화되면 운동 기술의 향상을 위해서 휴식 시간에 또 다른 형태의 활동을 할 수도 있다. 예를 들어, 체스트 프레스가 끝나고 세트 사이에 60초의 시간이 주어진다면 안정성이나 역동적인 유연성 또는 낮은 단계의 치료적 운동 등을 할 수 있는 좋은 기회가 될 수 있다. 앞으로의 계획에 밸런스를 요하는 운동이 있다면 운동실행자는 한 발로 서는 법을 익히거나 균형을 잡는 디스크에 올라 균형 잡는 것을 연습할 수도 있다. 이런 아이디어는 결국 시간을 절약한다. 퍼스널 트레이너는 언제나 운동실행자와 만나는 시간이 날 때마다 더 발전할 수 있도록 연구해야 한다.

사례 연구 1

톰슨 씨는 51세의 고등학교 교장이다. 그의 키는 5피트 11인치이며, 몸무게는 224파운드이다. 최근 신체검사를 받으며 주치의의 권유로 트레이너를 고용하기 전에는 전혀 운동을 하지 않았다. 첫 만남에서 톰슨 씨는 그의 개인적 목표를 체지방 감량, 혈압 감소, 체력 회복으로 잡았다. 운동을 해도 좋다는 의사의 진단이 있었다. 첫 검사 중에 다음과 같은 자료가 나왔다.

필요 요소	현재 상태	해결 방안
안정시 혈압	140/87mmHg	유산소운동/행동 양식 교육
안정시 심박수	82bpm	유산소운동
활동양식	좌업생활	활동 증가
신체 구성	23%	부적절한 칼로리 균형
복부 둘레	38인치	부적절한 칼로리 균형/칼로리 소모 증가
심폐 체력($\dot{V}O_2max$)	37mL/kg^{-1}/min^{-1}	유산소 활동
상체 근력	상태 악화 - 보통 수준	저항성 트레이닝
하체 근력	가벼운 상태 악화 - 경미한 수준	저항성 트레이닝
몸통 지구력	나쁨	근력과 지구력 증진
유연성	슬건, 둔근, 몸통 회전, 엉덩이 굴근의 ROM이 나쁨	특정 ROM 증진
부가 사항	간헐성 요통	근육 밸런스/골반 안정

첫 검사에서 한 번 운동을 할 때 꼭 사용해야 하는 활동들을 위한 전반적인 권고 사항들을 알 수 있었다. 해결책으로 운동 프로그램에서 사용되는 특별한 활동들을 알아내서 다듬는 것이 필요하다. 톰슨 씨는 일주일에 두 번만 트레이닝을 받기 때문에 특별히 강조하는 부분은 없지만 건강 증진에는 충분한 도움이 될 것이다.

운동 진행 코스

요구 사항	해결책
유산소운동	60~65% HRR의 지속적인(steady state) 트레이닝
행동 양식 교육	식이와 생활양식의 지도
활동 늘리기	일상활동의 극대화
부적절한 칼로리 균형	각 세션마다 300~400kcal 소모
칼로리 소모 증가	일상 과제 체크
저항성 트레이닝	최대 근력 50~70% 1RM
특정 ROM 증가	정적 · 동적 ROM 운동

프로그램이 다듬어지면서 다음의 특별한 활동들이 마련되었다. 다음 단계는 운동실행자의 능력에 적합하게 2일 프로그램을 편성하기 위한 것이다. 톰슨 씨 경우에는 프로그램에 칼로리 소모가 강조되어야 한다. 따라서 유산소성 활동, 유연성, 저항성 트레이닝을 위한 시간들이 제공되어야 한다. 제18장에 있는 저항성 트레이닝에 대한 프로토콜을 검토하는 것이 시간의 절약을 가져다 줄 것이다. 톰슨 씨는 세트, 반복, 강도 및 휴식 기간이 사실상 적당해야 한다. 운동 숙달을 보조하고 지속적인 열량 소비에 목표를 두고 반복횟수를 늘려야 한다. 그의 현재 건강 상태로는 신경계가 크게 스트레스를 받지 않을 것이다. 언제든지 시간을

개선된 운동 프로그램 기준

심혈관 권고 사항
- 여유 심박수(HRR) 60~65%
- 운동 세션당 15~20분

식이 및 생활양식 지도
- 1일 섭취량 포타슘 증가 및 소금 감소
- 체지방과 단당류 섭취 감소
- 스트레스 원인 찾기
- 수분 섭취 증가

칼로리 소비 권고
- 각 세션당 300~400kcal 소비
- 유산소성 트레이닝 150kcal
- 저항성 트레이닝 200kcal

일일 체크
- 하루 2번 계단 오르기
- 주당 3일 애완견과 15분간 걷기
- 근무지에서 멀리 주차하기

신체 부위별 저항성 트레이닝 활동

Trunk flexion	Ab-curl on ball, supine ankle reach
Trunk extension	Back extension, good morning, opposite raise
Trunk rotation	Seated diagonal chop, cable torso twist
Hip adduction	Lateral step up, lateral half squat, lateral cone shuffle
Hip extension	Body squat, modified deadlift, static lunge
Knee extension	Narrow stance ball squat, leg extension
Knee flexion	Supine leg curl, seated leg curl
Plantar flexion	Standing calf raise
Shoulder flexion	Standing front raise, kneeling MB front raise
Shoulder extension	Pullover, reverse grip pulldown
Shoulder horizontal flexion	Chest press, push-ups
Shoulder horizontal extension	Rear delt raise, 45 degree high row
Shoulder adduction	Lat pulldown, modified pull-up
Shoulder abduction	Dumbbell press, side raise
Arm extension	Tricep pushdown, tricep extension
Arm flexion	Bicep curl, hammer curl

유연성 권고 사항
- 정적 및 동적 ROM
- 정적 햄 스트링지 신장
- 동적 및 정적 둔근 신장
- 동적 몸통 회전
- 동적 엉덩이 굴근 신장

절약하고 효율적인 요소가 증가하도록 운동을 접목시키는 노력이 이루어져야 한다. 다음 단계의 복잡한 동작에 들어가기 전에 현재의 운동에 잘 적응하기 위해서는 보통 여러 세션이 필요하다(3). 다음은 그가 지금까지의 운동을 잘했다고 가정했을 때 그 다음 과정으로 처방된 프로그램이다.

운동 프로그램 구성

1일차		2일차
준비운동		**준비운동**
자전거 5분		걷기 5분
	2×15초	
동적 엉덩이 굴근 신장		동적 둔근 신장
동적 몸통 회전		동적 요부 신장
저항성 1	2×15(휴식 간격 40초)	
Body squat to overhead MB press		Box step to MB press
Lunge to side raise		Modified deadlift to front raise
Chest press		Modified pull-up
Back extension		Supine ankle touch
2minute rest period		
저항성 2	2×12reps(Tri-set*), 이동 휴식, 각 3세트 이후 2분 휴식	
Lat pulldown		Bench push-ups
Ab-curl up		Cable rotation
Leg curl		Lateral half squat
저항성 3	2회 순환, 30초, 이동 휴식, 각 순환 이후 2분간 휴식	
Seated diagonal chop		Body squat
MB pullover		Rear delt raise
Good morning		Opposite raise
Kneeling front raise		Tricep extension
Bicep curl		Calf raise
Tricep push-down		Hammer curl
심혈관운동		
자전거 15분 / 걷기 3분 정리운동		경사 걷기 15분 / 걷기 3분 정리운동
관절가동범위	2회×15초간 유지	
정적 햄스트링지 신장		정적 햄스트링 신장
정적 요부 신장		정적 둔근 신장
정적 광배근 신장		정적 힙굴곡 신장

전체 수행 시간 46.5분　　전체 휴식 13.5분

평균 운동강도 4.5MET　　전체 소비 칼로리 366kcal

*Tri-set = three exercise performed in a row

운동 프로그램은 원하는 기간 내에 알맞은 스트레스가 부가되도록 하였다. 운동과 휴식을 기초로 하여 운동실행자는 45분 이상의 운동량을 소화해 낼 수 있고 지정된 시간 안에서 계획한 칼로리 소모를 달성할 수 있다. 어떤 경우에는 개인적인 운동 한계에 따라 추가적인 인내가 요구될 수 있지만, 다양한 근육 부위의 사용과 적당한 강도를 채택함으로써 원하는 운동량이 달성될 수 있다. 운동실행자가 스트레스에 적응되는 대로 운동강도는 증가할 수도 있을 것이고 일관되게 제시된 진행률, 휴식 간격은 목표 효력에 도달하기 위해 줄어들거나 늘어나게 될 것이다.

많은 트레이너들은 퍼스널 트레이닝 동안에 유산소운동을 하지 않는다. 그것은 실수일 가능성이 높다. 유산소운동은 건강 증진과 질병 위험의 감소를 위해 필요하다(26). 부가적으로 그것은 총 칼로리 소모를 증가시킨다(32). 이 경우에는 그가 고혈압의 전 단계와 신진대사질환의 위험이 있으므로 확실히 칼로리 감소에 도움이 된다. 이 운동실행자의 산소섭취량이 증가할 때, 인터벌 훈련은 적응 반응에 더 기여할 수 있다.

사례 연구 2

카터 양은 25세의 부동산 중개인이다. 그녀의 키는 5피트 6인치이고 몸무게는 135파운드이다. 그녀는 이전에 활동적이고 열심인 테니스 선수였다. 그녀는 자신의 테니스 실력을 향상시키기 위해서 트레이너를 고용했고 전체적인 컨디션 향상을 기대하고 있다. 첫 만남 중에 그녀는 개인적인 목표를 코트에서의 파워와 스피드를 향상시키는 것과 전체적으로 더 나은 근육 상태를 만드는 것으로 정했다. 그녀의 첫 검사 및 연속적인 평가 중 다음의 정보들이 수집되었다.

확인 사항	현재 상태	해결책
안정시 혈압	116/68mmHg	유지
안정시 심박수	65bpm	유지
활동 양식	활동적	유지
신체 구성	27%	부적절한 칼로리 균형
허리둘레	27인치	부적절한 칼로리 균형
엉덩이둘레	34인치	부적절한 칼로리 균형
심폐 체력($\dot{V}O_2max$)	$43mL \cdot kg^{-1} \cdot min^{-1}$	유산소 활동
상체 근력	보통 수준	저항성 트레이닝
하체 근력	보통 수준	저항성 트레이닝
몸통 근지구력	좋음	
유연성	어깨 ROM 범위에 양측 차이 엉덩이 굴근 약간 타이트	특정 ROM 증가
무산소성 파워	보통	파워 증가
민첩성 검사	보통	측면 스피드 증가

카터 양을 위한 운동처방전은 건강 목적을 위한 트레이닝은 덜 강조하고 체력 강화와 운동 능력의 강화에 더 강조를 둔다. 운동 프로그램은 파워, 근력 지구성 능력 성과를 제시할 필요가 있다. 운동 프로그램은 그녀의 스포츠 활동과 관련된 특히 어깨와 팔꿈치에 관절 상해를 유발할 위험이 있기 때문에 근육의 균형을 강조해야 한다(17). 운동 활동은 각 부위별 운동을 제시해야 하지만 테니스 코트에서 테니스 동작 때문에 부분 운동의 조화도 고려되어야 한다(12).

운동 진행 코스

요구 사항	해결책
유산소 트레이닝	여유 심박수(HRR) 70~80%
저항성 트레이닝	신체 부위별 1RM 65~80%
유연성 트레이닝	어깨, 고관절
신체 구성	칼로리 소비
스포츠 종목 특성의 트레이닝	파워, 민첩성

개선된 운동 프로그램 기준

심혈관 권고 사항

- 체중에 부하되는 인터벌 트레이닝
- 70~80% HRR

신체 부위별 저항성 트레이닝 활동

Trunk flexion	Weighted trunk flexion, knee rolls, reverse crunch
Trunk extension	Back extension on ball, good morning, cone reach
Trunk rotation	MB* side pass, incline MB twist, cable torso twist
Hip adduction	Lateral step-up, lateral lunge
Hip extension	Back squat, Romanian deadlift, single leg squat
Knee extension	Front MB squat, leg extension
Knee flexion	Supine curls on ball, supine leg curl
Plantar flexion	Standing calf raise, seated calf raise
Shoulder flexion	Standing front raise, kneeling MB front raise
Shoulder extension	Pullover, reverse grip pulldown
Shoulder horizontal flexion	Standing cable press, push-ups, flyes on ball
Shoulder horizontal extension	Rear delt raise, rear delt pulls
Shoulder adduction	Lat pulldown, mod pull-up, upright row
Shoulder abduction	Dumbbell press, side raise, upright row
Arm extension	Tricep pushdown, tricep extension
Arm flexion	Bicep curl, hammer curl

*MB= medicine ball

파워 트레이닝

DB squat jumps
Box jumps
Low tuck jumps
Lateral box jumps
Lateral cone hops
Split squat jumps

민첩성 트레이닝

Lateral shuttle
T-drill
Z-drill

유연성 권고 사항

- 동적 몸통 신장
- 동적 · 정적 엉덩이 굴근 신장
- 동적 · 정적 내측 또는 외측 회전근
- 정적 흉근 신장
- 정적 광배근 신장

트레이닝의 스포츠 특성 때문에 피로가 활동 수행력에 부정적인 영향을 주지 않도록 에너지 시스템의 고려사항은 프로그램 요소의 순서를 중시해야 한다(10). 제12장에서 운영, 권장하는 순서를 상기하면 초기 세션에 파워와 스피드 활동이 수행되어야 하고 이후 복잡한 활동과 가장 많은 저항을 이용하는 활동이 따라야 한다(13,14). 많은 경우에 운동자각도(RPE)는 운동량과 강도에 대한 운동실행자의 특정 내성에 대해 휴식 시간을 설정하는 데 이용될 수 있다(6).

운동 프로그램 구성

1일차

준비운동

3분간 줄넘기, 2분간 스텝 박스

	서킷: 각 15회×2	
동적 내회전근 신장		
동적 체간 신장		
Empty can raises		
Cone reach		
파워	휴식 간격 60~90초	
Box jumps		3×8
Low knee tuck jumps		3×8
Medicine ball side passes		3×7 (좌 · 우 각각)
민첩성	휴식 간격 30초	
Lateral shuttle		6×
저항성	3세트, 휴식 간격 60초	
Back squat		10, 8, 9
Standing cable press		12, 10, 8
Modified pull-up		3×할 수 없을 때까지
Standing dumbbell press		3×8~10
저항성 2	2×8~12회 반복, 휴식 간격 60초	

Lateral step-up S/S* with back extension on ball
Kneeling front raise S/S* with seated calf raise
Weighted trunk flexion S/S* tricep pushdown

심혈관운동

유산소성 인터벌 자전거
여유 심박수(HRR) 70~80% 15분
정리운동 3분

운동 범위(ROM)

정적 엉덩이 굴근 신장	2×30초
정적 광배근 신장	2×30초

*s/s = superset

특정 스포츠 트레이닝이 강조되는 것으로서 일반적인 건강과 체력 트레이닝과의 차이는 체력 구성 요소 수행에 있다. 프로그램의 초기 단계 동안 근력의 증가와 효과적인 동작은 그 다음 단계로 진행하는 데 매우 중요하다. 대부분의 스포츠에서는 감속의 필요조건 때문에 더 많은 근력이 실제 활동에서 더 필요하다. 운동 진행 속도는 각 인체 시스템에 도전을 주어야 하지만 동작 기술이 부정확해지면 안 된다. 운동 패턴이 강화되면 기능성 요소에 기초한 트레이닝 개념에 따라 더 큰 안정성 요소를 추가시킨다.

운동 프로그램 구성

2일차

준비운동
자전거운동 5분

서킷: 각 15×2회, 휴식 간격 30초

동적 외회전근 신장
동적 엉덩이 굴근 신장
동적 몸통 회전 신장
볼 위에서 백 익스텐션

파워	휴식 간격 60~90초	
Lateral box jumps		3×10 total jump
Split squat jumps		3×6 한쪽당(오른쪽 또는 왼쪽 다리)
Lateral cone hops		3×8 한쪽당(오른쪽 또는 왼쪽 다리)
민첩성	휴식 간격 20초	
T-drill		6×
저항성	휴식 간격 60초	
Romanian deadlift		12, 10, 8
Reverse grip pulldown		3×8~10
Upright row		2×12
Lateral lunge		3×8

저항성 2 휴식 간격 60초, 2×8~12회
Single leg squat S/S* cable torso twist와 함께
Lat pulldown S/S* tricep extension과 함께
Leg extension S/S* hammer curl

심혈관운동
유산소 인터벌 조깅
여유 심박수(HRR) 70~80% 15분
정리운동 3분

관절가동범위	
정적 흉근 신장	2×30초
정적 엉덩이 굴근 신장	2×30초

전체 수행 시간 43분	전체 휴식 17분
평균 운동강도 7.5MET	전체 소비 칼로리: 344kcal

*S/S = superset

사례 연구 3

존스 씨는 67세의 퇴역한 변호사이다, 그의 키는 6피트이고 몸무게는 208파운드이다. 그는 운동을 거의 하지 않았지만 여가 시간을 소비하기 위해서 헬스클럽에 가입하기로 결정했다. 미팅에서 그는 확실한 목표는 없지만 나이 드는 것을 늦추고 싶어서 더 활동적이 되기를 원했다. 병원 검사 결과, 운동을 해도 된다고 판정되었다.

확인된 사항	현재 상태	해결책
안정시 혈압(항고혈압약 복용)	131/88mmHg	유산소운동/행동교육
안정시 심박수	78bpm	유산소운동
활동 양식	좌업생활	활동량 증가
신체 구성	21%	부적절한 칼로리 균형
복부 둘레	36인치	부적절한 칼로리 균형/칼로리 소비 증가
심폐 체력($\dot{V}O_2max$)	$29mL^{-1} \cdot kg^{-1} \cdot min^{-1}$	유산소 활동
상체 근력	상태 악화-보통	저항성 트레이닝
하체 근력	상태 악화-가벼움	저항성 트레이닝
몸통 근지구력	나쁨	저항성 트레이닝
유연성	대둔근, 몸통 회전근, 고관절 굴근, 척추 기립근, 몸통 굴근, 어깨 굴근, 햄스트링 ROM이 나쁨	특정 ROM 증가

존스 씨는 근육의 불균형과 부족한 유연성 때문에 일정 부분 활동의 제약이 따른다. 전반적으로 컨디셔닝에 기초를 둔 채 그의 수준에 맞추어 근력과 유산소성 능력이 향상될 때까지 중등도의 운동강도에서만 트레이닝 할 수 있을 것이다(8). 그의 신체활동 목표는 운동 가동범위와 기능적인 능력의 향상을 필요로 한다(25). 평범한 트레이닝이 적용될 수 있지만 더 적극적으로 그의 수행 능력에 영향을 주려고 역동적이고 닫힌 사슬이며 복합적인 동작들을 권장하였다(30).

운동 진행 코스

요구 사항	해결책
유산소운동	일정한 정적 트레이닝 HRR 50~55%
행동 양식 교육	식이와 생활양식 지도
활동량 증가	최대 ROM을 통한 최대 일일 움직임
부적절한 칼로리 균형	세션당 150~200kcal
칼로리 소비 증가	일일 점검표
저항성 트레이닝	1RM 50~70% 신체 부위별 복합 활동
특정 ROM 증가	정적 · 동적 ROM

개선된 프로그램 기준

심혈관 권고 사항
- 여유 심박수(HRR) 50~55%
- 각 운동 세션당 10분

식이와 생활 양식 지도
- 1일 섭취량 포타슘 증가시키고 소금 감소
- 체지방과 단당류 섭취 감소
- 스트레스 원인 찾기
- 수분 섭취 증가

칼로리 소비 권고
- 각 세션당 150~200kcal 소비
- 유산소 트레이닝 75kcal
- 저항성 트레이닝 75kcal

일상 과제 체크
- 매일 걷기 10분

신체 부위별 저항성 트레이닝 활동

Trunk flexion	Seated incline ab flexion, DB forward reach
Trunk extension	Standing floor reach, goodmoring, prone raise
Trunk rotation	Seated trunk rotation, standing rotation punch
Hip adduction	Lateral stepping, assisted lateral step-up
Hip extension	Body bench stands, MB deadlift, assisted lunge
Knee extension	Physioball squat, single leg extension
Knee flexion	Spine leg rolls, supine leg curl
Plantar flexion	Standing calf raise, seated calf raise
Shoulder flexion	Standing front raise, close grip band press
Shoulder extension	Pullover, incline band pullover
Shoulder horizontal flexion	Standing modified push-up, machine press
Shoulder horizontal extension	Seated rear delt band pulls, high row
Shoulder adduction	Lat pulldown, band row
Shoulder abduction	Single arm band press, side raise
Arm extension	Tricep pushdown, tricep machine dips
Arm flexion	DB* bicep curl, hammer curl

유연성 권고
- 정적 햄스트링지 신장
- 정적 둔근 신장
- 정적 몸통 회전
- 정적 엉덩이 굴근 신장
- 정적 요부
- 정적 어깨 신장
- 정적 종아리 신장

동작 효율성 권고
- 다양한 콘(cone) 드릴

*DB = dumbbell

많은 운동들이 존스 씨의 감소된 신체적 능력에 맞추어 전통적인 운동 양식으로부터 수정되었다. 복합된 운동들은 더욱 기능성에 기초를 둔 활동을 구성하는 데 도움을 줄 수 있다(29). 유산소성의 요소는 운동실행자가 견뎌 내지 못할 가능성이 있어 다리 피로의 누적을 피하기 위하여 두 가지로 나누었다. 반복은 운동강도가 낮고 운동의 패턴화가 요구되기 때문에 증가시키고, ROM을 증가시키도록 하였다(9). 유연성 요소는 운동실행자의 현재 상태와 관련한 한계를 줄이기 위해 필요하며 운동 시간에 잘 적용될 것이다. 더욱이 콘 드릴 운동은 활동량을 증가시키고 잘 조절된 속도로 각기 다른 방향으로 운동을 시행하기 때문에 보행 시 안정성을 증진시켜 줄 것이다.

운동 프로그램 구성

1일차

준비운동
트레드밀 5분 걷기

저항성 1 2×30초 활동 또는 피로, 휴식 간격 1분
MB bench stand to overhead press
Seated incline ab reach
Limited range MB deadlift
Modified push-ups
Calf raise

심혈관운동
자전거운동 5분

저항성 2 2×30초 활동 또는 피로, 휴식 간격 1분
Supine leg rolls
Band rows
Side raise
Lateral cone step
Tricep push down

움직임의 효율성 요소 휴식 간격 6×30초
콘(cone) 동작 드릴

심혈관운동
트레드밀 5분 걷기

유연성 요소 2×20초 유지
정적 햄스트링지 신장
정적 둔근 신장
정적 몸통 회전
정적 엉덩이 굴근 신장
정적 요부
정적 어깨 신장
정적 종아리 신장

처음 운동하는 사람은 운동의 과도한 피로로부터 해로운 영향을 감소시키면서, 제한된 이동성을 위한 프로그램의 구성 요소 접근 허용을 위해 전통적 운동 방법을 변경한 새 운동 프로그램을 종종 사용한다(24). 만약 과도한 각각의 운동이 초기의 운동 기간

운동 프로그램 구성

2일차

준비운동
트레드밀 5분 걷기

저항성 1 2×30초 활동 또는 피로, 휴식 시간 1분
Assisted lunge
MB forward reach w/flexion
Single leg extension
Band forward press
Seated calf raise

심혈관 요소
자전거운동 5분

저항 2 2×30초 활동 또는 피로, 휴식 시간 1분
Leg curl
Lat pulldown
MB front raise
Assisted lateral step-up
Triceps machine dips

동작의 효율성 요소 휴식 시간 6×30초
콘(cone) 동작 드릴

심혈관 요소
트레드밀 5분 걷기

유연성 요소 2×20초 (유지)
정적 햄스트링지 신장
정적 둔근 신장
정적 몸통 회전
정적 엉덩이 굴곡근 신장
정적 요부
정적 어깨 신장
정적 종아리 신장

전체 수행 시간 32.5분 전체 휴식 27.5분
평균 운동강도 3MET 전체 소비 칼로리: 161kcal

에 수행된다면 나중에 수행되는 질적인 운동량이 제한될 것이다. 예를 들어 바닥에서 하는 복부의 굴곡운동은 많은 것을 요구하는데, 적응이 안 된 근육은 아주 제한적인 반복횟수밖에 하지 못할 것이다. 경사진(incline) 벤치에서 존스 씨가 복부운동을 하는 것은 역학적으로 바람직한 초기 동작을 위해 제공되는 좋은 위치이며 의도된 근육들을 트레이닝시킬 수 있다.

운동의 점진성은 동작 범위의 확대에 집중되어 더 복잡한 동작으로 나아간다. 이 프로그램 초기 목표 중의 하나는 한 운동 세션에서 가능한 한 많은 동작과 많은 근군이 참여되는 활동을 하도록 한다는 것이다(1). 전신의 유연성은 나중에 관절가동범위를 향상시키기 위하여 매번 운동 세션마다 권장되어야 한다.

연구 사례 리뷰 Case Studies in Review

각 세 가지 연구 사례는 다양한 사람들을 위해 프로그램을 짜는 데 존재하는 다양한 운동 양식을 보여 준다. 개인적인 운동실행자들은 그들이 갖고 있는 특성에 맞는 각각 다른 방법들을 요구할지도 모른다. 이 사실에 기초하여 프로그램의 수는 운동실행자의 수만큼이나 많을 수 있다. 퍼스널 트레이닝에 대한 전통적인 접근 방식은 흔히 대부분의 일반인들의 욕구를 충족시키는 데 있어서는 효과가 없는 보디빌더와 근력 트레이닝 프로그램을 변경해서 적용한다. 8~10가지 운동을 10회 반복하는 형태로 3세트를 수행하는 트레이닝을 실행했더라도 그것은 일반적인 운동실행자들의 욕구를 충족시키지 못한다.

운동처방전을 쓰려면 적절한 욕구 평가의 관리와 정의된 목표가 필요하다. 세 가지 연구 사례는 개개인에 맞춘 접근이 장기적 성공을 위해 필요하다는 것을 시사한다. 테스트 결과와 평가 규준은 프로그램에 적용되어야 하고 규정된 목표에 기초를 세우기 위해 활용되어야 한다(21). 기준 값으로서 테스트 점수 사용, 운동 원리의 적당한 응용은 각각의 정의된 목표를 확실히 하는 데 도움이 될 것이다(31). 효과적인 목표 전략의 내용을 상기시키고 일일 및 주간의 목표에 집중하는 것은 단기 목표 달성을 위해 필요하다. 측정할 수 있는 목표, 일관된 테스트와 평가 기준은 훈련 효과를 평가하기 위해 유지해야 한다. 추천된 평가 방식은 테스팅에 이용된 것과 비슷하거나 같은 프로그램에 있는 운동이나 시스템을 이용한다. 이 전략은 운동실행자의 능력으로 긍정적인 심리적 이해를 발전시킬 것이며 질적 개선을 위해 제공되는 것을 볼 수 있다. 목표를 정할 때 시간의 압박과 생리적인 적응의 운동 용량-반응 변화도를 의식한다. 신경계에서 스트레스에 대한 반응이 빠르게 나타나는 반면에 근육과 심장혈관 계통은 더 느린 적응 과정을 나타낸다.

운동 원리의 효과적인 적용은 운동처방전에 있어 또 다른 중요한 고려 사항이다. 특이성의 원리는 운동실행자를 위해 세워진 목표뿐만 아니라 생리 및 생체역학적 분석에 근거를 두어야 한다(5). 특이성의 원리는 적절한 에너지대사경로와 동작들이 그 운동 종목에서의 요구 사항을 잘 반영하는 데 필수적이다. 점진적인 운동량 증가는 생리적인 적응 과정과 일관되어야 한다(15). 운동의 초기 단계에는 개인의 수행력에 맞는 점진적 과부하 적용이 보장되어야 한다. 적절한 운동량이 있었을 때, 흔히 첫 4~6주에 나타나는 초기의 운동 적응 효과는 신경계 효율성에 기인한다. 이러한 주기 동안에 운동실행자는 기준 이상의 향상을 경험하게 될 것이며, 진행이 가속되어 조정의 필요를 경험하게 될지도 모른다. 그러나 이때까지도 역점은 저항에 바탕을 둔 과부하보다는 오히려 운동학습과 기술 습득에 두어야 한다. 일단 인체가 초기 조절 반응에 도달했다면 주당 2.5%의 점진성 수준으로 전환시키는 것이 보통 적합한 과부하 목표이다(2). 더 공격적인 점진성은 잘못된 운동 형태를 야기하고 신경근의 보상 작용을 일으켜 잘못된 동작으로 상해를 유발시킬 수 있다. 개인적인 수행력에 대한 모니터링이 각 개인의 점진성을 가장 잘 규정할 것이다. 중요한 고려 사항 하나는 우리 몸은 운동 기간, 운동강도, 운동 빈도에 기초하여 적응한다는 것이다. 그러므로 운동실행자가 운동 프로그램에 몇 번 참여하느냐에 따라 적응 정도와 나중의 점진성 정도를 결정할 수 있다. 주당 3회 참가하는 운동실행자가 아마도 주당 2회 이용하는 사람보다 더 빠른 비율로 진행될 것이다(20). 주목할 만한 적응 효과는 흔히 7~12번의 운동 세션을 요구하지만 앞서 말한 대로 신경계는 운동 요구에 대한 반응이 더 빠르게 나타난다.

개별적인 고려사항이 퍼스널 트레이닝에 있어서 운동 프로그램의 기본이 되어야 한다. 전에 말한 것처럼 각 사람들은 운동처방전을 구성하는 데 독특한 특성을 지닌다. 운동 경험, 신체적인 한계, 운동 내성, 유전인자, 생활양식 요인 모두가 운동실행자에 가장 잘 맞는 운동 프로그램을 형성하기 위해 고려되어야 한다. 이러한 관점은 각 개인에 특이적인 운동처방전을 구성하기 전에 모든 운동실행자들에 대한 전반적인 평가의 필요성을 지지한다. 개인 중심의 관심을 반영하는 전통적인 프로그램 개념을 변경하는 것은 흔히 적절한 성과를 보증한다. 신체활동하에서 얻어진 다양한 변인의 이용은 운동실행자의 효과적인 운동 프로그램과 긍정적인 경험을 촉진시키는 데 도움이 된다.

기술 변형 Modification Techniques

대부분의 운동 구성 요소는 스트레스 전달을 조정하는 방법으로 변형될 수 있다. 운동, 동작, 환경, 세트-반복횟수, 운동강도, 스피드, 안정성, 복잡성과 기타 가변인 모두 운동실행자의 필요에 따라 적절하게 조절될 수 있다. 운동의 용이함과 어려움 사이에 존재하는 연속체로서 운동 프로그램은 무수히 많이 만들어 낼 수 있다. 목표는 건강, 운동, 활동의 효과가 지나치지 않을 정도에서 운동실행자에게 알맞게 제시되어야 한다. 이러한 스트레스의 조절은 실제의 트레이닝양을 줄이거나 늘리는 것과 관련된다. 요구 사항이 커 운동실행자가 너무 힘겨워하거나, 또는 운동강도가 너무 낮아서 진전이 나타나지 않는 것을 방지하기 위하여 적절한 밸런스가 적용되어야 한다. 상황을 조절하기 위한 결정은 관찰, 경험, 논리에 기초를 두어야 한다.

프로그램 주기의 기간 Duration of Program Cycles

운동 프로그램은 운동의 적응 반응을 이끌어 내는 것을 목표로 하고 있다. 일단 적응의 정도를 달성하고 나면 운동 프로그램은 다음 단계의 생리적인 향상이 발생되도록 새로이 지각되는 스트레스를 만들어 나아가야 한다. 운동 적응에 우선 순위를 두면서 프로그램은 다른 강조 사항과 초점, 그리고 새로운 방향으로 진화되어 가야 한다. 우선시되는 초점은 생리적인 요구와 목표 달성에 지속적으로 맞추어져야 한다. 효과적인 목표 설정의 특성들을 상기하면서 계획된 시간에 단기 · 장기 목표를 달성하는 것에 집중해야 한다. 점진적인 과부하와 생리적으로 특정의 스트레스를 포함한 활동들과 구성 요소들을 프로그래밍 할 때 트레이닝 주기를 반영해야 한다. 대부분의 경우 트레이닝 주기는 6, 8, 10주 또는 12주간으로 한다(23). 명시된 기간을 이용하여 미리 고려되었고 구성된 스트레스를 적용토록 한다. 트레이닝 주기의 종료 시점에 강조되었던 구성 요소들에 대한 재검사(retest)는 트레이닝의 효과를 확인하고, 다음 트레이닝 주기를 위한 목표를 세울 수 있게 한다.

욕구 리스트가 확대되었을 때 트레이닝 주기들은 차근차근 특정의 강조점들을 채택하고 매번 새로운 트레이닝 주기를 시작할 때마다 바꾸어야 한다. 예를 들어, 첫 6주는 다음 단계의 더 도전적인 트레이닝 프로토콜을 준비하기 위하여 운동 학습, 동작 패턴, 기본적인 지구력과 전반적인 컨디셔닝이 강조된다. 다음의 트레이닝 주기는 적응 반응에 약 8주 정도가 필요한 특정 동작의 근력 증가와 협응성이 더 요구되는 활동들이 강조될 것이다. 실제적인 트레이닝 주기의 길이는 운동실행자의 계약 기간, 건강 상태, 트레이닝 경험, 운동 소질에 기초해야 될 것이다. 만약 운동실행자가 초기에 짜인 프로그램 빈도에 적응하지 못한다면 트레이닝 주기를 적절한 운동 스트레스에 노출되도록 늘려야 한다. 한 번에 모든 것을 겨냥하기 위해 폭넓게 접근하는 것보다 특별한 목표에 집중하여 적절한 목표 달성의 가능성을 증가시키도록 한다. 이것은 단지 하나 또는 두 개의 문제 사항을 선택하고 욕구 항목의 나머지는 모두 무시하라는 것이 아니다. 그보다는 오히려 우선 순위 시스템에 기초하여 사전 기획된 주안점에 초점을 두라는 것이다.

프로그램의 추적 Program Tracking

운동 프로그램의 구성 요소는 프로그램의 효율성과 진행 과정을 평가하기 위하여 운동 당일을 토대로 추적되어야 한다. 트레이너는 점진적인 과부하가 적절하게 각 운동 세션에서 적용되었는지를 평가하기 위하여 그날의 수행력을 기록해야 한다. 운동에 대한 적응이 일어났을 때 우리 몸은 지속적인 향상을 위해 새로이 지각되는 스트레스를 요구하게 된다. 대부분의 운동하는 사람들은 일상적으로 똑같은 운동부

Quick Insight

주기화 모델

주기화 모델은 특별한 목표에 초점을 맞추고 주어진 트레이닝 주기에 특별한 역점 사항을 위하여 계획하는 프로그램법이다(27). 어떤 의미에서 주기화 모델은 각 주기를 어떤 결핍 요소나 목표 사항에 초점을 두고 나눌 수 있다. 궁극적으로 몇 개의 개별적인 주기의 코스를 지나가면 모든 목적이 성취되는 것이다. 대부분이 6개월 또는 8개월간인 광범위한 프로그램 주기는 더 세분화된 주기로 분할된다. 이것은 장기간의 목적을 달성하기 위해서 단기간의 목표를 사용하는 목표 지향적인 행동 개념과 같은 것이다. 이것은 단기간 목표의 달성은 노력을 촉구하게 되고 동기 유발과 프로그램 순응에 기여하기 때문에 운동실행자의 심리와 연관된 개념이다. 이와 같이 효율적으로 훈련을 편성하여 나누는 것과 각 주기의 끝에 계획된 일상적인 평가로 프로그램이 효율적인 구성인지 비효율적인 구성인지 식별할 수 있다. 이러한 전략은 구성 요인들을 추적하여 초기에 확인함으로써 장기 프로그램의 오류를 방지하는 데 도움이 되고, 프로그램 수정을 정당화할 수 있는 영역을 식별하는 데도 도움이 된다.

주기화에서 개념은 다음 주기를 지지하기 위해서 한 그룹의 트레이닝 적응을 성취하려는 것이다. 전통적인 주기화 접근은 준비 단계, 지구성과 근비대 단계, 근력 단계, 운동 수행력 단계를 이용한다(7). 각각의 단계는 복합성과 운동강도에 따른 점진적인 증가를 반영한다. 스포츠 모델에서 각 단계들은 항상 점증되고 특이적인 스포츠 행동에 의하여 특징지어진다. 퍼스널 트레이닝에서 역점 사항은 운동실행자의 전반적인 목적뿐만 아니라 확인된 욕구들에 의하여 분석될 수 있다. 앞의 두 경우에서 운동 프로그램 최후의 목적을 위해 더 강력한 초점을 두고 점차적으로 진행해 나가기 위하여 차근차근 접근하는 방식이 사용된다.

하 스트레스를 이용한다. 그것이 바로 그들이 체육관에서 아무리 많은 시간을 소비해도, 그들의 체격과 측정변인들에 어떠한 변화도 일어나지 않는 이유인 것이다. 프로그램 추적은 또한 각 프로그램 구성 요소가 얼마나 효과적으로 그것이 의도한 목적에 도달하고 있는지 확인하는 데에도 가치가 있다. 만약 어떤 영역에서 향상이 있었다면, 프로그램으로 구성된 활동들이 그 영역에서 그들이 의도한 대로 역할을 다하고 있는 것이다. 다른 영역에서는 향상이 나타나지 않았다면 적용된 스트레스는 어느 정도 부정확한 것이다. 트레이너는 문제점을 확인하기 위하여 스트레스의 특이성과 부여된 휴식 기간, 운동량, 운동강도 등을 재검토해야 한다. 만약 추적이 이루어지지 않았다면 이러한 것들은 트레이닝 주기가 끝날 때까지 밝혀지지 않았을 것이고 그러면 결국 시간과 노력이 허사가 된다. 이러한 문제점들을 미리 알아내어 효율적으로 운동 프로그램을 조절할 수 있게 한다. 마찬가지로 운동 효과가 상대적으로 느리다면 스트레스가 적절한지 확인하기 위하여 분석해야 한다. 대부분의 경우, 적응은 초기의 운동 스트레스에 대해서 일어나는데 그 다음 새로운 부하 조절은 더 높은 수준의 생리적인 반응을 촉진시키는 데 있어 불충분하거나 과도하게 적용될 수 있다.

프로그램 추적은 또한 신뢰라는 측면에서 꼭 필요하다. 퍼스널 트레이너가 운동실행자와 소송이 걸리는 경우, 운동 프로그램 구성 요소들이 흔히 재검토된다. 만일 그때 운동 프로그램 정보가 없거나 제한적이라면 실제적인 증거 자료가 없기 때문에 소송 과정에서 정확한 방어를 하기가 어렵다. 그러므로 운동 프로그램 기록을 유지하고 서류철을 하는 것은 모든 퍼스널 트레이닝 서비스의 표준인 직업적 행동이다. 더욱이 운동실행자의 향상 정도를 확인할 수 있는 운동 프로그램을 사용하는 것은 트레이너 자신의 전문적인 능력에 대한 자신감을 나타내는 것이고, 운동 프로그램의 동기 유발을 위하여 이용할 수도 있는 것이다. 예를 들어, 신체 구성에 개선이 보이지 않는 운동실행자는 포기하려 하거나 퍼스널 트레이너가 충분한 자격을 갖추지 못했다고 생각할지도 모른다. 이때 다른 영역이 향상된 점을 운동실행자에게 서류상으로 제시한다면 그러한 근거 자료들이 지속적으로 퍼스널 트레이닝에 참여케 하는 데 필요한 동기를 제공하는 것이다.

References

1. American College of Sports Medicine Position Stand. The recommended quantity and quality of exercise for developing and maintaining cardiorespiratory and muscular fitness, and flexibility in healthy adults. *Med Sci Sports Exerc* 30: 975-991, 1998.
2. **Arnold P and Gentry M**. Strength training: what the team physician needs to know. *Curr Sports Med Rep* 4: 305-308, 2005.
3. **Bemben MG**. Age-related physiological alterations to muscles and joints and potential exercise interventions for their improvement. *J Okla State Med Assoc* 92: 13-20, 1999.
4. **Blair SN and Connelly JC**. How much physical activity should we do? The case for moderate amounts and intensities of physical activity. *Res Q Exerc Sport* 67: 193-205, 1996.
5. **Deschenes MR and Kraemer WJ**. Performance and physiologic adaptations to resistance training. *Am J Phys Med Rehabil* 81: S3-16, 2002.
6. **Dishman RK**. Prescribing exercise intensity for healthy adults using perceived exertion. *Med Sci Sports Exerc* 26: 1087-1094, 1994.
7. **Durell DL, Pujol TJ and Barnes JT**. A survey of the scientific data and training methods utilized by collegiate strength and conditioning coaches. *J Strength Cond Res* 17: 368-373, 2003.
8. **Feigenbaum MS and Pollock ML**. Prescription of resistance training for health and disease. *Med Sci Sports Exerc* 31: 38-45, 1999.
9. **Feigenbaum MS and Pollock ML**. Prescription of resistance training for health and disease. *Med Sci Sports Exerc* 31: 38-45, 1999.
10. **Konig D, Huonker M, Schmid A, Halle M, Berg A and Keul J**. Cardiovascular, metabolic, and hormonal parameters in professional tennis players. *Med Sci Sports Exerc* 33: 654-658, 2001.
11. **Kostka T**. [Resistance (strength) training in health promotion and rehabilitation]. *Pol Merkur Lekarski* 13: 520-523, 2002.
12. **Kraemer WJ, Hakkinen K, Triplett-Mcbride NT, Fry AC, Koziris LP, Ratamess NA, Bauer JE, Volek JS, McConnell T, Newton RU, Gordon SE, Cummings D, Hauth J, Pullo F, Lynch JM, Fleck SJ, Mazzetti SA and Knuttgen HG**. Physiological changes with periodized resistance training in women tennis players. *Med Sci Sports Exerc* 35: 157-168, 2003.
13. **Kraemer WJ and Newton RU**. Training for muscular power. *Phys Med Rehabil Clin N Am* 11: 341-68, vii, 2000.
14. **Kraemer WJ, Ratamess N, Fry AC, Triplett-McBride T, Koziris LP, Bauer JA, Lynch JM and Fleck SJ**. Influence of resistance training volume and periodization on physiological and performance adaptations in collegiate women tennis players. *Am J Sports Med* 28: 626-633, 2000.

15. **Kraemer WJ, Ratamess NA and French DN**. Resistance training for health and performance. *Curr Sports Med Rep* 1: 165-171, 2002.

16. **Malek MH, Nalbone DP, Berger DE and Coburn JW**. Importance of health science education for personal fitness trainers. *J Strength Cond Res*16: 19-24, 2002.

17. **Mayer F, Axmann D, Horstmann T, Martini F, Fritz J and Dickhuth HH**. Reciprocal strength ratio in shoulder abduction/adduction in sports and daily living. *Med Sci Sports Exerc* 33: 1765-1769, 2001.

18. **Morrison CA**. Using the exercise test to create the exercise prescription. *Prim Care* 28: 137-158, 2001.

19. **Morrison CA**. Using the exercise test to create the exercise prescription. *Prim Care* 28: 137-158, 2001.

20. **Nakamura Y, Tanaka K, Yabushita N, Sakai T and Shigematsu R**. Effects of exercise frequency on functional fitness in older adult women. *Arch Gerontol Geriatr*44: 163-173, 2007.

21. **Nied RJ and Franklin B**. Promoting and prescribing exercise for the elderly. *Am Fam Physician* 65: 419-426, 2002.

22. **Okura T, Nakata Y and Tanaka K**. Effects of exercise intensity on physical fitness and risk factors for coronary heart disease. *Obes Res*11: 1131-1139, 2003.

23. **Rhea MR, Ball SD, Phillips WT and Burkett LN**. A comparison of linear and daily undulating periodized programs with equated volume and intensity for strength. *J Strength Cond Res* 16: 250-255, 2002.

24. **Singh MA**. Exercise to prevent and treat functional disability. *Clin Geriatr Med* 18: 431-vii, 2002.

25. **Singh MA**. Exercise to prevent and treat functional disability. *Clin Geriatr Med* 18: 431-vii, 2002.

26. **Stewart KJ, Bacher AC, Turner K, Lim JG, Hees PS, Shapiro EP, Tayback M and Ouyang P**. Exercise and risk factors associated with metabolic syndrome in older adults. *Am J Prev Med*28: 9-18, 2005.

27. **Stone MH**. Muscle conditioning and muscle injuries. *Med Sci Sports Exerc* 22: 457-462, 1990.

28. **Topp R**. Development of an exercise program for older adults: pre-exercise testing, exercise prescription and program maintenance. *Nurse Pract* 16: 16-1, 25, 1991.

29. **Topp R, Mikesky A and Bawel K**. Developing a strength training program for older adults: planning, programming, and potential outcomes. *Rehabil Nurs* 19: 266-73, 297, 1994.

30. **Topp R, Mikesky A and Bawel K**. Developing a strength training program for older adults: planning, programming, and potential outcomes. *Rehabil Nurs* 19: 266-73, 297, 1994.

31. **Welsch MA, Pollock ML, Brechue WF and Graves JE**. Using the exercise test to develop the exercise prescription in health and disease. *Prim Care*21: 589-609, 1994.

32. **You T, Murphy KM, Lyles MF, Demons JL, Lenchik L and Nicklas BJ**. Addition of aerobic exercise to dietary weight loss preferentially reduces abdominal adipocyte size. *Int J Obes (Lond)* 30: 1211-1216, 2006.

제22장

특수 집단의 운동 프로그램

Working with Special Populations

- 운동과 천식
- 운동과 당뇨
- 운동과 임신
- 관상동맥질환
- 고혈압
- 울혈성 심부전
- 아동과 운동
- 운동과 고령자

운동과 천식 Exercise & Asthma

천식은 기도가 흡기를 방해하는 특징을 가진 만성 염증성의 폐기관질환이다. 이 질병은 평활근의 수축과 기도의 반응에 의한 만성 폐색성 질환으로 분류되며 기관지 경련을 일으킨다. 협색증에 의해 기도가 좁아지는 것은 기관지 안의 부어오름과 기관지 주위의 점액 증가로 인하여 더 심해지며 호흡곤란을 일으킨다. 천식에 의한 위험한 발작들은 생명에 위협을 줄 정도의 호흡곤란을 일으킬 수 있다. 5,000명 이상의 미국인들이 매년 천식으로 사망하며 흑인의 발병률이 상대적으로 높다(134). 미국에 있는 1,700만 천식 환자 중 1/3 이상이 18세 이하 환자들이다(21).

천식의 징후는 짧은 호흡, 기침, 씨근거림 및 힘든 호흡 등을 포함한다. 천식은 알러지, 화학적 자극제, 매연, 오염 물질, 찬바람, 운동 등 많은 메커니즘에 의하여 유발될 수 있다. **운동 유발성 천식**(exercise induced astma; EIA)은 발병의 증상이 신체적인 활동으로 인하여 유발되는 질병이다. 운동 유발성 천식은 대부분의 천식 환자 등에 영향을 미치며 젊은 층과 노년층 모두에서 활동 참여에 상당한 장애를 가져오고 건강에 총체적인 영향을 미친다.

천식은 예방 전략, 약물 치료 및 규칙적인 운동을 통하여 효과적으로 관리될 수 있다. 천식의 유발을 예방하기 위해서는 몇 가지 환경적인 사항들은 고려해야 한다. 통풍이 잘 안 되는 방, 먼지에 의한 알레르겐 노출, 곰팡이, 동물의 비듬, 찬 공기나 매연 들이쉬기, 갑작스러운 격심한 활동 등을 피하는 것은 모두 다 천식에 걸릴 확률을 낮추는 것이다. 운동은 천식 환자의 체력에 상당한 효과가 있다는 것이 입증되었다. 많은 천식 환자들은 천식 증상을 유발시킬까봐 두려워 신체적 활동을 피한다. 그러나 규칙적인 운동은 천식 증상을 줄여 준다고 증명되었으며, 전체적인 천식 관리 전략의 일부가 되어야 한다(129).

운동은 천식 환자들에게 조기에 소개되어 천식 환자 어린이들의 사회심리적인 영향을 줄여 주어야 한다. 적당하거나 심각한 천식이 있는 어린이들은 그들과 같은 나이의 건강한 어린이들과 비교하였을 때 낮은 유산소 능력을 보이며, 심실의 크기가 작고 혈압기능도 손상되어 있다(22). 이러한 증상들이 그들이 육체적인 활동에 덜 참여하는 이유를 부분적으로 설명해 준다. 더불어 천식이 있는 어린이들은 비만일 위험성이 높으며 건강한 어린이들에 비해 높은 정서적인 곤란을 겪는다(89,100,159). 문헌 분석에 따르면 어린이와 부모가 모두 천식이 있으면 어린이의 건강에 중대한 장벽이 된다고 하였다(55,90,159).

운동은 이러한 컨디션과 관련된 문제를 효과적으로 예방할 수 있다. 그러므로 어린이를 정신적 및 육체적인 한계에서 보호하기 위해서는 이 집단들에게 운동을 촉진시킬 수 있는 전략이 탐구되어야 한다. 운동을 하는 어린이들은 일상적인 운동에 참여하였을 때 건강한 어린이들과 비슷한 운동 성과를 달성하였다(199). 이 두 그룹에 관한 연구에서 최대산소섭취량과 무산소성 역치의 개선이 나타났다(121,128,199). 천식이 있는 어린이들은 환기량 수용력의 증가와 과호흡의 감소 등 추가적인 장점을 경험하였다. 1분 달리기를 통하여 무산소성 활동을 실행하였을 때 약하거나 보통의 천식 환자 어린이들은 운동을 받아들이는 데 있어 건강한 어린이들과 유사성을 나타내었다(18). 가장 중요한 발견은 정기적인 운동 참여로 인하여 천식 환자들의 운동 유발성 천식의 발병률이 낮아졌다는 것이다. 그리고 많은 경우에 운동 유발성 천식은 운동

천식의 이해

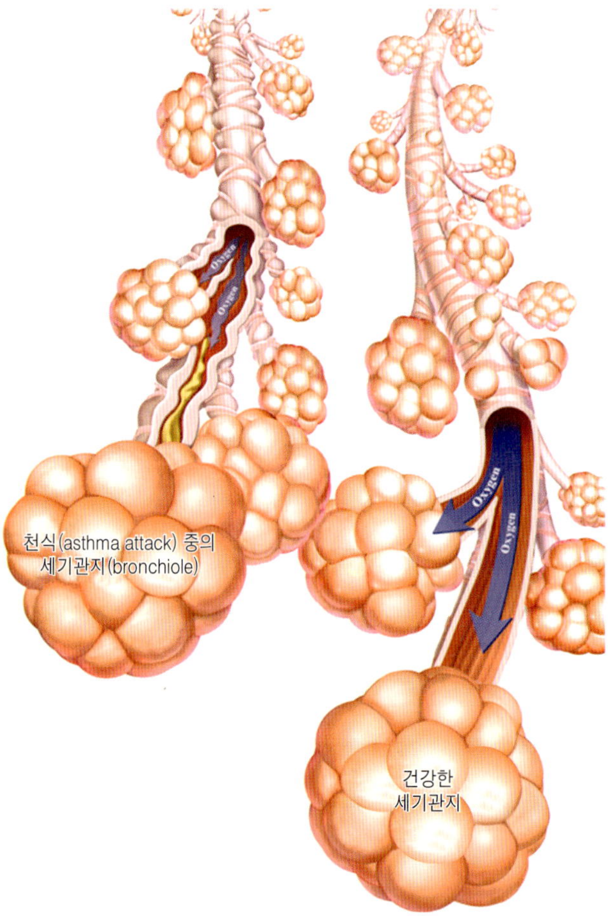

참여 도중에는 일어나지 않았다(164). 천식 환자 어린이들이 건강과 체력을 강화하는 것을 촉진시키기 위하여 유산소성 운동과 무산소성 운동에 모두 다 참여하도록 격려하는 것이 권장된다.

성인들도 정기적인 운동 참여로 인하여 비슷한 향상을 나타낸다. 운동을 처음 하는 성인들도 어린이 천식 환자들과 동일한 문제점들을 드러낸다. 문헌에 따르면 기도 흐름의 방해보다 운동을 하지 않는 것이 더 두드러진 컨디션 저하의 원인이라고 규명하였다(36).

성인들이 어린이들과 같은 운동을 하면 그들과 같은 정서적 장벽에 마주칠 가능성이 높아진다. 천식 발작을 유발할 수 있다는 두려움이 운동 활동을 피하려고 하는 가장 큰 원인일 것이다.

성인들이 정기적인 유산소성 운동에 참여할 때 효과적인 강도에서 상당히 높은 산소 소모량, 혈액의 낮은 산성도와 심박수를 경험할 것이며, 2마일 달리기 기록이 상당히 향상될 것이다(70,82). 더불어 정기적인 운동은 운동 유발성 천식의 발병률과 강도를 낮춘다.

고강도 운동 측정으로 건강한 통제 그룹과 비교되었을 때 천식 환자들은 일관된 내분비 및 신진대사의 반응, 그리고 유사한 1회 환기량(tidal volume: 숨을 쉴 때마다 들이쉬고 내쉬는 공기의 양)을 나타냈지만 숨 쉬는 호흡수가 감소되었다(81,119). 흥미롭게도 천식 환자들의 호흡 속도는 경미하게 증가하지만 유산소성 활동에 참여하였을 경우 1회 환기량을 더 잘 유지한다. 1회 환기량의 유지는 공기 흐름의 방해를 보상해 주기 때문에 천식 환자들이 유산소성 운동을 성공적으로 참여할 수 있게 한다. 약간의 증상을 보이는 보통의 천식 환자들은 올바른 훈련과 약물을 통하여 산소 소비량만큼의 산소를 공급할 수 있으며, 지구력을 요구하는 운동에서도 경쟁을 할 수 있는 수준까지 성공적으로 참여할 수 있다(80,180).

천식에 관한 일반적인 권고

- 훈련하는 환경에 차고 건조한 바람, 알레르겐, 통풍이 안 되는 곳 등의 천식을 야기할 수 있는 요인들이 있는지 검토한다.
- 준비운동과 운동이 끝난 후 몸을 푸는 시간을 더 길게 적용하여 몸이 신체적 컨디션 변화에 적응할 수 있도록 한다.
- 수영, 사이클 및 걷기 등은 밖에서 달리는 운동보다 운동 유발성 천식을 야기할 확률이 적다.
- 테니스, 배구, 농구 같이 변화가 심한 스포츠 활동을 하는 것은 길고 연속적이고 더 격렬한 활동보다 운동 유발성 천식을 야기할 가능성이 적다.
- 높은 강도의 활동은 적당한 강도의 활동보다 운동 유발성 천식을 야기하기 쉽다. 유산소성 운동을 할 때에는 60~80%HR로 하는 것이 권장되고 있다.
- 가능하면 코로 숨을 쉬는 것을 억제하도록 권장한다.
- 알맞은 약을 항상 휴대하고 비상시 계획을 가지고 있어야 한다.

강도가 높을 경우(89~90% 최고 HR)에도 훈련된 천식 환자들은 운동 유발성 천식 발병률이 낮다. 잘 관리되고 높은 강도의 훈련을 10주 동안 하고 난 성인 천식 환자들의 운동 중 호흡 곤란에 대한 두려움이 저하되었다고 보고되었으며, 높은 강도의 운동을 할 때도 걱정을 덜 한다고 하였다. 정기적인 유산소성 운동의 참여로 인하여 천식 증상이 상당히 감소되었다고 보고되었다(79,160). 다른 연구들에서도 적당한 강도의 운동은 천식이 있는 성인과 어린이들의 삶의 질, 운동 능력 등을 향상시켰으며, 약물 치료의 필요성과 전체적인 많은 증상들을 줄여 주었다. 지상에서 하는 운동과 물에서 하는 운동을 비교했을 때 유사한 결과가 기록되었다(51). 지상과 물에서 하는 운동 모두, 운동을 하는 동안 그리고 운동 후 운동 유발성 천식의 발병률이 낮아졌으며 운동 능력의 향상과 감소한 다른 증상들도 유사하였다(52). 이것은 다른 형태의 운동이라 할지라도 강도가 일치하면 유사한 효과를 준다는 것을 시사하고 있다.

천식 환자들의 무산소성 및 유산소성 체력 향상을 위하여 신체적인 건강 훈련 프로그램 등이 계획될 수 있다. 정기적인 참여는 신체적인 건강을 향상시키며 가볍고 적당한 운동을 통하여 환기량을 감소시킬 수 있다. 그러므로 운동 유발성 천식을 발생시킬 수 있는 가능성을 낮출 수 있다(78). 더불어 운동은 운동에 대한 자신감, 호흡곤란을 받아들이는 것, 운동 유발성 천식 발병에 대한 걱정을 덜어 주는 등 향상된 심리적 효과를 나타낸다. 운동을 통하여 폐기능이 변화되지는 않지만 정기적인 신체활동으로 인한 이점은 전반적인 건강에 상당한 향상을 주는 것이다.

퍼스널 트레이너는 천식 환자들을 상대할 때 천식의 징조와 증상, 증상을 야기하는 조건이나 환경, 그리고 규정된 약물에 관하여 익숙해야 한다. 운동을 하기 전 천식 환자에 관한 문서에는 장애 유발 시 약의 복용 유무가 포함되어야 한다. 약물을 복용하는 환자들은 권고 사항에 올바르게 대응하거나 운동 유발성 천식이 발병할 때 쓰는 흡입기를 휴대하고 운동을 하여야 한다. 운동 전략을 적용할 때에 퍼스널 트레이너는 긴 준비운동 시간을 사용하고, 갑작스런 강도의 변화를 피하고, 호흡 속도를 빠르게 하는 활동들을 피해야 한다. 더불어 퍼스널 트레이너는 운동 유발성 천식 발병을 줄이기 위하여 환경적인 요인들도 조절하여야 한다.

운동과 당뇨 Exercise & Diabetes

당뇨는 혈액의 포도당 농도가 몸의 당 조절기능장애에 의해 상승함으로써 발병하는 질환이다. Ⅰ형의 당뇨는 자가면역 체계의 장애로서 몸이 췌장의 세포에 대항해 항체를 생성하는 것이다. 이것은 베타(β)세포의 파괴를 야기하며 결과적으로 인슐린 생성을 줄이거나 멈추게 한다. Ⅰ형 당뇨는 인슐린을 외부 소스를 통하여 공급하여야 하기 때문에 인슐린에 의존한 진성 당뇨병이라고도 한다. Ⅱ형 당뇨는 더 일반적인 형태이다. 이것은 인슐린에 대한 무감각과 질환의 후기 단계에서는 베타세포의 기능장애를 일으키는 것이다. Ⅱ형 당뇨는 유전, 비만, 좌업생활, 잘못된 식습관 등 여러 가지 메커니즘에 의하여 발병된다. 몇몇의 경우에 임신부들은 유전, 노산, 임신 전 당뇨 전조증상이 임신으로 인하여 더 악화되거나, 비만 등에 의하여 당뇨가 유발될 수 있다. 임신 기간 당뇨(임신 중 발병하는 당뇨)는 출산 후에 완화되지만 나중에 Ⅱ형 당뇨가 될 위험성도 높다.

신체활동은 이러한 당뇨 증상을 향상시키는 데 중요한 역할을 한다(39). 당뇨 관리를 위해 운동이 영향을 미치는 좋은 점은 수십 년 동안 알려져 왔다. 운동 중에 세포가 당을 받아들이는 속도가 상당히 향상되며 그 결과로 높은 혈당이 아닌 상태에서 당 순환 수준을 낮출 수 있다. 활성화된 근육조직은 당을 조절하기 위한 인슐린의 필요를 줄여 주며 결과적으로 당뇨에서 혈당 수치를 개선시켜 준다.

심폐운동을 적게 하는 것은 당뇨 환자들에게 강하고 독립적인 사망의 예측 인자가 된다(32). Ⅱ형의 당뇨 환자들은 복합적인 요인들이 있기 때문에 가장 위험하다. 그 복합적인 요인들로 지질이상(dyslipidemia), 비만, 고혈압 등이 있다.

50~75% $\dot{V}O_2max$의 강도로 적어도 30분 정도 하는 유산소성 운동은 당뇨에서 심폐기능을 강화시키는 것으로 나타났다(181,202). 더불어 유산소성 운동에 참여하는 것은 내장과 피하지방 과다, 인슐린에 대한 반응, 혈장 중성지방 농도에 좋은 효과가 있다(201).

저항성 트레이닝은 앞과 비슷한 결과를 가져온다(30). 그리고 몇몇 경우에는 유산소성 운동이 주는 효과보다 더 높은 효과를 나타낸다. 예민한 반응들에 의하면 저항성 트레이닝은 통합적인 혈당 농도를 개선시키는 데 효과적이다. 4개월 동안 근력운동을 한 Ⅱ형 당뇨 환자들은 같은 기간 동안 유산소성 운동을 한 당뇨 환자들보다 상당한 혈당 수치의 개선, 인슐린에 대한 저항, LDL과 중성지방(triglyceride)의 감소, HDL의 증가를 보였다(31).

유산소성 운동과 저항성 트레이닝이 하나의 순환식 복합 훈련법에 포함되어 있을 때 당 조절, 인슐린 작용, 근력, 운동에 대한 내성 등이 긍정적으로 향상되었다는 것이 관찰되었다. 이와 관련된 문헌에서는 서킷 트레이닝은 혈당 조절, 심폐 지구력, 근력, 신체 구성에 상당한 효과를 나타낸다고 하였다(147). 서킷 트레이닝을 8주 동안 한 결과 혈압과 최대하의 심박수 감소, 허리, 엉덩이 피하 두께의 유의한 감소, 당화혈색소(당뇨병을 조절하는 척도) 등의 상당한 감소, 그리고 공복혈당이 감소하였으며 기능적 능력, 근력, 제지방량, 혈당 조절 능력 등이 상당히 향상되었다(132,133). 이와 같은 결과와 다른 결과 등에 기반하여 이 운동 프로그램은 유산소성 운동과 저항성 트레이닝을 각각 수행하거나 서킷 트레이닝으로 수행하거나에 상관없이 당뇨 환자들을 위해 효과적인 운동 프로그램이다(73,179).

운동이 당뇨에 주는 효과

- 인슐린에 대한 민감성 향상
- 혈당 조절 향상
- 혈중지질 조절 향상
- 내장지방 감소
- 심혈관 기능 향상
- 근육기능 향상
- 근육량 감소 방지
- 심혈관질환 위험성 감소
- 말초혈관질환 위험성 감소
- 심장마비와 발작 위험성 감소
- 삶의 질 향상

운동이 질병을 관리하는 데 필요한 주요 방법이기는 하지만 운동으로 인하여 일정한 컨디션이 악화될 수 있다. 당뇨 환자는 운동을 하기 전에 크고 작은 혈관질환이나 손상을 배제시킬 수 있도록 정밀 검사를 받아야 한다. 이 사전 검사를 할 때 질병이 심장, 신장, 눈, 신경계통에 어떠한 영향을 주는지 분석하는 것이 특히 중요하다. 손상의 위험성을 파악하기 위한 추가적인 사전 검사 기준은 다음과 같은 사항을 포함한다.

나이 >35세
I 형 당뇨병 발병 >15년
II 형 당뇨병 발병 >10년
심장병이 발병할 수 있는 기타 위험 요인
미세혈관의 질병, 망막증과 신기능장애 포함
말초혈관질병
자율신경장애

위험성이 많은 당뇨 환자들은 적절한 관리와 프로그램의 조정이 필요하다. 그것은 심혈관질환 발생 위험이 높고, 혈관의 역동성을 떨어뜨리는 것과 관련한 조직의 손상을 고려해야 하기 때문이다. 미국당뇨협회(ADA)는 I 형과 II 형 당뇨 환자들의 운동 프로그램을 돕기 위한 지침과 권고를 제공하고 있다. 이 두 질병의 다른 점은 안전한 참여를 위한 권고에서도 나타난다. I 형 당뇨 환자들은 인슐린을 생성하지 못하기 때문에 인슐린이 환자의 혈당 조절을 위하여 주사 등에 의하여 주입되어야 한다. 운동은 세포가 혈액에서 당을 받아들이는 데 확실한 효과가 있다. 인슐린이 만약 운동 전에 주입되면 세포가 인슐린을 받아들이는 속도가 높아졌기 때문에 혈당이 오히려 위험 수위까지 떨어질 수 있다. 이것을 저혈당증(hypoglycemia)이라고 부른다. 이것은 어지럼증, 기절, 그리고 드문 경우에는 당뇨 혼수상태를 일으킬 수 있다. 이러한 이유 때문에 I 형의 당뇨 환자들은 신진대사의 지수를 잘 감시하고 인슐린 주사를 신체활동 중 어느 때에 놓아야 할 것인가 계획해야 한다. I 형의 당뇨 환자들은 인슐린을 주입한 다음 1시간 이내에는 운동을 삼가하고, 인슐린을 주입한 신체 부위가 동작을 처음 시작하는 부위가 되면 안 된다.

I 형의 당뇨 환자들은 질병을 적당하게 관리하면 강도 높은 운동을 할 수 있다(48). 더 길고 격렬한 운동을 할 때 탄수화물을 조절하는 것이 중요하다. 계획된 운동 전 식사와 장기간 운동 중 적절한 탄수화물의 공급이 저혈당증을 피하기 위해 보충되어야 한다. 당뇨 환자들은 운동에 똑같이 반응하지 않으므로 지속적인 주의가 필요하다. 최고의 수행력과 당 조절반응을 향상시키기 위한 적용 기술들을 추적하는 것이 이상적인 관리 전략을 형성하는 데 도움이 된다. 뚜렷한 결과를 확인하려면 인슐린을 주입한 시간과 주사량을 기록하고, 그 시간에 섭취한 음식, 탄수화물의 양, 운동 기간과 강도를 기록하여야 한다.

II 형의 당뇨 환자는 인슐린에 주입에 따라 발생되는 저혈

I 형 당뇨 환자를 위한 일반적인 권고 사항

- 당뇨 컨디션이 어떤지 명확히 안다.
- 혈당이 250mg/dL을 넘고 케톤이 있는 경우 운동을 피한다.
- 혈당이 300mg/dL을 넘고 케톤이 있는 경우 조심한다.
- 운동 전후에 혈당을 측정하고 음식이나 인슐린으로 조절이 필요한지 확인한다(거의 모든 당뇨 환자들은 휴대용 혈당 측정기를 가지고 있다).
- 운동 컨디션에 의한 당의 반응을 기록하여 미래의 운동계획을 준비한다.
- 저혈당증을 피하기 위하여 탄수화물을 섭취한다.
- 즉각적인 효과가 있는 탄수화물 음식을 운동 중간과 후에 섭취한다.
- 피로나 신진대사의 변화를 운동 중에 자세히 주목한다.
- 새로운 운동 활동 범위의 도입을 통한 높은 강도의 운동을 피한다.

II 형 당뇨 환자를 위한 일반적인 권고 사항

- 운동 전에 올바른 신진대사 관리를 한다.
- 적당한 수분을 섭취한다.
- 신체활동을 거의 매일 한다.
- 환자에게 맞는 유산소 및 무산소성 활동을 포함힌다.
- 칼로리 소모, 체중 감량에 중점을 두고 주당 1,000kcal 운동목표를 가진다.
- 적응 기간과 알맞은 운동을 시작한다.
- 60-80% HRR 강도의 유산소성 운동을 한다.
- 미세혈관의 질병이 있는 경우에는 운동을 조절한다.
- 투약 권고에 따라 혈당의 반응을 잘 지켜본다.

미세혈관 합병증 환자들의 운동시 고려사항

- **망막증(retinopathy):** 눈의 작은 혈관질환으로, 고혈압을 야기하는 운동을 피하고 특히 강도 높고 격렬한 저항성 트레이닝을 피해야 한다. 머리를 허리 아래로 숙이는 요가 같은 운동이나 머리를 흔드는 플라이오메트릭 운동을 시행하면 안 된다.
- **신장장애(nephropathy):** 신장의 작은 혈관질환으로, 무거운 웨이트를 드는 것을 피하고 높은 강도의 유산소성 운동과 운동 중간에 숨을 참는 것을 피해야 한다. 혈압을 올리는 활동들을 피하고 적절한 수분을 유지해야 한다.
- **말초신경장애(peripheral neuropathy):** 신경계통의 작은 혈관 질환으로, 파운딩이나 발에 반복적으로 스트레스를 주는 운동을 피해야 한다. 무거운 것을 들지 않는 운동을 해야 하며 신체활동을 할 때 항상 적합한 신발을 신어야 한다.

당증 같은 상태는 없지만 운동과 관련된 합병증을 피하기 위하여 탄수화물 섭취를 제한하고 혈당을 측정해야 한다. Ⅱ형의 당뇨 환자들은 질환이 낮은 체력 수준과 비만이나 심장질환 요인들에 의해서 유발된 것이기 때문에 운동으로 관리하는 데 더 어려움을 느낄 수 있다. Ⅱ형 당뇨 환자는 높은 위험성 때문에 심장질환이 있는 사람들과 비슷한 주의를 가지고 운동을 하고, 미세혈관질환에 관하여 특별한 신경을 써야 한다. 더불어 Ⅱ형 당뇨 환자를 위한 다양한 약들이 존재하며 각각의 독특한 작용을 한다. Ⅱ형 당뇨 환자를 위한 약들은 인슐린의 생성을 높이고(sulfonylurea, meglitinide, nateglinide), 혈액 안에 있는 인슐린을 순환시킬 수 있도록 몸을 민감하게 만들고(biguanide), 인슐린이 근육과 지방세포로 더 잘 움직이게 하며(thiazolidinedione), 탄수화물의 소화 흡수를 조절한다(alpha-glucose inhibitor). 이 작용들에 대한 많은 메커니즘 때문에 의사들은 운동 활동 전에 어떠한 조절 처치를 해야 하는지 권고하고, 환자들은 약물 복용에 관련된 지시에 엄격히 따라야 한다.

운동과 임신 Exercise & Pregnancy

체계적인 운동을 포함한 신체적인 활동은 산모의 건강과 체력에 중요하고 많은 장점을 제공한다(153). 적당한 운동을 하는 임신부들은 심폐기능의 건강이 향상되며, 체중 증가, 근골격의 불편함(임신 기간 동안 그리고 출산 후 허리가 아픈 것을 포함), 자세의 변화 등이 감소되며, 정맥류(판막의 부전으로 팽창한 정맥), 혈전증, 조기 출산의 발생률과 그 심각성이 낮아지고, 출산을 할 때 문제가 적게 발생되며, 출산 시간이 더 짧아진다(204). 더불어 운동은 임신과 관련된 장애를 감소시키고 혈당에 대한 내성, 심리적인 웰빙 등을 향상시키며, 출산에 의한 스트레스나 손상된 신체가 빨리 회복할 수 있게 한다.

지난 30년 동안 임신 중 운동을 해야 한다는 권고들은 그 내용이 상당히 변화되어 왔다. 요즘은 임신 중 적당한 운동을 하는 것에 대하여 임신 이전에 운동을 하지 않았던 임신부들을 포함하여 상당한 지지를 받고 있다(105,145). 현재는 건강한 임신부는 태아와 산모를 위하여 안전하고 효과적인 신체적 보조를 통하여 많은 종류의 신체운동을 할 수 있다고 시사되고 있다. 많은 경우에 임신부는 적당한 범위에서 운동을 해야 하며 개별적인 기준과 의사의 허락을 받아야 한다.

운동은 임신부와 태아의 태반 등에 다양한 영향을 보였다. 임신과 관련되어 산모에게 자연적으로 일어나는 생리적인 심폐기능의 조절들은 산소 소비량, 심박출량, 심박수, 1회 심박출량, 혈장량 등이 증가한다(37,72). 이러한 호르몬으로 인한 변화는 추가적인 신체활동의 적응 효과 없이도 나타나는 생리적인 향상을 유도한다.

일반적으로 임신부 안정시 산소 소비량과 심박출량 증가는 임신 초기에 나타난다. 임신으로 인하여 심박수가 점진적으로 증가하고 심박동량 증가도 임신 후기까지 지속되다가 그 후 점차 감소한다. 그 이유는 정맥이 원상태로 돌아오기 때문이나 혈장량은 임신 초기에 증가하며 적혈구량보다 더 많아져서 혈액을 약간 희석시키며 혈액이 산소를 받아들이는 능력을 떨어뜨린다. 이것은 적혈구의 양이 증가하는 것과 상관없이 나타나며 철분 섭취를 보충해야 한다. 폐의 움직임은 숨 쉬는 속도의 변화 없이 1회 호흡량을 증가시킨다. 그 결과로 임신 중에 환기량을 증가시킨다. 그러나 잔기량(residual volume: 산소를 최대로 흡기하여 최대로 호기한 다음 폐에 남아 있는 산소량)은 감소한다. 특히 태아의 횡경막 발달로 인하여 임신 후기에 많이 일어난다. 더불어 임신 기간과 비례하여 신진대사와 체중이 늘어난다.

임신 기간 중에 운동을 하면 운동으로 인한 심폐의 변화는 임신하지 않은 여성과 같거나 약간 더 효과가 있다. 유산소성 운동을 임신 중에 하는 여성들은 심혈관계와 연관된 호르몬 효과와 관련하여 운동 성과를 향상시킬 수 있다. 이것은 그 전에 얼마나 훈련했는가의 상태에 따라 달라진다. 일반적인 운동과 관련된 훈련 적응도 임신 중에 나타날 수 있다. 예비 산소량의 증가는 임신 초기에 나타나며 나중에는 감소한다. 이것은 앞에서 언급된 1회 박출량의 감소와 관련이 있으며 산모의 운동은 임신 후기에 더 많은 생리적인 스트레스를 가지고 올 수 있다는 것을 말한다(118). 상대적으로 미세한 변화들은 장시간 고강도 운동을 했을 때 산소의 혈중 농도와 에너지 기질에도 나타나며 신진대사의 변화로 운동의 성과는 떨어지지 않는다(68,188). 더불어 온도가 1~2℃ 올라감에도 불구하고 태아의 신진대사 혈류역학, 혈중 카테콜라민 농도 등의 변화는 거의 없다(104,115). 저혈당으로 인한 신경관(neural tube) 손상은 동물 연구에 의하여 주장되었지만 여성에게 일어날 확률은 거의 없으며 그것은 효과적인 열 발산 메커니즘이 인간에게 있기 때문이다(5). 이러한 관찰 등으로 잘 계획된 운동은 일반적으로 태아나 산모에게 피로를 주지 않는다.

합병증의 위험 감소 Reduced Risk for Complications

증거를 기반으로 한 지침으로 정기적인 운동 활동을 하는 것은 건강한 임신에 중요한 요소이다(7). 더불어 운동은 신체적인 건강을 촉진하며 산모와 태아의 질병을 예방하고 치료에 도움이 될 수도 있다. 신체적으로 활발한 움직임을 보이는 여성은 임신성 당뇨(gestational diabetes mellitus; GDM)가 발병하는 것에 낮은 가능성을 보이며, 임신성 당뇨가 발생하는 것을 운동과 올바른 식단으로 예방하는 것은 출산 후 비만과 Ⅱ형 당뇨가 산모와 자녀들에게서 발생할 확률을 낮춘다(28). 임신성 당뇨병은 임신 기간에 의학적으로 가장 흔한 질환이다(14,207). 임신성 당뇨가 있는 여성은 다른 많은 산모 관련 건강장애가 유발될 위험성이 높으며 자녀들 또한 사망하거나 유병률이 높다(208).

신체적으로 활발한 여성들은 임신 중에 움직이지 않는 임신부에 비해 임신중독증(pre-eclampsia: 임신 20주 후에 혈압이 높아지고 소변에 단백질이 많아지는 것)이 발생할 확률도 낮다(162,197,205). 임신중독증은 임신부들의 2~7% 정도에 나타나며, 이것은 태아의 이병률과 사망의 주원인이다. 정확하게 이해되지는 않았지만 임신중독증은 비정상적인 태반의 발달, 임신부의 체질상의 요인, 산화적인 스트레스, 면역력의 부적응, 유전적인 감염 등에 의해서 일어난다. 운동은 임신중독증을 일으킬 수 있는 위험성을 여러 가지 메커니즘을 통하여 낮추어 줄 수도 있다. 즉, 태반의 성장과 혈관 분포를 촉진하고, 산화 스트레스를 감소시키고, 운동으로 인한 임신부의 내피기능부전을 되돌리는 등의 메커니즘을 통해서 감소시킬 수 있다(196,206). 예방을 위하여 어떠한 실질적인 메커니즘이 작용하던 신체활동은 임신중독증의 위험성을 줄이는 데 아주 중요한 부분이다.

임신부의 비만은 생식기장애와 관련되어 있다. 이것은 불임과 유산을 포함한다(29). 임신 중에 비만과 관련된 장애를 감소시키기 위해서는 운동과 올바른 식습관이 최선의 방법이다. 정기적이고 규칙적인 운동은 과도한 체중 증가를 예방할 수 있으며 산후 체중도 감소시킨다.

태아의 고려사항 Fetal Consideration

임신 중 유산소성 운동은 일반적인 범위에서 태아의 체중을 결정하는 데 매우 중요한 역할을 한다. 선행의 연구들에 따르면 유산소성 운동은 태아의 성장률과 많은 상관이 있다. 비교해 보았을 때 신체활동 수준이 가장 높은 여성에게서 태어난 아이는 운동을 하지 않은 여성에게서 태어난 아이보다 평균 21온스가 가벼웠다. 그것은 임신 기간 중에 적절하고 규칙적인 운동을 한 여성이 좌업생활을 주로 하였던 여성보다 더 저체중의 신생아를 출산한다는 것이다(9,34).

운동이 태아의 심박동수와 호흡 속도를 증가시키지만 운

운동금기증 Contraindications to Exercise

- 임신으로 촉진된 고혈압
- 미성숙된 막의 파열
- 자궁경부기능 부전
- 지속된 출혈
- 자궁내 발육 지연
- 임신 기간 중의 조기 진통
- 이전에 앓았던 심폐계 질환이나 임신 병리 요소를 가졌다면 금기로서 고려되어야 한다

동이 나쁜 결과를 초래하는 위험성과 관련되었다고 증명되지는 않았다(38). 태아의 상태에 대한 다른 측정 변인들은 적당한 수준으로 운동할 때 거의 위험성이 없다고 하였다. 임신 중 운동을 한 여성의 신생아는 출산 시 스트레스 징조를 덜 보이며 대개 일반적인 컨디션(더 높은 Apgar 점수)이 더 좋은 특성이 인식되었다(35).

트레이닝 시의 고려사항 Training Consideration

임신부들에게 알맞은 운동강도는 개인적이고 특히나 많은 생리적이고 유전적인 요인들에 의해서 결정된다. 지금까지 어느 정도 높은 수준의 강도를 가진 운동을 어느 정도로 해야 하는지는 정해지지 않았다(20). 그러나 적당한 강도의 유산소성 운동은 임신 중에 안전하다고 나타났다(187). 많은 연구들에 따르면 훈련된 운동선수들은 미국대학산부인과협회에서 권고한 수준의 운동보다 더 높은 수준의 운동을 하는 것이 가능하다고 한다(4,111). 필요한 산소나 태아에게 공급하는 에너지 기질의 부족 등이 유산소성 운동으로 인하여 손상되지 않았지만 일반적으로 운동은 적당한 범위에서 하도록 권고된다.

한 연구가 임신 전에 꾸준히 운동을 한 42명의 건강한 여성들을 상대로 높은 강도의 운동과 적당한 강도의 운동 효과를 분석하였다(110). 대상자들은 두 운동 그룹 중 하나로 나누어졌으며, 임신 17주부터 산후 12주까지 표준적인 운동 프로그램을 실시하였다. 높은 강도의 운동을 한 그룹과 적당한 강도의 운동을 한 그룹 모두 아무런 장애도 나타나지 않았다. 연구자들은 잘 훈련된 여성들은 어려움 없이 임신했을 때 높은 강도의 운동을 함으로써 상당한 유익을 볼 수 있다고 제언하였다(33,109).

임신 중 운동에 대한 생리적인 적응은 잠재적인 위해로부터 태아를 보호하는 것으로 보인다(139). 그리고 임신 중에 계속 운동을 하는 것에 대한 장점은 많은 잠재적인 위험성을 능가한다. 임신 중에 신체적인 활동을 하겠다는 모든 결정은 의사의 의견을 참고하여 임신부에 의해서 이루어져야 한다(19). 운동의 제한은 산부인과의사와 의학적인 징후에 의하여 이루어져야 한다. 건강을 관리하는 사람들은 임신부에게 잠재적인 위험성을 알리고 환자에 따라 운동 규정을 달리하여 가장 안전하게 참여할 수 있도록 해야 한다.

유산소성 운동과 더불어 다른 종류의 운동들 역시 임신부들이 이행하였을 때 긍정적인 결과를 가져왔다. 최대 등척성 운동을 피하고 적당한 저항을 포함한 저항성 트레이닝은 근력과 유연성을 길러 주면서 임신부의 운동에 부정적인 결과는 야기하지 않는 것으로 나타났다(10,127). 적당한 저항성 트레이닝은 임신 중 허리 통증과 근육 긴장을 예방해 주는 추가적인 장점이 있다. 여성들은 금기 동작과 위험 신호를 고려한다면 고려사항이 없는 많은 건강과 관련된 활동에 참여할 수 있다(126).

일반적인 권고 사항 General Recommendations

많은 범위의 신체활동이 임신부들에게 안전해 보이지만 몇몇 고려사항은 적용되어야 한다(6). 여성의 전반적인 건강을 다루는 기관, 산부인과 등과 신체활동 강도에 대해 운동을 규정하기 전에 논의해야 한다. 각각의 활동에 대하여 잠재적인 위험성을 점검하여야 한다. 그리고 여성은 자신이 하려는 활동을 의사와 함께 상담하여야 한다. 임신 중 생리적, 형태적인 변화는 어떠한 형태의 운동을 하는 능력을 방해할 수 있다. 임신 중 경험하는 체중 증가, 중심의 편중, 인대 이완 등은 부상 위험성을 높인다(77). 접촉이 많은 스포츠나 상당한 균형 감각을 요구하는 활동이나 부상 가능성이 많은 활동은 임신 중 활동으로 적합하지 않다.

조기 분만이나 태반의 조기 박리 등 임신 중 장애를 예방

Key Terms

운동 유발성 천식(exercise induced asthma; EIA): 지속적인 유산소성 운동으로 인하여 호흡이 짧아지는 특징을 가진 의학적 상태

1회 호흡량(tidal volumm): 정기적인 활동을 할 때 1회에 숨을 들이마시거나 내쉬는 양

임신성 당뇨병(gestational diabetes mellitus; GDM): 특별한 이유 없이 임신부에게 영향을 미치는 당뇨

망막병증(retinopathy): 망막에 염증이 생기는 질병

신장해(nephropathy): 신장에 생기는 질병

말초신경병증(peripheral nephropathy): 조그마한 혈관의 질병이나 신경의 손상, 특히 팔과 다리의 신경.

잔기량(residual volume): 최고로 내쉬었을 때 폐에 남아 있는 공기 잔량

전자간증 또는 임신중독증(pre-eclampsia): 임신 시기에서 비정상적인 상태. 이때 혈압, 수분 정체, 소변의 단백질 분비물이 상승함

임신에 대한 일반적인 권고 사항

- 산부인과와 운동에 참여하기 전에 상담을 한다.
- 부동자세로 서 있는 것을 피한다.
- 반드시 누워서 해야 하는 운동은 임신 초기에 피한다.
- 뛰거나 어지러운 활동을 피한다.
- 고온에서의 운동은 피한다.
- 운동 전, 운동 중, 운동 후에 알맞은 수분을 유지한다.
- 임신 중과 수유 기간에 적당한 칼로리를 섭취한다.
- 피로할 때 운동을 중단하고 지쳤을 때는 운동을 하지 않는다.
- 무게를 지고 하는 운동은 무게를 지고 하지 않는 운동보다 산소 확보를 더 낮춘다. 따라서 강도를 잘 조절한다.
- 접촉을 하는 스포츠를 피한다.
- 활동을 선택할 때 관절 이완을 조심한다.
- 질에 피가 비치거나 출혈 시 바로 의사에게 알린다.
- 쌍둥이 임신 같은 위험성이 많은 임신 중에는 운동을 피한다.

하기 위하여 임신 중기 또는 후기에는 복부에 외상을 입히는 활동이나 앞으로 떨어지는 활동은 권장되지 않는다. 임신 후기에 바로 누운 자세로 운동하는 것 또한 걱정을 야기하여 왔다. 왜냐하면 바로 누운 자세의 심박출량은 옆으로 누운 자세 때보다 줄어들기 때문이다. 바로 누운 자세로 임신 후기 때 운동하면 대정맥 부분의 자궁장애에 의해 자궁 혈류량이 25% 감소된다고 보고되었다(13).

운동과 심혈관질환 Exercise & CVD

운동은 심폐기능의 재활과 심장질환의 치료 역할로 널리 알려져 있다. 30년 넘게 유산소성 운동은 심폐질환 재활의 중요한 역할을 해왔으며 다른 질병에 대한 위험성을 낮추면서 산소 용량을 늘리는 중점적인 전략이다. 최근에 저항성 트레이닝 특히, 순환적인 방식으로 실행되는 저항성 트레이닝은 심폐 재활 프로그램으로서 더욱 인기가 많아졌다. 여러 종류의 순환기질환은 각기 특징이 있으며 그것이 그 종류와 어느 정도의 운동을 할 수 있는지 결정해 준다. 운동실행자의 수준과 권고된 지침은 질병의 발전 단계나 질병이 주는 피해의 정도 그리고 환자의 현 상태나 기타 건강을 제한하는 요인의 유무와 같은 특정한 질병의 요인들과 관련 있을 것이다. 실질적인 운동은 건강의 위험성에 비례하여 그 강도나 운동량이 달라지겠지만 거의 모든 경우에서 질병이 있는 환자를 운동에 참여시키도록 한다.

고혈압 Hypertension

고혈압은 동맥의 순환에서 혈압이 높은 특성을 가지고 있다. 혈압이 140/90mmHg가 넘을 경우 고혈압이라고 판정한다. 혈압의 순환이 높으면 격렬한 혈액의 흐름을 야기하며 혈관 안쪽에 많은 압박을 주어 내피 손상을 초래한다. 고혈압과 관련된 손상은 죽상경화판과 관산동맥질환을 야기한다. 더불어 고혈압은 신장의 손상, 뇌졸중, 만성 심장질환을 야기할 수 있다.

조사에 의하면 고혈압은 유행처럼 널리 퍼지고 있으며 이것은 순환기 질환의 위험성과 두드러지게 연관되어 있다(24,200). 경증이나 경중증 고혈압이 있는 환자들은 약물을 사용하지 않은 식단 조절이나 정기적인 운동을 하라는 치료 지침을 강조한다. 많은 연구들에서 정기적인 유산소성 운동은 고혈압 발병률을 감소시키며 초기 질병을 관리하는 주요 역할을 한다(11,56,107). 더불어 고혈압을 예방하기 위해서 정기적인 운동은 혈압을 수축기와 이완기를 측정했을 때 평균 10mmHg 정도 낮추며 동시에 혈액지질과 인슐린에 대한 민감성을 향상시킨다(12,57). 또한 운동은 내피의 기능, 혈소판 활동, 염증 반응을 향상시킨다(84). 다른 심장 위험 요소가 없고 순환기질환이 없는 고혈압 1단계에 있는 개인은(140~159/90~99mmHg) 초기 치료로 식단 조절과 운동을 사용한다. 일반적으로 치료에 12개월 정도 걸린다(116). 당뇨병, 순환기질환이나 혈압의 두드러진 높아짐(>180/105mmHg)이 있는 개인들은 약리작용치료를 한 다음 지구력운동을 치료법으로 더 해야 한다. 지구력운동은 약물치료를 받는 고혈압 환자들의 혈당 수치를 더욱 낮추는 효과를 보인다(1).

적당한 강도의 역동적인 운동, 50~75% $\dot{V}O_2max$(경보, 사이클링) 40~60분 정도, 일주일에 3~5회 하는 것은 운동에 의해서 혈압이 감소하고 일반적으로 혈압을 낮추는 데 더 효과적이기 때문에 격렬한 운동을 하는 것보다 바람직하다(154). 약한 강도로 운동을 하는 것(40~70% $\dot{V}O_2max$)은 높은 강도로 운동을 하는 것과 비슷하게 혈압을 낮춘다. 이것은 심폐기능이 약한 고혈압 환자들에게 중요하다(156,158). 활동적이고 건강한 고혈압 환자들은 두드러지게 사망 가능성이 낮아진다는 사실로 보아 건강하지 못한 고혈압 환자들은 질병 관리와 동시에 순환기 건강을 위해서 유산소성 운동

고혈압자를 위한 일반적인 지침

- 유산소성 운동: 합계 40~60분을 50~80% HRR을 사용해서 거의 매일 운동한다
- 저항성 트레이닝: 12~15 정도의 반복을 순환 형태로 사용한다. 무거운 저항성 트레이닝이나 숨을 참는 것을 피한다.
- 소금 섭취를 줄인다.
- 칼륨을 적당히 섭취한다(90mol/day).
- 알코올을 제한하거나 피한다.

을 해야 한다. 고혈압 환자들에게 어떠한 운동을 지정할지를 정할 때는 앞에서 언급한 질병률과 사망률을 낮추는 효과 때문에 심폐 훈련이 강조되어야 한다.

고혈압을 치료하기 위한 유산소성 운동은 한 번에 길게 다 할 수 없다. 연구 조사는 하루에 몇 번 10분씩 활발히 걷는 것이 한 번에 같은 강도로 30분을 걷는 것과 똑같은 결과를 가져온다고 하였다(157). 상대적인 강도와 합쳐진 운동 시간이 한 번에 얼마나 활동을 하느냐보다 더 중요하다. 고혈압이 있는 환자들의 질병은 한 번에 길게 운동을 하기보다 계획적이고 짧은 운동을 하루 종일 하는 것으로 관리할 수 있다. 개인적인 트레이너가 환자들에게 한 번의 긴 운동 대신 정기적인 운동을 하는 것에 적응할 수 있도록 할 때 이러한 정보를 이용할 수 있다.

저항성 트레이닝은 고혈압을 치료할 때 유산소성 운동과 같은 효과를 가져오지 않는다. 높은 강도의 유산소성 운동과 저항성 트레이닝이 혈압을 상당히 올릴 수 있다. 가볍고 적당한 저항성 트레이닝이 순환 훈련을 통해서 이루어졌을 때는 효과를 볼 수 있지만 유산소성 운동은 고혈압을 관리하기 위하여 모든 운동에 포함되어야 한다(86).

관상동맥질환 CAD

관상동맥질환(CAD)은 심장병 중에서 가장 흔한 병으로 미국에서 질병 사망 요인 중 가장 많은 부분을 차지한다(161). 이것은 죽상경화판이 생성되면서 동맥을 좁히고 단단하게 하며 막히게 하는 특성이 있다. 이것은 비만, 비신체활동, 고혈압, 좋지 않은 지질, 흡연 등 몇몇의 요인에 의해서 생긴다. 이러한 위험 요소에 근거하여 심장동맥 폐색과 심장마비를 유발하는 죽상동맥경화증의 위험성을 낮추려면 많은 사실에 근거하여 접근해야 한다.

유산소성과 신체활동의 증가는 이러한 질병 예방에 중요한 부분이며 치료이다. 운동은 지단백혈증 이상, 교감신경계의 긴장, 인슐린 저항성, 염증을 감소시키면서 섬유소 용해, 내피의 기능, 혈관에 있는 죽상동맥경화증 등을 개선시켜 심장혈관 위험 요소를 완화시켜 준다(16,50). 관상동맥질환이 있는 환자들은 협심증과 심장기능 상실을 많이 나타낸다. 그리고 운동으로 인한 허혈을 경험한다(94,146,174). 관상동맥질환에 대한 운동의 예방과 재활 효과에 대한 강력한 증거 때문에 운동은 관상동맥질환의 다면적인 부분에 포함되어야 한다고 권고된다.

일반적인 유산소성 운동은 운동 능력을 향상시키고 순환기능을 향상시키며 심근경색증의 산소 요구량을 낮춤으로써 관상동맥에 유익을 준다. 심장질환이 있는 환자는 일주일에 3번 이상 한 번에 30~60분 운동을 통하여 거의 매일 60분 정도의 운동을 할 수 있게 한다(49). 운동의 최종적인 목표는 한 번 운동 세션에 100~200kcal를 소모하는 운동 속도를 달성하는 것이다. 이 수준의 운동은 수축기혈압과 안정시 심장 박동수를 감소시킨다. 적당한 운동을 하면 운동은 운동 수용량을 향상시키고 심근경색증의 산소 요구를 진정시키면서 체지방의 감소, 근육량의 증가, 중성지방의 감소 등의 작용을 할 수 있다(85,122). 약물과 식단 조절을 병행했을 때 효과는 더욱더 증가된다. 연구에서 유산소성 운동이 콜레스테롤을 낮추는 스타틴(콜레스테롤저하제) 같은 요소와 함께 이루어졌을 때 죽상경화판의 퇴화가 이루어질 수도 있다고 밝혀졌다.

지구성 운동의 부속물로 관상동맥질환이 있는 환자들은 저항성 트레이닝을 통하여 근력과 저항성이 강해지고, 신진대사와 순환기기능이 증가되며, 심리 사회적인 웰빙과 삶의 질이 향상되고 순환기 관련 위험성이 감소한다(8,203). 좋은 심장기능력을 지니면서 이 질환을 가진 환자들은 저항성 트레이닝을 아무 제한 없이 심폐재활운동 프로그램으로 적용할 수 있다(168). 그러나 현 자료에 의하면 저항성 트레이닝은 심장질환이 있는 사람들에게는 권고되지 않는다(135). 관상동맥질환이 있는 환자들은 저항성 트레이닝을 하기 전에 임상적으로 검사를 받고 증상에 의해 제한된 최고 수준의 운동 검사를 해야 한다. 심폐질환이 일어날 높은 위험성이 있는 개인들은 무거운 저항성 트레이닝을 피해야 한다. 참여의 정도는 환자의 임상 상태, 심폐기능에 대한 내성, 그리고 다

른 질환의 유무에 따라서 결정된다. 심근허혈이 있는 사람이나 좌심실 기능이 좋지 않은 사람은 저항성 트레이닝이 심장의 움직임을 방해하여 심실부정맥을 야기할 수 있기 때문에 저항성 트레이닝을 하면 안 된다. 저항성 트레이닝을 안전하게 할 수 있는 환자들은 적당하거나 좋은 좌심실기능을 가지고 있고, 심장 수용력도 5~6MET를 넘으며, 협심증이나 심전도에서 ST분절의 하강이 없어야 한다(136). 이 검사가 복잡하기 때문에 퍼스널 트레이너에 의해서가 아니라 의사 승인에 의해서 저항성 트레이닝은 포함되어야 한다.

저항성을 요구하는 운동에 참여하는 기준은 전통적인 심장과 위험성이 있는 운동 프로그램 참여 수준과 같다. 가장 중요한 사항은 무거운 저항성 트레이닝의 결과로 혈압이 높아져서 생긴 순환기질환이다. 실질적인 혈압은 많은 조절 가능한 요소에 의해서 정해진다. 그것은 등척성 요소의 크기, 운동의 격렬함 정도, 근육을 쓰는 정도, 그리고 한 번에 몇 회를 반복하느냐와 관련되어 있다. 최근에 연구들은 저항성 트레이닝을 낮은 강도로만 할 때 혈압의 반응은 거의 없다고 하였다. 심장병 환자들의 동맥 속 혈압을 재 보았을 때 약한 강도로 15~20회 반복으로 저항성 트레이닝을 한 경우(40~60% 1RM) 약간의 혈압이 올라갔다(166,191). 낮은 강도의 웨이트 트레이닝을 하였을 때 혈압은 적당한 지구력운동을 하였을 때와 비슷하였고 의학적으로 안전한 관상동맥질환 환자들에게 사용될 수 있다(137,167,190).

저항성 트레이닝 활동은 표준 근력운동과 일치하는 어떤 양식이나 다 포함될 수 있다. 하루하루 살아가는 데 필요한 힘을 키우려는 것이 목적이라면 매일 하는 활동을 지원함으로써 매일 하는 활동을 증진시킬 수 있다. 몸무게를 이용한 운동, 프리 웨이트, 고무 밴드, 그리고 다른 저항성 형식의 기기들은 심폐 재활에 관련된 주요 근육조직을 운동시키는 데 쓰인다. 저항성 트레이닝양은 저항성 트레이닝에 숙달되도록 자연적인 적응을 하는 정도에 따라 결정된다. 가벼운 저항을 이용하여 반복이 많은 계획은 신경근육의 움직임 패턴을 향상시켜 주며 혈압은 아주 조금 올라간다. 이 운동은 심장박동수, 혈압, 압박의 정도, 웨이트를 들 때 숨을 내쉬는 정도를 기준으로 하여 중량을 결정해야 한다.

서킷 웨이트 트레이닝은 심폐 환자들에게 힘을 기르는 운동을 할 때 이상적인 방법이다. 이 운동은 근력과 제지방량을 늘리고 자기-효능감을 높이며, 관상동맥질환의 위험 요인들을 낮출 수 있다(76,189). 이러한 운동 형태는 환자들에게 매일 힘을 요구하는 과업을 안전하게 하도록 하며 더 효과적이며 자신감 있게 하도록 한다. 서킷 트레이닝은 심폐질환의 위험성이 있는 인구를 대상으로 운동 프로그램으로 받아들여졌다. 보고들은 어떤 면에서 제한되어 있지만 연구들에 의하면 위험성이 높은 환자도 건강한 사람들과 같은 신체를 가질 수 있다고 하였다(114). 더불어 서킷 트레이닝에 대한 혈류역학의 반응은 이 운동이 의학적으로 안전하고 CAD가 있는 거의 모든 사람들에게 수용될 수 있는 형태라고 하였다(23).

서킷 트레이닝은 환자에게 알맞게 짜여져야 하며 MET 수준에 맞게 적용되어야 한다. 심혈관계 측정은 운동을 할 때 해야 하며 심장박동수 반응과 자각도(RPE)의 지침에 따라 운동 프로그램이 수정되어야 한다. 준비운동을 오래 해야 하며 감지된 힘든 정도에 따라 중간에 쉬는 시간을 길게 하여야 한다. 연결이 상호간에 일정한 운동 기구를 사용한 신체활동은 매일 활동하는 데 전이되는 신체활동 요소를 향상시

아테롬성 동맥경화증

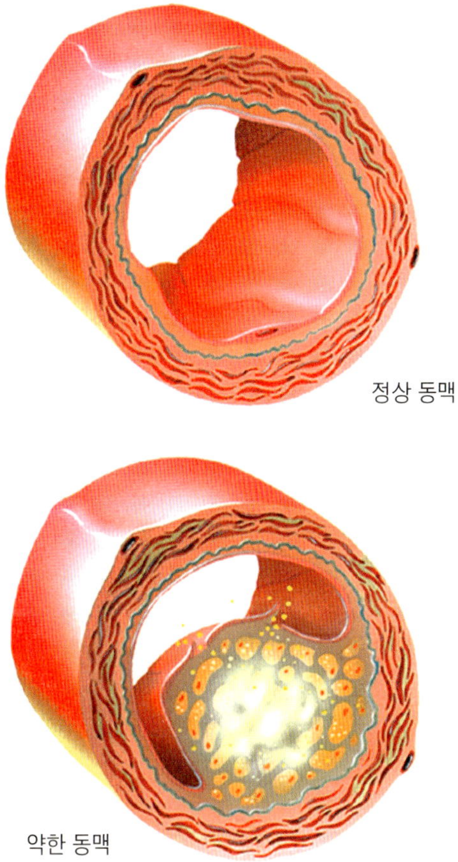

관상동맥질환에 대한 일반적인 권고

유산소성 운동

- 합계 40~60분 낮은 강도의 유산소성 운동을 일주일에 거의 매일 한다. 일주일에 40~75% HRR의 3~4세션으로 20~40분으로 향상시킨다.
- 10분은 워밍업과 쿨다운 시간으로 사용한다.

저항성 트레이닝

- 몸의 무게를 이용한 저항성 트레이닝을 한다. 한 세트에 15~20회 반복한다. 순환은 하나의 근육조직에 한 운동을 하고 운동실행자의 속도에 맞춰 진보해 나간다.
- 심폐 측정을 항상 보아야 하며 RPE가 운동의 강도를 측정하기 위해서 사용되어야 한다.
- 의사의 권유에 의해서 약물을 병행해야 한다.
- 유연성이 촉진되어야 하며 올바른 호흡법을 써야 한다.
- 무거운 저항성 트레이닝, 등척성 운동, 운동 중 호흡 참기 등을 피한다.

키는 데 효과적이다. 호흡곤란을 방지하기 위해서 올바른 호흡법을 사용하는지 관찰해야 하며, 등척성 복근 수축은 피해야 한다. 일반적으로 한 근육조직을 위한 하나의 운동은 약 15~20회 반복된다. 프로그램은 처음에 한 근육군당 한 세트씩 운동을 하다가 환자의 기능과 운동 수행력이 향상되면 한 근육군당 2세트씩 운동할 수 있게 한다(172).

울혈성 심부전 Congestive Heart Failure(CHF)

울혈성 심부전(CHF)은 좌심실이 커지는 것, 심장의 주요 요소가 관상동맥질환에 반응하는 것, 그리고 말초혈관 저항이 증가되는 것에 의해서 생긴다. 심장비대 적응은 심장이 혈관을 통하여 혈액을 순환시키는 것을 방해하며 1회 박출량의 상당한 감소와 심장판막기능의 감소를 초래한다. 줄어든 심장박출량은 조직에 산소를 부족하게 하고 작업 능력을 떨어뜨린다. CHF가 있는 환자들은 낮은 심혈관계 상태를 보이며 심장기능의 한계와 골격근조직의 부적응으로 인하여 운동 능력에 장애가 나타난다. 운동 능력의 저하는 상당한 말초 부위의 근위축과 기능적인 장애를 초래한다.

연구들에 의하면 울혈성 심장기능 상실이 있는 환자들은 운동을 통하여 순환기능과 심장의 박동 능력을 향상시키며 심장이 확장되는 것에 대하여 긍정적 효과를 준다(71,103). 관련된 병리학에 의하면 운동을 받아들이는 레벨이 낮은 울혈성 심장기능 상실 환자들은 성공적인 운동 효과를 위하여 참여 가능한 활동에 제한이 있다. 걷는 것과 정지된 사이클 타기를 하는 것이 울혈성 심장기능 상실 환자들에게 유산소 소비량을 늘려 주고 그들이 할 수 있는 운동으로 나타났다(182). 처음에는 약한 강도의 꾸준한 훈련이 사용되어야 하나 나중에 기능이 향상되면 인터벌 훈련도 할 수 있다. 인터벌 트레이닝은 심폐에 압박을 더 주지 않으면서 말초근육에 더 좋은 효과를 나타내었다. 현재는 강도를 나타내는 이상적인 파라미터는 아직 만들어지지 않았다. 그러나 40~80% 최대산소섭취량 정도가 성공적으로 수행되었다(113,141). 최대 심박수의 60~80% 정도가 자각도(RPE)와 같이 운동의 강도를 설정하는 데 사용된다(142). 자각도는 운동강도를 잴 때 울혈성 심장기능 상실 환자들이 모두 정상적인 심장박동 반응을 억제시키는 약물(beta-blockers and Ca++ channel blockers)을 복용한다는 전제하에 심장박동수보다 운동강도를 상대적으로 더 잘 측정할 수 있다. 오래 운동을 지속할 수 없으므로 초기의 운동은 40~50% $\dot{V}O_2max$로 한 세션에 3~5분 정도 길이로 하루에 몇 번씩 분할 수행해야 한다(143). 운동 진전의 순서는 빈도수보다 지속 시간을 더 강조하여야 하며 강도는 마지막 단계에서 적용되어야 한다.

말초 부위의 근육이 약한 것은 울혈성 심장기능 상실 환자들에게 상당한 걱정이다(43). 최근의 과학적 근거는 특정 저항성 트레이닝의 적용은 안전하고 말초 골격근에 상당히 중요한 신진대사와 기능적 적응이 이루어져야 한다고 제안한다(102,124,192). 이러한 적응은 울혈성 심장기능 상실 환자의 대부분에게 있는 근육 약화와 위축증에 대해 논쟁을 할 때 중요하다. 저항성 트레이닝은 운동에 대한 내성을 강화하고 최대산소소비량을 늘리며 근육의 형태와 근육 비대의 변화를 자극하며 골격근 신진대사의 변화를 야기하며 특히 유산소성 운동과 같이 하였을 때 근력과 근지구력을 기르는 데 기여한다(101,123,192).

저항성 트레이닝은 울혈성 심장기능 상실 환자들의 특정한 제한에 맞추도록 변환될 수 있다. 이 프로그램의 중점은 효과적으로 골격근을 심폐 압박을 많이 받지 않고 훈련하는 것이다. 그렇기 때문에 저항성 트레이닝은 울혈성 심장기능 상실이 있는 환자들에게는 심장장애에 대한 운동법과 비교

울혈성 심부전의 일반적인 권고 사항

- 짧은 기간의 유산소성 운동 40~50% $\dot{V}O_2max$로 하루에 몇 번씩 한 세션에 최소한 3~5분 수행되어야 한다.
- 근육량을 적게 쓰는 50~60% 1RM 강도의 저항성 트레이닝이 허락되며 휴식 간격이 길어야 한다.
- 운동들은 RPE를 사용하여야 하며 운동 능력 제한에 의한 과도한 압박을 피해야 한다.
- 점진적 진행은(경과는) 개인의 인내심과 운동 능력을 반영해야 한다.

하였을 때 다르다. 저항성 트레이닝은 심장근육의 과도한 압박을 피하기 위하여 짧은 1회 운동과 알맞은 반복을 통하여 작은 근육을 강조해야 한다(144).

역동적인 근력운동을 할 때는 움직임이 느리고 한 번 반복을 할 때 1RM의 50~60% 강도로 조절되어야 한다. 반복의 횟수는 15~20번 범위이거나 환자가 할 수 있는 만큼의 범위이며 이것의 진행은 60초를 넘으면 안 된다(112,192). 운동을 한 다음에는 적당한 회복 기간이 제공되어야 한다. 일반적으로 회복 시간은 운동을 하는 시간의 두 배 이상 되어야 한다. 심장의 낮은 예비력을 보이는 환자들은 2~6파운드 정도의 제한된 무게를 들거나 고무 밴드를 8~10회 반복하도록 요구된다. 운동 기구도 울혈성 심장기능 상실 환자들에게 효과적으로 사용될 수 있다(192). 울혈성 심장기능 상실이 많은 장애를 상징한다는 것을 이해하는 것이 중요하다. 몇몇의 울혈성 심장기능 상실 환자들은 다른 환자들은 심하게 제한될 수 있는 일반적인 운동들을 거의 모두 할 수 있을 것이다. 환자에 따라 많은 변화가 있기 때문에 환자는 의학적으로 검사를 받고 퍼스널 트레이너는 의사의 권고 사항에 잘 따르는 것이 중요하다.

어린이와 운동 Children & Exercise

지난 수십 년 동안 어린이들과 청년들의 과체중과 비만의 유행이 미국에서 극적으로 증가하였다. 2~5세 과체중의 어린이들은 1970년대에 비하여 2배로 늘었다. 학교를 다닐 나이가 된 학생들에게는 이 수가 거의 3배로 늘었다(26). 과체중 어린이들과 청년들은 성인이 되었을 때 비만이 될 가능성이 높다(46). 더불어 성인들의 비만 정도는 어렸을 때 몸무게와 관련이 있다(138).

과체중 어린이들과 청소년들은 어린 시절에 그리고 성인이 되면서 많은 건강 문제의 위험성이 있다. 과체중이며 비만인 어린이들은 고혈압, 높은 콜레스테롤, Ⅱ형 당뇨와 같은 심장혈관병과 관련된 위험 요소를 가질 위험성이 높다(117). 5~17세를 조사한 결과에서 과체중 어린이들 중 60%가 적어도 하나의 관상동맥질환 위험 요소가 있으며, 25%의 과체중 어린이들은 2개 이상의 관상동맥질환 위험 요소가 있다고 밝혀졌다(91). 과체중 어린이들에 관련하여 흔하지 않은 건강 문제로 천식, 간질환(지방간화), 수면무호흡(sleep apnea) 등이 있다(47). 어린이와 청소년기 과체중의 추가적인 결과는 심리사회적인 요인들에 의해 파생된다. 과체중 어린이들과 청소년들은 일찍이 사회적인 차별을 받을 수 있는 대상이 된다(193). 과체중 어린이들은 정상 어린이들보다 자아존중감(self-esteem)이 낮고 성인이 되어서까지 이어질 수 있는 사회적인 장애를 일으킬 수 있다(194).

운동과 정기적인 신체적 활동은 어린이와 청소년의 건강과 신체에 명백한 효과를 줄 수 있다(149). 정기적인 운동에 참여하는 것과 스포츠와 관련된 활동은 심혈관계 건강, 골격건강을 증진시키며, 또한 몸무게가 늘어날 가능성을 줄여 주고, 혈당내성을 개선시키며, 조기에 발생할 수 있는 건강 문제의 위험성을 낮추어 준다(27,148). 어린이들은 근력운동, 유연성 운동, 유산소성 운동 등 모든 종류의 활동에 의하여 효과를 볼 수 있다.

어린이와 성인의 차이점 Difference Between Children & Adults

어린이와 성인 모두 유산소성 운동과 저항성 트레이닝으로 인하여 비슷한 효과를 보지만 이 둘은 생리적으로 다른 점이 있다. 어린이의 근육 특성은 양적으로나 질적으로 성인과는 다르다. 성인과 어린이의 성과의 차이는 신진대사 및 호르몬에 의하여 조절되는 것 같다. 어린이는 즉각적인 무기호흡 에너지 시스템을 쓸 수 있다는 점에서 성인과 비슷하다. 어린이는 짧고 격렬한 운동을 성인과 비슷하게 수행할 수 있으며 회복 능력이 더 크다(63). 이것은 최대 피크 토크가 낮아서 그런데 근육량이 적고 타입 Ⅱ형의 근섬유가 덜 자극되기 때문이다. 더불어 포스포크레아틴 재합성이 더 빠르고, 더 큰 산화 능력이 있으며, 산-염기 조절 능력이 더 좋으며, 또한 심폐순환기 변인들이 운동 초기로 더 빨리 회복

어린이를 위한 일반적인 운동 지침

유산소성 운동

- 어린이는 성인과 유사한 항정 상태 수준에서 운동을 할 수 있다.
- 너무 긴 기간의 활동을 피한다.
- 어린이는 단기간(10분)의 격렬한 유산소성 운동을 때때로 할 수 있다.
- 즐길 수 있는 활동을 강조하고 노는 것을 흉내낸다.
- 과열을 조심하고 어린이가 충분한 수분 섭취를 하게 한다.

저항성 트레이닝

- 많은 반복을 하는 운동 계획이 사춘기 전의 어린이들에게 더 효과적이다.
- 운동 학습과 올바른 기술을 격려한다.
- 일반적으로 힘과 지구력을 향상시키기 위하여 2세트 정도가 적절하다.
- 근육운동 기술을 향상시키는 다관절운동이 한 부위만 하는 운동보다 권장된다.
- 8RM 이상의 무거운 무게를 드는 것은 권장되지 않는다.
- 점진적 과부하는 무게보다는 향상되는 반복을 강조해야 한다.
- 사춘기 청소년은 성인과 비슷한 규정을 따를 수 있다. 그러나 운동학습과 효과적인 움직임 패턴을 강조해야 한다.

될 뿐만 아니라, 여러 가지 에너지 대사산물에 대한 더 빠른 제거로 인하여 어린이에서 고강도의 운동 후 회복이 빠르게 나타나는 것이다.

해당경로가 운동 중에 사용되었을 때 어린이는 성인보다 더 낮은 운동 능력을 보인다(15). 어린이는 사춘기 때까지 미숙한 해당계 시스템의 저장과 효소 농도를 유지한다(177). 포스포프룩토키나아제(PFK)-1과 젖산탈수소효소(LDH: 해당과정에서 두 가지 주요 효소 반응) 활성화의 감소는 어린이의 해당과정을 이용한 ATP 생성 속도를 제한시킨다. 이러한 가정은 성인과 비교했을 때 근육에서의 더 적은 젖산 생성량에 의하여 입증되는데 즉, 그러한 에너지 시스템이 운동할 때 덜 사용된다는 것을 뒷받침해 주는 것이다.

유산소성 대사의 비교에 따르면 어린이는 지구력을 요구하는 운동을 할 때 일정한 심장박동 수준을 더 잘 유지한다(184). 어린이는 적당한 지구성 운동 중에 더 낮은 호흡교환율(R.Q)에 의하여 입증되는 바와 같이, 효과적인 지질의 사용으로 인하여 중강도의 장시간 운동에 더 잘 적응한다. 자료들에 따르면 어린이는 지방 산화작용에 성인보다 더 의존하는데, 이것은 사춘기 이전의 어린이에게 운동할 때 유리지방산의 동원과 더 많은 글리세린의 방출, 성장호르몬 방출의 향상이 일어나기 때문일 것이다(165).

성인과 어린이의 다른 점은 심혈관 시스템에도 나타난다. 어린이는 적당한 운동 속도로 운동을 하였을 때 심박동수가 빠르며 1회 박출량과 심박출량은 낮게 나타난다(183). 이와 비슷하게 최대 강도로 운동을 하였을 때 성인에 비하여 심박동수는 더 높으나 1회 박출량과 심박출량은 낮은 상태로 유지한다(185). 생리적인 특성 차이 즉, 심장의 크기와 혈액량이 1회 박출량의 차이를 일으킨다. 심박동수의 회복은 성인에 비해 어린이가 더 빠르다. 이것은 일정 상태의 운동을 할 때 지질대사에 더 의존하기 때문이다.

더운 환경과 추운 환경에 대한 **체온조절**(thermoregulation)은 어린이와 성인이 다르다(96). 성장과 성숙을 이루면서 많은 신체 및 생리적인 변화가 안정시와 활동시 체온조절에 영향을 미칠 수 있다. 대부분의 경우에 어린이와 성인의 신체적 및 생리적인 차이는 열 스트레스에 대한 각기 다른 반응을 설명할 수 있다(170).

어린이와 성인 간의 열 조절에 영향을 미치는 주요 생리적 차이는 땀을 흘리는 메커니즘과 관련되어 있다. 어린이는 땀을 덜 흘리며, 열로 활성화되는 땀선이 성인보다 더 높은 밀도를 지녔음에도 불구하고 땀선당 땀을 흘리는 속도가 더 느

Key Terms

섬유소용해(fibrinolysis): 혈액응고가 부서지는 과정

죽상동맥경화증(atherosclerosis): 혈관 안에 플라그가 축적되는 것

협심증(angina): 가슴 통증이나 불편함, 대개 심장에 제한된 혈류에 기인하는 것

울혈성 심장기능 상실(congestive heart failure): 심장이 말초조직과 폐에 적절한 혈액순환을 유지시킬 수 있는 능력이 못 되는 상태. 1회 박출량과 판막의 기능이 현저히 감소하며 호흡이 가빠지는 질환

수면무호흡(sleep apnea): 호흡이 방해되고 심지어 수면 중에 일시적으로 숨이 멈춰지는 상태

체온조절(thermoregulation): 외부 환경에 상관없이 체온을 일정하게 유지하려는 과정

리다(95). 땀선당 땀을 흘리는 속도가 느린 것은 땀샘의 크기, 온도의 자극에 대하여 땀을 흘리는 메커니즘의 민감성이 낮기 때문이다. 그리고 땀선의 신진대사 능력이 더 낮기 때문일 수도 있다. 체온조절의 어린이와 성인의 추가적인 차이점은 신진대사, 순환, 호르몬의 불균등이 있을 수 있다(97). 성인은 어린이보다 더 높은 체표면적 대비 질량비를 지니고 있기 때문에 환경에 열을 훨씬 더 잘 방출시킬 수 있다. 마찬가지로 어린이는 성인보다 혈액량이 적다. 이것은 체내에서 몸 밖으로 열을 발산시키는 것을 제한하게 된다(170). 어린이는 운동에 대한 신진대사율은 높고 낮은 심박출량과 적은 헤모글로빈양으로 인하여 심혈관계의 더 큰 스트레스를 받기 때문에 더운 환경에서 걷고 달리기할 때 열역학적으로 취약하다(40,98). 증가된 생리적인 요구 조건은 더운 환경에서 운동할 때 체내 온도를 더 빨리 높인다(99).

프로그램의 고려사항 Program Consideration

어린이는 성인과 비슷한 규정을 사용하여 유산소성 운동을 할 수 있다. 달리기를 함으로써 어린이들은 심장박동수의 감소를 경험하지만 훈련 범위는 알맞은 강도와 속도를 반영하기 위하여 적용될 수 있다. 사이클을 하는 것에 대한 운동 반응은 어린이와 성인이 비슷하다 그러므로 별다른 수정사항이 필요 없다(186). 어린이가 유산소성 운동을 활발하게 하게 만들려면 그들이 좋아하는 활동을 선택하면 된다. 만약 그 활동이 재미없게 받아들여진다면 그 활동을 정기적으로 할 가능성이 없어진다. 노는 것이라고 받아들이는 활동을 하지 않고 구조적인 운동을 억지로 시키는 것은 미래에 신체활동을 하지 않도록 만들 수도 있다. 어린이는 자신들의 활동을 스스로 골라야 하며, 중간이나 높은 강도의 운동을 그들의 생리적인 특징에 따라 적당하고 일정한 상태의 속도로 하는 것을 권장해야 한다.

어린이는 또 정기적인 저항성 활동에 의해서 효과를 볼 수 있다. 선행의 연구들은 어린이가 자신의 근력과 근지구력을 정기적인 저항성 트레이닝으로 키울 수 있다고 하였다(140,195). 흥미롭게도 일주일에 두 번, 한 번에 한 세트씩 하였을 때 가벼운 무게로 많은 반복 수행 계획(13~15회)을 하는 것이 무거운 무게로 적은 반복(6~8회)을 하는 것보다 더 좋은 결과를 가져 왔다(59,62). 높은 반복 운동(13~15회)을 상당히 무거운 저항성 트레이닝(6~8회)과 콘트라스트 트레이닝(총 12~16회 반복)과 비교하였을 때 비슷한 결과가 나타났다(58,61). 극적이고 거의 동일한 향상이 무거운 중량의 트레이닝에서보다 더 고빈도의 저항성 트레이닝과 콘트라스트 트레이닝에서 나타났다.

어린이는 호르몬선이 아직 미성숙하기 때문에 무거운 무게로 운동을 하였을 때 성인들과 같은 극적인 내분비선의 반응을 경험하지 못한다. 어린이들의 근력운동에 대한 적응은 신경관으로 연결된다. 그러므로 높은 반복의 신체활동은 낮은 반복의 활동과 비교하였을 때, 운동 향상을 더 많이 유발한다. 어린이가 최대의 결과를 내기 위해서는 무거운 저항성 트레이닝보다는 운동 효과에 중점을 두어야 한다. 사춘기를 거쳐 청소년은 성인과 비슷한 반복 수행 계획을 할 수 있지만 최대한 들 수 있는 무게보다는 정확한 동작 기술에 중점을 두어야 한다. 어린이는 제한된 중량에도 불구하고 정기적인 근력운동에 상당히 잘 적응을 한다(64). 어린이에 맞는 중량의 웨이트 기구로 12가지 운동을 10~15회 반복을 주 1회 하였을 때 상체의 근력은 약간 증가되었지만 하체의 근력은 14% 증가하였다(60). 주 2회 하였을 때 모든 근력 측정에서 상당한 향상이 일어났다. 이러한 연구 결과는 제한적인 증가량이지만 어린 시기에도 근력은 향상될 수 있으며, 단지 일주일에 한두 번의 근력운동만으로도 참가하고 있는 어린이들에서 향상이 나타난다는 사실을 보여 준다.

노인과 운동 Exercise & the Elderly

나이와 관련된 생리적인 능력의 손실은 노인들의 신체적인 기능을 떨어뜨린다. 유산소성 능력, 근력, 파워의 감소는 나이 든 성인들에게 상당한 영향을 준다. 일반적인 신체활동의 부족으로 45~65세 사이에 생물학적 기능의 10~30%가 손실된다. 이 연령대에 신체적으로 활발하지 못한 사람들이 제일 심한 쇠퇴를 경험하게 된다(171,178). 더욱더 심각한 쇠퇴는 질병이 있는 상태, 유전적이고 환경적 요인, 좋지 않은 정신 건강 상태, 원래 존재했던 만성 요통과 같은 부상들과 관련된다. 자주 앉아만 있는 노인들은 특히 고혈압과 관상동맥질환, 흔히 비만과 관련되는 대사성 질환, 결합조직의 구조적 변화와 관련된 동작의 제한이 나타난다(93).

65~75세 사이의 사람들 중 절반은 적어도 하나의 신체적인 제한 사항이 있으며, 그중 30%는 두드러진 결함이 있다(25). 65세가 넘은 노인들 중 절반은 고혈압이 있으며 적어도 27%는 심장질환이 진단되었다. 많은 경우에 노인들이 경험하는 이러한 결함은 근육량의 감소와 신체적인 결함으로

인하여 움직이는 활동 범위의 감소 때문에 생긴다.

근력감퇴증(sarcopenia)은 나이와 관련되어 근육량이 줄어드는 것이고 그 결과로 근력과 근 파워가 감소한다(152). 근력과 근 파워가 감소하는 이유는 근육과 신경적 요인에 의해서 발생한다(130). 60세 이후가 되면 그 쇠퇴는 더 빨라져서 신체기능의 명백한 감퇴가 나타난다. 모든 노인들이 어느 수준의 쇠퇴를 경험하지만 주로 앉아서 생활하는 노인들이 근육의 질과 양 측면에서 그리고 신체활동력 측면에서 가장 많은 감퇴를 보인다(17). 이러한 상황은 유산소 능력의 감소에 의해 더 악화된다. 이런 요인은 삶의 질을 낮추고 독립성을 잃게 한다. 근력운동은 근력과 근 파워를 노인들에게 키워 줌으로써 노화와 관련된 쇠퇴를 막아 준다(106). 그러나 이러한 향상 정도는 초기의 근력 수준에 달려 있다. 근력운동의 장점은 모든 노인들이 효과를 볼 수 있지만 연약한 노인과 최고령층에서 가장 크게 나타난다. 노인 인구가 증가함에 따라 근력감퇴증에 대한 관심과 대처하기 위한 노력이 더욱 중요해지고 있다.

운동의 유익 Benefits of Exercise

독립적인 노인들은 유산소성 운동과 근력운동을 통하여 중요한 기능적 장점을 얻을 수 있다(120). 유산소성 운동은 기능적 능력을 개선시켜 주고 혈압과 Ⅱ형 당뇨를 일으킬 가능성을 감소시켜 준다. 정기적인 유산소성 운동에 대한 적응은 젊은 사람이나 고령 남성이나 비슷하게 나타난다(75). 즉, 이것은 심박출량과 산소 추출 능력 등에서 유사하였다. 그러나 이러한 적응은 고령 여성의 경우는 산소 추출 능력에서만 독점적으로 나타났다(173). 젊은 층과 노인층 간의 비교에서 최대 산소 추출 능력과 심박출량에서 차이가 확인되었다 할지라도 노인들도 그들의 정기적인 유산소성 운동으로 유산소성 운동 능력을 10~30% 정도 향상시킬 수 있다(155). 연간 감소되는 최대 심박수는 심박출량의 나이에 따른 감소가 가장 큰 이유가 되는데, 산소 추출 능력의 감소는 노인의 지속적인 제지방량(LBM) 감소 때문에 나타난다.

저항성 트레이닝은 노인의 쇠퇴를 멈추고 신체적인 기능을 상당히 향상시키는 데 가장 좋은 수용력을 보인다(131). 더구나 운동을 하지 않았던 남성과 여성의 골격근은 상당한 근력을 얻을 것이며 동시에 근섬유 크기의 증가와 모세혈관의 밀도가 증가할 것임이 확실하게 밝혀졌다(66). 최대 작업량, 최대산소섭취량($\dot{V}O_2max$), 혈청지질 성분 등도 고강도의 저항성 트레이닝을 통하여 효과를 볼 것이다. 저항성 트레이닝은 에너지 조건, 인슐린에 대한 민감성을 상당히 높여주며, 많은 폐경 여성들의 골다공증 골절과 관련된 위험 요소에 대하여도 긍정적인 효과가 있다(92). 흥미롭게도 모든 신체적인 활동은 앉아서 하는 활동에 비하여 그 활동에 참여하는 모든 사람들의 기능을 향상시켜 준다(125). 이것은 신체적인 자신감과 넘어지는 것에 대한 걱정이 감소하였기 때문일 것이다. 허약한 노인층에서는 근력운동이 놀라운 효과를 나타낸다. 그래서 침대에서 일어나는 일 그리고 앉았다가 일어나는 일 등 하루 과업을 하기 위하여 유산소성 운동보다 더 추천된다.

운동시 고려사항 Consideration for Training

유산소성 운동과 근력운동과 유연성 운동 그리고 일상적으로 매일하는 활동을 포함시키게 되면 기능적인 독립성을 향상시키며 노인의 삶의 질을 높일 수 있다. 유산소성 운동은 노인층에게 건강한 젊은이들처럼 동일하게 처방될 수 있으나 대개는 낮은 훈련 강도 범위에서의 적응 기간이 필요하다(108). 몸이 좋지 못한 노인은 낮고 지속적인 수준의 운동(50~60% HHR)을 하기 전에 하루에 30~40분 정도의 유산소성 운동의 누적이 이루어지도록 노력해야 한다(3,169). 건강한 노인은 적당히 낮은 수준의 운동을 하고 점차적으로 운동의 강도를 높여 나가야 한다.

유연성 운동은 적당한 준비운동 후에 수행하도록 노인에게 격려되어야 한다. 정적 스트레칭은 모든 주요 근육군을 사용하여 일주일에 2~3회 하는 것이 권장된다(45). 기능을 기반으로 한 완전한 범위의 움직임 활동을 하는 것은 기능의 범위를 넓히는 데 기여한다(65). 다면성의 움직임을 통하여 운동과업을 하도록 하는 것은 균형감각과 움직임의 효과 그리고 역동적인 움직임의 범위를 더 넓혀 줄 수 있다. 노인은 나이가 들면서 몸통신전, 굴곡, 어깨굴곡, 상완외전 등에서 나이에 따른 자세 변형 때문에 동작의 범위가 제한된다. 이러한 동작 제한은 확인되고 역동적인 움직임과 정적 스트레칭을 통하여 부족한 부분의 움직임 범위를 향상시킬 수 있다.

저항성 트레이닝은 노인층의 운동처방에서 아주 중요한 부분이다. 무겁고 적당하고 낮은 강도의 저항성 트레이닝 프로토콜은 근력과 근육의 크기를 향상시키는 데 도움이 된다(42). 이것은 안전하게 높은 강도의 운동을 못하거나 무거운 저항성 트레이닝을 못하는 개인일지라도 낮은 강도의 저항

노인을 위한 일반적인 지침

저항성 트레이닝

- 일주일에 2~3번, 8~10가지 운동을 하며 10~15번 반복한다. 진행 과정은 건장한 젊은이와 비슷할 수 있다.
- 특히 닫힌 사슬운동 부하의 기능적 · 기초적 전 가동범위 활동을 독려한다.
- 엉덩이 굴곡과 신전을 포함한 기능성 파워 활동을 포함한다.
- 건강한 노인은 무거운 저항성 트레이닝을 할 수 있지만 숨을 참는 것과 등척성 수축운동은 피해야 한다.

유산소성 운동

- 건강이 안 좋은 노인은 한 번에 10분씩 운동하여 합계 30~40분 운동을 거의 매일 HRR의 50~60% 강도로 한다.
- 건강한 노인의 경우 HRR의 60~80%로 30~60분 운동하는 것이 적당하다.

유연성 운동

- 통증이 없는 범위에서 정적 스트레칭을 일주일에 2~3회 할 수 있으며, 한 번에 2~3세트를 하며 15~30초 정도 자세를 유지한다.
- 올바른 호흡법을 장려한다.
- 역동적인 ROM은 2~3세트에 10~15회 반복한다.

성 트레이닝은 근육 건강에 이롭다는 것을 나타낸다(44).

근력과 근지구력은 제한된 운동의 양으로도 달성할 수 있으며 이것은 노인에게 운동을 시행시킬 때 생각해 보아야 할 일이다(2,54,175). 어린이와 비슷하게 주요 근육군을 일주일에 한두 번씩 적당한 강도로 해주면 근력 향상에 충분하다(88,176). 마찬가지로 한 세트의 저항성 트레이닝도 처음 운동을 하는 사람들에게 근육의 기능과 신체적인 활동을 상당히 향상시키는 작용을 한다(74).

노화의 신경근육 시스템은 저항성 트레이닝에 높게 반응한다. 그러므로 최초에 적응을 근력운동으로 함으로써 노인은 더 많은 양의 운동에 참여하도록 격려되어야 한다. 거의 모든 경우에 노인은 무산소적으로 에너지를 짧게 사용하는 능력을 요구하는 매일 과업에 어려움을 느낀다. 매일 하는 과업들은 계단 오르기, 물건 들기 등 근력과 근 파워를 둘 다 요구하는 것이다. 노인은 높은 수준의 신체적 기능이 무산소성 파워에 의해서 올라가고 근력이 파워보다 더 빨리 쇠퇴하기 때문에 파워를 기르는 운동을 노인들에게 강조하는 것이 필요하다(53). 최대 근력은 노인의 능력에 따라 달라지며 가볍거나 적당하거나 무거운 저항성 트레이닝을 통하여 향상될 수 있다(67). 선행 연구에 따르면 무거운 무게로 폭발적인 저항성 트레이닝을 할 때 노인의 근력, 근 파워, 근지구성을 동시에 향상시킬 수 있는 가장 효과적인 방법이라고 하였다(41). 높은 강도는 노인의 최대 역량에 상대적이어야 한다. 대개 노인의 최대 역량은 낮다. 개인적인 수용 능력은 어느 정도 운동이 적당한지 결정할 것이다.

운동은 노인의 삶의 질을 향상시키는 데 중요한 역할을 한다. 생리적이고 심리적으로 향상된 기능은 개인의 독립성을 유지하는 데 도움을 주며 나이가 들면서 일어나는 부정적인 효과들을 감소시켜 준다. 노인을 돕는 데 가장 큰 어려움은 처음에 신체적인 활동을 시작하도록 하는 것이다. 처음에 대부분의 노인은 낮은 신체적인 자신감으로 인하여 운동을 하다가 다칠까 두려워한다. 노인은 신체적인 활동의 중요성에 대하여 교육을 받아야 하며 개인적으로 참여를 하도록 격려되어야 한다. 그리고 운동을 하는 중과 운동을 한 후에 지속적인 참여를 확신하기 위하여 적절하게 지지받아야 한다.

References

1. Nonpharmacological interventions as an adjunct to the pharmacological treatment of hypertension: a statement by WHL. The World Hypertension League. *J Hum Hypertens* 7: 159-164, 1993.
2. The recommended quantity and quality of exercise for developing and maintaining cardiorespiratory and muscular fitness in healthy adults. Position stand of the American College of Sports Medicine. *Schweiz Z Sportmed* 41: 127-137, 1993.
3. American College of Sports Medicine Position Stand. The recommended quantity and quality of exercise for developing and maintaining cardiorespiratory and muscular fitness, and flexibility in healthy adults. *Med Sci Sports Exerc* 30: 975-991, 1998.
4. SMA statement the benefits and risks of exercise during pregnancy. Sport Medicine Australia. *J Sci Med Sport* 5: 11-19, 2002.
5. SMA statement the benefits and risks of exercise during pregnancy. Sport Medicine Australia. *J Sci Med Sport* 5: 11-19, 2002.

6. Exercise during pregnancy and the postpartum period. *Clin Obstet Gynecol*46: 496-499, 2003.

7. Impact of physical activity during pregnancy and postpartum on chronic disease risk. *Med Sci Sports Exerc* 38: 989-1006, 2006.

8. **Ades PA, Savage PD, Brochu M, Tischler MD, Lee NM and Poehlman ET.** Resistance training increases total daily energy expenditure in disabled older women with coronary heart disease. *J Appl Physiol* 98: 1280-1285, 2005.

9. **Artal R.** Exercise and pregnancy. *Clin Sports Med* 11: 363-377, 1992.

10. **Avery ND, Stocking KD, Tranmer JE, Davies GA and Wolfe LA.** Fetal responses to maternal strength conditioning exercises in late gestation. *Can J Appl Physiol* 24: 362-376, 1999.

11. **Baster T and Baster-Brooks C.** Exercise and hypertension. *Aust Fam Physician* 34: 419-424, 2005.

12. **Baster T and Baster-Brooks C.** Exercise and hypertension. *Aust Fam Physician* 34: 419-424, 2005.

13. **Bell R and O'Neill M.** Exercise and pregnancy: a review. *Birth* 21: 85-95, 1994.

14. **Ben Haroush A, Yogev Y and Hod M.** Epidemiology of gestational diabetes mellitus and its association with Type 2 diabetes. *Diabet Med* 21: 103-113, 2004.

15. **Beneke R, Hutler M, Jung M and Leithauser RM.** Modeling the blood lactate kinetics at maximal short-term exercise conditions in children, adolescents, and adults. *J Appl Physiol* 99: 499-504, 2005.

16. **Bertoli A, Di Daniele N, Ceccobelli M, Ficara A, Girasoli C and De Lorenzo A.** Lipid profile, BMI, body fat distribution, and aerobic fitness in men with metabolic syndrome. *Acta Diabetol* 40 Suppl 1: S130-S133, 2003.

17. **Binder EF, Yarasheski KE, Steger-May K, Sinacore DR, Brown M, Schechtman KB and Holloszy JO.** Effects of progressive resistance training on body composition in frail older adults: results of a randomized, controlled trial. *J Gerontol A Biol Sci Med Sci* 60: 1425-1431, 2005.

18. **Boas SR, Danduran MJ and Saini SK.** Anaerobic exercise testing in children with asthma. *J Asthma* 35: 481-487, 1998.

19. **Brown W.** The benefits of physical activity during pregnancy. *J Sci Med Sport* 5: 37-45, 2002.

20. **Brown W.** The benefits of physical activity during pregnancy. *J Sci Med Sport* 5: 37-45, 2002.

21. **Burr ML.** Epidemiology of childhood asthma. *Allerg Immunol (Paris)* 23: 348-350, 1991.

22. **Burr ML.** Epidemiology of childhood asthma. *Allerg Immunol (Paris)* 23: 348-350, 1991.

23. **Butler RM, Palmer G and Rogers FJ.** Circuit weight training in early cardiac rehabilitation. *J Am Osteopath Assoc* 92: 77-89, 1992.

24. **Callow AD.** Cardiovascular disease 2005--the global picture. *Vascul Pharmacol* 45: 302-307, 2006.

25. **Campbell VA, Crews JE, Moriarty DG, Zack MM and Blackman DK.** Surveillance for sensory impairment, activity limitation, and health-related quality of life among older adults--United States, 1993-1997. *MMWR CDC Surveill Summ* 48: 131-156, 1999.

26. **Carrel AL and Bernhardt DT.** Exercise prescription for the prevention of obesity in adolescents. *Curr Sports Med Rep*3: 330-336, 2004.

27. **Carrel AL, Clark RR, Peterson SE, Nemeth BA, Sullivan J and Allen DB.** Improvement of fitness, body composition, and insulin sensitivity in overweight children in a school-based exercise program: a randomized, controlled study. *Arch Pediatr Adolesc Med* 159: 963-968, 2005.

28. **Case J, Willoughby D, Haley-Zitlin V and Maybee P.** Preventing type 2 diabetes after gestational diabetes. *Diabetes Educ* 32: 877-886, 2006.

29. **Catalano PM.** Management of obesity in pregnancy. *Obstet Gynecol* 109: 419-433, 2007.

30. **Cauza E, Hanusch-Enserer U, Strasser B, Ludvik B, Metz-Schimmerl S, Pacini G, Wagner O, Georg P, Prager R, Kostner K, Dunky A and Haber P.** The relative benefits of endurance and strength training on the metabolic factors and muscle function of people with type 2 diabetes mellitus. *Arch Phys Med Rehabil* 86: 1527-1533, 2005.

31. **Cauza E, Hanusch-Enserer U, Strasser B, Ludvik B, Metz-Schimmerl S, Pacini G, Wagner O, Georg P, Prager R, Kostner K, Dunky A and Haber P.** The relative benefits of endurance and strength training on the metabolic factors and muscle function of people with type 2 diabetes mellitus. *Arch Phys Med Rehabil* 86: 1527-1533, 2005.

32. **Church TS, LaMonte MJ, Barlow CE and Blair SN.** Cardiorespiratory fitness and body mass index as predictors of cardiovascular disease mortality among men with diabetes. *Arch Intern Med* 165: 2114-2120, 2005.

33. **Clapp JF, III.** Oxygen consumption during treadmill exercise before, during, and after pregnancy. *Am J Obstet Gynecol* 161: 1458-1464, 1989.

34. **Clapp JF, III.** Exercise and fetal health. *J Dev Physiol*

15: 9-14, 1991.

35. **Clapp JF, III.** Exercise and fetal health. *J Dev Physiol* 15: 9-14, 1991.

36. **Clark CJ and Cochrane LM.** Physical activity and asthma. *Curr Opin Pulm Med* 5: 68-75, 1999.

37. **Cole PL and Sutton MS.** Normal cardiopulmonary adjustments to pregnancy: cardiovascular evaluation. *Cardiovasc Clin* 19: 37-56, 1989.

38. **Collings C and Curet LB.** Fetal heart rate response to maternal exercise. *Am J Obstet Gynecol* 151: 498-501, 1985.

39. **Constantini N, Harman-Boehm I and Dubnov G.** [Exercise prescription for diabetics: more than a general recommendation]. *Harefuah* 144: 717-23, 750, 2005.

40. **Davies CT.** Metabolic cost of exercise and physical performance in children with some observations on external loading. *Eur J Appl Physiol Occup Physiol* 45: 95-102, 1980.

41. **de Vos NJ, Singh NA, Ross DA, Stavrinos TM, Orr R and Fiatarone Singh MA.** Optimal load for increasing muscle power during explosive resistance training in older adults. *J Gerontol A Biol Sci Med Sci* 60: 638-647, 2005.

42. **de Vos NJ, Singh NA, Ross DA, Stavrinos TM, Orr R and Fiatarone Singh MA.** Optimal load for increasing muscle power during explosive resistance training in older adults. *J Gerontol A Biol Sci Med Sci* 60: 638-647, 2005.

43. **Delagardelle C, Feiereisen P, Autier P, Shita R, Krecke R and Beissel J.** Strength/endurance training versus endurance training in congestive heart failure. *Med Sci Sports Exerc* 34: 1868-1872, 2002.

44. **Delecluse C, Colman V, Roelants M, Verschueren S, Derave W, Ceux T, Eijnde BO, Seghers J, Pardaens K, Brumagne S, Goris M, Buekers M, Spaepen A, Swinnen S and Stijnen V.** Exercise programs for older men: mode and intensity to induce the highest possible health-related benefits. *Prev Med* 39: 823-833, 2004.

45. **DiBrezzo R, Shadden BB, Raybon BH and Powers M.** Exercise intervention designed to improve strength and dynamic balance among community-dwelling older adults. *J Aging Phys Act* 13: 198-209, 2005.

46. **Dietz WH.** Health consequences of obesity in youth: childhood predictors of adult disease. *Pediatrics* 101: 518-525, 1998.

47. **Dietz WH.** Health consequences of obesity in youth: childhood predictors of adult disease. *Pediatrics* 101: 518-525, 1998.

48. **Draznin MB and Patel DR.** Diabetes mellitus and sports. *Adolesc Med* 9: 457-65, v, 1998.

49. **Duncan GE, Perri MG, Anton SD, Limacher MC, Martin AD, Lowenthal DT, Arning E, Bottiglieri T and Stacpoole PW.** Effects of exercise on emerging and traditional cardiovascular risk factors. *Prev Med* 39: 894-902, 2004.

50. **Duncan GE, Perri MG, Anton SD, Limacher MC, Martin AD, Lowenthal DT, Arning E, Bottiglieri T and Stacpoole PW.** Effects of exercise on emerging and traditional cardiovascular risk factors. *Prev Med* 39: 894-902, 2004.

51. **Emtner M, Finne M and Stalenheim G.** High-intensity physical training in adults with asthma. A comparison between training on land and in water. *Scand J Rehabil Med* 30: 201-209, 1998.

52. **Emtner M, Finne M and Stalenheim G.** High-intensity physical training in adults with asthma. A comparison between training on land and in water. *Scand J Rehabil Med* 30: 201-209, 1998.

53. **Evans W.** Functional and metabolic consequences of sarcopenia. *J Nutr* 127: 998S-1003S, 1997.

54. **Evans WJ.** Exercise training guidelines for the elderly. *Med Sci Sports Exerc* 31: 12-17, 1999.

55. **Fabre OD, Caraballo PM, Gonzalez SS, Cabezas Gutierrez MJ, Arjona RR, Coutin MG, Aguilar FL and Rodriguez VR.** [Psychological factors contributing to asthma in asthmatic children and adolescents and their parents]. *Rev Alerg Mex* 52: 164-170, 2005.

56. **Fagard RH and Cornelissen VA.** Effect of exercise on blood pressure control in hypertensive patients. *Eur J Cardiovasc Prev Rehabil* 14: 12-17, 2007.

57. **Fagard RH and Cornelissen VA.** Effect of exercise on blood pressure control in hypertensive patients. *Eur J Cardiovasc Prev Rehabil* 14: 12-17, 2007.

58. **Faigenbaum AD, Loud RL, O'Connell J, Glover S, O'Connell J and Westcott WL.** Effects of different resistance training protocols on upper-body strength and endurance development in children. *J Strength Cond Res* 15: 459-465, 2001.

59. **Faigenbaum AD, Loud RL, O'Connell J, Glover S, O'Connell J and Westcott WL.** Effects of different resistance training protocols on upper-body strength and endurance development in children. *J Strength Cond Res* 15: 459-465, 2001.

60. **Faigenbaum AD, Milliken LA, Loud RL, Burak BT, Doherty CL and Westcott WL.** Comparison of 1 and 2 days per week of strength training in children. *Res Q Exerc Sport* 73: 416-424, 2002.

61. **Faigenbaum AD, Westcott WL, Loud RL and Long C.** The effects of different resistance training protocols on muscular strength and endurance development in children. *Pediatrics* 104: e5, 1999.

62. **Faigenbaum AD, Westcott WL, Loud RL and Long C.** The effects of different resistance training protocols on muscular strength and endurance development in children. *Pediatrics* 104: e5, 1999.

63. **Falk B and Dotan R.** Child-adult differences in the recovery from high-intensity exercise. *Exerc Sport Sci Rev*34: 107-112, 2006.

64. **Falk B and Tenenbaum G.** The effectiveness of resistance training in children. A meta-analysis. *Sports Med*22: 176-186, 1996.

65. **Fatouros IG, Kambas A, Katrabasas I, Leontsini D, Chatzinikolaou A, Jamurtas AZ, Douroudos I, Aggelousis N and Taxildaris K.** Resistance training and detraining effects on flexibility performance in the elderly are intensity-dependent. *J Strength Cond Res* 20: 634-642, 2006.

66. **Fatouros IG, Kambas A, Katrabasas I, Nikolaidis K, Chatzinikolaou A, Leontsini D and Taxildaris K.** Strength training and detraining effects on muscular strength, anaerobic power, and mobility of inactive older men are intensity dependent. *Br J Sports Med* 39: 776-780, 2005.

67. **Fielding RA, LeBrasseur NK, Cuoco A, Bean J, Mizer K and Fiatarone Singh MA.** High-velocity resistance training increases skeletal muscle peak power in older women. *J Am Geriatr Soc* 50: 655-662, 2002.

68. **Fierobe T, Pons JC, Edouard D, O'Donovan F and Papiernik E.** [Sports and pregnancy. A review of the literature]. *J Gynecol Obstet Biol Reprod (Paris)*19: 375-381, 1990.

69. **Freeman W, Nute MG and Williams C.** The effect of endurance running training on asthmatic adults. *Br J Sports Med*23: 115-122, 1989.

70. **Freeman W, Nute MG and Williams C.** The effect of endurance running training on asthmatic adults. *Br J Sports Med* 23: 115-122, 1989.

71. **Freimark D, Shechter M, Schwamenthal E, Tanne D, Elmaleh E, Shemesh Y, Motro M and Adler Y.** Improved exercise tolerance and cardiac function in severe chronic heart failure patients undergoing a supervised exercise program. *Int J Cardiol* 116: 309-314, 2007.

72. **Gaddi O, La Sala GB, Bruno G, Brandi L, Torelli MG, Dall'Asta D and Guiducci U.** [Cardiocirculatory adaptations during the initial phases of pregnancy. An echo-Doppler assessment]. *Minerva Cardioangiol* 37: 481-487, 1989.

73. **Gaesser GA.** Exercise for prevention and treatment of cardiovascular disease, type 2 diabetes, and metabolic syndrome. *Curr Diab Rep* 7: 14-19, 2007.

74. **Galvao DA and Taaffe DR.** Resistance exercise dosage in older adults: single- versus multiset effects on physical performance and body composition. *J Am Geriatr Soc* 53: 2090-2097, 2005.

75. **Giada F, Bertaglia E, De Piccoli B, Franceschi M, Sartori F, Raviele A and Pascotto P.** Cardiovascular adaptations to endurance training and detraining in young and older athletes. *Int J Cardiol* 65: 149-155, 1998.

76. **Goodman LS, McKenzie DC, Nath CR, Schamberger W, Taunton JE and Ammann WC.** Central adaptations in aerobic circuit versus walking/jogging trained cardiac patients. *Can J Appl Physiol* 20: 178-197, 1995.

77. **Hale RW and Milne L.** The elite athlete and exercise in pregnancy. *Semin Perinatol* 20: 277-284, 1996.

78. **Hallstrand TS, Bates PW and Schoene RB.** Aerobic conditioning in mild asthma decreases the hyperpnea of exercise and improves exercise and ventilatory capacity. *Chest* 118: 1460-1469, 2000.

79. **Hallstrand TS, Bates PW and Schoene RB.** Aerobic conditioning in mild asthma decreases the hyperpnea of exercise and improves exercise and ventilatory capacity. *Chest*118: 1460-1469, 2000.

80. **Hallstrand TS, Bates PW and Schoene RB.** Aerobic conditioning in mild asthma decreases the hyperpnea of exercise and improves exercise and ventilatory capacity. *Chest* 118: 1460-1469, 2000.

81. **Hallstrand TS, Bates PW and Schoene RB.** Aerobic conditioning in mild asthma decreases the hyperpnea of exercise and improves exercise and ventilatory capacity. *Chest* 118: 1460-1469, 2000.

82. **Hallstrand TS, Bates PW and Schoene RB.** Aerobic conditioning in mild asthma decreases the hyperpnea of exercise and improves exercise and ventilatory capacity. *Chest* 118: 1460-1469, 2000.

83. **Hallstrand TS, Bates PW and Schoene RB.** Aerobic conditioning in mild asthma decreases the hyperpnea of exercise and improves exercise and ventilatory capacity. *Chest* 118: 1460-1469, 2000.

84. **Hambrecht R, Adams V, Erbs S, Linke A, Krankel N, Shu Y, Baither Y, Gielen S, Thiele H, Gummert JF, Mohr FW and Schuler G.** Regular physical activity improves endothelial function in patients with coronary artery disease by increasing phosphorylation of endothelial nitric oxide synthase. *Circulation* 107: 3152-3158, 2003.

85. **Hamer M.** The anti-hypertensive effects of exercise: integrating acute and chronic mechanisms. *Sports Med* 36: 109-116, 2006.

86. **Harris KA and Holly RG.** Physiological response to circuit weight training in borderline hypertensive subjects. *Med Sci Sports Exerc* 19: 246-252, 1987.

87. **Henderson NK, White CP and Eisman JA.** The roles of exercise and fall risk reduction in the prevention of osteoporosis. *Endocrinol Metab Clin North Am* 27: 369-387, 1998.

88. **Henwood TR and Taaffe DR.** Short-term resistance training and the older adult: the effect of varied programmes for the enhancement of muscle strength and functional performance. *Clin Physiol Funct Imaging* 26: 305-313, 2006.

89. **Hong SJ, Lee MS, Lee SY, Ahn KM, Oh JW, Kim KE, Lee JS and Lee HB.** High body mass index and dietary pattern are associated with childhood asthma. *Pediatr Pulmonol* 41: 1118-1124, 2006.

90. **Hong SJ, Lee MS, Lee SY, Ahn KM, Oh JW, Kim KE, Lee JS and Lee HB.** High body mass index and dietary pattern are associated with childhood asthma. *Pediatr Pulmonol* 41: 1118-1124, 2006.

91. **Horgan G.** Healthier lifestyles series: 1. Exercise for children. *J Fam Health Care* 15: 15-17, 2005.

92. **Hurley BF and Roth SM.** Strength training in the elderly: effects on risk factors for age-related diseases. *Sports Med* 30: 249-268, 2000.

93. **Hurley BF and Roth SM.** Strength training in the elderly: effects on risk factors for age-related diseases. *Sports Med* 30: 249-268, 2000.

94. **Immanuel S, Bororing SR and Dharma RS.** The effect of aerobic exercise on blood and plasma viscosity on cardiac health club participants. *Acta Med Indones* 38: 185-188, 2006.

95. **Inbar O, Morris N, Epstein Y and Gass G.** Comparison of thermoregulatory responses to exercise in dry heat among prepubertal boys, young adults and older males. *Exp Physiol* 89: 691-700, 2004.

96. **Inbar O, Morris N, Epstein Y and Gass G.** Comparison of thermoregulatory responses to exercise in dry heat among prepubertal boys, young adults and older males. *Exp Physiol* 89: 691-700, 2004.

97. **Inbar O, Morris N, Epstein Y and Gass G.** Comparison of thermoregulatory responses to exercise in dry heat among prepubertal boys, young adults and older males. *Exp Physiol* 89: 691-700, 2004.

98. **Inbar O, Morris N, Epstein Y and Gass G.** Comparison of thermoregulatory responses to exercise in dry heat among prepubertal boys, young adults and older males. *Exp Physiol* 89: 691-700, 2004.

99. **Inbar O, Morris N, Epstein Y and Gass G.** Comparison of thermoregulatory responses to exercise in dry heat among prepubertal boys, young adults and older males. *Exp Physiol* 89: 691-700, 2004.

100. **Jones SE, Merkle SL, Fulton JE, Wheeler LS and Mannino DM.** Relationship between asthma, overweight, and physical activity among U.S. high school students. *J Community Health* 31: 469-478, 2006.

101. **Jonsdottir S, Andersen KK, Sigurosson AF and Sigurosson SB.** The effect of physical training in chronic heart failure. *Eur J Heart Fail* 8: 97-101, 2006.

102. **Jonsdottir S, Andersen KK, Sigurosson AF and Sigurosson SB.** The effect of physical training in chronic heart failure. *Eur J Heart Fail* 8: 97-101, 2006.

103. **Jonsdottir S, Andersen KK, Sigurosson AF and Sigurosson SB.** The effect of physical training in chronic heart failure. *Eur J Heart Fail* 8: 97-101, 2006.

104. **Jovanovic L, Kessler A and Peterson CM.** Human maternal and fetal response to graded exercise. *J Appl Physiol* 58: 1719-1722, 1985.

105. **Kagan KO and Kuhn U.** [Sports and pregnancy]. *Herz* 29: 426-434, 2004.

106. **Kalapotharakos VI, Tokmakidis SP, Smilios I, Michalopoulos M, Gliatis J and Godolias G.** Resistance training in older women: effect on vertical jump and functional performance. *J Sports Med Phys Fitness* 45: 570-575, 2005.

107. **Karacabey K.** Effect of regular exercise on health and disease. *Neuro Endocrinol Lett* 26: 617-623, 2005.

108. **Karani R, McLaughlin MA and Cassel CK.** Exercise in the healthy older adult. *Am J Geriatr Cardiol* 10: 269-273, 2001.

109. **Kardel KR and Kase T.** Training in pregnant women: effects on fetal development and birth. *Am J Obstet Gynecol*178: 280-286, 1998.

110. **Kardel KR and Kase T.** Training in pregnant women: effects on fetal development and birth. *Am J Obstet Gynecol*178: 280-286, 1998.

111. **Kardel KR and Kase T.** Training in pregnant women: effects on fetal development and birth. *Am J Obstet Gynecol*178: 280-286, 1998.

112. **Karlsdottir AE, Foster C, Porcari JP, Palmer-McLean**

K, White-Kube R and Backes RC. Hemodynamic responses during aerobic and resistance exercise. *J Cardiopulm Rehabil* 22: 170-177, 2002.

113. **Karlsdottir AE, Foster C, Porcari JP, Palmer-McLean K, White-Kube R and Backes RC.** Hemodynamic responses during aerobic and resistance exercise. *J Cardiopulm Rehabil* 22: 170-177, 2002.

114. **Kelemen MH, Stewart KJ, Gillilan RE, Ewart CK, Valenti SA, Manley JD and Kelemen MD.** Circuit weight training in cardiac patients. *J Am Coll Cardiol* 7: 38-42, 1986.

115. **Kennelly MM, McCaffrey N, McLoughlin P, Lyons S and McKenna P.** Fetal heart rate response to strenuous maternal exercise: not a predictor of fetal distress. *Am J Obstet Gynecol* 187: 811-816, 2002.

116. **Ketelhut RG, Franz IW and Scholze J.** Regular exercise as an effective approach in antihypertensive therapy. *Med Sci Sports Exerc*36: 4-8, 2004.

117. **Kjaer M, Andersen LB and Hansen IL.** [Physical activity--what minimal level is sufficient seen from health perspective?]. *Ugeskr Laeger* 162: 2164-2169, 2000.

118. **Koshino T.** [Management of regular exercise in pregnant women]. *J Nippon Med Sch* 70: 124-128, 2003.

119. **Kosmas EN, Milic-Emili J, Polychronaki A, Dimitroulis I, Retsou S, Gaga M, Koutsoukou A, Roussos C and Koulouris NG.** Exercise-induced flow limitation, dynamic hyperinflation and exercise capacity in patients with bronchial asthma. *Eur Respir J* 24: 378-384, 2004.

120. **Lanfranco F, Gianotti L, Giordano R, Pellegrino M, Maccario M and Arvat E.** Ageing, growth hormone and physical performance. *J Endocrinol Invest* 26: 861-872, 2003.

121. **Lecomte J.** [Asthma and exercise]. *Rev Med Brux* 23: A206-A210, 2002.

122. **Leon AS.** Physicalactivity levels and coronary heart disease. Analysis of epidemiologic and supporting studies. *Med Clin North Am* 69: 3-20, 1985.

123. **Levinger I, Bronks R, Cody DV, Linton I and Davie A.** The effect of resistance training on left ventricular function and structure of patients with chronic heart failure. *Int J Cardiol* 105: 159-163, 2005.

124. **Levinger I, Bronks R, Cody DV, Linton I and Davie A.** The effect of resistance training on left ventricular function and structure of patients with chronic heart failure. *Int J Cardiol* 105: 159-163, 2005.

125. **Liu-Ambrose T, Khan KM, Eng JJ, Lord SR and McKay HA.** Balance confidence improves with resistance or agility training. Increase is not correlated with objective changes in fall risk and physical abilities. *Gerontology* 50: 373-382, 2004.

126. **Lochmuller EM and Friese K.** [Pregnancy and sports]. *MMW Fortschr Med* 147: 28-9, 31, 2005.

127. **Lochmuller EM and Friese K.** [Pregnancy and sports]. *MMW Fortschr Med* 147: 28-9, 31, 2005.

128. **Lucas SR and Platts-Mills TA.** Physical activity and exercise in asthma: relevance to etiology and treatment. *J Allergy Clin Immunol* 115: 928-934, 2005.

129. **Lucas SR and Platts-Mills TA.** Physical activity and exercise in asthma: relevance to etiology and treatment. *J Allergy Clin Immunol* 115: 928-934, 2005.

130. **Macaluso A and De Vito G.** Muscle strength, power and adaptations to resistance training in older people. *Eur J Appl Physiol* 91: 450-472, 2004.

131. **Maeda S, Otsuki T, Iemitsu M, Kamioka M, Sugawara J, Kuno S, Ajisaka R and Tanaka H.** Effects of leg resistance training on arterial function in older men. *Br J Sports Med* 40: 867-869, 2006.

132. **Maiorana A, O'Driscoll G, Dembo L, Goodman C, Taylor R and Green D.** Exercise training, vascular function, and functional capacity in middle-aged subjects. *Med Sci Sports Exerc* 33: 2022-2028, 2001.

133. **Maiorana A, O'Driscoll G, Goodman C, Taylor R and Green D.** Combined aerobic and resistance exercise improves glycemic control and fitness in type 2 diabetes. *Diabetes Res Clin Pract* 56: 115-123, 2002.

134. **Malmstrom K, Kaila M, Kajosaari M, Syvanen P and Juntunen-Backman K.** Fatal asthma in finnish children and adolescents 1976-1998: Validity of death certificates and a clinical description. *Pediatr Pulmonol* 42: 210-215, 2007.

135. **McCartney N.** Role of resistance training in heart disease. *Med Sci Sports Exerc* 30: S396-S402, 1998.

136. **McCartney N.** Role of resistance training in heart disease. *Med Sci Sports Exerc* 30: S396-S402, 1998.

137. **McCartney N and McKelvie RS.** The role ofresistance training in patients with cardiac disease. *J Cardiovasc Risk* 3: 160-166, 1996.

138. **McLean VA.** Overweight in children: definitions, measurements, confounding factors, and health consequences. *J Pediatr Nurs* 20: 201-202, 2005.

139. **McMurray RG, Mottola MF, Wolfe LA, Artal R, Millar L and Pivarnik JM.** Recent advances in understanding maternal and fetal responses to exercise. *Med Sci Sports Exerc* 25: 1305-1321, 1993.

140. **Metcalf JA and Roberts SO.** Strength training and the immature athlete: an overview. *Pediatr Nurs* 19: 325-

332, 1993.

141. **Meyer K.** Exercise training in heart failure: recommendations based on current research. *Med Sci Sports Exerc* 33: 525-531, 2001.

142. **Meyer K.** Exercise training in heart failure: recommendations based oncurrent research. *Med Sci Sports Exerc* 33: 525-531, 2001.

143. **Meyer K.** Exercise training in heart failure: recommendations based on current research. *Med Sci Sports Exerc* 33: 525-531, 2001.

144. **Meyer K.** Resistance exercise in chronic heart failure--landmark studies and implications for practice. *Clin Invest Med* 29: 166-169, 2006.

145. **Morris SN and Johnson NR.** Exercise during pregnancy: a critical appraisal of the literature. *J Reprod Med*50: 181-188, 2005.

146. **Mosher PE, Ferguson MA and Arnold RO.** Lipid and lipoprotein changes in premenstrual women following step aerobic dance training. *Int J Sports Med* 26: 669-674, 2005.

147. **Mosher PE, Nash MS, Perry AC, LaPerriere AR and Goldberg RB.** Aerobic circuit exercise training: effect on adolescents with well-controlled insulin-dependent diabetes mellitus. *Arch Phys Med Rehabil* 79: 652-657, 1998.

148. **Nassis GP, Papantakou K, Skenderi K, Triandafillopoulou M, Kavouras SA, Yannakoulia M, Chrousos GP and Sidossis LS.** Aerobic exercise training improves insulin sensitivity without changes in body weight, body fat, adiponectin, and inflammatory markers in overweight and obese girls. *Metabolism* 54: 1472-1479, 2005.

149. **Nassis GP, Papantakou K, Skenderi K, Triandafillopoulou M, Kavouras SA, Yannakoulia M, Chrousos GP and Sidossis LS.** Aerobic exercise training improves insulin sensitivity without changes in body weight, body fat, adiponectin, and inflammatory markers in overweight and obese girls. *Metabolism* 54: 1472-1479, 2005.

150. **Oldridge NB, Stump TE, Nothwehr FK and Clark DO.** Prevalence and outcomes of comorbid metabolic and cardiovascular conditions in middle- and older-age adults. *J Clin Epidemiol* 54: 928-934, 2001.

151. **Orr R, de Vos NJ, Singh NA, Ross DA, Stavrinos TM and Fiatarone-Singh MA.** Power training improves balance in healthy older adults. *J Gerontol A Biol Sci Med Sci* 61: 78-85, 2006.

152. **Orr R, de Vos NJ, Singh NA, Ross DA, Stavrinos TM and Fiatarone-Singh MA.** Power training improves balance in healthy older adults. *J Gerontol A Biol Sci Med Sci* 61: 78-85, 2006.

153. **Paisley TS, Joy EA and Price RJ, Jr.**Exercise during pregnancy: a practical approach. *Curr Sports Med Rep* 2: 325-330, 2003.

154. **Papademetriou V and Kokkinos PF.** Exercise Training and Blood Pressure Control in Patients With Hypertension. *J Clin Hypertens (Greenwich)* 1: 95-105, 1999.

155. **Perini R, Fisher N, Veicsteinas A and Pendergast DR.** Aerobic training and cardiovascular responses at rest and during exercise in older men and women. *Med Sci Sports Exerc* 34: 700-708, 2002.

156. **Pescatello LS.** Exercise and hypertension: recent advances in exercise prescription. *Curr Hypertens Rep*7: 281-286, 2005.

157. **Pescatello LS.** Exercise and hypertension: recent advances in exercise prescription. *Curr Hypertens Rep* 7: 281-286, 2005.

158. **Pescatello LS, Franklin BA, Fagard R, Farquhar WB, Kelley GA and Ray CA.** American College of Sports Medicine position stand. Exercise and hypertension. *Med Sci Sports Exerc* 36: 533-553, 2004.

159. **Reichenberg K and Broberg AG.** Emotional and behavioural problems in Swedish 7- to 9-year olds with asthma. *Chron Respir Dis*1: 183-189, 2004.

160. **Robinson DM, Egglestone DM, Hill PM, Rea HH, Richards GN and Robinson SM.** Effects of a physical conditioning programme on asthmatic patients. *N Z Med J*105: 253-256, 1992.

161. **Rosamond W, Flegal K, Friday G, Furie K, Go A, Greenlund K, Haase N, Ho M, Howard V, Kissela B, Kittner S, Lloyd-Jones D, McDermott M, Meigs J, Moy C, Nichol G, O'Donnell CJ, Roger V, Rumsfeld J, Sorlie P, Steinberger J, Thom T, Wasserthiel-Smoller S and Hong Y.** Heart disease and stroke statistics--2007 update: a report from the American Heart Association Statistics Committee and Stroke Statistics Subcommittee. *Circulation* 115: e69-171, 2007.

162. **Rudra CB, Williams MA, Lee IM, Miller RS and Sorensen TK.** Perceived exertion during prepregnancy physical activity and preeclampsia risk. *Med Sci Sports Exerc* 37: 1836-1841, 2005.

163. **Santuz P, Baraldi E, Filippone M and Zacchello F.** Exercise performance in children with asthma: is it different from that of healthy controls? *Eur Respir J* 10: 1254-1260, 1997.

164. **Santuz P, Baraldi E, Filippone M and Zacchello F.**

Exercise performance in children with asthma: is it different from that of healthy controls? *Eur Respir J* 10: 1254-1260, 1997.

165. **Savage MP, Petratis MM, Thomson WH, Berg K, Smith JL and Sady SP.** Exercise training effects on serum lipids of prepubescent boys and adult men. *Med Sci Sports Exerc* 18: 197-204, 1986.

166. **Shaw BS and Shaw I.** Effect of resistance training on cardiorespiratory endurance and coronary artery disease risk. *Cardiovasc J S Afr* 16: 256-259, 2005.

167. **Shaw BS and Shaw I.** Effect of resistance training on cardiorespiratory endurance and coronary artery disease risk. *Cardiovasc J S Afr* 16: 256-259, 2005.

168. **Shaw BS and Shaw I.** Effect of resistance training on cardiorespiratory endurance and coronary artery disease risk. *Cardiovasc J S Afr* 16: 256-259, 2005.

169. **Shephard RJ.** Management of exercise in the elderly. *Can J Appl Sport Sci* 9: 109-120, 1984.

170. **Shibasaki M, Inoue Y, Kondo N and Iwata A.** Thermoregulatory responses of prepubertal boys and young men during moderate exercise. *Eur J Appl Physiol Occup Physiol* 75: 212-218, 1997.

171. **Simonsick EM, Lafferty ME, Phillips CL, Mendes de Leon CF, Kasl SV, Seeman TE, Fillenbaum G, Hebert P and Lemke JH.** Risk due to inactivity in physically capable older adults. *Am J Public Health* 83: 1443-1450, 1993.

172. **Sparling PB, Cantwell JD, Dolan CM and Niederman RK.** Strength training in a cardiac rehabilitation program: a six-month follow-up. *Arch Phys Med Rehabil* 71: 148-152, 1990.

173. **Spina RJ, Ogawa T, Kohrt WM, Martin WH, III, Holloszy JO and Ehsani AA.** Differences in cardiovascular adaptations to endurance exercise training between older men and women. *J Appl Physiol* 75: 849-855, 1993.

174. **Swain DP and Franklin BA.** Comparison of cardioprotective benefits of vigorous versus moderate intensity aerobic exercise. *Am J Cardiol* 97: 141-147, 2006.

175. **Taaffe DR.** Sarcopenia--exercise as a treatment strategy. *Aust Fam Physician* 35: 130-134, 2006.

176. **Taaffe DR.** Sarcopenia--exercise as a treatment strategy. *Aust Fam Physician* 35: 130-134, 2006.

177. **Tanaka H and Shindo M.** Running velocity at blood lactate threshold of boys aged 6-15 years compared with untrained and trained young males. *Int J Sports Med* 6: 90-94, 1985.

178. **Taylor AH, Cable NT, Faulkner G, Hillsdon M, Narici M and Van Der Bij AK.** Physical activity and older adults: a review of health benefits and the effectiveness of interventions. *J Sports Sci* 22: 703-725, 2004.

179. **Thomas DE, Elliott EJ and Naughton GA.** Exercise for type 2 diabetes mellitus. *Cochrane Database Syst Rev* 3: CD002968, 2006.

180. **Todaro A.** [Physical activities and sports in asthmatic patients]. *Minerva Med* 74: 1349-1356, 1983.

181. **Tokmakidis SP, Zois CE, Volaklis KA, Kotsa K and Touvra AM.** The effects of a combined strength and aerobic exercise program on glucose control and insulin action in women with type 2 diabetes. *Eur J Appl Physiol* 92: 437-442, 2004.

182. **Toman J, Spinarova L, Kara T, Soucek M, Zatloukal B and Lukas Z.** [Physical training in patients with chronic heart failure: functional fitness and the role of the periphery]. *Vnitr Lek* 47: 74-80, 2001.

183. **Turley KR.** Cardiovascular responses to exercise in children. *Sports Med* 24: 241-257, 1997.

184. **Turley KR.** Cardiovascular responses to exercise in children. *Sports Med* 24: 241-257, 1997.

185. **Turley KR.** Cardiovascular responses to exercise in children. *Sports Med* 24: 241-257, 1997.

186. **Turley KR and Wilmore JH.** Cardiovascular responses to treadmill and cycle ergometer exercise in children and adults. *J Appl Physiol* 83: 948-957, 1997.

187. **Uzendoski AM, Latin RW, Berg KE and Moshier S.** Physiological responses to aerobic exercise during pregnancy and post-partum. *J Sports Med Phys Fitness* 30: 77-82, 1990.

188. **van Doorn MB, Lotgering FK, Struijk PC, Pool J and Wallenburg HC.** Maternal and fetal cardiovascular responses to strenuous bicycle exercise. *Am J Obstet Gynecol* 166: 854-859, 1992.

189. **Verrill D, Shoup E, McElveen G, Witt K and Bergey D.** Resistive exercise training in cardiac patients. Recommendations. *Sports Med* 13: 171-193, 1992.

190. **Verrill D, Shoup E, McElveen G, Witt K and Bergey D.** Resistive exercise training in cardiac patients. Recommendations. *Sports Med*13: 171-193, 1992.

191. **Vincent KR, Vincent HK, Braith RW, Bhatnagar V and Lowenthal DT.** Strength training and hemodynamic responses to exercise. *Am J Geriatr Cardiol*12: 97-106, 2003.

192. **Volaklis KA and Tokmakidis SP.** Resistance exercise training in patients with heart failure. *Sports Med* 35: 1085-1103, 2005.

193. **Wadden TA and Stunkard AJ.** Social and psychological consequences of obesity. *Ann Intern Med* 103: 1062-1067, 1985.

194. **Wadden TA and Stunkard AJ.** Social and psychological consequences of obesity. *Ann Intern Med* 103: 1062-1067, 1985.

195. **Webb DR.** Strength training in children and adolescents. *Pediatr Clin North Am* 37: 1187-1210, 1990.

196. **Weissgerber TL, Wolfe LA and Davies GA.** The role of regular physical activity in preeclampsia prevention. *Med Sci Sports Exerc*36: 2024-2031, 2004.

197. **Weissgerber TL, Wolfe LA and Davies GA.** The role of regular physical activity in preeclampsia prevention. *Med Sci Sports Exerc*36: 2024-2031, 2004.

198. **Welsh L, Kemp JG and Roberts RG.** Effects of physical conditioning on children and adolescents with asthma. *Sports Med*35: 127-141, 2005.

199. **Welsh L, Kemp JG and Roberts RG.** Effects of physical conditioning on children and adolescents with asthma. *Sports Med*35: 127-141, 2005.

200. **Whelton SP, Chin A, Xin X and He J.** Effect of aerobic exercise on blood pressure: a meta-analysis of randomized, controlled trials. *Ann Intern Med*136: 493-503, 2002.

201. **Wilmore JH, Green JS, Stanforth PR, Gagnon J, Rankinen T, Leon AS, Rao DC, Skinner JS and Bouchard C.** Relationship of changes in maximal and submaximal aerobic fitness to changes in cardiovascular disease and non-insulin-dependent diabetes mellitus risk factors with endurance training: the HERITAGE Family Study. *Metabolism* 50: 1255-1263, 2001.

202. **Wilmore JH, Green JS, Stanforth PR, Gagnon J, Rankinen T, Leon AS, Rao DC, Skinner JS and Bouchard C.** Relationship of changes in maximal and submaximal aerobic fitness to changes in cardiovascular disease and non-insulin-dependent diabetes mellitus risk factors with endurance training: the HERITAGE Family Study. *Metabolism* 50: 1255-1263, 2001.

203. **Winett RA and Carpinelli RN.** Potential health-related benefits of resistance training. *Prev Med* 33: 503-513, 2001.

204. **Wolfe LA, Hall P, Webb KA, Goodman L, Monga M and McGrath MJ.** Prescription of aerobic exercise during pregnancy. *Sports Med* 8: 273-301, 1989.

205. **Yeo S and Davidge ST.** Possible beneficial effect of exercise, by reducing oxidative stress, on the incidence of preeclampsia. *J Womens Health Gend Based Med* 10: 983-989, 2001.

206. **Yeo S and Davidge ST.** Possible beneficial effect of exercise, by reducing oxidative stress, on the incidence of preeclampsia. *J Womens Health Gend Based Med* 10: 983-989, 2001.

207. **Zhang C, Solomon CG, Manson JE and Hu FB.** A prospective study of pregravid physical activity and sedentary behaviors in relation to the risk for gestational diabetes mellitus. *Arch Intern Med* 166: 543-548, 2006.

208. **Zhang C, Solomon CG, Manson JE and Hu FB.** A prospective study of pregravid physical activity and sedentary behaviors in relation to the risk for gestational diabetes mellitus. *Arch Intern Med* 166: 543-548, 2006.

제23장

윤리와 직업 행동

Ethics & Professional Behavior

- 전문가를 만드는 요소
- 직업적 원칙
- 직업적 기준
- 위험관리
- 행동 범위
- 표준 규약
- 위기 · 안전 수칙
- 문서화
- 프로그램 실행
- 책임 범위

전문가를 만드는 요소 What Makes A Professional

퍼스널 트레이너라는 직업은 건강 관리 지원 시스템에서 인정받고 존경받는 부분으로 발전하고 있다. 지속적으로 발전하고 있는 이 산업에 있어 중요한 부분은 전문적인 능력의 향상과 실행 기준의 상승이다(21). 이 산업에서 가장 높은 수준의 전문 직업의식을 확립하는 것은 이 분야 내에서의 성장과 미래의 기회를 보증해 줄 것이다. 전문 직업의식은 개인이 선택한 실행 분야 내의 탁월함을 성취하고자 하는 욕구로 시작된다(7). 직업의 최상위 수준에 도달하려고 노력하는 것은 성공으로 이끄는 개인의 노력이다(4). 이것은 직업 내에서 최상으로 수행하기 위해서는 그 직업에서 가장 성공하고 존경받는 사람들이 가진 특성들을 반드시 찾아야 한다는 것을 암시한다.

전문 직업의식은 직업과 직업에 종사하는 사람들을 특징짓는 행동, 목표 또는 특성들로서 정의된다. 그것은 단지 개인의 선택 분야에서 달성하고자 하는 욕구로부터 얻어지는 것일 뿐만 아니라, 일상 행동의 수행과 산업 기준을 따르는 것, 외부 지각력의 관리로부터도 발생한다(20). 중요하게도, 외부 지각력은 대개 소비자가 전문 직업의식을 판단하기 위해 사용하는 도구이다. 지각력은 일반적으로 외모, 의사소통 능력, 분야 내의 최신 탐구 추구와 자신감의 전달에 의해 정의된다. 많은 사람들에게 있어 외모는 전문 직업의식의 첫 번째 사항이다(12). 그것은 외모에서 얻는 세부에 대한 집중과 진지함의 수준이 직업의 다른 구성 요소로 만들어지는 고려사항들과 유사하다는 것을 암시한다. 적합한 치장과 적절한 의복은 자신감과 어떻게 인지되는가에 대한 자신의 관심을 전달한다. 외양은 인상의 상당한 부분을 구성한다. 그러므로 퍼스널 트레이너들은 전문적으로 보이기 위한 의식적인 노력을 평소에 해야 한다.

의사소통 능력은 종종 사회적 지능의 확장으로 고려된다. 성공적인 직업인들은 신체적 및 언어적 의사소통을 통하여 그들의 지식과 다른 사람에 대한 능력에 자신감을 서서히 주입시키는 능력을 유지한다. 의사소통 기술은 정보뿐만 아니라 감정을 전달하기 위해서도 사용되기 때문에 사람들과 일할 때 가치가 있다. 신체적 및 언어적 의사소통은 관리, 지원, 감정이입, 흥미 및 열정을 표현할 수 있다. 이러한 모든 특징들은 효과적인 퍼스널 트레이너 서비스의 중심으로 고려된다. 전문적인 의사소통은 명료하고, 정확하고, 적절해야 한다. 어떤 경우에 듣고 싶어하는 것을 단순히 들려 주는 것보다 사실들을 말하는 것은 도전적이다. 따라서 적절한 판단과 전략을 사용하는 것은 좋은 대화자가 되는 능력의 일부이다.

조회는 성공적인 퍼스널 트레이너 습관에 종종 기여하는 특성이다. 조회는 지속적인 지식의 추구와 전문 직업적 발전을 암시한다. 직업 환경에서의 만족은 효과성에 부정적으로 영향을 미친다. 새로운 정보의 광대함, 조사 및 피트니스 산업 내에서 나타나고 있는 규약 때문에 모든 것을 아는 것은 불가능하다. 새로운 정보는 매일 제공되고 습관은 정기적으로 새로운 테크닉을 포함하는 것으로 진화하고 있다. 그러나 개인의 지식과 능력을 향상시키는 데에 대한 관심은 그러한 역동적인 직업에서 습관을 유지하는 데 반드시 필요하다.

자신감은 사람들이 직업에서 찾는 자질이다. 비록 좀 덜 확실할지라도 자신감은 관찰될 수 있다. 자신감은 자신 과신, 개인의 능력과 지식의 믿음, 자기 효능 및 경험을 포함하는 특성들에서 나온다. 누군가가 특정한 환경에서 자신감을 가지지 못할 때 다른 사람들은 능력의 부족함으로 받아들인다. 이것은 그 사람이 무엇을 잘못했다는 것이 아니라 다른 사람들이 그들 스스로 자신감을 가진 효과적으로 수행할 능

일반적인 직업 행동

- 시간을 엄수하고 스케줄에 관심을 기울이기
- 이메일, 폰 메시지 그리고 꼭 해야 할 일에 시간 맞춰 반응하기
- 정확하고 명료하게 의사소통하기
- 해야 할 일을 확인하기
- 미리 계획해서 행동하기
- 일상적인 사후 점검을 수행하기
- 즉각적인 피드백을 제공하기
- 작업을 문서화하기
- 조직화된 시스템을 실행하기
- 자료들을 이용하기
- 비판적이고 편견이 없는 방식으로 생각하기
- 책임감을 받아들이기
- 업무 중심이 되기
- 결점들을 발견하고 향상시키기
- 사전 대책을 마련해 문제와 갈등에 대응하기

력을 가진 사람에게 더 신뢰를 둔다는 것을 암시한다.

전문 직업의식은 그것이 행동, 원칙 그리고 개인의 의사 결정 과정에 기초하고 있기 때문에 개인적인 특성이나 외양 이상을 포함한다. 직업적인 행동들은 직업의 효과성을 증명하고, 적성과 능력을 전달하고, 그 직업에 종사하는 사람들이 재능이 있고, 성실하고, 수완이 있음을 확인하는 것들이다. 한 사람이 직업적인 방식으로 행동을 할 때, 그 사람은 모델이 되는 사람에게 기대되는 특징들을 예로 삼을 것이다. 직업에 상관없이 효율적인 사람들은 그들의 일상생활과 직업적인 행동 내의 유사성을 보여 준다.

직업적 원칙 Professional Principles

직업의 원칙은 행동과 결정을 지원하고 그 일에 종사하는 사람이 선택한 직업에 어울리는 적절한 행동을 발달시킬 수 있도록 해준다. 각각의 직업은 고용주 요구 조건, 소비자 기대와 수요, 신체를 통제함으로써 결정되는 직업의 원칙을 조금 다르게 적용한다. 직업의 원칙은 산업 표준에 일치시키기 위한 틀을 제공한다. 그것들은 직업의 가치와 관련이 있고 전문가가 그 직업에 효과적인 기여자가 되기 위해 필요한 능력을 찾도록 해주는 직업 업무에 대해서 적절한 행동과 태도를 변형시키는 데 사용된다.

대인 관계와 의사소통 Interpersonal Relations & Communication

의사소통의 기본 원칙은 대인 관계 기술을 작업 환경 내에서 좋은 관계를 유지시키도록 적용하는 매너로 규정된다. 그것은 고객, 동료와 이야기할 때와 정보의 적절한 보급과 표현의 과정으로 전문적인 언어를 사용하는 것을 포함한다.

직업의 순응 Professional Compliance

순응의 원칙은 직업 내 제정된 기준에 근거하여 의사를 결정하는 것을 말한다. 증거에 기초한 정보 및 습관, 정의된 표준이나 지침에 맞는 방식의 행동을 제공하는 것은 직업 순응의 원칙에 해당된다.

직업 판단과 자율성 Professional Judgement & Autonomy

또한 예상되는 가치에 기초하여 이러한 원칙은 그 직업의 전문적인 서비스를 받는 사람들을 포함한 이해관계자들을 보호하기 위해 의사 결정 과정을 따른다. 자율성은 신체적으로 가장 높은 기대에 부합되게 자기 관리를 하는 것을 의미한다. 이런 원칙은 직업적인 책임감을 뒷받침한다.

직업윤리 Professional Ethics

직업윤리는 다른 모두를 위하여 판단하기 위해 사회와 윤리적 규약을 만들어 직업적인 역할로 그에 맞게 행동하는 것을 말한다. 그것은 특정 전문 직업 분야에서의 개인의 책임감과 행동 아래 있는 모든 원칙과 기준을 포함한다. 그것은 직업에 종사하는 사람들이 가장 높은 이상과 직업, 훈련 이 두 가지 모두의 핵심 가치를 충족시키기 위한 신용상의 역할로 행동할 것을 요구한다.

자기 훈련 Self Discipline

미리 계획되고 양심에 의해 움직이는 직업윤리에 기대를 두기 때문에 이러한 원칙은 전문적 활동의 관리에 대한 구조화된 접근을 반영한다. 자기 훈련은 억제와 근면을 모두 수반한다.

직업의 원칙은 직업에 종사하는 사람이 거래를 할 때 필요한 전문적 기준들을 포함한다(11). 퍼스널 트레이너는 최소한으로 안전과 직업적인 습관을 보증하는 표준화된 행동 규범을 지킨다. 직업 기준들은 비판적인 평가와 직업과 관련된 모든 이해 관계자들에 대한 직업 종사자의 책임을 고려한다. 대부분의 직업 기준들은 분명하게 유기적으로 연결된 요구 조건과 올바르게 행동하는 방법에 대한 구체적인 가이드라인을 통합한다. 이러한 요구 조건과 가이드라인은 증거 기반 기준, 사회적 책임, 그리고 일관되게 받아들여지는 직업 내의 기준에 따라서 개발된다(8).

직업 기준 Professional Standards

직업적 기준은 직업적 행위의 더 특별한 행동을 다루는 동안 기본 윤리적 고려를 인지함으로 인해 건전하고 적절한 실천을 이루는 무엇에 대한 기대를 만든다. 두 번째로, 그것들은 직업과 윤리적인 기준의 위반과 관련된 공식적인 불만 제시의 가치 판단을 위한 기초로 제공될 것이다. 정의된 기준은 직업 행동, 활동 및 의사 결정 과정에 대한 지침을 제공해준다(10). 그리고 자기 평가의 틀로서 역할을 한다. 그것들은 직업 내의 동료들에 의해 정의됨에 따라 기준의 윤곽을 그리고 직업적인 습관을 형성하는 기초로서 사용되어야 한다. 게

퍼스널 트레이너 직업의 일반적 기준

1. 유효하게 평가되고 문서화된 최소 능력 기준의 도달
2. 학문적 업적, 기술, 능력의 적절한 표현
3. 정의된 직업의 범위 내에서 일하는 것
4. 계속적인 학습에의 헌신과 전문적인 능력의 유지
5. 법이 필요로 하지 않는 이상 제3자에게 정보를 공개하지 않음으로써 고객 사생활을 보호하는 것
6. 필요한 서류를 보관하고 모든 직업적인 활동을 문서화하기
7. 적절한 감독과 평가를 제공하고 필요할 때 적절한 의학적 정리를 문서로 해 질병이 개선되었음을 증명하는 것
8. 필요에 따라 고객에게 적절한 건강 관리 종사자를 정해 주는 것
9. 최상의 서비스를 만들고 제공하는 것
10. 증거 기반 기준에 맞추어 전략과 관리 서비스를 실행하는 것
11. 어떤 수준에서라도 이익 갈등, 정보의 부적절한 보급, 잘못된 설명은 피하기
12. 다른 전문가들에 의한 비윤리적, 불법적 및 불안전한 행동으로 주의를 끌지 않기

다가 직업 기준은 봉사와 지속적인 성실을 위한 기여 그리고 궁극적으로 직업에 대한 존경이 포함되는 것이다.

피트니스 전문가는 매일 그들의 직업에서 해야 할 여러 다른 부분들에 대한 결정을 필요로 한다. 어떤 경우, 의사 결정은 기본적인 것이고 최소한의 중요성을 암시한다. 하지만 만약 신중하게 고려하지 않는다면 다른 결정들에 중요한 영향을 미칠 수도 있다. 상황에 맞는 올바른 결정을 하는 능력은 앞서 말한 훌륭한 전문가를 만드는 여러 가지 요소에 기초한다. 직업적 의사 결정은 실제로 체계를 갖춘 인지 과정이다. 그래서 그것은 분석적이고 비판적인 사고를 사용하여 상황, 갈등 또는 문제에 맞는 이상적인 결론을 도출해 낸다(14).

직업적 의사 결정은 개인이 문제를 평가하고, 정보를 수집하고, 대안을 개발하고, 객관적으로 각각의 대안들을 측정하고, 그리고 제시된 사실에 근거하여 최선의 선택을 하는 것을 필요로 한다. 본질적으로 의사 결정 과정은 대안들 가운데 행동의 선택을 이끌어 낸다. 의사 결정은 알려지거나 잠재적인 사실과 가설에 기초한 추론 과정이다. 구조화된 이성적인 의사 결정은 모든 과학 기반 직업에서 중요한 부분이다. 이것은 충분한 능력이 왜 필요한지를 확인한다. 사람은 정보에 근거한 결정을 할 때 자신의 지식을 주어진 분야에 적용해야 한다. 자신의 전문 지식 수준이 올라감에 따라 직관적인 의사 결정은 더 구조화된 결정으로 대체될 것이다. 왜냐하면 그 전문가는 유사한 상황에서의 경험으로부터 일련의 지표들을 더 잘 인식할 수 있기 때문이다(6). 전문 지식은 모든 대안을 측정하지 않고서 행동 과정을 정의하는 능력을 암시하는데 그것은 계속 늘어나는 지식과 경험에 부차적

전문적인 의사 결정 과정

1. 문제 확인하기 – 이것은 목표, 도전 또는 기회인가?
2. 정보 수집하기 – 사실과 데이터 수집하기, 의견과 추측 구분하기, 전문적인 영역 고려하기, 이해관계자 확인하기
3. 대안 개발하기 – 기준을 세워 모든 측면을 고려하고 전례를 보기
4. 대안 비교 평가하기 – 각각의 옵션에 대한 장단점, 이점과 결과를 찾기
5. 최선의 행동 과정 선택하기 – 적절함, 적합성 및 장점과 결과의 관계에 따라 순위 매기기
6. 해결책 이행하기 – 계획을 미리 짜고 적절히 의사소통하기, 상황이나 개인에 맞추어 변형시키기
7. 결과 감시하기 – 과정 또는 결과 분석하기, 무언가 향상될 수 있는가?
8. 결과 분석하기 – 그들의 행동으로부터 배우기
9. 결과 녹음하기 – 미래의 의사 결정을 위해 사용

인 것이다.

앞의 단계를 따르면 전문적인 상황에서 발생하는 문제에 대한 최선의 해결책을 찾는 데 도움이 될 것이다. 한 사람이 경험을 얻게 됨에 따라 일반적인 문제에 대한 이전에 학습된 행동의 과정과 실행 속도가 전문적인 숙련도와 전문 지식의 수준을 끌어올린다. 전문가들은 많은 상황을 처리해 왔고, 모든 대안에 대해 숙고해 왔고, 그 결과로부터 다시 배워온 사람들이다. 이것은 의사 결정 과정이 좀 더 전통적인 지식 획득일 뿐만 아니라 직장 내 학습의 결합이라는 것을 암시한다. 이것은 왜 조회가 효과적인 전문 직업의식의 근본적인 요소인지를 설명한다.

의사 결정 과정은 인지기능의 여러 부분을 드나든다. 직업적인 결정 내에서 항상 적용되는 한 가지 타고난 구성 요소는 바로 개인의 윤리이다. 개인의 윤리와 직업윤리는 다를 수도 있지만 한 가지 기초에 의해 연결된다. 윤리는 도덕적인 직관과 도덕적인 선택에 대하여 잘 훈련받은 생각의 모험심으로 정의된다. 조금 더 간단히 말하자면 각 개인이 가진 도덕적인 규칙의 체계이다. 직업윤리는 직업 내에서 정의되는 도덕적인 규칙인데 행동, 의사소통 등을 포함하여 받아들여질 만한 습관을 결정한다. 대부분의 경우에는 직업의 주요 이해관계자들을 보호하는 방향으로 동료들이 결정하는 기준에 근거하여 지배 조직이 윤리적인 행동을 정의할 것이다. 윤리는 습관의 기준을 형성하는 데 도움을 주고 따라서 대개 직업의 구체적인 구성 요소들로 범주화된다. 퍼스널 트레이닝에서 직업윤리는 다음을 포함한다.

전문 지식의 표현
전문적인 고객 관계
직업에 대한 포부
전문적인 능력
이익 갈등
사회 활동의 책임감

전문 지식의 표현
Representation of Expertise

퍼스널 트레이너는 정직하고 신뢰할 수 있을 것으로 기대된다. 이것은 사실 개인의 학문적 배경과 정도, 타당하게 측정된 지식, 그리고 경험을 나타내는 것을 포함한다. 미국의 직장에 제공되는 이력서의 거의 1/3이 개인에 대해 정확하게 표현되지 않았고 어떤 방식으로는 왜곡되어 왔다고 한다(16). 직업윤리는 모든 형태의 의사소통에서 정직해야 한다고 말한다. 표현의 윤리에 중점을 두는 피트니스 산업 내에서 흔한 현상은 개인의 능력에 대한 타당한 평가 없이 자격증명서를 주고 대우하는 것이다. 증명서를 발급해 주는 주말 과정을 수강한다고 전문 지식을 획득한다고 볼 수는 없다. 대개 '전문적인' 것과 '증명된' 것의 구분은 교육 과정을 좀 더 높은 시장성을 갖게 하는 데 사용되지만, 만약 자격증명서가 타당하게 구성되고, 정신측정학적으로 분석되고, 감독된 시험에 의해 뒷받침되지 않는다면, 그 문서는 단순히 교육 과정 기간의 수료증에 지나지 않는다. 그 과정은 주제에 대한 중요한 정보를 제공해 주겠지만, 주중 혹은 주말 반 과정을 수강하고서 그들 스스로를 전문가로 표현하는 것은 부적절하다. 훈련 내의 그러한 특정한 분야의 교육 과정을 수강함으로써 그들 스스로를 상품화하는 것은 부적절하다.

전문적인 고객 관계
Professional Client Relationship

직업의 역할 내에서 퍼스널 트레이너는 그 직업과 관련된 모든 이해관계자들을 가장 위하는 방향으로 행동할 수 있도록 그들과 윤리적인 계약을 맺는다. 이것은 그들의 직업적인 영역 내에 복지를 모든 고려사항의 중심에 두는 것을 제안한다. 고객과 전문가의 관계는 특히 윤리적인 기반을 가지고 있고 비밀성, 신뢰성 및 정직성을 바탕으로 형성된다(17). 이것은 경계의 확립을 필요로 한다. 경계는 개인 간의 안전한 관계를 설명하는 한계선이다. 정의된 경계를 가지고서 인간의 친밀도와 신뢰의 유지가 가능하다. 불명확한 경계는 관계에서 부적절함을 초래할 수 있다. 전문 직업인은 힘 있는 지위에 있다. 왜냐하면 전문가라면 고객의 최상의 이익을 위한 정황을 고려하여 행동할 것이라는 가정에 신뢰성의 기대를 두기 때문이다. 경계를 위반하는 일은 신뢰의 힘이 잘못 사용될 때 일어난다. 만약 언제라도 윤리가 고객과 전문가 관계의 역동성에 의해 타협된다면 퍼스널 트레이너는 전문적인 서비스의 제공을 중단할 책임이 있다.

직업에 대한 포부
Aspiration of the Profession

고객에 대해 퍼스널 트레이너가 가진 책임감 이외에도 그들은 또한 직업에 대한 책임감을 가진다. 포부에 대한 윤리는 개인의 정의된 직업 기준과 일치하는 수준의 능력을 얻는 노력과 훈련에 대한 이상과 핵심 가치에 기초한 직업을 나타내는 노력을 나타낸다. 직업 기준과 행동 규약에 순응하는 것은 모든 퍼스널 트레이너의 윤리적인 책임감이다. 직업의 구성원이 더 높은 기준에 도달하려 노력할 때 전체 직업은 새로운 기준점에 도달하게 되고 발전을 가져온다. 받아들여지는 기준에 순응하지 않고서 평균 이하의 수준에서 행동하는 것은 직업에 대한 개인적인 책임감에 대해 비윤리적인 것이다.

전문적인 능력 Prefessional Competence

직업의 포부는 직업의 기술과 지식의 현재 상태를 유지해야 한다는 퍼스널 트레이너의 윤리적 책임감과 일치한다. 퍼스널 트레이너는 개인의 경력으로 규정된 수용 가능한 수준을 유지하기 위한 적절한 능력에 도달하기 위해 직업과 관련된 이해관계자들에게 빚지고 있다. 직업적인 자격증명서를 소유한 개인들은 그들의 증명된 지위를 유지하기 위한 계속적인 교육을 받기 위해 지배 조직에 의해 명령받는다. 직업윤리를 고려해 볼 때 퍼스널 트레이너는 그들의 부족함을 발견해야 하고 그 영역 내에서 그들의 능력을 향상시키는 데 그들의 노력을 집중시켜야 한다. 새로운 도전을 제공하고 기술과 이해를 향상시키는 학습을 하는 것은 윤리적인 방향이지만, 반면에 직업 접촉이나 어떤 방식으로든 직업 활동의 위조와 같은 다른 방식으로 계속해서 교육 학점을 따는 것은 비윤리적인 행동을 구성한다(1).

이익 갈등 Conflicts of Interest

이익 갈등을 피하는 것은 퍼스널 트레이너의 윤리적 책임이다. 이익 갈등은 자신의 이익에 근거하여 전문적인 의사 결정에서 객관성을 손상시키는 영향력에 의해 정의된다(18). 직업 역할을 수행할 때 퍼스널 트레이너들은 자신의 이익을 고려하기보다 직업과 관계된 사람들을 생각해야 할 의무를 가진다. 이익 갈등은 객관적인 전문적 판단을 방해하며 다른 사람들을 최우선으로 생각하지 않는 쪽으로 이끌 것이다(3). 잠재적인 이익 갈등은 제품의 장점과 관련되지 않는 편견을 만들어 내는 건강 관련 제품, 서비스의 상업적인 홍보로부터 생겨나는데 그것은 부적절하고 부당한 영향을 만들거나 혹은 만드는 것처럼 보인다. 트레이너는 이러한 잠재적인 이익 갈등을 알아야 하고 정확한, 균형 잡힌, 완전하고 편견이 없는 조언을 제공해야 한다. 트레이너가 로열티를 포함하여 보충제나 피트니스 장비를 제조하는 회사와 같은 헬스케어 산업 회사들로부터 물질적인 가치가 있는 어떤 것이라도 받을 때에는 이러한 사실이 고객과 동료들에게 밝혀져야 한다.

사회 활동의 책임감 Social Responsibilities

사회적 책임은 또한 퍼스널 트레이너 직업에 대한 윤리적 관심의 하나이다. 퍼스널 트레이너는 헬스 프로그램, 연습, 그리고 긍정적이고 의미 있고 효과적인 방법으로 개별 고객들의 복지, 건강 관련 커뮤니티 또는 공공의 이익에 기여하는 활동들에 참가한다. 법정에서 전문적인 증언을 하는 퍼스널 트레이너는 진실하게 증언할 의무를 인지한다. 트레이너는 그들이 지식을 가지지 못한 문제들에 대해서 증언을 해서는 안 된다. 트레이너는 그들의 속한 기관이나 직업 조직에 의해 동업자의 평가를 받는 어떤 사법적인 절차에서도 주어진 증언을 하도록 준비되어야 한다. 트레이너가 소송의 결과에 따르는 보상을 받아들이는 것은 비윤리적이다.

위험관리 Risk Management

윤리, 기준 및 지침들은 직업적 관습에 대한 틀을 제공하도록 만들어진다. 동일한 서비스의 제공을 설명하는 것 이외에도 동료들이 정의하는 최소의 받아들일 만한 기준들은, 특히 그것이 소송과 관계되어 있을 때 위험관리의 지침으로서 사용된다(5). 이해관계자들의 보호가 건강 관련 직업인의 주요 목적이다. 이것은 예상, 인지 및 직업적인 환경에서의 위험의 조절을 통해서 달성된다. 의사 결정과 유사하게 위험의 존재에 대한 고려와 그것을 관리하는 방법은 구조화된 과정을 요구한다. 위험 평가 및 관리에 대한 종합적인 틀은 몇 가지 분석 단계를 포함한다. 그것은 단순히 다른 단계의 결과와 관련된 역사적인 절차를 리뷰하고, 사건의 발생 가능성을 보고, 위험에 기여하는 요소들을 분석하고, 그리고 발생 가능성에 영향을 미치는 조절 장치들을 확인하는 과정이다(15).

위험관리의 첫 단계는 가능한 위험 요소들과 그것들이 흔히 존재하는 장소를 아는 것이다. 일반적으로 퍼스널 트레이너들이 싸워야 하는 위험들은 세 가지 범주가 있다. 그것들은 참여자 위험, 환경적인 위험, 직업적인 위험을 포함한다(2). 이러한 범주 안에서 내부적이고 외부적인 위험 요소가 존재한다. 외부 위험은 트레이너가 직접 컨트롤하지는 못하지만 예측할 수 있는 위험의 근원이다. 이것은 아마도 휴식기 동안에는 트레이닝 시간이 줄어드는 것과 같은 직업의 역동성 변화와 관계가 있거나, 웨이트 룸에서 제3자에 의해 떨어지는 물건에 의해 타격을 입게 되는 고객의 위험과 관련되어 있을 것이다. 비록 위험에 대한 직접적인 컨트롤이 없을지라도 상황을 분석하고 상황 발생 가능성을 예측하는 것은 개인이 앞을 내다보고 미리 행동함으로써 발생할 부정적 사건의 위험을 더 줄일 수 있도록 해준다. 내부적인 위험은 퍼스널 트레이너들이 조절할 수 있는 것들이다. 위험에 대한 조절 단계나 효과는 위험관리 프로그램에서 초래되는 모든 활동에 기초를 둔다.

참여자 위험 Participant Risk

참여자 위험은 중요한 관심사 중의 하나이다. 왜냐하면 위험의 세 가지 범주들 중에서 직접적인 책임, 법적 행동과 가장 흔하게 연결되어 있기 때문이다. 부상은 육체적 활동에 당연한 것이고 따라서 부상 발생에 대한 위험은 매일 존재한다. 퍼스널 트레이너들은 적절한 위험관리 행동을 취함으로써 위험과 싸워야 한다. 참여자를 감독하고 고객에게 적절한 규약을 사용하고 안전한 작업 환경을 유지하며 적절한 기술 교육을 하는 것은 모두 이러한 목표에 긍정적으로 공헌한다.

환경적인 위험 Environmental Risks

환경적인 위험은 당신의 회사에 영향을 미치는 것들이다. 작업 환경의 변화는 재정적인 변화를 초래할 수 있다. 예를 들어, 경제 상황이 좋지 못하면 소비자의 소비를 감소시킬 수 있고, 퍼스널 트레이닝을 한 번쯤 받아 본 사람도 그 서비스를 제공받을 여유가 없을 수 있다. 허리케인이나 오랜 기간의 추운 날씨, 교통사고 또는 부상은 모두 그들의 거래에 있어 성공적으로 참여할 퍼스널 트레이너의 능력에 나쁘게 영향을 미칠 수 있는 환경적인 위험 형태들이다. 위험의 정도와 외부와 내부의 위험 요소 비율은 어떠한 조치들이 환경적인 위험으로부터 발생하는 문제들의 영향을 감소시키는 데 사용될 수 있을지의 결정을 위해 분석될 수 있다.

직업적인 위험 Professional Risks

직업적인 위험들은 직접적으로 개인의 직업 활동에 관련되는 것들이다. 모든 직원들은 한 가지 또는 다른 이유들 때문에 해고당할 위험을 가지고 있지만, 높은 기준에서 일을 하면 위험은 잘 관리되고 결코 문제되지 않을 것이다. 직업적인 위험은 고용주, 작업 환경의 경쟁, 직업 내의 변화로부터 생겨날 것이다. 퍼스널 트레이너 또는 CPR 자격증의 갱신을 잊어버리게 되면 특정한 위험에 대해 보호할 장치를 제거함으로써 직업적 위험은 증가할 것이다. 마찬가지로 직업적인 책임 범위를 유지하지 못하는 것은 부정적인 결과의 민감도를 증가시킬지도 모른다.

각각의 위험 영역은 반드시 관리되어야 하는 다르고 특별한 상황을 제공해 준다. 어떤 경우에는 위험이 독립적이고 상대적으로 드문 상황과 관련되어 있어서 계속해서 관리할 노력을 필요로 하지 않을 수도 있다. 다른 경우에는 매일 위험을 경험하여서 매일의 직업 활동의 요소로서 구조화되고 지속적인 행동이 필요할 것이다. 위험관리 계획이 발생할 때 목표는 문제를 확인하고 예방하고 최소화하는 것이다. 각 상황을 평가하는 것은 위험의 수준과 각각의 가능한 문제에 대한 적절한 관리 계획들을 만들기 위해 특정 위험을 널리 퍼뜨리는 관련된 상황뿐만 아니라 모든 위험을 확인하는 것이 도움이 될 것이다. 이런 과정은 회사 활동의 내부 감사로서 수행되고 흔히 전체적인 서비스 전달, 더 효율적인 자원의 사용, 더 나은 비즈니스 관리, 그리고 직업적인 경력이나 회사에 대한 높은 이해에서의 극적인 발전을 이끈다.

위험관리의 여섯 단계는 개인의 직업적 경력의 각각의 면들에 적용되어야 한다. 그렇게 하는 데 있어서, 존재하는 위험의 실제 범위는 수량화된다. 많은 퍼스널 트레이너들은 그들이 매일 경험하는 잠재적인 위험을 깨닫지 못한다. 왜냐하면 그들은 위험이 존재한다는 것을 모르고 위험의 정도와 그와 연관된 결과를 완전히 이해하지 못하기 때문이다. 더 많은 교육을 받은 사람이 그가 일하는 환경에 대해 전문적이

위험관리의 6단계

1. 위험 확인하기
2. 위험의 범위와 정도 및 결과의 수준을 측정하기
3. 위험을 예방하고 제한하기 위한 전략을 수립하기
4. 각 전략을 평가하고 장점을 요약, 비교하기
5. 전략을 선택하고 이행하기
6. 지속적으로 노력을 감독하고 새로운 위험이 정의되고 새로운 자원이 이용 가능해짐에 따라 계획 갱신하기

되면 될수록 더 많은 위험이 분명히 나타난다. 직업의 지배 조직은 그 분야에서 높은 수준의 전문 지식을 가진 사람들로 가장 자주 구성된다. 그러한 전문 지식의 일부분은 직업과 그 직업 내에서 활동하는 것과 관련된 위험의 역동성을 이해하는 데 있다. 표준화된 활동을 실행하여 직업이 위험과 싸우는 것을 돕게 하는 하나의 방법으로서 기준과 규약들은 동료위원회(peer committees)에 의해 형성된다. 퍼스널 트레이너들은 안전하고 효과적인 직업 활동의 전달에 필요하기 때문에 직업에 의해 정의되는 기술들의 규약뿐만 아니라 행동과 활동의 기준에 능숙해야 한다.

퍼스널 트레이닝 직업의 상황에서 보면 수많은 전략들이 위험을 감소시키고 효과적인 서비스의 전달을 돕는다. 대부분의 상황에서 역사적 관점으로부터 발전되어 온 명확히 정의된 최선의 접근 방법이 있지만 오늘날 퍼스널 트레이닝 환경과 강한 관련성을 가진다. 다른 경우에는 자원이 풍부함과 유사한 상황에 대하여 다른 직업에서 사용되는 효과적인 관리 전략을 찾기 위한 연구가 필요할 것이다. 다음의 권고들은 종합적인 위험관리 계획을 계발하는 것에 도움을 줄 것이고 전문 퍼스널 트레이너의 최소한의 기대를 따른다.

행동 범위 Scope of Practice

비록 퍼스널 트레이닝에서 자격증이 없는 경우가 존재한다 할지라도, 행동의 범위는 교육과 자격 시험을 거쳐 자격증을 가진 것을 기본으로 하여 용납되고 또 용납될 수 없는 활동을 인정하기 위해 정의되었다. 퍼스널 트레이너는 질병, 노화 및 건강 문제의 발병을 방지하도록 행동하는 동안 건강과 체력의 향상을 강조한다. 퍼스널 트레이너는 의학적인 문제를 진단하거나 물리치료사, 운동선수 트레이너, 공인된 영양사 및 재활치료사 등과 같은 어떠한 다른 건강 관리자의 역할도 수행할 수 없다. 직업의 범위 밖에서 행동하는 것은 비윤리적이고 불법인 경우가 많다.

표준 규약 Standard Protocol

퍼스널 트레이너는 직업에서 사용되는 표준화된 규정과 지침 안에서 유능해야 한다. 이러한 기준과 지침은 고객의 최선의 이익을 위하여 안전하고 효과적인 행동을 위해 제정된다. 적절한 증거에 의해 정당화될 때 앞서 말한 표준화된 접근은 전문 직업인의 권리 안에 있다. 그러나 어느 때의 활동이라도 기준 밖에서 일어나거나 부정적인 결과를 일으킬 위험은 증가한다. 실제 위험과 결과의 범위는 전문적인 결정이 일어나기 전에 평가되어야 한다.

위기 · 안전 수칙 Emergency/Safety Procedures

퍼스널 트레이너는 그들의 고객에 대해 관리의 의무를 갖는다. 이런 의무는 대개 소송 중 질문되는 것들이다. 법적 요건을 충족시키기 위하여, 퍼스널 트레이너는 주어진 상황에 의해 정당화될 때 제정된 안전 규약에 순응하고 필요한 위기 · 안전 수칙을 실행해야 한다. 비록 최고의 안전 수준이 목표가 되어야 하지만 퍼스널 트레이너는 같은 상황에서 분별 있는 사람은 무엇을 할 것인가에 의해 정의되는 수용 가능한 수준의 책임을 갖는다. 고객의 안전을 보장하는 데 시간을 쓰는 것과 심각한 상황에서 위기 수칙을 정의하는 것은 책임에 대한 위험의 감소에 대단히 기여를 한다.

문서화 Documentation

어떤 건강 관련 직업이라도 문서화는 서비스의 효과적인 제공을 위해 반드시 필수적으로 요구된다. 검사 결과를 문서화하고, 계획 활동을 기록하고, 고객의 기록을 유지하는 것은 모두 퍼스널 트레이너의 필수적인 행동이다. 이것은 계획 의사 결정을 위한 기준으로서 데이터를 최상으로 사용하는 것을 고려한다. 만약 직업 활동의 특성에 대한 증거를 요구하는 사건이 발생한다면 퍼스널 트레이너는 합법인 행동 안에서 그들의 문서를 제공해야 한다. 부적절하게 문서화하거나 전혀 하지 않는 것은 관련된 위험을 대단히 증가시킬 것이다. 위험을 관리하고 서비스를 효과적으로 전달하기 위하여 퍼스널 트레이너가 사용하는 흔한 문서들은 정보에 근거하는 동의, 차단하는 형식과 기록 및 발견, 프로그램 문서와 추적 기록, 사고 보고 형식, 긴급 상황 계획 그리고 장비 안전성 체크 양식 등을 포함한다. 문서들은 서비스가 이루어지는 곳의 제한 규칙을 떠나서 1년 동안 보관되어야 한다.

프로그램 실행 Program Implementation

퍼스널 트레이너는 운동 프로그램에 고객을 참여시키기 위한 표준 활동 절차에 순응할 것으로 예상된다. 이것은 차단, 프로그램 의사 결정, 신체 평가 및 프로그램 활동 관리 등에 대한 지침들을 포함한다. 퍼스널 트레이너에 의해 감독되는 일상 활동들은 고객 안전성을 최고로 고려하여 수행되어야 한다. 이것은 몸풀기 등과 같은 것들을 실행하는 것뿐만 아니라 교육, 감독 및 스포팅(spotting) 등을 포함한다. 빨리 서두르거나 일에 집중하지 않으면 위험 증가를 유도할 것이다.

책임 보험 보상 범위 Liability Coverage

퍼스널 트레이너는 소송이 진행 중이고 판결이 좋지 않은 경우에는 개인책임보험의 적절한 총액을 지속적으로 유지해야 한다. 일반적으로 총 보상 한도액과 관련된 범위의 일시적인 손실로 인해 개인의 직업 활동이 불가능해지지 않을 정도로의 충분한 범위를 유지하는 것이다. 공인된 자격을 갖춘 전문가들은 1년에 약 200달러를 내고 200만 달러의 보험을 들 수 있다.

비록 어떤 직업에서 직업과 관련한 어떤 부정적인 결과도 경험할 수 없는 이상적인 상황일지라도 반드시 위험 요소들이 관리되어야 하는 상황은 발생할 것이다. 위험관리가 상황적인 관리로 진화될 때, 목표는 그 문제의 영향을 최소화하는 것이 되어야 한다. 올바른 조치를 취하고 즉시 따르는 것은 문제를 흩트리고 손실의 범위를 제한하는 데 도움이 될 것이다. 퍼스널 트레이너는 발생 가능성이 높거나 직업 경력에 막대한 영향을 미칠 각 상황들을 잘 처리할 계획을 세워야 한다.

어떤 일이 잘못되었을 때, 다음의 충고들이 여러 가지 다양한 유형의 상황을 지원해 줄 것이다.

주의(Caution)

불확실한 모든 측면에서 신중하게 접근하라. 더 많은 정보나 더 나은 감정적인 상태를 기다리는 것은 이성적인 의사결정을 도와줄 것이다. 빠르게 도약하여 행동하는 것은 서투른 결정일지도 모른다.

의사소통(Communicate)

의사소통의 창구를 열고 관련된 모든 당사자들과 효과적으로 이야기하라. 항상 가능한 한 존경받고 진실되게 행동하라. 그리고 경청하는 것을 강조해라.

사후 점검(Follow-up)

상황의 각 측면에서 관련된 모든 당사자들과 함께 사후 점검하라. 사람들은 자신의 이익이 걱정된다면 훨씬 더 수동적으로 반응하기 쉽다.

문서화(Document)

사실의 완전한 보존을 위하여 가능한 빨리 상황을 문서화하라. 가능하면 언제든지 증거를 사용하라.

평가(Evaluate)

손해의 잠재적인 범위를 평가하고 전체적인 손해의 정도를 제한하는 통제를 확인한다.

최고의 위험관리 계획

1. 종합적이고 바른 원칙에 의해 구조화되는 데 통합적인 계획의 틀을 제공한다.
2. 폭넓은 관점에서 상황의 전체적인 맥락 내의 문제와 위험을 고려한다. 이것은 다차원의 위험을 인정하고, 통합하고, 균형을 잡음으로써 행해진다.
3. 위험관리 과정의 모든 구성 요소에 대한 가장 높은 수준의 신뢰성을 보장하므로 가정 그자체가 위험이기 때문에 정확도가 입증된다.
4. 전략의 정기적인 실행과 계속하여 결과를 추적하는 과정을 약속한다.
5. 새로운 사실과 자원의 동일함으로 변화시킨다.

References

1. **Barnette M**. Credentialing, accountability, & ethics. Keys to home care PPS. *Caring* 20: 26-30, 2001.
2. **Bloche MG**. The invention of health law. *Calif Law Rev* 91: 247-322, 2003.
3. **Coulehan J, Williams PC, McCrary SV and Belling C.** The best lack all conviction: biomedical ethics, professionalism, and social responsibility. *Camb Q Healthc Ethics*12: 21-38, 2003.
4. **Cruess RL**. Teaching professionalism: theory, principles, and practices. *Clin Orthop Relat Res* 449: 177-185, 2006.
5. **Feld AD and Walta D**. Malpractice, tort reform, and you: an introduction to risk management. *Am J Gastroenterol* 99: 192-193, 2004.

6. **Gagliardi J**. Management responsibility enables success. *Biomed Instrum Technol* 40: 222-224, 2006.

7. **Gauss JW**. Integrity is integral to career success. *Healthc Financ Manage* 54: 89, 2000.

8. **Hall KD**. Student development and ownership of ethical and professional standards. *Sci Eng Ethics* 10: 383-387, 2004.

9. **Heckman FD and Zaremski MJ**. The business plan to manage high-damage liability lawsuits. *Physician Exec* 20: 10-13, 1994.

10. **Keffer JH**. Guidelines and algorithms: perceptions of why and when they are successful and how to improve them. *Clin Chem* 47: 1563-1572, 2001.

11. **Keffer JH**. Guidelines and algorithms: perceptions of why and when they are successful and how to improve them. *Clin Chem* 47: 1563-1572, 2001.

12. **Livingston J**. Dressing for success: professionalism in appearance. *J Hosp Admit Manage* 13: 11, 1987.

13. **Lopopolo RB, Schafer DS and Nosse LJ**. Leadership, administration, management, and professionalism (LAMP) in physical therapy: a Delphi study. *Phys Ther*84: 137-150, 2004.

14. **Oliphant CA**. Professionalism: key to success in time of crisis. *Hosp Manage Commun* 6: 2-4, 1982.

15. **Olver J, Jr. and West DJ, Jr.**Practice compliance programs: reducing therapeutic misadventures and adverse outcomes. *J Med Pract Manage* 15: 187-193, 2000.

16. **Sachs L**. Verifying a job applicant's factual credentials. *J Med Pract Manage* 17: 196-199, 2002.

17. **Schick IC and Guo L**. Ethics committees identify success factors: a national survey. *HEC Forum* 13: 344-360, 2001.

18. **Schick IC and Guo L**. Ethics committees identify success factors: a national survey. *HEC Forum* 13: 344-360, 2001.

19. **Summers JW**. Doing good and doing well: ethics, professionalism, and success. *Hosp Health Serv Adm* 29: 84-100, 1984.

20. **Surdyk PM, Lynch DC and Leach DC**. Professionalism: identifying current themes. *Curr Opin Anaesthesiol* 16: 597-602, 2003.

21. **Surdyk PM, Lynch DC and Leach DC**. Professionalism: identifying current themes. *Curr Opin Anaesthesiol* 16: 597-602, 2003.

22. **Urusmambetov S**. [High professionalism--a pledge of success]. *Med Sestra* 47: 22-24, 1988.

찾아보기

국문

【역자 약력】

이 재 구

(현) 삼육대학교 생활체육학과 교수
성균관대학교 스포츠과학부 이학박사
한양대학교 의과대학 의학과 의학박사

이 청 무

(현) 숙명여자대학교 체육교육학과 교수
성균관대학교 스포츠과학부 이학박사
(전) 한국발육발달학회장

김 훈

(현) 대구대학교 건강증진학과 교수
(현) 한국운동생리학회 이사
(현) 국민생활체육회 전국걷기연합회 부회장

최 승 욱

(현) 성신여자대학교 스포츠레저학과 교수
일본 국립히로시마대학교 교육학박사
Editer of the ICHPER SD Asia Journal of Research

황 종 문

(현) 상명대학교 사회체육과 교수
중앙대학교 체육학과 이학박사
고려대학교 의과대학 생리학교실 연구강사

이 한 경

(현) 용인대학교 스포츠미디어학과 교수
한국체육대학교 대학원 이학박사
미국 노던콜로라도대학교 교환교수(2003~04)

권 만 근

(현) 한국체육대학교 체육학과 교수
중앙대학교 이학박사
대통령 체육훈장 기린장 수상

이 상 호

(현) 경운대학교 경호학부 연구교수
세종대학교 체육학과 이학박사

김 민 정

(현) 한국외국어대학교 교육대학원 체육교육학과 교수
숙명여자대학교 이학박사

강 형 숙

(현) 동아대학교 생활체육학과 교수
경희대학교 동서의학대학원 의학영양학박사
한양대학교 의대 가정의학박사

권 정 현

(현) 경희대학교 교양학부 외래교수
(현) NCSF 코리아 상임이사
(현) 대한장애인아이스하키 운영이사
경희대학교 일반대학원 체육학박사

이 강 구

(현) 상지대학교 체육학부 교수
경희대학교 스포츠의학 체육학박사
국민체육진흥공단 국민체력센터 부실장

이 한

(현) 관동대학교 스포츠레저학부(스포츠건강관리학) 교수
(현) 해양심층수 타라소테라피센터 부센터장
(현) NCSF-K 상임이사
성균관대학교 스포츠과학부 이학박사(운동생리학 전공)

유 상 철

(현) 용인대학교 박사과정
(현) 삼육대학교 외래교수
(현) 용인대학교 외래교수

이 삼 준

(현) 동명대학교 체육학과 교수
고려대학교 체육교육학과 이학박사

여 정 연

(현) 미국 KBCrossfitt 대표

운동처방과 퍼스널 트레이닝

Advanced Concepts of Personal Training

발행일 2011년 7월 5일
저 자 Brian D. Biagioli
역 자 이 재 구 외
발행인 최 용 원
편 집 이 은 의
표 지 이 은 의
발행처 **대한나래출판사**
등 록 제6-0365호(1994. 12. 14)

주 소 서울특별시 동대문구 용두동 102-65
전 화 (02) 922-0840
팩 스 (02) 922-0841
이메일 dhpub@chol.com

ISBN 978-89-5741-217-6 **정가 60,000원**

* 파본은 교환해 드립니다. **www.dhpub.com**